主 编 简 介

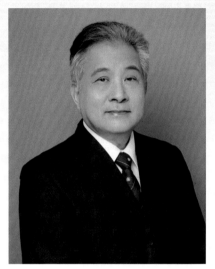

吕志平

吕志平，南方医科大学首席专家，南方医科大学中医药学院、中西医结合医院原院长，二级教授，主任医师，博士生导师，全国名中医，国家级中医教学名师，全国名老中医药专家传承工作室专家，第五批、第六批全国老中医药专家学术经验继承工作指导老师，广东省名中医，享受国务院政府特殊津贴。先后主持各类课题 20 余项，其中国家自然科学基金重点课题 1 项、面上项目 6 项，获中国中西医结合学会科学技术奖一等奖 1 项、省部级科技进步奖二等奖 5 项、国家发明专利 10 项，出版论著 20 部（册），发表论文 200 余篇，培养研究生 80 名。

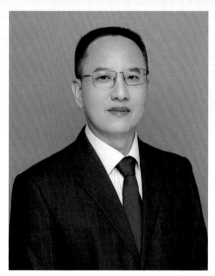

贺松其

贺松其，医学博士，教授，主任医师，博士生导师，博士后合作导师，第四批全国中医临床优秀人才，全国名中医工作室、全国名老中医药专家传承工作室负责人，现任南方医科大学中医药学院副院长，兼任教育部高等学校中医学类专业教学指导委员会委员、中国中西医结合学会教育工作委员会副主任委员、中国民族医药协会肝病专业委员会副主任委员，广东省中医药学会中医基础理论专业委员会主任委员。主持国家自然科学基金课题 5 项、省部级课题 15 项，获国家发明专利 4 项，发表论文 120 余篇，主编、副主编教材及专著 10 部，培养研究生 20 余人。

全国名老中医药专家传承工作室项目（国中医药人教发〔2016〕42号）

第四批全国中医临床优秀人才研修项目（国中医药人教发〔2017〕24号）

全国名中医学术经验传承研究

中医肝胆病方剂学

吕志平　贺松其　主编

科学出版社

北　京

内 容 简 介

本书共分五篇：第一篇（总论），主要介绍了肝胆病方剂的发展简史、方剂常见治法与分类、方剂的组成变化与剂型、煎法与服法等知识。第二篇（常用古方），主要介绍了上至秦汉、下至明清历代医家治疗肝胆病的经典古方，从方名、来源、组成、功效、肝病药理等几个方面进行了总结。第三篇（现代验方），精选了近现代全国名老中医诊治各种肝胆病的名方、验方，以及全国三甲医院的院内制剂等，从方名、来源、组成、功效、方解、肝病药理等几个方面进行了集中总结和展示。第四篇（常用中成药），精选了现在临床上治疗肝胆病的常用中成药，从组成、功效、适应证、剂型规格、肝病药理等几个方面进行了总结论述。第五篇（常用中药），以肝胆病常用治法为切入点，对肝胆病常用中药进行了分类总结，具体分为解表药、清热药、祛湿药、理气药、理血药、软坚散结药、平肝息风药、补虚药、收涩药九类。

本书内容丰富，资料翔实，文笔简练，重点突出，具有较高的临床实用性与学术指导价值。适合各层次的临床医师、医学院校师生参考学习，同时对相关科研人员、医药企业人员及肝胆病患者也有一定的参考价值。

图书在版编目（CIP）数据

中医肝胆病方剂学 / 吕志平，贺松其主编. —北京：科学出版社，2024.1
ISBN 978-7-03-077541-2

Ⅰ. ①中… Ⅱ. ①吕… ②贺… Ⅲ. ①肝病（中医）-方剂学 ②胆道疾病-方剂学 Ⅳ. ①R289.51

中国国家版本馆 CIP 数据核字（2023）第 255792 号

责任编辑：郭海燕　王立红 / 责任校对：宁辉彩
责任印制：徐晓晨 / 封面设计：图悦社

科 学 出 版 社 出版
北京东黄城根北街 16 号
邮政编码：100717
http://www.sciencep.com

北京建宏印刷有限公司 印刷
科学出版社发行　各地新华书店经销

*

2024 年 1 月第 一 版　开本：787×1092　1/16
2024 年 1 月第一次印刷　印张：30 1/4　插页：1
字数：736 000
定价：188.00 元
（如有印装质量问题，我社负责调换）

前　言

在我国，肝胆病是发病率、致残率和死亡率非常高的严重疾病。除传染性肝炎、脂肪性肝病之外，再加上酒精、药物、自身免疫、寄生虫等原因引起的肝病，以及胆囊炎、胆结石、胆囊息肉等胆道疾病，导致我国肝胆病患者人数众多。对肝胆病防治的研究始终是医学领域的重点内容。

中医治疗肝胆病，有着悠久的历史，积累了丰富的经验，形成了一整套行之有效、独具特色的治疗理论与方法，并积累了大量有效的方剂。本书从临床实际出发，从古至今，从古方、验方、中成药、中药等不同角度，对治疗肝胆病的有效方药，进行了系统总结。

本书秉承理论与实用兼顾，传统与前沿并重的原则，结合现代中西医结合研究进展，从五个层次阐述了防治肝胆病的理论与方药。第一篇介绍了肝胆病方剂的发展简史及方剂相关的理论与知识。第二篇主要介绍了历代医家治疗肝胆病的经典古方。第三篇主要介绍了近现代医家诊治各种肝胆病的名方、验方。第四篇主要介绍了治疗肝胆病的常用中成药。第五篇介绍了治疗肝胆病的常用中药。

本书的特点：承古通今，中西结合。既包含古方，又汇集了现代验方及中成药；既有经典的传统方剂学成熟理论与内容，又吸取了丰富的现代肝病药理研究成果。通过本书的系统总结，从方药学角度为肝胆病的防治提供了翔实的资料，希望能激发防控肝胆病的新思路、新方法，并对促进中医药与中西医结合事业的发展有所裨益。

本书难免有不当之处，敬请同道、前辈批评指正。

编　者

2021 年 2 月 18 日

目　录

第一篇　总　论

第二篇　常用古方

第三篇　现　代　验　方

第四篇　常用中成药

第五篇　常　用　中　药

第一篇　总　　论

第一章　肝胆病方剂的发展简史

中医肝胆病方剂的形成历史悠久，随着历代中医学术的发展与深化，逐步形成了具有独特理论和丰富临床实践内容的肝胆病方剂，是现代中医学术的重要组成部分。现就历代医著中有关肝胆病的相关方剂内容予以概述。

第一节　战 国 时 期

原始社会时期，我们的祖先就在生活实践中逐渐发现了药物。最初我们的祖先只是用单味药治病，经过长期的经验积累，他们认识到对于多数病证而言，几味药配合应用的疗效优于单味药，于是便逐渐形成了方剂。晋代皇甫谧在《针灸甲乙经·序》中云："伊尹以亚圣之才，撰用神农本草以为汤液。"后世多以此为方剂之始萌。春秋以前对于肝胆病的认识与防治尚不深入仔细，有关肝胆病的文献记载亦属少见，仅为萌芽阶段。"周礼"曾载有四时流行病和"五毒"之药；《礼记》则有"孟春行秋令，则民大疫""季春行夏令，则民多疾疫"等记载，其中自然包括黄疸（急黄和瘟黄）在内。

《黄帝内经》约成书于春秋战国时期，是现存医籍中最早的中医药理论经典著作。全书只载 13 首方剂，对黄疸、臌胀、积聚等病的病名和临床发病机制与特征进行了较为系统的论述，初步奠定了中医防治肝胆病的理论基础。黄疸之名，始见于《素问·平人气象论》，其曰"溺黄赤，安卧者，黄疸……目黄者，曰黄疸"。《灵枢·论疾诊尺》更为详细地描述了"面色微黄""齿垢黄""爪甲上黄""不嗜食""安卧"等黄疸病的常见症状。该书中不仅阐述了"湿热相搏"是其主要发病机制，并讨论了"风寒客于人"后因为未能及时治疗，递经脏腑传变而发黄的病理机转，提出了"当此之时，可按、可药、可治"的治疗原则（《素问·玉机真脏论》）。同时，《黄帝内经》还认识到黄疸的形成与肝、脾、肾三脏功能失调密切相关；《灵枢·水胀》指出："臌胀……腹胀身皆大，大与肤胀等也。色苍黄，腹筋起，此其候也。"《素问·腹中论》认为臌胀"病心腹满，旦食则不能暮食……治之以鸡矢醴，一剂知，二剂已"，对本病病因病机、临床表现及其治疗进行了简要介绍。积聚首见于《灵枢·五变》，书曰："人之善病肠中积聚者，皮肤薄而不泽……如此，则肠胃恶，恶则邪气留止，积聚乃成。"认为其病因病机为外邪侵入及内伤忧怒，以致"血气稽留""津液涩渗"，着而不去，渐积成疾。《素问·至真要大论》则提出了"坚者削之""积者散之"的治疗法则，颇具临床指导意义。

肝胆病证的病因病机可以归纳为两个方面：一为外邪所伤，以"邪在肝，则两胁中痛，寒中，恶血在内"（《灵枢·五邪》）；二为情志所伤，"若有所大怒，气上而不下，积于胁下，则伤"。

综上可以看出，《黄帝内经》关于肝胆及经脉学说的论述，虽散见于各篇，但对于肝胆及经脉的形态结构、生理功能、病因病机、病证诊法、病证名称、治则治法、预后与调摄等方面已有较全面而深入的论述，为后世肝胆病学术的形成和发展奠定了理论与实践的基础。

第二节　秦　汉　时　期

秦汉时期临床医学获得了巨大发展，并取得了卓越成就。张仲景著《伤寒杂病论》（约成书于公元 205 年），后经晋代王叔和整理编次，宋代林亿等校正刊印，分为《伤寒论》与《金匮要略》。前者载方 113 首，后者载方 262 首，去其重复者，共载方 314 首。其中绝大多数方剂配伍严谨，用药精当，疗效卓著，被后世誉为"方书之祖"，其所载方剂被称为"经方"。该书将《黄帝内经》有关理论与临床实践紧密结合起来，从而确定了肝病辨证论治的基本原则，开创了肝胆病运用中医治疗的先河。例如在论治黄疸、肝水、肝着、惊厥、积聚等病时，从病因病机、辨证论治、护理预防角度进行分析，确定了治疗方法和具体方药。对于黄疸，仲景《伤寒论》《金匮要略》对外感发黄与内伤发黄均有较深入的研究。病因病机方面，认为"湿热在里""寒湿在内不解"，由于"火劫其汗"之类的误治，致使"两阳相熏灼"而发黄是外感发黄的基本病理机制；饮食不节尤其是饮酒过度而致胃热脾湿、劳役纵欲而致脾肾内伤，是内伤发黄的主要原因。其中湿邪为本，谓"黄家所得，从湿得之"。鉴于此，仲景将黄疸分为谷疸、酒疸、女劳疸、黑疸及伤寒发黄等五型，并分述其辨证要点，提出了"诸病黄家，但利其小便"等治疗法则，创制了清热利湿、泻热通腑、润燥消瘀、发汗涌吐、和解表里、建中温补诸法，并拟定了与之相应的茵陈蒿汤、栀子大黄汤、茵陈五苓散、麻黄连翘赤小豆汤、小柴胡汤、小建中汤等名方遣治。并预测"黄疸之病，当以十八为期，治之十日以上瘥，反剧为难治"。从此黄疸病治疗有法可循，有方可用，理法方药渐臻完备。《金匮要略·水气病脉证并治》虽无"臌胀"之名，但有肝水、脾水等说，其中肝水的症状是"腹大，不能自转侧，胁下腹痛……小便续通"；脾水的症状是"腹大，四肢苦重……小便难"。其所记述的临床特征与臌胀相同，并明确提出肝、脾、肾等功能障碍是本病的主要发病机制，为本病的治疗提供理论依据。《伤寒论》结合《黄帝内经》的观点提出了"胸胁苦满""胁下痞硬""胁下硬满"等胁痛症状。《金匮要略》旋覆花汤（旋覆花、新绛、葱）至今仍是用以治疗因瘀血停着所致胁痛的代表方剂。《金匮要略·五脏风寒积聚病脉证并治》根据《难经》之义，提出"积者，脏病也，终不移；聚者，腑病也，发作有时，展转痛移"的观点。另在《金匮要略·疟病脉证并治》中提出了癥瘕的概念，谓"疟久不解，结为癥瘕，名曰疟母……宜鳖甲煎丸"，该方为目前临床治疗肝硬化等肝病的常用方药。此外，仲景还结合肝胆病的传变特点提出了一些防治肝胆病发展的基本原则，如"见肝之病，知肝传脾，当先实脾""肝虚则用此法，实则不在用之"，这种分辨肝虚实的治疗原则，由后世医家进行了深入的阐述，至今仍有较高的临床价值。

汉代《神农本草经》一书，为我国现存最早的药学专著。书中记载了许多治疗肝胆病的药物，可谓奠定了肝胆病中医治疗的药物学基础。该书认为，经归肝、胆、脾、胃的茵陈蒿，功可攻逐"风湿寒热邪气，热结黄疸"；黄芩"主诸热黄疸"；黄柏"主五脏肠胃中结气热，黄疸，肠痔，止泄痢"；苦参"主心腹气结，癥瘕积聚，黄疸，溺有余沥，逐水，除痈肿"；泽漆具有治疗"皮肤热，大腹水气，四肢面目浮肿"之功；柴胡"主心腹，去肠胃中结气，饮食积聚，寒热邪气，推陈致新"；木香"治九种心痛……逐诸壅气上冲烦闷"；丹参"主心腹邪气……寒热积聚,破症除瘕";桃仁"主瘀血";䗪虫"主心腹……血积癥瘕,破坚,下血闭"等。此外,《神农本草经》还载有许多扶正固本、理气宽中、活血化瘀、祛湿利水类药物,至今对于肝胆病的治疗发挥着重要作用。《神农本草经》从药性理论方面对肝胆病的防治做出了重要贡献,因此可以认为,这一历史时期是肝胆病中医防治体系的初步形成阶段。

综观秦汉时期,肝胆病学术发展至此,可谓理法方药皆具,创建性地对肝胆急慢性病证提出了辨证论治与分类论治的方法,创制了大量卓有成效的方药,对肝胆病学的形成与发展做出了贡献。

第三节　隋唐时期

隋代巢元方所著《诸病源候论》(约成书于公元 610 年),总结魏晋以来的医疗实践,创造性提出"病源学说",该书在五脏六腑病诸候中立肝病候、胆病候、黄病诸候并论述肝胆生理、虚实、脉象、治则与调摄等,其中对黄疸的论述颇详,将黄疸病具体分为黄病候、急黄候、黄汗候、劳黄候、黄疸候、酒疸候、女劳疸候等二十八种病候,概括以黄疸为主症的急性和慢性、传染性与非传染性病证,特别提出胞黄,对后世研究黄疸病的病因与分类做出了巨大贡献。

东晋葛洪在继承《黄帝内经》《伤寒杂病论》的基础上,对肝胆病的治疗积累了丰富的经验,其所著《肘后备急方》(约成书于公元 3 世纪末),关于肝病的急救方药的内容不少。例如:"治卒发黄疸,诸黄病,用栀子十五枚,栝蒌子三枚,苦参三分,捣末以苦酒渍,鸡子二枚,令软,合黄白以和药,捣完如梧子大。每服十丸,日五六,除热不吐,即下,自消也""甘草一尺,栀子十五枚。黄檗十五分,水四升,煮取一升半,分为再服,此药亦治温病发黄"。书中所辑之方,多为价廉、易得、简便、有效的单方和验方,反映了晋以前的医药成就。

唐代孙思邈编撰的《备急千金要方》(约成书于公元 652 年),孙氏在序中云:"人命至重,有贵千金;一方济之,德逾于此。"故以"千金"名之。全书共 30 卷,凡 232 门,合方、论 5300 余首。公元 682 年,孙氏鉴于《备急千金要方》有诸多遗漏,"犹恐岱山临目,必昧秋毫之端,雷霆在耳,或遗玉石之响",又撰《千金翼方》以辅之。全书共 30 卷,包括妇人、伤寒、小儿、养性、补益、杂病、疮痈、针灸等,凡 189 门,合方、论、法 2900 余首。其中专列"肝脏卷十八",论述肝病虚实寒热证治、筋病证治、目病证治等;"胆腑卷十二",论述胆腑虚实寒热证治;"杂病上卷十八"中专列黄疸证治,提出"时行热病,多必内瘀著黄",对重症黄疸的传染性、临床发病特点又有所认识,并提出了相应的防治方法,创制了大茵陈汤、茵陈丸等多首清热利湿退黄的有效方剂以主治黄疸。该书的特点在于对肝胆病分类细致,条目清晰,证候论述较详,所附方药内容丰富,临床颇为实用,并提倡针灸、药物贴敷与食疗,使肝胆病的防治更加完善。

唐代另一著名方书《外台秘要》是王焘取其数十年搜集且视为"秘密枢要"的医方编著而成(撰于公元 752 年),全书共 40 卷,论述内、外、妇、儿、五官各科病证,收载医方6800 余首。该书保存了《深师方》《集验方》《小品方》等众多方书的部分内容,是研究唐以前医学成就的重要文献。该书收录治积聚方 38 首,均强调活血化瘀、扶正固本为治疗本病之关键。

综观此期，对肝胆病证的辨证与分类较详，搜集了大量有效方药，积极倡导不同疗法，极大丰富了肝胆病的防治内容，推动了后世肝胆病学的发展。

第四节　宋　元　时　期

宋代王怀隐等编著的《太平圣惠方》是中国历史上由政府组织编写的第一部方书（约成书于公元 992 年）。全书共 100 卷，分 1670 门，载方 16 834 首。该书是宋以前各家验方及医论的汇编，既继承了前代医学成就，又总结了当代医学的经验，是一部临床实用的方书。该书论述了"三十六黄"的不同病候及其治法，将肝胆病证列入卷三至七，分论于五脏诸病中，集理、法、方、药于一体，名虽曰方论，实为综合性医学专著，临床颇为实用。

《太平惠民和剂局方》是宋代官府药局——和剂局的成药配本（成书于公元 1078~1085 年），载方 297 首。至大观年间（公元 1107~1110 年），经当时名医陈承、裴宗元、陈师文等校正，内容有所增订。至淳祐年间（公元 1241~1252 年），历经 160 余年的多次重修，增补至 788 首方剂。这是我国历史上第一部由政府编制颁行的成药药典，其中许多治疗肝病的有效方剂，如逍遥散、龙胆泻肝丸等，一直沿用至今，且疗效卓著。

宋代韩祗和《伤寒微旨论》（约成书于公元 1086 年），除了论述阳黄证外，还首次设阴黄证篇，结合自身临床心得，详述了阴黄的成因、辨证治法，制订了茵陈茯苓方、茵陈四逆汤、小茵陈汤、茵陈术附汤、茵陈橘皮汤、茵陈茱萸汤六首温里散寒、祛湿退黄的方剂，初现了阴黄分型论治的雏形，使阴黄理论趋于成熟，开辟了黄疸病治疗的新篇章，为阴黄理论的进一步发展奠定了基础。

《圣济总录》是继《太平圣惠方》之后，由政府组织编写的另一方书巨著（约成书于公元 1117 年）。全书共 200 卷，载方近 20 000 首，系征集当时民间及医家所献医方和"内府"所藏秘方，经整理汇编而成，书中专立"黄疸门"，分黄疸为三十六黄，列载了九疸，把重症黄疸称为急黄。其中特别提出了肝黄和胆黄，并分列证候以鉴别，对后世研究黄疸的成因与分类具有重要意义。

宋代钱乙在五脏五行理论的基础上，结合汉唐时期张仲景《伤寒杂病论》和孙思邈《备急千金要方》中有关脏腑证候归纳和论述，创立了五脏辨证理论，这是内科学的一大进步，在肝病辨证论治体系上也起到了极其重要的完善作用。他在分析五脏病中说："肝属木，主筋，其声呼，其窍木。肝阳有余则直视、呼叫。肝阴被伤，筋失涵养则现颈项强急等证。"

金元时期，成无己所著《伤寒明理药方论》（约成书于公元 1156 年），是历史上首次依据君、臣、佐、使理论剖析组方原理的专著，虽然只分析了《伤寒论》中的 20 首方剂，但开方论之先河，使方剂学核心理论得到了新的提升。张元素编著的《医学启源》（约成书于公元 1186 年），全书共 3 卷，善于化裁古方，自制新方，师古而不泥古。从脏腑寒热虚实以言病机，自成体系，继承了《黄帝内经》《中藏经》脏腑辨证用药处方的思路，提出了一套完整的处方用药理论及升降浮沉、引经报使学说，其中有专论五脏补泻法及脏腑法时用药部分，给后世以深刻的影响。他将脏腑病证分为"本病""标病"，明确了虚实标本的用药方法，其中肝部用药分"有余泻之""不足补之""热寒之""标热发之"四类。

刘完素编著的《黄帝素问宣明论方》（约成书于公元 1172 年）、《素问玄机原病式》

（约成书于公元 1152 年）、《素问病机气宜保命集》（约成书于公元 1186 年），提出"六气皆从火化"，倡导辛凉解表和泻热养阴为治疗热病的治则，充分体现了偏重寒凉的治疗大法，后世称其为"寒凉派"。对于肝病经脉病证，根据《黄帝内经》"诸风掉眩，皆属于肝""诸暴强直，皆属于风"之说，以五志过极，火性急速之理，与中风卒暴相联系，从而纠正唐代以来内风和外风相混淆而致肝经病证之说。张从正所著《儒门事亲》（约成书于公元 1228 年），全书共 15 卷，详细记述了汗、吐、下三法的应用，主张"治病应着重在祛邪，邪去则正安，不可畏攻而养病"。用药偏攻慎补，自称"攻下派"。对肝胆经脉病证，如风搐、中风、眩晕、疝证，肝脏病证中的肥气、伏梁等，均有较深入的论述。李杲编著的《内外伤辨惑论》（约成书于公元 1247 年）、《脾胃论》（约成书于公元 1249 年）等，重点论述了由于饮食劳倦所致的脾胃疾病，强调"人以胃气为本""内伤脾胃，百病由生"，主张补脾胃、升阳气等，被后世称为"补土派"。在前人的基础上，发展了肝之补泻用药，《东垣十书·肝藏苦欲补泻药味》云："肝苦急，急食甘以缓之，甘草；欲散，急食辛以散之，川芎；以辛补之，细辛；以酸泻之，芍药；虚，以生姜、陈皮之类补之。"

元代朱震亨所著《格致余论》（约成书于公元 1347 年）、《丹溪心法》（约成书于公元 1481 年），主要论述"阳常有余，阴常不足"，独重滋阴降火，故后人称其为"滋阴派"。朱震亨对"肝火"学说提出了自己的见解。他在《格致余论·阳有余阴不足论》中说："主闭藏者肾也，司疏泄者肝也，二脏皆有相火，而其系上属于心。心，君火也，为物所感则易动。心动则相火亦动，动则精自走，相火翕然而起，虽不交会，亦暗流而疏泄矣""相火……寄于肝、肾二部，肝属木而肾属水也"。又说："相火易起，五性厥阳之火相扇，则妄动矣。火起于妄，变化莫测，无时不有，煎熬真阴，阴虚则病，阴绝则死。"由于肝在人体内对气机的正常升降有重要的作用，故朱震亨强调："气血冲和，万病不生，一有怫郁，诸病生焉。故人身诸病，多生于郁。"他在《金匮钩玄》的"六郁"中，开始把郁证作为一种独立的病证来论述，创立越鞠丸等相应的治疗方剂，使中医肝病理论中对郁证的认识和治疗逐步完善起来，后世不少医家都宗此而发展。

宋元时期对肝胆病证的防治研究多以大型的医方或者类方的形式编写成书，可属综合性论著，极大丰富了肝胆病证的防治内容，对肝胆学术起到了总结性和推动性的作用。

第五节　明　清　时　期

明清时期，是中医学术的又一大发展时期，论著颇丰，对肝病的认识逐渐趋于理、法、方、药系统化，有对前人处方用药的经验总结，有对理论分析的完整归纳，也有结合个人经验的论述。薛己所著《内科摘要》（成书于公元 1529 年），是一部最早的内科专著，其中对"肝肾亏损"的病机、遣方用药具有独到见解，主张以八味丸、六味丸直补真阴真阳；并创"朝夕补法"，提出"阳虚者朝用六君子汤，夕用加减地黄丸；阴虚者朝用四物加参术，夕用补中益气汤"；依据肝肾或肝脾虚损，或涉及多脏腑病证，一方难以兼治求齐全之理，开创了符合肝病临床的特殊用药。

张介宾所著《景岳全书》（成书于公元 1624 年），计 64 卷，是一部大型综合性医论专著，其中"古方八阵"收录了历代方剂 1516 首，而"新方八阵"则收载张氏自制方剂 186 首。书中也多涉及肝的治法问题，其"新方八阵""古方八阵"为方剂研究做出了突出的贡献，特别对黄疸提出了阳黄、阴黄、表邪发黄、胆黄的分类方法，并论其成因病机及症脉并治，从而丰富了肝胆病学的内涵。在治疗臌胀中特别强调"当辨虚实"，其中属实（如食积、气滞、血瘀、水湿、寒热邪气）者当消食、行气、活血化瘀、利水、祛邪；而虚证居多，如"中年之后及素多劳伤或大便溏滑，或脉息弦虚，或声色危矣"。还从实际出发根据病因病机不同将胁痛分为外感和内伤两类，其中内伤者多见，所创制柴胡疏肝散一方至今仍为胁痛的代表方。

李梴编著的《医学入门》（成书于公元 1575 年）、李中梓编著的《医宗必读》（成书于公元 1637 年），概括了肝病及其用药理论，《医学入门·肝脏赋》载"补以木瓜、阿胶，泻必青皮、芍药。凉以鳖甲、菊花，温必木香、肉桂"，并发展了"乙癸同源"说。《医宗必读·乙癸同源论》曰："乙癸同源，东方之木无虚，不可补，补肾即所以补肝，北方之水无实，不可泻，泻肝即所以泻肾。"又说："然木既无虚又言补肝者，肝气不可犯，肝血自当养。怒而补之，将逆而有壅绝之忧；风而补之，将满而有胀闷之患矣。血不足者濡之，水之属也，壮水之源，木赖以荣。"

吴谦所著《医宗金鉴》（成书于公元 1742 年），其中对于"肝痈"论述尤详，指出"肝痈愤郁气逆成，期门穴肿更兼疼，卧惊肢满溺不利，清肝滋肾即成功……初服复元通气散，次服柴胡清肝汤；痛胀已止，宜服六味地黄丸；脾虚食少，则佐以八珍汤，滋肾补脾，治之取效。禁用温补、针灸。"此为历代对肝痈最为全面而详尽的论述。

清代，温病学派崛起，是此期最大的医学成就之一，对于热病伤损肝阴，肝风内动所致病证有了更深入的研究。叶天士在继承刘河间主火论的学术思想基础上，在肝病临床上提出许多精辟见解。《临证指南医案》（成书于公元 1766 年），提出了"肝为刚脏"说、"养胃阴"说、"阳化内风"说、"久病入络"说等具有创新性的学术观点。对于胁痛久病入络者善用辛香通络、甘缓理虚、辛泄化瘀等法选方用药，对于积聚指出"著而不移，是为阴邪聚络，大旨以辛温入血络治之""初病气结在经，久则血伤入络，辄仗蠕动之物，松透病根"。这种治疗用药针对性很强。

吴鞠通所著《温病条辨》（成书于公元 1798 年），全书共 6 卷，载方 198 首，外附 3方。他创立了三焦辨证，认为热邪入下焦，伤损肝肾阴精，指出"热邪深入，或在少阴，或在厥阴，均宜复脉。此言复脉为热邪劫阴之总司也。盖少阴藏精，厥阴必待少阴精足而后能生，二经均可主以复脉者，乙癸同源也"。以二甲复脉汤治热深入下焦，手指蠕动，有发痉厥之势，或痉厥已发者；以小定风珠、大定风珠等治邪热伤阴，肝阴亏损，肝风内动所致病证，皆有显著疗效。此是对肝胆经脉病证论治的进一步深化和发挥。

林珮琴所著《类证治裁》（成书于公元 1839 年），分析了肝气、肝火、肝风的病机和治疗原则，对肝病的辨证施治有重要指导意义；指出"大抵肝为刚脏，职司疏泄，用药不宜刚而宜柔，不宜伐而宜和，正仿《黄帝内经》治肝之旨也"。

王旭高著《王旭高医书六种》（成书于公元 1897 年），在《西溪书屋夜话录》中提出肝气、肝风、肝火皆同属肝而其名各异；创"治肝三十法"，每法中理、法、方、药皆具，既治肝胆本病又治经脉病证，是治疗肝胆专著之一。

总之明清时期，肝胆病理论得到了进一步深化与发展，防治内容更加丰富实用，其中"乙癸同源论""治肝三十法""热病伤肝"等学说，具有理论指导作用，对肝痈、臌胀、肝风等论治尤为深入，对肝胆病学术的形成和发展做出了重大的贡献。

　　综上所述，历代方书和方论专著，极大地丰富了肝胆病方剂学之内涵，使其逐步成为一门具有完善理论体系的学科。近年来，随着中医药高等教育的发展，系统肝胆病的方剂学教材和专著相继出版，不断丰富和完善着肝胆病方剂学之理论体系。同时，现代科学技术与方法被广泛应用于肝胆病方剂学的研究领域，为肝胆病方剂学增添了时代色彩。

第二章　方剂常见治法与分类

第一节　治法概述

治法和方剂，都是中医学理、法、方、药体系的重要组成部分。临床辨证论治是一个由分析问题到解决问题的连续过程，只有辨证正确，治法的针对性才能明确和具体，根据治法遣药组方才能获得预期的疗效。因此，治法是联系辨证理论和遣药组方的纽带，也是学习和运用方剂不可缺少的基础。

治法，是在辨清证候，审明病因、病机之后，有针对性地采取的治疗法则。早在《黄帝内经》中已有丰富的治法理论记载，如《素问·阴阳应象大论》云"形不足者，温之以气；精不足者，补之以味。其高者，因而越之；其下者，引而竭之；中满者，泻之于内。其有邪者，渍形以为汗；其在皮者，汗而发之"；《素问·至真要大论》云"寒者热之，热者寒之，微者逆之，甚者从之，坚者削之，客者除之，劳者温之，结者散之，留者攻之，燥者濡之，急者缓之，散者收之，损者益之，逸者行之，惊者平之，上之下之，摩之浴之，薄之劫之，开之发之"等，均为中医学奠定了治法理论的基础。至汉末，医圣张仲景在"勤求古训，博采众方"的基础上，创造性地使治法和方证融为一体，总结了一整套临床辨证论治体系。其后，历代医家对中医理论和临床实践的不断丰富和总结，使治法内容更加丰富多彩，更能适应各种病证的治疗需要。

中医学的治法内容，可以归纳为两个层次。首先，具有一定概括性的、针对某一类病机共性所确立的治法，称为治疗大法，如表证用汗法、寒证用温法、热证用清法、虚证用补法、实证用泻法等，《医学心悟》中的"八法"即属这一层次。其次，是针对具体证候所确定的治疗方法，即具体治法。本书古方、验方、中成药中每一具体方剂的"功效"项目即体现了该方的具体治法。在临床运用中，只有精确地把握具体治法，才能保证具体病证治疗中有较强的针对性。

治法不但具有多层次的特点，而且还具有多体系的特点。这是因为中医学在长期的发展过程中，形成了临床辨证论治的多种体系，如脏腑辨证、六经辨证、卫气营血辨证、三焦辨证、经络辨证等。由于治法和病机的对应性，因此形成了相应的不同治法体系，如"宣肺止咳""滋水涵木"等属于脏腑治法体系，"和解少阳""泻下阳明热结"等属于六经治法体系，"清气分热""清营凉血"等属于卫气营血治法体系，"宣上、畅中、渗下""三焦分消"等属于三焦治法体系。我们在学习和运用时，必须紧密结合相关病机和辨证体系的基本理论，才能对具体治法及遣药组方的把握达到切中病机、针对性强的要求。

第二节　方剂与治法的关系

方剂是中医临床治疗疾病的重要手段，是在辨证、立法的基础上选药配伍而成的。只有首先理解方剂与治法的关系，才能正确地遣药组方或运用成方。从中医学形成和发展的过程来看，治法是在长期临床积累了方药运用经验的基础上，在对人体生理病理认识的不断丰富、完善过程中，逐步总结而成，是后于方药形成的一种理论。但当治法已由经验上升为理论之后，就成为遣药组方和运用成方的指导原则。例如，一位感冒患者，经过四诊合参，审证求因，确定其为风寒所致的表寒证后，根据表证当用汗法、治寒当用温法的治疗大法，决定用辛温解表法治疗，选用相应的有效成方加减，或自行选药组成辛温解表剂，如法煎服，以使汗出表解，邪去人安。否则，辨证与治法不符，组方与治法脱节，必然治疗无效，甚至使病情恶化。由此可见，在临床辨证论治的过程中，辨证的目的在于确定病机，论治的关键在于确立治法，治法针对病机而产生，而方剂必须相应地体现治法。治法是指导遣药组方的原则，方剂是体现和完成治法的主要手段。虽然我们常说"方以药成"，却又首先强调"方从法出，法随证立"，方与法两者之间的关系，是相互为用，密不可分的。除了上述以法组方、以法遣方这两个主要方面以外，方剂和治法的关系，还体现在以法类方和以法释方两个方面。前者在本书第一篇总论、第三章相关内容中讨论，后者在本书第三篇各方方解中体现。上述"以法组方""以法遣方""以法类方""以法释方"这四个方面，就构成了中医学历来所强调的"以法统方"的全部内容。

第三节　常用治法

历代医家鉴于具体治法的丰富内容，归纳不同治法体系的特点，经过多次分类归纳逐渐形成治法体系。我们现在常引用的"八法"，就是清代医家程钟龄从高层次治疗大法的角度，根据历代医家对治法的归类总结而来的。程氏在《医学心悟·医门八法》中说："论病之原，以内伤、外感四字括之。论病之情，则以寒、热、虚、实、表、里、阴、阳八字统之。而论治病之方，则又以汗、和、下、消、吐、清、温、补八法尽之。"现将常用的八法内容，简要介绍如下。

1. 汗法　是通过开泄腠理、调畅营卫、宣发肺气等作用，使在表的外感六淫之邪随汗而解的一类治法。汗法不以汗出为目的，主要是通过出汗，使腠理开、营卫和、肺气畅、血脉通，从而驱邪外出，正气调和。所以，汗法除主要治疗外感六淫之邪所致的表证外，凡是腠理闭塞，营卫郁滞的寒热无汗，或腠理疏松，虽有汗但寒热不解的病证，皆可运用。例如，麻疹初起，疹点隐而不透，水肿腰以上肿甚，疮疡初起而有恶寒发热，疟疾、痢疾而有寒热表证等，均可应用汗法治疗。然而，由于病情有寒热，邪气有兼夹，体质有强弱，故汗法又有辛温、辛凉的区别，以及汗法与补法、下法、消法等其他治疗方法的结合运用。

2. 吐法　是通过涌吐的方法，使停留在咽喉、胸膈、胃脘的痰涎、宿食或毒物从口中吐出的一类治法。本法适用于中风痰壅，宿食壅阻胃脘，毒物尚在胃中，痰涎壅盛之癫狂、喉痹，以及干霍乱吐泻不得等，属于病位居上、病势急暴、内蓄实邪、体质壮实之证。因吐法易伤胃气，故体虚气弱者、妇人新产、孕妇等均应慎用。

3. 下法　是通过泻下、荡涤、攻逐等作用，使停留于胃肠的宿食、燥屎、冷积、瘀血、结痰、停水等从下窍而出，以祛邪除病的一类治法。凡邪在肠胃而致大便不通、燥屎内结，或热结旁流，以及停痰留饮、瘀血积水等形症俱实之证，均可使用下法。由于病情有寒热，正气有虚实，病邪有兼夹，所以下法又有寒下、温下、润下、逐水、攻补兼施之别，并与其他治法结合运用。

4. 和法 是通过和解或调和的方法，使半表半里之邪，或脏腑、阴阳、表里失和之证得以解除的一类治法。《伤寒明理论》说："伤寒邪在表者，必渍形以为汗；邪在里者，必荡涤以为利；其于不内不外，半表半里，既非发汗之所宜，又非吐下之所对，是当和解则可矣。"所以，和解是专治邪在半表半里的一种方法。至于调和之法，戴天章说"寒热并用之谓和，补泻合剂之谓和，表里双解之谓和，平其亢厉之谓和"（《广温疫论》）。可见，和法是一种既能祛除病邪，又能调整脏腑功能的治法，无明显寒热补泻之偏，性质平和，全面兼顾，适用于邪犯少阳、肝脾不和、肠寒胃热、气血营卫失和等证。和法的应用范围较广，分类也较多，其中主要有和解少阳、透达膜原、调和肝脾、疏肝和胃、分消上下、调和肠胃等。至于《伤寒论》中对某些经过汗、吐、下，或自行吐利而余邪未解的病证，宜用缓剂或峻剂小量分服，使余邪尽除而不重伤其正，亦称为和法，属广义和法的范围，它与和解、调和治法含义不同，不属治法讨论范围。

5. 温法 是通过温里祛寒的作用，以治疗里寒证的一类治法。里寒证的形成，有外感、内伤的不同，或由寒邪直中于里，或因失治误治而损伤人体阳气，或因素体阳气虚弱，以致寒从中生。同时，里寒证又有部位浅深、程度轻重的差别，故温法又有温中祛寒、回阳救逆和温经散寒的区别。由于里寒证的形成和发展过程中，往往阳虚与寒邪并存，所以温法又常与补法配合运用。

6. 清法 是通过清热、泻火、解毒、凉血等作用，以清除里热之邪的一类治法。本法适用于里热证、火证、热毒证及虚热证等里热病证。由于里热证有热在气分、营分、血分，热壅成毒，热在某一脏腑之分，因而在清法之中，又有清气分热、清营凉血、清热解毒、清脏腑热等不同。热证最易伤阴，大热又易耗气，所以清热剂中常配伍生津、益气之品。若温病后期，热灼阴伤，或久病阴虚而热伏于里的，又当清法与滋阴并用，更不可纯用苦寒直折之法，热必不除。至于外感六淫之邪所致的表热证，当用辛凉解表法治疗，已在汗法中讨论，不在此列。

7. 消法 是通过消食导滞、行气活血、化痰利水、驱虫等方法，使气、血、痰、食、水、虫等渐积形成的有形之邪渐消缓散的一类治法。本法适用于饮食停滞、气滞血瘀、癥瘕积聚、水湿内停、痰饮不化、疳积虫积及疮疡痈肿等病证。消法与下法虽同是治疗内蓄有形实邪的方法，但在适应病证上有所不同。下法所治病证，大抵病势急迫，形症俱实，邪在肠胃，必须速除，而且是可以从下窍而出者。消法所治，主要是病在脏腑、经络、肌肉之间，邪坚病固而来势较缓，属渐积形成，且多虚实夹杂，尤其是气血积聚而成之癥瘕痞块、痰核瘰疬等，不可能迅即消除，必须渐消缓散。消法也常与补法、下法、温法、清法等其他治法配合运用，但仍然是以消为主要目的。

8. 补法 是通过补益人体气血阴阳，以主治各种虚弱证候的一类治法。补法的目的，在于通过药物的补益，使人体气血阴阳虚弱或脏腑之间的失调状态得到纠正，复归于平衡。此外，在正虚不能祛邪外出时，也可以补法扶助正气，并配合其他治法，达到助正祛邪的目的。虽然补法有时可收到间接祛邪的效果，但一般是在无外邪时使用，以避免"闭门留寇"之弊。补法的具体内容甚多，既有补益气、血、阴、阳的不同，又有分补五脏之侧重，但较常用的治法分类仍以补气、补血、补阴、补阳为主。在这些治法中，已包括了分补五脏之法。

上述八种治法，适用于表里、寒热、虚实等不同的证候。对于多数疾病而言，病情往往是复杂的，不是单一治法能够符合治疗需要的，常需数种治法配合运用，才能治无遗邪，照顾全面，所以虽为八法，配合运用之后则变化多端。正如程钟龄《医学心悟》中说："一法之中，八法备焉，八法之中，百法备焉。"因此，临证处方，必须针对具体病证，灵活运用八法，使之切合病情，方能收到满意的疗效。

第四节　方剂的分类

方剂的分类方法，历代记述不一。主要有以下几种。

1. 七方说　始于《黄帝内经》，虽然未明确提出"七方"的说法，但有相关的记载。《素问·至真要大论》中载"君一臣二，制之小也；君一臣三佐五，制之中也；君一臣三佐九，制之大也""君一臣二，奇之制也；君二臣四，偶之制也""补上治上，制以缓，补下治下，制以急，急则气味厚，缓则气味薄""奇之不去则偶之，是谓重方"等。后人把这些归纳为"七方"。金代成无己在《伤寒明理论》中明确指出"制方之用，大、小、缓、急、奇、偶、复七方是也"，把《黄帝内经》里的"重"改为"复"。于是后人引申为"七方"，为最早的方剂分类法。迄今为止未见到按"七方"分类的方书。

大方：是指药味多，用量大的方剂，用于重证。

小方：是指药味少，用量轻的方剂，用于轻证。

缓方：药性缓和，用于慢性病。

急方：药性峻猛，用于急重病。

奇方：是指由奇数药味组成的方剂。

偶方：是指由偶数药味组成的方剂。

复方（重方）：是指由两方或数方组成的方剂。

七方实质上是以病情轻重、病位上下、病势缓急、病邪微甚、药性缓急、药味奇偶及患者体质的强弱为方剂分类依据的。

2. 十剂说　最初是按功用归纳药物的一种方法，始见于唐代陈藏器《本草拾遗》，其曰"诸药有宣通补泄轻重滑涩燥湿，此十种者，是药之大体"，然后分别说明每一类的含义并举药物为例。"至如宣可去壅，即姜、橘之属是也；通可去滞，即通草、防己之属是也"。至宋代赵佶《圣济经》，添以"剂"字，其云："故郁而不通为壅，必宣剂以散之，如痞满不通之类是也；留而不行为滞，必通剂以行之，如水病痰癖之类是也；不足为弱，必补剂以扶之，如气弱形羸之类是也；有余为闭，必泻剂以逐之，如胀脾约之类是也；实则气壅，欲其扬也，如汗不发而腠密，邪气散而中蕴，轻剂所以扬之；怯则气浮，欲其镇也，如神失守而惊悸气上厥而癫疾，重剂所以镇之；滑则气脱，欲其收也，如开肠洞泄，便溺遗失，涩剂所以收之；涩则气着，欲其利也，如乳难内秘，滑剂所以利之；湿气淫胜，重满脾湿，燥剂所以除之；津耗为枯，五脏痿弱，荣卫涸流，湿剂所以润之。举此成法，变而通之，所以为治病之要。"《圣济经》虽于宣、通、补、泄、轻、重、涩、滑、燥、湿之后加"剂"字，但仍属于治法的概念。明确提出"十剂"者，当首推金代成无己，《伤寒明理论·序》云："制方之体，宣、通、补、泻、轻、重、涩、滑、燥、湿十剂是也。"其后，刘完素《素问病机气宜保命集》卷上的部分内容即以"十剂者宣通补泻轻重涩滑燥湿"为标题，对"十剂"详加论述，并总结归纳云："是以治病之本，须明气味之厚薄，七方、十剂之法也。方有七，剂有十，故方不七，不足以尽方之变也；剂不十，不足以尽剂之用也。"张从正《儒门事亲》卷一亦曰："方有七，剂有十，旧矣。方不七，不足以尽方之变，剂不十，不足以尽剂之用……十剂者，宣、通、补、泻、轻、重、滑、涩、燥、湿也。"至此，"十剂"之说遂广为传播，后世言方者均将此作为一种方剂的分类方法。

宣可去壅：主要指气郁病，有行气作用的方剂。宣者，散也，布也。壅者，塞也。

通可去滞：主要指小便不利，有通利小便的作用。

补可去弱：治疗虚证。

泻可去闭：治疗大便不通。

轻可去实：治疗外感，邪气在表。

重可去怯：治疗惊悸，有重镇安神作用。

滑可去著，滑利尿道，治疗小便涩痛不通。

涩可去脱：治疗津液气血滑脱。

燥可去湿：治疗水湿痰饮。

湿可去枯：滋阴润燥，治疗阴虚津亏。

由于"十剂"不足以概括临床常用方剂，所以在十剂之外，后人有所增益，有加寒热，有增升降，甚至有人将其扩展为二十四剂。真正按十剂分类方剂的方书，只有陈修园的《时方歌括》，其载方108首，按宣、通、补、泻、轻、重、滑、涩、燥、湿、寒、热十二剂分类。

3. 按病证分类 首见于《五十二病方》，该书记载了五十二类病证，每个病证下记载治疗方剂。后来的《金匮要略》《肘后备急方》《太平圣惠方》《普济方》《医方考》等均是按病证分类方剂的代表性方书。这种分类法便于因病检方，对临床应用有益。

按病证分类方剂，首先涉及病证的分类，所以这种分类又有一部分结合病因或脏腑分类的。例如，《三因极一病证方论》先分内因、外因、不内外因，三种病因之下分列相关病证，再列治疗方剂。《儒门事亲》在按病证分类的同时，又将有关方剂分列于风、寒、暑、湿、燥、火六门。《备急千金要方》《古今图书集成·医部全录》则又以脏腑分类与病证分类相结合。

4. 按组成分类 亦称作按类方分类，或主方（祖方）分类。这种分类法为明代施沛《祖剂》首创。该书"首冠《素》、《灵》二方，次载伊尹汤液一方以为宗，而后悉以仲景之方为祖"，后世之方按组成药物分别附于不同祖方之下。清代张璐《张氏医通》之"祖方"、徐大椿《伤寒论类方》亦属按类方分类，或者说按组成分类。

这种分类方剂的方法对于探讨方剂的源流，研究药物组成相近的方剂有重要意义。

5. 按治法（功用）分类 十剂即是按治法分类。这里特别提出的是明代张介宾《景岳全书》的新方八阵和古方八阵。新方八阵是其自制新方186首，按补、和、攻、散、寒、热、固、因八阵排列。古方八阵采集古方1516首，亦按这八类分。其于"新方八阵"中说："补方之制，补其虚也""和方之制，和其不和者也""攻方之制，攻其实也""用散者，散其表证也""寒方之制，为清火也，为除热也""热方之制，为除寒也""固方之制，固其泄也""因方之制，因其可因者也"。张景岳这种八阵的治法分类法，将众多的方剂统摄在治法之下，"以法统方"，突出了治法在方剂学研究中的地位，具有重要意义。

6. 综合分类法 首见于汪昂的《医方集解》，既按治法分类，又按病证、病因分类，并兼顾专科特点，《医方集解》将全书诸多方剂分为补养、发表、涌吐、攻里、表里、和解、理气、理血、祛风、祛寒、清暑、利湿、润燥、泻火、除痰、消导、收涩、杀虫、明目、痈疡、经产、救急22类。

这种分类方法，以治法为主，兼顾其他方面，切合临床实用。方剂学教材就是遵循这种分类方法，"以法统方"，便于归类、比较，便于学习掌握。

7. 按笔画分类 《方剂大辞典》按此法分类，以便于查找。

第三章　方剂的组成变化与剂型

方剂是由药物组成的。将药物通过合理的配伍组成方剂，不外乎以下三方面的目的。

1. 提高疗效　由药物组成方剂，发挥药物之间的协同作用，以提高和增强疗效。这种增效配伍具体包括两方面：①性能相类似的药物同用，以相辅相成，如黄连解毒汤，主治三焦火毒炽盛之证。黄连、黄芩、黄柏、栀子苦寒直折，清热泻火解毒，但各药作用部位、在方中的主次地位有别，黄连直解心经火毒，黄芩泻肺经火毒，黄柏泻肾经火毒，栀子通泻三焦火毒。②性能不同的药物合用以相反相成，如桂枝汤中桂枝与白芍的配伍，桂枝辛甘而温，功能解肌发表，白芍苦酸甘寒，能益阴敛营，两者合用，一散一收，发汗中寓敛汗，使发汗不伤阴，敛阴不留邪，共奏解肌发表、调和营卫之功，用于外感风寒表虚证属于营卫不和者。

2. 减轻或消除毒副作用　药物各有偏性，有时候正是这种偏性可以被用来补偏救弊以治疗疾病，有些药物本身还具有某些毒副作用，单独服时可能引起不良反应，而同时其某方面补偏救弊的作用也很突出，不能不用，如何处理呢？经常通过药物之间的配伍，防止或减轻某些药物的某些毒副作用。例如，小半夏汤，主治饮停胃中、胃气上逆之呕吐，方中半夏为主药，因其有较好的降逆止呕、燥湿化痰作用，但有毒，故配伍生姜，和胃止呕散水气，增强半夏降逆止呕、化痰蠲饮之功，又能解半夏之毒。

3. 扩大治疗范围，以适应复杂多变的病情　许多病证复杂多变，非某种药物所能赅治，通过药物的合理配伍，利用它们的综合作用，以全面照顾。例如，小柴胡汤治疗少阳病，邪在半表半里，通过柴胡与黄芩一表一里相配伍而解散居于半表半里之邪。

第一节　组方原则

清代徐大椿在《医学源流论·方药离合论》中云："药有个性之专长，方有合群之妙用。"方剂是由药物组成的，药物通过配伍，增强或改变其自身功用，调其偏胜，制其毒性，消除或减缓其对人体的不良反应，发挥药物间相辅相成或相反相成等综合作用，使各具特性的药物组合成为一个整体，从而发挥更好的预防与治疗疾病的作用。此谓"方之既成，能使药各全其性，亦能使药各失其性，操纵之法，有大权焉，此方之妙也"（《医学源流论·方药离合论》）。

将不同药物组合成方剂既不是简单地将功效类似的药物堆砌相加，比如说血虚就用众多补血药加在一起，也不是简单的对号入座，比如发热就用解热药，头痛就加治头痛的药，而是需要遵循一定的原则。

方剂的组方原则，即君、臣、佐、使，最早见于《黄帝内经》。《素问·至真要大论》曰："主病之谓君，佐君之谓臣，应臣之谓使。"另有"君一臣二""君一臣三佐五""君一臣三佐九"等记载。后世医家在《黄帝内经》的基础上对君、臣、佐、使的论述从多方面加以补充。明代何伯斋曰："大抵药之治病，各有所主。主病者，君也，辅治者，臣也，与君相反而相助者，佐也，引经及引治病之药至于病所者，使也。"张元素云："力大者为君。"李杲《脾胃论》曰："君药分两最多，臣药次之，使药又次之，不可令臣过于君。"张介宾《类经·方剂君臣上下三品》谓："主病者，对证之要药也，故谓之君，君者味数少而分两重，赖之以为主也。佐君者谓之臣，味数稍多而分两稍轻，所以匡君之不迨也。应臣者谓之使，数可出入而分两更轻，所以备通行向异之使也。此则君臣佐使之义。"

1. 君药　是针对主病或主证起主要治疗作用的药物。针对主病或主证，是指在组方时要明确患者疾病的病因病机，若同时患有几种疾病，则宜选择针对其中最主要病证的药物为君，以解决主要矛盾。起主要治疗作用，是指君药与方中其他药物的关系而言，即在组成方剂的几味药物中，君药应该是各药综合作用的中心，起最主要的作用。

君药药力居方中之首，一般味数不宜过多，用量相应地较大，在方中起主导作用，不可缺少。

2. 臣药　意义有二：一是加强君药治疗主病或主证的作用，即辅助君药以解决主要矛盾的药物；二是治疗兼病或兼证的药物。其药力一般小于君药，在方中地位仅次于君药，除少数单方外，绝大多数方剂均有臣药。

臣药对君药的辅助多以同类药物相须配伍为主要形式，如麻黄汤中的桂枝，白虎汤中的知母，大承气汤中的芒硝，等等。

3. 佐药　包含三方面的意义。

（1）佐助药：加强君臣药的治疗作用，或直接治疗次要症状。

（2）佐制药：减轻或消除君臣药的毒烈之性。

（3）反佐药：根据病情需要在方中配伍少量与君药性味或作用相反，而又能在治疗中起相反相成作用的药物。多见于如下两种情况：①病重邪甚，服药格拒时加以从治。例如，阴盛阳脱证，治以白通加猪胆汁汤，于大剂回阳救逆药中，加入少量苦寒的猪胆汁、咸寒的人尿，以"引姜附之温入格拒之寒而调其逆"。②制约方中某些过寒或过热之品。例如，黄土汤主治虚寒便血，方以温燥之术、附为主，反佐以苦寒之黄芩，制约术、附之温燥使无动血之弊。芍药汤主治湿热利，其中黄芩、黄连、大黄苦寒，少佐温热之肉桂亦为反佐，防苦寒伤中。

此外，还有服法反佐（热药冷服、寒药热服）和炮制反佐（香连丸中黄连以辛热之吴茱萸炒）。

佐药在方中的地位次于臣药，药力较臣药小，但含义较广，常常是某些方剂的特殊配伍所在，不可小视。

4. 使药、引经药和调和药　作用体现在以下两个方面。

（1）引导他药达于病所。某些药物对某脏某经有较强的治疗作用。君臣药首选入其经，不然，常用引经药。如柴胡入肝经，治疗肝经疾病时，可以其为使。

（2）调和诸药，特别是在用大辛大热、大苦大寒之品或药力较猛的药物时，往往配伍一些甘缓之品以调和之，减轻或消除各药配合之后的不良反应。

方剂中除君药外，臣、佐、使药均有两种或两种以上的意义，但在一首方剂中并非同时具有各种意义之臣、佐、使药，而一味药物在方中亦可同时具有臣佐、佐使等意义。每首方剂中的君、臣、佐、使药是否齐备及具体药味的多少，当视病情和治法的需要，以及所选药物的功效而定。一般而言，一首方剂中，君药是必备的，而臣、佐、使药并非齐备。有些方剂的君药或臣药本身就兼具佐药或使药的作用。在组方体例上，君药宜少，一般只用一味，《苏沈良方》云："主病者，专在一物。"若病情较为复杂，亦可用至一味以上，但君药味数不宜过多，多则药力分散，影响疗效。臣药味数可多于君药，佐药常多于臣药，而使药则一二味足矣。

综上所述，方中药物君、臣、佐、使之分以"药力"为依据。组方之核心原则是通过方中药物相互配伍，能最大限度地使每味药物与病证相宜之药力得以充分表达。首先，必须明确方中"药力"最大者为君药，其在方中所能发挥出的作用，乃为该方之主要作用，然其又赖于臣、佐、使药之协助、制约。当然，方剂之剂型、服法及调护方法等相关因素的综合作用，亦可在某种程度上对方中药物，尤其是君药之"药力"产生一定影响。有关影响"药力"之诸多因素，理应客观"定量化"，然囿于当下认识水平，尚处于"定性"而难以准确定量之阶段，故要求研习者深刻领悟其中之玄机要妙，方能成为医之大家，正所谓"医之成，悟也"之理。治法是组方的依据，君、臣、佐、使是方剂的框架结构。

第二节 组 成 变 化

方剂的组方原则，是根据病情的需要及患者体质、性别、年龄之不同，并参照季节与气候的变化、地域的差异等因素而确定的。因此，运用成方，或遣药组方时，必须因病、因人、因时、因地制宜，将原则性和灵活性相结合，使方药与病证丝丝入扣，做到师其法而不泥其方，从而实现治疗的"个体化"主旨，正所谓"方之精，变也"。

一、药物增减变化

方剂是由药物组成的，药物是通过与方中其他药物的配伍关系而体现自身药性的，其体现的程度，即为该药在方中的"药力"。而药物间的配伍关系是决定药物在方中药力大小及如何发挥作用的重要因素之一，是决定方剂功用的主要因素。因此，当增加或减少方剂中的药物时，必然使方中药物间的配伍关系发生变化，进而使方剂之功用发生相应改变。针对某一具体成方之药味加减的变化，是指在君药不变的前提下，加减方中其他药物，以适应病情变化的需要。药味加减变化一般有两种情况：一是佐使药的加减，因为佐使药在方中的药力较小，不至于引起该方功用的根本改变，故这种加减是在主症不变的情况下，对某些药物进行加减，以适应一些次要兼症的需要。以桂枝汤（桂枝、芍药、生姜、大枣、甘草）为例，本方主治太阳中风表虚证，症见发热头痛、汗出恶风、鼻鸣干呕、苔薄白、脉浮缓。若兼见咳喘者，可加厚朴、杏仁下气平喘（桂枝加厚朴杏子汤）。二是臣药的加减，这种变化改变了方剂的主要配伍关系，使方剂的功用发生较大变化。例如，麻黄汤适用于外感风寒表实证，具有发汗解表、宣肺平喘之功。若去桂枝，只用麻黄、杏仁、甘草三味，名三拗汤，解表之力减弱，功专宣肺散寒、止咳平喘，为治风寒犯肺之鼻塞声重、语音不出、咳嗽胸闷之方。又如，麻黄加术汤，即麻黄汤原方加白术，且白术用量为四两，则成发汗解表、散寒祛湿之剂，适用于风寒湿痹、身体烦痛、无汗等症。

二、药量增减的变化

药量增减的变化是指方剂中组成药物不变，仅加减其药物用量。由于药物用量的轻重与药力大小、作用强弱密切相关，因此增减药量，往往能改变方中各药的主次地位、配伍关系乃至功用主治。如六味地黄丸，《医方集解》曰："血虚阴衰，熟地为君；精滑头昏，山茱为君；小便或多或少，或赤或白，茯苓为君；小便淋沥，泽泻为君；心虚火盛及有瘀血，丹皮为君；脾胃虚弱，皮肤干涩，山药为君。言为君者，其分用八两，地黄只用臣分两。"

有的方剂由于药量增减变化而变成另一方剂，方名也不一样。例如，四逆汤和通脉四逆汤均由附子、干姜、炙甘草三味药组成，通脉四逆汤只是增加了附子（一枚→大者一枚）、干姜（一两五钱→三两），所以药力亦相应增强。四逆汤功能回阳救逆，用于阳盛阴衰之四肢厥逆、恶寒蜷卧、腹痛下利、脉微细等；而通脉四逆汤则对阴盛格阳于外之四肢厥逆、身反不恶寒、下利清谷等证病情更重者，具有回阳通脉之功。又如，小承气汤与厚朴三物汤均由大黄、枳实、厚朴组成，前者以大黄四两为君，枳实三枚、厚朴二两为臣、佐，重在泻热通便，善治大便秘结、潮热谵语、脘腹痞满、苔黄、脉数等以热结阳明腑实为主者；后者厚朴用量增至八两，为小承气汤的四倍，故以之为君，臣以枳实五枚，较上方加二枚，大黄量不变为佐、使，功能行气通便，用于脘腹满痛不减、大便秘结等气滞便秘证。

三、剂型更换的变化

同一首方剂，组成药物与用量相同，由于剂型的变换，其功用主治亦相应地产生变化。如理中丸主治中焦虚寒之脘腹疼痛等证，由人参、白术、干姜、炙甘草四药组成，同是这四味药，改为汤剂，在《金匮要略》中名为人参汤，主治虚寒胸痹。

总之，方剂的药味加减、药量加减、剂型更换皆会使方中药物的药力发生变化，特别是主要药物及其用量的加减变化，将改变其君、臣的配伍关系，使其功用与主治发生相应变化。研究和运用方剂之组方原则及方剂变化，旨在分析或调配方中药物之药力大小。影响药物在方中"药力"大小的主要因素，即药物自身的药性、其在方中的药量及配伍关系。此外，剂型、煎服法等因素对药物在方中的"药力"亦有一定的影响。将医者"悟"得之非线性理念，即通过遣药组方追求"变"之核心要素——药力，用线性形式可表达为药力=药性+药量+配伍+剂型+服法+……

第三节　剂　　型

剂型是在方剂组成之后，根据病情的需要和药物的不同性能，加工制成的一定形态的制剂形式。方剂的剂型历史悠久，早在《黄帝内经》的 13 首方剂中，就已出现汤、丸、散、膏、酒、丹等剂型。后世医家多有发展，如锭、线、条、饼、露等剂型。随着制药工业的发展，又研制出片剂、冲剂、注射剂等。

一、液体剂型

1. 汤剂　又称煎剂，古称汤液，是将药物饮片加水或酒浸泡后，再煎煮一定时间，去渣取汁而制成的液体剂型，主要供内服，如麻黄汤等。外用的多作洗浴、熏蒸及含漱。汤剂是在临证中最能体现"方之精，变也"的思维模式之常用剂型。其优点是吸收快，能迅速发挥药效，尤其是具有其他剂型所无法比拟的适应"个性化"治疗的优势。其根据病情变化而随证加减，能较全面、灵活地切合每位患者及其具体病证阶段的特殊性，尤宜于病证复杂或病情不稳定的患者。李杲曰："汤者荡也，去大病用之。"但汤剂的制备相对不便，服用口感欠佳，携带储存受限。

2. 酒剂 又称药酒，古称酒醴，是将药物用白酒或黄酒浸泡，或加温隔水炖煮，去渣取液后供内服或外用。酒有活血通络、易于发散和助长药力的特性，故常于祛风通络和补益剂中使用。外用酒剂尚可祛风活血、止痛消肿，但酒剂使用时存在个体局限性。

3. 酊剂 是以不同浓度的乙醇为溶媒，经过不同的方法浸出中药的有效成分所得到的液体，多为外用。一般中草药酊剂的浓度为20%，有毒药物浓度则为10%。酊剂具有有效成分含量高、用量少、作用快、不易腐败等特点。

4. 露剂 亦称药露，是选取新鲜并含有挥发性成分的药物，用蒸馏法制成的具有芳香气味的澄明水溶液。一般作为饮料及清凉解暑剂，药露气味清淡，口感适宜。

5. 糖浆剂 是将药物煎煮、去渣取汁、浓缩后，加入适量蔗糖溶解后制成的浓蔗糖水溶液。糖浆剂具有味甜、量小、服用方便、吸收较快等特点，尤其适于儿童服用。

6. 口服液 是将药物用水或其他溶剂提取，经精制而成的内服液体制剂。其具有剂量较小、吸收较快、服用方便、口感适宜等优点。

7. 注射液 亦称针剂，是将药物经过提取、精制、配制等步骤而制成的灭菌溶液、无菌混悬液或供配制成液体的无菌粉末，供皮下、肌内、静脉注射的一种制剂。

二、固体剂型

1. 散剂 是将药物粉碎，混合均匀，制成粉末状制剂的一种剂型，分为内服和外用两类。内服散剂一般是将药物研成细粉，以温开水冲服，量小者亦可直接吞服，如七厘散；亦有制成粗末，以水煎取汁服者，称为煮散，如银翘散。散剂的特点是制作简便、吸收较快、节省药材、便于服用与携带。李杲云："散者散也，去急病用之。"外用散剂一般用作外敷，掺撒疮面或患病部位；亦有作点眼、吹喉等。

2. 丸剂 是将药物研成细粉或使用药材提取物，加适宜的黏合剂所制成的球形固体剂型。丸剂与汤剂相比，吸收较慢、药效持久、节省药材、便于服用与携带。李杲云："丸者缓也，舒缓而治之也。"丸剂适用于慢性、虚弱性疾病，如六味地黄丸等；但也有些丸剂的药性比较峻猛，多为芳香类药物或毒性较大的药物，不宜作汤剂煎服，如安宫牛黄丸、三物备急丸等。常用的丸剂有蜜丸、水丸、糊丸、浓缩丸等。

（1）蜜丸：是将药物细粉以炼制的蜂蜜为黏合剂所制成的丸剂，分为大蜜丸和小蜜丸两种。蜜丸性质柔润，作用缓和持久，并有补益和矫味作用，常用于治疗慢性病和虚弱性疾病，需要长期服用，如补中益气丸、归脾丸等。

（2）水丸：俗称水泛丸，是将药物细粉用水（冷开水或蒸馏水）或酒、醋、蜜水、药汁等为黏合剂所制成的小丸。水丸较蜜丸的崩解、溶散、吸收、起效等速度均快，易于吞服，适用于多种疾病，如防风通圣丸等。

（3）糊丸：是将药物细粉用米糊、面糊、曲糊等为黏合剂制成的小丸。糊丸黏合力强，质地坚硬，崩解、溶散迟缓。内服可延长药效，减轻剧毒药的不良反应和对胃肠的刺激，如舟车丸等。

（4）浓缩丸：是将药物或方中部分药物煎汁浓缩成膏，再与其他药物细粉混合干燥、粉碎，用水或蜂蜜或药汁制成丸剂。因其体积小、有效成分含量高、服用剂量小，可用于治疗多种疾病。

3. 茶剂　是将药物经粉碎加工而制成的粗末状制品，或加入适宜黏合剂制成的方块状制剂。用时以沸水泡汁或煎汁，不定时饮用。茶剂大多用于治疗感冒、食积、腹泻等病证。

4. 条剂　亦称药捻，是用桑皮纸蘸药后搓捻成细条，或将桑皮纸捻成细条再蘸药粉而成。用时插入疮口或瘘管内，能化腐拔毒、生肌收口，常用的有红升丹药条等。或将艾叶和药研成粗末，用纸裹制成圆条，供灸治使用，也称"艾条"。

5. 线剂　亦称药线，是将丝线或棉线置于药液中浸煮，经干燥制成的外用制剂。线剂用于治疗瘘管、痔疮或赘生物，通过所含药物的轻度腐蚀作用和药线的机械紧扎作用，使其引流通畅或萎缩、脱落。

6. 丹剂　有内服和外用两种。内服丹剂没有固定剂型，有丸剂，也有散剂，每以药品贵重或药效显著而名之曰丹，如至宝丹、活络丹等。外用丹剂亦称丹药，是以某些矿物类药经高温烧炼制成的不同结晶形状的制品，常研粉涂撒疮面，治疗疮疡痈疽；亦可制成药条、药线和外用膏剂应用。

7. 锭剂　是将药物研成细粉，加适当的黏合剂所制成规定形状的固体剂型，有纺锤形、圆柱形、条形等，可供外用与内服。内服研末调服或磨汁服，外用则磨汁涂患处，常用的有紫金锭、万应锭等。

8. 片剂　是将药物细粉或药材提取物与辅料混合压制而成的片状制剂。片剂用量准确，体积小，异味少，服用和储存方便。如需在肠道吸收的药物，则又可用包肠溶衣，使之在肠道中崩解。此外，尚有口含片、泡腾片等。

9. 冲剂　是将药材提取物加适量赋形剂或部分药物细粉制成的干燥颗粒状或块状制剂，用时以开水冲服。冲剂具有体积较小、服用方便等特点。

10. 栓剂　古称坐药或塞药，是将药物细粉与基质混合制成一定形状的固体制剂，用于腔道并在其间熔化或溶解而发挥药效，有杀虫止痒、滑润、收敛等作用。《伤寒杂病论》中曾有蛇床子散坐药及蜜煎导法，即最早的阴道栓和肛门栓。栓剂便于婴幼儿直肠给药。

11. 胶囊剂　分为硬胶囊剂和软胶囊剂（胶丸），大多供口服应用。

（1）硬胶囊剂：是将一定量的药材提取物与药粉或辅料制成均匀的粉末或颗粒，填充在空心胶囊中而成；或将药材粉末直接分装于空心胶囊中制成。硬胶囊剂亦可用于腔道给药。

（2）软胶囊剂：是将一定量的药材提取物密封于球形或椭圆形的软质囊材中，可用滴制法或压制法制备。软胶囊易于服用，可掩盖药物的不良气味。

三、半固体剂型

膏剂是将药物用水或植物油煎熬去渣而制成的剂型，有内服和外用两种。内服膏剂有流浸膏、浸膏、煎膏三种；外用膏剂分软膏、硬膏两种。其中流浸膏与浸膏多数用于调配其他制剂使用，如合剂、糖浆剂、冲剂、片剂等。现将煎膏与外用膏剂分述如下。

（1）煎膏：又称膏滋，是将药物加水反复煎煮，去渣浓缩后，加炼蜜或炼糖制成的半液体剂型。其特点是体积小、含量高、便于服用、口味甜美，有滋润补益的作用，一般用于慢性虚弱患者，有利于较长时间用药。

（2）软膏：又称药膏，是将药物细粉与适宜的基质制成具有适当稠度的半固体外用制剂。其中用乳剂型基质的，亦称乳膏剂，多用于皮肤、黏膜或疮面。软膏具有一定的黏稠性，外涂后渐渐软化或溶化，使药物被慢慢吸收，持久发挥疗效，适用于外科疮疡疖肿、烧烫伤等。

（3）硬膏：又称膏药，古称薄贴，是以植物油将药物煎至一定程度后去渣，再煎至滴水成珠，加入黄丹等搅匀、冷却制成。用时加温摊涂在布或纸上，软化后贴于患处或穴位上，可治疗局部疾病和全身性疾病，如疮疡肿毒、跌打损伤、风湿痹证以及腰痛、腹痛等。

此外，尚有滴丸剂、灸剂、熨剂、灌肠剂、搽剂、气雾剂、海绵剂等。近年来，新的剂型不断涌现，质量标准也不断提高，便于临床使用。

第四章　煎法与服法

方剂的煎服法是方剂运用过程中的重要环节，虽药物配伍合理，剂量准确，剂型适宜，倘若煎药法或服药法不当，也会影响疗效。正如清代医家徐大椿《医学源流论》所云："病之愈不愈，不但方必中病，方虽中病，而服之不得其法，则非特无功，而反有害，此不可不知也。"

一、煎法

1. 煎药用具　一般以陶瓷器皿、砂锅为好。现代亦有用不锈钢器皿，忌用铁器、铜器。煎具的容量宜稍大些，以利于药物的翻动，并可避免药汁外溢。同时应适时加盖，以防水分蒸发过快，使药物的有效成分过度挥发。

2. 煎药用水　以洁净、新鲜、无杂质为原则，如自来水、井水、蒸馏水均可。前人常用流水、泉水、甘澜水（亦称劳水）、米泔水等，根据药物特点和疾病性质，也有用酒或水酒合煎者。

3. 加水量　可视药量、质地及煎药时间而定，一般以高于饮片平面 3～5cm 为宜。每剂药一般煎煮 2 次，亦有煎煮 3 次者。第一煎水量可适当多些，第二、三煎则可略少。每次煎煮所得药量以 150ml 左右为宜。

4. 煎药火候　一般有"武火""文火"之分。急火煎之，谓"武火"；慢火煎之，谓"文火"。常规先用武火，沸腾后即改用文火。同时，应根据药物性味及所需煎煮时间的要求，酌定火候。解表和泻下剂，煎煮时间宜短，其火宜急，水量宜少；补益剂，煎煮时间宜长，其火宜慢，水量略多。如药物煎煮焦枯时，则应弃之不用。

5. 煎药方法　煎药前，应先将药物浸泡 20～30 分钟之后再行煎煮，使有效成分易于煎出。需特殊煎法的药物，应在处方中加以注明。

（1）先煎：贝壳类（如牡蛎、珍珠母等）、角骨甲类（如水牛角、龟甲、鳖甲等）和矿物类（如生石膏、代赭石等）药物，因质地坚实，难以煎煮，应打碎先煎，煮沸后 20 分钟左右再加入其他药同煎。某些质地较轻而又用量较多（如玉米须、夏枯草等），或含泥沙多的药物（如灶心土、糯稻根等），亦可先煎取汁，然后以其药汁代水煎药。另外，有毒药物（如附子、生草乌、生川乌等）可经过先煎达到降低毒性或消除毒性的目的。

（2）后下：气味芳香的药物，药效易于挥发，一般煎煮时间较短，以 5 分钟左右为宜。其他如大黄取其攻下作用，应后下，一般煎 10～15 分钟即可。后下药物都应先进行浸泡然后再煎。

（3）包煎：某些煎后药液浑浊或对咽喉有刺激作用的药物，或易于粘锅的药物，如旋覆花、辛夷、车前子、赤石脂等，要先用纱布包好，再放入锅内与其他药同煎。

（4）单煎：某些贵重的药物，为尽量减少损耗，需将其切成小片，单味煎煮 2～3 小时，单独服用或与其他药液合服，如羚羊角、西洋参、鹿茸等。

（5）溶化（烊化）：胶质类或黏性大且易溶化的药物，如阿胶、龟甲胶、鹿角胶、蜂蜜等，应单独溶化，趁热与煎好的药液混合均匀，顿服或分服，以免因其性黏而影响其他药物的煎煮。

（6）冲服：某些芳香或贵重药物，如麝香、牛黄、琥珀等，应研为细末，用药液或温水冲服。

此外，汤剂煎取药液后，应对药渣进行适当压榨，以收取残液。

二、服法

服法是否恰当，对疗效亦有一定的影响，其中包括服药时间、服用方法及药后调护等。

1. 服药时间 《神农本草经》记载："病在胸膈以上者，先食后服药；病在心腹以下者，先服药而后食；病在四肢血脉者，宜空腹而在旦；病在骨髓者，宜饱食而在夜。"一般而言，病在上焦，宜食后服；病在下焦，宜食前服；补益药和泻下药，宜空腹服；安神药宜临卧服；对胃肠有刺激的，应食后服。急性重病则不拘时服，慢性病应按时服，治疟药宜在发作前 2 小时服。另外，某些方剂服药时间有特殊要求，如十枣汤宜在"平旦"服，鸡鸣散宜在"五更"服等。服药时间与临床疗效有一定的相关性。

2. 服用方法 服用汤剂，一般一日 1 剂，分 2～3 次温服。根据病情需要，可一日只服 1 次，或一日数服，或煎汤代茶服，甚至一日连服 2 剂。散剂和丸剂一般根据病情和具体药物定量，日服 2～3 次。李杲云："病在上者，不厌频而少；病在下者，不厌顿而多。少服则滋荣于上，多服则峻补于下。"此外，尚有热服、冷服等方法。如治疗热证可寒药冷服，治疗寒证可热药热服，以辅助药力。若病情严重，服药后可能出现呕吐等拒药反应，应寒药热服，或热药冷服，以防邪药格拒。《素问·五常政大论》云："治温以清，冷而行之；治清以温，热而行之。"又云："治热以寒，温而行之；治寒以热，凉而行之。"对于服药呕吐者，宜先服少量姜汁，或嚼少许陈皮，然后服药；亦可采取冷服、少量频服等方法。对于昏迷或吞咽困难者，可用鼻饲法给药。

使用峻烈药和毒性药时，宜从小量开始，逐渐加量，取效即止，慎勿过量，以免中毒或损伤正气。《神农本草经》云："若用毒药疗病，先起如黍粟，病去即止，不去倍之，不去十之，取去为度。"总之，应根据病情、病位、病性和药物特点等选择适宜的服用方法。

3. 药后调护 服药后的调养和护理是服药法的重要环节，它关系着药效的发挥和患者的康复。例如，桂枝汤方后云"啜热稀粥一升余，以助药力。温覆令一时许，遍身漐漐微似有汗者益佳，不可令如水流漓，病必不除"。其他如十枣汤服法中强调"得快下利后，糜粥自养"，五苓散服后宜"多饮暖水，汗出愈"等。一般服解表药，应取微汗，不可大汗，然亦不可汗出不彻。服泻下药后，应注意饮食，不宜进食生冷及不易消化的食物，以免影响脾胃之健运。

服药后的饮食宜忌主要有两个方面：一者是疾病对饮食的宜忌，如水肿病者宜少食盐、下利者慎油腻、寒证者禁生冷等；二者是药物对饮食的宜忌，如服地黄者忌萝卜，服土茯苓者忌茶叶，服荆芥者忌河豚和无鳞鱼等。《本草纲目》在"服药食忌"中明示："凡服药，不可杂食肥猪犬肉，油腻羹鲙，腥臊陈臭诸物。凡服药，不可多食生蒜、胡荽、生葱、诸果、诸滑滞之物。"

此外，尚有汗后避风，以及慎劳役、戒房事、节恚怒等，以防"劳复""食复"。

第二篇　常用古方

第一章 清 热 剂

栀子大黄汤

【来源】《金匮要略》。

【组成】栀子十四枚，大黄一两，枳实五枚，豆豉一升。

【功效】泻热祛湿，开郁除烦。

【肝病药理】栀子大黄汤以大黄配栀子，活血清热，荡涤胃肠，引邪下行；枳实合豆豉，宣泄胸胃郁热，导滞除烦，为治酒黄疸之经典方[1]；现代临床主要用于治疗急慢性肝炎、传染性肝炎、酒精性肝炎及胆汁淤积等肝胆病[2]，具有多种药理作用。

1. 调控细胞凋亡 有研究表明，栀子大黄汤可以上调急性肝损伤小鼠肝脏组织 B 细胞淋巴瘤-2 基因（B cell lymphoma 2，Bcl-2）的表达，下调 Bcl-2-相关 X 蛋白（Bcl-2-associated X protein，Bax）和活化半胱氨酸蛋白酶蛋白-3（cleaved caspase-3）的表达从而抑制细胞凋亡，进而证明栀子大黄汤可以通过抑制肝细胞凋亡，减轻肝细胞损伤[1, 2]。

2. 抗炎、抗氧化 栀子大黄汤能明显降低酒精性脂肪肝大鼠血清白细胞介素-6（interleuki-6，IL-6）、肿瘤坏死因子-α（tumor necrosis factor-α，TNF-α）和 IL-1β的水平，提示栀子大黄汤具有很好的抗炎作用，并且抗炎效果呈剂量依赖性。现代药理学研究证名，黄酮和蒽醌类化合物具有很好的抗炎效果，且栀子大黄汤中的君药、臣药均含有这两种成分，这可能是此方具有抗炎作用的机制。与此同时，随剂量增加，栀子大黄汤能显著降低由乙醇诱导的血清谷丙转氨酶（alanine aminotransferase，ALT）、谷草转氨酶（aspartate aminotransferase，AST）水平的升高，且能显著降低受损肝组织中的丙二醛（malondialdehyde，MDA）含量，升高超氧化物歧化酶（superoxide dismutase，SOD）的活力和谷胱甘肽（glutathione，GSH）的含量，提高肝脏抗氧化能力，减轻自由基和脂质过氧化物（lipid hydroperoxide，LPO）对肝细胞的损伤作用[3]。

3. 调脂 有研究显示，栀子大黄汤能明显降低酒精性脂肪肝大鼠血清总胆固醇（total cholesterol，TC）和三酰甘油（triglyceride，TG）水平，说明此方可减轻大鼠肝脏脂肪性病变，从而治疗以脂质沉积为主要致病因素的肝脏疾病[3]。

栀子柏皮汤

【来源】《伤寒论》。

【组成】栀子（擘）十五个，甘草（炙）一两，黄柏二两。

【功效】清泻湿热。

【肝病药理】栀子柏皮汤以栀子清泻三焦，通调水道，配伍黄柏清脏腑热结，用甘草和中护胃，共奏清热祛湿退黄之效；临床常用于治疗肝纤维化、黄疸、胆囊炎、肝炎等肝胆病。

1. 保肝利胆 现代药理学研究表明，栀子苷是栀子中最主要的化学成分，具有抗炎、保肝利胆等作用；黄柏中的重要活性物质生物碱，也具有抗菌、促进淋巴细胞增殖的作用[4]。相关实验研究发现，栀子柏皮汤可以显著降低肝内胆汁淤积模型大鼠血清总胆红素（total bilirubin，TBIL）、碱性磷酸酶（alkaline phosphatase，ALP）、ALT、AST、谷氨酰转肽酶（GGT），并能够降低胆盐输出泵（BSEP）和升高牛磺胆酸盐共转运多肽（NTCP）的表达，提高 SOD 的活性，表明栀子柏皮汤可以通过减低胆汁淤积关键酶的水平，改变胆汁酸的转运体，调控胆汁酸代谢，增强机体抗氧化能力，从而起到保肝利胆的作用[5, 6]。

2. 抗肝纤维化 透明质酸（hyaluronic acid，HA）和羟脯氨酸（hydroxyproline，Hyp）是目前肝纤维化的主要血清标志物，而Ⅰ型胶原（I-C）、α-平滑肌肌动蛋白（α-smooth muscle actin，α-SMA）的表达水平是反映药物对肝纤维化治疗效果的直接指标。相关实验研究表明，栀子柏皮汤能够降低小鼠血清 ALT、AST、Hyp 和 HA 的水平，抑制肝组织中 I-C 和α-SMA 的蛋白表达，并降低血清中转化生长因子-β（transforming growth factor-β，TGF-β）的表达水平，证明了在 CCl₄ 诱导的小鼠肝纤维化模型中，栀子柏皮汤能够明显抑制肝纤维化的进展，减轻肝损伤，同时指出此方可能是通过调节小鼠肝脏 TGF-β的表达来发挥其抗肝纤维化的作用[7]。

3. 抗炎、调节免疫 补体 C3 过度激活产物之一 C3b 可损伤肝脏，补体 C4 在机体出现急性炎症反应及组织损伤时，其表达会增加。研究发现，栀子柏皮汤能显著降低黄疸阳黄证模型大鼠血清中补体 C3、C4 的表达水平，表明此方治疗黄疸阳黄证的机制可能为调节免疫反应和抑制炎症反应[5]。另有研究证实，栀子柏皮汤可明显降低血清 TNF-α、γ干扰素（interferon-γ，IFN-γ）的水平，还能够降低核因子-κB（nuclear factor kappa-B，NF-κB）-p65 的表达，同时升高 IL-6、IL-4 的分泌水平，提示栀子柏皮汤能够调节并恢复 Th1/Th2 在体内的平衡，能明显阻断 NF-κB-p65 的表达，抑制免疫反应，从而具有保护肝脏的功能[8]。

黄连解毒汤

【来源】方出《肘后备急方》，名见《外台秘要》引崔氏方。

【组成】黄连三两，黄芩、黄柏各二两，栀子（擘）十四枚。

【功效】泻火解毒。

【肝病药理】黄连解毒汤集黄连、黄芩、栀子、黄柏大苦大寒之品于一方，具有上下俱清、三焦兼顾、苦寒直折的特性；临床多用于治疗肝纤维化、肝炎、脂肪肝等肝脏疾病，疗效显著。

1. 抗肝炎、肝纤维化 药理学研究发现，黄连解毒汤可以通过调节肝细胞生长因子受体、半乳糖凝集素 3 和磷脂酰肌醇 3-激酶 p85α亚基相关信号通路治疗肝炎，通过干预半乳糖凝集素 3 信号通路治疗肝纤维化。由此可见，黄连解毒汤可以通过干预半乳糖凝集素 3 相关信号通路达到治疗肝炎和肝纤维化的效果[9]。

2. 调节免疫 研究发现，黄连解毒汤干预高脂血症伴发脂肪肝模型小鼠 4 周后血脂无明显改善，但肝脏 CD206⁺ M2 型巨噬细胞比例显著提高（$P<0.05$），肝脏脂肪变显著减轻，说明黄连解毒汤的肝脏保护功能可能与 M2 型巨噬细胞免疫调节、修复损伤组织有关[10]。

3. 降脂、保肝 现代药理学研究表明，黄连与黄柏所含生物碱的主要成分小檗碱有降脂的作用，现已应用于临床治疗高脂血症；从黄芩中提取的总黄酮及栀子的有效成分栀子苷，也能明显降低高血脂模型小鼠血清中 TG、TC 水平[11]。实验研究发现，黄连解毒汤能够使酒精中毒小鼠血清 ALT、AST 和 TG 的含量均显著降低（$P < 0.05$），说明黄连解毒汤能够在降脂的同时显著降低血清氨基转移酶的浓度，具有较强的修复酒精性肝损伤的作用[12]。

龙胆泻肝汤

【来源】录自《医方集解》。

【组成】龙胆草（酒炒）、黄芩（炒）、栀子（酒炒）、泽泻、木通、当归（酒炒）、生地黄（酒炒）、柴胡、生甘草、车前子。

【功效】清肝胆实火，泻肝经湿热。

【肝病药理】龙胆泻肝汤配伍严谨，泻中有补，降中寓升，祛邪而不伤正，泻火而不伐胃，诚为泻肝之良方；本方现代常用于治疗病毒性肝炎、急性胆囊炎等病属肝经实火或湿热下注者。

1. 抗炎 现代药理学研究发现，柴胡皂苷 d 可抑制前列腺素 E_2 生成，同时可加速环氧合酶（cyclooxygenase，COX）代谢物生成，从而达到抗炎效果；此外，黄芩提取物可通过降低细菌脂多糖激活的细胞的释放量，达到抗炎与免疫抑制的作用；不同剂量龙胆苦苷可降低脓毒症小鼠血清炎症因子、AST 等的含量，降低肝组织中一氧化氮（NO）与 MDA 水平，从而发挥抗炎、保肝的作用[13]。

2. 调节免疫 相关动物实验发现，龙胆泻肝汤可使 CCl_4 致肝损伤小鼠血清中乳酸脱氢酶（LDH）、ALT 水平下降，显著减少 CCl_4 引起的动物肝细胞质疏松化、肝细胞的空泡变性、脂肪变性和坏死；且按特定剂量给药时，本方能提高 $CD4^+$ T 淋巴细胞百分率、抑制 $CD8^+$ T 淋巴细胞百分率，这表明适当剂量的龙胆泻肝汤具有增强系统免疫的功能，其作用机制与促进脾脏内淋巴细胞增殖、分化有关[14]。

3. 治疗慢性乙肝 有学者通过对 80 例慢性乙肝（CHB）肝胆湿热证患者的临床研究观察，发现龙胆泻肝汤可改善 CHB 患者的临床症状和体征、肝功能（包括 ALT、AST、TBIL）、肝脏弹性测定值（FS），提高 HBeAg 阴转率及 HBV-DNA 的应答率，表明龙胆泻肝汤在治疗 CHB 肝胆湿热证方面具有较好的临床疗效[15]。

千金犀角散

【来源】《备急千金要方》。

【组成】犀角（现以水牛角代替）二两，羚羊角一两，前胡、栀子、黄芩、射干各三两，升麻、大黄各四两，豆豉一升。

【功效】清热泻火，凉血解毒。

【肝病药理】千金犀角散组方严谨，配伍科学，是治疗肝脏疾病的常用古方，临床多用于治疗肝衰竭，疗效显著。现代研究表明，千金犀角散具有多方面的药理作用。

1. 抗炎保肝 肝衰竭病程中机体内剧烈的细胞免疫反应、细胞因子及内毒素等是导致肝细胞坏死的主要机制[16]，三者具有密切的联系，内毒素可引发固有免疫系统的激活，促进细胞因子及炎症递质释放，激发炎症反应，使局部组织持续呈现炎性损伤。研究表明[17]，犀角散通过影响 NOD 样受体热蛋白结构域相关蛋白 3（NLRP3）炎症复合物通路，使肝组织内 NLRP3、caspase-1 蛋白及基因表达水平下降，进而减轻肝脏炎症反应。

2. 延缓、阻断肝衰竭前期进展　肠源性内毒素血症是 HBV 肝衰竭发生、发展的重要因素之一，在乙肝肝衰竭阶段早期进行积极预防和临床干预，有助于阻止向肝衰竭的进展。研究表明[18, 19]，犀角散加味治疗 HBV 慢加急性肝衰竭前期患者能够升高血清 P 物质（SP）及胃动素（MTL）水平，下调 NO 水平，能够提高 PTA 水平，改善肝脏合成功能，降低肝衰竭的发生率。

3. 方中黄芩具有保肝、护肝的作用　研究发现[20]，黄芩及其活性成分对 CCl_4、乙醇和药物等诱导的多种急慢性肝炎、肝纤维化和肝癌都具有良好的防治作用，防治急慢性肝炎的作用机制主要涉及抗氧化、抗炎、诱导肝星状细胞（hepatic stellate cell，HSC）凋亡等，防治肝癌的作用机制主要有阻断癌细胞周期、抑制转移、促进凋亡和诱导自噬等。

犀角地黄汤

【来源】《外台秘要》。

【组成】芍药三分，地黄半斤，牡丹皮一两，犀角屑（现以水牛角代替）一两。

【功效】清热解毒，凉血散瘀。

【肝病药理】犀角地黄汤是凉血散瘀的代表方，为治疗温病邪入血分的首选方，临床多用于治疗脓毒症肝损伤、急慢性病毒性肝炎、脂肪肝、肝纤维化、肝硬化、肝炎、肝性脑病等病证。现代研究表明，犀角地黄汤具有多方面的药理作用。

1. 改善肝功能　减轻病理损伤是其发挥防御、调节功能的重要前提。研究显示[21]，合并肝硬化等肝脏疾病患者容易并发脓毒症，其体内各项炎症反应递质水平显著增高。有动物实验研究显示[22, 23]，犀角地黄汤能显著降低脓毒症大鼠血清中反映肝功能损害的 ALT、AST 水平，能降低血清 TNF-α、IL-6 水平从而下调炎症细胞因子的表达以减轻炎症反应，同时能降低 NO、诱导型一氧化氮合酶（iNOS）、MDA 水平并升高 SOD 水平，光镜下犀角地黄汤组肝组织的肿胀、坏死、炎症细胞浸润等病理改变均较模型组轻，其机制可能是通过下调炎症细胞因子表达、抗氧化应激和抑制脂质过氧化途径来实现的。

2. 减轻肝脏炎症　细胞因子是造成肝损伤的重要因素之一，同时在脓毒症发生和发展中起着重要的作用，可分为促炎因子和抗炎因子。实验研究表明[24]，犀角地黄汤通过减少促炎因子 TNF-α、IL-1p、IL-6 和 IL-8 的大量释放来减轻促炎反应，能促进抗炎因子 IL-4 和 IL-10 的释放，平衡炎症反应，从而减少脓毒症对肝脏及各器官的损伤，并可以下调脓毒症早期大鼠肝脏组织中信号转导因子与转录激活因子 1（STAT1）和 STAT3 蛋白的磷酸化水平，从而影响细胞因子的合成、释放，起到保护肝脏的作用。

3. 抗肝纤维化、肝硬化　肝硬化是肝脏受损伤之后细胞外基质（extracellular matrix，ECM）过度增长沉积降解减少所造成的病理结果。$TGF-\beta_1$ 是组织生长、修复炎症的细胞转化生长因子，是肝纤维化、肝硬化形成过程中的一个重要调控因子。$TGF-\beta_1$ 及 Smad4 mRNA 的表达在肝纤维化进程中呈明显增强趋势。一项临床研究显示[25]，犀角地黄汤对血瘀血热型肝硬化患者，能逆转肝纤维化，降低血清 TGF 和抗十肽同源物 4（Smad4）mRNA，从而改善临床症状。

犀角地黄汤广泛应用于肝病领域，在该领域的临床报道较多，药理机制研究相对少，研究点相对集中，其相关药理学研究仍需进一步增强与拓展。

普济消毒饮

【来源】《东垣试效方》。

【组成】黄芩半两，黄连半两，人参三钱，橘红二钱，玄参二钱，生甘草二钱，连翘一钱，牛蒡子一钱，板蓝根一钱，马勃一钱，白僵蚕七分，升麻七分，柴胡二钱，桔梗二钱。

【功效】清热解毒，疏风散邪。

【肝病药理】普济消毒饮重用黄芩、黄连为君药，具有清热解毒、疏风散邪之功效，原方治疗大头瘟，临床上多遵循风热上攻之证而治，根据"异病同治"理论，亦有将其用于治疗肝胆病的临床文献报道，但相关药理学实验研究较少，主要分析其主要组成药物中黄连、黄芩的肝病药理。

1. 保肝、护肝，减轻肝损伤 肝损伤若不及时治疗可导致肝纤维化、肝硬化、肝癌等，本方中重用黄芩、黄连清热泻火解毒，为君药，具有保肝护肝，减轻肝损伤的作用。现代研究表明[20]，黄芩及其活性成分对 CCl4、乙醇和药物等诱导的多种急慢性肝炎、肝纤维化和肝癌都具有良好的防治作用，防治急慢性肝炎的作用机制主要涉及抗氧化、抗炎、诱导 HSC 凋亡等，防治肝癌的作用机制主要有阻断癌细胞周期、抑制转移、促进凋亡和诱导自噬等。小檗碱是黄连的主要有效成分，又名"黄连素"。研究发现[26]，小檗碱对 CCl4 诱导的小鼠慢性肝损伤有保护作用，能明显降低血清中 ALT、AST、ALP 的水平，并明显改善 CCl4 引起的病理组织学改变；能抑制鼠肝星形细胞（CFSC-2G）的 α-SMA、磷酸化蛋白激酶 B（p-Akt）的表达，p-AMPK 的表达明显增加，提示小檗碱的保肝作用可能通过激活腺苷酸活化蛋白激酶（adeny-late-activated protein kinase，AMPK），阻断烟酰胺腺嘌呤二核苷酸磷酸氧化酶（NOX）信号通路来实现。

2. 抗肝纤维化 HSC 在肝纤维化形成过程中起关键作用，而自噬是激活 HSC 的重要原因，因此抑制活化 HSC 的自噬能减缓肝纤维化。研究发现[27]，小檗碱能降低纤维化指标 α-SMA 及 I 型胶原α1 链（collagen type I α1 chain，COL1A1）的表达，减少细胞克隆形成的数目及胸腺嘧啶脱氧核苷（thymidine）类似物 EdU（5-ethynyl-2′-deoxyuridine）掺入，增加人肝星形细胞（Lieming Xu-2，LX-2）中自噬受体蛋白 p62（sequestosome 1）的表达，减少自噬相关基因微管相关蛋白 1 轻链 3-II（LC3-II）和自噬相关蛋白（autophagy-related-genes，ATGs）的表达，说明小檗碱是通过下调自噬相关基因 5（Atg5）的表达，抑制细胞自噬，诱导 HSC 凋亡，达到抗肝纤维化的效果。也有研究发现[28]，小檗碱可能通过抑制 Akt 信号通路促进凋亡，通过抑制 c-Jun 氨基末端激酶（c-Jun N-terminal kinase，JNK）信号转导途径抑制自噬。

3. 抑制肝癌细胞生长、迁移和侵袭 肝癌是最常见的癌症类型之一，与癌症相关的死亡是由癌细胞转移导致的。研究表明[29, 30]，小檗碱可能通过上调抗增殖基因 BTG2 和下调细胞周期蛋白 D1（Cyclin D1）的表达而抑制肝癌 HepG2 细胞生长，诱导凋亡，且可能通过抑制 TGF-β/Smad 信号通路，干预 TGF-β$_1$ 诱导 HepG2 细胞的上皮-间充质转换（EMT）进程，抑制 HepG2 细胞的迁移和侵袭能力。

清瘟败毒饮

【来源】《疫疹一得》。

【组成】生石膏（大剂量六至八两，中剂量二至四两，小剂量八钱至一两二钱），生地黄（大剂量六钱至一两，中剂量三至五钱，小剂量二至四钱），犀角（大剂量六至八钱，中剂量三至四钱，小剂量二至四钱。现以水牛角代替），真川连（大剂量四至六钱，中剂量二至四钱，小剂量一钱至钱半），生栀子，桔梗，黄芩，知母，赤芍，玄参，连翘，竹叶，甘草，牡丹皮。

【功效】清热解毒，凉血泻火。

【肝病药理】清瘟败毒饮为治疗热毒充斥、气血两燔的代表方。现代临床应用上，涉及重症肝炎、慢性乙肝、传染性疾病等。成方肝病药理实验研究较少，主要分析其主要组成药物知母、黄连、栀子、玄参等的肝病药理。

1. 抗氧化、保肝 知母中富含皂苷和黄酮类化合物。研究表明[31]，知母总黄酮可以明显降低溴酸钾（KBrO$_3$）引起的小鼠血浆 ALT 水平，保护 KBrO$_3$ 诱发的肝损伤，提高应激小鼠肝组织匀浆的抗氧化能力指数（ORAC）、GSH 及谷胱甘肽过氧化物酶（GSH-Px）活性，降低血浆中 NO 及 MDA 水平，其作用机制可能部分来自清除自由基和抑制脂质过氧化过程。知母总皂苷可以促使肝细胞膜上的低密度脂蛋白受体（low density lipoprotein receptor，LDLR）活性升高，可能通过增强肝脏 LDLR 基因的表达，继而促进 LDLR 蛋白的合成，增加了肝细胞表面的 LDLR 的数量与活性，减轻高脂血症所引起的肝细胞变性[32]。小檗碱能对 CCl$_4$ 诱导的小鼠慢性肝损伤有保护作用，能明显降低血清中 ALT、AST、ALP 的水平，并明显改善 CCl$_4$ 引起的组织病理学改变[26]。也有研究表明[33]，栀子苷对肝脏的保护作用是多方面的，其能够调节肝微粒体酶的活性，诱导信号通路的激活进而调控相关肝细胞的凋亡和炎症因子的释放，对氧化应激反应具有一定的抑制作用，能够清除肝组织内的自由基。玄参水提物能明显降低肝损伤大鼠的肝指数、ALT、AST 活性及 MDA 含量，并且增强 SOD 和 GSH-Px 活性，同时对血清中 TBIL 活性具有一定的降低作用，证明玄参水提物对 CCl$_4$ 所致的大鼠急性肝损伤具有明显的保护作用[34]。

2. 抗炎 研究发现[35]，栀子苷可以改善大鼠肠黏膜组织结构，维持肠黏膜屏障的完整性，降低肠道变形菌门的丰度，纠正肠道菌群紊乱，以减少内源性脂多糖（LPS）的产生，从而显著降低血浆 LPS 水平，缓解非酒精性脂肪性肝炎（non-alcoholic steatohepatitis，NASH），通过 LPS-TLR4 信号通路显著降低肝组织 IL-1β、IL-6、TNF-α 等炎症因子的表达，提示绿原酸-栀子苷治疗非酒精性脂肪性肝炎的作用机制与调节肠肝轴、改善肠黏膜屏障、减少内源性 LPS 的产生、降低炎症因子的表达有关。

清 营 汤

【来源】《温病条辨》。

【组成】犀角（现以水牛角代替）三钱，生地黄五钱，玄参三钱，竹叶心一钱，麦冬三钱，丹参二钱，黄连一钱，金银花三钱，连翘二钱。

【功效】清营解毒，透热养阴。

【肝病药理】清营汤是治疗温病热入营血的代表方，组方严谨，是治疗肝脏疾病的常用古方，临床多用于治疗肝纤维化、肝硬化等，能改善肝功能，成方肝病药理实验研究较少，组成药物中的玄参、麦冬、生地黄等肝病药理研究较多。

1. 抗肝纤维化 Ⅲ型前胶原（PC-Ⅲ）、Ⅳ型胶原（Ⅳ-C）、HA、层粘连蛋白（LN）是反映肝纤维化的指标，其数值增高提示炎性活动、肝纤维合成，肝纤维化加重向肝硬化进展。研究表明[36, 37]，清营汤能降低肝硬化患者 PC-Ⅲ、Ⅳ-C、HA、LN 的水平。

2. 抗炎保肝作用 肝硬化导致肝细胞受损，人生长激素（human growth hormone，hGH）受体减少，降低了对 hGH 的清除能力，肝细胞损伤程度越严重，体内 hGH 水平越高。研究表明[36, 37]，清营汤能降低血清 hGH 水平，同时使肝功能指标 ALT、TBIL 水平降低，血清白蛋白（albumin，ALB）、A/G 水平升高，说明清营汤可通过减轻肝细胞炎症反应、降低肝细胞毒性、减少肝细胞破坏，从而改善肝功能，起到肝保护作用。玄参、麦冬是清营汤的臣药，共奏养阴降火解毒之功。玄参水提物能明显降低肝损伤大鼠的肝指数、活性及 MDA 含量，并且增强 SOD 和 GSH-Px 的活性，同时对血清中 TBIL 活性具有一定的降低作用，证明玄参水提物对 CCl_4 所致的大鼠急性肝损伤具有明显的保护作用[34]。麦冬多糖能使大鼠血清中 SOD 的水平明显提高，MDA 的水平降低，其防治急性肝损伤可能与其抗氧化作用有关[38]。

3. 促进肝细胞有效再生 肝细胞的有效再生，是改善肝衰竭预后的重要因素。酪氨酸激酶（JAK）/STAT 参与了许多细胞因子及生长因子介导的细胞增殖及分化等生物过程，其中 JAK2/STAT3 通路在成人肝脏中表达，并参与肝再生、免疫等过程[39, 40]。生地黄为清营汤的臣药。研究发现[41]，生地黄能够提高慢加急性肝衰竭大鼠模型肝组织中 JAK2 mRNA、STAT3 mRNA 的表达，促进肝再生。

五味消毒饮

【来源】《医宗金鉴》。

【组成】金银花三钱，野菊花、蒲公英、紫花地丁、紫背天葵子各一钱。

【功效】清营解毒，消散疔疮。

【肝病药理】五味消毒饮原方为治疗火热疔毒常用方，独取苦寒清热解毒之品，药力专一，临床可用于治疗病毒性肝炎、脂肪肝等，成方肝病药理实验研究虽较少，但方中单味药，如金银花、蒲公英等具有多方面的肝病药理作用。

1. 抗肝纤维化 ECM 的大量生成及过度沉积在肝纤维化发生、发展过程中起着重要作用。方中金银花清热解毒，清宣透邪，为君药，金银花黄酮是金银花主要化学成分之一。研究表明[42, 43]，金银花黄酮能使肝纤维化大鼠血清 Hyp 的含量及肝组织中 MDA 的含量明显降低、总抗氧化能力（T-AOC）增强，使 T-SOD、GSH-Px 活性明显升高，LDH 活性减弱，从而抑制肝纤维化的形成，其作用机制可能与抑制 HSC 的增殖及抗氧化应激，以及抑制脂质过氧化反应有关。

2. 保肝、护肝 研究发现[44, 45]，金银花总黄酮可明显降低 ALT、AST、IL-10、IL-12

水平，降低肝组织中的 MDA 的水平，提高 SOD 活力，改善肝病理变化，其作用机制可能与其抗氧化作用有关。方中蒲公英长于清热解毒。研究表明[46]，蒲公英水提物能提高肝损伤小鼠肝组织中 GSH 和 SOD 的活性，降低炎症反应所致的血清炎症因子 TNF-α、IL-6、IL-1β、IFN-γ 和 IL-4 的表达量。另外，蒲公英甾醇通过抑制细胞因子的分泌，下调 NF-κB-p65 蛋白和 Bax 蛋白的表达，上调 Bcl-2 蛋白的表达，降低肝细胞的损害和凋亡[47]。

3. 抗肝癌及抑制其增殖、迁移、侵袭 研究发现[48]，蒲公英可抑制人肝癌细胞 SMMC-7721 增殖、黏附及运动。另外，蒲公英提取物能显著抑制抗凋亡蛋白 survivin（存活蛋白）、Bcl-xL 和 Bcl-2 的表达，促进线粒体促凋亡蛋白（second mitochondria-derived activator of caspases，Smac）和 caspase-3/7/9 的表达，提示蒲公英提取物对肝癌 HepG2 细胞增殖的抑制作用与线粒体调控的内在途径诱发 HepG2 细胞凋亡的机制相关[49]。

清 胆 汤

【来源】《伤寒大白》。

【组成】柴胡、黄芩、竹茹、厚朴、广陈皮、甘草。

【功效】清热利湿，利胆通腑。

【肝病药理】清胆汤原方主治伤寒盗汗、肝经火旺，现代临床可用于治疗肝胆结石、胆囊炎等。成方肝病药理学研究较少，但方中单味药大多具有多方面的肝病药理作用，故主要分析其单味药柴胡、黄芩的肝病药理。

1. 保肝、护肝 研究表明[50]，清胆汤联合胆道减压内引流能显著降低 LPS、TNF-α 水平，使血常规和肝功能各指标均明显好转。方中柴胡、黄芩也有多方面的护肝作用。研究发现[51]，柴胡皂苷 d 能明显改善肝细胞存活率，抑制乙醇引起的 ALT 活性的升高，对肝细胞中 MDA 含量升高和 GSH-Px 活性降低均有明显的抑制作用，其保护机制可能与柴胡皂苷 d（SS-d）清除自由基、抑制脂质过氧化作用有关。另外，柴胡与黄芩的组合也有减轻肝损伤的作用，研究表明[52]，柴胡皂苷 d 与黄芩苷配伍对 L-02 细胞有促进增殖作用，并可降低细胞培养液中 ALT 和 AST 的水平，L-02 细胞中的 Toll 样受体 4（TLR4）和 NF-κB-p65 蛋白也有一定的抑制作用，其保护肝细胞机制可能与下调体内 TLR4-NF-κB 信号通路，缓解炎症有关。

2. 抗肝癌及影响癌细胞增殖、凋亡 研究发现[53~55]，柴胡皂苷能使肿瘤组织中由 MKI-67 基因编码的核蛋白（Ki-67）、磷酸化的核糖体 S6 蛋白激酶 1（phosphorylation of p70 S6 kinase 1，p-S6K1）、结肠癌转移关联基因 1（metastasis-associated in colon cancer 1，MACC1）、细胞间质表皮转化因子（cellular-mesenchymal epithelial transition factor，c-Met）、磷酸化肝细胞生长因子受体（p-Met）、p-Akt、Bcl-2 和 caspase-3 的表达显著降低，显著增强 cleaved caspase-3、Bad、Bax、聚腺苷二磷酸核糖聚合酶（poly ADP-ribose polymerase，PARP）的表达，从而抑制人肝癌 HepG2 细胞的增殖，其可能的机制是调控 MACC1/c-Met 通路相关蛋白表达并促进凋亡、负调控雷帕霉素靶蛋白复合体（mammalian target of rapamycin complex，mTORC）信号转导通路诱发肝癌细胞自噬性死亡等。

3. 抗肝纤维化 研究发现[56]，柴胡皂苷 d 通过对分泌组织型纤溶酶原激活因子（tPA）、纤溶酶原激活物抑制因子（PAI）量的影响，提高了 tPA/PAI 相对比例，进一步增强机体对 MDA 的清除能力，从而达到抑制肝星形细胞活化以抗肝纤维化的作用。

泻 心 汤

【来源】《金匮要略》。

【组成】大黄二两，黄连一两，黄芩一两。

【功效】泻火解毒，燥湿泻痞。

【肝病药理】泻心汤为苦寒直折、泻火解毒之剂。成方肝病药理学研究较少，但方中单味药大多具有多方面的肝病药理作用，故主要分析其单味药大黄、黄连、黄芩的肝病药理。

1. 保肝、护肝，减轻肝损伤 现代研究表明[57]，大黄素可以降低 ALT、AST 水平，降低肿瘤坏死因子受体（GITR）mRNA 及糖皮质激素诱导的肿瘤坏死因子受体配体（GITRL）mRNA 水平，提示大黄素可能通过抑制 GITR/GITRL 通路而减轻伴刀豆球蛋白（concanavalin，ConA）诱导的小鼠急性肝损伤。黄芩及其活性成分对 CCl_4、乙醇和药物等诱导的多种急慢性肝炎、肝纤维化和肝癌都具有良好的防治作用[20]。小檗碱是黄连的主要有效成分，又名"黄连素"。研究发现[26]，小檗碱对 CCl_4 诱导的小鼠慢性肝损伤有保护作用，能明显降低血清中 ALT、AST、ALP 水平，并明显改善 CCl_4 引起的病理组织学改变；能抑制肝星形细胞 CFSC-2G 的 α-SMA、p-Akt 的表达，p-AMPK 的表达明显增加，提示小檗碱的保肝作用可能是通过激活 AMPK，阻断 NOX 信号通路来实现的。

2. 抗肝纤维化 大黄及其有效成分大黄蒽醌类中大黄素、大黄酸等通过众多复杂的分子信号转导通路及作用机制，治疗不同病因导致的肝纤维化。研究发现[58]，大黄提取物大黄素可通过下调小鼠体内的与纤维组织的形成和肝组织炎症反应密切相关的细胞因子 TGF-β₁ 和单核细胞趋化因子-1（MCP-1）的表达，减轻小鼠的肝脏炎症和肝纤维化。也有研究发现，大黄素具有降低氧化应激、抑制 HSC 的增殖活化及胶原表达的作用，其可通过减少肝中 TNF-α、MDA、NO、过氧亚硝基阴离子（$ONOO^-$）的含量延缓肝纤维化病程的进展[59]。

3. 抑制肝癌细胞增殖、迁移和侵袭 研究表明[29, 30]，小檗碱可能通过上调抗增殖基因 BTG2 和下调 Cyclin D1 的表达抑制肝癌 HepG2 细胞生长，诱导凋亡，且可能通过抑制 TGF-β/Smad 信号通路，干预 TGF-β₁ 诱导 HepG2 细胞的 EMT 进程，抑制 HepG2 细胞的迁移和侵袭能力。大黄素治疗肝癌效果显著，且作用于细胞的途径多样，可以抑制肝癌细胞增殖、迁移、侵袭及肿瘤微环境中新生血管的生成，促进肝癌细胞凋亡[60]。

左 金 丸

【来源】《丹溪心法》。

【组成】黄连六两，吴茱萸一两。

【功效】清肝泻火，降逆止呕。

【肝病药理】左金丸重用黄连，黄连用量为吴茱萸的六倍。黄连、吴茱萸都具有多方面的肝病药理作用。

1. 保肝护肝作用 小檗碱是黄连主要有效成分，又名"黄连素"。研究发现[61]，小檗碱对 CCl_4 诱导的小鼠慢性肝损伤有保护作用，能明显降低血清中 ALT、AST、ALP 水平，并明显改善 CCl_4 引起的病理组织学改变；能抑制肝星形细胞 CFSC-2G 的 α-SMA、p-Akt 的表达，p-AMPK 的表达明显增加，提示小檗碱的保肝作用可能是通过激活 AMPK，阻断 NOX 信号通路来实现的。吴茱萸碱及吴茱萸碱复合纳米粒能降低小鼠的肝指数，改善小鼠肝组织病理损伤，降低血清 ALT、AST 水平，减少炎症因子 IL-1β、TNF-α的产生，增强肝组织抗氧化物 SOD、GSH、过氧化氢酶（CAT）的能力，对 CCl$_4$ 致肝损伤有一定的保护作用[62]。

2. 抗肝纤维化 肝纤维化是慢性或反复性肝损伤的常见病理生理学过程，其特征表现为大量肝实质细胞的损伤和死亡，被过度产生的纤维组织所取代。研究表明[63]，吴茱萸碱纳米脂质体能提高 GSH 的含量和 GSH-Px、SOD 的活性，降低 MDA 含量、超氧阴离子荧光探针（dihydroethidium，DHE）的表达，减少炎症因子 IL-6 和 INF-α的释放，以及减少活化的 HSC 表面标志物α-SMA 的表达，显著降低 NLRP3、凋亡相关微粒蛋白（ASC）、半胱氨酸蛋白酶-1（caspase-1）、IL-1、TGF-β、Smad2/3、p-Smad2/3，表明吴茱萸碱纳米脂质体通过其抗氧化和抗炎作用对肝纤维化发挥肝脏保护作用，这可能与调节 NLRP3/TGF-β/Smad 信号通路有关。研究发现[27]，小檗碱能降低纤维化指标α-SMA 及 COL1A1 的表达，减少细胞克隆形成数目及 EdU 掺入，增加 LX-2 中 p62 的表达，减少 LC3-Ⅱ和 ATGS 蛋白的表达，说明小檗碱是通过下调 Atg5 的表达，抑制细胞自噬，诱导 HSC 凋亡，达到抗肝纤维化的效果。

3. 调控肝癌细胞增殖与凋亡 吴茱萸碱、小檗碱能通过众多复杂的分子信号转导通路及作用机制调控肝癌细胞的增殖与凋亡。研究发现[64]，吴茱萸碱主要通过激活 MAPK 通路中的磷酸化细胞外信号调节激酶（p-ERK）和磷酸化 p38 丝裂原活化蛋白激酶（p-p38），上调促进凋亡剪切型聚腺苷酸二磷酸核糖转移酶（cleaved poly ADP-ribose polymerase，cleaved PARP）的表达，促使肝癌细胞凋亡。另外，吴茱萸碱可以显著抑制肝癌细胞株 HepG2 及 Bel-7402 的增殖，并诱导其凋亡，能够促进 Yes 相关蛋白（Yes-associated protein，YAP）的磷酸化，并减少 YAP 在细胞核的表达，表明吴茱萸碱可以通过 Hippo-YAP 信号通路调控肝癌细胞的增殖和凋亡[65]。同时研究发现[29]，小檗碱可能通过上调抗增殖基因 BTG2 和下调 Cyclin D1 的表达抑制肝癌细胞株 HepG2 的生长，诱导凋亡。

泻 青 丸

【来源】《小儿药证直诀》。

【组成】当归、龙脑、川芎、山栀子仁、川大黄、羌活、防风。

【功效】清肝泻火。

【肝病药理】泻青丸，又名"泻肝丸""凉肝丸"，用于肝火内郁证，方中含有多种治疗肝病的药物。成方的肝病药理学研究鲜有报道。此处主要分析总结其单味药栀子、大黄、当归、川芎改善肝功能及治疗肝纤维化、肝癌的药理机制。

1. 护肝、抗炎 研究发现[33]，栀子苷对肝脏的保护作用是多方面的，其能够调节肝微粒体酶的活性，诱导信号通路的激活进而调控相关肝细胞的凋亡和炎症因子的释放，对氧化应激反应具有一定的抑制作用，能够清除肝组织内的自由基。现代研究表明[57]，大黄素可以降低 ALT、AST 水平，降低 GITR mRNA 及糖皮质激素诱导的 GITRL mRNA 水平，提示大黄素可能通过抑制 GITR/GITRL 通路减轻 ConA 诱导的小鼠急性肝损伤。

2. 抗肝纤维化 大黄及其有效成分大黄蒽醌类中大黄素、大黄酸等通过众多复杂的分子信号转导通路及作用机制治疗不同病因导致的肝纤维化疾病。研究发现[59]，大黄提取物大黄素可通过下调小鼠体内的与纤维组织的形成和肝组织炎症反应密切相关的细胞因子 TGF-β_1 和 MCP-1 的表达,减轻小鼠肝脏炎症和肝纤维化。当归可显著降低大鼠血清中的 ALT、AST、Hyp,提高 ALB、A/G,可以明显减少活化肝组织 TGF-β_1 的表达,达到抗肝纤维化作用[66]。也有研究显示,祛风药(如羌活、防风)对大鼠肝纤维化有一定的抑制作用[67]。

3. 诱导癌细胞凋亡　研究发现[68],川芎多糖通过阻滞细胞周期使肿瘤细胞增殖能力降低并引发凋亡,能明显抑制 HepG2 细胞的增殖,将 HepG2 细胞阻滞在 G_1 期,延迟进入 S 期,使 S 期细胞明显减少,干扰人肝癌细胞株 HepG2 DNA 的合成,扰乱其正常的有丝分裂。

化 肝 煎

【来源】《景岳全书》。

【组成】青皮二钱,陈皮三钱,芍药二钱,牡丹皮钱半,栀子钱半,泽泻钱半,土贝母三钱。

【功效】疏肝理气,泻热和胃。

【肝病药理】化肝煎善解肝气之郁,平气逆而散郁火,集疏肝、清肝、柔肝诸法于一体,是治疗肝脏疾病的常用古方,临床多用于治疗肝纤维化、非酒精性脂肪肝等肝脏疾病。同时,化肝煎中多种单味药(如栀子、芍药等)也具有抗肝纤维化、减轻肝损伤、抑制肝癌细胞增殖等多方面作用。

1. 抗肝纤维化　众多因素激活各种致纤维化通路[TGF-β_1、结缔组织生长因子(connective tissue growth factor,CTGF)、MAPK 等],活化 HSC-T6,上调 ECM 的合成和分泌,并使其降解减少,最终导致 ECM 积聚,是肝纤维化发生、发展的机制。研究发现[69],化肝煎能显著抑制活化状态大鼠 HSC-T6 的细胞活力,对 HSC-T6 中 TGF-β_1、CTGF 和 MAPK1 mRNA 的表达均有显著的抑制作用,进而抵抗肝纤维化的发生、发展。另外,化肝煎能显著抑制真核翻译起始因子 3A(eIF3a)mRNA 及 eIF3a 蛋白的表达,从而抑制活化 HSC-T6 的增殖,达到抗肝纤维化的目的[70]。

2. 保肝抗炎　研究发现[71],芍药苷可显著降低小鼠血清中 AST、ALT 水平,对脂多糖引起的肝损伤具有保护作用。栀子苷对肝脏有多方面的保护作用,能够调节肝微粒体酶的活性;诱导信号通路的激活进而调控相关肝细胞的凋亡和炎症因子的释放,对氧化应激反应具有一定的抑制作用,能够清除肝组织内的自由基[33]。

3. 抗肝癌及抑制肝癌细胞的迁移、侵袭　研究发现[72],芍药苷可能通过抑制 TGF-β_1/Smads 信号转导通路蛋白的表达强度抑制肝癌细胞株 HepG2 的侵袭和迁移。

清肝芦荟丸

【来源】《外科正宗》。

【组成】川芎二两,当归二两,白芍二两,生地黄二两,青皮五两,芦荟五两,昆布五两,海粉五两,甘草节五两,牙皂五两,黄连五两。

【功效】化瘀解毒,软坚散结。

【肝病药理】清肝芦荟丸组方严谨,配伍科学,方中多种单味药(如芦荟、黄连、白芍、生地黄等）具有护肝、抗肝纤维化及抑制癌细胞的作用，但成方的肝病药理学研究鲜有报道。

1. 保肝，减轻肝损伤 研究表明[73]，纯芦荟汁能显著降低酒精性肝损伤大鼠肝组织中过氧化脂质降解产物 MDA 的含量，显著降低 TG 含量，显著提高 GSH 含量，从而对乙醇引起的肝损伤具有保护作用。小檗碱对 CCl_4 诱导的小鼠慢性肝损伤有保护作用，可明显降低血清中 ALT、AST、ALP 水平，并明显改善 CCl_4 引起的病理组织学改变[26]。

2. 抗肝纤维化 清肝芦荟丸中的当归、黄连、白芍都具有显著的抗肝纤维化作用。研究表明，当归可显著降低大鼠血清中的 ALT、AST、Hyp，提高 ALB、A/G，明显减少活化肝组织 $TGF-\beta_1$ 的表达，达到抗肝纤维化作用[66]。芍药苷能降低肝纤维化基本指标 $\alpha-SMA$、I-C 的表达，有效抑制促炎因子的释放，可能通过调控 LXRs-STAT3 信号通路改善肝纤维化的发展进程[74]。

3. 促进肝细胞有效再生 肝细胞的有效再生，是改善肝衰竭预后的重要因素。JAK/STAT 参与了许多细胞因子及生长因子介导的细胞增殖及分化等生物过程，其中 JAK2/STAT3 通路在成人肝脏中表达，并参与肝再生、免疫等过程。研究发现[41]，生地黄能够提高慢加急性肝衰竭大鼠模型肝组织中 JAK2 mRNA、STAT3 mRNA 的表达，促进肝再生。

4. 诱导癌细胞凋亡 清肝芦荟丸中的川芎、黄连等具有良好的抗肝癌作用。研究发现[68]，川芎多糖通过阻滞细胞周期可使肿瘤细胞增殖能力降低并引发凋亡，能明显抑制 HepG2 细胞的增殖，将 HepG2 细胞阻滞在 G_1 期，延迟进入 S 期，使 S 期细胞明显减少，干扰人肝癌细胞株 HepG2 DNA 的合成，扰乱其正常的有丝分裂。

参 考 文 献

[1] 李伦. 栀子大黄汤对四氯化碳致小鼠急性肝损伤保护作用的研究 [D]. 广州：南方医科大学，2016.

[2] 张晓书，韩飞，朱鹤云，等. 栀子大黄汤抗酒精性肝损伤的体内外实验 [J]. 沈阳药科大学学报，2016，33（7）：565-571.

[3] 杨战锋，李晓勇，周百中，等. 栀子大黄汤对酒精性脂肪肝大鼠的保护作用 [J]. 吉林大学学报（医学版），2017，43（3）：555-560.

[4] 罗海静，成春锋. 栀子柏皮汤的现代研究进展 [J]. 中医药临床杂志，2018，30（9）：1754-1757.

[5] 朱继孝，李雪微，李磊，等. 栀子柏皮汤及其拆方对中医阳黄证黄疸大鼠退黄作用的研究 [J]. 中药新药与临床药理，2015，26（1）：25-30.

[6] 曹璐，李俊，黄成，等. 栀子柏皮汤对α-萘异硫氰酸酯诱导的肝内胆汁淤积大鼠的保护作用 [J]. 安徽医科大学学报，2013，48（3）：257-262.

[7] 钱正月，李俊，黄成，等. 栀子柏皮汤不同配伍对四氯化碳诱导肝纤维化小鼠的治疗作用 [J]. 安徽医科大学学报，2016，51（1）：68-72.

[8] 杨扬，吴小琴，李小枫，等. 栀子柏皮汤及含栀子配伍组对免疫性肝损伤小鼠的保护作用 [J]. 中国药理学通报，2015，31（12）：1764-1769.

[9] 魏士长，吴明权，王欢，等. 黄连解毒汤治疗肝炎和肝纤维化的网络药理学研究 [J]. 中国医院用药评价与分析，2016，16（10）：1308-1310.

[10] 马雅銮，李彤，王蓓蓓，等. 黄连解毒汤对高脂血症小鼠肝脏保护作用的观察 [J]. 中国中西医结合杂志，2013，33（8）：1107-1111.

[11] 张霞，李云静，李刚，等. 黄连解毒汤对非酒精性脂肪性肝病患者的治疗作用 [J]. 辽宁中医药大学

学报，2013，15（10）：73-75.

[12] 王睿林，李晓娟，白云峰，等. 黄连解毒汤对小鼠酒精性脂肪肝的预防作用 [J]. 中国比较医学杂志，2015，25（2）：34-37.

[13] 周春巧，文君，陈宇. 龙胆泻肝汤的药理作用及其临床应用研究进展 [J]. 临床合理用药杂志，2018，11（33）：180-181.

[14] KOUADIR MOHAMMED. 龙胆泻肝汤护肝保肝抗炎作用及其机理研究 [D]. 扬州：扬州大学，2007.

[15] 王端端，陈月桥，吕建林，等. 龙胆泻肝汤治疗慢性乙型肝炎肝胆湿热证的临床研究 [J]. 大众科技，2017，19（5）：93-95.

[16] 习东，宁琴. 肝衰竭的免疫和分子治疗 [J]. 临床肝胆病杂志，2015，31（9）：1369-1371.

[17] 林晖明，吴中华，尹燕耀. 犀角散对肝衰竭小鼠肝脏固有免疫的影响 [J]. 中西医结合肝病杂志，2019，29（4）：339-341，388.

[18] 尹燕耀，林云华，邵发助，等. 犀角散加味干预 HBV 相关慢加急性肝衰竭的前期临床研究 [J]. 中成药，2017，39（8）：1591-1594.

[19] 林晖明，尹燕耀，林云华，等. 犀角散加味对乙型肝炎病毒相关慢加急性肝衰竭前期胃肠激素的影响 [J]. 中国中西医结合消化杂志，2017，25（12）：955-957.

[20] 白庆云，陶思敏，田锦鸿，等. 黄芩对肝病的防治作用及机制研究进展 [J]. 中国中药杂志，2020，45（12）：2808-2816.

[21] BYL B，ROUCLOUX I，CRUSIAUX A，et al. Tumor necrosis factor alpha and interleukin 6 plasma levels in infected cirrhotic patient [J]. Gastroenterology，1993，104（5）：1492-1497.

[22] 蒋华，周珉，吕海，等. 犀角地黄汤对脓毒症大鼠肝功能及肝组织病理的影响 [J]. 中医杂志，2016，57（8）：696-700.

[23] 祝丽超，毕夏，张锦. 犀角地黄汤对脓毒症大鼠肝保护作用的影响效果分析 [J]. 世界中医药，2017，12（8）：1877.

[24] 蒋华. 脓毒症肝损伤的中医证候分析及犀角地黄汤干预的临床和实验研究 [D]. 南京：南京中医药大学，2017.

[25] 王海明. 犀角地黄汤对血瘀血热型肝硬化 TGF-β_1 和 Smad4 mRNA 的影响 [D]. 广州：广州中医药大学，2009.

[26] 王云晶. 黄连素对 CCl_4 诱导的小鼠慢性肝损伤保护作用研究 [D]. 长春：吉林大学，2012.

[27] 李灿. 小檗碱调控肝星状细胞自噬及其对肝纤维化作用的机制研究 [D]. 成都：成都医学院，2020.

[28] 张建，赵红伟，胡义亭，等. 盐酸小檗碱对肝星状细胞自噬和凋亡的影响 [J]. 中国现代医学杂志，2020，30（5）：19-26.

[29] 陈春苗，张国哲，刘平平，等. 小檗碱通过 TGF-β/Smad 通路抑制 TGF-β_1 诱导的人肝癌 HepG2 细胞上皮间质转化的研究 [J]. 中国药理学通报，2020，36（2）：261-267.

[30] 张志敏，秦传蓉，章必成，等. 小檗碱对肝癌 HepG2 细胞增殖和凋亡的调节作用 [J]. 医药导报，2018，37（5）：512-518.

[31] 李满妹，江涛，黄杰昌，等. 知母总黄酮对溴酸钾诱发小鼠肝损伤的保护作用 [J]. 中草药，2008（2）：252-255.

[32] 付宝才. 知母总皂苷对高脂血症大鼠血脂及肝脏低密度脂蛋白受体活性的影响 [D]. 青岛：青岛大学，2005.

[33] 王荣慧，吴虹，王梦蝶，等. 栀子苷保肝利胆和肝毒性双重作用的研究进展 [J]. 安徽中医药大学学

报，2020，39（3）：88-91.

[34] 刘冠璋，董婉茹，于卉，等. 玄参水提物对 CCl₄ 所致大鼠急性肝损伤的保护作用研究 [J]. 吉林中医药，2015，35（5）：504-507.

[35] 许玲夏，郭蓁莹，周志佳，等. 基于肠肝轴研究栀子苷对非酒精性脂肪性肝炎大鼠的影响 [J]. 中国中西医结合杂志，2019，39（10）：1240-1244.

[36] 陈慧基，胡敬宝，鲁艳平，等. 清营汤对感染乙型肝炎病毒导致肝硬化的患者体内血清生长激素及肝纤维化指标变化的影响 [J]. 中医临床研究，2019，11（19）：11-13.

[37] 柴芳，张小毅，郭玉琴，等. 清营汤对肝硬化患者血清生长激素及肝纤维化指标的影响研究 [J]. 中华医院感染学杂志，2017，27（22）：5113-5115，5140.

[38] 曹科峰，黄兵兵，杨帆. 麦冬多糖对 CCl₄ 诱导的急性肝损伤的保护作用及其作用机制研究 [J]. 中医药导报，2015，21（14）：25-28.

[39] 吴志豪. 人类肝脏 JAK-STAT 相互作用网络的构建 [D]. 北京：中国人民解放军军事医学科学院，2008.

[40] 闫春玲. EPO、IGF-1、ILK 和 JAK/Stat 信号通路在大鼠肝再生中对肝细胞增殖的调节作用研究 [D]. 新乡：河南师范大学，2013.

[41] 郭丽颖，李秋伟，李力，等. 鲜生地黄对慢加急性肝衰竭大鼠 JAK2/STAT3 通路的影响 [J]. 世界中医药，2018，13（8）：1976-1978，1983.

[42] 徐晓燕，苗芳，王晓丹，等. 金银花总黄酮对四氯化碳致大鼠肝纤维化的影响及机制 [J]. 泰山医学院学报，2020，41（1）：1-4.

[43] 马官英，张庆刚，钟瑞华，等. 金银花总黄酮对氧化应激中肝星状细胞的保护作用 [J]. 中国药房，2014，25（31）：2895-2897.

[44] 杨凯，蔡芳，柳源，等. 金银花总黄酮对小鼠应激性肝损伤的保护作用 [J]. 泰山医学院学报，2014，35（6）：478-481.

[45] 李志浩，李鹏，周雪红，等. 金银花多糖对 BCG+LPS 致小鼠免疫性肝损伤的保护作用 [J]. 西部中医药，2019，32（3）：14-16.

[46] 王萌，王帅伟，隋欣儒，等. 蒲公英水提物对小鼠应激性肝损伤的保护作用研究 [J]. 延边大学农学学报，2018，40（4）：22-25，42.

[47] 刘馨宇. 蒲公英甾醇对小鼠酒精性和免疫性肝损伤保护作用及机制研究 [D]. 延边：延边大学，2018.

[48] 母慧娟，母珍珍，张淑娜，等. 蒲公英含药血清对人肝癌 SMMC-7721 细胞增殖、黏附和运动的影响 [J]. 中国药师，2019，22（9）：1583-1586.

[49] 郭君宾，叶海虹，陈剑峰. 蒲公英提取物抗人肝癌细胞 HepG2 增殖的作用及机制研究 [J]. 中药材，2015，38（10）：2129-2133.

[50] 季成春，刘金，陈海龙. 清胆汤联合胆道减压内引流对急性重症胆管炎大鼠肝功能和炎症因子的影响 [J]. 中医杂志，2013，54（6）：512-515.

[51] 李素婷，姜凌雪，周晓慧，等. 柴胡皂苷-d 对乙醇损伤原代培养大鼠肝细胞的保护作用及其机制研究 [J]. 时珍国医国药，2008，19（11）：2752-2753.

[52] 李敏，王羲雯，李小菲，等. 基于 TLR4-NF-κB 的柴胡皂苷 d-黄芩苷配伍抗 CCl₄ 损伤肝细胞的作用研究 [J]. 中医药导报，2017，23（18）：26-29.

[53] 吴勤祥，李好朝，乔泽强，等. 柴胡皂苷 D 对人肝癌 HepG2 细胞系增殖和裸鼠肝癌形成的抑制作用 [J]. 中国免疫学杂志，2018，34（11）：1664-1668.

[54] 高子涵，王红伟，吕行直，等. 柴胡皂苷 b 对肝癌细胞增殖凋亡及 MACC1/c-Met 通路的影响［A］. 中国药理学会化疗药理专业委员会. 中国药理学会化疗药理专业委员会第十五届学术大会暨 2018 重庆化疗药物基础与前沿国际论坛会议手册［C］. 重庆，2018.

[55] 王宗明，王敏，肖欢智. 柴胡皂苷 D 通过调控 mTORC 信号通路诱发肝癌细胞自噬的作用研究［J］. 中国药学杂志，2018，53（19）：1652-1657.

[56] 万方，郭景珍，李忻，等. 柴胡皂苷 d 对肝纤维化大鼠 TPA、PAI、MDA 及 NO 影响的研究［J］. 中国药房，2007，18（24）：1847-1849.

[57] 薛继华，谢琴秀，程君，等. 大黄素对刀豆蛋白诱导小鼠急性肝损伤的干预作用及其机制［J］. 山东医药，2019，59（8）：9-12.

[58] 王云龙，郭海，魏睦新. 大黄素对 CCl₄ 诱导小鼠肝纤维化的作用机制［J］. 中国现代中药，2018，20（4）：402-408.

[59] 张丽丽，李旭炯，贾建桃，等. 大黄素对肝纤维化大鼠肝脏氧化应激的影响［J］. 长治医学院学报，2014，28（2）：81-84.

[60] 舒遵华，王慧林，刘扬扬，等. 大黄素抗肝癌作用机制的研究进展［J］. 吉林中医药，2020，40（2）：278-280.

[61] 王云晶. 黄连素对 CCl₄ 诱导的小鼠慢性肝损伤保护作用研究［D］. 长春：吉林大学，2012.

[62] 向晓燕，余忠姝，张敏，等. 吴茱萸碱复合纳米粒对急性肝损伤模型小鼠的保护作用［J］. 中国医院药学杂志，2020，40（10）：1094-1097.

[63] 张雪. 吴茱萸碱纳米脂质体对四氯化碳或硫代乙酰胺诱导小鼠肝脏纤维化的作用及机制研究［D］. 重庆：重庆医科大学，2020.

[64] 黎彩云. 吴茱萸碱通过 MAPK 通路诱导肝癌细胞的增殖抑制和凋亡［D］. 广州：广州中医药大学，2019.

[65] 赵爽. 吴茱萸碱通过 Hippo-YAP 信号通路调控肝癌细胞的增殖与凋亡［D］. 重庆：重庆医科大学，2020.

[66] 李克琴. 藏当归中化合物（ZDG1）抗大鼠肝纤维化的实验研究［D］. 乌鲁木齐：新疆医科大学，2008.

[67] 彭宁静，金钊，黄文强，等. 祛风药对大鼠肝纤维化肝组织病理损伤的影响［J］. 中华中医药杂志，2015，30（1）：97-99.

[68] 王景春，刘蔚，杨瑞玲，等. 川芎多糖对人肝癌细胞 HepG2 增殖及凋亡的影响［J］. 南京：南京中医药大学学报，2014，30（5）：461-464.

[69] 高元峰，肖望重，肖岚，等. 化肝煎对 HSC-T6 细胞 TGF-β₁、CTGF 及 MAPK1 表达的影响［J］. 辽宁中医杂志，2020，47（7）：185-188.

[70] 高元峰，肖望重，肖岚，等. 化肝煎对肝细胞和活化肝星状细胞功能的影响［J］. 时珍国医国药，2019，30（12）：2879-2881.

[71] 刘玲，赵建龙. 芍药苷对脂多糖诱导的小鼠急性肝损伤的保护作用［J］. 中国临床药理学杂志，2016，32（5）：433-436.

[72] 王昌高，韦红，王裕宣，等. 芍药苷对肝癌 HepG2 细胞侵袭和迁移作用研究［J］. 中国临床药理学杂志，2019，35（15）：1625-1628.

[73] 张洁宏，赵鹏，李彬，等. 纯芦荟汁对乙醇性肝损伤保护作用的实验研究［J］. 应用预防医学，2013，19（4）：245-247.

[74] 邵丹阳. 芍药苷调控 LXRs-STAT3 信号通路改善肝纤维化进程的研究［D］. 延边：延边大学，2019.

第二章　利　湿　剂

茵　陈　蒿　汤

【来源】《伤寒论》。

【组成】茵陈蒿六两，山栀子十四枚，大黄（去皮）二两。

【功效】清热利湿，消疸退黄。

【肝病药理】本方是治疗急性传染性黄疸性肝炎的有效方，对梗阻性黄疸、胆囊炎、胆石症、早期肝硬化、钩端螺旋体病或肝癌早期引起的黄疸，属于湿热型者，均有一定的疗效。本方具有利胆、排石、保肝、降脂等作用，治疗湿热黄疸，一身面目尽黄，黄色鲜明，发热，但头汗出，身无汗，口渴欲饮，腹满，大便秘结，小便短赤，舌红，苔黄腻。

1. 降脂　临床研究发现，茵陈蒿汤组治疗后的空腹血糖（FBG）、TG、TC、高密度脂蛋白胆固醇（high density lipoprotein cholesterol，HDL-C）、低密度脂蛋白胆固醇（low density lipoprotein cholesterol，LDL-C）、AST、ALT、尿酸（UA）水平与对照组有明显差异，实验组总有效率高于对照组，说明茵陈蒿汤加减方对非酒精性脂肪肝有明显的疗效[1]。

2. 保肝利胆　茵陈蒿汤能够有效地保护肝功能，提高肝细胞的通透性，并对损伤的肝细胞进行修复和再生；提高肝的排毒功能，促进胆汁的内分泌和排泄能力，排除体内的胆红素及其他脂类物质[2]。

3. 消炎镇痛　茵陈蒿汤对非酒精性脂肪性肝炎及急性胆管炎均有很好的治疗效果。临床试验表明，茵陈蒿汤能够有效改善非酒精性脂肪肝患者的 GGT、血脂、血糖及 TLR4 水平，在临床上值得推广[3]。在急性胆管炎的临床研究中茵陈蒿汤试验组的 IL-6、IL-10、INF-α、超敏 C 反应蛋白（hypersensitive C-reactive protein，hs-CRP）均比对照组低[4]，表明茵陈蒿汤消炎效果明显。

4. 治疗慢性乙肝　有研究在观察茵陈蒿汤联合西药治疗湿热中阻型重度慢性乙肝的治疗效果评价中发现，加用了茵陈蒿汤的患者治疗效果明显优于西药治疗组。此后多位学者的研究均验证了这一治疗效果[5]。

5. 抗肝纤维化　王风林等研究茵陈蒿汤合并大承气汤加减治疗肝硬化合并感染的肝功能及血 LPS 的治疗效果，结果发现服用茵陈蒿汤合并大承气汤加减的试验组肝功能、凝血功能、血 LPS 均有明显改善。

6. 抗肝脏肿瘤　白明贵在研究茵陈蒿汤加减治疗癌症肝转移性黄疸的临床效果中发现，ALT、AST、TBIL 均降低，表明茵陈蒿汤加减能够延缓癌症的扩散，明显改善肝功能，延长生存时间[6]。

五苓散

【来源】《伤寒论》。

【组成】猪苓十八铢（去皮），泽泻一两六铢半，茯苓十八铢，桂枝半两（去皮），白术十八铢。

【功效】渗水利湿，温阳化气。

【肝病药理】五苓散现代临床广泛运用于治疗肝纤维化、肝门静脉高压、肝腹水等肝病。中医主要治疗膀胱气化不利之蓄水证，症见小便不利，烦渴欲饮，头痛微热，甚则入水即吐，或者脐下动悸，口吐涎沫且头目眩晕，或短气而咳，或水肿、泄泻，舌苔白，脉浮数。

1. 保肝　五苓散中的茯苓、泽泻、白术、桂枝、猪苓都有保肝的作用，能够降低 ALT，从而减少 CCl_4 对肝的损害。

2. 利尿　五苓散具有很好的利尿效果，其机制可能是拮抗醛固酮（aldosterone，Aldo）活性，激活 Na^+-K^+-ATP 酶和细胞中的 ATP 酶，从而增强机体的水液代谢能力，所以临床上多用于治疗肝门静脉高压和肝硬化腹水。古伟明等在评价利用五苓散治疗 50 例肝门静脉高压患者的治疗效果时发现，治疗组的血浆醛固酮及 ALT 明显下降，A/G 有所改善，尿量明显增加，对照组各项指标均无明显改善，说明五苓散治疗肝门静脉高压效果明显[7]。

3. 抗肝纤维化　五苓散能够促进肝胶原蛋白降解，并使肝内纤维组织重新吸收。周菊华等在观察柴胡疏肝散加五苓散治疗酒精性肝纤维化的治疗效果发现，观察组总有效率达 98.3%，明显优于对照组，说明五苓散合方可以改善患者临床症状[8]。

4. 调节免疫　五苓散中的猪苓成分猪苓多糖是一种免疫调剂，可以增强正常人外周血单个核细胞（PBMC）中免疫细胞的杀伤活性，提高免疫细胞膜上 IL-2 的表达并促进其分泌 IL-2。

5. 抗肿瘤　五苓散能够抑制毒激素-L 在原位性肝癌恶质体中的分泌；小鼠实验表明，五苓散中的猪苓多糖能够使小鼠肝糖原积累增加，糖异生酶活性增强，表明猪苓多糖有适应原样作用，这应该是五苓散抗肿瘤的机制之一。

茵陈五苓散

【来源】《金匮要略》。

【组成】茵陈 4g，白术 9g，赤茯苓 9g，猪苓 9g，桂枝 6g，泽泻 15g。

【功效】利湿退黄。

【肝病药理】茵陈五苓散现代临床多运用于治疗肝纤维化、肝硬化腹水和病毒性肝炎等疾病，具有利胆、保肝、抗炎、抗肝纤维化和调节免疫等作用。中医主要治疗湿热黄疸，湿重于热，小便不利者，舌红苔黄腻，脉数。

1. 利胆　茵陈五苓散中茵陈的有效成分茵陈素 A、茵陈素 B、6,7-二甲氧基香豆素能够增加胆汁中胆酸和胆红素的排出量，具有促进胆汁分泌和排泄的作用。

2. 保肝　茵陈五苓散能够减少 CCl_4、肿瘤相关抗原（TAA）、α-萘基异硫氰酸盐（α-ANIT）对小鼠的损伤效果，抑制小鼠 ALT、AST 水平升高，减轻小鼠肝损伤的病理变化。

3. 抗炎 有研究表明，茵陈五苓散中的 6, 7-二甲氧基香豆素有显著的消炎镇痛效果，而茵陈挥发油能够抑制炎性递质的表达，茯苓多糖能够抑制肉芽肿，桂枝挥发油对免疫损伤性炎症有显著的抑制效果。段元志等研究茵陈五苓散加减方治疗慢性乙肝黄疸的治疗效果，结果表明，观察组 TBIL、直接胆红素（direct bilirubin，DBIL）、ALT、AST 水平低于实验组，说明茵陈五苓散具有显著的退黄降酶，利胆消炎的作用[9]。

4. 抗肝纤维化 茵陈五苓散与五苓散成分相似，也能够促进肝胶原蛋白降解，并使肝内纤维组织重新吸收。陈波在研究茵陈五苓散对肝纤维化患者肝功能及血清学指标的影响研究中，治疗组患者血清 ALT、AST、ALB、胆红素（BIL）等肝功能指标水平及 HA、PC-Ⅲ、LN、Ⅳ-C 等肝纤维化指标水平均有不同程度的改善，说明治疗组改善情况优于对照组[10]。

5. 调节免疫 茵陈五苓散中的有效成分猪苓多糖是一种免疫调节剂，能显著提高小鼠腹腔巨噬细胞的吞噬率和吞噬指数，也能够增强肿瘤细胞的溶解活性（MTC）。

苓桂术甘汤

【来源】《金匮要略》。

【组成】茯苓四两，桂枝（去皮）三两，白术二两，甘草（炙）二两。

【功效】温阳化饮，健脾利湿。

【肝病药理】现代临床运用苓桂术甘汤主要治疗乙肝肝硬化、肝腹水、非酒精性脂肪肝及增强机体免疫功能，中医症见胸胁胀满，眩晕心悸，或气短而咳，舌苔白滑，脉弦滑或沉紧。

1. 保肝 苓桂术甘汤中茯苓的有效成分茯苓酸能够对抗 CCl_4 所导致的 ALT 升高，同时减少肝细胞变性坏死，促进肝的增长。另有实验证明，由茯苓参与的合方中，通过用于 HBV 转基因小鼠肝脏与黄曲霉素 B_1（AFB_1）代谢相关的Ⅰ相和Ⅱ相解毒酶系统，可减少肝脏 DNA 损伤，阻断 HBV 与 AFB_1 协同致癌作用。

2. 降脂 王潘等在研究加味苓桂术甘汤对非酒精性脂肪肝模型大鼠肝功能、血脂、血糖的影响时发现，模型组肝细胞弥漫性脂肪变性，细胞周围出现大小不等的脂滴，存在炎症细胞浸润，各药物组肝细胞脂肪变性及炎症细胞浸润较模型组均有改善。模型组 ALT、AST、TC、TG、FBG 较空白组均升高，治疗组 ALT、AST、TC、TG、FBG 与模型组比较均下降，结果说明苓桂术甘汤能够有效防治脂肪肝[11]。

3. 利水 桂枝与茯苓按一定比例配制可以增强该方的利尿功能。动物实验也发现，白术可以增强小鼠腹膜对水液的吸收能力从而减少腹水。陈兰玲等研究加味苓桂术甘汤治疗 64 例乙肝肝硬化腹水患者的临床疗效，并与 44 例西药常规治疗对照比较，结果表明，治疗组的肝腹水治疗效果明显优于对照组，说明加味苓桂术甘汤有很好的利水作用[12]。

4. 抗肝纤维化 苓桂术甘汤中茯苓的有效成分茯苓酸可以使肝纤维化模型鼠的肝细胞变性坏死减少，汇管区和肝小叶内的纤维组织增生减少，并使肝内纤维组织重新吸收，同时促进肝胶原蛋白降解。张营等研究苓桂术甘汤合三甲散加减对代偿期肝硬化患者肝纤维化指标及免疫功能的影响，结果治疗组临床总有效率（88.2%）明显高于对照组（70.1%），说明苓桂术甘汤可有效降低肝纤维化指标[13]。

5. 增强免疫功能 现代药理学研究表明，苓桂术甘汤中白术能够延长淋巴细胞的寿命，能使辅助性 T 细胞（Th 细胞）显著增加，并提高 Th/Ts（抑制性 T 细胞），纠正 T 细胞亚群分布紊乱状态，同时可以增加低下的 IL-2R 的表达。张营等[13]研究苓桂术甘汤合三甲散加减对代偿期肝硬化患者肝纤维化指标及免疫功能的影响，结果治疗组患者 CD3+、CD4+ 升高更明显，CD8+ 较前下降更显著，同时治疗组 CD4+/CD8+ 变化更大，差异均有统计学意义，说明苓桂术甘汤可以有效提高机体免疫功能。

硝石矾石散

【来源】《金匮要略》。

【组成】硝石（火硝）、矾石（绿矾）各等份。

【功效】清热化湿，消瘀利水。

【肝病药理】本方可用于治疗肝硬化腹水、急性病毒性肝炎、肝胆结石、肝脾大等肝胆湿热证者。症见胁痛固定不移，疼痛难忍，入夜尤甚，身、目、小便黄，日晡发热，五心烦热，足下热，不思饮食，肢体倦怠，微汗出，舌暗或有瘀斑，脉涩。

1. 保肝 动物实验研究表明，硝石矾石散能增加阴离子交换蛋白 2（AE2）mRNA 的表达，减轻肝细胞变性、坏死和毛细胆管扩张。

2. 利胆通石 大鼠造模肝内胆汁淤积时，体内血清 TBIL、DBIL、ALT、ALP 和总胆汁酸（total bile acid，TBA）水平均显著升高。在用硝石矾石散灌胃后模型组血清 TBIL、DBIL、TBA 水平均有明显下降，说明硝石矾石散有明显的利胆通石功效。

3. 泻下利水 硝石主要含有硝酸钾，夹杂物中还含有氯化钠、水。现代药理学研究表明，在体内能够刺激肠道黏膜并使其分泌液增加，所以有泻下的作用；内服到血液中，由于 K^+、Na^+ 的渗透作用，能与组织中水分结合，到达肾脏带出大量水分通过肾小球，并不为肾小管重吸收，所以有利尿的作用。本方可以用于治疗肝硬化腹水。

平 胃 散

【来源】《太平惠民和剂局方》。

【组成】苍术 15g，厚朴 9g，陈皮 9g，甘草 4g。

【功效】燥湿健脾，理气开胃。

【肝病药理】平胃散现代主要用于治疗肝炎腹胀、慢性乙肝和肝纤维化等肝病，中医症见脘腹胀满，口淡食少，恶心呕吐，肢体倦怠，大便溏泻，舌苔白腻而厚。本品具有保肝、利胆的功效。

1. 保肝 平胃散中甘草有明显的保肝功效，通过灌服甘草浸膏，可以减轻 CCl_4 所导致的肝变性坏死，促进肝细胞糖原及 RNA 的恢复，使血清中 ALT 下降。杨旭在平胃散对湿阻中焦证大鼠肝脏葡萄糖有氧氧化代谢系统影响的研究中，通过灌胃模型小鼠发现平胃散能够改善湿阻模型肝脏葡萄糖有氧氧化代谢系统部分因子缺损状态，参与物质代谢和能量代谢输布调控，可有效保护肝脏和促进消化功能的恢复[14]。

2. 利胆 现代药理学研究表明，一定剂量的厚朴乙醇提取物能够明显增加大鼠胆汁流量，并对消化系统有明显的促进作用。

3. 抗乙肝病毒 田书芳等研究平胃散加味联合更昔洛韦治疗婴儿巨细胞病毒性肝炎的疗效观察,选取 58 例巨细胞病毒性肝炎患儿随机分为 2 组:A 组给予更昔洛韦治疗,B 组予更昔洛韦+平胃散加味治疗,结果 B 组总有效率(89.7%)明显高于 A 组(72.4%);B 组血清 TBIL 恢复时间为(50.86±7.78)天,ALT 恢复时间为(41.54±4.12)天,均明显短于 A 组的(70.47±10.62)天和(47.74±5.92)天,说明更昔洛韦＋平胃散更能促进肝脏细胞的功能恢复,消退黄疸,缩短病程[15]。

4. 抗肝纤维化 动物实验表明,在造模大鼠的肝脏中通过 cDNA 微阵列发现 Smad 泛素化调节因子-2(SMAD specific E3 ubiquitin protein ligase 2,smurf 2)、血小板激活因子受体(platelet-activating factor receptor,PTAFR)、细胞色素 P450 家族成员 2D6(cytochrome P4502D6,CYP2D6)、纤维蛋白原γ(recombinant fibrinogen Gamma,FGg)等多种与炎症、代谢有关的基因表达上调,在利用甘草酸治疗后恢复正常,说明平胃散中甘草的有效成分甘草酸有很好的保肝、抗肝纤维化功效。

二 陈 汤

【来源】《太平惠民和剂局方》。

【组成】半夏(汤洗七次)、橘红各五两,白茯苓三两,甘草(炙)一两半,生姜七片,乌梅一个。

【功效】燥湿化痰,理气和中。

【肝病药理】二陈汤现代临床主要用于治疗慢性乙肝、脂肪肝等肝病。中医症见痰多色白,胸膈胀满,恶心呕吐,不思饮食,头晕心悸,舌苔白润,脉滑。

1. 保肝 二陈汤中茯苓的有效成分茯苓酸具有显著的保肝功效,可以降低 CCl₄ 诱导的肝损伤所引起的 ALT 升高。

2. 降脂 郑娜等在对膈下逐瘀汤合二陈汤加减治疗非酒精性脂肪性肝炎临床研究中,选取 120 例非酒精性脂肪性肝炎患者,按随机数字表法分为对照组和治疗组。对照组口服多烯磷脂酰胆碱胶囊,治疗组采用膈下逐瘀汤合二陈汤加减。治疗后,治疗组肝脏 B 超积分、ALT、TG、TC 均较治疗前下降,明显优于对照组,说明膈下逐瘀汤合二陈汤加减更能有效调节肝脏脂肪代谢[16]。

3. 抗乙肝病毒 林国进在研究加味茵陈二陈汤治疗慢性乙肝疗效观察中,将 72 例慢性乙肝患者分为治疗组和对照组,每组各 36 例,对照组采用甘草酸二铵治疗,治疗组在对照组基础上加用加味茵陈二陈汤治疗,治疗后治疗组肝功能改善优于对照组,说明利用加味茵陈二陈汤中西医结合治疗有显著的抗乙肝病毒效果[17]。

甘露消毒丹

【来源】《医效秘传》。

【组成】飞滑石 450g,绵茵陈 330g,淡黄芩 300g,石菖蒲 180g,木通、川贝母各 150g,射干、连翘、薄荷、白蔻仁、藿香各 120g。

【功效】利湿化浊,清热解毒。

【肝病药理】甘露消毒丹现代临床主要用于治疗急性黄疸性肝炎、急性胆囊炎及肝硬化等常见肝病,中医症见身热困倦,胸闷腹胀,无汗而烦,或有汗而热不退,尿赤便秘,或泻而不畅,舌苔黄腻。

1. 保肝 方中绵茵陈、淡黄芩、连翘等能减轻肝脏的病理损害。茵陈蒿中的成分茵陈色原酮对肝损伤作用最强,可明显降低大鼠血清中的 ALT 和胆固醇,可使大鼠肝细胞气球样变、脂肪变与坏死等病理改变得到不同程度减轻,肝细胞与核糖核酸含量接近正常。动物实验表明,黄芩对 CCl_4 引起的小鼠损伤有明显的护肝作用,主要通过降低血清中 ALT 活性,并非直接抑制 ALT 的产生而发生作用,对正常小鼠 ALT 无明显影响。魏小果在研究甘露消毒丹对 CCl_4 所致急性肝损伤大鼠的影响时,将 SD 大鼠随机分为模型组和药物组(低、中、高剂量组),每组 10 只;选用甘露消毒丹对 CCl_4 所致的湿热型急性肝损伤大鼠模型进行干预,检测生化、免疫、病理等指标。药物各组与模型组比较,ALT、AST、TBIL 均降低,表明甘露消毒丹具有很好的保肝降酶作用,能显著改善急性肝损伤大鼠肝组织的病理变化,减轻肝细胞变性的程度[18]。

2. 利胆 黄芩、茵陈均有促进胆汁分泌、减少血中胆红素的作用。茵陈能够使α-ANIT引起的胆汁淤积模型大鼠的胆汁流量恢复到正常浓度,血清胆汁酸曲线得到改善。黄芩煎剂静脉注射可以使麻醉犬胆汁分泌增加,静脉注射黄芩苷可以使兔子因结扎胆总管而导致的血胆红素升高。

3. 抗乙肝病毒 方中茵陈、黄芩、连翘均有很好的抗乙肝病毒功效。以清开灵注射液治疗乙肝患者,对 HBsAg 转阴有近期疗效;软坚护肝片对能产生全部乙肝病毒指标细胞株的抑制实验和临床初步应用结果说明,该药有抑制乙肝病毒 HBeAg、HBsAg 的作用,而这两种中成药的主要成分便是黄芩。黎嘉辉等在研究甘露消毒丹加减治疗慢性乙肝肝胆湿热证 30例临床观察中,将 60 例慢性乙肝属肝胆湿热证的患者随机分为观察组和对照组。对照组给予拉米夫定治疗,观察组给予甘露消毒丹加减治疗。观察组治疗后肝功能指标(TBIL、ALT、AST)与对照组比较差异有显著性意义,说明甘露消毒丹有显著的抗乙肝病毒功效,值得临床推广[19]。

4. 抗肝纤维化 马雪茹在研究恩替卡韦联合甘露消毒丹在代偿期乙肝肝硬化治疗中的应用中,将代偿期肝硬化患者 120 例随机分成试验组和对照组各 60 例。试验组除给予对症治疗外还联合应用恩替卡韦与甘露消毒丹,对照组除给予对症治疗外只联合应用恩替卡韦治疗。治疗后 2 组患者的血清 TBIL、ALT、AST 水平和血清 LN、PC-III、HA 及Ⅵ-C 水平均低于治疗前,且试验组低于对照组,说明恩替卡韦联合甘露消毒丹在代偿期乙肝肝硬化治疗中可使肝功能显著改善,抗肝纤维化疗效更佳[20]。

猪 苓 汤

【来源】《伤寒论》。

【组成】猪苓、茯苓、泽泻、阿胶、滑石各一两。

【功效】利水,养阴,清热。

【肝病药理】猪苓汤现代临床主要用于治疗肝纤维化腹水及非酒精性脂肪肝等肝病。中医主要治疗水热互结,症见发热,口渴频饮,或见心烦不寐或兼有咳嗽、呕恶、下利等症。

1. 保肝 方中猪苓、茯苓均有保肝功效。猪苓的有效成分猪苓多糖，其化学结构为 6-支链 B-1,3 葡聚糖，具有促进肝损伤恢复和肝细胞再生的功能，同时可以提高机体免疫能力，是一种非特异性的免疫增强剂。有实验动物证明，茯苓能够减少 CCl_4 诱导所造成的肝损伤，同时降低 ALT 的活性。

2. 利水 方中猪苓、茯苓和泽泻均有利水功能，其机制与五苓散类似，可能是拮抗 Aldo 活性，激活 Na^+-K^+-ATP 酶和细胞中 ATP 酶从而增强机体的水液代谢能力。

3. 抗肝纤维化 崔璀等在研究一贯煎合猪苓汤联合西药治疗肝肾阴虚型肝硬化腹水临床观察时，将 76 例肝肾阴虚型肝硬化腹水患者随机分为对照组与治疗组，对照组给予肝硬化腹水西医常规治疗，治疗组在对照组治疗的基础上加服一贯煎合猪苓汤，结果治疗组 TBIL、DBIL、ALT、AST 均优于对照组，说明一贯煎合猪苓汤联合西药治疗肝硬化腹水患者更有效，可改善患者的临床症状与肝功能指标等[21]。

茵陈术附汤

【来源】《医学心悟》卷二。

【组成】茵陈、白术、附子、干姜、甘草（炙）、肉桂（去皮）。

【功效】温阳利湿。

【肝病药理】茵陈术附汤配伍科学，诸药合用使脾阳得健，寒湿得化，瘀黄得退，肝络得通，共奏温阳健脾、散寒退黄之功[22]；现多用于治疗慢性肝衰竭、黄疸、肝纤维化等肝胆病，其主要药理作用如下。

1. 保肝 有研究证实，茵陈术附汤在降低氨基转移酶活性、拮抗胆汁淤积酶的活性（TBA、ALP）、降低血清 TBIL 水平、改善肝组织病理及超微结构诸方面作用显著，且体现量效关系；还发现茵陈术附汤能使阴黄证大鼠血浆血栓素 B_2（thromboxane B_2，TXB_2）降低，6-酮前列腺素 F1α（6-Keto-PGF1α）升高，还能上调 Bcl-2 蛋白的表达，下调 Bax 蛋白的表达。说明该方在改善肝组织病理损害，尤其在胆管扩张和胆汁淤积上作用明显，具备良好的拮抗阴黄证大鼠肝损害的作用[22, 23]。

2. 防治肝纤维化 研究发现，茵陈术附汤预防或治疗用药均能降低肝纤维化小鼠和大鼠血清 AST 活性，预防用药能降低肝纤维化小鼠血清 ALT 活性；对两种模型，均可减轻肝脏炎性病变，降低肝组织 Hyp 水平，改善肝组织病理性胶原沉积增生，提示茵陈术附汤对肝纤维化具有良好的防治作用[24]。

3. 改善肝功能和凝血功能 有研究结果显示，慢性肝衰竭阴黄证患者经茵陈术附汤随症加减治疗后 TBIL、ALT 明显降低，ALB 明显升高，PTA 也有明显升高，说明茵陈术附汤加味治疗能够显著改善慢性肝衰竭患者的肝功能和凝血功能，从而有效保护肝脏，提高治疗效果[25]。

4. 利胆退黄 茵陈术附汤有保肝利胆退黄的作用，其机制可能与降低肝细胞β-葡萄糖醛酸酶含量、诱导肝细胞内葡萄糖醛酸转移酶（UDPGT）活性、促进胆红素排泄，从而改善胆红素代谢有关[26]。

三 仁 汤

【来源】《温病条辨》。

【组成】杏仁、飞滑石、白通草、白蔻仁、竹叶、厚朴、生薏苡仁、半夏。

【功效】宣畅气机，清利湿热。

【肝病药理】三仁汤以三仁为君分入三焦利湿清热，与余药配伍有宣上畅中渗下、上下分消之功，临床多用于治疗病毒性肝炎、黄疸性肝炎、肝纤维化等肝脏疾病。现代研究表明，该方在治疗肝脏疾病时具有如下多方面的药理作用。

1. 抗乙肝病毒 现代药理学研究表明，厚朴对病毒性肝炎、肝纤维化具有一定的保护作用，能减轻肝细胞变性坏死，可抗病毒、消炎镇痛。相关动物、细胞水平实验研究发现，加味三仁汤能够抑制 HBV-DNA 的表达，降低血浆鸭乙肝病毒 DNA（DHBV-DNA）的水平，同时加味三仁汤水提液还能够抑制 HepG2 2.2.15 细胞 HBsAg 和 HBeAg 的分泌，且药物剂量与分泌抑制率呈现递增关系[27]。另有研究证实，加味三仁汤联合恩替卡韦治疗对 HBV-DNA 复制具有较好的抑制作用，且联合用药组优于单用西药组，提示中西医联合治疗可更为有效地改善代偿期乙肝肝硬化患者的临床症状，提高疗效[28]。

2. 抗肝纤维化 HSC 主导着肝纤维化的产生与进展。有研究发现，加味三仁汤可能通过调节 TGF-β_1 和血小板衍生生长因子（platelet derived growth factor，PDGF）、TNF-α、IL-1 等细胞因子水平，影响基质金属蛋白酶（matrix metalloproteinase，MMP）的表达等多个途径抑制 HSC 增殖和活化，且提出该方可通过 Fas/FasL 系统介导的 HSC 凋亡发挥治疗肝纤维化的作用；同时，加味三仁汤可明显降低肝纤维化大鼠血清肝纤四项和 Hyp 水平，与病理结果相印证，表明加味三仁汤能明显减轻肝纤维化的程度，改善肝脏结构[27]。

3. 调节免疫 现代药理学研究亦表明，白术能调节胃肠运动，增强机体免疫功能和造血功能。有实验发现，加味三仁汤能够提高乙肝肝硬化患者 CD4$^+$、CD4$^+$/CD8$^+$ 水平，降低 CD8$^+$ 水平，表示加味三仁汤能够明显提升患者免疫功能[29]。

4. 降脂保肝 在三仁汤对酒精性肝病治疗作用的研究中发现，三仁汤能够在降低患者血清 TG、TC 水平的同时，还可降低 ALT、AST、GGT 等肝功能指标，说明三仁汤可有效降低血脂、改善肝功能，治疗湿浊中阻型酒精性肝病[8]。另有研究表明，三仁汤能够减少内毒素肠源性入血，缓解肝损害，恢复肝脏解毒功能[30]。

连 朴 饮

【来源】《霍乱论》。

【组成】制厚朴、川连（姜汁炒）、石菖蒲、制半夏、香豉（炒）、焦栀子、芦根。

【功效】清热化湿，理气和中。

【肝病药理】连朴饮温清并用，辛开苦降，药物精专，配伍得当，是治疗湿热郁阻、气机失调证的常用古方；该方对于肝脏疾病的治疗具有多种药理作用，现代临床对脂肪肝、肝纤维化、肝炎等肝脏疾病属湿热并重者，常用本方加减治疗。

1. 调节脂质代谢 肝组织过氧化物酶体增殖物激活受体-α（peroxisome proliferator-activated receptor-α，PPAR-α） mRNA 的表达减弱会导致脂质代谢失衡。有实验研究证实，PPAR-α mRNA 的表达能被连朴饮激活，从而调节脂质代谢，这是连朴饮防治非酒精性脂肪性肝炎的作用机制[31]。另有临床研究证实，连朴饮对于湿热内蕴型非酒精性脂肪性肝病（non-alcoholic fatty liver disease，NAFLD）患者疗效显著，能减轻胰岛素抵抗状态并纠正脂肪代谢紊乱[32]。

2. 抗肝纤维化 连朴饮加丹参、赤芍能明显降低肝纤维化小鼠血清 TBA 和肝组织 Hyp 的含量，可减轻肝纤维化程度，减少胶原纤维的生成[33]。

3. 治疗病毒性肝炎 连朴饮联合西药治疗能显著改善患者的肝功能指标（ALT、AST），比单纯西药治疗更具优势[34]。另加味连朴饮防治病毒性肝炎的作用机制可能是下调 IL-10、IL-12 的水平，并调控肝组织 Bax、Bcl-2D 表达，从而抑制肝细胞凋亡，并对机体失衡的免疫功能进行有效调节[32]。

中满分消汤

【来源】《兰室秘藏》。

【组成】川乌、泽泻、黄连、人参、青皮、当归、生姜、麻黄、柴胡、干姜、荜澄茄各二分，益智仁、半夏、茯苓、木香、升麻各三分，黄芩、吴茱萸、厚朴、草豆蔻仁、黄柏各五分。

【功效】健脾行气，祛湿清热，利水消肿。

【肝病药理】中满分消汤临床可用于治疗肝硬化腹水，其组成药物中有多种单味药具有护肝、抗肝纤维化、抗肝癌的作用，但成方鲜有肝病药理机制的研究。

1. 保肝、降脂 中满分消汤中的泽泻及其脂肪醇类化合物是治疗肝病的潜在临床候选药物。有研究发现[35]，泽泻多糖能够明显降低 ALT、AST、TBIL 活性，同时明显升高肝组织中 SOD 的活性和降低 MDA 的含量，病理检查结果也显示泽泻多糖具有明显的保肝作用。另外，泽泻提取物可以通过抑制脂肪变性肝细胞的内质网应激反应，抑制 JNK 信号通路及代谢酶的表达从而在机体上达到治疗非酒精性脂肪肝的目的[36]。黄连、黄芩、柴胡皆有肝保护作用。

2. 改善肝纤维化 研究表明[37]，茯苓皮水提物能使肝纤维化模型大鼠肝组织中 GSH、SOD 的含量显著增加，MDA 的含量显著减少，肝组织纤维化程度明显减轻，其机制可能与抑制机体脂质过氧化有关。研究表明[38]，吴茱萸碱纳米脂质体能提高 GSH 的含量和 GSH-Px、SOD 的活性，降低 MDA 的含量及 DHE 的表达，减少炎症因子 IL-6 和 INF-α的释放，以及减少活化的 HSC 表面标志物 α-SMA 的表达，显著降低 NLRP3、ASC、caspase-1、IL-1、TGF-β、Smad2/3、p-Smad2/3 的表达，表明吴茱萸碱纳米脂质体通过其抗氧化和抗炎作用，对肝纤维化发挥肝脏保护作用。此外，方中当归、黄连、茯苓也具有抗肝纤维化的作用。

3. 抗肝癌 研究表明[39, 40]，小檗碱可能通过上调抗增殖基因 BTG2 和下调 Cyclin D1 的表达抑制肝癌 HepG2 细胞生长，诱导其凋亡，且可能通过抑制 TGF-β/Smad 信号通路，干预 TGF-β$_1$ 诱导 HepG2 细胞的 EMT 进程，抑制 HepG2 细胞的迁移和侵袭能力。

当归白术汤

【来源】《三因极一病证方论》。

【组成】白术、茯苓各三两，当归、黄芩、茵陈各一两，前胡、枳实、甘草、杏仁各二两，半夏二两半。

【功效】清热利湿，消退黄疸。

【肝病药理】当归白术汤的临床与实验药理研究报道较少，主要介绍方中白术、当归、茵陈等药物的肝病药理。

1. 减轻肝损伤 研究表明[41]，白术内酯Ⅰ能减少免疫性肝损伤发病过程中起重要作用的 TNF-α、NO，可降低免疫性肝损伤小鼠升高的肝匀浆 NO、iNOS 水平，减少 NO 对肝脏的损害，且对 TNF-α的过强表达有抑制作用，减少 TNF-α直接或间接引起的肝损害。另外，茵陈草水提物能降低肝功能指标 ALT、AST 及转录激活因子 4（ATF4）、内质网应激相关蛋白（endoplasmic reticulum stress-related protein，CHOP）水平，能增加肝脏中 Mn-SOD、CAT 的活性及减少 MDA 的含量，表明茵陈草水提物对内质网应激肝损伤小鼠具有一定的保护作用，其机制可能与调节肝脏的氧化和抗氧化失衡，下调 ATF4、GHOP 蛋白的表达，从而改善氧化应激损伤有关[42]。

2. 抗肝纤维化 研究表明[43]，当归可显著减少大鼠血清中的 ALT、AST、Hyp，提高 ALB、A/G，可以明显减少活化肝组织 TGF-β_1 的表达，达到抗肝纤维化作用。

3. 抑制肝癌细胞增殖及侵袭 白术多糖（PAM）是白术的有效活性成分之一，研究发现[44]，白术多糖可以下调肝癌细胞中β-连环素（β-catenin）蛋白的表达、下调 MMP-2 基因与蛋白的表达水平，同时抑制 Akt 与糖原合成酶激酶-3（glycogen synthase kinase-3β，GSK-3β）的磷酸化，表明 PAM 对肝癌细胞的体外增殖和侵袭能力具有抑制作用，且可能通过影响配体蛋白质（Wnt）/β-catenin 信号通路发挥作用。

胃苓汤

【来源】《医方考》。

【组成】苍术、厚朴、陈皮、白术、茯苓、猪苓、泽泻、桂枝。

【功效】祛湿和胃，行气利水。

【肝病药理】当前胃苓汤与肝病相关的临床与实验药理学研究报道较少，主要介绍方中白术、厚朴、陈皮、泽泻等药物治疗脂肪肝、肝损伤、肝纤维化、肝衰竭等肝病的药理机制。

1. 肝损伤的保护作用 和厚朴酚（HNK）是中药厚朴中最重要的两种活性成分之一。研究发现[45]，HNK 能使 CCl_4 诱导的小鼠血清中 ALT、AST、ALP 含量和 mRNA 水平及葡萄糖（GLU）浓度均明显降低，同时，肝脏组织中 TNF-α、IL-6 和 IFN-γ mRNA 的表达也明显降低，表明 HNK 对 CCl_4 诱导的小鼠急性肝损伤有保护作用。橙皮苷能增强机体抗脂质过氧化能力及降低 IL-1、TNF-α和 IFN-γ等炎症细胞因子的表达而保护对乙酰氨基酚诱导的小鼠急性肝损伤[46]。此外，方中猪苓、白术、泽泻等药也有减轻肝损伤的作用。

2. 抗肝纤维化 方中陈皮的主要药效成分为橙皮苷（hesperidin，HDN）。研究发现[47]，橙皮苷能显著降低肝纤维化大鼠血清中 ALT、AST、HA、LN、Ⅲ型前胶原氨基端前肽（PⅢNP）、Ⅳ-C、TGF-β_1 和肝组织中 MDA 的含量，升高 SOD 水平，抑制肝组织中 TGF-β_1 mRNA 的表达，明显减轻大鼠肝纤维化增生程度。

3. 抗肝癌，抑制 Hep3B 细胞迁移和转移 研究发现[48]，和厚朴酚（HNK）可能通过激活 JNK 通路进而上调肿瘤坏死因子相关凋亡诱导配体（TRAIL）受体 DR4、DR5 的表达来强化 TRAIL 对 HepG2 细胞的抑制作用。另外，HNK 能使 Hep3B 细胞中磷酸化磷脂酰肌醇 3-激酶（p-PI3K）、p-Akt、波形蛋白（vimentin）、神经钙黏素（N-cadherin）蛋白的表达降低，上皮钙黏素（E-cadherin）蛋白的表达升高，表明 HNK 可通过抑制 PI3K/Akt 通路逆转 EMT，从而影响 Hep3B 细胞的迁移和转移[49]。

葛花解醒汤

【来源】《兰室秘藏》。

【组成】木香五分，人参、猪苓、白茯苓、橘皮各一钱五分，白术、干生姜、神曲、泽泻各二钱，青皮三钱，缩砂仁、白豆蔻仁、葛花各五钱。

【功效】化酒祛湿，温中和胃。

【肝病药理】葛花解醒汤作为千古解酒名方之一，受到众多相关人士的重视，被加以广泛研究，在肝病的防治领域也日益广泛，常用于治疗肝损伤、酒精性肝病等。

1. 护肝、保肝，减轻肝损害 肝脏作为体内乙醇代谢的最主要器官，是乙醇损伤的主要脏器。研究发现[50]，葛花解醒汤能够稳定肝细胞膜，减少血中 ALT 的含量，其保肝护肝与防治酒精性肝损伤的作用十分明显。另外，葛花解醒汤可以显著减少小鼠肝组织脂肪变性、肝细胞凋亡指数及 Bax 阳性表达，肝细胞 Bcl 阳性表达明显降低，从而减少肝细胞的凋亡[51]。

2. 抗肝纤维化 方中陈皮主要药效成分为橙皮苷（HDN）。研究发现[47]，橙皮苷能显著降低肝纤维化大鼠血清中 ALT、AST、HA、LN、PⅢNP、Ⅳ-C、TGF-β_1 和肝组织中 MDA 的含量，升高 SOD 水平，抑制肝组织中 TGF-β_1 mRNA 的表达，明显减轻大鼠肝纤维化增生的程度。

3. 诱导人肝细胞癌 HepG2 细胞凋亡 研究表明[52]，木香烃内酯能够通过诱导 S 期停滞从而显著抑制 HepG2 细胞增殖，并且通过活性氧簇（ROS）介导的内质网应激和细胞自噬促进 HepG2 细胞凋亡。另外，去氢木香内酯（Dehy）能抑制 HepG2 细胞的增殖，并显著诱导 HepG2 细胞凋亡，使磷酸化核因子 κB 蛋白α（p-IκBα）、NF-κB-p65 的表达水平明显下调、IκBα蛋白表达明显上调，说明 Dehy 抑制 HepG2 细胞增殖和诱导凋亡，其作用机制可能与下调 NF-κB 通路有关[53]。

实 脾 饮

【来源】《重订严氏济生方》。

【组成】厚朴、白术、木瓜、木香、草果仁、大腹子、附子、白茯苓、干姜各一两，甘草半两。

【功效】温阳健脾，行气利水。

【肝病药理】实脾饮，又名实脾散，临床上多用于肝硬化腹水，方中多味药具有护肝、抗肝纤维化、抗肝癌的作用，成方的肝病药理机制研究鲜有文献报道。

1. 减轻肝损伤 方中附子温补肾阳以助气行水，干姜温运脾阳以助运化水湿，共为君药。有研究表明[54]，附子、干姜都具有护肝作用，其中，附子能够降低对乙酰氨基酚所致的肝损伤大鼠血清中的 ALP、ALT、AST 的活性和 TBIL 水平，升高 ALB、总蛋白（TP）水平；能够通过升高肝细胞中的 GSH、SOD 水平，降低 MDA 水平，有效地减轻或消除对乙酰氨基酚对肝脏的毒性，改善肝细胞坏死程度。干姜能够降低对乙酰氨基酚所致的肝损伤大鼠血清中的 ALP、ALT、AST 的活性，升高 ALB、TP 水平，能够通过升高肝脏细胞中的 GSH、SOD 水平，降低 MDA 水平，有效地减轻或消除对乙酰氨基酚对肝脏的毒性，改善肝细胞坏死程度。此外，草果、菱角壳水提混合液能在一定程度上保护肝脏免受急性酒精性损伤，其机制推测与脂质对氧化应激的抵抗能力、氧自由基清除和加速酒精排泄有关[55]。

2. 抗肝纤维化 研究显示[56]，木瓜提取物能让小鼠肝损伤和纤维化程度明显改善，肝组织的蛋白激酶样内质网激酶（PERK）、内质网核信号转导蛋白 a1（inositol-requiring enzyme 1，IRE-1）、转录激活因子 6（recombinant activating transcription factor 6，ATF6）、真核起始因子 2α（eukaryotic initiation factor 2α，eIF2α）、金属蛋白酶组织抑制因子-1（tissue inhibitor of metalloproteinase-1，TIMP-1）、α-SMA、COL1A1 的 mRNA 表达显著降低，葡萄糖调节蛋白 78（GRP78）、TNF-α、IL-1β、COL1A1 的蛋白表达显著降低，表明木瓜提取物对脂肪性肝纤维化有较好的预防保护作用，其机制可能与对抗内质网应激（ERS）偶联炎症反应有关。

3. 诱导人肝细胞癌 HepG2 细胞凋亡 研究表明[53]，木香烃内酯能够通过诱导 S 期停滞从而显著抑制 HepG2 细胞增殖，并且通过 ROS 介导的内质网应激和细胞自噬促进 HepG2 细胞凋亡。另外，去氢木香内酯（Dehy）能抑制 HepG2 细胞的增殖，并显著诱导 HepG2 细胞凋亡，使 P-IκBα、NF-κB-p65 蛋白的表达水平明显下调、IκBα 蛋白表达明显上调，说明 Dehy 抑制 HepG2 细胞增殖和诱导凋亡，其作用机制可能与下调 NF-κB 通路有关[57]。

麻黄连翘赤小豆汤

【来源】《伤寒论》。

【组成】麻黄二两，连翘根二两，杏仁四十个，赤小豆一升，大枣十二枚，生梓白皮一升，生姜二两，甘草二两。

【功效】祛湿解表，清热解毒。

【肝病药理】麻黄连翘赤小豆汤组方严谨，配伍科学，方中多味药，如连翘、麻黄等，具有护肝、抗肝纤维化、抗肝癌的作用，但成方关于肝病药理的机制研究较少，有待于进一步研究。

1. 减轻肝损伤 研究显示[58]，麻黄连翘赤小豆汤能显著增加胆汁淤积性肝损伤模型大鼠的胆汁流量，改善肝组织病理，降低血清中 AST、ALT、γ-谷氨酰转肽酶（γ-GGT）、ALP、TBIL、DBIL 水平，降低肝组织中 NF-κB-p65 及 COX-2 的蛋白和 mRNA 表达水平，其作用的分子机制可能与抑制 NF-κB/COX-2 通路有关。

2. 抗肝纤维化 HSC 的活化是肝纤维化发生的关键步骤，抑制 HSC 活化被认为是防治肝纤维化的有效途径。研究显示[59]，连翘苷处理 HSC 后，其降低 NF-κB-p65 磷酸化蛋白表达和对 ROS、炎症因子（IL-1β、TNF-α）的作用与其抑制 HSC 活化标志物α-SMA 蛋白表达的作用呈正相关，显示连翘苷能够显著抑制脂多糖诱导 HSC 的活化，其机制可能与其下调 NF-κB 信号途径介导的炎症反应有关。此外，连翘苷元能够显著降低肝纤维化大鼠血清 HA、LN、Ⅳ-C 和 PC-Ⅲ的量，减少肝脏质量和肝脏系数，降低肝脏 Hyp 水平，减轻肝纤维化程度，对免疫性大鼠肝纤维化有较好的治疗作用[60]。

3. 抑制肝癌　研究发现[61]，不同剂量的连翘能不同程度地抑制小鼠 H$_{22}$ 肝癌细胞的生长，能增加 TNF-α和降低 IL-8 的含量，表明连翘对小鼠 H$_{22}$ 肝癌细胞具有抑制作用。

参 考 文 献

[1] 彭洪亮. 茵陈蒿汤治疗肝胆湿热型慢性胆囊炎的临床观察 [J]. 中医临床研究, 2018, 10（21）: 51-52.

[2] 刘丹, 李萍, 王俊岭, 等. 茵陈蒿汤治疗非酒精性脂肪性肝炎的临床疗效及对 TLR-4 表达的影响[J]. 中西医结合肝病杂志, 2017, 27（2）: 80-82.

[3] 张严锋, 蔡卫华. 茵陈蒿汤治疗急性梗阻性化脓性胆管炎效果及对炎症因子影响的分析研究 [J]. 南通大学学报（医学版）, 2016, 36（3）: 216-218.

[4] 刘海艳. 茵陈蒿汤治疗肝胆湿热型慢性乙型肝炎的临床观察[J]. 光明中医, 2018, 33（18）: 2698-2699.

[5] 李木松, 田艳红, 赵玉倩, 等. 茵陈蒿汤临床研究进展[J]. 中国民族民间医药, 2018, 27（16）: 51-53.

[6] 白明贵. 茵陈蒿汤加减治疗晚期癌症肝转移性黄疸临床研究[J]. 亚太传统医药, 2017, 13（15）: 131-132.

[7] 古伟明, 杨以琳, 陈富英, 等. 五苓散治疗肝硬变门脉高压症 20 例 [J]. 河南中医, 2012, 32（7）: 814-815.

[8] 周菊华, 章国兰. 柴胡疏肝散加五苓散加减治疗酒精性肝硬化效果观察与护理分析[J]. 基层医学论坛, 2016, 20（34）: 4870-4871.

[9] 段元志, 余桂枝. 茵陈五苓散化裁治疗慢性乙型肝炎黄疸 63 例 [J]. 江西中医药, 2013, 44（11）: 26-28.

[10] 陈波. 茵陈五苓散对肝纤维化患者肝功能及血清学指标的影响临床研究 [J]. 山东中医杂志, 2012, 31（3）: 162-164.

[11] 王潘, 刘凤莉, 卜理琳, 等. 加味苓桂术甘汤对非酒精性脂肪肝模型大鼠肝功、血脂、血糖的影响[J]. 陕西中医药大学学报, 2018, 41（6）: 101-103, 108.

[12] 陈兰玲, 黄裕红, 阳航. 加味苓桂术甘汤治疗乙型肝炎后肝硬化腹水 64 例临床观察 [J]. 湖南中医学院学报, 2001（1）: 35-36.

[13] 张营, 陈少夫. 苓桂术甘汤合三甲散加减对代偿期肝硬化患者肝纤维化指标及免疫功能的影响[J]. 中医药导报, 2015, 21（14）: 56-58.

[14] 杨旭. 平胃散对湿阻中焦证大鼠肝脏葡萄糖有氧氧化代谢系统影响的研究 [D]. 成都: 成都中医药大学, 2017.

[15] 田书芳, 邓玉萍. 平胃散加味联合更昔洛韦治疗婴儿巨细胞病毒性肝炎的疗效观察 [J]. 湖北中医杂志, 2013, 35（6）: 5-6.

[16] 郑娜, 戴孟. 膈下逐瘀汤合二陈汤加减治疗非酒精性脂肪性肝炎临床研究[J]. 新中医, 2018, 50（11）: 98-101.

[17] 林国进. 加味茵陈二陈汤治疗慢性乙型病毒性肝炎疗效观察[J]. 光明中医, 2014, 29（6）: 1218-1219.

[18] 魏小果. 甘露消毒丹对四氯化碳所致急性肝损伤大鼠的影响[J]. 西部中医药, 2015, 28（7）: 17-19.

[19] 黎嘉辉, 江一平. 甘露消毒丹加减治疗慢性乙型肝炎肝胆湿热证 30 例 [J]. 江西中医药, 2014, 45 (4): 37-38.

[20] 马雪茹. 恩替卡韦联合甘露消毒丹在代偿期乙肝肝硬化治疗中的应用 [J]. 临床合理用药杂志, 2016, 9 (34): 11-12.

[21] 崔璀, 张志勇, 薛敬东. 一贯煎合猪苓汤联合西药治疗肝肾阴虚型肝硬化腹水临床观察 [J]. 新中医, 2017, 49 (2): 51-54.

[22] 陈月桥, 张荣臻, 毛德文, 等. 茵陈术附汤治疗慢性肝衰竭的临床研究进展 [J]. 大众科技, 2015, 17 (5): 101-104.

[23] 张建军, 何敢想, 张赤志. 茵陈术附汤对阴黄证大鼠肝细胞凋亡及 Bcl-2 和 Bax 表达的影响 [J]. 中西医结合学报, 2003 (2): 116-118.

[24] 崔红燕, 马越鸣, 吴家胜, 等. 茵陈术附汤对小鼠和大鼠肝纤维化模型的影响 [A]. 中国药理学会. 全国中药药理学会联合会学术交流大会论文集 [C]. 南京, 2012.

[25] 陈向明, 李钊成. 茵陈术附汤加味治疗慢性肝衰竭阴黄证临床研究 [J]. 深圳中西医结合杂志, 2016, 26 (16): 50-51.

[26] 杨雪山, 曲长江. 茵陈术附汤对阴黄证黄疸动物模型 β-葡萄糖醛酸酶含量、UDPGT 活性的影响 [J]. 辽宁中医杂志, 2007 (5): 688-689.

[27] 向志超. 加味三仁汤治疗乙肝所致慢性肝炎肝作用及机制研究的作用及机制研究 [D]. 广州: 广州中医药大学, 2009.

[28] 程志琴, 何文祥. 加味三仁汤联合恩替卡韦治疗代偿期乙肝肝硬化的疗效及对肝纤维化程度、血清病毒学指标和免疫功能的影响 [J]. 四川中医, 2018, 36 (8): 90-92.

[29] 刘军, 张雄峰, 何鲜平, 等. 三仁汤治疗湿浊中阻型酒精性肝病的临床观察 [J]. 内蒙古中医药, 2017, 36 (14): 2-3.

[30] 丁莹, 刘正元. 三仁汤研究进展 [A]. 中华中医药学会, 北京中医药大学. 第三次全国温病学论坛论文集 [C]. 枣庄, 2016.

[31] 刘林, 严红梅, 张赤志. 非酒精性脂肪性肝炎大鼠肝组织过氧化物酶体增殖物激活受体α mRNA 表达及清热化湿法对其影响的实验研究 [J]. 中医药信息, 2012, 29 (2): 101-104.

[32] 褚璨灿, 师为人, 陈云志, 等. 连朴饮的临床应用与实验研究进展 [J]. 中华中医药学刊, 2018, 36 (10): 2478-2480.

[33] 李慧文, 朱明俊, 苏玉洁, 等. 王氏连朴饮加味对肝纤维化小鼠血清 TBA 和肝组织 HYP 影响的研究 [J]. 贵阳中医学院学报, 2018, 40 (2): 27-30.

[34] 石雪莹. 连朴饮联合恩替卡韦治疗脾胃湿热型慢性乙型肝炎的回顾性分析 [D]. 成都: 成都中医药大学, 2018.

[35] 黄小强, 张雪, 熊丽樱, 等. 泽泻多糖对四氯化碳致小鼠急性肝损伤的保护作用 [J]. 时珍国医国药, 2017, 28 (6): 1300-1302.

[36] 龚杰, 丁岩, 千仲元, 等. 泽泻提取物对大鼠非酒精性脂肪肝的治疗作用 [J]. 中国比较医学杂志, 2018, 28 (7): 68-76.

[37] 蒋征奎, 王学方. 茯苓皮水提物对四氯化碳诱导大鼠肝纤维化的改善作用 [J]. 中国药房, 2017, 28 (22): 3065-3068.

[38] 张雪. 吴茱萸碱纳米脂质体对四氯化碳或硫代乙酰胺诱导小鼠肝脏纤维化的作用及机制研究 [D]. 重

庆：重庆医科大学，2020.

[39] 陈春苗，张国哲，刘平平，等. 小檗碱通过 TGF-β/Smad 通路抑制 TGF-β₁ 诱导的人肝癌 HepG2 细胞上皮间质转化的研究 [J]. 中国药理学通报，2020，36（2）：261-267.

[40] 张志敏，秦传蓉，章必成，等. 小檗碱对肝癌 HepG2 细胞增殖和凋亡的调节作用[J]. 医药导报，2018，37（5）：512-518.

[41] 王嫦鹤，耿庆光，王雨轩. 白术内酯Ⅰ对免疫性肝损伤的保护作用[J]. 中国中药杂志，2012，37（12）：1809-1813.

[42] 毛毛，邵敏敏，梁韬. 茵陈草水提物对四氯化碳诱导的急性肝损伤小鼠的保护作用研究 [J]. 中国药师，2020，23（11）：2085-2089.

[43] 李克琴. 藏当归中化合物（ZDG1）抗大鼠肝纤维化的实验研究 [D]. 乌鲁木齐：新疆医科大学，2008.

[44] 朱云，李成，林鑫盛，等. 白术多糖对肝癌细胞增殖及侵袭的抑制作用及其机制 [J]. 南方医科大学学报，2019，39（10）：1180-1185.

[45] 刘长海，华春秀，归改霞，等. 和厚朴酚对小鼠四氯化碳肝损伤的保护作用 [J]. 郑州大学学报（医学版），2013，48（4）：470-473.

[46] 李晓冬，李俊，李荣，等. 橙皮苷对刀豆蛋白 A 致小鼠免疫性肝损伤的保护作用 [J]. 安徽医科大学学报，2010，45（3）：350-353.

[47] 吴芙蓉，李俊，任丹阳，等. 橙皮苷抗大鼠肝纤维化作用的实验研究 [J]. 安徽医科大学学报，2011，46（4）：358-361.

[48] 肖嘎，杨锐，党玲，等. 和厚朴酚通过激活 JNK 信号通路强化 TRAIL 的抗肝细胞癌 HepG2 细胞作用的机制 [J]. 中华肝脏病杂志，2018，26（6）：441-445.

[49] 黄赟，李智文，黄晅昱，等. 和厚朴酚通过调节 PI3K/AKT 通路介导的 EMT 抑制 Hep3B 细胞迁移和转移 [J]. 中国卫生标准管理，2019，10（20）：124-128.

[50] 张明昊，赵珍珍，潘晓丽. 葛花解酲汤对小鼠醉酒模型解酒护肝作用研究 [J]. 中医药导报，2018，24（5）：42-44.

[51] 俞琦，王平，王文佳. 葛根散等三首解酒方对急性酒精性肝损伤小鼠肝细胞凋亡的影响 [J]. 中华中医药杂志，2011，26（9）：2046-2048.

[52] 贺森林. 木香烃内酯诱导人肝细胞癌 HepG2 细胞凋亡机制的研究 [D]. 西安：西北大学，2020.

[53] 苗加伟，陈洁，邓雪松，等. 去氢木香内酯抑制人肝癌细胞系 HepG2 增殖及促凋亡 [J]. 基础医学与临床，2020，40（10）：1369-1373.

[54] 李雪磊. 热性中药附子、干姜、花椒保肝作用的研究 [D]. 哈尔滨：黑龙江中医药大学，2016.

[55] 杨梦，兰岚，韦静，等. 草果、菱角壳水提混合物对小鼠急性酒精肝损伤的保护作用 [J]. 中国中医急症，2020，29（1）：22-24，28.

[56] 向婷婷，霍元秀，刘朝奇，等. 木瓜提取物对脂肪性肝纤维化的预防保护作用及机制研究 [J]. 中药新药与临床药理，2015，26（4）：489-494.

[57] 苗加伟，陈洁，邓雪松，等. 去氢木香内酯抑制人肝癌细胞系 HepG2 增殖及促凋亡 [J]. 基础医学与临床，2020，40（10）：1369-1373.

[58] 刘翔，廖雪梅，张蓓. 麻黄连翘赤小豆汤对α-萘异硫氰酸酯诱导大鼠胆汁淤积性肝损伤的防护作用[J]. 中国药业，2020，29（1）：32-36.

[59] 李佳行，杨胜乾，刘娟娟，等. 连翘苷对脂多糖诱导肝脏星状细胞活化的抑制作用 [J]. 第三军医大

学学报，2020，42（4）：342-349.

［60］王恩力，姚景春，刘铮. 连翘苷元对大鼠免疫性肝纤维化的影响［J］. 药物评价研究，2015，38（2）：161-164.

［61］张明远，郑福禄，栗坤，等. 连翘醇提物对 H_{22} 肝癌小鼠的抑癌作用［J］. 中国误诊学杂志，2008，8（22）：5322-5323.

第三章 补益剂

金匮肾气丸

【来源】《金匮要略》。

【组成】干地黄、山茱萸、薯蓣、泽泻、牡丹皮、茯苓、桂枝、附子（炮）。

【功效】补肾助阳。

【肝病药理】金匮肾气丸以少量补阳药，配伍大队滋阴药，阴中求阳，少火生气，为温补肾阳之方；因其在肝脏疾病治疗中发挥多种药理作用，临床也常用于治疗肝纤维化、脂肪性肝炎、慢性病毒性肝炎等疾病，疗效显著。

1. 抗肝纤维化 实验研究表明，二甲基亚硝胺（DMN）诱导的肝纤维化大鼠在使用肾气丸治疗后，大鼠血清 ALB 含量显著升高，血清 ALT、AST 活性及 TBA 含量显著降低；同时肾气丸能显著降低肝组织中 Hyp 含量，降低α-SMA mRNA 的表达，升高肝细胞生长因子（HGF）mRNA 水平，提示肾气丸对 DMN 诱导的肝纤维化有较好的疗效，不但显著改善肝功能状况，而且还降低肝组织中 Hyp 含量及胶原分级状况[1]。

2. 调节脂质代谢 内脂素（visfatin）是一种脂肪细胞因子，具有降低血糖和模拟胰岛素的作用，能促进脂肪的合成和聚集，参与体内炎症应答。有研究发现，经金匮肾气丸治疗的非酒精性脂肪性肝炎大鼠，肝组织非酒精性脂肪性肝病活动度（non-alcoholic steatohepatitis，NAS）积分明显下降，肝组织 visfatin mRNA 表达及血清、肝组织 visfatin 蛋白表达均明显降低，表明金匮肾气丸能通过降低机体 visfatin 的分泌来调节非酒精性脂肪性肝炎大鼠的脂代谢紊乱，减轻肝脏脂肪变和炎症损伤[2]。另有研究证实，金匮肾气丸联合归脾丸能降低患者血清 TC、TG、LDL-C 和游离脂肪酸（free fatty acid，FFA）水平，升高 HDL-C、瘦素、脂联素、脂蛋白（LPL）、肝脂酶（HL）活性，减轻肝脏细胞脂肪化程度[3]。

3. 抗乙肝病毒 在使用金匮肾气丸联合阿德福韦酯治疗慢性乙肝的研究中发现，联合用药组相较于单用西药治疗的对照组 ALT、AST 复性率更高，且能够更有效地抑制 HBV-DNA 复制，提示金匮肾气丸可能是通过提高自身免疫力增强自身机体对 HBV 的清除，以及增强机体对抗病毒药物的应答率，缓冲机体抗病毒过程中免疫细胞对正常肝组织的杀伤，从而减轻肝脏的炎症，治疗慢性乙肝[4]。

黄芪六一汤

【来源】《太平惠民和剂局方》。

【组成】黄芪、炙甘草。

【功效】补气，生津。

【肝病药理】黄芪六一汤重用黄芪为君，辅以甘草，具有补气益虚损之功；现代研究发现，该方有调节信号转导、抗氧化等多种药理作用，临床常用于治疗肝纤维化、肝硬化和急性肝损伤等多种肝脏疾病。

1. 抗肝纤维化　现代药理学研究证实，黄芪总皂苷能够显著抑制胆汁性肝纤维化的进展，其作用机制与抑制 Notch 信号通路的活化进而抑制胆管上皮细胞的异常增生有关[5]。实验研究表明，黄芪六一汤还通过对胆固醇生物合成通路、脂类代谢通路，血管内皮生长因子（vascular endothelial growth factor，VEGF）与促血管生成素之间交联信号通路等进行调控，发挥抗肝纤维化作用[6]。另有研究发现，黄芪总皂苷和甘草酸是黄芪六一汤发挥抗 DMN 诱导的大鼠肝纤维化作用的有效组分，两个组分配伍在降低肝组织胶原沉积及降低血清 ALT 活性方面具有明显的协同效应[7]。

2. 阻断肝硬化的发展　研究发现，黄芪六一汤可显著抑制胆管结扎（BDL）、DMN 腹腔注射两种动物模型肝硬化的发展，其关键作用环节是抑制 TGF-β_1 生成，从而抑制肝内细胞异常转分化、肝细胞凋亡[8]。此外，在模型大鼠肝纤维化逆转过程中，黄芪六一汤可使 Thy1.1 与 CK19 共定位细胞数量显著增加，使肝脏卵圆细胞（HOC）表型和功能发生改变，这表明该方是通过诱导肝脏卵圆细胞肝向分化作用来促进肝硬化逆转[9]。另有研究发现，黄芪六一汤对于乙肝肝硬化所并发的食管-胃底静脉曲张有良好的治疗作用[10]。

3. 抗氧化应激　研究证实，黄芪六一汤能显著提高 DMN 肝纤维化大鼠肝组织 SOD 活性，继而提高机体内在的抗氧化能力。现代药理学研究发现，黄芪可以使 D-半乳糖胺（D-galactosamine，D-GalN）所致小鼠肝损伤模型血清 MDA、SOD 下降，对急性肝细胞损伤具有保护作用[11]。

四　君　子　汤

【来源】《太平惠民和剂局方》。

【组成】人参（去芦）、白术、茯苓（去皮）、甘草（炙）。

【功效】益气健脾。

【肝病药理】四君子汤虽仅四药，但皆味甘入脾，且益气之中有燥湿之功，补虚之中有运脾之力，诸药相辅相成，配伍严谨，药简力专，为平补脾胃之良方；现代临床本方常用于治疗证属脾胃气虚的肝炎、肝癌、肝损伤等肝脏疾病。

1. 抗肝肿瘤　现代药理学研究表明，四君子汤中抗肿瘤的有效成分人参中主要有人参皂苷，茯苓中主要为多糖和三萜，白术中主要为白术挥发油，甘草中主要为三萜类和黄酮类。实验研究发现，四君子汤加减能诱导腹水型肝癌（hepatoma ascites carcinoma，HAC）细胞凋亡，并上调肿瘤细胞 Bax 基因、蛋白的表达；同时四君子汤能提高小鼠化疗后脾脏的重量，抑制白细胞减少，减轻化疗后所致的骨髓抑制和免疫功能损伤，并能提高小鼠化疗后 NK 细胞活性和淋巴细胞转化率。另有多项实验研究证实，四君子汤抗肿瘤的机制主要为抑制肝癌细胞转移、抑制肝癌细胞生长、诱导肝癌细胞凋亡及促进免疫系统功能恢复等[12]。

2. 调节非酒精性脂肪肝细胞凋亡　实验研究发现，四君子汤作用于非酒精性脂肪肝细胞后 cleaved caspase-3，cleaved caspase-8，cleaved caspase-9 和 Bax 蛋白的表达量降低，增殖细胞核抗原（PCNA）和 Bcl-2 蛋白的表达量升高，表明该方能够有效促进非酒精性脂肪肝细胞的增殖并抑制其凋亡[13]。

3. 抗氧化 在防治急性肝损伤小鼠过氧化损伤情况的研究中发现，四君子汤合四逆散能降低 AST、ALT、MDA、NO 的水平，且能显著降低小鼠肝组织抗氧化酶 GSH 的水平，且效果明显优于单用四逆散组，提示健脾益气与治肝方联用在急性肝损伤的治疗中能更好地发挥抗氧化作用[14]。

参苓白术散

【来源】《太平惠民和剂局方》。

【组成】莲子肉（去皮）、薏苡仁、缩砂仁、桔梗（炒令深黄色）、白扁豆（姜汁浸，去皮，微炒）、白茯苓、人参、甘草（炒）、白术、山药。

【功效】益气健脾，渗湿止泻。

【肝病药理】参苓白术散以益气补脾之品配伍渗湿止泻药物，虚实并治，且用药甘淡平和，补而不滞，利而不峻；现代研究表明，该方可用于治疗肝癌、肝损伤、脂肪肝等肝脏疾病，其主要药理作用如下。

1. 促进肿瘤细胞凋亡 参苓白术散治疗环磷酰胺化疗模型肝癌移植瘤小鼠，能够下调血清 PDGF-BB、血管生成素 I（Ang I）、Ang II 及瘤组织中 XIAP 的表达，同时上调瘤组织中 caspase-3、caspase-9 的表达，提示参苓白术散联合化疗可以更有效地调节 H_{22} 肝癌移植瘤小鼠肿瘤凋亡相关因子的表达，促进肿瘤细胞凋亡可能是其改善化疗的机制之一[15]。

2. 调节脂质代谢 AMPKα是一类重要的蛋白激酶，在脂肪酸、葡萄糖代谢方面起关键作用。有研究证实，参苓白术散能够通过激活 AMPKα mRNA 及上调其蛋白磷酸化水平，从而改善非酒精性脂肪肝大鼠脂肪代谢紊乱、减轻肝脏脂质蓄积[16]。另有研究发现，参苓白术散发挥上述作用的机制可能与其激活 NF-E2 相关因子 2（NF-E2-related factor 2，Nrf2）/抗氧化反应元件（antioxidant response element，ARE）信号通路有关[17]。王萌等研究认为，参苓白术散通过降低模型大鼠氨基转移酶与血脂水平发挥治疗非酒精性脂肪肝作用，其机制可能与调节瘦素、改善胰岛素抵抗有关[18]。

附子理中汤

【来源】《三因极一病证方论》。

【组成】大附子（炮，去皮脐）、人参、干姜（炮）、甘草（炙）、白术。

【功效】补虚回阳，温中散寒。

【肝病药理】附子理中汤原用于治疗中下焦虚寒、火不生土诸证，现代医家基于"见肝之病，知肝传脾，当先实脾"的理论思想，常用本方治疗各种兼有脾虚证的肝脏疾病，疗效确切。

1. 降血脂 实验研究发现，附子理中汤能够显著改善非酒精性脂肪肝大鼠的血脂及肝功能各项指标，且治疗后大鼠肝组织中炎症因子 TNF-α、IL-6 分泌水平及固醇调节元件结合蛋白-1C（sterol regulatory element-binding protein 1c，SREBP-1c）、脂肪酸合成酶（fatty acid synthase，FAS）的 mRNA 水平和 p-NF-κB-p65 蛋白表达量均显著降低，而 p-AMPK 蛋白表达量显著升高，提示附子理中汤能显著改善非酒精性脂肪肝大鼠的肝功能，降低血脂含量，这可能与其激活 AMPK 通路进而抑制 SREBP-1c 和 FAS 的表达及抑制 NF-κB-p65 通路进而降低炎症因子的释放密切相关[19]。

2. 调节免疫 使用加味附子理中汤治疗有脾虚表现的肝转移患者 3 个月后发现，使用该方治疗后患者脾虚证积分及血清癌胚抗原（CEA）水平明显下降，肝功能有所改善，且治疗后 NK 细胞、CD4$^+$、CD4$^+$/CD8$^+$均较前升高（$P < 0.05$），提示应用加味附子理中汤治疗转移性肝癌可以改善脾虚证候，提高患者的生存质量，降低血清 CEA 水平，提高 T 细胞亚群、NK 细胞的水平，同时保护肝功能，可作为一种控制转移性肝癌的有效方法[20]。

补 肝 散

【来源】《证治准绳·类方》卷四引滑氏方。

【组成】山茱萸、当归、五味子（炒，杵）、山药、黄芪（炒）、川芎、木瓜、熟地黄、白术（炒）、独活、酸枣仁（炒）。

【功效】补肝肾，益气血。

【肝病药理】补肝散辛散配酸收，温而不燥，补而不腻，选药精当，为治疗肝脏疾病的常用古方；临床多用于治疗肝纤维化、肝炎、肝损伤，具有多种药理作用。

1. 抗肝纤维化 苯二氮䓬受体（PBR）作为活化后的一种标志性蛋白，与 HSC 增殖、凋亡及肝纤维化程度呈正相关。实验研究发现，补肝散含药血清能够使体外培养 HSC 的凋亡指数明显增加，同时降低 HSC 与 [^{3}H] PK$_{11195}$ 的结合量，说明补肝散含药血清可以促进 HSC 凋亡，可能是通过 PBR/PBR-L 途径发挥作用，从而抑制 HSC 增殖、促进其凋亡，抑制肝纤维化[21, 22]。另有研究表明，补肝散可促进 Bcl-2 的表达，使 Bcl-2/Bax 上调，减少肝细胞的凋亡，进而保护血吸虫病肝损伤小鼠的肝组织，发挥抗肝纤维化作用[23]。

2. 抗炎保肝 补肝散治疗后的急性肝损伤模型小鼠，其血清 ALT 水平及肝脏 MDA 含量明显降低，且 TGF-β$_1$ 表达显著降低，说明补肝散对肝损伤有明显的保护作用，其机制可能与减少肝细胞自由基生成、抑制炎症有关[24]。

3. 抗氧化 补肝散能够使小鼠心、肝、脑 MDA 的含量明显减少（$P < 0.05$），SOD 活力增强（$P < 0.05$），提示补肝散能拮抗自由基损伤，对抗病防衰有重要的临床意义[25]。

归 脾 汤

【来源】《正体类要》。

【组成】白术、人参、黄芪（炒）、当归、甘草（炙）、茯苓、远志、酸枣仁（炒）、木香、龙眼肉、生姜、大枣。

【功效】益气补血，健脾养心。

【肝病药理】归脾汤以补气药配伍养血安神之品，心脾同治重在补脾，气血并补重在补气，用于治疗心脾两虚诸证；现代研究发现，该方还可通过抗氧化、调节免疫等药理作用治疗肝损伤、肝炎等肝脏疾病。

1. 保肝 相关实验研究发现，归脾汤可防治雷公藤所致肝损伤大鼠肝细胞线粒体膜电位

（ΔΨm）的降低，减少脂质过氧化反应物 MDA 的生成，提高肝线粒体 ATP 酶的活性，进一步保护肝线粒体膜结构和功能的完整性，从而提高机体的抗氧化损伤能力，减轻肝细胞线粒体损伤，达到保护肝脏的作用[26]。另有研究证实，雷公藤致大鼠肝损伤与其降低雷公藤代谢的关键酶 CYP3A4 的活性有关，且归脾汤对 CYP3A4 有诱导作用，可能通过提高 CYP3A4 的活性而发挥其防治作用[27]。

2. 调节免疫 归脾汤能够使慢性肝炎患者血清免疫球蛋白及补体水平明显改善（$P<0.05$），$CD3^+$、$CD4^+$ 及 $CD4^+/CD8^+$ 较治疗前升高（$P<0.01$ 和 $P<0.05$），提示归脾汤治疗慢性肝炎患者能降低血清免疫球蛋白，上调补体及 T 细胞亚群水平，调控机体免疫状态，防止慢性肝炎反复发作[28]。

左 归 饮

【来源】《景岳全书》。

【组成】熟地黄、山药、枸杞子、炙甘草、茯苓、山茱萸。

【功效】补益肾阴。

【肝病药理】左归饮为六味地黄丸去泽泻、牡丹皮，加枸杞子、炙甘草而成，补阴之力更强，补脾助运之力有加，诸药合用，共奏壮水养阴之功。现代研究表明，该方具有抗氧化、防衰老、保护肝细胞等多种药理作用，临床用于治疗由氧化应激或肝细胞损伤所致的各类肝脏疾病。

1. 抗氧化 左归饮能够明显升高肝细胞内 SOD 活性，从而发挥抗氧化的作用，这在多种疾病的防治中具有重要意义[29]。

2. 调控细胞凋亡 实验研究发现，左归饮具有降低大鼠肝、肾组织中 Bax、caspase-3 蛋白阳性表达，升高 Bcl-2 蛋白阳性表达的作用，说明左归饮能够通过降低促凋亡蛋白 Bax、凋亡执行蛋白 caspase-3 的表达，升高抑制凋亡蛋白 Bcl-2 的表达，对大鼠肝、肾组织细胞凋亡起到一定的保护作用[30]。

柴芍六君子汤

【来源】《医宗金鉴》。

【组成】人参、白术（土炒）、茯苓、陈皮、半夏（姜制）、甘草（炙）、柴胡、白芍（炒）、钩藤。

【功效】健脾平肝，化痰祛风。

【肝病药理】柴芍六君子汤是现代临床治疗肝郁脾虚证肝脏疾病的常用药方，因其具有抗氧化、抗病毒等多种保护肝脏的药理作用，常用来治疗病毒性肝炎、肝纤维化等病。

1. 抗病毒 使用柴芍六君子汤治疗 ALT<2 倍正常值上限（ULN）慢性乙肝患者，与治疗前比较其 HBV-DNA 对数值和 HBsAg 定量显著下降（$P<0.05$），提示柴芍六君子汤对 ALT<2 倍 ULN 慢性乙肝患者病毒复制具有一定的抑制作用[31]。另有研究发现，柴芍六君子汤能够提高聚乙二醇干扰素（PegIFNα-2a）治疗 HBeAg 阳性慢性乙肝的抗病毒疗效，在降低氨基转移酶、HBeAg 阴转率、HBV-DNA 阴转率、HBeAg 血清学转换率、临床症状改善、不

良反应发生率方面均优于单独使用 PegIFNα-2a，从而改善患者生活质量，减少不良反应[32]。

2. 调节免疫 实验研究证实，柴芍六君子汤加减可有效治疗肝郁脾虚型慢性乙肝，主要表现在改善肝功能，降低乙肝表面抗原定量水平，降低病毒载量水平，其作用机制可能与下调 T 辅助细胞（Th1、Th2）、T 淋巴细胞（$CD4^+$、$CD8^+$）水平有关[33]。

3 抗肝纤维化 现代药理学研究表明，白芍可保护肝细胞，抑制胶原纤维的合成、沉积及促进其降解；柴胡中所含的柴胡皂苷通过其自身抗炎、保肝和免疫调节的生物特性，能有效抑制肝纤维化的形成，促进肝脏蛋白合成和肝细胞再生。相关临床研究表明，柴芍六君子汤加减治疗肝纤维化，可有效改善肝功能指标（ALT、AST、TBIL、γ球蛋白）、肝纤维化指标（HA、LN、PC-III），与西药合用可使肝纤维化的防治、逆转成为可能[34]。

4. 保护肝细胞 肝损伤由细胞死亡引起，而各种因素导致线粒体损伤和功能障碍，是细胞坏死或凋亡的中心环节。相关研究发现，应用莪术配伍柴芍六君子汤治疗大鼠免疫性肝硬化模型，可以升高 ATP 酶活性，降低 Ca^{2+} 水平，升高 Bcl-2 在肝细胞中的表达量，同时升高 SOD、GSH 水平，降低 MDA 的含量，提示柴芍六君子汤能够拮抗莪术引起的线粒体内钙超载，以及 Na^+-K^+-ATP 酶和 Ca^{2+}-ATP 酶活性的降低，对肝细胞线粒体有一定的保护作用[35]。

一 贯 煎

【来源】《续名医类案》。

【组成】北沙参、麦冬、当归身、生地黄、枸杞子、川楝子。

【功效】滋阴疏肝。

【肝病药理】一贯煎配伍特点为在大队甘凉柔润、滋阴养血药中，少佐一味川楝子疏肝理气，使滋阴养血而不阻滞气机，疏肝理气又不耗伤阴血，是治疗肝脏疾病的常用古方；现代多用于治疗慢性肝炎、肝纤维化等属阴虚肝郁者，有多种药理作用。

1. 抗肝纤维化 实验研究发现，一贯煎可以有效促进骨髓间充质干细胞（MSC）向肝组织转移，改善肝纤维化大鼠模型的肝功能，有逆转其发展进程的作用，其机制可能是通过调控纤维细胞生长因子 2（FGF2）-人类印迹基因（delta-like 1 homologue，DLK1）信号通路，提高成纤维细胞生长因子-2（fibroblast growth factor-2，FGF-2）蛋白的表达含量，从而降低 DLK1 等基因的表达，达到逆转肝纤维化的作用[36]。另有研究发现，一贯煎能够显著抑制 HSC 增殖，降低 I-C 和III-C 蛋白的表达，阻滞细胞周期于 S 期和 G_2/M 期（$P<0.05$），提示一贯煎抗肝纤维化的作用机制可能与抑制 HSC 活化，减少胶原蛋白合成和阻滞细胞周期有关[37]。

2. 抗炎保肝 刘文兰等使用一贯煎治疗 TNF-α 致肝炎模型小鼠，能够降低小鼠血清ALT、AST 水平，改善肝组织病理变化，同时显著增高凋亡抑制因子 1（cellular inhibitor of apoptosis protein-1，cIAP1）蛋白的表达，说明一贯煎可通过调节 TNF-α信号通路 cIAP1 蛋白的表达，有效减轻炎症反应，保护肝组织[38]。

3. 抗氧化 研究表明，在肝炎、酒精性肝病、肝硬化等多种肝脏疾病中，氧化应激是它们共同的损伤机制；而在多种细胞中，大自噬作为一个主要的促生存途径，能保护细胞免受氧化应激。相关实验研究发现，一贯煎能使因过氧化氢损伤的肝细胞活力明显升高，细胞增殖数明显增加，衰老、凋亡细胞数显著减少（$P<0.05$），同时细胞内羰基化蛋白、M2 型丙

酮酸激酶（PKM2）、甘油醛-3-磷酸脱氢酶（glyceraldehyde-3-phosphate dehydrogenase，GAPDH）的表达显著降低，LC3-Ⅱ/LC3-Ⅰ、自噬效应蛋白 Beclin-1、溶酶体相关膜蛋白 2A（lysosome associated membrane protein 2A，LAMP2A）、热休克蛋白 70（heat shock cognate 70，HSC70）的表达显著升高（$P<0.05$），提示一贯煎可降低过氧化氢诱导的肝细胞氧化损伤，其机制与上调自噬相关[39]。

小建中汤

【来源】《伤寒论》。

【组成】桂枝（去皮）、甘草（炙）、大枣（擘）、芍药、生姜（切）、胶饴。

【功效】温中补虚，和里缓急。

【肝病药理】小建中汤以甘温药为主，伍以辛酸，以成辛甘化阳、酸甘化阴之剂，使阴阳相生，中气自立，虚劳诸证可解；临床常用于治疗慢性肝炎、黄疸等肝脏疾病。

保肝退黄　临床研究发现使用小建中汤治疗阴黄（脾虚证）患者，能在改善症状和增加有效率的同时，显著降低患者血清 ALT、AST、TBIL 的水平，且血清 PTA 水平升高，说明小建中汤可有效改善阴黄（脾虚证）患者的肝功能，降低胆红素及氨基转移酶水平，发挥退黄保肝的作用[40]。

补中益气汤

【来源】《内外伤辨惑论》。

【组成】黄芪、甘草（炙）、人参（去芦）、当归（酒焙干或晒干）、橘皮（不去白）、升麻、柴胡、白术。

【功效】补中益气，升阳举陷。

【肝病药理】补中益气汤以补气药配伍升提药及少量行气药，使补中寓升、补而不滞，为补益脾胃之经典方；在肝脏疾病的治疗中发挥多种药理作用，常用于治疗慢性肝炎、肝硬化等肝病。

1. 改善机体微量元素水平　微量元素是机体多种酶的组成成分，具有广泛而重要的生理作用，而肝脏是维持人体内微量元素稳定的重要器官，肝功能受损必然会影响微量元素的代谢。相关实验研究表明，补中益气汤能够显著增加肝硬化患者血清中镁、铁、锌含量，降低铜含量，改善肝功能，增强机体免疫力[41]。

2. 保护肝脏，增强免疫力　现代药理学研究表明，黄芪有增强机体免疫、利尿、保肝的作用；人参有促进 RNA、DNA 生物合成的作用；白术有保肝、利尿的作用；柴胡有保肝、利胆、降氨基转移酶的作用；当归能促进肝细胞再生和恢复肝脏功能[41]。多项实验研究证实，补中益气汤单用或与常规西药合用，能够有效治疗慢性乙肝，也具有防止慢性乙肝复发的作用，这可能与其提高机体免疫力有关；同时，补中益气汤还能够明显改善肝硬化患者血清蛋白，升高 ALB、降低球蛋白（GLB），恢复 A/G，治疗肝硬化低蛋白血症[42~44]。

生 脉 散

【来源】《医学启源》。

【组成】人参、麦冬、五味子。

【功效】益气生津，敛阴止汗。

【肝病药理】生脉散药虽三味，但配伍严谨，临床应用范围广泛，用于肝病气阴两虚证收效良好。

1. 保肝、抗氧化　生脉散可降低酒精性肝损伤大鼠 ALT 活性、血浆山梨醇脱氢酶（SDH）活性及活性氧代谢物（ROM）水平，增强线粒体 ATP 的合成能力，增加热休克蛋白 25/70 的表达，提高肝脏线粒体的抗氧化应激能力，从而发挥对酒精性肝损伤的保护作用[45]。五味子提取物可显著降低肝移植犬体内的 ALT、AST 及 TBIL、IL 水平，显著升高 TGF-β_1 水平，对免疫性肝损伤起到一定保护作用，可能与通过改善 Th17 细胞和 Treg 细胞的失衡有关[46]；五味子木脂素可降低 CCl_4 诱导的急性肝损伤模型组血清中 ALT、AST 水平，减少肝组织中 MDA 的含量，并改善肝脏病理损伤[47]。

2. 抗炎　肝衰竭状态下，会出现不同程度的内毒素血症，内毒素血症是肝衰竭患者死亡的主要原因。生脉散能调节肝衰竭内毒素血症模型大鼠血清 TNF-α、IL-6、IL-1β、细胞间黏附分子-1（ICAM-1）的含量变化，降低以上细胞因子水平，减少炎症介质的产生，并阻断炎症介质和内毒素本身对机体的损伤[48, 49]。

3. 抗肝纤维化及抗肝癌　五味子甲素可抑制人 HSC 系 LX-2 的增殖，可降低Ⅰ型胶原α亚基 1、α-平滑肌动蛋白、凋亡相关蛋白 Bcl-2 和 Bax 的 mRNA 水平和蛋白表达量及 Bcl-2/Bax，抑制细胞增殖，降低纤维化指标的表达，从而发挥抗肝纤维化的作用[50]。五味子乙素可诱导高转移能力肝癌细胞（HCCLM3）的 Bax 表达增强、Bcl-2 表达降低，诱导 HCCLM3 凋亡，MMP-2、MMP-9、VEGF-A、人表皮生长因子（EGF）和 bFGF 表达明显下降，可降低细胞侵袭及血管新生，从而发挥抗癌作用[51]。

四 物 汤

【来源】《仙授理伤续断秘方》。

【组成】白芍、当归、熟地黄、川芎，上各等分，每服三钱。

【功效】补血调血。

【肝病药理】

1. 提高肝脏抗氧化能力　四物汤可升高老龄小鼠肝组织中 SOD 活性和 GSH 含量，降低蛋白质羧基含量，从而提高老龄小鼠肝组织的抗氧化功能[52]。

2. 抗脂肪肝　四物汤灌胃可降低 NAFLD 小鼠血清中 TG、TC、ALT、AST、HDL-C 水平，降低 MDA、FFA 活性，增强 GSH-Px、SOD 活性，以调节血脂水平，改善脂质代谢紊乱，提高肝脏抗氧化能力，从而起到控制 NAFLD 进展及其恶化程度的作用[53]。四物汤可降低 50%乙醇灌胃形成的酒精性脂肪肝模型小鼠的肝指数及血清 ALT、AST 和 TG 含量，改善肝脏外观，减轻病理层面的肝脏脂肪变性，从而发挥对酒精性肝损伤的保护作用[54]。

3. 抗肝纤维化 方中白芍是临床中治疗肝炎、肝硬化的常用药物，其主要成分芍药苷能降低肝纤维化基本指标α-SMA、I-C 的表达，有效地抑制促炎因子的释放，可能通过调控 LXRs-STAT3 信号通路改善肝纤维化的发展进程[55]，可减轻 CCl_4 诱导的肝纤维化，该保护作用可能与减轻肝脏氧化应激、减少促炎细胞因子产生、提高血红素加氧酶-1（heme oxygenase-1，HO-1）的活性、促进 HO-1 的表达有关[56]。

炙 甘 草 汤

【来源】《伤寒论》。

【组成】甘草（炙，四两）、生姜（切，三两）、人参（二两）、生地黄（一斤）、桂枝（去皮、三两）、阿胶（二两）、麦冬（去心，半升）、麻仁（半升）、大枣（擘，三十枚）。上九味，以清酒七升，水八升，先煮八味，取三升，去滓，内胶烊消尽，温服一升，日三服。

【功效】滋阴养血，益气温阳，复脉定悸。

【肝病药理】

1. 提高 ALB 水平，改善凝血功能 炙甘草汤合猪苓汤联合西医常规治疗乙肝肝硬化腹水，在改善 Child-Pugh 分级、凝血功能方面有明显疗效，尤以提升 ALB、减少腹水方面疗效显著[57]。

2. 抗肿瘤作用 方中炙甘草含有大量的黄酮类化合物，目前已发现甘草苷、异甘草苷、异甘草素、甘草素、光甘草素、甘草查耳酮 A 等均具有抗肿瘤作用[58]。甘草总黄酮具有抗增殖和诱导人肝癌细胞株 BEL-7404 发生凋亡的作用，并可导致细胞周期停滞于 G_1/M 期[59]。人参的主要有效成分人参皂苷、人参多糖在多种肝脏疾病中显现出较好的疗效：人参皂苷 CK 可抑制 TGF-β_1/Smads 通路、抑制 STAT3 的磷酸化、诱导人肝癌细胞凋亡[60, 61]。人参皂苷 rh2 对肝癌细胞株（HepG2/ADM、SMMC-7721、Bel-7402）有抑制作用，能有效逆转 HepG2/ADM 细胞的多药耐药性[62]。

3. 抗氧化应激 人参皂苷 Rg1 可能通过减轻氧化应激，抑制非酒精性脂肪肝大鼠模型的肝细胞凋亡，从而缓解非酒精性脂肪肝的进展[63]。

六味地黄丸

【来源】《小儿药证直诀》。

【组成】熟地黄（炒）八钱，山萸肉、干山药各四钱，泽泻、牡丹皮、白茯苓（去皮）各三钱。上为末，炼蜜丸，如梧子大，空心，温水化下三丸。

【功效】填精滋阴补肾。

【肝病药理】

1. 缓解肝脏炎症 六味地黄丸可降低糖尿病伴肝损伤小鼠的血 FBG，显著降低 TG，明显降低 NF-κB-p65、MCP-1 和 VCAM-1 蛋白表达，明显升高沉默信息调节蛋白 6（SIRT6）的表达，改善小鼠肝组织的肝细胞脂肪变性及炎症细胞浸润，从而发挥缓解肝脏炎症、保护肝脏功能的作用[64]。

2. 抗脂肪肝 六味地黄丸能够有效降低高脂饮食诱发的非酒精性脂肪肝大鼠的胰岛素

（INS）、ALT、GLU、SOD、MDA、TG 和 TC 水平，明显减轻肝损伤程度，肝细胞脂肪变性显著减少，部分肝小叶清晰可见，肝细胞内脂肪微粒变小，明显升高 NAFLD 大鼠肝组织脂联素受体 2（adiponectin receptor 2，AdipoR2）蛋白的表达，调节脂质代谢、保护肝细胞、降低氧化应激、改善胰岛素抵抗，并通过介导脂联素受体的表达量，降低脂肪在肝脏中的蓄积，达到抗脂肪肝的作用[65, 66]。

3. 抗肝癌 六味地黄丸抗肿瘤作用机制广泛，包括抑制炎症因子、提高免疫力、助化疗药物减毒增效、抑制原癌基因、增效自杀基因等方面。六味地黄丸能明显抑制移植性原发性肝癌小鼠的肿瘤生长，影响瘤体细胞周期，诱导小鼠肝癌细胞凋亡，降低血清 VEGF 水平，降低肿瘤表面扩散系数（ADC），从而产生良好的抗肿瘤作用[67]。六味地黄丸可增强大鼠肝癌细胞株 CBRH7919 自杀基因旁杀伤效应，其机制与间隙连接有关，可能是通过增加 CBRH7919 细胞间隙连接蛋白 32（connexin 32，Cx32）在细胞膜上的定位，提高 Cx32 mRNA 及蛋白水平的表达，从而增强间隙连接细胞间通信功能而增加抗肝癌作用[68]。

4. 调节免疫功能 六味地黄丸可升高慢性乙肝患者外周血树突状细胞（DCs）CD8[+]、CD28[+]T 细胞的表达率，恢复 DCs 下游 T 淋巴细胞功能，从而发挥抑制乙肝病毒复制的作用[69]。

大 补 阴 丸

【来源】《丹溪心法》。

【组成】黄柏（炒褐色，四两）、知母（酒浸，炒，四两）、熟地黄（酒蒸，六两）、龟板（酥炙，六两）。上为末，猪脊髓蜜丸。服七十丸，空心盐白汤下。

【功效】滋阴降火。

【肝病药理】方中诸药均具有一定的护肝作用。

黄柏的成分黄柏苷具有抗氧化清除自由基的能力，能诱导肝癌细胞 HepG2 凋亡，使 HepG2 细胞周期停滞在 S 期，这可能与细胞周期蛋白依赖性蛋白激酶 2（cyclin-dependent kinase 2，CDK2）蛋白因子有关[70]；黄柏提取液可降低 D-GalN 诱导的急性肝损伤模型小鼠血清中 ALT、AST 的活性，降低血清及肝组织中 MDA 的含量，升高 SOD 的活性，肝组织病理损伤也明显减轻，从而发挥护肝作用[71]；关黄柏对对乙酰氨基酚诱导的急性肝损伤模型大鼠也可发挥上述作用[72]。

知母的成分知母总黄酮对 $KBrO_3$ 诱发的小鼠肝损伤具有一定的保护作用，其机制可能与清除自由基和抑制脂质过氧化过程有关[73]；知母菝葜皂苷元能明显抑制肝癌细胞 HepG2 的增殖，促进细胞凋亡，并且凋亡率的增加呈剂量和时间依赖性[74]。

肝损伤后肝组织细胞生长因子（HGF）含量增加，向肝脏定植的 MSC 增加，龟甲饲养可促进损伤肝组织表达 HGF，促进移植的 MSC 向肝脏定植，且降低肝损伤模型大鼠肝脏 I-C 面积、Hyp 及血清 ALT 水平，增高血清白蛋白含量，从而加速肝损伤的恢复[75]。

地 黄 饮 子

【来源】《圣济总录》。

【组成】熟干地黄（焙）、巴戟天（去心）、山茱萸（炒）、肉苁蓉（酒浸，切，焙）、附子（炮裂，去皮、脐）、石斛（去根）、五味子（炒）、桂（去粗皮）、白茯苓（去黑皮）各一两，麦冬（去心，焙）、远志（去心）、石菖蒲各半两。上十二味，锉如麻豆，每服三钱匕，水一盏，生姜三片，枣二枚劈破，同煎七分，去滓，食前温服。

【功效】滋肾阴，补肾阳，开窍化痰。

【肝病药理】

（1）地黄饮子可降低血氨。加减地黄饮子对于乙肝肝硬化肝性脑病患者能明显降低血氨，并能改善肝功能及肝性脑病患者的肝性脑病评分算法（hepatic encephalopathy scoring algorithm，HESA）评分[76]。

（2）方中山茱萸、肉苁蓉、五味子、白茯苓、麦冬等具有护肝、抗肝纤维化、抗肝脏肿瘤的作用。

山茱萸对对乙酰氨基酚所致急性肝损伤模型小鼠具有保护作用，其机制可能与抗氧化应激反应有关[77]；其成分山茱萸多糖可能通过上调可罗索（Klotho）表达、抑制 PI3K/Akt 通路活化，抑制 HepG2 细胞增殖，促进 HepG2 细胞凋亡[78]。

肉苁蓉的成分肉苁蓉苯乙醇总苷可降低肝纤维化大鼠肝组织胶原蛋白 I、III mRNA 的表达及α-SMA、I-C 蛋白的表达[79]；且能减轻肝癌 H_{22} 荷瘤小鼠的肝损伤，抑制肿瘤生长，可能与该成分降低荷瘤小鼠血清中甲胎蛋白（alpha fetoprotein，AFP）含量及提高荷瘤小鼠免疫能力有关[80]。

参 考 文 献

[1] 王高强，刘成，罗明. 肾气丸对 DMN 大鼠肝纤维化干预作用研究 [J]. 中国实验方剂学杂志，2013，19（1）：227-231.

[2] 黄志群，陈芝芸，严茂祥，等. 不同中医治法方药对非酒精性脂肪性肝炎大鼠内脂素的影响 [J]. 中国中医药科技，2014，21（2）：144-146.

[3] 任哲，任江南，伍玉甜. 金匮肾气丸联合归脾丸治疗非酒精性脂肪性肝病的临床研究 [J]. 齐齐哈尔医学院学报，2015，36（14）：2034-2037.

[4] 钟泽明. 补肾法联合核苷类抗病毒药治疗慢性乙型肝炎的临床研究 [D]. 广州：广州中医药大学，2012.

[5] 慕永平，刘平. 中西医结合抗肝纤维化的研究思路与方法 [J]. 上海医药，2016，37（13）：8-12.

[6] 张贵彪，宋雅楠，董姝，等. 黄芪汤和茵陈蒿汤改善大鼠肝纤维化的效果及分子机制——差异基因表达谱的比较分析 [J]. 中华中医药学刊，2015，33（9）：2103-2108.

[7] 仝欣，陈高峰，陆雁，等. 基于均匀设计分析黄芪汤活性组分抗二甲基亚硝胺大鼠肝纤维化的配伍作用 [J]. 中国中西医结合杂志，2011，31（10）：1389-1393.

[8] 张华，刘平. 基于黄芪汤益气效应解析代偿期乙肝肝硬化的"虚损"病机理论 [J]. 世界科学技术-中医药现代化，2016，18（11）：1833-1838.

[9] 朱英，刘平. 黄芪汤对肝硬化大鼠肝脏卵圆细胞肝向分化的作用 [J]. 中西医结合肝病杂志，2012，22（5）：293-295.

[10] 玛尔比亚·麦麦提斯地克，侯天禄，热阳姑丽·阿巴白克力，等. 黄芪汤治疗乙肝后肝硬化食管胃底静脉曲张的临床研究 [J]. 中国中西医结合消化杂志，2016，24（4）：262-266.

[11] 姚东升，孙明瑜，刘平，等. 黄芪汤治疗肝纤维化的研究进展 [J]. 山西中医学院学报，2012，13（3）：146-148.

[12] 张广唱，武哲丽. 四君子汤治疗肝癌实验研究概况 [J]. 山东中医杂志，2015，34（8）：643-645.

[13] 杨家耀，陶冬青，刘嵩，等.3 种温阳健脾汤药对非酒精性脂肪肝细胞增殖与凋亡的影响 [J]. 中国中药杂志，2017，42（8）：1591-1596.

[14] 王洋，林振昆，曾友强，等. 肝病实脾法对急性肝损伤小鼠肝抗氧化能力的影响 [J]. 福建中医药，2018，49（2）：24-26.

[15] 彭樱，奚胜艳，王彦晖，等. 参苓白术散对 H22 肝癌移植瘤小鼠化疗后肿瘤凋亡相关因子的影响 [J]. 中华中医药杂志，2017，32（7）：2909-2913.

[16] 张玉佩，杨钦河，邓远军，等. 参苓白术散对高脂饮食诱导的 NAFLD 大鼠肝组织超微结构及 AMPKα 磷酸化的影响 [J]. 中药药理与临床，2016，32（1）：6-10.

[17] 金玲，杨钦河，张玉佩，等. 参苓白术散对 NAFLD 大鼠肝组织 Nrf2/ARE 信号通路的影响 [J]. 中药新药与临床药理，2016，27（3）：327-332.

[18] 王萌，张会存，刘欣，等. 参苓白术散对非酒精性脂肪性肝病模型大鼠瘦素及胰岛素抵抗的影响 [J]. 中国中医药信息杂志，2018，25（10）：35-39.

[19] 杨家耀，时昭红，马威，等. 附子理中汤通过激活 AMPK 通路及抑制 NF-κB-p65 通路降低非酒精性脂肪肝大鼠肝脏损伤 [J]. 中国中药杂志，2018，43（15）：3176-3183.

[20] 赵远红，贾英杰，李培训，等. 加味附子理中汤对转移性肝癌临床疗效及免疫指标的影响 [A]. 中华中医药学会.2009 年国际中医药肿瘤大会论文集 [C]. 天津，2009.

[21] 汪厚祥，史华新，陈盛铎. 补肝散含药血清对肝星状细胞的外周型苯二氮䓬受体表达及凋亡的影响 [J]. 中西医结合肝病杂志，2010，20（3）：166-167.

[22] 史华新. 补肝散含药血清对大鼠肝星状细胞膜 PBR 表达的影响 [D]. 武汉：湖北中医学院，2008.

[23] 吴辉坤，刘臻，陈盛铎. 补肝散对感染血吸虫小鼠肝损伤后肝组织 Bcl-2、Bax 水平的影响 [J]. 中西医结合肝病杂志，2012，22（4）：229-230.

[24] 夏雷，胡锦华，庞小刚. 补肝散对四氯化碳诱导急性肝损伤小鼠 TGF-β₁ 表达的影响 [J]. 现代中西医结合杂志，2012，21（20）：2186-2187.

[25] 莫屈，林奇鸣，陈杏花. 补肝散对亚急性衰老模型小鼠 SOD 及 MDA 的影响 [J]. 实用中医药杂志，2007（4）：207-209.

[26] 周文静，柴智，李艳彦，等. 归脾汤对雷公藤醇提物致肝损伤大鼠肝细胞线粒体保护作用 [J]. 山西中医学院学报，2018，19（4）：24-26.

[27] 周文静，柴智，王永辉，等. 归脾汤对雷公藤醇提物致肝损伤大鼠肝微粒体 CYP3A4 酶活性的影响 [J]. 中国实验方剂学杂志，2015，21（6）：113-116.

[28] 刘朝阳，代金平，于培龙. 归脾汤对慢性肝炎恢复期患者的免疫调节作用 [J]. 新乡医学院学报，2000（5）：353-354.

[29] 李亚鲁，王洪海，马培珍，等. 左归饮加减对小鼠肝细胞内 SOD 的影响 [J]. 泰山医学院学报，1995（2）：86-87.

[30] 周寅，杨绍杰，陈光伟，等. 左归饮对 D-半乳糖致衰大鼠肝肾组织形态及其细胞凋亡相关蛋白表达的影响 [J]. 上海中医药杂志，2017，51（11）：72-78.

[31] 傅琪琳，黄甫，李粉萍，等. 柴芍六君子汤对 ALT<2 倍 ULN 慢性乙型病毒性肝炎患者病毒复制的影响 [J]. 中医学报，2019，34（1）：176-179.

[32] 吕建林，毛德文，张荣臻，等. 柴芍六君子汤联合 PegIFNα-2a 治疗 HBeAg 阳性慢性乙型肝炎的临床

观察 [J]. 中国中西医结合消化杂志, 2018, 26 (2): 144-147.

[33] 许娟, 张文艳, 杨澍. 柴芍六君子汤加减对慢性乙肝肝纤维化患者肝纤化指标及 Th1、Th2 细胞因子谱的影响 [J]. 中医药导报, 2017, 23 (13): 113-115.

[34] 钟锐. 柴芍六君子汤加减方治疗肝纤维化 60 例 [J]. 环球中医药, 2012, 5 (6): 453-455.

[35] 黄顺玲, 孙克伟, 朱海鹏. 柴芍六君子汤拮抗莪术致大鼠肝细胞线粒体损伤的研究 [J]. 中国现代医学杂志, 2006 (11): 1651-1653.

[36] 乔天阳. 基于 FGF2-DLK1 信号通路研究一贯煎促进骨髓 MSCs 逆转肝纤维化的作用机制 [D]. 北京: 首都医科大学, 2017.

[37] 孟月, 刘文兰, 孙福慧. 一贯煎抑制肝星状细胞活化作用机制的研究 [J]. 环球中医药, 2018, 11 (3): 326-330.

[38] 刘文兰, 油红捷, 张红月, 等. 一贯煎治疗肝炎药理机制的研究 [J]. 中国实验方剂学杂志, 2010, 16 (5): 192-194.

[39] 闫晓风, 赵培, 叶杰, 等. 一贯煎通过上调自噬抑制 H_2O_2 诱导的肝细胞损伤 [J]. 中华中医药杂志, 2017, 32 (2): 564-569.

[40] 肖恒. 小建中汤治疗阴黄 (脾虚证) 的临床研究 [D]. 南宁: 广西中医药大学, 2018.

[41] 钱巍巍, 陈景繁, 朱慧如. 补中益气汤对肝硬化患者机体微量元素的影响 [J]. 广东微量元素科学, 2010, 17 (6): 23-26.

[42] 朱开学, 马羽萍, 赵晓玲. 补中益气汤治疗慢性肝炎 56 例 [J]. 陕西中医, 2002 (2): 131-132.

[43] 方文佳. 补中益气汤合西药治疗肝硬化低蛋白血症 62 例 [J]. 上海中医药杂志, 2004 (5): 33-34.

[44] 吴圣明, 咸建春, 杨恭友. 补中益气汤加味治疗拉米夫定停药后慢性乙型肝炎复发 46 例 [J]. 中西医结合肝病杂志, 2003 (4): 233-234.

[45] Chiu PY, Lam PY, Leung HY, et al. Co-treatment with Shengmai San-derived herbal product ameliorates chronic ethanol-induced liver damage in rats [J]. Rejuvenation Res, 2011, 14 (1): 17-23.

[46] 刘立业, 赵德芳, 高飞, 等. 五味子提取物对肝移植模型犬 Th17 细胞和调节性 T 细胞失衡的调控 [J]. 中国组织工程研究, 2018, 22 (20): 3213-3217.

[47] 姚莹, 寿迪文, 崔勤敏. 南、北五味子中木脂素对急性肝损伤小鼠保护作用的比较 [J]. 中华中医药学刊, 2014, 32 (6): 1465-1467.

[48] 马文峰, 周小舟, 孙新锋, 等. 生脉散抑制急性肝衰竭大鼠内毒素血症的机制研究 [J]. 河北中医, 2013, 35 (7): 1056-1058.

[49] 马文峰, 周小舟, 孙新锋, 等. 生脉散调节大鼠慢性肝衰竭内毒素血症的机理研究 [J]. 中医临床研究, 2013, 5 (3): 8-10.

[50] 曹媛, 夏延哲, 陈杰, 等. 五味子甲素在人肝星状细胞中的抗纤维化作用 [J]. 中国临床药理学与治疗学, 2016, 21 (8): 878-883.

[51] 彭润阳, 贾廷印, 李好朝, 等. 五味子乙素对肝癌细胞凋亡、侵袭及血管新生的调节作用 [J]. 中国免疫学杂志, 2019, 35 (3): 287-291.

[52] 蔡德雷, 徐彩菊, 鹿伟, 等. 四物汤对老龄小鼠肝组织抗氧化功能的影响 [J]. 预防医学, 2018, 30 (1): 9-11.

[53] 王家华, 梁丹红. 四物汤对非酒精性脂肪性肝病小鼠的作用机制研究 [J]. 河北中医, 2017, 39 (3): 420-423.

[54] 白云峰, 李晓娟, 李永纲, 等. 四物汤干预减轻乙醇对小鼠肝脏的损伤作用 [J]. 中国比较医学杂志, 2015, 25 (2): 11-14.

[55] 邵丹阳. 芍药苷调控 LXRs-STAT3 信号通路改善肝纤维化进程的研究 [D]. 延吉: 延边大学, 2019.

[56] 郭心怡. 芍药苷减轻四氯化碳诱导的急性肝损伤与慢性肝纤维化的实验研究 [D]. 重庆: 重庆医科大学, 2018.

[57] 刘礼剑, 黄晓燕, 杨成宁, 等. 炙甘草汤合猪苓汤治疗乙型肝炎肝硬化腹水的临床疗效观察 [J]. 中国中西医结合消化杂志, 2017, 25 (2): 93-96.

[58] 张燕丽, 孟凡佳, 田园, 等. 炙甘草的化学成分与药理作用研究进展 [J]. 化学工程师, 2019, 33 (8): 60-63.

[59] 赵世元, 王乃平, 钟振国, 等. 甘草总黄酮诱导肝癌细胞凋亡的实验研究 [J]. 广西医科大学学报, 2005 (2): 235-237.

[60] 闫岩, 张斯琳, 陈佳欣, 等. 人参皂苷 CK 通过抑制 TGF-β_1/Smads 通路诱导人肝癌 SMMC-7721 细胞凋亡的作用 [J]. 药学学报, 2019, 54 (9): 1606-1611.

[61] 陈佳欣, 闫岩, 张学武, 等. 人参皂苷 CK 抑制 STAT3 诱导人肝癌细胞凋亡的内质网应激作用机制的研究 [J]. 时珍国医国药, 2020, 31 (4): 796-799.

[62] 陆勤, 宋叶, 江鹏, 等. 人参皂苷 rh2 对肝细胞肝癌化疗后的影响因素分析 [J]. 解放军预防医学杂志, 2019, 37 (10): 133-135.

[63] 肖阳, 侯云鹤, 尹鑫, 等. 人参皂苷 Rg1 干预非酒精性脂肪肝模型大鼠肝细胞的凋亡 [J]. 中国组织工程研究, 2019, 23 (3): 384-390.

[64] 陆海英, 李志杰, 舒适, 等. 六味地黄丸基于 SIRT6/NF-κB 信号通路对糖尿病伴肝损伤的保护作用 [J]. 中国实验方剂学杂志, 2019, 25 (12): 28-34.

[65] 全晓红, 叶冬梅, 唐晓光. 六味地黄丸对 NAFLD 大鼠肝脏组织 SOD、MDA、TG 和 TC 的影响及意义 [J]. 世界华人消化杂志, 2014, 22 (6): 819-824.

[66] 陈敏. 六味地黄丸对非酒精性脂肪肝大鼠肝脏的保护作用及其机制研究 [D]. 福州: 福建中医药大学, 2013.

[67] 罗春蕾, 顾怡中, 钟蕙, 等. 六味地黄丸抑制移植性原发性肝癌小鼠肿瘤生长的实验研究 [J]. 河北中医, 2015, 37 (10): 1519-1522.

[68] 易华, 苏俊芳, 李雪, 等. 基于 Cx32 探讨六味地黄丸增效自杀基因抗肝癌的缝隙连接机制 [J]. 中国实验方剂学杂志, 2019, 25 (1): 76-81.

[69] 张茜茜, 孙克伟. 补肾、健脾、解毒法对慢性乙型肝炎患者外周血 DCs 介导的 T 淋巴细胞的影响 [J]. 世界科学技术-中医药现代化, 2013, 15 (5): 825-830.

[70] 刘欢欢. 黄檗叶提取物及黄柏苷对 HepG2 细胞的影响 [D]. 长春: 吉林大学, 2015.

[71] 梁华益, 农生斌, 韦家河, 等. 黄柏提取液对 D-氨基半乳糖致小鼠急性肝损伤的预防性保护作用 [J]. 广西医学, 2018, 40 (3): 303-305.

[72] 刘华, 薛娟, 唐振球, 等. 关黄柏对对乙酰氨基酚诱导大鼠急性肝损伤的保护作用 [J]. 中医药信息, 2017, 34 (2): 1-4.

[73] 李满妹, 江涛, 黄杰昌, 等. 知母总黄酮对溴酸钾诱发小鼠肝损伤的保护作用 [J]. 中草药, 2008 (2): 252-255.

[74] 张锐. 知母菝葜皂苷元的分离纯化以及体外诱导肝癌细胞 HepG2 凋亡的研究 [D]. 杭州: 浙江大学,

2006.

[75] 韩克强，李靖，梁平，等. 龟板促 MSCs 肝脏归巢在大鼠肝损伤后修复中的作用研究 [J]. 局解手术学杂志，2013，22（2）：151-153.

[76] 杨华升，李晶滢，李秀惠，等. 加减地黄饮子治疗乙型肝炎肝硬化肝性脑病 36 例 [J]. 环球中医药，2013，6（3）：210-212.

[77] 南美娟，唐凯，张化为，等. 山茱萸不同部位提取物对急性肝损伤模型小鼠的保肝作用研究 [J]. 中国药房，2018，29（17）：2385-2389.

[78] 李媛，孙锁锋. 山茱萸多糖通过上调 Klotho 表达和抑制 PI3K/AKT 通路对肝癌 HepG2 细胞增殖、凋亡的影响 [J]. 现代药物与临床，2019，34（10）：2887-2893.

[79] 张石蕾，由淑萍，赵军，等. 肉苁蓉苯乙醇总苷脂质体对 BSA 致大鼠肝纤维化的保护作用研究 [J]. 癌变·畸变·突变，2019，31（6）：428-433.

[80] 胡琼，由淑萍，刘涛，等. 肉苁蓉苯乙醇总苷抗肝癌作用的实验研究 [J]. 癌变·畸变·突变，2018，30（3）：194-199.

第四章 安神剂

酸枣仁汤

【来源】《金匮要略》。

【组成】酸枣仁（炒）、甘草、知母、茯苓、芎䓖。

【功效】养血安神，清热除烦。

【肝病药理】酸枣仁汤以酸收和辛散之品并用，兼以甘平之品配伍，体现了《黄帝内经》治肝而用酸泄、辛散、甘缓之治疗原则；现代临床据其多种药理作用，常用来治疗肝炎、肝衰竭及黄疸等肝脏疾病。

1. 抗炎、抗氧化 实验研究表明，酸枣仁汤治疗小鼠实验性急性肝衰竭，能够提高小鼠存活率，减轻肝脏病变程度，降低血清氨基转移酶活性及 TNF-α、IL-1β的浓度，增加肝脏组织中 SOD、谷胱甘肽还原酶（GR）的活性，降低 NOS 的活性及 MDA、NO 的浓度，其作用机制可能与它影响睡眠，从而影响炎症细胞因子的释放和机体氧化能力的改变，继而减轻肝细胞损伤有关[1]。

2. 退黄 孙海潮等指出，先天性非溶血性黄疸的中医学病理基础为肝之阴血不足，治疗应重在养肝阴、补肝血，其用酸枣仁汤治疗非溶血性黄疸 5 例，均取得满意疗效[2]。

温 胆 汤

【来源】《三因极一病证方论》。

【组成】半夏（汤洗七次）、竹茹、枳实（麸炒，去瓤）、陈皮、甘草（炙）、茯苓。

【功效】理气化痰，和胃利胆。

【肝病药理】温胆汤现代临床广泛应用于内科辨证治疗中，尤以心脑血管病突出，疗效显著；也有学者研究发现，该方同样可用于治疗脂肪肝、肝炎、黄疸等肝脏疾病，主要是通过降脂、促胆汁分泌与排泄等多种机制发挥作用。

1. 降血脂 温胆汤能有效改善单纯性非酒精性脂肪肝患者（痰湿质）的血脂异常，主要表现在患者血清 TG、TC、LDL-C 水平明显降低，且无明显不良反应。更有现代药理学研究证实，陈皮提取物有清除氧自由基和抗脂质过氧化的作用，陈皮煎剂有利胆、降低血清胆固醇的作用；含有枳实的复方比单味药更能改善大鼠的血脂水平，其机制可能与基因表达有关；不同的半夏制品对血脂的降低程度是不同的，清半夏对血脂的降低程度较大[3]。

2. 保肝退黄 有研究使用温胆汤治疗病毒性肝炎高胆红素血症，发现在常规西药治疗的基础上加用温胆汤，能够显著降低患者血清 ALT、TBIL 水平，升高 ALB 水平。现代药理学研究认为，半夏有促进胆汁分泌的作用，能显著增强胆汁在肠道内的输送能力；竹茹提取物的主要成分则是黄酮糖苷和香豆素内酯，它们均是有效的自由基清除剂和天然的抗氧化剂，可以疏通肝细胞及毛细胆管细胞，促进胆汁分泌和排泄；配以茯苓、甘草调节机体免疫，改善肝脏炎症损害，消除有害代谢产物，从而达到退黄的目的[4, 5]。

栀 子 豉 汤

【来源】《伤寒论》。

【组成】栀子（擘，十四个）、香豉（棉裹，四合）。上二味，以水四升，先煮栀子，得二升半，内豉，煮取一升半，去滓，分为二服，温进一服，得吐者，止后服。

【功效】清热除烦，宣发郁热。

【肝病药理】栀子具有显著的保肝利胆作用，能够减少肝脏自由基的生成，并增强自由基的清除能力，抑制炎症因子释放，促进胆汁分泌和排泄，减轻肝细胞损伤。

1. 缓解肝脏炎症 栀子果实和栀子根能明显减轻黄疸性肝炎模型小鼠 ALT、AST、γ-GGT、TBIL、TBA 水平，增加 NTCP、固醇 12α-羟化酶（Cyp8b1）mRNA 的表达，明显降低 TNF-α、IL-6、BSEP mRNA 的表达，增强肝脏中 SOD、GSH、GSH-Px 的活性，减轻肝脏病理损伤[6]。

2. 抗脂质沉积 栀子苷具有显著的改善高脂饮食诱导的大鼠 NAFLD 的药理效应，其改善大鼠 NAFLD 的 FFA 代谢是通过调节腺苷酸活化蛋白激酶（adenosine 5′-monophosphate-activated protein kinase，AMPK）-乙酰辅酶 A 羧化酶（ACCase）-丙二酰（malonyl）-辅酶 A（coenzyme A，CoA）-游离脂肪酸（free fatty acid，FFA）轴来实现的[7]。

3. 抗肝纤维化 栀子根提取物可明显降低 CCl_4 诱导的肝纤维化大鼠的 α-SMA 及 IV-C 的阳性表达率，减轻肝脏组织病变[8]。

4. 减少胆酸盐蓄积 栀子水提物可降低 17α-炔雌醇诱导的大鼠肝内胆汁淤积并发黄疸模型的胆酸盐蓄积，其机制主要为上调肾脏上皮细胞刷状缘膜侧外排型转运体 MRP2 和 MRP4 的表达，显著增加胆酸盐经尿液的排泄；下调肝脏胆酸盐合成限速酶 Cyp7a1 和 Cyp27a1 的表达，降低肝脏中初级胆酸盐的合成[9]。但栀子苷有一定的肝毒性，淡豆豉与栀子配伍可降低栀子的肝脏毒性，其机制可能与降低肝细胞的氧化应激水平有关[10]。

牛 黄 清 心 丸

【来源】《太平惠民和剂局方》。

【组成】白芍、麦冬（去心）、黄芩、当归（去苗）、防风（去苗）、白术各一两半，柴胡、桔梗、芎䓖、白茯苓（去皮）、杏仁（去皮、尖，双仁，麸炒黄，别研）各一两二钱半，神曲（研）、蒲黄（炒）、人参（去芦）各二两半，羚羊角末、麝香（研）、龙脑（研）各一两，肉桂（去粗皮）、大豆黄卷（碎炒）、阿胶（碎炒）各一两七钱半，白蔹、干姜（炮）各七钱半，牛黄（研，一两二钱），犀角末（二两。现以水牛角代替），雄黄（研飞，八钱），干山药（七两），甘草（锉，炒，五两），金箔（一千二百箔，内四百箔为衣），大枣（一百枚，蒸熟，去皮、核，研成膏）。上除大枣、杏仁、金箔、二角末及牛黄、麝香、雄黄、龙脑四味外，为细末。入余药和匀，用炼蜜与枣膏为圆，每两作一十圆，用金箔为衣。每服一圆，温水化下，食后服之。

【功效】清心化痰，镇惊祛风。

【肝病药理】方中牛黄、雄黄、山药、麦冬、当归、人参、甘草等药具有良好的护肝作用。

（1）牛黄具有良好的保肝、促进胆汁排泄、抑制肝纤维化、抗肿瘤的作用。体外培育牛黄可有效缓解 NAFLD 小鼠肝脏脂质累积，并能改善 NAFLD 小鼠胆汁酸的异常变化，这可能是由于胱硫醚β-合成酶（cystathionine β-synthase，CBS）通过修复肝脏胆汁酸合成和转化途径，增加结合型胆汁酸含量而起到保护肝细胞的作用[11]。体外培育牛黄能诱导人肝母细胞瘤 HepG2 细胞凋亡而发挥抗肿瘤作用[12]。牛黄的主要成分之一牛磺酸可抑制 CCl_4 所致大鼠肝脏组织纤维化，其机制可能与上调 eNOS 表达、提高 NO 和环磷酸鸟苷（cGMP）含量、保肝降酶及改善肝功能有关[13]。

（2）雄黄对治疗肝癌有一定的作用。雄黄在体内外（HepA 小鼠实体瘤模型/SMMC-7721 肝癌细胞）均有抑制癌细胞生长和促进癌细胞凋亡的作用[14]。

（3）重用山药，山药中包括山药多糖、皂苷等多个成分，具有提高肝脏抗氧化能力、改善高脂血症、抑制肝癌细胞生长、促进肝癌细胞自噬的作用[15]。

朱砂安神丸

【来源】《内外伤辨惑论》。

【组成】朱砂（另研水飞为衣，五钱）、甘草（五钱五分）、黄连（去须净，酒洗，六钱）、当归（去芦，二钱五分）、生地黄（一钱五分）。上件除朱砂外，四味共为细末，汤浸蒸饼为丸，如黍米大，以朱砂为衣，每服十五丸或二十丸，津唾咽下，食后，或温水、凉水少许送下亦得。此近而奇偶，制之缓也。

【功效】镇心安神，清热养血。

【肝病药理】方中甘草、黄连、当归、生地黄具有良好的护肝、抗肝纤维化作用。

（1）黄连具有抗肝脏脂质沉积、改善肝纤维化、抗肝癌的作用。

黄连的主要成分小檗碱可有效改善高脂饮食诱导的 NAFLD 小鼠的肝脏脂质沉积，减轻肝脏炎症损伤程度，其作用可能与抑制脂多糖生成，进而阻滞肝内巨噬细胞中炎症因子 IL-6 和 TNF-α 等的释放有关[16]。通过抑制炎症反应和胶原沉积，可改善 CCl_4 诱导的肝纤维化小鼠的肝脏损伤和纤维化程度[17]。小檗碱可对肝癌 HepG2 细胞产生明显的抑制增殖和诱导凋亡作用，抑制癌细胞迁移及侵袭和下调 MMP-9、VEGF 蛋白的表达[18]。

（2）当归具有抗肝纤维化、调节免疫的作用。

当归可有效降低血吸虫病肝纤维化小鼠模型肝组织中 I-C、III-C 及 TGF-$β_1$mRNA 的表达，从而发挥改善肝纤维化的作用[19]。当归多糖可以促进乙肝病毒转基因小鼠树突状细胞的成熟，上调其表面协同刺激分子 CD86 的表达，增强其促淋巴细胞增殖和分泌 IL-12、IFN-γ 的能力，加强其抗原递呈能力，诱导细胞免疫反应，在乙肝病毒转基因小鼠抗病毒免疫中可能发挥一定作用[20]。

天王补心丹

【来源】《校注妇人良方》。

【组成】人参（去芦，五钱）、茯苓（五钱）、玄参（五钱）、丹参（五钱）、桔梗（五钱）、远志（五钱）、当归（酒浸，一两）、五味子（一两）、麦冬（去心，一两）、天冬（一两）、柏子仁（一两）、酸枣仁（炒，一两）、生地黄（四两）。上药为末，炼蜜为丸，如梧桐子大，用朱砂为衣。每服二三十丸，临卧时用竹叶煎汤送下。

【功效】滋阴养血，补心安神。

【肝病药理】

（1）方中丹参具有护肝、抗肝纤维化、抗乙肝、抗肝脏肿瘤的作用。

丹参的成分丹参素可降低脓毒症诱导的炎症性肝损伤模型大鼠的肝酶（ALT、AST、ALP）和炎症标志物（TNF-α、IL-1、IL-6），且明显减轻病理观察层面的肝损害[21]。丹参素对 CCl_4 诱导的肝纤维化也可产生保护作用，这可能与其调节 Nrf2/HO-1 和 NF-κB/IκBα 信号通路有关[22]。丹参川芎嗪可显著降低乙肝模型大鼠的肝组织 ^{18}F-氟代脱氧葡萄糖（^{18}F-FDG）摄取值、肝功能指标和肝纤维化指标、HBsAg、程序性细胞死亡蛋白-1（PD-1）、PD-L1 表达水平及病毒载量，其机制与通过抑制 PD-1/PD-L1 信号通路有关[23]。丹参酮可通过抑制 VEGF/VEGFR 信号通路，将肝癌细胞分裂阻滞在 G_0/G_1 期，达到抑制肝癌细胞增殖及迁移和侵袭能力的效果[24]。

（2）方中生地黄、酸枣仁、天冬、麦冬、玄参、当归、五味子等也具有缓解肝脏炎症、抗肝脏肿瘤、护肝等作用。JAK/STAT 参与了许多细胞因子和生长因子介导的细胞增殖及分化等生物过程，其中 JAK2/STAT3 通路在成人肝脏中表达，生地黄能够提高慢加急性肝衰竭大鼠模型肝组织中 JAK2 mRNA、STAT3 mRNA 的表达，降低肠道内毒素的吸收[25]。酸枣仁的成分酸枣仁皂苷 A 可显著抑制肝癌细胞 SMMC-7721，对正常人肝细胞和 HSC 的活性无明显抑制作用[26]。天冬的脱蛋白提取物天冬多糖在体外低氧条件下能抑制肝癌细胞的生长，可能通过抑制 HIF-1α/VEGF 表达及肝癌细胞的侵袭、促进肝癌细胞凋亡起到抗肝癌的作用[27]。

甘麦大枣汤

【来源】《金匮要略》。

【组成】甘草三两，小麦一升，大枣十枚。

【功效】养心安神，和中缓急。

【肝病药理】

（1）方中大枣具有防治肝损伤、保护肝功能、改善肝硬化的作用。

大枣可以降低酒精性肝病小鼠治疗组血清 ALT、AST 水平，改善肝组织病理，降低肝组织 CYP2E1 和 TNF-α 的表达[28]；大枣多糖可以改善 CCl_4 诱导的急性肝损伤模型、灌服乙硫氨酸或腹腔注射对乙酰氨基酚诱导急性肝损伤模型小鼠的肝功能指标及肝组织病理，从而发挥对肝损伤的保护作用[29, 30]。大枣可明显改善肝硬化腹水大鼠肝硬化病理进程，作用机制可能与大枣对Ⅰ-C、Ⅲ-C、纤连蛋白（FN）、LN、结蛋白（desmin）的调控有关[31]。

（2）方中小麦具有抗氧化和清除自由基、降血脂及一定的抗肿瘤作用[32]。

珍 珠 母 丸

【来源】《普济本事方》。

【组成】真珠母（未钻珍珠也，研如粉，同碾，三分）、当归（洗，去芦，薄切，焙干后秤，一两半）、熟干地黄（酒洒，九蒸九曝，焙干，一两半）、人参（去芦，一两）、酸枣仁（微炒，去皮，研，一两）、柏子仁（研，一两）、犀角（镑为细末，半两。现以水牛角代替）、茯神（去木，半两）、沉香（半两）、龙齿（半两）。上为细末，炼蜜为丸，如梧桐子大，辰砂为衣，每服四五十丸，金银花、薄荷汤下，日午、夜卧服。

【功效】镇心安神，平肝潜阳，滋阴养血。

【肝病药理】方中人参、当归、酸枣仁等具有缓解肝脏炎症、护肝、抗肝癌的作用。

人参具有抗肝炎、肝纤维化、肝损伤、肝癌等多方面的作用，其主要有效成分人参皂苷、人参多糖在多种肝脏疾病中显现出较好疗效。人参皂苷CK可抑制TGF-β_1/Smads通路、抑制STAT3 的磷酸化诱导人肝癌细胞凋亡[33, 34]。人参皂苷 rh2 对肝癌细胞株（HepG2/ADM、SMMC-7721、Bel-7402）有抑制作用，能有效逆转 HepG2/ADM 细胞的多药耐药性[35]。人参皂苷 Rg1 可能通过减轻氧化应激，抑制非酒精性脂肪肝大鼠模型的肝细胞凋亡，从而缓解非酒精性脂肪肝的进展[36]。

当归可有效降低血吸虫病肝纤维化小鼠模型肝组织中Ⅰ-C、Ⅲ-C 及 TGF-β_1 mRNA 的表达，从而发挥改善肝纤维化的作用[19]。当归多糖可以促进乙肝病毒转基因小鼠树突状细胞的成熟，上调其表面协同刺激分子 CD86 的表达，增强其促淋巴细胞增殖和分泌 IL-12、IFN-γ 的能力，加强其抗原递呈能力，诱导细胞免疫反应，在乙肝病毒转基因小鼠抗病毒免疫中可能发挥一定作用[20]。酸枣仁的成分酸枣仁皂苷 A 可显著抑制肝癌细胞 SMMC-7721，对正常人肝细胞和 HSC 的活性无明显抑制作用[26]。

安神定志丸

【来源】《医学心悟》。

【组成】茯苓、茯神、人参、远志（各一两），石菖蒲、龙齿（各五钱）。炼蜜为丸，如桐子大，辰砂为衣。每服二钱，开水下。

【功效】安神定志，益气镇惊。

【肝病药理】

（1）方中人参具有抗肝炎、肝纤维化、肝损伤、肝癌等多方面的作用，其主要有效成分人参皂苷、人参多糖在多种肝脏疾病中显现出较好疗效。人参皂苷 CK 可抑制 TGF-β_1/Smads通路、抑制 STAT3 的磷酸化诱导人肝癌细胞凋亡[33, 34]。人参皂苷 rh2 对肝癌细胞株（HepG2/ADM、SMMC-7721、Bel-7402）有抑制作用，能有效逆转 HepG2/ADM 细胞的多药耐药性[35]。人参皂苷 Rg1 可能通过减轻氧化应激，抑制非酒精性脂肪肝大鼠模型的肝细胞凋亡，从而缓解非酒精性脂肪肝的进展[36]。

（2）方中茯苓对 CCl_4 诱导的小鼠肝损伤具有保护作用。其中成分茯苓多糖效果显著，机制可能与提高肝脏抗氧化能力及减轻炎症有关[37]。茯苓多糖羧甲基化后成为羧甲基茯苓多糖，后者具有抑制 HBV、调节 TGF-β/Smad 信号转导通路等作用，从而发挥抗乙肝病毒及抗肝纤维化的作用[38]。

琥珀多寐丸

【来源】《景岳全书》。

【组成】真琥珀、真羚羊角（细镑）、人参、白茯神、远志（制）、甘草，等分，为细末，猪心血和炼蜜丸，芡实大，金箔为衣。每服一丸，灯心汤嚼下。

【功效】清心养营，安神定魄。

【肝病药理】

（1）方中人参具有抗肝炎、纤维化、肝损伤、肝癌等多方面的作用，其主要有效成分人参皂苷、人参多糖在多种肝脏疾病中显现出较好疗效。人参皂苷 CK 可抑制 TGF-β_1/Smads 通路、抑制 STAT3 的磷酸化诱导人肝癌细胞凋亡[33, 34]。人参皂苷 rh2 对肝癌细胞株（HepG2/ADM、SMMC-7721、Bel-7402）有抑制作用，能有效逆转 HepG2/ADM 细胞的多药耐药性[35]。人参皂苷 Rg1 可能通过减轻氧化应激，抑制非酒精性脂肪肝大鼠模型的肝细胞凋亡，从而缓解非酒精性脂肪肝的进展[36]。

（2）方中甘草具有抗氧化、抗炎、调节免疫、抗肝纤维化、抗肿瘤等多方面的作用。炙甘草中含有大量的黄酮类化合物，目前已发现甘草苷、异甘草苷、异甘草素、甘草素、光甘草素、甘草查尔酮 A 等均具有抗肿瘤作用[39]。甘草总黄酮具有抗增殖和诱导人肝癌细胞株 BEL-7404 发生凋亡的作用，并可导致细胞周期停滞于 G_1/M 期[40]。

生 铁 落 饮

【来源】《医学心悟》。

【组成】天冬（去心）、麦冬（去心）、贝母（各三钱），胆星、橘红、远志肉、石菖蒲、连翘、茯苓、茯神（各一钱），玄参、钩藤、丹参（各一钱五分），辰砂（三分），用生铁落煎熬三炷线香，取此水煎药，服后安神静睡，不可惊骇叫醒，犯之则病复作难乎为力。

【功效】镇心安神，清热涤痰。

【肝病药理】方中天冬、麦冬、茯苓等具有护肝、缓解肝脏炎症、抗肝纤维化、抗肝脏肿瘤等作用。

（1）茯苓对 CCl_4 诱导的小鼠肝损伤具有保护作用。其中成分茯苓多糖效果显著，机制可能与提高肝脏抗氧化能力及减轻炎症有关[37]。茯苓多糖羧甲基化后成为羧甲基茯苓多糖，后者具有抑制 HBV、调节 TGF-β/Smad 信号转导通路等作用，从而发挥抗乙肝病毒及抗肝纤维化的作用[38]。

（2）麦冬的成分麦冬多糖可保护 CCl_4 所诱导的急性肝损伤，其机制可能与抗氧化通路有关[41]；麦冬皂苷 B 可通过抑制 Akt/mTOR 信号通路诱导人肝癌细胞 HepG2 发生自噬而凋亡[42]；麦冬皂苷 D 可通过调控 miR-519d-3p 基因（miR-519d-3p）/真核细胞翻译起始因子4E（eukaryotic translation initiation factor 4E, eIF4E）的表达抑制肝癌细胞HepG2和MHCC97的增殖、迁移和侵袭[43]。

（3）天冬的脱蛋白提取物天冬多糖在体外低氧条件下能抑制肝癌细胞的生长，可能通过抑制缺氧诱导因子-1α（HIF-1α）/VEGF表达及肝癌细胞的侵袭、促进肝癌细胞凋亡从而起到抗肝癌的作用[27]。

参 考 文 献

[1] 朱海鹏，高志良，谭德明，等. 酸枣仁汤对小鼠试验性急性肝衰竭的影响 [J]. 中国中药杂志，2007（8）：718-721.

[2] 孙海潮，杨立伟. 酸枣仁汤治疗先天性非溶血性黄疸 [J]. 黑龙江中医药，2000（5）：36-37.

[3] 付强. 温胆汤加减治疗单纯性非酒精性脂肪肝血脂异常（痰湿质）的临床观察 [D]. 长春：长春中医药大学，2017.

[4] 柏涛. 加味温胆汤治疗病毒性肝炎高胆红素血症（肝胆湿热型）临床研究 [D]. 武汉：湖北中医学院，2008.

[5] 李之清，柏涛. 温胆汤治疗病毒性肝炎高胆红素血症疗效观察 [A]. 中华中医药学会.中华中医药学会第十三届内科肝胆病学术会议论文集 [C].杭州，2008.

[6] 肖日传，罗光明，董丽华，等. 基于黄疸模型的栀子根与栀子果实保肝作用探讨 [J]. 中国实验方剂学杂志，2018，24（7）：101-107.

[7] 梁惠卿，林曼婷，赵逍，等. 栀子苷改善大鼠非酒精性脂肪性肝病游离脂肪酸代谢的机制研究 [J]. 中国中药杂志，2016，41（3）：470-475.

[8] 董玲，黄湘，覃陆慧，等. 山栀子根提取物对四氯化碳诱导肝纤维化大鼠的作用研究[J]. 中药材，2019，42（4）：897-901.

[9] 赵妍姝. 基于胆红素、胆酸盐转运体和代谢酶系统初探栀子退黄利胆作用的分子机制 [D]. 兰州：兰州大学，2017.

[10] 任艳青，甄亚钦，李葆林，等. 淡豆豉与栀子配伍降低栀子肝脏毒性的研究 [J]. 中药药理与临床，2017，33（4）：94-97.

[11] 刘雅楠，贺雯茜，张程亮，等. 体外培育牛黄对非酒精性脂肪肝小鼠肝脏胆汁酸代谢轮廓的影响研究 [J]. 中国药师，2020，23（6）：1009-1015.

[12] 汪世元，陈孝平，蔡红娇，等. 体外培育牛黄诱导人肝癌HepG2细胞凋亡的实验研究 [J]. 华中科技大学学报（医学版），2005（6）：754-756.

[13] 李静，杨雅娟，李常娟，等. 牛黄酸对CCl₄所致大鼠肝纤维化抑制作用的研究 [J]. 现代中西医结合杂志，2016，25（23）：2522-2525.

[14] 詹秀琴，赵凤鸣. 纳米雄黄抑制肿瘤细胞增殖的体内外研究 [J]. 中华肿瘤防治杂志，2015，22（3）：184-188.

[15] 胡聪，孟祥龙，宁晨旭，等. 山药的研究进展及其抗衰老的网络药理学分析 [J]. 世界科学技术-中医药现代化，2020，22（7）：2348-2365.

[16] 金军，刘吉祥，易鸣. 黄连素对高脂饮食诱导非酒精性脂肪性肝病小鼠肝脂毒性的保护作用及相关机制研究 [J]. 临床和实验医学杂志，2019，18（11）：1124-1128.

[17] 欧意桃，杨桂智，兰天，等. 黄连素对小鼠肝纤维化的影响[J]. 安徽中医药大学学报，2017，36（2）：

51-55.

[18] 邓守恒，海晓丫，张丽娜，等. 黄连素对体外培养肝癌细胞生物学行为的影响 [J]. 时珍国医国药，2019，30（3）：543-545.

[19] 贺佩，胡君健，何永康，等. 四种单味中药及其复方对小鼠血吸虫病肝纤维化 I、III 型胶原及 TGF-β$_1$ 表达的影响 [J]. 热带病与寄生虫学，2016，14（1）：25-28.

[20] 李声方，王兮，桂希恩，等. 当归多糖对乙肝病毒转基因小鼠树突状细胞功能状态的影响 [J]. 实用诊断与治疗杂志，2005（5）：313-314.

[21] 魏桂枝，肖扬，王莉，等. 大鼠脓毒症模型中丹参素对炎症性肝损伤的作用研究 [J]. 临床急诊杂志，2021，22（1）：76-80.

[22] 王蓉，王静，宋复兴，等. 丹参素通过调节 Nrf2/HO-1 和 NF-κB/IκBα 信号通路发挥抗大鼠肝纤维化的作用 [J]. 中国药理学与毒理学杂志，2019，33（10）：918.

[23] 李华龙，蔡楠，张蕾，等. 基于 PD-1/PD-L1 信号通路观察丹参川芎嗪对乙型肝炎病毒性肝炎模型大鼠肝功能的保护作用 [J]. 中药材，2020（10）：2549-2554.

[24] 孙岩岩，陈之显，李广恩，等. 丹参酮通过 VEGF/VEGFR 信号通路抑制肝癌细胞迁移和侵袭能力的实验研究 [J]. 现代生物医学进展，2020，20（16）：3033-3037.

[25] 郭丽颖，李秋伟，李力，等. 鲜生地黄对慢加急性肝衰竭大鼠 JAK2/STAT3 通路的影响 [J]. 世界中医药，2018，13（8）：1976-1978.

[26] 徐吉敏，张世安，黄艳，等. MTT 法研究酸枣仁皂苷 A 对肝细胞、肝星状细胞和肝癌细胞增殖的影响 [J]. 西北药学杂志，2013，28（3）：281-284.

[27] 翁苓苓，高玲，张闽光. 天冬多糖低氧下抑制肝癌作用的体外实验研究 [J]. 现代中西医结合杂志，2019，28（24）：2623-2628.

[28] 申军华，李芳芳. 大枣对酒精性肝病小鼠肝组织 CYP2E1 和 TNF-α 表达的影响 [J]. 中国中西医结合杂志，2014，34（4）：466-470.

[29] 苗明三，苗艳艳，魏荣锐. 大枣多糖对 CCl$_4$ 所致大、小鼠肝损伤模型的保护作用 [J]. 中华中医药杂志，2011，26（9）：1997-2000.

[30] 苗明三，魏荣锐. 大枣多糖对乙硫氨酸及扑热息痛所致小鼠肝损伤模型的保护作用 [J]. 中华中医药杂志，2010，25（8）：1290-1292.

[31] 李文静，兴桂华，刘军，等. 狼毒大戟配伍大枣对诱导肝硬化大鼠的抵抗作用及机制 [J]. 中国实验方剂学杂志，2017，23（21）：117-123.

[32] 单宇，冯煦，董云发. 小麦属植物化学成分及药理研究进展 [A]. 中国植物学会药用植物及植物药专业委员会. 药用植物研究与中药现代化——第四届全国药用植物学与植物药学术研讨会论文集 [C]. 南京，2004.

[33] 闫岩，张斯琳，陈佳欣，等. 人参皂苷 CK 通过抑制 TGF-β$_1$/Smads 通路诱导人肝癌 SMMC-7721 细胞凋亡的作用 [J]. 药学学报，2019，54（9）：1606-1611.

[34] 陈佳欣，闫岩，张学武，等. 人参皂苷 CK 抑制 STAT3 诱导人肝癌细胞凋亡的内质网应激作用机制的研究 [J]. 时珍国医国药，2020，31（4）：796-799.

[35] 陆勤，宋叶，江鹏，等. 人参皂苷 rh2 对肝细胞肝癌化疗后的影响因素分析 [J]. 解放军预防医学杂志，2019，37（10）：133-135.

[36] 肖阳，侯云鹤，尹鑫，等. 人参皂苷 Rg1 干预非酒精性脂肪肝模型大鼠肝细胞的凋亡 [J]. 中国组织

工程研究，2019，23（3）：384-390.

[37] 程玥，丁泽贤，张越，等. 不同茯苓提取物对急性肝损伤小鼠的保护作用 [J]. 安徽中医药大学学报，2020，39（4）：73-77.

[38] 陈继岩. 羧甲基茯苓多糖抗乙型肝炎病毒的体内与体外研究 [J]. 中国生化药物杂志，2015，35（2）：66-70.

[39] 张燕丽，孟凡佳，田园，等. 炙甘草的化学成分与药理作用研究进展 [J]. 化学工程师，2019，33（8）：60-63.

[40] 赵世元，王乃平，钟振国，等. 甘草总黄酮诱导肝癌细胞凋亡的实验研究 [J]. 广西医科大学学报，2005（2）：235-237.

[41] 曹科峰，黄兵兵，杨帆. 麦冬多糖对 CCl_4 诱导的急性肝损伤的保护作用及其作用机制研究 [J]. 中医药导报，2015，21（14）：25-28.

[42] 周志红. 麦冬皂苷 B 诱导人肝癌 HepG2 细胞自噬的分子机制研究 [J]. 北方药学，2017，14（9）：156-157.

[43] 申鹏，汪正飞. 麦冬皂苷 D 通过调控 miR-519d-3p/EIF4E 表达对肝癌细胞增殖、迁移、侵袭的实验研究 [J]. 世界华人消化杂志，2019，27（24）：1473-1482.

第五章 泻 下 剂

大 承 气 汤

【来源】《伤寒论》。

【组成】大黄（酒洗）、厚朴（去皮，炙）、枳实（炙）、芒硝。

【功效】峻下热结。

【肝病药理】大承气汤以泻下之大黄、芒硝配伍行气之枳实、厚朴，四药合用，使塞者通、闭者畅，阳明腑实之证可愈；现代药理学研究发现该方有多种药理作用，常用于治疗急性胆囊炎、急性肝衰竭、肝损伤等肝脏疾病。

1. 防治急性肝衰竭 实验研究发现，大承气汤可防治急性肝衰竭大鼠肝细胞凋亡，其作用机制可能通过抑制 Smac 基因、细胞色素 c 及 caspase-3 的表达，进而影响线粒体相关因素介导的细胞凋亡调控通路，发挥保护肝脏细胞、抑制肝衰竭的作用[1]。另有研究证实，大承气汤能够降低急性肝衰竭大鼠 TNF-α、Fas 相关死亡结构域蛋白（FADD）、TNFR1、caspase-8 在肝细胞中的表达水平，即大承气汤防治肝细胞凋亡的机制，可能也与抑制 FADD 介导的肝细胞凋亡有关[2]。

2. 抗炎、抗内毒素 大承气汤治疗急性肝损伤小鼠后，小鼠血浆内毒素水平明显降低，炎症细胞因子 TNF-α 水平降低，IL-6 及 NO 水平下降，肝功能明显好转，病理改变明显减轻，提示大承气汤通过降低血浆内毒素含量，减少炎症因子的产生与释放，减轻对肝脏的损伤[3]。另有实验研究发现，大承气汤可改善急性肝损伤大鼠的肠道菌群失调，降低血浆内毒素水平，同时降低血清 ALT、TBIL 水平，下调 NF-κB 及 CD14 的表达，提示该方可通过多种机制，阻断急性肝损伤大鼠肠源性内毒素血症的生物学效应[4, 5]。

小 承 气 汤

【来源】《伤寒论》。

【组成】大黄（酒洗）、厚朴（去皮，炙）、枳实（炙）。

【功效】轻下热结。

【肝病药理】小承气汤为治阳明腑实证之轻剂。研究发现，该方可通过多种机制保护肝功能，从而临床常被用于联合常规西药治疗慢性乙肝、慢性肝损伤、脂肪肝等肝脏疾病，疗效显著[6~8]。

1. 保肝 小承气汤对 CCl_4 致肝损伤大鼠肝脏有修复保护作用，能够使肝损伤大鼠的肝小叶损伤区缩小，肝细胞脂肪滴减少，RNA 增多，糖原增加，SDH 等酶活性增强，进一步发现其作用机制可能是通过阻止内质网线粒体的损失，促进蛋白质合成及提高细胞有氧代谢，从而促进细胞的修复，恢复肝功能[9]。

2. 减轻肝损伤　实验研究发现，小承气汤加生地黄、茜草能明显降低慢性肝损伤大鼠体内 TNF-α 及肠源性内毒素的含量，减轻肝细胞的坏死程度，与模型组比较差异有统计学意义（$P<0.05$，$P<0.01$），提示加味小承气汤使内毒素含量、TNF-α 水平降低是其对硫代乙酰胺（TAA）所致大鼠肝损伤具有防护作用的机制之一[10]。

参 考 文 献

[1] 王春妍，杨向东，胡东胜. 大承气汤对急性肝衰竭大鼠肝组织 Smac、细胞色素 c 及 Caspase-3 表达的影响 [J]. 中华中医药杂志，2015，30（4）：1249-1252.

[2] 王春妍，胡东胜，刘亚敏. 大承气汤对急性肝衰竭大鼠 FADD 介导的肝细胞凋亡作用研究 [J]. 中国实验方剂学杂志，2013，19（20）：234-237.

[3] 江海艳，王春妍. 大承气汤对急性肝损伤大鼠 TNF-α、IL-6 及 NO 含量的影响 [J]. 吉林中医药，2008（11）：845-846.

[4] 王春妍，范玉强，胡东胜，等. 大承气汤对急性肝损伤大鼠肠源性内毒素血症的干预作用 [J]. 时珍国医国药，2009，20（9）：2325-2326.

[5] 王春妍，杨世忠，迟宝荣. 大承气汤对急性肝损伤大鼠肠源性内毒素血症生物学效应的阻断作用 [J]. 中西医结合肝病杂志，2006（6）：356-357.

[6] 王俊霞，刘中景. 小承气汤加味联合熊去氧胆酸治疗脂肪肝的效果 [J]. 齐鲁医学杂志，2009，24（1）：11-12.

[7] 李卫东，柳盛，张秋璐. 小承气汤加味联合苦参碱对慢性乙型肝炎并胆汁淤积的影响 [J]. 现代医药卫生，2006（24）：3793-3794.

[8] 张秋璐，柳盛，刘中景. 小承气汤加味联合前列腺素 E1 对慢性乙型肝炎合并重度胆汁淤积肝功能变化的影响 [J]. 中国中医药科技，2004（2）：118-119.

[9] 罗灼玲，徐应培，李文，等. 小承气汤对大鼠肝脏作用的实验研究 [J]. 中药新药与临床药理，1992（4）：11-14.

[10] 高连印，付修文，谭勇，等. 加味小承气汤对慢性肝损伤大鼠肠源性内毒素血症的影响 [J]. 中国中医药信息杂志，2008，15（11）：33-34.

第六章 和 解 剂

小 柴 胡 汤

【来源】《伤寒论》。

【组成】柴胡 12g，黄芩 9g，人参 6g，半夏 9g，炙甘草 5g，生姜 9g，大枣 4 枚。

【功效】和解少阳。

【肝病药理】本方为治疗少阳病证的基础方，又是和解少阳法的代表方。本方常用于疟疾、慢性肝炎、肝硬化、急慢性胆囊炎、胆结石等属少阳证候者。中医辨证以往来寒热、胸胁苦满、默默不欲饮食、心烦喜呕、口苦、咽干、苔白、脉弦为要点。

1. 保肝　现代药理学研究结果提示，柴胡单药即有保肝作用，柴胡单体能够使肝细胞膜系统稳定性增强，能减轻由各种慢性损伤导致的肝纤维化，柴胡浓度达到一定程度时，尚有抗病毒、破坏细菌内毒素的作用。单药黄芩也具有肝脏保护作用，黄芩素、黄芩苷是其有效成分，能够减轻肝脏炎症反应，抗脂质过氧化，减轻肝细胞变性坏死[1]。

2. 降脂　有研究表明，小柴胡汤对细胞内 TG 和 TC 的合成呈浓度依赖性抑制。

3. 抗肝纤维化　小柴胡汤剂量在 600mg/kg，可以抑制猪血清（PS）和 DMN 诱生的大鼠肝组织 Hyp 含量的升高和凝血酶原时间的延长。同时能够降低 CCl_4 致小鼠肝胶原量的增高，抑制肝细胞坏死，并直接抑制肝纤维化的形成和肝硬化的进展。

4. 抗乙肝病毒　小柴胡汤胶囊大剂量灌服用药，2 周后能使乙肝重庆麻鸭血清 DHBV-DNA 滴度总体水平显著降低，但在停药 1 周后有 DNA 滴度回升迹象，表明该方有一定的抗 DHBV-DNA 的作用。

5. 抗肿瘤　现代药理学研究表明，小柴胡汤具有抑制肝癌细胞增殖和诱导肝细胞凋亡的作用，主要机制主要有以下两点：①小柴胡汤能够激活巨噬细胞，促进 IL-1 的产生，增强自然杀伤细胞（NK 细胞）的活性，从而产生抗肿瘤效果；②小柴胡汤能够诱导肝癌细胞形态改变，并使癌细胞停滞在细胞周期的静止期。

6. 增强与调节机体免疫功能　小柴胡汤能够显著提高肝炎患者 T 细胞和 B 细胞的数量，同时具有免疫修饰活性，能诱导人淋巴细胞产生 IFN-γ，并能促进巨噬细胞产生 IL-1。IL-1 可以增加 IL-2 的产生，而 IL-2 又能促进 IFN-γ的产生。

柴胡桂枝干姜汤

【来源】《伤寒论》。

【组成】柴胡 24g，桂枝 9g，干姜 9g，瓜蒌根 12g，黄芩 9g，牡蛎（熬）6g，甘草（炙）6g。

【功效】和解散寒，生津敛阴。

【肝病药理】本方现代常用于治疗慢性肝炎、胆囊炎等肝病。中医见于伤寒少阳证，往来寒热，寒重热轻，胸胁满微结，小便不利，渴而不呕，但头汗出，心烦；牡疟寒多热少，或但寒不热。

1. 保肝 现代药理学研究证实，柴胡能够促进肝脏解毒功能的提升，进而对肝损伤症状进行改善，或对肝脏进一步坏死进行抑制。同时还能够促进肝细胞再生速度加快，在极大程度上抑制胶原纤维增生，从而发挥护肝作用；桂枝能够发挥利尿、抗病毒等作用；干姜能够抑制中枢神经，从而发挥镇痛作用，同时，其醚提取物具有较强的抗炎作用；黄芩具有较强的抗菌、抗病毒、抗炎作用，能够促进机体免疫力的有效提升、炎症介质释放有效减少，同时发挥保肝、利胆作用。

2. 抗乙肝病毒 相关医学研究表明，在慢性肝炎的治疗中，柴胡桂枝干姜汤加减治疗安全有效。有研究结果表明，中西医结合治疗组总有效率为90%（27/30），显著高于常规西医治疗组的70%（21/30）（$P<0.05$）。和治疗前相比，两组患者治疗后的 ALT、AST、γ-GGT 水平均显著降低（$P<0.05$）；治疗后中西医结合治疗组和常规西医治疗组相比，患者的 ALT、AST、γ-GGT 水平均显著降低（$P<0.05$），但治疗前两组患者的 ALT、AST、γ-GGT 水平之间的差异均不显著（$P>0.05$）。和治疗前相比，中西医结合治疗组患者的 CD4$^+$、CD4$^+$/CD8$^+$ 均显著升高（$P<0.05$），CD8$^+$ 显著降低（$P<0.05$），但常规西医治疗组患者治疗前后的 CD4$^+$、CD8$^+$、CD4$^+$/CD8$^+$ 之间的差异均不显著（$P>0.05$）；治疗后和常规西医治疗组相比，中西医结合治疗组患者的 CD4$^+$、CD4$^+$/CD8$^+$ 均显著升高（$P<0.05$），CD8$^+$ 显著降低（$P<0.05$），但治疗前两组患者的 CD4$^+$、CD8$^+$、CD4$^+$/CD8$^+$ 之间的差异均不显著（$P>0.05$），和上述相关医学研究结果一致[2]。

柴胡加龙骨牡蛎汤

【来源】《伤寒论》。

【组成】柴胡 12g，龙骨、黄芩、生姜、铅丹、人参、桂枝（去皮）、茯苓各 4.5g，半夏（洗）6g，大黄（切）6g，牡蛎（熬）4.5g，大枣（擘）6 枚。

【功效】和解清热，镇惊安神。

【肝病药理】柴胡加龙骨牡蛎汤用于中医症见伤寒往来寒热，胸胁苦满，烦躁惊狂不安，时有谵语，身重难以转侧。本方具有保肝、抗病毒、抗肝脏肿瘤及调节免疫等作用。

1. 保肝 现代药理学研究表明，柴胡、黄芩、茯苓、生姜、大黄有保肝的作用。柴胡的有效成分柴胡皂苷 a 及粗皂苷提取液能降低肝脏脂质过氧化物含量，具有抑制肝脏过氧化反应、减少自由基对肝脏的损伤作用。黄芩苷、茯苓酸、大黄素等均有显著的保肝作用。

2. 抗肿瘤 柴胡提取液对二乙基亚硝胺（DEN）诱发肝癌前病变肝细胞增生酶异常灶的数量及大小均有明显的抑制作用。对肝癌预防，尤其对暴露于肝炎病毒和化学致癌物的高危人群具有应用价值。

3. 调节免疫 现代药理学研究表明，龙骨、牡蛎、黄芩、人参、茯苓、大枣有调节免疫的作用。本方能够明显提高肝病患者的 T 细胞和 B 细胞数量，显著增加抗体的产生，加强体液免疫功能，增强抗体依赖细胞介导的细胞毒性作用（ADCC）。同时本方还具有免疫修饰功能，能诱导人淋巴细胞产生 IFN-γ，并能促进巨噬细胞产生 IL-1。

4. 抗病毒 现代药理学研究表明，本方有抗病毒的作用[3]。黄芩、柴胡、半夏等能提高乙肝患者的 HBeAg 阳转阴、HBeAg 阴转阳率，同时增强 ADCC。

芍药甘草汤

【来源】《伤寒论》。

【组成】芍药 12g，甘草 12g。

【功效】调和肝脾，缓急止痛。

【肝病药理】本方主治伤寒伤阴，筋脉失濡，腿脚挛急，心烦，微恶寒，肝脾不和，脘腹疼痛。现用于慢性乙肝等属阴血亏虚、肝脾失调者。

1. 解痉、止痛、抗炎 本方对病变异常兴奋状态有强力的抑制、镇静作用。其中芍药对疼痛中枢和脊髓性反射弓的兴奋有镇静作用，故能治疗中枢性或末梢性的筋系挛急，以及因挛急而引起的疼痛。芍药、甘草中的成分有镇静、镇痛、解热、抗炎、松弛平滑肌的作用，两药合用后，这些作用显著增强。

2. 保肝、降氨基转移酶 临床及实验研究均表明，芍药甘草汤具有降低氨基转移酶、保护肝脏及改善肝炎症状的作用。通过定向筛选、提取、分离纯化得到芍药甘草汤有效部位群（DSM）用于治疗慢性乙肝。前期研究已经报道 DSM 对亚急性肝损伤、慢性肝损伤（肝纤维化）具有明显对抗作用，并具有抗乙肝病毒作用，实验结果表明，DSM 对 CCl_4 诱发的小鼠急性肝损伤、D-GalN 诱发的小鼠急性肝损伤，卡介苗（BCG）+脂多糖（LPS）诱发的小鼠免疫性肝损伤等多种急性肝损伤动物模型升高的氨基转移酶有明显的降低作用，并使形态学上的肝细胞变性和坏死得到明显改善和恢复。结果表明，DSM 有明显的肝脏保护作用。也有资料表明，芍药甘草汤处方中芍药中具有肝脏保护的活性成分为芍药总苷，其对多种类型的肝损伤均具有保护作用，能保肝降酶，并使形态学有明显改善。临床上用白芍总苷治疗乙肝也取得了较好疗效，且可明显改善患者的一般状况，如食欲减退、乏力等。芍药甘草汤处方中另一种药材甘草也具有肝脏保护作用，其活性成分主要为甘草酸及其衍生物、甘草类黄酮。甘草酸类药物具有较强的抗炎、保护肝细胞和改善肝功能作用，对多种肝毒剂所致肝脏损伤有防治作用，并有剂量依赖性。甘草类黄酮也具有一定的肝脏保护作用。结合我们的研究结果，可见 DSM 是芍药甘草汤肝脏保护和治疗肝炎的有效部位（成分）群，值得进一步研究其作用机制[4]。

大 柴 胡 汤

【来源】《伤寒论》。

【组成】柴胡 12g，黄芩、芍药、半夏、枳实各 9g，生姜 15g，大枣 4 枚，大黄 6g。

【功效】和解少阳，内泻热结。

【肝病药理】本方主治少阳阳明合病，往来寒热，胸胁苦满，呕不止，郁郁微烦，心下痞硬，或心下满痛，大便不解，或协热下利，舌苔黄，脉弦数有力。临床常用于治疗急性胆囊炎、胆石症等属少阳阳明合病者。

1. 抗肝纤维化 柴胡可以抑制 HSC 的激活、增殖，从而抑制 HSC 的合成与增殖，促进肝细胞的功能向正常转化。许丹等发现芦荟大黄素能影响肝纤维化小鼠肝脏胶原纤维的表达而对血吸虫性肝纤维化有治疗作用。陈念平等发现在梗阻性黄疸中，大黄素能明显降低肠道细菌的移位，可有效减轻肝脏的纤维化，对肝功能有明显的保护作用。枳实、芍药、半夏、生姜、大枣能增强机体的免疫力，清除体内毒性的氧自由基、炎症介质，降低血清中内毒素水平，保护肝细胞免受伤害。大柴胡汤利胆、抗炎、抗氧化，保护肝细胞膜，促进肝细胞的再生及改善肝脏的微循环[5, 6]。

2. 利胆消炎　大柴胡汤具有明显利胆和降低括约肌张力的作用，并且不会抑制括约肌的运动功能，因此能治疗胆管系统疾病。

3. 抗肿瘤　原发性肝癌是指肝细胞或肝内胆管上皮细胞发生癌变的恶性肿瘤，是我国常见恶性肿瘤之一。原发性肝癌属于中医学"肝积""胁痛""黄疸""臌胀"等病证范畴，与脾虚痰凝、气滞血瘀有关，病及少阳、阳明、厥阴等经，临床上多虚实夹杂；肝癌及肝癌栓塞术后综合征的症状表现一般以发热、肝区疼痛、恶心、呕吐为主，其与大柴胡汤方证相符，故可用大柴胡汤来治疗[6]。

4. 保肝利胆　有研究显示，大柴胡汤加味治疗可以抑制过氧化造成的肝损害，最大程度保护肝脏；积极改善胃肠功能，防止消化道痉挛；同时可减少胆固醇的吸收，加速分解，降低机体胆固醇含量，减少在胆囊和胆道的沉积，防止结石再形成；改善胆管的运动功能，很大程度上预防因手术引起的肝胆功能损伤[7]。

乌　梅　丸

【来源】《伤寒论》。

【组成】乌梅300枚，细辛84g，干姜140g，黄连224g，当归56g，附子（去皮，炮）84g，蜀椒56g，桂枝（去皮）84g，人参84g，黄柏84g。

【功效】温脏安蛔。

【肝病药理】本方主治蛔厥，脘腹阵痛，烦闷呕吐，时发时止，得食则吐，甚至吐蛔，手足厥冷，或久痢不止，反胃呕吐，脉沉细或弦紧。现用于胆道蛔虫病。

1. 抗肝纤维化　正常状态下，ECM维持着动态平衡。在致肝损伤因素的作用下，这种平衡被打破，ECM的合成超过其降解，肝内纤维结缔组织异常增生，形成肝纤维化，重者发展成为肝硬化。ECM的沉积和降解间的平衡由多种细胞因子调控，而TGF-β_1的调控作用最为关键。TGF-β_1促进ECM的合成与沉积作用主要是通过促进肝脏间质细胞的激活、增殖作用和增加间质细胞对ECM成分的合成实现的。在TGF-β_1作用下，HSC被激活或转化为肌成纤维细胞。激活的HSC自身也合成、分泌TGF-β_1，HSC在自分泌和旁分泌的TGF-β_1作用下大量活化，这种自分泌正反馈调节是肝纤维化得以发展的重要环节。乌梅丸能够抑制TGF-β_1 mRNA转录，减少细胞因子TGF-β_1的形成，促进ECM的降解，从而实现对肝纤维化的治疗，作用优于秋水仙碱和小柴胡汤。故乌梅丸抗肝纤维化、主治肝硬化形成的机制，可能与其调节TGF-β_1水平，以恢复肝脏功能，消除肝纤维化、肝硬化诱发因素，从而抑制胶原纤维增生和促进胶原纤维降解密切相关[8]。

2. 利胆、驱蛔　本方能促进胆囊收缩和排胆作用，有利于胆汁引流，减少或防止胆道感染及蛔虫卵留在胆道内形成胆石核心，减少胆石症的发生。加大乌梅剂量作用更为明显，而单用乌梅作用没有复方强，表明复方有协同作用。实验还表明，本方能麻醉蛔虫体，可使其失去附着肠壁的能力，促进肝脏分泌胆汁量增加，降低 pH，明显扩张奥迪括约肌，其有较强的广谱抗菌作用，尤对痢疾杆菌作用明显[9]。

3. 保肝抗炎 乌梅丸可以明显抑制肝组织损伤，减轻炎症反应，延缓或阻止肝纤维化的病理改变，作用优于秋水仙碱和小柴胡汤，从而实现对肝纤维化的治疗。故乌梅丸抗肝纤维化、防治肝硬化形成的机制，可能与抑制胶原纤维增生和促进胶原纤维降解，以恢复肝功能，消除肝纤维化、肝硬化诱发因素密切相关。乌梅丸为临床治疗肝纤维化开辟了新的思路，因此，用乌梅丸从厥阴论治慢性肝病有重大意义[10]。

逍 遥 散

【来源】《太平惠民和剂局方》。

【组成】甘草（微炙赤）半两（15g），当归（去苗，锉，微炒）、茯苓（去皮）白者、白芍、白术、柴胡（去苗）各一两（各30g）。

【功效】疏肝解郁，养血健脾。

【肝病药理】本方主治肝郁血虚脾弱证，两胁作痛，头痛目眩，口燥咽干，神疲食少，或月经不调，乳房胀痛，脉弦而虚者。本方常用于慢性肝炎、肝硬化、胆石症等属肝郁血虚脾弱者。本方为疏肝养血的代表方，中医辨证以两胁作痛，神疲食少，月经不调，脉弦而虚为辨证要点。肝郁多由情志不遂所致，治疗时须嘱患者心情达观，方能获效。

1. 抗病毒 李建树通过现代研究逍遥散加减治疗慢性乙肝的效果，发现逍遥散对改善肝脏循环、恢复肝功能、提高机体免疫力、消除临床症状有明显的疗效。临床报道，逍遥散配合干扰素治疗慢性肝病具有显著效果，在护肝及改善肝功能方面具有很好的作用。

2. 抗肝纤维化 逍遥散通过改善肝功能、调节脂肪酸代谢、促进氨基酸生成等多方面作用来治疗肝纤维化。其还可以抑制肝脏胶原纤维蛋白合成与分泌，清除自由基，减少脂质过氧化反应，保护肝细胞及其膜稳定性，维持肝细胞的正常结构和防止肝细胞内物质释放，增强肝脏蛋白补偿功能，提高肝脏代谢能力，促进肝功能恢复。

3. 保肝 逍遥散的作用机制是降酶、清除自由基、抑制脂质过氧化、促进细胞再生及修复、有效调节氨基酸水平。逍遥散可有效抑制氧自由基引起的脂质过氧化反应，减轻其对肝细胞的损伤。另外，逍遥散还可抗脂质过氧化，通过保护肝细胞的膜结构来减轻乙醇造成的脂肪性肝细胞损伤，对酒精性脂肪肝有明显保护作用[11]。

柴胡疏肝散

【来源】《景岳全书》卷五十六。

【组成】陈皮（醋炒）、柴胡各6g，川芎、枳壳（麸炒）、芍药各4.5g，甘草（炙）1.5g，香附4.5g。

【功效】疏肝理气，活血止痛。

【肝病药理】本方主治肝气郁滞证，胁肋疼痛，胸闷善太息，情志抑郁易怒，或嗳气，脘腹胀满，脉弦。本方常用于慢性肝炎、慢性胃炎、肋间神经痛等属肝郁气滞者。

1. 抗肝纤维化 肝纤维化的中心环节是 HSC 活化与 ECM 的过度沉积。田新红等发现柴胡疏肝散可阻抑肝纤维化大鼠肝组织中 TGF-β_1/p38 丝裂原活化蛋白激酶（p-p38 MAPK）信号通路活化，抑制 HSC 活化转移而使其低表达α-SMA 及 TIMP-1，提高肝组织中 MMP-9 的表达水平，进而促进 ECM 降解吸收。尚立芝等发现柴胡疏肝散可能通过降低血清 IL-1、TNF-α水平而阻遏 TGF-β_1 和α-SMA 表达，进而降低肝组织 Hyp 水平，减轻肝纤维化病变。王琦等发现柴胡疏肝散可降低血清中 ALT、AST、γ-GGT、ALP 活性，降低血清中 HA、PC-Ⅲ、Ⅳ-C、LN 及肝组织中 Hyp 的含量，具有明显的保肝降纤功效[12]。

2. 抗氧化、抗炎 现代研究发现，柴胡疏肝散对肝郁证大鼠血液流变学和炎症因子有显著改善作用，也能有效改善肝损伤模型大鼠肝脏脂质过氧化反应和自由基损伤。药理学研究表明，柴胡疏肝散中的主药柴胡可显著降低小鼠血清中 TG 的含量，抑制肝细胞凋亡，而另一种主要药物芍药可通过抗氧化和调节糖基化水平来改善 NAFLD 模型大鼠的肝功能。其他研究也表明，柴胡疏肝散能显著改善 NAFLD 大鼠模型肝脂肪变性，减少肝脏炎症因子释放；在临床观察中本方可有效改善 NAFLD 的临床症状，明显降低氨基转移酶、血脂等指标[13]。

3. 降脂 柴胡疏肝散可显著降低非酒精性脂肪肝模型大鼠血脂、肝脂及血中 FFA 水平，显著升高血中 HDL-C 含量，表明此方通过有效减少 FFA 在肝脏中的蓄积，抑制 TG、TC 的合成，减轻肝脏线粒体β氧化和促进胆固醇的排泄，调节脂质在血液和肝脏的分布、转运和清除，可有效改善机体脂质代谢，从而达到降脂的作用。

4. 降酶保肝 柴胡疏肝散可显著降低 NAFLD 模型大鼠 ALT、AST 水平，表明柴胡疏肝散可明显减轻肝细胞脂肪变性和受损的程度，可有效降酶保肝，起到改善肝功能的作用。同时肝脏病理切片的结果也显示柴胡疏肝散能显著减轻肝细胞脂肪变性，再一次表明柴胡疏肝散能有效减轻肝细胞受损的数量和程度。其机制均可能与抑制炎症和清除因脂肪酸在肝脏中蓄积过多导致的脂毒性有关[14]。

丹栀逍遥散

【来源】《太平惠民和剂局方》。

【组成】柴胡、当归、生白芍、白术（麸炒）、茯苓（去皮）各 200g，薄荷 50g，牡丹皮、生栀子各 200g，甘草 50g。

【功效】疏肝解郁，健脾和营，兼清郁热。

【肝病药理】**保肝、抗肝纤维化** 丹栀逍遥散由柴胡、牡丹皮、生栀子、当归、生白芍、茯苓、麸炒白术、甘草组成，具有疏肝清热、养血健脾之功效。方中柴胡疏肝解郁，牡丹皮清血中之伏火，生栀子清肝热并导热下行，当归养血和血，生白芍养血敛阴，柔肝缓急，茯苓、麸炒白术、甘草益气健脾。单味药的研究结果表明，柴胡对大鼠血清 ALT、AST、ALP 的升高和 TP 的降低有一定程度的抑制作用，能改善肝脏的纤维化程度；牡丹皮可显著降低 D-GalN 诱导的急性化学性肝损伤大鼠血清 ALT、AST、ALP 的含量，病理检查结果也显示其有明显的保肝作用；栀子提取物可使 D-GalN 肝损伤模型小鼠血清 ALT、AST 活性下降，肝细胞坏死、肝细胞变性等明显改善；当归能明显提高大鼠肝细胞 SOD 活力，降低 MDA 含量，具有明显的抗肝损伤作用。丹栀逍遥散能明显抑制D-GalN 所致急性肝损伤大鼠血清ALT、

AST 的活性，升高肝匀浆中 SOD、GSH-Px 的含量，降低 MDA 含量，对受损肝脏的保护机制可能与保护肝细胞膜的完整性、增强机体清除自由基的能力、减轻脂质过氧化反应有关，其作用机制还有待进一步研究[15]。

保 和 丸

【来源】《丹溪心法》卷三。

【组成】山楂 180g，神曲 60g，半夏、茯苓各 90g，陈皮、连翘、莱菔子各 30g。

【功效】消食和胃。

【肝病药理】

1. 降脂保肝　保和丸能消除酒食陈腐之积，消食导滞、健脾除湿、化痰祛瘀，具有降脂护肝之效[16]。药理实验也证明，保和丸及保和丸加虎杖方能显著减轻高脂饮食诱导的非酒精性脂肪肝大鼠脂质过氧化反应，降低血清脂质，具有防治脂肪肝的作用[17]。

2. 抗炎、抗氧化及保肝　实验研究表明，保和丸能明显改善 NAFLD 大鼠肝细胞的脂肪变性程度，使脂滴减少，炎症减轻，能明显降低 ALT、AST、TC、TG、LDL、MDA 的水平，使 HDL、SOD 水平升高，能减轻高脂饮食诱导的 NAFLD 大鼠脂质过氧化反应，降低血清脂质，因而具有防治脂肪肝的作用[18]。

半夏泻心汤

【来源】《伤寒论》。

【组成】半夏 15g，黄芩、干姜、人参、炙甘草各 9g，黄连 3g，大枣 4 枚。

【功效】寒热平调，消痞散结。

【肝病药理】本方主治寒热错杂之痞证，症见心下痞，但满而不痛，或呕吐，肠鸣下利，舌苔腻而微黄。本方常用于慢性肝炎、早期肝硬化等，属中气虚弱，寒热互结，症见痞、呕、下利者。

抗炎　现代药理学研究表明，方中黄芩、黄连、半夏、干姜具有抗菌消炎、止痛、止呕的作用。而人参、炙甘草则有解除平滑肌痉挛、缓急止痛类激素之抗炎镇痛之效[19]。

参 考 文 献

[1] 张健，杨雪亮，张曦，等. 小柴胡汤对实验性肝损伤大鼠的保护作用研究 [J]. 临床和实验医学杂志，2018，17（20）：2147-2151.

[2] 崔小数. 观察柴胡桂枝干姜汤加减治疗慢性肝炎的临床疗效 [J]. 西藏医药，2018，39（6）：135-136.

[3] 龙艺方. 柴胡加龙骨牡蛎汤治疗轻微型肝性脑病的临床研究 [D]. 南宁：广西中医药大学，2018.

[4] 宋军，王晓东，赵军宁，等. 芍药甘草汤提取物（芍甘多苷）对实验性肝损伤的影响 [J]. 中药药理与临床，2010，26（2）：40-42.

[5] 余水平，周雪玲. MRP2 蛋白在加味大柴胡汤对肝硬化大鼠肝脏纤维化的影响 [J]. 广东医学，2016，37（22）：3363-3366.

[6] 姜礼双，崔亚，乔大伟，等. 大柴胡汤内科临床应用研究进展 [J]. 亚太传统医药，2018，14（8）：

89-91.

[7] 张小兵，张万宇，卢强，等. 腹腔镜、内镜联合大柴胡汤加味治疗胆囊结石并肝外胆管结石患者的临床疗效及安全性 [J]. 实用中西医结合临床，2016，16（11）：31-32，56.

[8] 张保伟，李爱峰，赵志敏. 乌梅丸对免疫损伤性肝纤维化大鼠肝组织细胞因子 TGF-β_1 及其 mRNA 的影响 [J]. 中国中医急症，2007（5）：585-586.

[9] 周孜. 乌梅丸的实验研究和临床运用 [J]. 中成药研究，1986（3）：33-35.

[10] 张保伟，李爱峰，赵志敏. 乌梅丸对免疫损伤性肝纤维化大鼠肝组织病理形态的影响 [J]. 河南中医，2006（5）：23-25.

[11] 柴智，杜珊，樊慧杰，等. 逍遥散及其加减治疗肝病的临床应用及现代研究进展 [J]. 中华中医药杂志，2017，32（8）：3631-3634.

[12] 倪新强，曹美群，吴正治，等. 柴胡疏肝散的化学成分和药理作用研究进展 [J]. 上海中医药杂志，2017，51（9）：109-113.

[13] 张玉佩，邓远军，胡巢凤，等. 柴胡疏肝散对 NAFLD 大鼠肝脏脂质代谢及 AMPK/SIRT1 通路的影响 [J]. 中国病理生理杂志，2016，32（2）：307-313.

[14] 李丹，江涛，范华倩，等. 柴胡疏肝散对非酒精性脂肪肝大鼠脂质代谢及肝功能的影响 [J]. 中药药理与临床，2013，29（3）：8-12.

[15] 曾晓艳，廖亮英，姜帆，等. 丹栀逍遥散对 D-氨基半乳糖所致大鼠急性肝损伤保护作用的研究 [J]. 湖南中医药大学学报，2012，32（5）：32-34.

[16] 欧阳亮. 加味保和丸治疗脂肪肝 47 例 [J]. 中西医结合肝病杂志，2005（2）：109-110.

[17] 占伯林，张来，李群. 保和丸联合多烯磷脂酰胆碱胶囊治疗非酒精性脂肪性肝炎随机对照观察 [J]. 中医临床研究，2013，5（2）：22-24.

[18] 沈维增，吕红梅，谢峥伟，等. 大柴胡汤合保和丸治疗非酒精性脂肪性肝病的临床研究 [J]. 中华中医药学刊，2012，30（12）：2612-2614.

[19] 王永杰. 五苓散合四逆半夏泻心汤治疗肝硬化腹水 55 例 [J]. 中医药临床杂志，2014，26（4）：375-376.

第七章 理 血 剂

当归芍药散

【来源】《金匮要略》卷下。

【组成】当归 9g，芍药 48g，茯苓 12g，白术 12g，泽泻 24g，川芎 10g。

【功效】养血调肝，健脾利湿。

【肝病药理】本方适用于中医症见肝脾两虚，腹中拘急，绵绵作痛，头晕心悸，或下肢浮肿，小便不利，舌质淡、苔白腻。现代临床常用于治疗慢性乙肝、肝纤维化等肝病。

1. 抗氧化、调节免疫 肝组织损伤与炎症、脂质过氧化等密切相关。实验研究已证实，当归芍药散可明显改善肝硬化腹水大鼠的肝功能，减少腹水生成及延缓肝脏病理改变进程。且当归芍药散可治疗慢性盆腔炎，这与其降低血清 TNF-α 表达水平、调节机体免疫功能有关。研究显示，当归芍药散水提取物中、高剂量组血清 ALT 和 AST 水平较肝损伤组明显降低，肝细胞水肿和坏死均有不同程度的改善，且肝 TNF-α mRNA 和蛋白表达水平较肝损伤组也明显降低，而肝损伤组大鼠肝 TNF-α mRNA 和蛋白表达水平与对照组比较显著上调。研究结果说明，抗结核药物所致大鼠肝损伤的作用机制可能与肝中 TNF-α 异常表达有关，TNF-α 在抗结核药物所致的大鼠肝损伤过程中起着关键性作用，当归芍药散可能通过抑制肝中 TNF-α 的表达，从而改善抗结核药物所致的大鼠肝损伤[1]。小柴胡汤和当归芍药散可不同程度地降低 ALT 和 AST 水平，提高抗氧化能力，减少炎症因子的释放，抗凋亡和调整淋巴细胞亚群比例。当归芍药散在降低 IL-1、IL-6 和 TNF-α 水平上作用显著，并能够显著改善 T 淋巴细胞亚群的比例，提示其抗炎和免疫调节能力更显著[2]。

2. 抗肝纤维化 主要原因在于当归、赤芍、川芎具有活血化瘀、柔肝养血的功效，不但可有效减轻肝细胞的变性坏死，还可改善微循环，降低门静脉压。此外，其对成纤维细胞增殖具有一定的抑制作用，从而有效防止肝纤维化，有利于肝细胞的再生。研究报道显示，赤芍可通过诱导肝细胞色素 P_{450} 抑制脂质过氧化物形成，从而达到解毒保肝的功效[3]。

3. 保肝 现代药理研究表明，当归提取物对于 CCl_4 引起的肝功能损害具有复原修复作用。聂蓉等研究发现，当归注射液能减轻肝损伤的程度，保护肝细胞中的各种酶体的活性，对肝糖原有正负双面反馈，当肝糖原合成减少时则促进其生成，在正常的机体内却又不增加肝糖原的异生，安全且可靠；白芍有保肝和解毒作用。一些动物实验表明白芍提取物能有效降低大鼠肝功能损伤所致的 ALT 升高，此外，对黄曲霉素 B_1 所致的 LDH 及其同工酶的活性升高，同样有较强的抑制作用。此外，白芍还有调节免疫、抗炎等作用；泽泻醇 A、B、C 的乙酸酯对肝脏均有保护作用，其中以泽泻醇 C 的乙酸酯效果最好。此外，此方还有降血脂、利尿等作用[4]。

复元活血汤

【来源】《医学发明》。

【组成】柴胡 15g，瓜蒌根、当归各 9g，红花、甘草、穿山甲（炮）各 6g，大黄（酒浸）30g，桃仁（酒浸，去皮尖，研如泥）15g。

【功效】活血祛瘀，疏肝通络。

【肝病药理】本方主治跌打损伤、瘀血阻滞证之胁肋瘀肿，痛不可忍。本方具有保肝、消炎及抗肝纤维化等作用。

1. 保肝、消炎 现代药理学研究证实，柴胡对肝细胞有保护作用，可降低肝细胞内 I-C、II-C、IV-C 和纤连蛋白，抑制 ECM 的合成，穿山甲破瘀通络，可祛恶生新，实乃《黄帝内经》"结者散之"治则的体现，现代药理学研究也证明，穿山甲能抑制炎症反应，促进肝细胞修复和再生，改善肝内微循环，抑制纤维增生，促进胶原溶解和再吸收，并能提高血浆蛋白水平，被广泛用于抗肝纤维化。当归、桃仁、红花活血祛瘀，共为臣药。当归还能增加肝血流量，改善微循环，防止和减少肝细胞脂质变性和坏死，促进肝细胞再生，可显著减轻肝纤维化程度；桃仁具有抗菌、消炎、镇痛等作用，其提取物苦扁桃仁苷具有明显的抗肝纤维化作用；瓜蒌根既能入血分助诸药而消瘀散结，又能清热润燥；甘草缓急调和诸药，现代研究表明，其具有提高机体免疫力、加强机体抗病毒和保护肝细胞、防止肝糖原减少的良好作用。

2. 抗肝纤维化 此方可明显提高 TP、ALB 水平，降低 ALT、AST 水平，明显降低血清 HA、IV-C 水平，明显降低肝组织 LN、HA、PC-III 水平，且以 HA、PC-III 下降幅度最大，说明加味复元活血汤对降低肝组织肝纤维化指标有很好的作用，其作用在某些方面比秋水仙碱更强。另外，通过对肝纤维化大鼠病理学苏木精-伊红、Masson 纤维染色和免疫组化分析，发现此方能抑制胶原的增殖，促进 ECM 的降解；尤其是对 TGF-β_1 免疫组化分析，发现中药组 TGF-β_1 结果接近正常对照组，这说明中药加味复元活血汤能有效地阻止或减轻 HSC 向肌成纤维细胞转化，从而阻止肝纤维化的进程，这可能是加味复元活血汤抗肝纤维化的机制所在[5]。

血府逐瘀汤

【来源】《医林改错》。

【组成】桃仁 12g，红花、当归、生地黄、牛膝各 9g，川芎、桔梗各 4.5g，赤芍、枳壳、甘草各 6g，柴胡 3g。

【功效】活血化瘀，行气止痛。

【肝病药理】血府逐瘀汤主治证中医以胸痛，头痛，痛有定处，舌暗红或有瘀斑，脉涩或弦紧为辨证要点。现代临床多用于治疗慢性乙肝及肝纤维化。

1. 抗炎、抗氧化 现代药理学研究显示，当归、川芎、桃仁、红花、赤芍等可通过扩张血管，使组织器官血流量增加，有利于保护重要组织器官。另外，当归、桃仁、红花等活血化瘀成分亦具有显著的抗炎、抗氧化功效，能够清除机体炎症介质及氧自由基，改善微循环，可减轻病毒感染对肝脏的炎性及氧化应激的损害程度。相关研究显示，方剂中当归、川芎、桃仁、红花、赤芍等亦具有抗肝纤维化功效。慢性乙型肝炎肝纤维化采取恩替卡韦联合自拟血府逐瘀汤治疗较单一恩替卡韦治疗的临床疗效更显著[6]。

2. 抗肝纤维化 血府逐瘀汤可以改善慢性乙肝肝纤维化患者门静脉平均血流速度、门静脉血流量及血清肝纤维化指标。有实验研究报道，血府逐瘀汤可以通过降低血清 HA、肺组织 Hyp、胶原蛋白的含量及提高弹性纤维的含量，改善 ECM 代谢而发挥抗肺纤维化的作用[7]。

膈下逐瘀汤

【来源】《医林改错》卷上。

【组成】五灵脂（炒）6g，当归 9g，川芎 6g，桃仁（研泥）9g，牡丹皮 6g，赤芍 6g，乌药 6g，延胡索 3g，甘草 9g，香附 4.5g，红花 9g，枳壳 4.5g。

【功效】活血逐瘀，破癥消结。

【肝病药理】本方主治积聚痞块，痛处不移，卧则腹坠，以及肾泻、久泻由瘀血所致者，在中医主要以膈下形成痞块、痛处不移、卧则腹坠、久泻不止为辨证要点。现代临床常用来治疗慢性活动性肝炎、血卟啉病等属于血瘀气滞的病症。

1. 保肝降酶、抗肝纤维化 现代药理学研究中，当归能有效抑制成纤维细胞增生，抑制肝内胶原合成，促进肝细胞再生；红花可降低 ALT、AST 水平；赤芍、川芎、牡丹皮、五灵脂、延胡索等可正向调节人体免疫系统；川芎有抗脂质过氧化及抗肝纤维化作用，能有效抑制细胞分裂及增殖[8]。

2. 抗肝硬化 现代药理学研究显示，五灵脂能有效增加动脉血流量，降低血管阻力，且具有抗凝作用；延胡索具有良好的止痛作用；川芎可降低血管阻力，舒张动脉，增加冠状动脉流量，降低心肌氧耗量，改善心肌代谢；乌药对病毒具有抑制作用，还可兴奋和增强胃运动节律，促进肠胃吸收，同时还能扩张血管，加快血液循环，减轻机体疼痛；牡丹皮可增加冠状动脉血流量，能抑制血小板花生四烯酸产生 TXA_2，进而抑制血小板聚集；枳壳可增加冠状动脉血流量和肾血流量，具有利尿等作用。上述药物配伍使用，具有活血祛瘀、疏肝理气、通阳复脉之效。研究表明，膈下逐瘀汤联合西药治疗乙肝肝硬化效果显著，有利于肝功能的改善[9]。

参 考 文 献

[1] 文高艳，曾谊，冯泉，等. 当归芍药散对抗结核药物致大鼠肝损伤的保护作用及其机制研究 [J]. 现代药物与临床，2015，30（2）：120-125.

[2] 宋伍，魏琳，刘智，等. 小柴胡汤和当归芍药散单方及合用对免疫性肝损伤的保护作用 [J]. 上海中医药杂志，2017，51（6）：88-92.

[3] 刘礼剑，杨成宁，沈飞霞，等. 基于"肠-肝轴"肠道菌群调节观察当归芍药散加味治疗肝硬化的临床疗效 [J]. 世界中医药，2017，12（8）：1789-1792.

[4] 杨义维. 基于肝藏血理论探讨蓝青强教授应用当归芍药散加味治疗慢性乙型肝炎 [D]. 南宁：广西中医药大学，2017.

[5] 苏全武，李道本，朱佑明. 加味复元活血汤防治大鼠肝纤维化研究 [J]. 中国中西医结合消化杂志，2005

（1）：45-48.

［6］赵直光，王彩生，曹赛霞，等. 恩替卡韦联合自拟血府逐瘀汤治疗慢性乙型肝炎肝纤维化患者的疗效分析［J］. 现代生物医学进展，2016，16（36）：7151-7154.

［7］吴惠春，吴韶飞，周振华，等. 血府逐瘀汤对刀豆蛋白 A 诱导小鼠肝纤维化的干预作用［J］. 中西医结合肝病杂志，2014，24（5）：287-289，320，324.

［8］黄敬泉，王传香，黄平. 膈下逐瘀汤联合肝病治疗仪治疗乙肝肝硬化临床观察［J］. 中国中医药现代远程教育，2018，16（19）：110-111.

［9］韩方方，刘绍龙，蒋烽炼，等. 膈下逐瘀汤联合抗病毒药物治疗气滞血瘀型乙肝肝硬化的效果及对肝功能与肝纤维化指标的影响［J］. 四川中医，2018，36（11）：106-108.

第八章 软 坚 剂

鳖甲煎丸

【来源】《金匮要略》。

【组成】鳖甲（炙）90g，乌扇（烧）22.5g，黄芩22.5g，柴胡45g，鼠妇（熬）22.5g，干姜22.5g，大黄22.5g，芍药37.5g，桂枝22.5g，葶苈（熬）7.5g，石韦（去毛）22.5g，厚朴22.5g，牡丹皮（去心）37.5g，瞿麦15g，紫葳22.5g，半夏7.5g，人参7.5g，土鳖虫（熬）37.5g，阿胶（炙）37.5g，蜂窠（炙）30g，赤硝90g，蜣螂（熬）45g，桃仁15g。

【功效】行气活血，祛湿化痰，软坚消癥。

【肝病药理】本方现在广泛用于肝炎、肝硬化、肝癌、久疟、血吸虫病等；临床应用以癥瘕结于胸下，触之碍手，推之不移，腹部疼痛，肌肉消瘦，饮食减少，时有寒热等为辨证要点。

（1）抗肝纤维化：现代药理学研究表明，鳖甲煎丸有促进红细胞及自身血块吸收的作用，即有促进瘀血吸收的作用。用鳖甲煎丸治疗肝硬化大鼠，结果肝原纤维和胶原蛋白含量均比未治疗的肝硬化大鼠的含量减少，并能使肝硬化大鼠尿Hyp排泄量明显高于对照组，表明药物有促进胶原纤维降解的作用，使形成的肝胶原重新吸收[1]。

（2）抑制HSC的活化与增殖、抑制静止状态HSC旁分泌作用：HSC在ECM产生和代谢过程中发挥着重要作用，HSC的活性或含量不仅决定肝纤维化程度，同时也决定肝纤维化的进展或消退。

（3）修复肝组织损伤，抑制炎症反应：鳖甲煎丸药物组成中含小柴胡汤，可诱导人体单核巨噬细胞系统产生IL-1，抑制IL-4、IL-5的产生，从而通过抑制炎症反应起抗肝纤维化作用[2]。

（4）改善肝脏血液供应和稳定微循环，减少肝脏缺血、缺氧状态对正常组织细胞的损伤[2]。

大黄蟅虫丸

【来源】《金匮要略》。

【组成】熟大黄75g，土鳖虫（炒）30g，水蛭（制）60g，虻虫（去翅足，炒）45g，蛴螬（炒）45g，干漆（煅）30g，桃仁60g，苦杏仁（炒）60g，黄芩60g，地黄300g，白芍120g，甘草90g。

【功效】祛血生新。

【肝病药理】本方主治五劳虚极，干血内停证，适用于肝腹水、慢性肝炎及肝纤维化等肝系疾病，中医症见形体羸瘦，少腹挛急，腹痛拒按，或按之不减，腹满少食，两目无神，肌甲错乱,舌有瘀斑,脉沉涩弦。

1. 抗肝纤维化　通过构建小鼠酒精性肝纤维化损伤模型,用大黄䗪虫丸进行干预,结果表明肝脏 IL-6、IFN-γ、TNF-α 水平下降,肝细胞凋亡减少和切割半胱天冬酶-3(cut caspase-3,CC3)水平降低,对小鼠肝纤维化损伤有明显的保护作用[3]。现代药理学研究表明,大黄䗪虫丸含药血清可以通过抑制 LPS 诱导的 HSC 中的 TLR4-髓样分化因子 88(MyD88)的表达,进而减少 NF-κB 的活化,促进 TGF-β 假受体 BAMBI 的表达,这应该是其发挥抗肝纤维化作用的主要机制之一[4]。

2. 治疗肝血吸虫病　临床研究表明,大黄䗪虫丸联合拉米夫定治疗晚期血吸虫病联合慢性 HBV 感染近期安全有效[5]。

3. 调节机体免疫和抗肿瘤　最近研究发现,大黄䗪虫丸对免疫抑制型小鼠具有提高免疫功能的作用,能减少模型小鼠中脾细胞及外周血细胞中 CD4+、CD25+ 的细胞比例,提高外周血中 INF-γ 的含量,从而提高小鼠的免疫能力,起到抗肿瘤的作用。

4. 治疗肝腹水　临床运用发现大黄䗪虫丸还可以治疗肝硬化失代偿期所引起的肝腹水[6]。

疟 母 丸

【来源】《证治准绳·幼科》。

【组成】鳖甲(醋炙)二两,三棱(醋浸透,煨)一两,莪术(醋浸透,煨)一两。

【功效】疟母结癖,寒热无已。

【肝病药理】本方现代主要用于治疗肝纤维化。中医方面主要治疗疟疾日久不愈,痰饮夹瘀,结于胁下所形成的痞块,舌有瘀斑,脉沉弦滑。

抗肝纤维化　研究表明,疟母丸干预组能够明显降低肝组织中 TNF-α、α-SMA、TGF-β$_1$、Ⅰ-C、Ⅱ-C 等 mRNA 的含量,说明疟母丸能够显著抑制肝纤维化的进程,其机制可能与抑制肝细胞活化有关[7]。

中满分消丸

【来源】《东垣十书》。

【组成】党参 3g,枳实(炒)15g,茯苓 6g,黄连(姜汁炒)15g,白术(炒)3g,厚朴(制)30g,干姜 6g,猪苓 3g,泽泻 9g,甘草(炙)3g,黄芩(炒)15g,姜半夏 15g。

【功效】健脾行气,利湿清热。

【肝病药理】本方现代主要用于治疗肝硬化腹水、肝大、胆囊炎等肝胆病,中医症见腹大坚满,脘腹胀痛,烦热口苦,渴不欲饮,小便短赤,大便秘结,苔黄腻,脉弦数。

1. 抗肝纤维化　临床试验表明,运用中满分消丸治疗肝腹水后 ALT、AST、神经氨酸酶(NEU)等指标均比对照组低,表明中满分消丸治疗肝硬化腹水的效果明确,有利于促进腹水的消退和肝功能的恢复[8]。

2. 抑菌消炎　中满分消丸对于胆囊炎也有一定的疗效。

参 考 文 献

[1] 曾凡波, 晏菊姣, 万波, 等. 鳖甲煎丸药理学研究 [J]. 中成药, 2002 (7): 43-46.

[2] 赵康. 鳖甲煎丸治疗肝硬化瘀血内结证的临床研究 [D]. 武汉: 湖北中医药大学, 2014.

[3] 钟伟超, 周楚莹, 高磊, 等. 大黄䗪虫丸对小鼠酒精性肝纤维化损伤的保护作用 [J]. 中成药, 2017, 39 (12): 2475-2480.

[4] 吕萍, 刘旭东, 徐新杰, 等. 大黄䗪虫丸含药血清调控大鼠原代肝星状细胞 BAMBI 表达的研究 [J/OL]. 中华中医药学刊, 2019 (5): 1088-1091.

[5] 牛雪花, 吴鹏飞, 华海涌, 等. 大黄䗪虫丸治疗晚期血吸虫病临床疗效 [J]. 中国血吸虫病防治杂志, 2011, 23 (6): 701-703.

[6] 庞浩龙, 贡联兵. 肝硬化腹水中成药的合理应用 [J]. 人民军医, 2017, 60 (12): 1236-1237.

[7] 马力, 马军梅. 疟母丸对进展期大鼠肝纤维化的干预作用研究 [J]. 宁夏医学杂志, 2016, 38 (12): 1137-1140.

[8] 陈禄, 谢辉, 张坚勇, 等. 中满分消丸加减治疗肝硬化腹水的临床分析 [J]. 当代医学, 2017, 23 (30): 34-36.

第三篇　现 代 验 方

第一章 抗炎保肝方

复方黄芪乙肝颗粒

【来源】中国人民解放军第 302 医院。

【组成】生黄芪、制何首乌、丹参、郁金、虎杖、重楼、地耳草、北豆根、猪苓、女贞子。

【功效】健脾益肾，疏肝活血，清热利湿。

【方解】复方黄芪乙肝颗粒主要由生黄芪、制何首乌、丹参等 10 味中药按君、臣、佐、使原则组成，以扶正祛邪为总治则，意在健脾益肾、疏肝活血、清热利湿，针对疾病始因及病理改变，逐一纠正，标本兼治。黄芪经现代医学研究证实对细胞免疫和体液免疫均有促进作用，能增强吞噬系统功能，促进淋巴细胞转化，诱导干扰素生成。

【肝病药理】

（1）本方可显著降低血清 ALT 和 AST 活性，针对慢性乙肝患者，复方黄芪乙肝颗粒干预后，肝功能中 ALT 和 AST 恢复正常，且显著低于未干预组[1]。

（2）本方能抑制乙肝病毒的复制，促进转阴，在临床慢性乙肝患者检测中发现，从 HBeAg 阴转率方面看，各疗程之间比较差异无显著性意义，但随着疗程的延长，阴转率似有增加的趋势。从 HBV-DNA 阴转率方面看，治疗 12 周时最低（36.14%），与 24 周（51.56%）、36 周（81.82%）、48 周（66.67%）比较，差异有显著性意义（$P < 0.01$），36 周时最高[2]。

乙肝康颗粒

【来源】中国人民解放军第 452 医院。

【组成】黑蚂蚁、黄芪、柴胡、北五味子、郁金、茵陈、虎杖、猪苓、板蓝根、三七、北山楂、黄芩、淫羊藿、甘草。

【功效】疏肝健脾，清热除湿，活血化瘀，补肝益肾。

【方解】乙肝康颗粒由中国人民解放军第 452 医院中药制剂室与肝病专科共同研制，适用于急、慢性乙肝，HBV 携带者。方中黑蚂蚁具有增强免疫力、抗病毒之效，佐以板蓝根，可加强抗病毒功效；柴胡配伍黄芪，佐以猪苓，疏肝健脾；茵陈配伍黄芩，佐以虎杖，共奏清热除湿之效；三七、郁金、北山楂活血化瘀；北五味子、淫羊藿补肝益肾。

【肝病药理】**降低慢性乙肝患者的 ALT、AST 及 TBIL 水平** 门诊收入 124 例乙肝专科患者，采用乙肝康颗粒口服，一天 3 次，每次 10g，饭后服用，3 个月为 1 个疗程，观察 1 个疗程治疗前后的临床症状、肝功能及血清乙肝病毒标志物检测的变化。结果显示，接受治疗的患者临床症状、体征有所改善，ALT、AST 及 TBIL 均有所下降[3]。

乙肝转阴汤 1 号

【来源】深圳市红十字会医院。

【组成】茵陈、栀子、大黄、板蓝根、白花蛇舌草、赤芍、柴胡等。

【功效】祛除邪毒。

【方解】本方中板蓝根、大黄、茵陈、栀子、白花蛇舌草等具有清热、解毒、化湿的作用，柴胡配伍赤芍，具有通络解郁之功效。白花蛇舌草还具有增强细胞吞噬功能、不同程度体外抑制 HBsAg 的作用。

【肝病药理】

（1）本方能促进乙肝患者肝功能的恢复和促进病毒血清标志物转阴。将 100 例慢性乙肝患者随机分成两组，治疗组 59 例，对照组 41 例。治疗 2 个疗程，每个疗程为期 3 个月，评价标准如下。显效（治愈）：HBsAg、HBeAg、HBV-DNA 转阴，主要症状消失，肝功能正常；有效：HBsAg 或 HBeAg、HBV-DNA 转阴，主要症状及肝功能改善；无效：主要症状及肝功能无改善甚至加重，HBsAg、HBeAg 或 HBV-DNA 无阴转。结果显示如下。治疗组：显效（治愈）5 例，有效 48 例，无效 6 例，总有效率为 89.8%。对照组：治愈 0 例，有效 24 例，无效 17 例，总有效率为 58.5%。

（2）本方与乙肝转阴汤 2 号联用，具有协同作用，能提高患者的免疫功能，促进肝细胞修复，增强机体的抗病毒能力，促进病毒血清标志物转阴[4]。

乙　肝　散

【来源】青岛市传染病医院。

【组成】天王叶、地人参、猕猴桃、柴胡、田基黄等。

【功效】清热解毒，疏肝利胆，健脾化湿，活血化瘀。

【方解】本方中天王叶、地人参益气活血，柴胡疏肝利胆，猕猴桃调中健脾理气，润燥生津，田基黄清热利湿解毒。全方共奏清热解毒、疏肝利胆、健脾化湿、活血化瘀之功。

【肝病药理】

（1）体现抑制 HBsAg 和 HBeAg 分泌作用。在 HBV-DNA 克隆转染人肝细胞 HepG2 2.2.15 细胞系使用药物终浓度为 200mg/L、400mg/L、800mg/L、1600mg/L 的乙肝散处理后，发现乙肝散对肝细胞 HepG2 2.2.15 细胞系中 HBsAg 和 HBeAg 表达的抑制率与药物浓度成正比，并且各种药物浓度在整个观察期均见抑制作用。

（2）降低 HBV-DNA 含量。采用垂直传播 HBV-DNA 阳性，分设低、中、高三个不同剂量的试验组（5g/kg、10g/kg 及 15g/kg），每周给药 3 次，连续 12 周。结果表明，乙肝散能有效抑制 DHBV-DNA 的复制，并改善肝组织病变。

（3）临床用于慢性乙肝患者，可改善症状、体征及肝功能，使 HBeAg 及 HBV-DNA 转阴。观察对象为 437 例慢性乙肝患者，血清 HBsAg 和 HBeAg 及 HBV-DNA 持续阳性，伴 ALT 增高，除外失代偿性肝硬化、重症肝炎、肝癌及其他肝病。治疗方法为乙肝散 9g，每日

3 次，疗程为 3 个月。结果显示，临床抗病毒疗效方面，阴转率 HBsAg 为 27/437（6.2%），HBeAg 为 186/398（46.7%），HBV-DNA 为 37/100（37.0%）。各医院主要症状、体征、肝功能指标改善率及 HBeAg 阴转率差异不大，说明此药重复性良好[5]。

慢肝 1 号冲剂

【来源】石家庄市第五医院。

【组成】柴胡、黄芩、陈皮、半夏、白蒺藜、皂刺、红花、刘寄奴、丹参、桃仁、苍术、茯苓、鸡内金、焦四仙等。

【功效】理气活血，疏肝解郁，健脾益气，兼化痰散结、清热利湿。

【方解】方中柴胡、白蒺藜、皂刺疏肝气，解肝郁；丹参、桃仁、红花活血化瘀；陈皮、半夏、鸡内金、焦四仙化积消食，宽中和胃；陈皮、半夏、皂刺，有理气化痰散结的作用；苍术、茯苓健脾利湿。全方共成理气活血、疏肝解郁、健脾益气，兼化痰散结、清热利湿之功。

【肝病药理】**降低 ALT 水平，促进乙肝病毒标志物转阴，改善肝脏炎症和抗肝纤维化** 在临床上，运用慢肝 1 号冲剂治疗慢性乙肝、肝炎肝硬化患者 100 例，经临床观察证实，慢肝 1 号冲剂在降低 ALT，消退黄疸，降低血清 GLB，改善肝纤维化指标，阴转乙肝病毒标志物 HBV-DNA、HBeAg，改善临床症状诸方面有明显疗效[6~9]。

龙茜颗粒

【来源】南京中医药大学附属医院。

【组成】龙葵、茜草、炒柴胡、黄芩、女贞子、党参、甘草。

【功效】清热凉血，化湿解毒，疏肝运脾，养肝补脾益肾。

【方解】此方以小柴胡汤为基础组方，加龙葵、茜草清热凉血解毒；女贞子、甘草益气补肝滋肾，具有疏肝凉血、扶正解毒的作用。本方适用于湿热瘀毒内蕴、肝脾失调正虚的慢性肝炎。

【肝病药理】**抗病毒、改善肝功能** 在临床收治的 109 例慢性乙肝患者，随机分为治疗组（71 例）与对照组（38 例）。治疗组服用龙茜颗粒，每次 1 包（10g），每日 2 次；对照组用水飞蓟素片（益肝灵），每片 38.5mg，每次 2 片，每日 3 次。两组均以 3 个月为 1 个疗程，2 个疗程后评定疗效。2 个疗程结束后，治疗组基本治愈率为 57.75%（41 例），有效率为 30.98%（22 例），无效率为 11.27%（8 例），总有效率达 88.73%。对照组基本治愈率为 28.95%（11 例），有效率为 36.84%（14 例），无效率为 34.21%（13 例），总有效率为 65.79%。两组在基本治愈率、总有效率方面差异有显著性（均 $P<0.01$）[10]。

养肝降酶丸

【来源】中国人民解放军第一军医大学（现南方医科大学）中医系。

【组成】茵陈、黄芩、白术、云苓、芍药、大黄、黄芪、垂盆草、虎杖、五味子。

【功效】养肝护肝，解毒化瘀，退黄降酶。

【方解】此方以茵陈五苓散为基础组方，方中茵陈苦泄下降，功专清热利湿退黄；合以白术、云苓利水渗湿，则祛水湿之力增强，使湿热从小便而去，邪有出路，黄疸自退。佐以大黄泻热逐瘀，通利大便，导瘀热由大便而下。黄芩合芍药，清热化瘀。垂盆草配伍虎杖，增强抗病毒功效，黄芪、五味子，健脾益气，补肝肾。

【肝病药理】

1. 降低氨基转移酶　临床上采用茵陈五苓散加减自制成纯中药制剂养肝降酶丸治疗疑似肝炎暴发流行，单项 ALT 升高患者 333 例。治疗后临床症状基本消失，黄疸指数与血小板数值恢复正常，ALT 恢复正常[11]。

2. 保护肝细胞，提高肝脏解毒能力　垂盆草制剂对小鼠 CCl_4 所致肝损伤有保护作用，对肝细胞内物质代谢及能量代谢有促进作用，可提高肝脏的解毒功能。

活血益肝丸

【来源】汉中市中医医院。

【组成】丹参、三七、鳖甲、黄芪、枸杞子、茵陈、黄连、半枝莲、白花蛇舌草、紫草等。

【功效】活血化瘀，清热解毒，滋补肝肾。

【方解】方中丹参、三七活血化瘀，理气止痛；鳖甲软坚散结；半枝莲、白花蛇舌草增强抗病毒功效；茵陈、黄连利胆退黄，清热燥湿；黄芪配伍枸杞子，滋补肝肾。全方标本兼治，共奏活血化瘀、清热解毒、滋补肝肾之功效。

【肝病药理】

1. 抗肝细胞坏死　黄芪、枸杞子具有皮质激素样作用，可抑制抗体合成，减少肝细胞损害，诱导体内干扰素产生，国外作为保肝降酶药使用。

2. 抗肝纤维化　白花蛇舌草、丹参、三七能促进前列腺素（PGI_2）样物质形成而扩张血管，抑制腺苷二磷酸（ADP）诱导的血小板聚集，增加纤溶，改善微循环，还对已沉淀的抗原-抗体复合物有促进吸收或消除作用，并可清除血液中过剩的抗原，防止免疫复合物的产生，同时鳖甲抗肝细胞纤维作用强劲。

3. 促肝细胞修复　紫草可抑制体液免疫反应。上述药物组合既能抗病毒，调节机体免疫，又能改善肝脏微循环，促进肝细胞修复，防止纤维化的发生[12]。

三草三根汤

【来源】中国人民解放军白求恩国际和平医院。

【组成】白花蛇舌草、夏枯草、甘草、板蓝根、山豆根、白茅根。

【功效】清热解毒消炎，利胆退黄。

【方解】白花蛇舌草、夏枯草合用，清热解毒，活血凉血，利尿消肿；山豆根、白茅根、板蓝根配用，以清肝经郁热，泻火败毒，甘草调和诸药。全方共奏清热解毒、活血凉血、消肿退黄之功，并具有促进乙肝表面抗原转阴之功。

【肝病药理】

1. 防止肝细胞坏死，促进肝细胞再生，促进乙肝病毒标志物转阴 临床入选慢性迁延性肝炎患者 45 例，慢性活动性肝炎患者 5 例，给予三草三根汤，每日 1 剂水煎分两次服。疗程 2～3 个月。结果显示，临床近期治愈 33 例（66%），好转 12 例（24%），无效 5 例（10%）总有效率为 90%。50 例中 HBsAg 复查 3 次连续阴性 12 例，占 24%；HBsAg 滴度明显下降 17 例，占 34%，总有效率为 58%[13]。

2. 增加血流量，疏通门静脉，降低门静脉高压，改善肝功能 研究表明，复方三草三根汤配合西药处理，根据疾病在各个阶段的临床分期不同，以中医辨证为主联合西药控制腹水，明显缩短了病程，提高了治愈率[14]。

解毒逍遥汤

【来源】蚌埠市中医医院。

【组成】柴胡、当归、白术、云苓、垂盆草、白芍、甘草、五味子、贯众、虎杖等。

【功效】疏肝健脾，降酶解毒。

【方解】方中柴胡疏肝理气；白芍、甘草柔肝养血，缓急止痛；白术、云苓健脾实脾；贯众清热解毒，有抗乙肝病毒作用，佐以虎杖、五味子、垂盆草可增强降酶解毒功效。

【肝病药理】降低血清 ALT，抗乙肝病毒：临床上运用解毒逍遥汤治疗慢性活动性乙肝患者 60 例，分早、晚两次服，每日 1 剂，3 个月为 1 个疗程，共治疗 1～2 个疗程，停药后跟踪观察 1 年。结果显示，血清 ALT 恢复正常，临床症状缓解，半年内无反复者 47 例，占 78.3%；无效者 13 例，占 21.7%。HBsAg 转阴者 7 例，占 11.7%；抗-HBc 转阴者 1 例，占 1.7%[15]。

益气解毒丸

【来源】三亚市中医医院。

【组成】黄芪、灵芝、郁金、木蝴蝶、茯苓、薏苡仁、山楂（焦）、茵陈蒿、北沙参、五味子、桑寄生、丹参、赤芍、牡丹皮、菊花、板蓝根、土茯苓、甘草等。

【功效】益气疏肝，健脾利湿，清热解毒，活血祛瘀。

【方解】方中黄芪、灵芝益气疏肝；郁金、木蝴蝶有疏肝行气之功；茯苓、薏苡仁、山楂（焦）、茵陈蒿健脾化湿；北沙参、五味子柔肝养阴，桑寄生滋养肝肾；丹参、赤芍、牡丹皮活血祛瘀；菊花、板蓝根、土茯苓清热解毒；甘草调和诸药。全方相配，具有益气疏肝、健脾利湿、清热解毒、活血祛瘀之功效。

【肝病药理】

1. 能改善患者的临床症状、体征和各项肝功能指标，提高乙肝病毒标志物阴转率 采用随机数字表法将 100 例慢性乙肝肝胆湿热型患者随机分为治疗组和对照组各 50 例。对照组口服甘草酸二铵胶囊，每次 3 粒，每日 3 次；维生素 C 片，每次 2 片，每日 3 次。治疗组在对照组治疗的基础上加用益气解毒丸，每次 6g，每日 3 次。两组均以 3 个月为 1 个疗程，共 2 个疗程。观察患者胁肋胀痛、纳呆呕恶、厌油腻、身目发黄、小便黄、舌苔黄腻等症状，并于治疗前后检测患者肝功能、乙肝病毒标志物。治疗后：①治疗组的临床症状、体征改善情况均有优于对照组趋势，但差异均无统计学意义（$P>0.05$）。②治疗组的临床总疗效优于对照组，差异有统计学意义（$P<0.05$）。③治疗组的各项肝功能指标改善和乙肝病毒标志物阴转率均优于对照组，但两组比较差异均无统计学意义（$P>0.05$）[16]。

2. 可提高免疫力、保肝　现代药理学研究表明，黄芪含多糖、皂苷、黄酮、甾醇和氨基酸等有效成分，可防止肝糖原减少，对肝脏有保护作用。灵芝及其提取物在一定程度上能预防酒精性肝损伤，对 CCl_4 和 D-GalN 所致的小鼠肝损伤有一定的保护作用，灵芝的醇提物对 CCl_4 所致的氨基转移酶升高有降低作用，还可明显降低肝中 TG 的蓄积，并能减轻乙硫氨酸引起的脂肪肝[17~19]。

柴胡解毒汤

【来源】刘渡舟《首批国家级名老中医效验验方精选》。

【组成】柴胡、黄芩、茵陈、土茯苓、蚤休、草河车、炙甘草、苍术等。

【功效】清热解毒利湿，疏利肝胆气机。

【方解】本方以小柴胡汤之柴胡、黄芩疏肝利胆清热，合以茵陈清热利湿；湿热蕴久成毒，故以土茯苓清热解毒，蚤休、草河车既可清热解毒，又能凉血疏肝；炙甘草调和诸药，共奏其效。

【肝病药理】

1. 抗炎、抗病毒　选取 61 例乙肝肝纤维化患者，随机分为柴胡解毒汤治疗组 31 例及鳖甲软肝片对照组 30 例，均以 12 周为 1 个疗程。1 个疗程前后检测肝纤维化血清学指标（PC-Ⅲ、HA、LN、Ⅳ-C），肝脏 FibroScan 检测，肝功能（ALT、AST、TBIL、ALB）以及不良反应。结果：治疗组肝脏 FibroScan 检测、肝纤维化血清学指标改善方面具有较好的疗效，治疗组 HA 优于对照组，PC-Ⅲ、LN、Ⅳ-C 治疗后两组差异不显著，在肝功能的改善和中医症状积分方面两组治疗后均有明显改善[20]。

2. 保肝利胆，改善肝功能，提高血清乙肝病毒标志物 HBsAg、HBeAg、HBV-DNA 等阴转率　临床上使用前瞻性设计，对 80 例门诊及住院慢性乙肝患者使用柴胡解毒汤，每日 1 剂，水煎 200ml，早、晚口服。连续治疗 4 个月为 1 个疗程。观测临床症状、TBIL、ALT、不良反应。连续治疗 2 个疗程，判定疗效。结果示显效 75 例，无效 5 例，总有效率为 93.75%。症状、体征均有改善（$P<0.01$）。肝功能均有改善（$P<0.01$）[21, 22]。

3. 抑制 LX-2 增殖、诱导 LX-2 发生凋亡，从而抑制纤维增生　将 Wistar 大鼠分成实验组与对照组，分别以柴胡解毒汤、生理盐水灌胃 5 天后取血制备大鼠含药血清与正常血清。同时复苏 LX-2 后进行细胞培养和细胞传代。柴胡解毒汤含药血清在给药 24 小时后可抑制 LX-2 的增殖，36 小时、48 小时、72 小时的增殖抑制率分别为 0.37%、0.46%、0.44%，并可诱导 LX-2 发生凋亡，48 小时、72 小时凋亡概率分别为（9.80±0.95）%、（36.40±5.09）%，差异具有统计学意义（$P<0.05$）[23]。

肝　炎　康

【来源】《关幼波肝炎医患指南》。

【组成】黄精、制何首乌、枸杞子等 14 味中药。

【功效】滋养肝肾，调理脾胃，疏达郁滞。

【方解】方中制何首乌补肝肾，益精血；黄精入脾、肺、肾经，具有健脾、补肺、益肾的功效；枸杞子入肾经，具有补肝肾、明目的功效。

【肝病药理】

1. 抑制急性肝损伤　肝炎康颗粒灌胃对小鼠 CCl_4 所致的急性肝损伤、小鼠 D-GalN 所致的急性肝损伤、大鼠 CCl_4 所致的亚急性肝损伤、大鼠 CCl_4 所致的慢性肝损伤（肝纤维化）、2,4,6-三硝基氯苯诱导的小鼠迟发型变态反应性肝损伤等多种肝损伤模型均有显著降低氨基转移酶、减轻肝损伤组织病理改变的作用，保护肝组织内糖原丢失、抑制肝组织内脂质过氧化物的生成，对肝纤维化大鼠可明显降低血清唾液酸含量，抑制肝内胶原纤维的生成[24]。

2. 促进损伤肝细胞的恢复及调节机体免疫，清除免疫复合物，抗病毒　通过临床治疗，还观察到肝炎康对乙肝病毒标志物的转阴有作用，观察的 30 例患者中，HBsAg、HBeAg、HBcAb 阳性者 38 例，服药 3 个月后 HBsAg 阴转者 2 例，HBeAg 转为 HBcAb 者 16 人，其作用机制可能与改善机体免疫状态有关，值得在今后的工作中进一步探讨[25]。

三　合　一　方

【来源】《国医圣手姜春华经验良方赏析》。

【组成】本方由 3 类药物构成，故名三合一方。根据患者体质与病情，姜春华先生将此三类药物拟订甲乙两方。甲方：党参、全瓜蒌、羊蹄根、田基黄、鸡骨草、鲜茅根各 15g，黄芪 50g，五味子、黄柏、苍术、茯苓、赤芍、丹参各 9g。此方益气解毒、活血祛湿，适用于气虚湿滞者。乙方：生地黄 50g，淫羊藿、太子参、丹参、全瓜蒌各 15g，菟丝子、五味子、赤芍、桃仁、当归、紫草、黄柏各 9g。此方补肾活血解毒，适用于肾气不足者。

【功效】清热解毒，扶正培本，活血化瘀。

【方解】黄芪、党参、太子参、五味子益气，能增强人体免疫力，提高抗病毒功能，生地黄、淫羊藿、菟丝子补肾，此二类是扶正培本。其次是针对病毒的祛邪药物，全瓜蒌在《海上集验方》《普济方》中被认为能治黄疸，姜先生认为降低氨基转移酶有效。羊蹄根又称土大黄，能凉血止血，有抗真菌、抗病毒、治黄疸作用。黄柏清热燥湿。赤芍、丹参、桃仁、当归活血化瘀，这是针对病邪入侵引起肝血郁滞而用。田基黄又称地耳草，能清热解毒、活血消肿、抗菌，药理研究证明其能降低 ALT，治急、慢性肝炎均有良效。鸡骨草清热解毒，疏肝散瘀，经临床证实其治急性黄疸性肝炎有效。紫草凉血活血，清热解毒，《神农本草经疏》认为其能治五疸（黄疸、谷疸、酒疸、女劳疸、黑疸）。苍术燥湿健脾，茯苓利湿健脾，祛邪兼扶正[26]。

【肝病药理】

1. 增强人体免疫力，提高抗病毒能力　黄芪多糖、黄芪皂苷是黄芪的主要有效成分。黄芪多糖具有多种免疫调节作用，通过提高免疫力、保护肝细胞、阻断肝纤维化过程、减轻肝损伤而发挥作用。黄芪皂苷也是黄芪的主要有效成分之一，黄芪皂苷甲具有保肝作用，可以抑制胶原的增生，与苄达赖氨酸合用可以抑制Ⅳ-C 生长，降低 TGF-β_1 水平而起到保护肝细胞的作用[27]。

2. 治疗急性黄疸性肝炎、慢性肝炎　研究表明本方对急性黄疸性和非黄疸性肝炎疗效较好，对迁延性、慢性肝炎也有一定疗效，特别对降低 ALT 效果较显著[28]。

赋 肝 能

【来源】中国人民解放军第 302 医院。

【组成】由蔷薇科委陵菜属植物鹅绒委陵菜（*Potentilla anserina* L.）中提取分离的活性部位组成，主要成分为三萜类化合物刺梨苷（kajiichigoside F.，分子式：$C_{36}H_{58}O_{10}$）和野鸦椿酸（euscaphic acid，分子式：$C_{30}H_{48}O_5$），刺梨苷与野鸦椿酸的含量＞60%。

【功效】抗 HBV，保肝降酶。

【方解】无。

【肝病药理】

1. 抑制 HBV 复制　建立 HBV 传染的人肝癌细胞 HepG2 2.2.15 细胞系为体外模型，HBV 静脉感染、血清 DHBV-DNA 呈强阳性的北京鸭为体内模型。分别观察 HepG2 2.2.15 细胞含药培养基中 HBsAg 和 HBeAg 及鸭血清中 DHBV-DNA 水平。结果表明，体外试验进行 8 天时，各剂量组赋肝能对 HBsAg 和 HBeAg 均有明显抑制作用。大剂量赋肝能对 HBsAg 和 HBeAg 有显著抑制作用（$P<0.01$）。体内试验观察，大剂量和中剂量赋肝能对 DHBV-DNA 有明显抑制作用（$P<0.05$，$P<0.01$），其抑制作用呈剂量依赖性和时间依赖性[29]。

2. 对小鼠实验性肝损伤具有明显的保护作用　采用化学毒物 CCl_4、α-ANIT 致小鼠肝脏损伤，测定其生化指标并观察病理组织学改变。赋肝能 0.165g/kg、0.0825g/kg 均能显著降低 CCl_4 肝损伤所致的小鼠血清 ALT 升高（$P<0.01$）及α-ANTT 肝损伤所致的小鼠血清 TBIL 升高（$P<0.01$）；赋肝能 0.04125g/kg 对上述指标没有影响[30]。

3. 临床上抑制病毒复制、改善肝功能及临床症状等方面的反应性和耐受性　采用开放、随机对照法，治疗组 20 例给予赋肝能片口服；对照组 24 例给予 IFN-α肌内注射。两组均以 3 个月为 1 个疗程。临床分析结果表明，赋肝能片可较好地抗乙肝病毒及改善肝功能，临床副作用少[31]。

益肝康口服液

【来源】聊城市人民医院。

【组成】党参、黄芪、丹参、薏苡仁、五味子、白术、当归、桑寄生等。

【功效】益气健脾，养血活血，解毒散结；调节机体免疫功能，增强机体抵抗力。

【方解】方中党参、黄芪、白术补益脾胃，扶助正气，具有保肝作用，并可调整机体免疫功能；当归、丹参养血活血，疏通经络，能促进肝细胞再生，恢复肝功能；五味子益气敛肝，可以降低氨基转移酶，具有抗肝损伤作用；薏苡仁、桑寄生健脾化湿，具有保肝作用。诸药合用，可达到益气祛邪、柔肝扶脾、清热解毒、行气消瘀之功效。

【肝病药理】**保肝降酶，用于治疗慢性乙肝** 临床上收集 2005～2006 年门诊患者 116 例，随机分为治疗组和对照组各 58 例。治疗组采用益肝康口服液，每日 2 次，每次 60ml，用白开水送服，对照组口服肝苏颗粒，每日 3 次，每次 1 袋；护肝片，每日 3 次，每次 4 片。两组均以 2 个月为 1 个疗程，连续治疗 2～3 个疗程，治疗期间均不使用其他抗病毒药物及免疫调节制剂。结果有效的标准为临床症状消失，肝脾大稳定不变或缩小，无压痛，肝区无叩击痛，ALT、TBIL 正常，HBeAg 和 HBV-DNA 转阴。治疗组 58 例，有效 15 例，显效 22 例，无效 21 例，总有效率为 64%；对照组 58 例，有效 8 例，显效 14 例，无效 36 例，总有效率为 38%。两组比较差异有统计学意义（$P<0.01$）[32]。

愈肝灵口服液

【来源】淮安市第四人民医院。

【组成】龙胆草、黄柏、陈皮、泽泻、车前子、焦六曲、茯苓、板蓝根、茵陈、石见穿等。

【功效】疏肝利胆，清肝泻火，降酶退黄。

【方解】本方中茵陈为治黄疸专药，有利胆及促进肝细胞再生作用，且能清泻肝胆郁热、利湿以退黄疸，为主药；辅以板蓝根清热解毒；黄柏清热燥湿；龙胆草清泻肝胆实火，除下焦湿热；茯苓、泽泻、车前子渗湿利水，使湿热之邪从小便而出；石见穿清热解毒、活血镇痛，常用于肝炎胁痛，佐以陈皮行气健脾，燥湿和胃止呕；焦六曲消食和胃。以上药物的综合作用，构成了愈肝灵口服液清利湿热、疏肝利胆、健脾和胃的药理基础。

【肝病药理】

1. 降酶退黄、保肝利胆，治疗急、慢性肝炎 临床上入选急性肝炎患者 46 例（甲型肝炎 18 例，戊型肝炎 28 例），慢性肝炎患者 178 例（均为乙肝）。口服愈肝灵口服液，每次 50ml，每日 2 次，2 个月为 1 个疗程。结果显示：46 例急性肝炎患者疗程结束时显效 31 例，显效率为 67.4%；有效 15 例，有效率为 32.6%，总有效率为 100%。178 例慢性乙肝患者疗程结束时显效 74 例，显效率为 41.6%；有效 85 例，有效率为 47.8%，总有效率为 89.4%[33]。

2. 恢复肝功能，改善肝病症状 临床上入选慢性活动性肝炎及肝功能不良患者 126 例，治疗 2 个月后，主要症状乏力、纳差、眼干涩的改善情况治疗组优于对照组（均 $P<0.05$），肝脾大、肝区痛两组间无显著性差异（均 $P<0.05$），治疗 1 个月和 2 个月后，血清中的 TBIL、ALT 复常情况治疗组优于对照组（均 $P<0.05$）[34]。

复方冬草口服液

【来源】常州市第三人民医院。

【组成】冬虫夏草、黄芪、太子参、参三七等。

【功效】补益肝肾，扶正祛邪。

【方解】方中以冬虫夏草为主，配伍黄芪、太子参、参三七等，以脂质体为载体。其中冬虫夏草味甘，性温，补肺益肾；黄芪味甘，性温，补气升阳，益卫固表；太子参味甘，性平，补气升津；参三七散瘀止痛，抗炎止血。

【肝病药理】**用于慢性乙肝** 临床上根据慢性乙肝、肝硬化诊断标准，入选 92 例患者，采用随机单盲法分成治疗组和对照组。其中治疗组 52 例,对照组 40 例。全部病例均给予甘草酸二铵、门冬氨酸钾镁、能量合剂等一般综合治疗。治疗组加用复方冬草口服液,每支 20ml,每次 1 支,每日 3 次,3 个月为 1 个疗程。结果显示,治疗组乏力、纳呆、肝区隐痛、齿鼻出血、肝脾大等症状明显减轻,肝功能、肝纤相关指标恢复正常[35, 36]。

清肝益脾胶囊

【来源】苏州市第五人民医院。

【组成】泥鳅粉、青黛、僵蚕等。

【功效】温中益气,解毒散瘀。

【方解】方中泥鳅粉为主要成分,温中益气,解毒;青黛,味咸,性寒,归肺、肝经,具有清热解毒、凉血消斑、清肝泻火、定惊的作用;僵蚕味咸、辛,归肝、肺经,有息风止痉、祛风止痛、化痰散结的作用。本方常用于肝炎患者。

【肝病药理】

1. 对化学性肝损伤具有防治作用　在小鼠 CCl_4 引起的化学性肝损伤模型中,使用 440mg/kg 清肝益脾胶囊后,CCl_4 所致的化学性肝损伤小鼠的各项病理学指标均有改善[37]。

2. 调节小鼠的免疫作用和巨噬细胞吞噬功能　测定 2,4-二硝基氟苯诱导小鼠迟发型变态反应试验耳壳的重量变化,血清溶血素测定和小鼠腹腔巨噬细胞吞噬和鸡红细胞试验。通过清肝益脾胶囊对小鼠免疫功能学的实验结果显示,对小鼠迟发型变态反应及血清溶血素抗体积数的测定,表明清肝益脾胶囊在 220mg/kg 及以上剂量时,具有显著促进小鼠体内抗体的产生以提高体液免疫功能的作用($P < 0.01$)。本品治疗组小鼠腹腔巨噬细胞吞噬鸡红细胞的吞噬率及吞噬指数均明显高于阴性对照组,证实本品有显著增强小鼠腹腔巨噬细胞吞噬鸡红细胞功能的作用[38]。

3. 提高免疫功能,抑制 HBV 的复制　临床上采用中药清肝益脾胶囊治疗 HBVM 阳性患者 1000 例,其中 HBsAg 阳性患者 800 例,HBeAg、HBV-DNA 阳性患者 400 例。经治 3~6 个月,HBsAg 阴转 250 例,阳性血清与阴性血清之比(P/N)滴度下降 430 例,总有效率达 85%(680/800),无效 120 例;HBeAg 转阴 100 例,HBV-DNA 转阴 150 例,有效率达 63% (250/400),无效 150 例[39]。

肝 复 汤

【来源】河北省中医院。

【组成】云苓、白术、党参、枸杞子、桑寄生、女贞子、菟丝子、虎杖、茵陈、青皮、丹参、当归、白花蛇舌草、郁金等。

【功效】健脾补肾,活血清热。

【方解】根据中医理论"肝肾同源""肝藏血,脾统血"研制的肝复汤,以党参、云苓、白术健脾,以桑寄生、女贞子、枸杞子、菟丝子滋补肝肾,乙肝患者病程长,病久必有瘀,故以丹参、当归活血化瘀,兼以茵陈、白花蛇舌草清热利湿。全方共奏健脾补肾、活血清热之功。

【肝病药理】**用于慢性乙肝**　临床上入院轻、中度慢性乙肝患者 100 例，将这 100 例患者随机分为治疗组和对照组，各 50 例。治疗组服用肝复汤，每日 1 剂，水煎取汁 400ml，分两次温服；对照组口服苦参素胶囊，每次 3 粒，每日 3 次。2 个月为 1 个疗程，2 个疗程后观察疗效。观察指标：用药前后测肝功能（ALT、TBIL、AST）、血常规及肾功能，观察治疗前后两组临床症状及毒副反应。结果显示，肝复汤治疗组显效 24 例，有效 17 例，无效 9 例，总有效率为 82%；对照组显效 20 例，有效 15 例，无效 15 例，总有效率为 70%。治疗组疗效优于对照组[40]。

升麻甘草汤

【来源】方药中. 方药中治肝炎方. 家庭医药，2010（11）：26。

【组成】升麻、甘草。

【功效】解毒，和中。

【方解】方中升麻味辛、微苦，性微寒，擅清热解毒；甘草和中调药，又擅解毒。两药合用，解毒而不伤中，扶正而不留邪，共同发挥解毒、和中之功效。

【肝病药理】**解毒作用**　升麻甘草汤可降低 LPS 和 D-GalN 诱导的急性肝损伤小鼠的死亡率，并能有效改善症状及减少肝损伤。提示升麻甘草汤的解毒作用机制可能与降低 LPS 诱发的 TNF-α升高有关[41]。

犀　泽　汤

【来源】《颜德馨医艺荟萃》。

【组成】广犀角粉（吞。现以水牛角代替）、泽兰、金钱草、土茯苓、平地木、败酱草。

【功效】清热解毒，清瘀血，利湿浊。

【方解】广犀角（现以水牛角代替）、泽兰入血以清热解毒，活血化瘀；土茯苓、金钱草、平地木疏肝清热，利尿化湿；败酱草凉血活血。诸药配伍，共奏清热解毒、清瘀血、利湿浊之功效。

【肝病药理】**用于慢性乙肝**　将慢性乙肝患者 80 例随机分成两组，治疗组 40 例，对照组 40 例。对照组，在肝病常规治疗的基础上采用甘草酸二铵治疗，每次 150mg，每日 3 次，口服，3 个月为 1 个疗程，治疗 2 个疗程。治疗组在肝病常规治疗的基础上采用犀泽汤随症加减治疗，每日 1 剂，水煎服，3 个月为 1 个疗程，治疗 2 个疗程。治疗 6 个月后，患者乏力、胁痛、黄疸、口干口苦等症状均改善明显，肝功能恢复，对清除 HBV-DNA，促进 HBeAg 发生血清转换也有一定疗效，治疗 3 个月时有 3 例患者出现 HBV-DNA 转阴，并出现 HBeAg 血清转换，提示犀泽汤对慢性乙肝湿热中阻证患者有一定疗效[42, 43]。

虎杖解毒汤

【来源】陆汉军，白凝凝. 虎杖解毒汤治疗急性乙型病毒性肝炎 128 例. 辽宁中医杂志，2001，28（7）：415。

【组成】虎杖、金钱草、败酱草、半枝莲、白花蛇舌草、丹参、泽兰、郁金、益母草。

【功效】清热解毒利湿，疏肝理气活血。

【方解】方中虎杖、金钱草、白花蛇舌草清热解毒、利胆除湿，为主药，能明显降低氨基转移酶、促进 HBsAg 转阴，久服又无伤脾碍胃之嫌；辅以败酱草、半枝莲以加强清热解毒作用；以丹参、泽兰、益母草活血利水使邪有出路，并能促进肝脏的血液循环，有利于肝组织的恢复，但病之早期应以解毒为主，活血药物宜药少量小，随着病程延长可逐渐加量加味；郁金疏肝利胆，促进胆汁排泄。病之后期可选择性加入党参、白术、黄芪、薏苡仁以健脾益气，增加人体免疫能力，促进表面抗体出现；苦寒解毒药物如大黄、黄柏、栀子等只能短期应用，久服则苦寒败胃，不利于肝功能的恢复，临床应予注意。

【肝病药理】**用于急性乙肝** 临床上入选 128 例急性乙肝患者，其中男性 96 例，女性 32 例。治疗及随访 1 年，总有效率为 100%，显效时间最短 20 天，最长 3 个月，平均治疗 45 天[44]。

养血柔肝方

【来源】成冬生。

【组成】当归、熟地黄、白芍、木瓜、五味子、鸡内金、鳖甲（先煎）、川芎、柴胡、阿胶（烊化）、酸枣仁、鸡血藤、水蛭。

【功效】养血柔肝，活血软坚。

【方解】方中四物汤养血柔肝；木瓜舒筋活络；酸枣仁养血安神；五味子酸甘化阴，益气敛阴；柴胡疏肝理气，又为肝经引经药；鸡血藤、阿胶滋补肝血；鳖甲、水蛭活血通络，软坚散结；鸡内金顾护脾胃。全方共奏养血柔肝、活血软坚之功。

【肝病药理】**用于慢性乙肝肝纤维化** 将 172 例慢性乙肝肝纤维化患者随机分为治疗组和对照组各 86 例。以接受临床诊疗指南给予常规治疗者为对照组，在对照组治疗的基础上，予以养血柔肝汤者为治疗组，观察临床症状、体征、肝功能及肝纤维化指标的变化，评价养血柔肝汤对慢性乙肝肝纤维化的临床疗效。结果：治疗 3 个月，治疗组总有效率为 87.21%，对照组总有效率为 61.63%，组间差异显著；两组患者的各项中医主要症状及体征评分、肝功能（TBIL、ALT、AST）及肝纤维化指标均有改善，治疗组优于对照组。治疗组上述各项指标治疗后均显著改善，组间比较治疗组优于对照组。结论：养血柔肝汤治疗慢性乙肝肝纤维化疗效显著[45]。

疏利祛湿凉血方

【来源】《肝胆病效验秘方》。

【组成】柴胡、栀子、大黄、茯苓、鸡内金、厚朴、白术、生地黄、茵陈、广金钱草、赤芍。

【功效】疏泄肝胆，通利湿浊，清热凉血。

【方解】方中茵陈、广金钱草、栀子清热利湿、利胆退黄，白术、茯苓健脾利湿，厚朴芳香化湿，鸡内金健胃燥湿，大黄通腑泻湿，赤芍、生地黄清热滋阴凉血，柴胡疏泄利胆，且为引经药。诸药合用，针对湿阻、血热，以疏利为主，重在一个"通"字，从而达到利胆退黄的目的。

【肝病药理】**用于黄疸性乙肝** 将 107 例黄疸性乙肝患者随机分为治疗组 55 例和对照组 52 例。治疗组患者给予疏利祛湿凉血中药，每日 1 剂，分 2 次服；对照组患者给予苗三硫，每次 25mg 口服，每日 3 次。疗程均为 4 周。随访 4 周。结果如下。①症状：治疗组在改善口干苦、尿黄、皮肤瘙痒症状方面效果显著；②血清 TBIL、DBIL：治疗组的改善优于对照组，差异有统计学意义（$P<0.05$）；③血清 ALT、AST、ALP：两组均比治疗前降低，差异均有统计学意义（$P<0.05$）；④外周血 T 淋巴细胞亚群：两组患者均在治疗后 $CD4^+$ 细胞数量上升，$CD8^+$ 细胞数量下降，$CD4^+/CD8^+$ 上升，治疗组优于对照组，其差异有统计学意义（$P<0.05$）[46]。

保肝退黄汤

【来源】淄博市中医医院。

【组成】茵陈、白花蛇舌草、丹参、赤芍、茯苓、党参、金钱草、虎杖、车前子、板蓝根、甘草。

【功效】清热解毒，利湿退黄，疏肝理气，化瘀利胆，健脾和胃。

【方解】整个方剂配伍泻中有补、清中有升。茵陈、虎杖清热利湿并有退黄效果，白花蛇舌草、板蓝根有清热解毒之功效，丹参、虎杖活血化瘀；茯苓、党参健脾和胃；金钱草利胆退黄，清热解毒，祛湿热；车前子取之于"治黄不利小便非其治也"。整方配伍重在清利，辅以化瘀，兼顾调补。

【肝病药理】**用于急性黄疸性肝炎** 临床上本方具有较好的降酶退黄功效，ALT 反跳率低，疗效高、疗程短，临床应用安全[47]。

柴胡茵陈大黄汤

【来源】吕梁市人民医院。

【组成】柴胡、黄芩、茵陈、栀子、大黄、板蓝根、败酱草、金钱草、丹参、赤芍。

【功效】清热利湿，解毒化瘀，疏肝理气。

【方解】柴胡味微苦、辛，性寒，入肝、胆经，宣畅气血，散结和里，解肝之瘀结，合黄芩疏肝利胆。茵陈味微苦，性寒，归肝、胆、脾经，透肝胆郁热，宣脾胃湿滞，治黄疸有奇功。大黄通腑泻热，活血解毒，合茵陈、栀子加强清热利胆退黄之功，合板蓝根、败酱草、金钱草加强清热解毒之功，合丹参、赤芍加强活血通络止痛之功。全方共起宣通内外、调达上下、运行气血，使湿热去、瘀毒解、肝气疏而诸症得解、身体康复之效。

【肝病药理】**用于急性黄疸性肝炎** 临床入选 120 例急性黄疸性肝炎患者，治疗组给予柴胡茵陈大黄汤口服治疗，每日 1 剂，水煎，分 2 次口服。对于有恶寒发热表证者，酌情增加柴胡用量；对恶心明显者另加半夏、生姜；对素体阳虚、服药后乏力改善不明显、黄疸鲜明转暗或黄退食欲不增者，适当佐以辛温之品以辛开苦降，顾护阳气。对照组给予还原型谷胱甘肽 1.8g 加入 250ml 葡萄糖注射液，甘草酸二铵注射液 30ml 加入 250ml 葡萄糖注射液，每日 1 次静脉滴注。两组均以 20 天为 1 个疗程，治疗过程中随时观察患者症状变化，疗程结束后随时观察患者症状变化，复查肝功能。结果示治疗组总有效率为 92.86%，对照组总有效率为 82%[48]。

黄 消 速 汤

【来源】长阳土家族自治县中医院。

【组成】茵陈、生大黄、车前子。恶寒发热者加柴胡，腹胀者加陈皮，ALT 大于 300U/L 者加五味子，肛门灼痛者加乌药，恢复期加四君子汤。

【功效】清热利湿，解毒排毒。

【方解】本方茵陈利肝胆湿热，有抑制多种细菌和病毒的作用。车前子利水渗湿，使黄疸从尿排出。大黄含大黄酚、大黄素，重用生大黄泻热解毒、排毒排黄，使胆红素从大便排出，消黄迅速；大黄的药性仅作用于大肠，对小肠无明显影响，不影响小肠对营养的吸收，祛邪而不伤正；服大黄后大便次数增加，阻断肝肠循环，阻止胆红素和内毒素的再吸收，故泻而不必停药。

【肝病药理】**用于急性黄疸性肝炎** 临床入选 118 例急性黄疸性肝炎患者，治疗组用黄消速汤水煎服，每日 1 剂，分 3 次服。对照组每日常规输液加维生素 C 2g，口服葡醛内酯、肌苷各 200mg，每日 3 次，并对症治疗。两组中的重症肝炎加支持疗法、激素治疗。两组均获痊愈，但恢复时间有显著差异。黄消速汤治疗后能明显加快胆红素消退和 ALT 的恢复[49]。

鸡 陈 汤

【来源】珠海市斗门区侨立中医院。

【组成】鸡骨草、白茅根、大青叶、田基黄、绵茵陈、栀子、甘草。

【功效】清热利湿，解毒排毒。

【方解】方中鸡骨草、田基黄、栀子、大青叶、绵茵陈、白茅根皆能入血分，有清热、凉血、活血作用。而活血药能改善人体微循环，提高人体免疫力，可增加肾脏血流量而利小便，能增加组织细胞的通透性而利于清除肝内胆汁瘀滞。

【肝病药理】**用于急性黄疸性肝炎** 应用鸡陈汤辨证加减治疗急性黄疸性肝炎患者 216 例，全部治愈。临床症状、体征消失时间最短 18 天，最长 28 天，平均 23 天。肝功能检验各项恢复正常最短 21 天，最长 38 天，平均 29.5 天[50]。

加 味 茵 陈 五 苓 散

【来源】周黎。

【组成】茵陈、茯苓、猪苓、泽泻、桂枝、白术、姜黄。

【功效】清热化湿退黄。

【方解】加味茵陈五苓散以茵陈五苓散为基础方，方中以茵陈清热利湿，五苓散利水渗湿、温化阳气。现代药理学研究表明，茵陈能明显减轻脂肪变性坏死，促进胆汁分泌；白术能减少肝细胞坏死，促进肝细胞再生；泽泻有明显扩血管作用。同时痰湿瘀积致血行不畅，瘀血内生，故在清热化湿方中加活血化瘀之药，可起相得益彰的作用，在茵陈五苓散的基础上加入姜黄，即取其调气活血化瘀之功。且姜黄内含有姜黄素，有抗凝和抵制血小板聚集及利胆保肝降脂作用。

【肝病药理】**用于非酒精性脂肪性肝炎**　入选 76 例非酒精性脂肪性肝炎患者，随机分为两组，对照组 38 例，治疗组 38 例。对照组使用多烯磷脂酰胆碱胶囊，每次 2 粒，每日 3 次，连续服用 6 个月。治疗组使用加味茵陈五苓散治疗。治疗组总有效率为 68.4%，对照组总有效率为 52.6%[51]。

舒肝解毒汤

【来源】吴建一。

【组成】柴胡、白芍、鸡骨草、萆薢、五味子、甘草。

【功效】疏肝和脾，清热解毒，利湿退黄。

【方解】方中以柴胡疏肝清热，白芍养肝柔肝，鸡骨草清热解毒、疏肝和脾、散瘀止痛，萆薢清利湿浊，五味子养肝护肝，甘草补脾益气、调和百味。诸药合用，共奏疏肝和脾、清热解毒、利湿退黄之功效。

【肝病药理】**用于慢性乙肝**　将 120 例慢性乙肝患者随机分为治疗组 80 例和对照组 40 例。治疗组给予自拟舒肝解毒汤为基础方辨证加减治疗，对照组给予常规护肝治疗（护肝片及复方甘草酸苷片口服），两组均以 3 个月为 1 个疗程。治疗期间，观察两组患者的临床证候、不良反应、生化检查（TBIL、DBIL、ALT 等）及乙肝标志物（包括 HBV-DNA 定量）的变化情况。经过治疗后，两组的各项证候积分及血清 TBIL、DBIL、ALT 水平均较治疗前显著改善（$P<0.01$），且治疗组的症状疗效、肝功能疗效及 HBsAg、HBeAg、HBV-DNA 的阴转率均优于对照组（$P<0.05$）[52]。

清肝利黄汤

【来源】汤庆祥。

【组成】金钱草、茵陈、板蓝根、黄芩、车前子、枳壳、木香、焦三仙、柴胡、芒硝。

【功效】清热退黄，疏肝理脾。

【方解】方中金钱草、茵陈、黄芩、芒硝均为苦寒之品，故能清湿热利湿除黄，促使胆汁分泌和排泄，必需重用；板蓝根清热解毒以消邪毒，车前子清利湿热以利小便，助黄自退。佐以枳壳、木香、焦三仙，疏肝理脾助消化；用柴胡能使药力归肝胆，又能止痛。如此则湿热得解而黄得除，肝脾调和而诸症自愈。

【肝病药理】**用于急性黄疸性肝炎**　临床上入选 50 例急性黄疸性肝炎患者，使用清肝利黄汤治疗后，黄疸在 1 周以内消退者 14 例，占 28%；半个月消退者 34 例，占 68%。纳差、厌油、上腹不适及恶心都在 1 个月内恢复，而肝大及氨基转移酶恢复正常在一个月内达 74%[53]。

解毒化瘀汤

【来源】湖南中医学院附属一医院（现湖南中医药大学第一附属医院）。

【组成】赤芍、丹参、郁金、茵陈、田基黄、白花蛇舌草、大黄、枳壳等 12 味药。

【功效】活血化瘀，清热解毒，利湿退黄。

【方解】方中赤芍、丹参、郁金清热凉血，活血止血，使血脉通畅，瘀散结消，血不妄行。《本草纲目》曰："赤芍散邪、能行血中之滞。"田基黄、茵陈清热利湿；白花蛇舌草清热解毒；枳壳理气解郁而利胆；大黄、木通通腑泻火，使湿热毒瘀从大小便分消，病邪得去。全方贯穿活血化瘀、清热解毒、利湿退黄之治法，根据病因病机而施治。

【肝病药理】**用于肝炎高胆红素血症** 临床上入选 60 例病毒性肝炎患者，且血清胆红素＞171μmol/L，随机分为治疗组、对照组，各 30 例。治疗组采用解毒化瘀汤制成饮品，每包 150ml，每次 1 包，每日 2 次，连服 30 天。对照组采用茵栀黄口服液，每次 20ml，每日 2 次。两组患者均用甘草酸二铵、门冬氨酸钾镁静脉滴注，一般用 5～10 天，病情严重者，酌情补充白蛋白、新鲜血浆、新鲜血等，30 天为 1 个疗程。治疗组患者显效 23 例（76.67%），有效 4 例，无效 3 例，总有效率为 90%；而对照组显效 12 例、有效 11 例、无效 7 例，总有效率为 76.67%，两组在显效率方面比较，差异有显著性意义（P＜0.01）[54]。

金龙益肝汤

【来源】黔南州人民医院。

【组成】金钱草、龙胆草、茵陈、赤芍、丹参、金银花、茯苓、麦芽、甘草。

【功效】活血化瘀，清热解毒，利湿退黄。

【方解】方中金钱草、龙胆草清热利胆利尿，使湿热由小便排出；茵陈清热利湿，为古今退黄之要品。以上三药合用则利胆效果更佳。茯苓、麦芽健脾利湿。金银花清热解毒。赤芍、丹参活血凉血化瘀，可加快黄疸消退，促进肿大的肝、脾回缩。

【肝病药理】**用于急性黄疸性肝炎** 使用金龙益肝汤治疗急性黄疸性肝炎患者 360 例，临床治愈率为 94.2%，总有效率为 98.9%。本方有显著改善症状，缩小肿大的肝、脾，降酶消黄疸的作用，且疗效显著优于对照组。治疗组显效机制可能是组方药物协同作用的结果，并明显缩短了肝炎病程。临床观察中未发现本方有明显的毒副作用。值得注意的是，对治疗组临床治愈的患者 185 例进行 1 年随访，有 3 例 ALT 升高，追述有饮酒、劳累等因素，予金龙益肝汤治疗仍有效[55]。

赤 虎 汤

【来源】中国人民解放军空军总医院。

【组成】赤芍、虎杖、大黄。

【功效】利胆退黄，清热解毒。

【方解】方中赤芍味苦微寒，入肝经，可清热凉血、活血散瘀、改善微循环。临床实践证明，重用赤芍对淤胆型肝炎退黄有显效。虎杖清热解毒、祛风利湿、活血通络，对急慢性肝炎退黄及改善肝功能有较好的效果。大黄味苦，性寒，通便逐瘀，具有活血清热解毒之功，能抗病毒，抗菌，促进胆汁分泌和排泄。三药配合应用，可加强利胆退黄作用。

【肝病药理】用于急性黄疸性肝炎　用赤虎汤治疗病毒性肝炎高胆红素血症患者 33 例，其降低胆红素的有效率为 84.84%，退黄有效率为 87.87%，以急性黄疸性肝炎的效果最佳，胆红素降至 2mg/dl 所需时间最短，平均 30.5 天，对慢性活动性肝炎重型的疗效稍差，胆红素降至 2mg/dl 所需时间较长，平均 60.2 天。在胆红素下降的同时，ALT 均有明显下降，在 11 周内有 24 例（72.7%）恢复正常；对缩短凝血酶原时间也有很好的作用；对消化道症状的恢复作用亦很明显。随着肝功能的好转，原 6 例腹水患者，4 例消失，好转和无效各 1 例，并且未见毒副作用[56]。

四子退黄汤

【来源】《名医肝胆病良方验方》。

【组成】生栀子、女贞子、莱菔子、川楝子、茯苓、郁金、木瓜、大黄（后下）、木通、板蓝根、白茅根。

【功效】疏肝利胆，健脾燥湿和胃。

【方解】方中生栀子通行三焦，清热利湿退黄，板蓝根清热解毒，对肝炎病毒有明显的抑制作用，女贞子、川楝子、莱菔子、茯苓益肝健脾和胃，使脾胃和湿自化，并有明显的降酶作用，能提高免疫功能，消除肝炎损害，促使肝细胞再生，郁金、大黄、木瓜活血化瘀，疏肝利胆，推陈致新，改善体内微循环，调节代谢，减轻中毒性肝细胞的损害变性，促进肝细胞的修复和再生，具有良好的护肝抗损伤作用，木通、白茅根利尿退黄，加强其利胆除湿之用，使湿从小便而去，共促肝功能恢复。

【肝病药理】用于急性病毒性肝炎　临床上用四子退黄汤治疗急性病毒性肝炎患者 200 例，临床治愈 197 例，好转 2 例，显效 1 例。肝功能恢复时间平均 25 天[57]。

鸡布茵颗粒剂

【来源】广东省中医院。

【组成】鸡骨草、布渣叶、茵陈。

【功效】清热利湿，开胃消滞，疏肝解郁。

【方解】鸡骨草利湿退黄，清热解毒利湿；布渣叶清热解毒利湿；茵陈利胆退黄。

【肝病药理】鸡骨草粗皂对 CCl_4 所致的肝损伤有显著保护效果。用鸡骨草水提液给 CCl_4 所致急性肝损伤的小鼠模型和卡介苗、脂多糖诱导的免疫性小鼠肝损伤模型分别灌胃，发现均具有肝保护作用。鸡骨草防治脂肪性肝病作用是全方位、多层次的，具有降低血脂、肝脂，促脂质代谢，抗氧化应激，抗炎，免疫调节，改善肝组织结构等作用。

乙 肝 饮

【来源】《名医肝胆病良方验方》。

【组成】茵陈、土茯苓、脾寒草、虎杖、三白草、枳壳、赤芍、郁金、白花蛇舌草、石见穿、爵床、马兰、党参、黄芪。

【功效】清热利湿，健脾益气，疏肝利胆。

【适应证】本品用于慢性乙肝。

【剂型规格】颗粒剂。每日1剂，水煎服，日服2次。

【肝病药理】研究表明，乙肝饮具有抗病毒作用。根据现代临床药理研究，乙肝饮能使慢性肝炎患者症状减轻，HBsAg 和 HBeAg 转阴[58]，并且能使慢性肝炎患者 ALT、AST 等氨基转移酶显著降低[59]。

参 考 文 献

[1] 李筠，杨慧银. 复方黄芪颗粒治疗慢性乙型肝炎疗效与疗程的相关性 [J]. 中医杂志，2006（10）：763.

[2] 杨慧银，李筠，易毛. 复方黄芪颗粒联合拉米夫定治疗慢性乙型肝炎临床分析 [J]. 中国中药杂志，2006（15）：1277-1280.

[3] 李航，李鹏，徐春红. 乙肝康颗粒的制备及临床应用 [J]. 西南国防医药，2006（3）：303-305.

[4] 刘志承，谭永港，陶金成，等. 乙肝转阴汤1、2号的制备及应用 [J]. 中国药房，2001（8）：58-59.

[5] 乙肝散多中心实验与临床研究协作组，王宇明. 乙肝散治疗乙型肝炎的多中心实验与临床研究 [J]. 中华肝脏病杂志，2000（3）：180.

[6] 苏国权，刘晓平，张新元. 慢肝 I 号冲剂治疗慢性乙型肝炎96例 [J]. 中西医结合肝病杂志，1999（2）：46-47.

[7] 苏国权，刘晓平，张新元，等. 慢肝 I 号冲剂治疗慢性乙型肝炎临床研究 [J]. 现代中西医结合杂志，1999（5）：774-776.

[8] 张照琪. 慢肝1号冲剂治疗慢性肝炎、肝炎肝硬变的临床与实验研究 [J]. 河北中医，2001（2）：85-87.

[9] 张照琪，刘晓平，胡瑞敏，等. 慢肝1号冲剂治疗慢性肝炎病理学改变观察 [J]. 河北中医，2003（10）：744-745.

[10] 刘奇志，金实. "龙茜颗粒"治疗慢性乙型肝炎71例临床研究 [J]. 江苏中医药，2006（3）：31-32.

[11] 喻方亭，吕志平，俞守义，等. 中药养肝降酶丸治疗单项转氨酶升高333例 [J]. 深圳中西医结合杂志，1997（1）：9-10.

[12] 马鹏，段景文，柯淑霞. 活血益肝丸治疗慢性乙型病毒性肝炎120例 [J]. 中国社区医师，2007（19）：42-43.

[13] 李漱新，郭桂华，吕凤珍，等. 三草三根汤治疗慢性乙型肝炎50例疗效观察 [J]. 中西医结合杂志，1986（6）：366.

[14] 高文友. 中西医结合治疗肝硬化腹水体会 [J]. 陕西中医函授，1995（1）：9-11.

[15] 刘士贤. 解毒逍遥汤治疗慢性活动性乙型肝炎60例 [J]. 实用中医药杂志，1999（11）：48.

[16] 刘海涛，刘德喜. 益气解毒丸治疗慢性乙型病毒性肝炎临床观察 [J]. 广州中医药大学学报，2013，30（6）：808-810，814.

[17] 王诗华, 何民. 黄芪胶囊对化学性肝损伤的预防作用 [J]. 西南国防医药, 2009, 19 (8): 774-776.

[18] 王诗华, 吴雪钗, 金伟华, 等. 黄芪胶囊对化学性肝损伤大鼠的治疗作用 [J]. 华西药学杂志, 2013, 28 (4): 372-374.

[19] 杨锦生. 灵芝主要化学成分及其药理作用研究述评 [J]. 中华中医药学刊, 2012, 30 (4): 906-907.

[20] 李松, 崔丽安, 施伯安, 等. 柴胡解毒汤治疗慢性乙肝肝纤维化的临床研究 [J]. 陕西中医, 2015, 36 (9): 1136-1137.

[21] 梁雪峰, 左少坤. 柴胡解毒汤治疗慢性活动性乙型肝炎的临床观察 [J]. 现代中西医结合杂志, 2008 (8): 1138-1139.

[22] 韦安暄. 柴胡解毒汤治疗慢性乙型肝炎 80 例临床观察 [J]. 实用中医内科杂志, 2015, 29 (4): 49-50.

[23] 王珏云, 田聪阳, 邹金桥, 等. 柴胡解毒汤对人肝星状细胞 LX-2 增殖及凋亡的影响 [J]. 现代生物医学进展, 2017, 17 (24): 4610-4614, 4625.

[24] 王晓东, 赵军宁, 彭龙玲, 等. 关幼波验方制剂肝炎康颗粒剂对实验性肝损伤的作用研究 [J]. 中药药理与临床, 2004 (1): 38-40.

[25] 王毅, 李伟, 刘志敏. 肝炎康治疗急性黄疸型肝炎 300 例疗效观察 [J]. 中国中医药科技, 1997 (6): 376-378.

[26] 全国名老中医治病经验谈系列——姜春华三合一方治乙肝 [J]. 家庭医药, 2009 (6): 22.

[27] 王一丹, 韩涛, 宁艳梅. 黄芪治疗慢性肝病的研究进展 [J]. 医学综述, 2013, 19 (12): 2204-2206.

[28] 林慧, 梅全喜, 孔祥廉, 等. 田基黄在肝病中的临床应用及药理作用研究概况 [J]. 今日药学, 2011, 21 (9): 550-552.

[29] 赵艳玲, 蔡光明, 张新全, 等. 赋肝能抗病毒作用实验研究 [J]. 中国药学杂志, 2001 (5): 19-22.

[30] 赵艳玲, 蔡光明, 胡琳, 等. 中药制剂赋肝能对小鼠实验性肝损伤的保护作用 [J]. 中国药学杂志, 2001 (7): 18-20.

[31] 李筠, 蔡光明, 张敏, 等. 赋肝能片治疗慢性乙肝的临床研究 [A]. 中国中西医结合学会. 第十二次全国中西医结合肝病学术会议论文汇编 [C]. 杭州, 2003.

[32] 崔淑云, 贾曼. 益肝康口服液的制备及临床疗效观察 [J]. 中国药物与临床, 2007 (10): 802-803.

[33] 徐力, 张明侠. 愈肝灵口服液的制备及治疗病毒性肝炎的临床应用 [J]. 中成药, 2005 (12): 137-138.

[34] 蒋坤. 愈肝灵口服液的制备及临床应用 [J]. 现代中西医结合杂志, 2009, 18 (33): 4117-4118.

[35] 严桐. 复方冬草口服液治疗慢性乙肝临床观察 [J]. 传染病药学, 2003 (2): 15-16.

[36] 严桐, 蒋晓霞. 复方冬草口服液治疗慢性乙型肝炎 52 例临床观察 [J]. 国医论坛, 2005 (6): 39-40.

[37] 丁龙其. 清肝益脾胶囊防治化学性肝损伤的实验研究 [J]. 传染病药学, 2001 (1): 4-5.

[38] 丁龙其. 清肝益脾胶囊对小鼠免疫调节作用的实验研究 [J]. 传染病药学, 2000 (4): 9-13.

[39] 高胜兰. 清肝益脾胶囊治疗 HBsAg 阳性携带者 1000 例疗效观察 [J]. 苏州大学学报 (医学版), 2002 (4): 443.

[40] 苏春芝, 王艳君, 吉运磊. 肝复汤治疗慢性乙型肝炎 50 例临床观察 [J]. 河北中医药学报, 2006 (3): 23-24.

[41] 邝枣园, 刘倩娴, 陈妙欢, 等. 升麻甘草汤解毒作用的实验研究 [J]. 广州中医药大学学报, 1998 (3): 43-45.

[42] 陈洁真, 梁灿, 池晓玲. 运用颜氏犀泽汤加减治疗慢性乙型肝炎体会 [J]. 新中医, 2014, 46 (7): 248-249.

[43] 池晓玲, 吴黎明, 张林林, 等. 犀泽汤治疗慢性乙型肝炎 40 例疗效观察 [A]. 中华中医药学会. 中华中医药学会内科分会 2007 年学术年会论文集 [C].石家庄, 2007.

[44] 陆汉军, 白凝凝. 虎杖解毒汤治疗急性乙型病毒性肝炎 128 例 [J]. 辽宁中医杂志, 2001 (7): 415.

[45] 高凤琴, 刘瑞, 董璐, 等. 养血柔肝汤治疗慢性乙型肝炎肝纤维化临床研究 [J]. 陕西中医, 2017, 38 (11): 1564-1566.

[46] 易安, 邹时念. 疏利祛湿凉血法对乙型黄疸型肝炎患者 T 淋巴细胞亚群的影响 [J]. 中西医结合肝病杂志, 2012, 22 (4): 212-214.

[47] 王巨锋, 苗志申, 孔万成. 保肝退黄汤治疗急性黄疸型肝炎疗效观察 [J]. 中国医药指南, 2005 (9): 117-118.

[48] 郭志勇. 柴胡茵陈大黄汤治疗急性黄疸型肝炎疗效观察 [J]. 光明中医, 2008 (6): 767-768.

[49] 霍锡坚. 黄消速汤治疗急性黄疸型肝炎 118 例 [J]. 长春中医学院学报, 1994 (1): 21.

[50] 朱锡南. 鸡陈汤治疗急性黄疸型肝炎 216 例 [J]. 新中医, 1995 (10): 52.

[51] 周黎, 叶丽春. 加味茵陈五苓散治疗痰瘀阻滞型非酒精性脂肪性肝炎 38 例 [J]. 浙江中医杂志, 2014, 49 (2): 106.

[52] 吴建一, 张艳文, 黄伟坚, 等. 舒肝解毒汤治疗慢性乙型肝炎的临床观察 [J]. 广州中医药大学学报, 2016, 33 (4): 457-460.

[53] 汤庆祥, 刘学文. 清肝利黄汤治疗 50 例急性黄疸型肝炎的体会 [J]. 辽宁中医, 1978 (3): 37-38.

[54] 胡金满. 解毒化瘀汤治疗肝炎高胆红素血症 40 例 [J]. 新中医, 1995 (1): 46-47.

[55] 杨庆坤, 舒德云. 金龙益肝汤治疗急性黄疸型肝炎 100 例观察 [J]. 实用中医药杂志, 2006 (9): 538-539.

[56] 罗远超. 赤虎汤治疗病毒性肝炎高胆红素血症 33 例疗效观察 [J]. 中医杂志, 1991 (4): 39-40.

[57] 马力行. 四子退黄汤治疗急性病毒性肝炎 [J]. 四川中医, 1991 (3): 26.

[58] 邱根全. 乙肝饮治疗慢性肝炎 50 例 [J]. 陕西中医, 1997 (7): 291-292.

[59] 齐智勇. 乙肝饮加减治疗乙型肝炎 [J]. 四川中医, 1988 (9): 28-29.

第二章　抗肝纤维化

861 冲剂

【来源】首都医科大学附属北京佑安医院。

【组成】丹参、黄芪、鸡血藤等 10 味中药。

【功效】活血化瘀，养血柔肝。

【方解】复方 861 冲剂是王宝恩教授依据活血化瘀、养血柔肝原则组方，全方由丹参、黄芪、鸡血藤等 10 味中药经水煎醇提制成提取液，又在此基础上制成颗粒冲剂，具有活血化瘀、养血柔肝之功。

【肝病药理】

（1）本方对乙肝肝纤维化具有显著的阻断、逆转作用，部分早期肝硬化治疗后小叶内纤维间隔减少，甚至结构紊乱消失，早期肝硬化的大片纤维化区明显缩小，肝硬化再生结节间纤维间隔明显变窄，宽阔纤维间隔中的大量Ⅰ、Ⅲ、Ⅴ型胶原纤维及弹力纤维均明显减少，假小叶变得不典型，显示早期肝硬化可出现逆转趋势[1, 2]。

（2）本方可以明显减轻肝脏炎症，特别是汇管区及汇管区周围炎症（PN）明显减轻或消失，T 细胞浸润明显减少，活化的库普弗细胞及 HSC 减少，能有效抑制胶原基因转录。同时可显著降低血清 ALT 活性，改善血清肝纤维化指标前胶原肽（PMP）、LN[3, 4]。

（3）肝细胞再生恢复较好，特别是在桥接坏死、大片塌陷区周围的肝细胞或肝硬化的肝细胞再生结节均见明显的肝细胞增生范围扩大[5, 6]。

（4）本方可提高胶原酶水平，促进胶原降解，通过抑制细胞内与胶原合成相关的信号传递及直接抑制细胞胶原质的合成两种途径来降低 ECM，同时促进 HSC 的凋亡，从而达到抗肝纤维化的目的。本方还可减轻肝窦毛细血管化[7]。

乙肝解毒方

【来源】深圳市中医院。

【组成】乙肝解毒方外用膏：①组成：叶下珠、醋制鳖甲、半枝莲、炮穿山甲、郁金、三七、五味子、丹参、枳壳。②制剂：叶下珠、醋制鳖甲加水煎煮 2 次，浓缩为比重 1∶1 的稠膏；炮穿山甲、丹参、枳壳、五味子、三七、郁金粉碎后，制成 80 目的细粉，与稠膏混合，制成 10 目的颗粒，烘干，加入赋形剂做成 3cm×3cm 巴布贴，置入密封袋，4℃冰箱保存。乙肝解毒方内服方：①组成：同外用膏；②制剂：醋制鳖甲、炮穿山甲打碎先煎 0.5～1 小时，其余中药加水 500ml，浸泡 20～30 分钟，文火煎煮 0.5～1 小时，取汁服用。

【功效】清热解毒，活血疏肝。

【方解】乙肝解毒方是深圳市中医院长期治疗肝病的院内制剂，有清热解毒、活血疏肝之效，对消除胁痛、纳差、乏力、腹胀等诸症有较好的疗效。根据中医经络学和皮肤渗透原理，深圳市中医院将乙肝解毒方制成外用膏，局部辨证穴位敷贴，对消除胁痛与降低门静脉血流量有一定的疗效。乙肝解毒方内外合用主要机制可能为通过乙肝解毒方外敷渗透经络，达到清热解毒、活血疏肝之功效，内服调理脏腑功能。

【肝病药理】

（1）本方内外合用或单用皆可明显消除临床症状，如疲劳、胁痛、腹胀、尿黄等；体征主要包括肝大、脾大、肝区叩击痛、墨菲征阳性等。可显著减轻肝纤三项 HA、LN、IV-C。治疗 3 个月后，患者 PGA（凝血酶原时间 PT、γ-GGT、载脂蛋白 A1）指数显著降低[8]。

（2）本方可多方位、多靶点、多途径作用于肝脏，有效地改善肝脏血液循环，减轻肝脏内炎性坏死，通过抑制 HSC 的激活，抑制胶原的增生，促进胶原的降解，从而阻断及逆转肝纤维化[8]。

软肝消癥胶囊

【来源】广州市天河区中医医院。

【组成】三七、血竭、炙土鳖虫、炙鳖甲、人参。

【功效】益气补血，活血散瘀，软坚消癥。

【方解】软肝消癥胶囊由三七、血竭、炙鳖甲等组成，三七被历代医家誉为"理血之品"，其有效成分三七总皂苷，具有活血化瘀和扶正补虚的双重作用。血竭乃"活血圣药"，鳖甲软坚散结、破癥消积、滋养肝阴。以上诸药合用，共奏益气补血、活血散瘀、软坚消癥之功。

【肝病药理】

（1）本方有显著的抗肝纤维化作用，可以缓解门静脉高压，对肝纤维化四项血清学指标（HA、LN、III型前胶原肽、IV-C），以及部分病例门静脉内径、门静脉血流速度和脾脏厚度彩色多普勒检测结果均有明显的改善[9]。

（2）本方可改善肝脏的微循环，减轻肝细胞坏死，促进肝细胞的修复和再生，抑制纤维组织增生和抗肝纤维化，改善肝功能。同时可以抑制胶原合成，治疗肝脾大，抑制肝纤维组织增生[10]。

活血益肝丸

【来源】汉中市中医医院。

【组成】丹参、三七、鳖甲、黄芪、枸杞子、茵陈、黄连、半枝莲、白花蛇舌草、紫草等。

【功效】清热解毒利湿，益气活血消癥。

【方解】活血益肝丸是汉中市中医医院的院内制剂。方由清热解毒利湿药、益气活血消癥药两部分组成；以茵陈、黄连、半枝莲、白花蛇舌草、紫草等清热利湿解毒祛邪，丹参、三七、鳖甲等益气活血消癥为主。方中稍佐益气养肝药，如黄芪、枸杞子等以提高免疫力。全方共奏清热解毒利湿、益气活血消癥之功。

【肝病药理】方中白花蛇舌草、丹参、三七能促进前列腺素 I_2（PGI_2）样物质形成而扩张血管，抑制腺苷二磷酸（ADP）诱导的血小板聚集，增强纤溶，改善微循环，还对已沉淀的抗原-抗体复合物有促进吸收或消除的作用，并可清除血液中过剩的抗原，防止免疫复合物的产生；黄芪、枸杞子具有皮质激素样作用，可抑制抗体合成，减少肝细胞损害，诱导体内干扰素产生，国外作为保肝抑酶药使用；紫草可抑制体液免疫反应；鳖甲抗肝细胞纤维作用强劲。上述药物组合，既能抗病毒，调节机体免疫，又能改善肝脏微循环，促进肝细胞修复，防止纤维化的发生，再结合患者临床表现辨证配服中药，因而疗效显著[11]。

肝 康 颗 粒

【来源】陕西中医大学附属医院。

【组成】炙黄芪、柴胡、川芎、丹参、赤芍、炙鳖甲、煅牡蛎、郁金、汉防己、灵芝。

【功效】补虚扶正，活血化瘀。

【方解】方中丹参味苦，性微寒，归心、肝经，功能养血活血，祛瘀消结。炙黄芪味甘，性微温，归脾、肺二经，能补气升阳，益卫固表，丹参配炙黄芪活血化瘀、益气健脾，能消除慢性肝病症状，改善肝功能；柴胡入肝经，疏肝解郁；三者合用共奏疏肝解郁、益气活血之功，为本方君药。川芎活血化瘀、行气止痛，具有通达气血功效，现代药理学研究显示川芎嗪具有改善微循环、抗氧化、免疫调节、抗肝纤维化等作用；赤芍苦寒入肝经血分，有活血散瘀止痛之功，郁金活血止痛，行气解郁，两者相配以治肝郁血滞之胁痛；灵芝味甘，性平，有补养气血的作用，此四味共为臣药，助君药补气行气、活血祛瘀。炙鳖甲软坚散结，归肝、肾经，《神农本草经》曰"主心腹癥瘕坚积"，煅牡蛎软坚散结，平肝潜阳；汉防己利水渗湿，共为佐药。全方10味各司其职，主次分明，共奏补虚扶正、活血化瘀之功效。

【肝病药理】

（1）本方能有效降低慢性肝炎患者肝纤维化指标，可提高细胞免疫功能，调节体液免疫，抑制纤维增生，促进纤维吸收，从而起到逆转肝纤维化的作用。黄芪可以明显减少I-C、III-C、V-C在大鼠肝脏的病理沉积，使胶原蛋白含量明显下降。丹参能明显抑制肝纤维化I-C、III-C、IV-C的病理性增加，减少肝内胶原、HA、LN的含量，抑制HSC转化为成纤维细胞及成纤维细胞的核分裂和增殖，促进坏死细胞修复和肝再生，改善微循环，抗肝脂质过氧化损伤等，间接抑制HSC激活因素，发挥抗肝纤维化作用。柴胡可保护肝细胞膜，促进内源性皮质激素分泌，抑制炎症介质释放，抗氧化损伤，抑制细胞凋亡，延缓肝纤维化的发生与发展[12]。

（2）肝康颗粒与阿德福韦酯联用治疗乙肝病毒定量阳性肝硬化，能迅速改善临床症状，恢复肝功能，显著抑制HBV-DNA复制，明显减轻肝纤维化程度。本方治疗后血清肝纤维化指标显著下降，能达到缓解或减轻病情、提高生活质量、延长生命的目的[13]。

（3）肝康颗粒可明显降低肝纤维化大鼠肝组织及血清中PC-III、LN的含量，有效减轻大鼠肝组织炎症程度及纤维化程度[14]。

（4）病理学观察结果显示，肝康颗粒预防组大鼠胶原纤维沉积明显减轻，假小叶结构明显减少。

结论：肝康颗粒能抑制 $TGF-\beta_1$ 及 HA、IV-C 表达，能有效抑制肝纤维化发展[15]。

软 肝 颗 粒

【来源】首都医科大学附属北京佑安医院。

【组成】鳖甲、黄芪、丹参、当归、夏枯草等。

【功效】清热解毒，益气活血，软坚散结。

【方解】方中丹参味苦，性微寒，归心、肝经，功能养血活血，祛瘀消结。黄芪味甘，性微温，归脾、肺二经，能补气升阳，益卫固表，丹参配黄芪活血化瘀、益气健脾，能消除慢性肝病症状，改善肝功能；鳖甲软坚散结，归肝、肾经，当归养血活血，夏枯草清热解毒散结。

【肝病药理】软肝颗粒可有效改善血清肝纤维化指标和肝功能，明显改善脾脏体积、门静脉宽度，抑制病毒复制，有助于减轻、抑制肝纤维化的发生、发展，阻止肝硬化的进展，可用于慢性肝炎肝纤维化的预防及治疗[16]。

化纤复肝方

【来源】南京市第二医院。

【组成】桃仁、红花、赤芍、当归、柴胡、枳壳、香附、人参、黄芪、白术、鳖甲末、甘草等。

【功效】健脾益气，疏肝解郁，活血祛瘀，软坚散结。

【方解】化纤复肝方是南京市第二医院在多年的临床实践中证实对各种慢性肝炎有良好治疗效果的经验方，根据肝纤维化患者多有气虚、血瘀、肝郁的特点，方中选用人参、黄芪、白术以益气健脾，桃仁、红花、赤芍、当归、鳖甲以活血化瘀、软坚散结，柴胡、枳壳、香附等以疏肝理气。诸药合用，共奏健脾益气、疏肝解郁、活血祛瘀、软坚散结之功。

【肝病药理】

（1）血清 HA、PC-III、IV-C 可以反映肝纤维化程度，特别是 HA 和 PC-III 对早期肝纤维化程度检测价值最高，血清三项指标与肝脏组织病理和纤维定量呈现一致性改变，显示良好的正相关。化纤复肝方可明显降低慢性乙肝患者血清中的 HA、LN、PC-III、IV-C 的水平，改善慢性乙肝患者的临床症状、体征及肝功能，表明化纤复肝方有良好的抗肝纤维化的作用[17]。

（2）化纤复肝方对慢性肝炎患者 MMP 及其组织抑制因子（TIMP）有良好的调节作用，可以下调 MMP-2 和 TIMP-1、TIMP-2 的活性，减少胶原在肝脏的过度沉积，从而起到抗肝纤维化的作用[18]。

（3）化纤复肝方可明显降低慢性乙肝患者血清中的 TGF-β、TNF-α 和 PDGF 水平，对慢性乙肝患者的细胞因子有良好的调节作用[19]。

柴胡鳖甲汤

【来源】北京中医药大学。

【组成】柴胡、炙鳖甲、煅牡蛎、沙参、麦冬、生地黄、白芍、牡丹皮、土鳖虫、红花、茜草等。

【功效】滋阴清热，软坚消痞。

【方解】柴胡鳖甲汤是刘渡舟教授在柴胡剂的基础上创制而成，常用于治疗肝硬化或者慢性肝炎后期。临床表现：肝脾大、疼痛，夜晚尤为明显，腹胀，口咽发干，面黑，或五心烦热，或低热不退，舌红少苔，边有瘀斑，脉弦细。方中沙参、麦冬、生地黄、白芍养肝阴、补肝血；炙鳖甲、煅牡蛎软坚散结；牡丹皮、白芍、土鳖虫、红花、茜草等凉血活血；因为肝肾阴虚明显，柴胡用量应在 6g 以下，防其疏泄太过而劫伤肝阴。本方滋阴清热，软坚消痞，方中重用养阴药物，甘寒之品养阴清热并举，凉血活血而无伤正之弊，养阴与活血药互相配合，半补半攻，缓缓图治，可获良效。若肝硬化疼痛不解，则加入炮穿山甲粉，配合原方中炙鳖甲、煅牡蛎而成三甲散，活血化瘀，软坚消癥，共奏其功[20]。

【肝病药理】

（1）柴胡鳖甲汤具有较强的免疫调节、抗肝损害及抗肝纤维化的作用，诸药配伍合理，临床主要用于虚劳夜多盗汗、面色萎黄、四肢无力、不思饮食、咳嗽不止等疾病的治疗。本文笔者在常规抗病毒治疗病毒性肝炎的基础上，对治疗组患者加用柴胡鳖甲汤进行治疗，使患者的主要生理指标（ALT、AST）出现显著改善，明显提高了临床治疗效果，同时没有发生比较严重的不良反应。临床试验表明，柴胡鳖甲汤用于治疗慢性病毒性肝炎，具有疗效较好、服用安全、经济实惠等特点[20]。

（2）本方治疗慢性肝炎后期，出现 A/G 倒置，或 HBsAg 阳性者，或亚急性重型肝炎而出现上述脉症者，多有较好疗效[21]。

软肝煎（邓铁涛方）

【来源】广州中医药大学。

【组成】太子参、白术、茯苓、甘草、菟丝子、楮实子、土鳖虫、鳖甲、丹参、萆薢。

【功效】健脾护肝补肾，活血消癥软坚。

【方解】软肝煎是国医大师邓铁涛教授治疗肝硬化的名方，全方健脾护肝补肾、活血消癥软坚，临床治疗肝硬化患者见腹水、痞满，每获良效。方中太子参、白术、茯苓、甘草，取四君子汤健脾益气之意，健中央土以运四旁；菟丝子、楮实子合用，补肾养肝；土鳖虫、鳖甲均为灵动之品，活血消癥散瘀；丹参凉血活血养血；萆薢则除湿化浊。全方共奏健脾护肝补肾、活血消癥软坚之功。邓老处方严谨而用药精简，从软肝煎可看出中医大家治疗肝硬化的基本思路，以及理解五脏相关理论在病机及治法中的发挥运用[22]。

【肝病药理】

（1）在常规西医疗法基础上采用软肝煎联合药膳干预肝硬化腹水合并营养不良患者，能够有效缓解患者的临床症状，如腹胀、黄疸、无力、下肢浮肿、少尿、纳呆等，提高肝脏合成功能，虽未能明显提高人体测量指标，但改善了能够反映人体营养状态的指标。

（2）本方具有减轻腹水、显著降低血清 ALT 活性、抑制白蛋白含量下降的作用[23]。

（3）中药软肝煎联合恩替卡韦能有效改善患者神疲乏力、胁痛、腹胀、浮肿等中医证候，改善效果优于单一使用恩替卡韦。本方能有效降低乙肝肝纤维化患者血清中病毒指标水平，进而抑制其病毒学反应，对肝纤维化患者肝功能有较好的改善作用，较单独服用恩替卡韦有助于增强肝功能[24]。

（4）软肝煎不仅能抑制 HSC 的增殖，而且能抑制 HSC 合成 I-C 的量，同时本方还可以抑制肝组织中 TGF-β_1 的表达，抑制 ECM 的形成，从而具有抗肝纤维化的作用[25, 26]。

软 肝 汤

【来源】由当代名医姜春华教授创立，载于《名医名方录》第 1 辑。

【组成】生大黄、桃仁、丹参、炮穿山甲、䗪虫、鳖甲、黄芪、白术、党参。

【功效】活血化瘀，软肝散结，益气健脾。

【方解】此方是由仲景《金匮要略》"下瘀血汤"加味而成。方中生大黄主下瘀血，桃仁逐瘀血，䗪虫主通血闭，三药合用活血化瘀之力甚猛。姜老说："肝硬化主要是肝络瘀血阻滞而形成硬化，由血滞带来气滞，治疗应首先以活血化瘀为主，使肝脏血行畅通，瘀血化除，瘀化则血行更畅，血行则瘀无所留，由此而肝气亦得畅通而无所滞碍，由此而改善肝硬化产生的一系列指标。"鉴于肝硬化瘀血郁肝，气虚脾弱的病机，姜老常于大队活血破瘀药物之中，重用黄芪、党参、白术益气健脾，符合仲景"见肝之病，当先实脾"之旨。方中虚实同治，扶正祛邪同用，能相反相成，其化瘀消积作用比单一组方更为稳妥。应用软肝汤，大黄生者初服可引起便溏次数增加，但连续服用即转正常，对大黄特别敏感者，可用制大黄[27]。

【肝病药理】

（1）软肝汤加减治疗肝硬化，不但可以减轻胁痛、腹胀、唇黑面晦、舌边紫斑、皮下出血、微血管扩张等，还可显著改善肝功能，ALT、硫酸锌浊度试验（ZnTT）、絮状试验（TFT）、麝香草酚浊度试验（TTT）均可下降，对 A/G 倒置可以纠正，γ 球蛋白的升高可以下降，其余如黄疸指数、ALP，也都有一定程度的下降[28]。

（2）软肝汤组治疗 12 周后 HA、IV-C、PC-III 及 LN 水平均低于西药组，提示软肝汤的使用有助于降低肝纤维化指标，提高临床效果。现代药理学结果表明，软肝汤用于慢性肝炎后肝纤维化能发挥防治肝纤维化作用，有助于促进 HSC 的凋亡，抑制 I 型胶原蛋白的表达水平，从而能降低肝损伤程度，减轻肝纤维化的严重程度，并且中医汤药的使用能调节机体免疫，且安全性高，口服后不良反应发生率低。软肝汤组治疗后，CD3+、CD4+及 CD3+/CD8+T 淋巴细胞亚群水平高于西药组，而 CD8+T 淋巴细胞亚群低于西药组；两组治疗 12 周不良反应发生率有统计学差异[28, 29]。

健脾软肝方

【来源】云南中医学院（现称云南中医药大学）苏涟教授创制。

【组成】三七、白芍、莪术、香附等。

【功效】健脾益气，理气活血，软肝化积。

【方解】健脾软肝方是云南省已故名中医苏涟教授的有效验方，由兰花参、白芍、莪术、香附、三七等药物组成，其方中白芍敛阴养血柔肝，香附疏肝理气止痛，三七健脾理气、活血软肝，佐以莪术破血行气止痛。诸药合用，共奏健脾益气、理气活血、软肝化积之效。

【肝病药理】

（1）在前期临床观察中，以本方为基础方治疗慢性乙肝，结果显示本方能明显改善患者的临床症状，降低血清 ALT 活性，临床有效率达 82.88%，肝功能复常率为 83.27%，具有良好的保肝作用。同时，实验研究发现，本方能抗炎与抑制胶原过度增生沉积，能提高肝组织 SOD 活性，降低 MDA 含量，显著降低肝组织 Hyp 含量，具有较好的抗肝损伤及肝纤维化作用，其部分机制可能是通过抗脂质过氧化来实现抗肝纤维化的作用[30]。

（2）健脾软肝方具有抗 CCl₄ 所致的肝纤维化的作用，其中高剂量组健脾软肝方抗 CCl₄ 所致的肝纤维化效果最优。健脾软肝方通过干预 NF-κB/TGF-β/Smads 信号通路中蛋白的表达以达到抗肝纤维化的作用，并且高剂量组健脾软肝方对该通路的抑制作用更最为明显，抗肝纤维化效果最优[31]。

（3）健脾软肝方全方组和理气活血软肝方组能明显降低 ALT 含量，健脾活血软肝方组能显著降低 AST 含量；理气活血软肝方组有明显升高白蛋白的作用。表明健脾软肝方全方组及拆方组能抗炎与抑制胶原过度增生沉积，具有良好的抗 CCl₄ 所致的肝纤维化大鼠模型肝损伤及肝纤维化的作用，尤以健脾软肝方全方组效果最好[32]。

（4）健脾软肝方对模型大鼠血清及肝组织中的 I 型、III 型胶原蛋白及纤维连接蛋白含量有一定的调节作用，表明健脾软肝方可减轻肝纤维化的程度，具有抗肝纤维化的作用，健脾软肝方及拆方有明显抑制 MMP-2、MMP-9 活性及降低其蛋白含量的作用，能抗炎与抑制胶原过度增生沉积，具有较好的抗 DMN 模型大鼠肝损伤及肝纤维化的作用[33]。

（5）健脾软肝方可通过减轻 CCl₄ 诱导的肝纤维化大鼠肝窦内皮细胞（LSEC）失窗孔而起抗肝纤维化作用，其作用可能与健脾软肝方上调 CD44 表达，降低 HA，下调 CD31 表达有关。健脾软肝方可使肝纤维化大鼠肝窦内皮细胞窗孔数目增多、直径变大，Disse 腔内胶原纤维沉积减轻，结果与反映 LSEC 失窗孔功能指标的检测结果相吻合。健脾软肝方具有减轻肝纤维化大鼠 LSEC 失窗孔的作用[34]。

复 肝 丸

【来源】朱步先. 朱良春用药经验集. 长沙：湖南科学技术出版社，2007。

【组成】柴胡、郁金、茯苓、炒白术、当归、炒白芍、炙甘草、陈皮、生黄芪、党参、石见穿、糯稻根。

【功效】养正消癥，调理脾胃。

【方解】方中柴胡、郁金为对药，一清少阳微火，疏达肝气，升举脾胃清气，一以顺降逆气，散郁去滞，清气化痰，治两胁胀痛；茯苓、炒白术为对药，有醒脾、实脾、除湿益燥之功；当归、炒白芍为对药，意在养血补肝；炙甘草、陈皮为对药，一以和中解毒，一以行气降逆，且解补药之壅；石见穿、糯稻根为对药，朱师经验，石见穿有纠正 A/G 倒置之殊功，糯稻根，有益胃生津、退虚热、止盗汗、调和脏腑阴阳之用；党参、生黄芪为对药，乃取甘温之品，实脾益胃以升清阳；临床所见，早期肝硬化患者多中气不足，以党参、生黄芪补中气，朱师每重用黄芪实脾治脾，乃治其本，盖脾土喜甘而恶苦，喜补而恶攻，喜温而恶寒，喜通而恶滞，喜升而恶降，喜燥而恶湿，此方正中奥窍。

【肝病药理】

（1）复肝丸具有抑制大鼠 HSC 活化及肝纤维化的作用，其作用机制在于下调血管紧张素转换酶（ACE）-血管紧张素 II（Ang II）-受体亚型 AT-1 信号通路，上调血管紧张素转换酶 2（ACE2）-血管紧张素 1-7（Ang1-7）-Mas 信号通路[35]。

（2）与 miR-424 抑制剂作用相似，复肝丸能下调人肝窦内皮细胞（HHSEC）内 miR-424、HIF-1α 的表达，抑制缺氧模型细胞增殖、细胞迁移及管腔生成，同时抑制 HHSEC 模型细胞血管性血友病因子（von Willebrand factor，vWF）、CD31 的表达。本研究结果证实，复肝丸具有较好的抑制血管新生的作用，且其抑制血管新生的抗肝纤维化作用机制可能与抑制 miR-424 表达有关[36]。

化瘀保肝汤

【来源】杭州市第一人民医院。

【组成】黄芪、党参、炒白术、丹参、桃仁、炙鳖甲、女贞子、旱莲草、茯苓、红花、当归、五味子。

【功效】益气健脾，活血散结。

【方解】方中黄芪、党参、炒白术、茯苓健脾益气；桃仁、红花、当归、丹参、炙鳖甲活血化瘀散结；女贞子、旱莲草补肝肾之阴。诸药同用，共奏益气健脾、活血散结之功。随症加味：腹胀明显者加大腹皮、陈皮；黄疸明显者加茵陈、赤芍、金钱草；纳差者加炒谷芽、炒麦芽、山楂；睡眠差者加酸枣仁、首乌藤。

【肝病药理】

（1）现代药理学研究认为，黄芪、党参、炒白术均有增强 T 细胞功能的作用，红花、丹参有清除免疫复合物积聚的作用；炙鳖甲煎煮能显著改善肝纤维化大鼠肝组织病理，改善胶原酶活性，促进 ECM 降解；同时具有保护肝细胞、抗氧化应激等作用。

（2）本方治疗活动性乙肝肝硬化，能显著改善肝脏功能，抑制乙肝病毒复制，减少纤维化指标（血清 HA、LN、PC-III、IV-C）的表达，增强抗肝纤维化的功能，并且能有效控制病情，延缓疾病进展，改善生活质量[37]。

益气健脾软肝汤

【来源】张志忠。

【组成】黄芪、䗪虫、大黄、鳖甲、桃仁、丹参、三七、茵陈、大腹皮、人参、白术、熟地黄、白芍、三棱、莪术、甘草。

【功效】健脾益气，破癥除积。

【方解】益气健脾软肝汤中黄芪健脾益气、培补元气；䗪虫攻下积血、破癥消肿，共为君药，培脾运中，推陈致新；大黄清热凉血、破积消聚；鳖甲软坚散结、消散积聚，共为臣药，助君药逐干血，起积聚；桃仁、丹参、三七活血通络、攻血逐瘀，茵陈利胆退黄，大腹皮下气行水，人参、白术大补元气、健脾利水，熟地黄、白芍滋阴补肾、养血柔肝，三棱、莪术化瘀消癥，甘草缓急和中，共为佐使。诸药合用，健脾益气以养正，通络破癥以除积，可收标本兼治之效。湿热内蕴者，加黄芩、黄连；水湿内阻者，加茯苓、熟附子；肝气郁结者，加香附、柴胡；肝肾阴虚者，加麦冬、沙参；瘀血阻络者，加延胡索、川芎；脾肾阳虚者，加泽泻、茯苓。

【肝病药理】

（1）益气健脾软肝汤能明显改善临床症状，提高临床治疗效果；能显著降低患者血清肝纤维化指标，同时能降低 LN 和透明质酸酶含量，可用于急性肝炎、慢性肝炎等疾病的治疗。因此益气健脾软肝汤治疗早期肝硬化疗效安全、显著，值得推广应用[38]。

（2）益气健脾软肝汤治疗早期肝硬化，有养正除积、消补兼施的功效，能够恢复肝功能。观察的 58 例肝硬化患者中无药物相关不良反应，安全性良好[39]。

疏肝化瘀汤

【来源】西安市中医医院。

【组成】枳实、柴胡、青皮、鸡内金、鳖甲、香橼、白芍、郁金、丹参、青黛、白矾、甘草。合并腹水者加大腹皮、白茅根；合并气虚者加黄芪；合并阴虚者加太子参；合并湿热者加虎杖。

【功效】疏肝理气，消瘀化湿解毒，软坚散结。

【方解】杨震主任医师在 30 余年的肝病治疗中，总结出肝纤维化的主要病机为肝气郁结、气滞血瘀、正气亏虚、湿热之邪潜伏血分，病位在肝、脾。针对此病机，杨主任创制疏肝化瘀汤，其源于经方，以《伤寒论》四逆散、《金匮要略》硝石矾石散、《伤寒直格》碧玉散，以及清代傅青主喜用之青皮、郁金、丹参、香橼，加用鸡内金、鳖甲等化裁而来。其中四逆散可疏肝理脾，透达郁阳，为治肝脾（胃）气滞的基本方剂。硝石矾石散为仲景为女劳疸转变为黑疸兼有瘀血湿热之证而立，其方具有消瘀化湿之功，其中矾石可解毒杀虫、燥湿止痒、止血止泻、清热消痰，可入气分化湿利水、祛湿热、退黄。碧玉散可祛暑清热，主治暑湿证兼有肝胆湿热者，原方为解暑湿而重用滑石，然其性寒，本方为避其寒滑，恐其伤正，故去之取其方义，用青黛清肝胆郁热。另用青皮、郁金、丹参、香橼，疏肝理气，散结消滞，活血祛瘀，利胆。用鸡内金源于《黄帝内经》，鸡矢醴方为《黄帝内经》十三方之一。《医学衷中参西录》谓之能"开脾瘀""化其经络之瘀滞"，张锡纯有鸡胵茅根汤治气臌，治水臌、气臌并病，兼治单臌胀及单水臌胀、单气臌胀。鳖甲能滋阴潜阳，软坚散结，现代医学认为其具有抗肝纤维化，改善肝脏微循环的作用。以上诸药合用共奏疏肝理气、消瘀化湿解毒、软坚散结之效。这为本方抗肝纤维化提供了中医学理论基础。

【肝病药理】

（1）中药疏肝化瘀汤能明显改善患者的症状、肝功能［ALT、TBIL、PTA、胆碱酯酶（cholinesterase，CHE）］及肝纤维化指标（HA、LN、PC-III、IV-C），降低增高的肝门静脉宽度值[40]。

（2）丹参能改善肝脏微循环，抑制肝纤维组织增生，使肝内纤维组织软化，促进肝细胞修复和再生。有实验证明，加味四逆散能有效地保护肝细胞，恢复肝功能，抑制 HSC 活性，减少肝内胶原蛋白的合成与沉积，促进胶原降解；具有良好的预防和治疗肝纤维化作用，其预防效果优于治疗效果，并且明显优于秋水仙碱。而李长秦等则通过实验进一步证实加味四逆散对肝纤维化大鼠肝脏Ⅰ-C、Ⅲ-C沉积有显著的改善作用，并且在一定范围内，治疗时间越长，效果越佳。其作用机制可能是促进Ⅰ-C、Ⅲ-C降解[41]。

（3）本方抗肝纤维化的作用机制考虑可能与促进胶原纤维的降解吸收，抑制胶原合成，抑制炎症反应，减轻肝细胞变性坏死有关[42]。

加味五指毛桃汤

【来源】河源市中医院。

【组成】五指毛桃、鸡骨草、溪黄草、穿破石、紫背金牛、茯苓、泽泻、布渣叶、素馨针、炙甘草。

【功效】扶正利湿，解毒化瘀。

【方解】五指毛桃别名五爪龙、南芪，有健脾化湿的功效，能提高患者的免疫力；鸡骨草、溪黄草能够解毒化湿，紫背金牛、穿破石能够化瘀软坚。茯苓、泽泻、布渣叶健脾淡渗利水。全方合用有扶正、祛湿、解毒、化瘀的功效。

【肝病药理】

（1）加味五指毛桃汤方在改善肝功能、肝脏生化"肝纤四项"方面同阿德福韦酯比较有显著性差异，说明加味五指毛桃汤有改善肝功能、肝脏生化的作用。在控制HBV-DNA数量方面，两者都有一定的临床疗效。加味五指毛桃汤和阿德福韦酯均能显著降低血清HA、LN水平，加味五指毛桃汤在降低HA、PC-Ⅲ、胶原N端前肽（N-terminal propeptide，NP）、Ⅳ-C方面，比阿德福韦酯疗效明显，说明在抗肝纤维化方面加味五指毛桃汤较阿德福韦酯具有一定优势[43]。

（2）现代医学认为，肝炎的发生、发展及其转归与机体的免疫反应和病毒的持续感染有关。机体免疫功能低下，尤其是细胞免疫功能低下，是导致该病趋向慢性化的重要原因，在临床上，通过健脾以增强免疫功能，是治疗本病的一个主要途径。实验研究表明，益气健脾类中药（如太子参、云苓等）具有提高人体免疫功能及保护肝细胞的作用[44]。

二甲软肝煎

【来源】仙桃市中医医院。

【组成】鳖甲、炮穿山甲、丹参、三七、桃仁、红花、黄芪、茵陈、柴胡、郁金。

【功效】活血化瘀消癥，健脾疏肝行气。

【方解】鳖甲、炮穿山甲、丹参、三七、桃仁、红花重在活血化瘀，佐以黄芪、茵陈健脾祛湿，柴胡、郁金疏肝行气。整方主次分明，重点突出，尤对体质实者有明显的疗效。

【肝病药理】现代医学证实，黄芪、鳖甲、炮穿山甲有明显的升高白蛋白作用。临床证实，上方对肝硬化患者的症状及体征有明显的改善作用，对黄疸、低蛋白血症及肝细胞破坏引起的ALT升高有明显的治疗作用，且优于对照组。治疗时间越长，效果越显著[45]。

益气解毒软肝汤

【来源】承德医学院附属医院。

【组成】炙鳖甲、太子参、白花蛇舌草、丹参、白术、茯苓、虎杖、甘草。

【功效】健脾益气，活血化瘀，软坚散结，消肿解毒。

【方解】益气解毒软肝汤在中医药理论指导下组方而成，其可从益气、解毒和软肝三个方面对肝硬化进行综合治疗。首先，方中太子参、白术、茯苓、甘草取四物汤之意，具有健脾益气、运化水湿之效；另加入丹参、炙鳖甲用以活血化瘀、软坚散结；加入虎杖、白花蛇舌草以消肿解毒。纵观全方，8味药材功效互补，从而达到健脾益气、活血化瘀、软坚散结、消肿解毒之目的，即谓益气解毒软肝汤。

【肝病药理】

（1）益气解毒软肝汤治疗乙肝代偿期肝硬化疗效显著，可有效降低代偿期肝硬化患者的肝纤四项指标及脾厚度，值得推广应用。另外，在治疗过程中，注意休息、均衡膳食、戒酒及必要的营养支持（如补充优质蛋白质及维生素）等也不容忽视。此外，由于肝硬化患者多伴水肿、腹部积水等情况，因此还应注意减少食盐的摄入[46]。

（2）益气解毒软肝汤能降低肝纤维化大鼠血清 HA、LN 水平，调节肝组织 HGF/c-Met mRNA 的表达，从而逆转肝纤维化。益气解毒软肝汤能够显著降低乙肝后肝硬化患者的 ALT、AST、TBIL 水平，增加 ALB 和 A/G 的表达，表明益气解毒软肝汤具有护肝降酶、修复肝组织损伤的作用。同时，益气解毒软肝汤能降低血清 TIMP-1、TGF-β_1 和 PDGF 水平，从而发挥抗纤维化作用，这可能是其抗肝纤维化的作用机制与其降低血清 TIMP-1、TGF-β_1 和 PDGF 水平有关[47]。

扶正解毒软肝汤

【来源】黑龙江和平医院。

【组成】鳖甲、牡蛎、丹参、桃仁、白花蛇舌草、板蓝根、黄芪、茯苓、山茱萸、泽泻、柴胡、赤芍。

【功效】软坚散结，活血化瘀，疏肝健脾，清热解毒。

【方解】方中鳖甲、牡蛎软坚散结以消癥除积。丹参能活血调经，祛瘀止痛；桃仁活血化瘀，性善散血，具有散而不收、泻而无补之优点；赤芍善走血分，能清肝火，除血分郁热，有清热凉血、散瘀止痛之功。此三活血药同用，既可增加活血化瘀之力，又可增加鳖甲、牡蛎的软坚散结之效。板蓝根、白花蛇舌草具有较强的清热解毒作用，针对残留之湿热疫毒甚是合拍；黄芪、茯苓健脾益气补中；山茱萸性温而不燥，补益肝肾，补而不峻，既补肾益精，又温补肾阳。此三药同用既可扶正以祛邪，又可防诸活血药及清热解毒药伤正。泽泻利水渗湿泻热以祛除湿热。柴胡能条达肝气，疏肝解郁，并能引诸药走肝经。诸药合用，可收癥消积除、血活瘀化、邪毒得清、肝气得疏、脾气得健之效。

【肝病药理】

（1）鳖甲能抑制肝细胞损伤，减轻炎症反应，促进白蛋白合成；鳖甲可抑制细胞外间质的合成，对早期或者晚期肝硬化大鼠均有促进肝细胞恢复及纤维组织重吸收的作用。丹参具有促进肝细胞再生、抑制胶原纤维增生、防止实验性肝硬化发生、减轻间质炎症反应等作用，可促进损伤肝细胞的修复，改善肝脏微循环，抑制胶原生成，促进病理沉积胶原的降解。桃仁提取物苦扁桃仁苷能提高肝脏血流量，提高肝组织胶原酶的活性，促进肝内胶原的分解代谢及降低肝组织胶原的含量等。桃仁能使肝、脾两脏明显缩小，尿 Hyp 排出量显著增加，肝血流图舒张指数明显降低，提示桃仁提取物苦扁桃仁苷临床治疗肝纤维化有效。赤芍具有良好的保护肝细胞，抑制胶原纤维合成、沉积及促进其降解的作用，可明显改善肝纤维化血清学指标及肝组织的病理改变，使大鼠纤维化肝小叶结构基本恢复正常。黄芪具有增强机体免疫功能、抗衰老、提高血浆组织内环磷酸腺苷（cAMP）的含量、增强免疫功能、促进再生肝 DNA 合成等多种作用，可使大鼠肝纤维化程度及超微结构的病理改变明显减轻，减少总胶原及Ⅰ-C、Ⅲ-C 在肝内的沉积。黄芪总提物（TAE）可明显降低由肝库普弗细胞条件培养基刺激的 HSC 增殖和胶原的产生。新型羟甲基茯苓多糖可使 CCl_4 所致的小鼠肝损伤及其代谢明显减轻，血清 ALT 活性降低，连续给药可明显加速肝脏的再生速度，使肝脏重量增加。山茱萸总皂苷能明显抑制小鼠淋巴细胞转化，抑制 IL-2 的产生，具有免疫抑制作用。泽泻提取物对各种原因引起的脂肪肝均有良好效应，对低蛋白饮食、乙基硫氨酸、高脂饲料所致的脂肪肝均有不同程度的抑制作用。泽泻可减少肝内脂肪含量，并能改善肝功能，从而对 CCl_4 所致的急性肝损伤起到一定的保护作用。白花蛇舌草可刺激网状内皮系统增生，增强吞噬细胞的活力，具有抑制乙肝病毒、调节宿主免疫功能的作用。板蓝根具有较强的抗肝炎病毒作用。柴胡的有效成分柴胡皂苷有抗炎、保肝、增强免疫功能等作用，能抑制肝纤维化形成，促进肝脏蛋白的合成，增加肝糖原，促进抗体形成，诱发干扰素，促进肝细胞再生，抗炎症，抗肝损伤等，可直接抑制 HSCⅠ、Ⅱ和Ⅳ型胶原蛋白的分泌，具有抗肝纤维化的作用[48]。

（2）扶正解毒软肝汤能够改善肝纤维化患者肝功能和γ球蛋白含量，显著降低患者"肝纤四项"。

通络软肝汤

【来源】偃师市中医院。

【组成】全蝎、僵蚕、水蛭、黄芪、丹参、红花、陈皮。肝郁脾虚者加党参、白术；脾肾阳虚者加附子、肉桂；肝肾阴虚者加熟地黄、山药；吐血、便血者加大黄粉、三七粉；瘀血者加土鳖虫、炮穿山甲、桃仁；腹水者加猪苓、泽泻、大腹皮。

【功效】健脾益气，活血化瘀，软坚散结，消肿解毒。

【方解】通络软肝汤有益气养血、祛风化痰、逐瘀通络、散结消积之效。方中黄芪大补脾胃之气，令气旺血行，瘀去络通，为君药；丹参、红花为臣药，养血活血，配水蛭破血逐瘀；全蝎、僵蚕化痰散结，祛风通络；陈皮理气化痰，一则气顺络通，二则防黄芪之壅塞，为佐使药。

【肝病药理】

（1）通络软肝汤能明显改善肝炎后肝硬化患者的临床症状。通络软肝汤有明显降低 ALT、TBIL，改善脏腑微循环的作用，并且能显著降低肝纤维化指标，说明此方具有近期能迅速恢复肝功能，远期对阻断肝纤维化的形成可能有积极治疗作用[49]。

（2）黄芪可明显改善肝炎后肝硬化患者的肝功能，并可使肝硬化患者血清 N-乙酰-β-氨基葡萄糖酶（NAG）、HA、LN 下降，使肝纤维化程度明显减轻。丹参可显著延长小鼠缺氧状态下的存活时间，具有抗血小板凝聚、抗血凝、疏通微循环的作用[50]。丹参可促进肝细胞增殖，提高肝细胞内总蛋白的生成量，降低胶原蛋白生成；提高细胞分泌的间质性胶原酶活性，抑制细胞外胶原的生成率，加速肝纤维化的重吸收，增强肝细胞对 HA、LN 等的摄取与分解，改善纤维化[51]。红花能够扩张血管、抗凝血，明显降低 ALT。水蛭的唾液中含有水蛭素，其分泌物中含有一种组胺样物质及肝素、抗血栓素。可扩张血管、降低血液黏稠度，使周围血管阻力下降，增加有效循环血量，改善肝脏微循环，增加尿量，改善肝硬化病情。全蝎能抗血栓。僵蚕可抗血栓、抗凝、促纤溶，降脂降糖。

归芪软肝汤

【来源】长葛市中医院。

【组成】当归、丹参、赤芍、桃仁、醋鳖甲、炮穿山甲、黄芪、白术、茯苓、车前子、大腹皮、枸杞子、淫羊藿、茵陈、柴胡、枳壳、大黄、白花蛇舌草。右胁痛明显者加延胡索、郁金；病久虚损严重者加红参、阿胶珠；衄血者加三七、紫珠草、仙鹤草；形寒肢冷者加制附子、肉桂。

【功效】活血化瘀，柔肝健脾，益气养阴，利湿消胀。

【方解】方中当归、丹参、桃仁、赤芍、炮穿山甲、醋鳖甲活血化瘀，软坚柔肝消癥；黄芪、白术、茯苓益气健脾，脾健则瘀血自行，乃为肝病实脾之法；白术、茯苓、车前子、大腹皮健脾利水消胀；茵陈、大黄、白花蛇舌草清热利湿解毒；枸杞子、醋鳖甲、淫羊藿滋阴养肝益肾；柴胡、枳壳疏肝理气解肝郁，为肝经要药，可引诸药直达病所。综合观察认为，归芪软肝汤具有活血化瘀、柔肝健脾、益气养阴、利湿消胀之功。

【肝病药理】

（1）归芪软肝汤对改善肝脏微循环、降低门静脉高压、促进肝细胞再生及白蛋白合成有良好的效果，对改善自觉症状疗效更为明显。同时对改善酶谱、降低血清 TBIL 有显著疗效[52]。

（2）方中当归、丹参、桃仁、赤芍、炮穿山甲、醋鳖甲能保护肝细胞，改善肝内微循环，增加肝脏供血，降低门静脉压力，促进肝内胶原分解代谢，抑制肝内纤维组织增生，从而阻止肝硬化的进一步发展[53]；黄芪、白术、茯苓具有调整机体免疫、升高白蛋白、纠正 A/G 倒置、改善肝功能、抗肝纤维化的作用；白术、茯苓、车前子、大腹皮现代研究证明有明显的利尿作用，可不同程度促进 Na^+ 排泄，并且避免了西药利尿剂易引起电解质紊乱之弊；茵陈、大黄、白花蛇舌草有保肝利胆，降低 ALT、TBIL 的作用；枸杞子、醋鳖甲、淫羊藿有改善肝细胞功能、增强机体免疫、促进蛋白质合成的作用。

通络消癥汤

【来源】大同现代医院。

【组成】太子参、白芍、生黄芪、鸡血藤、忍冬藤、茯苓、泽兰、丹参、白术、地龙、桃仁、柴胡、牛膝、土鳖虫。

【功效】保肝健脾，通络消癥。

【方解】通络消癥汤以地龙与土鳖虫为君药，地龙清热定惊、通络，且不伤阴；土鳖虫破血逐瘀，续筋接骨，两者联用可相辅相成，联用具有辛咸通络之功效；鸡血藤与忍冬藤分别具有养血和血、清热解毒、通络之功效，联用可通络化瘀而不伤正气；柴胡、白芍、生黄芪、太子参、丹参、牛膝和白术、茯苓分别具有理气疏肝、养血柔肝、健脾益气、活血化瘀、清血分瘀、益肝肾、活血通络、健脾、除经络之湿等功效，同时泽兰可以发挥出消除水肿的功效。因此，在药方中所有药物的共同作用下，即可祛除患者身体内的瘀血、疏导阻滞的经络，保肝健脾。

【肝病药理】

（1）临床观察发现，通络消癥汤治疗乙肝肝硬化代偿期肝郁脾虚夹瘀证效果理想，能改善患者的肝功能，临床应用价值较高[54]。

（2）通络消癥汤在临床使用时，可以充分地发挥出抗病毒、抑制脾脏过快增长，进而使得肝功能可以正常发挥功能的作用，使得患者的生活质量获得极大的提高[55]。

（3）乙肝肝硬化代偿期患者在传统西医抗病毒手段治疗的基础上服用通络消癥汤，可在抑制病毒复制的同时，明显改善人体的微循环系统，使交感神经和副交感神经的平衡功能协调，彻底消除病因，同时又能活血化瘀，疏通络脉，消除血管痉挛，降低总外周阻力，调节血液黏稠度，减轻纤维化程度，促进肝功能的长期稳定或好转。在单一西药对症治疗基础上联合通络消癥汤治疗乙肝肝硬化代偿期肝郁脾虚夹瘀证，可改善患者肝功能及 PC-III、LN，同时可缩小脾脏厚度及门静脉内径，提高临床疗效，且安全性好[56]。

复　肝　宝

【来源】枣庄市中医医院。

【组成】丹参、桃仁、赤芍、黄芪、田基黄、牡丹皮、川芎、郁金、莪术、大黄、白花蛇舌草、青皮、鳖甲、甘草。

【功效】益气活血，凉血解毒，软坚散结。

【方解】复肝宝主要由益气活血、凉血解毒、软坚散结等类药物组成。方中黄芪益气健脾，取"肝病实脾"之意；丹参、川芎活血化瘀、消癥除积，具有促进肝细胞再生、抑制肝纤维组织增生的作用；桃仁、赤芍等均能活血化瘀、改善肝脏血液循环，促进肝内纤维组织降解。牡丹皮、田基黄、郁金疏肝柔肝，大黄、莪术有祛瘀、软坚之力；白花蛇舌草、青皮清热解毒，疏肝利胆；鳖甲软坚散结、滋阴养肝。诸药合用，共奏扶正祛邪之效。

【肝病药理】

（1）复肝宝可使大鼠 CCl_4 诱发的肝损伤减轻或修复，使纤维化程度减轻，并随剂量加大而作用加强。复肝宝大、小剂量组均可使肝组织中的胶原蛋白含量、血清中 PC-III 的含量降低，复肝宝对小鼠 CCl_4 诱发的急性肝损伤有保护作用，对大鼠 CCl_4 诱发的慢性肝纤维化有明显治疗作用，可使肝纤维化明显减轻[57]。

（2）复肝宝联合恩替卡韦治疗能更好地改善肝功能，增强恩替卡韦的抗乙肝病毒作用。同时本方具有减轻肝脏炎症，具有促进"肝纤四项"指标下降的作用[58, 59]。

肥 气 丸

【来源】《三因极一病证方论》卷七。

【组成】青皮、陈皮、三棱、莪术、穿山甲、黄连、枳实、厚朴、槟榔、干姜、肉桂。

【功效】破血消积，疏肝理气。

【方解】方中三棱、莪术能破血祛瘀，为君药，《本草纲目》：三棱能破气散结，故能治诸病。王好古认为：三棱，破血中之气，肝经血分药也。三棱、莪术治积块疮硬者，乃坚者削之也，能通肝经积血，治疮肿坚硬。穿山甲，《本草从新》载其"善窜，专能行散，通经络，达病所"，配合三棱、莪术可以破瘀消癥为臣药。肝积患者除瘀阻外，还有气机不利，故方中佐以青皮、陈皮、枳实、厚朴、槟榔等理气之药。《神农本草经》言肉桂辛大热，能宣导百药，通血脉，佐以干姜对理气活血起到推波助澜的作用。苦寒的黄连泻热散结又可制约干姜、肉桂之热性，为之使。又《神农本草经疏》：盖积聚癥瘕，必由元气不足，不能运化流行致之，欲其消也，必借脾胃气旺，能渐渐消磨开散，以收平复之功。故笔者在原方中加入党参、白术，以健脾扶正。纵观全方虽然没有一味退黄药，但不治黄而治黄之源，体现了中医治病求本的理念。总之本方破血消积，疏肝理气之效强劲，且能阴阳兼配，攻补兼施。

【肝病药理】

（1）本方能明显改善肝炎肝硬化患者的症状、体征，缩小脾脏及门静脉内径，改善肝硬化患者的血流动力学，对门静脉高压有效，有逆转肝硬化的作用[60]。

（2）乙肝肝硬化因肝实质细胞在乙肝病毒的作用下反复发生变性、坏死、再生，同时伴有大量纤维组织增生而形成。由于肝细胞坏死，胆红素不能正常代谢，毛细胆管内有胆栓或毛细胆管、肝细胞、库普弗细胞内有胆汁淤积，造成黄疸持续不退，是临床上常见的顽症。临床观察证实，在乙肝肝硬化伴随黄疸的患者中，肥气丸退黄的功效要明显好于清热利湿的茵栀黄颗粒，对乙肝肝硬化并发黄疸患者疗效显著，值得临床应用[61]。

苍牛防己汤

【来源】方药中教授经验方。

【组成】苍术、炒白术、川牛膝、怀牛膝、防己、大腹皮。

【功效】活血疏肝，除湿利尿，补脾祛瘀。

【方解】苍牛防己汤中的川牛膝、怀牛膝有疏肝补脾、益气活血的功效；炒白术、苍术则能健脾祛湿；防己和大腹皮有行气利水的作用，将其混合后加水煎煮，取汁口服能活血疏肝、除湿利尿、补脾祛瘀。本方药味虽少，但量大力专，取效迅捷。

【肝病药理】

（1）苍牛防己汤加减治疗肝硬化腹水，能有效改善患者的症状和体征，恢复肝功能，升高白蛋白，促进腹水消退，并能减少腹水复发次数，延长患者生存期，提高生活质量，降低死亡率[62]。

（2）现代药理学研究也证实，苍术、白术能增加白蛋白，纠正 A/G，促进钠的排出，有显著且持久的利尿作用；川牛膝、怀牛膝、汉防己能扩张肾血管，改善肾血流灌注，增加肾小球滤过率，并能排钠，也有较明显的利尿作用[63，64]。

（3）黄芪五苓散联合苍牛防己汤治疗肝硬化腹水，能修复患者受损的肝细胞，改善患者的肝功能，治疗安全有效，适合临床推广[65]。

利水消臌汤

【来源】乔保钧教授经验方。

【组成】太子参、黄芪、白术、泽泻、醋鳖甲、炙龟甲、生牡蛎、炒水红花子、丹参、赤芍、大腹皮、汉防己、柴胡。

【功效】健脾益肾，软坚散结，行气利水。

【方解】方中太子参、黄芪、白术、泽泻益气健脾利湿，其中太子参清补脾胃，久服不壅滞；黄芪兼补肝气，助肝气条达升发；白术、泽泻兼化湿利水；醋鳖甲、炙龟甲、生牡蛎软坚散结，药理研究表明其能提高血浆白蛋白，恢复肝功能，防止纤维化；炒水红花子、丹参、赤芍活血化瘀，具有改善肝脏微循环，疏通瘀阻的脉道，促进受损的肝细胞修复，防止纤维增生，促进已形成的纤维降解，降低 ALT 及保护肝细胞的作用。炒水红花子善治肝硬化之血瘀腹水；丹参善于补血，"一味丹参饮，功同四物汤"；赤芍善治血热血瘀黄疸；大腹皮宽中理气，善治腹中之水；汉防己利水护肝；柴胡和解少阳而疏肝气，引药归经，直达病所。全方健脾益肾、软坚散结、行气利水，标本兼治。

【肝病药理】

（1）腹水自体回输和中药治疗后，患者肝功能改善明显[66]。腹水自体回输不但能清除腹水，还能扩充有效循环血容量，同时又回输了大量蛋白质，与中药相辅相成，增加疗效，缩短病程，可谓理想的治疗方法[67]。

（2）本方配合西药治疗顽固性肝硬化腹水临床疗效明显且优于单纯西医治疗组，能有效改善患者临床症状，恢复肝功能[68]。

调肝健脾补肾方

【来源】泰安市中医医院。

【组成】黄芪、茯苓、泽兰、白芍、砂仁、鳖甲、猪苓、炒白术、泽泻。

【功效】调肝补肾，活血行气。

【方解】调肝健脾补肾方主要成分为黄芪、泽兰等中药，上述中药主要具有调肝健脾补肾及活血等作用。方中的黄芪、炒白术、茯苓合用是药方中的君药，有行补气、健脾、固本等作用；猪苓、泽泻等行补肾、消除水肿等作用；泽兰、鳖甲、白芍能够活血化瘀、滋阴补阳；砂仁行气调中化滞。诸药合用，调肝补肾为主，并兼活血行气之功，对肝硬化腹水患者有标本兼治的作用。

【肝病药理】采用调肝健脾补肾方联合西医治疗肝硬化腹水具有十分显著的疗效，可明显改善患者的腹水症状，促进肝功能恢复，改善凝血功能，有利于患者的预后，同时本方不但可以加强疗效，还能够在一定程度上减少治疗的副作用，进一步显示了其安全可靠的优势[69]。

三 消 汤

【来源】辽宁中医药大学卢秉久教授经验方。

【组成】白术、黄芪、陈皮、大腹皮、桑白皮、茯苓皮、生姜皮、熟附子、桂枝、杏仁。

【功效】健脾利水，温肾开肺，利尿。

【方解】三消汤由桑白皮、大腹皮、茯苓皮、生姜皮、陈皮、桂枝、杏仁、白术、黄芪、熟附子组成，重在健脾，兼顾肺、肾。其组方是在《华氏中藏经》五皮饮的基础上加桂枝、杏仁、白术、黄芪、熟附子而成，其中白术味甘、苦，性温，为健脾第一要药，功能健脾益气，燥湿利水，黄芪味甘，性微温，善入脾胃，为补益中气的要药，兼能利水退肿，两者共为君药，健脾益气以利水，使水从脾消；臣以桑白皮、大腹皮、茯苓皮、生姜皮、陈皮，任应秋在《病机临证分析》中指出"桑白、大腹消肺水，陈皮、生姜消脾水，茯苓消肾水"，五药皆用其皮，取其善行皮间水气之功，行气利水。佐以杏仁、熟附子，其中杏仁开肺利尿，疏上源以利下源，助桑白皮、大腹皮使水从肺消；熟附子为温阳要药，尤擅温肾阳，补命门之火以协助脾阳温运和司膀胱气化的作用，使水从肾消；桂枝味辛、甘，性温，能通心阳、振脾阳、温化膀胱，助阳化气，以为使。纵观全方，其组方重在健脾，在健脾利水的前提下，兼顾肺肾，使水湿之邪从肺、脾、肾三脏而消。

【肝病药理】

（1）现代研究证明，五皮饮的主要药理作用是利尿，卢秉久教授在多年的临床实践中发现，肝硬化腹水时单用五皮饮力量稍弱，因此，在深入研究臌胀病机的基础上，以五皮饮为基础方加上白术、黄芪、桂枝、杏仁、熟附子组成"三消汤"来治疗肝硬化腹水，取得了较好的疗效[70]。

（2）"三消汤"能够有效地改善患者的症状，增加尿量，促进腹水的消退，提高患者的生活质量；单纯西医治疗、单纯中医治疗和中西医结合三种方案相比，中西医结合治疗肝硬化腹水在改善患者症状、促进腹水消退、减少腹水复发等方面明显优于其他两种方案。但在降低患者死亡率方面，三种方案并无差别，可能与样本数量少有关[71]。

五苓散和肾气丸加味

【来源】井研县人民医院。

【组成】白术、茯苓、猪苓、泽泻、桂枝、大腹皮、川芎、当归、丹参、赤芍、柴胡、槟榔、黄芪、炙鳖甲、制附片、熟地黄、山药、山茱萸、甘草。

【功效】温阳化气，渗湿利水，活血化瘀，温补脾肾。

【方解】选五苓散温阳化气，渗湿利水，加大腹皮加强利水之功；川芎、当归、丹参、赤芍活血化瘀，柴胡、槟榔疏肝理气解郁，行气消胀；肾气丸和黄芪、白术温补脾肾以培本；鳖甲软坚散结。诸药共起温阳化气、渗湿利水、活血化瘀、温补脾肾之效，则邪去水消，气血流畅，肝脾肾运行正常而诸症自消。

【肝病药理】

（1）现代药理研究证实，茯苓、白术对 CCl_4 所致的大鼠肝损伤有保护作用，使 ALT 活力明显降低，防止肝细胞坏死。另外，白术能促进小鼠的胃肠运动。当归、赤芍、川芎活血化瘀，有保护肝细胞、促进肝细胞再生和抑制肝纤维化的作用；黄芪可明显减轻肝细胞变性坏死，增强巨噬细胞功能[72]；鳖甲有改善病变部位血液循环，促进侧支循环形成，改善肝功能及降低门静脉压力的作用。

（2）五苓散和肾气丸联合西药治疗肝硬化腹水，腹水消退比单纯西医治疗快，可以减轻西药的副作用，降低肝硬化腹水治疗后的复发率[73]。

（3）蓝青强教授基于肝肾同源理论对乙肝后肝硬化腹水进行辨证论治，并运用肝肾同源理论指导下的肾气丸加味方治疗乙肝后肝硬化腹水患者，可显著促进腹水消退，缓解临床症状、体征，改善肝功能及凝血功能，且无毒副作用，安全有效，为临床治疗乙肝后肝硬化腹水提供有益的参考[74]。

调肝消臌汤

【来源】同济大学附属同济医院。

【组成】柴胡、黄芪、鳖甲、白茯苓、炒白术、赤芍、腹水草、丹参、白茅根、土鳖虫、大腹皮、羊蹄根、陈葫芦壳、桔梗、生甘草。

【功效】调肝健脾，利湿清热，养阴化瘀。

【方解】调肝消臌汤调肝健脾，利湿清热，养阴化瘀。方中柴胡调肝理气、通畅三焦，以使气通水行；黄芪补气利水，白茯苓、炒白术健脾利水，丹参、赤芍、土鳖虫化瘀利水、软坚散结；大腹皮行气导滞，利水消肿；与陈葫芦壳配合可加强利水功效；鳖甲滋阴散结；白茅根凉血生津、清热利水，具有利水而不伤阴的作用。羊蹄根凉血通便；腹水草具有行水、消肿、散瘀、解毒的功效，主治肝硬化腹水；桔梗能宣肺利气、通调水道以祛水湿。临证时随症加减然总不离其调肝健脾、活血化瘀之旨。

【肝病药理】调肝消臌汤能够使患者腹水消退，改善肝脏功能，减轻临床症状。本方施治乙肝后肝硬化腹水的临床疗效优于单纯西医治疗。现代药理学研究表明，健脾类中药多具有提高免疫功能的作用，如黄芪、白术、茯苓可增强机体免疫功能，促使肝功能恢复，黄芪、白术均有增加蛋白合成、提高血浆白蛋白水平的作用。大剂量白术能提高人体白蛋白合成，并能纠正 A/G 倒置。故加用中医健脾利水之中药后可减少利尿药的用量，降低其副作用。鳖甲能抑制炎症反应，促进肝细胞修复与再生，改善肝内微循环，抑制纤维增生，促进胶原溶解和再吸收，并能提高血浆蛋白含量。羊蹄根对体外 HSC 的增殖有显著抑制作用，能有效缓解 HSC 的纤维化程度。在体外对于 HBV-DNA 复制、HBsAg 和 HBeAg 的分泌均具有一定抑制作用。柴胡、茯苓、丹参、甘草疏肝行气，能减轻肝细胞损伤，抑制纤维组织增生，促进纤维组织吸收，防治肝硬化；而方中其他中药的配伍运用对于改善肝硬化腹水患者乏力、口干、腹胀等不适症状也显示出良好的作用，有利于改善患者的整体生活质量[75]。

消　臌　汤

【来源】中日友好医院印会河教授经验方。

【组成】柴胡、赤芍、丹参、当归、生牡蛎、广郁金、川楝子、桃仁、桔梗等。

【功效】疏肝理气，活血化瘀，软坚开利三焦。

【方解】印会河教授认为，肝性腹胀临床证候错综复杂，病机为肝脾气机郁滞、三焦气水通路失调、水湿内停。血瘀气滞、经隧阻塞、血不养肝，关键在于血瘀。其表现在肝脏病理学上肝纤维化的形成，门静脉血回流入肝所面临的阻抗增加，门静脉压力增高，侧支循环开放扩大，血浆胶体渗透压减低，脾功能亢进，凝血缺陷和出血等肠腔积气和腹腔积水不能及时得以疏导而出现腹中胀气和腹水，故治瘀、治血常常是治本之法。基于以上对肝性腹胀独特的学术见解和积 50 余年的临床经验，印会河教授研制的消臌汤以治肝治瘀活血软坚为基础。通利三焦则是通过开泄肺气实现的，因肺外通皮腠，又能通调水道（三焦），下及膀胱，且三焦又是元气之所终始的气道。方中当归、赤芍、丹参、桃仁、广郁金等守治肝血之本；柴胡、川楝子等疏肝泄肝，使血随气行；生牡蛎等虫、介类药物，磨化久瘀，软坚消积；桔梗等开利肺气，肺气宣通则使三焦通利，气水畅流，从而消除腹胀与腹水。

【肝病药理】

（1）肝灌流指数测定等四项实验室检查证实了消臌汤确有使肝纤维化减轻、门静脉回流入肝阻力降低、改善血液流变学和微循环的作用，促进肝肠循环，使肠腔积气和腹腔积水得以及时回流入肝，再由腔静脉系统至肺和膀胱排出[76]。

（2）服用消臌汤后多种实验室检查指标亦有明显好转，其中血小板计数、淋巴细胞转化率、花环率及血清前白蛋白（PA）明显增加，同时 IgG、血清 HA 和 ADA 明显下降，提示消臌汤具有提高机体免疫力、改善肝功能及抗肝纤维化的作用[77]。

（3）服用本方后门静脉与脾静脉宽度缩小，提示本方有改善肝内微循环，降低门静脉压力的作用，从而有助于肝纤维化的好转。谷胱甘肽巯基转移酶（glutathione S-transferase，GST）作为反映肝细胞损害程度的指标，比 ALT 更有意义，在无法连续进行肝活检的情况下，动态观察血清 GST 活性变化，可能是一项间接了解肝脏病理改变安全可靠的方法。本文采用 ALT、γ-氨基丁酸转运蛋白（GAT）、腺苷脱氨酶（ADA）、HA、NAG 多种生化指标，观察结果显示本方对肝脏无明显损害。测定 U-NAG 显示对肾功能无明显损害。临床观察亦未见明显副作用，所以认为该中药是安全有效的，其抗肝纤维化作用可能在于抑制成纤维细胞，减少胶原的分泌[78]。

（4）经过消臌汤治疗，除了临床症状、肝功能指标改善外，甲皱微循环的指标亦相应得到改善，证实此方确有改变微血管形态和血液流变、缓解血管痉挛、促进血液循环、使血流加速、减轻组织缺血缺氧状态、促进肝脏功能恢复的作用。新近对消臌汤中丹参的研究较多，提示其抑制血小板合成前列腺素、抑制血小板黏附聚集和血小板第Ⅲ因子，延长血清凝血酶原时间，抑制凝血功能和促进纤溶系统的功能，在体外可抑制血栓形成，其提取液能使去甲肾上腺素所致的大鼠主动脉条收缩得以舒张，有助于丹参对改善微循环作用的解释[79]。

当归芍药散加味

【来源】广西中医药大学。

【组成】当归、赤芍、生白芍、生白术、川芎、泽泻、茯苓、制鳖甲、生牡蛎。若患者为湿热郁结型则加茵陈、白花蛇舌草；乏力甚者加薏苡仁、炒党参、黄芪；血瘀甚者加桃仁、丹参；畏寒甚者加附子、肉桂。

【功效】养血疏肝，健脾利水。

【方解】当归芍药散源于《金匮要略》，具有养血疏肝、健脾利湿之效。方中重用生白芍，张元素曰："白芍补而赤芍散，能泻肝补脾胃……芍药的功用有六：一安脾经；二治腹痛；三收胃气；四止泻痢；五和血脉；六固腠理。"王好古认为此药可"理中气，治脾虚中满"。当归味甘而重，为补血第一要药，且补中有活，气轻而辛，与白芍相伍，能酸甘化阴，有调和肝脾、柔肝止痛之效。鳖甲、牡蛎具有潜阳补阴、软坚散结等功效；配以川芎行气活血，生白术、茯苓、泽泻健脾渗湿。综观全方，补泻兼施，共奏养血疏肝、健脾利水之效。

【肝病药理】

（1）在西医常规治疗的基础上加用当归芍药散加味治疗肝硬化门静脉高压症，可明显提高综合疗效，并能够改善肝功能、凝血功能、中性粒细胞淋巴细胞比值（NLR）。可见，采用当归芍药散加味治疗肝硬化门静脉高压症之肝脾血瘀证疗效确切，在提高患者生活质量的同时还能改善预后，值得在临床中推广[80]。

（2）国内外也有不少研究报道表明了肝硬化的发病机制主要与肠道菌群失调及内毒素血症等密切相关[81]。当归芍药散加味治疗肝硬化的临床疗效显著，可有效促进患者的肝功能恢复，其作用机制可能与改善肠道菌群失调、修复肠道黏膜屏障及改善内毒素血症等多个方面有关[82]。

（3）肝纤维化是肝硬化的前期表现，当归芍药散加味对肝纤维化大鼠亦有保护作用，可早期运用，预防肝硬化的形成。本方对治疗肝硬化大鼠腹水有显著效果，可使凝血酶原时间显著缩短，血浆 Ang 和内皮素-1（endothelin-1，ET-1）水平显著降低，可通过降低 Ang Ⅱ 及 ET-1 改善腹水症状。同时，本方可显著降低大鼠血清 ALT、AST、GGT 及 ALP 含量；当归芍药散加味还可显著降低血清 HA、PC-Ⅲ及Ⅳ-C 水平，提高 SOD 水平[83]。

黄芪五苓散

【来源】五苓散首见于《伤寒论》。

【组成】黄芪、茯苓、猪苓、白术、泽泻、桂枝。

【功效】益气健脾利水。

【方解】黄芪味甘，归脾经，有益气健脾的作用，黄芪在益气健脾诸药中当推为首位，张锡纯谓其"补气之功最优"，且黄芪有益气之功而无壅闭之忧，健脾且有利水湿的特点，故当为治疗臌胀的首选药。同时黄芪有利尿祛水湿的作用，张锡纯曰"小便不利而肿胀者，可用之以利小便"，肝硬化腹水患者既有脾虚之本，又有水停之标，用黄芪健脾利水可谓标本兼治。另外，黄芪大补中焦之气，气为血之帅，气足则血运流畅，用黄芪可明显加快肝硬化腹水患者面色晦暗、腹部青筋暴露等瘀血症状的改善。黄芪健脾，脾统血，脾旺则血有所统而不外溢，可有效防治肝硬化患者各部位出血的发生。肝硬化腹水患者体质多较虚弱，易受外邪侵袭，而每受外邪则导致病情加重，变生他症，黄芪入肺经，有卫外固表之功，表固则邪无从入，内外邪不可干。五苓散首见于《伤寒论》，其药物组成为猪苓、泽泻、茯苓、白术、桂枝，其理论基础源于《素问·经脉别论》之"饮入于胃，游溢精气，上输于脾，脾气散精，上归于肺，通调水道，下输膀胱，水精四布，五经并行"。五苓散药物组成中猪苓、泽泻淡渗利水，茯苓、白术健脾行水，桂枝通阳化气。而黄芪合用五苓散，重视中焦在人体水液代谢中所起的重要作用，从调理脾胃角度辨治以健脾利水，"见肝之病，知肝传脾，当先实脾"，脾为后天之本，脾健则肝旺，气畅血行，气、血、水液正常循环和运行，肝硬化腹水之气滞血瘀水停则可迎刃而解。因此使用黄芪五苓散加减能有效缓解肝硬化进展。

【肝病药理】

（1）黄芪五苓散在改善肝功能、凝血功能等方面均具有较好疗效，并在缓解肝硬化腹水患者临床不适感方面明显优于单纯的西药治疗，且对减轻门静脉高压、提升白蛋白作用较好，这对促进腹水消退有积极意义，同时，在加用黄芪五苓散治疗后，患者的整体情况显著改善，这对改善肝硬化患者的预后尤为关键[84]。

（2）对肝硬化患者在西医治疗基础上予以黄芪五苓散进行治疗，发现患者的凝血功能、肝功能得到显著改善，并且有效缓解了肝硬化患者临床不适之症，其改善的效果优于单纯西医治疗，其中患者经黄芪五苓散加减治疗后，肝功能指标 AST、ALT、TBIL 低于治疗前，白蛋白水平显著增加，且肝功能改善效果优于单纯西医治疗者，提示黄芪五苓散加减治疗能有效改善肝硬化患者肝功能，对患者肝损伤起着保护性作用，临床有效率也明显高于单纯西医治疗者[84]。

臌 胀 汤

【来源】陕西中医药大学。

【组成】水蛭、三七、白术、黄芪、紫草、炮穿山甲。

【功效】利水消肿，活血化瘀，软坚散结。

【方解】本方是根据肝硬化腹水虚实夹杂的病机而设定的，标本同治，攻补兼施，能激发机体的生存能力、抗病能力。方中水蛭、三七、紫草活血化瘀；黄芪、白术益气健脾，杜绝生水湿之源，炮穿山甲软坚散结，消除臌胀。诸药合用，共奏利水消肿、活血化瘀、软坚散结之效，再结合辨证加减，疗效更佳。

【肝病药理】本方可以改善肝脏微循环和蛋白代谢，降低门静脉压力，抗肝纤维变和调整机体免疫功能，有效地控制腹水，本方合西药治疗肝硬化腹水，同时可缩短疗程，减少利尿剂的使用，减少复发率，可明显提高治疗效果[85, 86]。

蝉衣利水方

【来源】山东中医药大学尹常健教授经验方。

【组成】蝉蜕、芦根、白茅根、大腹皮、炒莱菔子、黄芪、白术、桔梗、仙人头、柴胡、通草、王不留行、砂仁、茵陈、大枣。

【功效】疏肝健脾利水，益气宣肺通窍，活血通经，理气消胀，清热利湿。

【方解】尹老认为引起肝硬化腹水的原因各有不同，辨证选方用药尤为重要。急则治标泻实，以消腹水为主，故多用利水药。缓则治本补虚，当用既能利水消肿又能补肝肾、益脾气之药。本方中白茅根味甘，性寒，归肺、胃、膀胱经，功能清热利尿，又不败胃，养阴生津，健脾益气；芦根味甘，性寒，归肺、胃经，清热利尿消肿；大腹皮味辛，性微温，功效行气宽中，利水消肿，《本草纲目》云"降逆气，消肌肤中水气浮肿"；蝉蜕味甘、咸，性寒，轻浮宣散，入肺、肝二经，既可疏散入肝，又可宣其外而利其内，使肺气宣畅，三焦通调而水液畅行。以上四味共为君药。炒莱菔子味辛、甘，性平，归肺、脾、胃经，功效消食除胀、降气化痰；黄芪味甘，性微温，既能健脾补中，又能利水退肿；白术味甘、苦，性温，功能健脾益气，燥湿利尿；仙人头行气消胀，利尿退肿；桔梗味苦、辛，性散上行，能宣肺利气、通调水道以利祛湿。以上五味共为臣药，辅助君药利水消肿，行气消胀。柴胡疏肝理气；砂仁芳香开窍；茵陈善清利脾胃肝胆湿热，使之从小便而出；王不留行性善下行，能活血利尿；通草气寒味淡而体轻，入肺经，善利小便而消肿。以上五味皆为佐药，在佐助君、臣药行气利水消肿的同时，又具有清热、利湿、通窍、活血之功效。大枣为佐使药，在调和诸药的同时，加强此方扶正之功效[87]。

【肝病药理】在现代医学常规治疗的基础上联合中药蝉衣利水方治疗肝硬化并大量腹水，疗效确切，在改善患者症状、增加尿量、促进腹水消退等方面，具有显著的疗效[88]。

苍牛防己黄芪汤

【来源】方药中教授经验方。

【组成】主要以黄芪、苍术、白术、怀牛膝、川牛膝、防己、大腹皮等药物为主。

【功效】益气健脾，活血利水。

【方解】苍牛防己黄芪汤是中医学教授方药中提出的一味中药处方。方药中教授是中国中医科学院的中药研究人员，对于乙肝、肝硬化、肝腹水等病症有丰富的临床治疗经验。方药中教授认为，肝硬化、肝腹水属于中医学"水臌"范畴，患者脾气虚弱，脾肾容易出现阴虚。其中防己利水渗湿、祛风胜湿，黄芪益气补虚、利水固表，白术健脾祛湿，苍术祛风渗湿，怀牛膝、川牛膝、大腹皮活血化瘀，诸药合用扶正祛邪，标本同治，共奏益气健脾、活血利水之效。

【肝病药理】

（1）苍牛防己黄芪汤能够有效地治疗乙肝、肝腹水、肝硬化，能减少上述病症的复发次数[89]。苍牛防己黄芪汤结合西药治疗后，总有效率高达 96.87%，腹水复发率为 3.13%，这与单一西医治疗相比，有效率显著提高，腹水复发率大大降低。综上所述，苍牛防己黄芪汤可以作为乙肝肝硬化腹水患者临床辅助治疗的有效中成药[90]。苍牛防己黄芪汤联合西医治疗，可显著改善中医证候症状、临床病症，提升治疗效果，降低治疗后腹水复发率，对乙肝肝硬化腹水患者临床治疗有一定的参考意义[91]。

（2）本方治疗肝硬化腹水疗效肯定，在改善患者症状、体征、肝功能等方面明显优于西医常规治疗的对照组，且减少了各种并发症的发生，减轻了患者痛苦，提高了患者生活质量。同时作为协定方，有方药相对固定的特点，使用规范、安全、方便，为我们临床治疗肝硬化腹水、成药的开发提供了有益的参考[92]。

（3）研究表明，苍术可通过抑制 Na^+-K^+-ATP 酶的活性，从而起到利尿效果，同时也有研究证实黄芪和防己具有降压和利尿作用。牛膝中因含有蜕皮甾酮因而具有促进蛋白质合成的作用。黄芪可使患者清总蛋白与白蛋白增加，从而起到改善肝功能作用。白术对肠胃功能有着一定的调节作用。

益气散结消水汤

【来源】新乡公立医院。

【组成】人参、黄芪、白茯苓、炒白术、丹参、郁金、川芎、赤芍、云苓皮、猪苓、泽泻、车前子、白茅根、大腹皮、炙鳖甲、炮穿山甲、厚朴、枳实、细辛、沉香、炒麦芽、茵陈。

【功效】行气化瘀利水，补气健脾滋肾。

【方解】方中人参、黄芪、炒白术、白茯苓补气健脾，培土制水以固本；丹参、川芎、赤芍、炙鳖甲、炮穿山甲活血化瘀，软肝散结通络以攻积；厚朴、枳实、郁金、云苓皮、猪苓、泽泻、车前子宽中下气，活血利水；炒麦芽疏肝健脾消积，茵陈清热利湿退黄；沉香有降气行气、温中止呕、暖肾纳气平喘之功用，《本草再新》曰"治肝郁，降肝气，和脾胃，消湿气，利水开窍"；细辛有祛风散寒、行水开窍之功用，《名医别录》曰"温中下气，破痰，利水道，开胸中……汗不出，血不行，安五脏，益肝胆，通精气"。本方行气化瘀利水以祛邪，补气健脾滋肾以扶正，杜绝腹水再生，有标本兼治的疗效。

【肝病药理】益气散结消水汤结合西药治疗肝硬化腹水，在保护肝功能、促进腹水消退、降低腹水复发、提高患者生活质量等方面效果较单用西药为佳[93]。

益气滋阴淡渗中药方

【来源】徐州市第三人民医院。

【组成】黄芪、白术、炙龟甲、炙鳖甲、女贞子、郁金、泽兰、泽泻、大腹皮、猪苓、车前子、川军。

【功效】疏肝理气，活血化瘀，益气滋阴。

【方解】方中黄芪补气兼能利水，白术补气健脾利湿，炙龟甲、炙鳖甲、女贞子滋阴清热，软坚散结，与黄芪、白术合用滋阴益气扶正，是治疗肝硬化腹水的主药。郁金疏肝理气兼以活血化瘀，泽兰既可行水利湿，又可通调肝脾血脉；泽泻、猪苓、大腹皮、车前子为淡渗利水之常用药，其利水作用平缓而持久。川军，取其通腑泻下之功，使水湿从肠道而出，又具活血之用，以调肝脾血脉。综观全方，诸药合力，在益气滋阴扶正的同时，祛除水湿、气结、血瘀之症结，改善肝硬化腹水的临床症状和体征。本方有消除腹水、改善肝功能的作用。

【肝病药理】采用益气滋阴淡渗法能明显改善肝硬化腹水患者的临床症状，有消除腹水、改善肝功能的作用。现代医学研究表明，黄芪可增加尿量和氯化物的排泄，增强机体免疫功能。白术补气健脾利湿，动物实验证实其有明显持久的利尿作用，能促进钠的排出，增加白蛋白，防止肝糖原减少，保护肝脏，能显著延长凝血酶原时间。在治疗本病的过程中，还需要注意精神和生活上的调摄。食盐有凝涩助水之弊，治疗时应低盐饮食；在尿量特别少时，给予无盐饮食，待腹胀消除，酌情逐渐增加食盐量[94]。

消 臌 灵

【来源】《名医肝胆病良方验方》。

【组成】柴胡、当归、益母草、丹参、石斛、生地黄、茯苓、商陆、鳖甲胶、生甘草、郁金、党参、大枣。

【功效】疏肝理气，行气利水，活血化瘀。

【方解】方中柴胡、郁金疏肝解郁；党参、大枣、生甘草补脾益气，当归、益母草、丹参活血化瘀；石斛、生地黄、鳖甲胶、当归滋阴养血；茯苓、商陆逐水祛湿。

【肝病药理】

（1）消臌灵能够升高白蛋白总量，降低球蛋白，纠正 A/G 倒置，提高肝细胞免疫功能，治疗肝硬化门脉高压症有较好的疗效[95, 96]。

（2）本方治疗肝硬化腹水具有保肝、利尿、降低门静脉高压等作用，疗效优于单纯西药组[97]。

参 考 文 献

[1] 尹珊珊，王宝恩，王泰龄，等. 复方861治疗慢性乙型肝炎肝纤维化与早期肝硬化的临床研究 [J]. 中华肝脏病杂志，2004（8）：31-34.

[2] 马红，王宝恩，马雪梅，等. 复方861对大鼠肝星状细胞胶原合成及降解干预作用的体外研究 [J]. 中华肝脏病杂志，1999（S1）：30-32.

[3] 米薇，谢锦云，崔鹏，等. 中药复方861对肝星状细胞作用的蛋白质组学研究 [A]. 中华中医药学会肝胆病分会. 中国蛋白质组学首届学术大会论文集. 长沙，2003.

[4] 丁惠国，王兴翠，尚宏伟，等. 复方中药861对肝星状细胞超微结构及细胞骨架蛋白的影响 [A]. 中国中西医结合学会.2002全国中西医结合肝病学术会议论文汇编 [C]. 贵阳，2002.

[5] 王惠吉，王宝恩. 中药复方丹参（861冲剂）治疗肝纤维化远期疗效观察 [J]. 中西医结合肝病杂志，1995（2）：4-5.

[6] 王宝恩，赵洪涛，王泰玲，等. 复方861对肝炎肝纤维化疗效的病理组织学分析 [J]. 中华肝脏病杂志，1997（2）：77-78.

[7] 王爱民，阴赖宏，马志杰，等. 复方861对肝星状细胞间质胶原酶及Ⅰ型胶原基因表达的影响 [J]. 中华实验外科杂志，2012（10）：1964-1965.

[8] 邢宇锋，翟芬芬，童光东，等. 乙肝解毒方内外合用对慢性乙型肝炎患者肝纤维化指标和 PGA 指数的影响 [J]. 中国民间疗法，2011，19（12）：44-45.

[9] 杨福泰，周晓燕，黄巧云，等. 软肝消癥胶囊治疗慢性乙型肝炎肝纤维化的疗效观察 [A]. 中国中西医结合学会.中国中西医结合学会第十八次全国消化系统疾病学术会议 [C].哈尔滨，2006.

[10] 杨福泰，周晓燕，黄巧云，等. 软肝消癥胶囊治疗肝炎肝纤维化的临床观察 [J]. 中国中医药信息杂志，2003（5）：10-11.

[11] 马鹏，段景文，柯淑霞. 活血益肝丸治疗慢性乙型病毒性肝炎120例 [J]. 中国社区医师，2007（19）：42-43.

[12] 郝明霞，郭新建，常占杰，等. 肝康颗粒治疗慢性肝炎肝纤维化60例 [J]. 陕西中医学院学报，2007

（5）：28-29.

[13] 郝明霞，王新梅，寇小妮. 肝康颗粒联合阿德福韦酯治疗乙型肝炎肝硬化 50 例 [J]. 福建中医药，2010，41（3）：25-26.

[14] 郝明霞，陈玉霞，梁芳，等. 肝康颗粒对肝纤维化大鼠肝组织及血清 PCIIILN 影响的实验研究 [J]. 长治医学院学报，2013，27（1）：1-5.

[15] 郝明霞，梁芳，陈玉霞，等. 肝康颗粒对肝纤维化大鼠 TGF-β_1、HA、IV 型胶原影响的实验研究 [J]. 内蒙古中医药，2013，32（3）：144.

[16] 李秀惠，赵春惠，金荣华，等. 软肝颗粒治疗慢性肝炎肝纤维化临床观察 [A]. 中国中西医结合学会. 第二次世界中西医结合大会论文摘要集 [C].北京，2002.

[17] 谢碧红，杨觉民，吴引伟. 化纤复肝方抗肝纤维化的临床研究 [J]. 天津中医药，2009，26（2）：108-109.

[18] 谢碧红，杨觉民，吴引伟. 化纤复肝方对慢性肝炎患者 MMP-1、TIMP-1 及其抑制因子表达的影响 [J]. 辽宁中医杂志，2011，38（8）：1665-1666.

[19] 谢碧红，李君，杨觉民. "化纤复肝方" 对慢性乙型肝炎患者血清细胞因子和肝纤维化指标的影响 [J]. 江苏中医药，2009，41（6）：16-17.

[20] 顾立刚，王庆国，于世赢，等. 柴胡鳖甲汤对大鼠免疫损伤性肝纤维化的治疗作用 [J]. 上海免疫学杂志，1998（1）：25-26.

[21] 将燕. 刘渡舟治疗肝病组方用药经验 [J]. 辽宁中医杂志，2004，31（7）：533-534.

[22] 冯崇廉. 邓铁涛治疗肝硬化经验 [J]. 中国医药学报，2002（11）：692.

[23] 李云安. 邓铁涛软肝煎加减治疗肝硬化 56 例 [J]. 内蒙古中医药，2010，29（21）：31.

[24] 赵健. 中药软肝煎加减联合恩替卡韦对乙肝型肝纤维化患者肝功能及病毒学应答的影响 [J]. 四川中医，2020，38（8）：114-117.

[25] 王静，王绪霖，吕宗舜. 软肝煎对高脂饮食大鼠肝纤维化 TGF-β_1 的影响 [J]. 陕西中医，2012，33（8）：1085-1087.

[26] 曹俊，周岚，屈银宗，等. 软肝煎药物血清对肝星状细胞/T6 增殖及 I 型胶原合成的影响 [J]. 中国中西医结合消化杂志，2003（5）：273-275.

[27] 戴克敏. 姜春华治疗肝病验方 [J]. 山西中医，2007（6）：10-11.

[28] 龙其德，夏多寿，罗炳辉. 软肝汤治疗臌胀 20 例疗效观察 [A]. 中国中医药学会. '99 全国中药研究暨中药房管理学术研讨会论文汇编 [C].杭州，1999.

[29] 余巧灵，杨润成，何莹，等. 软肝汤治疗慢性肝炎后肝纤维化的临床疗效及其对 T 细胞亚群的影响 [J]. 江苏医药，2018，44（6）：623-626.

[30] 陈文慧，唐阁，马洁，等. 健脾软肝方及拆方对 CCl$_4$ 肝纤维化大鼠脂质过氧化的影响 [J]. 云南中医学院学报，2007（4）：34-37.

[31] 苏涟，张超，陈文惠，等. 健脾活血柔肝法治疗慢性乙型肝炎 257 例疗效观察 [J]. 中西医结合肝病杂志，1998（S1）：288-289.

[32] 陈文慧，魏东，唐阁，等. 福尔肝健脾软肝方及拆方对 CCl$_4$ 肝纤维化大鼠肝功能的影响 [J]. 云南中医学院学报，2006（4）：13-16.

[33] 陈文慧，魏东，马洁，等. 健脾软肝方及拆方对 CCl$_4$ 肝纤维化大鼠 MMP-2、MMP-9 活性及蛋白表达的影响 [J]. 云南中医学院学报，2007（1）：29-32.

[34] 陈文玲，陈文慧，杜良，等. 健脾软肝方对 CCl$_4$ 诱导的肝纤维化大鼠肝窦内皮细胞失窗孔的影响 [J].

中医药导报，2018，24（17）：13-18.

[35] 刘成海. 复肝丸对肝纤维化大鼠肾素血管紧张素系统信号轴平衡的影响［A］. 中国中西医结合学会. 第五次世界中西医结合大会论文集［C］. 广州，2017.

[36] 王清兰，张风，雷扬，等. 复肝丸调控 miR-424 表达抑制肝窦内皮细胞血管新生的体外研究［J］. 上海中医药杂志，2020，54（1）：68-73.

[37] 王安锟，王际云，屠建国，等. 中西医结合治疗活动性乙型肝炎肝硬化 46 例［J］. 浙江中医杂志，2013，48（10）：760-761.

[38] 耿立铭. 益气健脾软肝汤治疗早期肝硬化 58 例［J］. 世界最新医学信息文摘，2015，15（28）：36-37.

[39] 牛胜利. 益气健脾软肝汤治疗早期肝硬变例［J］. 陕西中医，2013，34（5）：520-521.

[40] 杨璞叶，杨震，刘蒲芳，等. 疏肝化瘀汤治疗肝纤维化 62 例［J］. 陕西中医，2013，34（1）：10-12.

[41] 凌嫚芝，范重丽. 疏肝化瘀汤治疗肝炎后肝纤维化 59 例［J］. 陕西中医，2007（9）：1111-1112.

[42] 任晓芳，范滨，刘雪. 疏肝化瘀汤治疗肝纤维化 126 例［J］. 陕西中医，2008（3）：302-303.

[43] 尤海玲，陈源，徐权胜，等. 加味五指毛桃汤治疗乙肝后肝硬化 40 例［J］. 辽宁中医杂志，2011，38（4）：683-684.

[44] 方承康. 中西医抗肝纤维化研究现状与展望［J］. 新中医，2001（10）：72-74.

[45] 代三红. 二甲软肝煎治疗乙肝肝硬化临床观察［J］. 湖北中医杂志，2011，33（12）：44.

[46] 吴松柏，刘金侠，暴宏伶，等. 益气解毒软肝汤治疗乙型肝炎代偿期肝硬化的临床疗效［J］. 世界华人消化杂志，2015，23（24）：3930-3934.

[47] 吴松柏，暴宏伶，艾素玲，等. 益气解毒软肝汤治疗乙型肝炎后肝硬化 38 例［J］. 中国实验方剂学杂志，2013，19（21）：285-289.

[48] 姜琪，李伟. 扶正解毒软肝汤治疗 78 例肝纤维化的临床观察［J］. 中医药学报，2010，38（4）：80-82.

[49] 赵现朝. 通络软肝汤治疗肝炎后肝硬变 39 例临床观察［J］. 河南中医，2011，31（7）：746-748.

[50] 谭友文. 丹参对肝硬变微循环及肝纤维化指标的影响［J］. 中西医结合肝病杂志，1999（2）：41-42.

[51] 戚心广，稻垣. 丹参、赤芍对实验性肝损伤肝细胞保护作用的机理研究［J］. 中西医结合杂志，1991（2）：102-104.

[52] 赵明恩. 归芪软肝汤治疗肝炎后肝硬化 68 例临床观察［J］. 国医论坛，2000（5）：24-25.

[53] 徐列明，刘平，刘成，等. 桃仁提取物合虫草菌丝抗肝纤维化的实验研究［J］. 中国中医药科技，1995（1）：18-20.

[54] 张慧. 通络消癥汤治疗乙肝肝硬化代偿期肝郁脾虚夹瘀证的临床分析［J］. 中西医结合心血管病电子杂志，2018，6（31）：131.

[55] 陈继春，齐香丽. 通络消癥汤对乙肝肝硬化（代偿期）肝郁脾虚夹瘀证治疗效果分析［J］. 影像研究与医学应用，2018，2（3）：182-183.

[56] 陈军. 通络消癥汤治疗乙肝肝硬化代偿期（肝郁脾虚夹瘀证）对肝功能及 PCⅢ、LN 水平的影响［J］. 现代医学与健康研究电子杂志，2019，3（19）：100-102.

[57] 赵德语，张维东. 复肝宝保肝降酶及抗肝纤维化的实验研究［J］. 中国中西医结合急救杂志，2000（4）：217-220.

[58] 李斌. 复肝宝联合恩替卡韦治疗乙型肝炎后肝硬化（代偿期）临床观察［J］. 世界最新医学信息文摘，2015，15（38）：152-153.

[59] 李润东. 复肝宝对乙型肝炎肝纤维化的治疗作用［J］. 中西医结合实用临床急救，1997（12）：3-4.

[60] 姜宏伟. 中医古方"肥气丸"在治疗肝炎肝硬化中的临床应用 [J]. 宜春医专学报, 2001 (2): 198-199.

[61] 姜宏伟, 叶虹. 中医古方"肥气丸"化裁治疗乙肝肝硬化并发黄疸 31 例疗效观察 [J]. 海峡药学, 2013, 25 (4): 145-146.

[62] 萧焕明, 池晓玲, 蒋俊民, 等. 苍牛防己汤加减治疗肝硬化腹水 60 例疗效观察 [J]. 新中医, 2007 (12): 82-83.

[63] 李玉春. 苍牛防己汤治疗肝硬化腹水 62 例 [J]. 浙江中医杂志, 2002 (3): 14.

[64] 刘志斌. 苍牛防己汤加减治疗肝硬化临床观察 [J]. 湖北中医杂志, 2007 (2): 33.

[65] 秦永亮. 苍牛防己汤联合黄芪五苓散治疗 84 例肝硬化腹水患者的效果分析 [J]. 首都食品与医药, 2018, 25 (24): 176.

[66] 谷廷刚, 李存敬, 李松根. 腹水自体回输配合利水消臌汤治疗顽固性腹水 [J]. 河南中医, 2004 (12): 36-37.

[67] 刘国军, 李存敬, 李留建. 利水消臌汤合腹水自体回输治疗顽固性腹水 36 例 [J]. 中国中医药信息杂志, 2000 (10): 54-55.

[68] 郭鹏飞, 徐新松. 利水消臌汤配合西药治疗顽固性肝硬化腹水 73 例 [J]. 陕西中医, 2014, 35 (9): 1108-1109.

[69] 赵娟. 调肝健脾补肾方联合西医治疗肝硬化腹水临床观察 [J]. 辽宁中医杂志, 2014, 41 (5): 977-979.

[70] 黄亚娟, 蒋士生. 五皮饮联合其他疗法治疗肝硬化腹水的 Meta 分析 [J]. 湖南中医杂志, 2020, 36 (12): 121-126.

[71] 杨新莉, 黄冰冰, 卢秉久. 三消汤治疗肝硬化腹水的临床方案研究 [J]. 辽宁中医杂志, 2013, 40 (10): 1997-2001.

[72] 马红, 王宝恩, 陈翌阳, 等. 黄芪对免疫损伤性肝纤维化大鼠的治疗作用 [J]. 中西医结合肝病杂志, 1997 (1): 32-35.

[73] 陈强, 崔红英. 五苓散和肾气丸联合西药治疗肝硬化腹水 49 例 [J]. 实用中医内科杂志, 2011, 25 (12): 55-57.

[74] 王海娟. 蓝青强教授运用肝肾同源理论治疗乙肝后肝硬化腹水的临床观察 [D]. 南宁: 广西中医药大学, 2018.

[75] 杨毅勇. 调肝消臌汤治疗乙肝后肝硬化腹水的临床观察 [J]. 同济大学学报 (医学版), 2014, 35 (3): 106-109.

[76] 王诗雅, 印会河. 消臌汤治疗肝性腹胀的临床及机理探讨 [J]. 中国中西医结合杂志, 1994 (S1): 32-34.

[77] 李荣春, 晁恩祥, 董长宏, 等. 消臌汤治疗肝硬化 103 例疗效观察 [J]. 北京中医药大学学报, 1994 (6): 47-49.

[78] 蔡卫民, 张立煌, 刘荣华, 等. 消臌汤治疗肝硬化的疗效观察 [J]. 中西医结合肝病杂志, 1993 (2): 8-10.

[79] 王诗雅, 印会河. 消臌汤治疗肝性腹胀患者甲皱微循环观察 [J]. 新消化病学杂志, 1993 (4): 215-216.

[80] 黄万金, 覃婕, 王钿, 等. 当归芍药散加味治疗肝硬化门静脉高压症 30 例临床观察 [J]. 湖南中医杂志, 2019, 35 (8): 46-48.

[81] 周艺敏, 王健. 肠道菌群在肝硬化中的作用 [J]. 实用临床医学, 2016, 17 (1): 89-91.

[82] 刘礼剑, 杨成宁, 沈飞霞, 等. 基于"肠-肝轴"肠道菌群调节观察当归芍药散加味治疗肝硬化的临床

疗效 [J]. 世界中医药, 2017, 12 (8): 1789-1792.

[83] 许露, 王钢, 薛博瑜. 当归芍药散治疗肝硬化腹水研究概述 [J]. 亚太传统医药, 2016, 12 (16): 72-73.

[84] 钟燕斌, 邓石雄, 温承远. 黄芪五苓散加减治疗肝硬化的临床疗效及对肝损伤的保护作用 [J]. 陕西中医, 2017, 38 (11): 1501-1503.

[85] 张学彬, 海银贵, 马宏俊, 等. 自拟臌胀汤配合西药治疗肝硬化腹水 38 例 [J]. 陕西中医, 2009, 30 (10): 1326-1327.

[86] 钟玮平. 西药联合臌胀汤治疗肝硬化腹水 40 例 [J]. 中国中医药现代远程教育, 2014, 12 (17): 59-60.

[87] 孙传秀, 张永. 尹常健应用蝉衣利水方加减治疗肝硬化腹水验案 [J]. 实用中医药杂志, 2016, 32 (9): 919.

[88] 陈静. 蝉衣利水方治疗肝硬化并大量腹水的综合方案研究 [D]. 济南: 山东中医药大学, 2012.

[89] 芦德银. 苍牛防己黄芪汤治疗乙型肝炎肝硬化腹水的临床分析 [J]. 中国医药指南, 2017, 15 (10): 204-205.

[90] 廖宇, 安琳. 苍牛防己黄芪汤联合西医疗法治疗乙肝肝硬化腹水的临床疗效 [J]. 基因组学与应用生物学, 2017, 36 (6): 2343-2348.

[91] 池晓玲, 张朝臻, 萧焕明, 等. 苍牛防己黄芪汤治疗肝硬化腹水疗效评价 [A]. 中国中西医结合学会. 第二届国际中西医结合肝病学术会议论文汇编 [C]. 上海, 2010.

[92] 张朝臻. 苍牛防己黄芪汤治疗肝硬化腹水的临床疗效评估 [D]. 广州: 广州中医药大学, 2010.

[93] 杨富志. 益气散结消水汤治疗肝硬变腹水临床研究 [J]. 中医学报, 2012, 27 (8): 1016-1018.

[94] 朱建明. 益气滋阴淡渗法治疗肝硬化腹水 40 例 [J]. 陕西中医, 2009, 30 (1): 11-12.

[95] 曲巧敏. 消臌灵合剂治疗肝硬化门脉高压症临床观察 [J]. 中医学报, 2011, 26 (7): 872-873.

[96] 李争, 屈冰, 张炬, 等. "消臌灵" 治疗肝硬化的临床研究 [J]. 河南中医, 1991, 11 (5): 18.

[97] 李有田, 李洋, 李冰. 中西医结合治疗肝硬化腹水 35 例疗效观察 [J]. 临床肝胆病杂志, 2003 (3): 150-151.

第三章 抗肝脏脂肪沉积方

疏肝降脂片

【来源】广东省中医院。

【组成】柴胡、郁金、丹参、何首乌、绵茵陈、枳实、山楂、川厚朴等。

【功效】疏肝养肝，清热利湿。

【方解】方中柴胡疏肝解郁，升举阳气。郁金味辛、苦，性寒，归肝、胆、心经，功能行气解郁，活血止痛，清心凉血，利胆退黄。柴胡合郁金，增强疏肝解郁、行气活血之效，肝气得疏，气行则血行，病因得解。丹参味苦，性微寒，归心、肝经，具活血祛瘀、凉血消痈、清心安神之功，尤其擅长于活血祛瘀，能祛瘀生新，活血而不伤正，古人常有"一味丹参，功同四物"之说。何首乌补血益精，润肠通便。绵茵陈味苦，性寒，功能清利湿热，利胆退黄。何首乌合绵茵陈，可使体内痰瘀之邪从二便去，邪有出路，兼补益精血，邪去而正不伤。枳实味苦、辛、酸，归脾、胃、大肠经，破气除痞，化痰消积，合山楂之酸甘，"化饮食，消肉积"，共奏化饮食内积痰浊之效。川厚朴主燥湿行气，能"消痰下气"。全方共奏消导护肝降脂之功。

【肝病药理】

（1）本方可显著降低血清 ALT、AST、TG 的活性，改善肝功能[1]。以运用本方为治疗组的 38 例患者中，痊愈 16 例，有效 17 例，无效 5 例，总有效率为 86.8%。现代药理学研究证实，方中山楂有扩张血管、降低胆固醇、增加胃液分泌、促进脂肪消化的作用，山楂乙醇提取物悬液（4e/Ke）或山楂总三萜酸混悬液（800mg/kg）给小鼠腹腔注射，对 Triton WR1339（四丁酚醛）诱导的小鼠高脂血症有明显的降低血脂作用，其中总三萜作用较为明显。现代药理学研究表明，丹参煎剂对实验性动脉硬化大鼠及家兔有降脂的作用，尤其可降低 TG，其可能的机制是促进脂肪在肝中的氧化作用，从而降低肝中的脂肪含量。丹参具有降低细胞内胆固醇及抗脂蛋白氧化作用。

（2）本方具有全面调节血脂、改善血液流变学、清除氧化脂质、保护肝细胞等作用[2]。

甘 脂 清

【来源】大同市第四人民医院。

【组成】柴胡、当归、白芍、枸杞子、何首乌、丹参、茵陈、决明子、泽泻、香附、荷叶、山楂、郁金、海藻、昆布等。

【功效】疏肝理气，消滞降脂，淡渗利湿，化痰祛瘀，软坚散结。

【方解】肝失疏泄，不能正常分泌胆汁，木不疏土，则脾土运化水谷精微失权，日久则脾肾亏虚，肝气郁结，痰浊内生，瘀滞体内而成脂肪肝，证属本虚标实。方中柴胡疏肝理气；当归、白芍养血柔肝缓急，枸杞子、何首乌培补肝肾；茵陈、泽泻清热利湿；山楂、丹参活血消瘀；郁金、香附行气化瘀；决明子、荷叶消脂降浊；海藻、昆布软坚散结。何首乌、枸杞子、山楂、泽泻、丹参有明显的降血脂作用。诸药合用，具有疏肝理气、消滞降脂、淡渗利湿、化痰祛瘀、软坚散结的功效。

【肝病药理】本方可消除脂肪肝患者的症状，改善肝功能，使血清 ALT、AST、TG、TC 下降。研究显示，服用本方后肝脏 B 超检查明显好转[3]。

肝脂溶颗粒

【来源】长春中医药大学。

【组成】枳椇子、茯苓、泽泻、丹参、郁金、山楂、海藻、决明子、大黄、黄芪、何首乌、木香等。

【功效】清热利湿，解毒通络。

【方解】肝脂溶颗粒中枳椇子味甘、酸，性平，入心、脾经，解酒醉，专治酒积，为君药。泽泻利水渗湿，泻热通淋，茯苓健脾利水，渗湿消肿，两药清利湿热，辅助君药引湿热从小便出，为臣药。丹参活血化瘀止痛，郁金行气疏肝解郁，山楂化痰消食散瘀，海藻消癥散结，四药共奏化瘀散结之功，并辅助君药清解酒毒，行散经络气血之瘀滞。决明子清肝热，散瘀结；大黄通腑泻热，凉血解毒，泻下清肠，消瘀散结，开瘀热下行之路，为佐药。何首乌补益肝肾，通便解毒；黄芪益气健脾，升阳益胃，补益气血，固其中气，以求气旺而血行畅，瘀化而脉道通，邪气祛而正气留守无伤。木香宣畅三焦，在上焦化心肺之气，在中焦化脾胃之气，在下焦化肾与膀胱之气，以达到分解酒毒、保肝护肝之目的，为使药。诸药合用，消而不伐，补而不滞，共奏清热利湿、解毒通络之功。

【肝病药理】

（1）本方能够显著降低大鼠肝组织中 TNF-α 的表达，进而减轻 TNF-α 对胰岛素信号转导的影响和其细胞因子的毒性作用，达到治疗 NAFLD 的目的[4]。

（2）本方治疗 2 型糖尿病合并 NAFLD 是通过调控叉头盒 O1 类（forkhead box protein O1，FOXO1）蛋白实现的，肝脂溶颗粒通过翻译后调控 FOXO1 的蛋白水平来调控肝脏中糖原的合成，进而调控葡萄糖代谢以进一步治疗糖尿病[5]。

（3）本方显著降低了 NAFLD 模型大鼠血清中 Leptin 的表达，因此，肝脂溶颗粒对非酒精性脂肪肝的防治作用，可能是通过降低血清中 Leptin 的表达而完成的[6]。

新新保肝宁片

【来源】长春中医药大学。

【组成】当归、白芍、五味子、东山楂（去核）、紫丹参、板蓝根、茵陈、柴胡、延胡索、生川军、败酱草、生甘草等。

【功效】养血行血，活血化瘀，消积行滞。

【方解】新新保肝宁片中主药为当归、五味子、东山楂、紫丹参四味，养血行血，活血化瘀，降脂降酶，消积行滞，破气散瘀，治疗脂肪肝为气、血、痰瘀滞、瘀阻不畅之主要矛盾。白芍、柴胡、板蓝根、茵陈为辅药，疏肝解郁，养血柔肝止痛，清热利湿，抗病毒，强肝、保肝、护肝，可协助和加强主药发挥其更佳的效能，延胡索、生川军、败酱草为佐药，以协助主药更好地治疗兼症，并减轻或消除方中药物相配后合用之毒、副作用。生甘草为引药，其性能缓急，可解百药之毒，调和诸药之性，以使全方药物充分发挥养血行血、活血化瘀、降脂降酶、消积行滞、破气散瘀、强肝保肝、改善临床症状之效能，从而达到标本兼治的目的。

【肝病药理】本方实验室结果表明，其降脂、降酶和抗肝纤维化作用明显，且可改善临床症状。在降血脂方面及 B 超等影像学检查中，本方疗效明显优于多烯磷脂酰胆碱胶囊对照组[7]。

健脾清肝方

【来源】广东省东莞市中医院脾胃病科。

【组成】茵陈蒿、生米、薏米、党参、茯苓、白术、泽泻、生山楂、醋柴胡、香附、赤芍、白芍、郁金、炙甘草等。

【功效】健脾益气，疏肝解郁，清热祛湿。

【方解】健脾清肝方中党参、白术、炙甘草、生山楂健脾益气，促进运化；醋柴胡、香附、白芍、郁金、赤芍疏肝养肝；茵陈蒿、茯苓、泽泻、薏米等清热祛湿。同时根据患者情况随症进行辨证加减，如湿热盛，加车前子、草豆蔻；肝火炽盛，加炒栀子；肝血瘀，加红花、牡丹皮；纳差者加陈皮、砂仁、焦三仙；氨基转移酶升高者加蒲公英、板蓝根、五味子；乏力明显者加生黄芪。

【肝病药理】

（1）健脾清肝方联合拉米夫定治疗慢性乙肝，可促进肝功能恢复，提高血清转换率，并且本方改善临床症状优势显著。健脾清肝方是临床治疗非酒精性脂肪肝的有效方剂[8,9]。

（2）健脾清肝方可改善人体免疫功能、促进肝细胞损伤修复，保护肝脏及调节免疫[10]。

化痰祛瘀清肝降脂剂

【来源】广州医科大学附属第四医院。

【组成】法半夏、陈皮、枳实、茯苓、丹参、红花、柴胡、白芍、茵陈、栀子、枳椇子、泽泻、决明子、生何首乌等。

【功效】化痰祛瘀，清肝降脂。

【方解】化痰祛瘀清肝降脂剂是广州医科大学附属第四医院的院内制剂。其主治证病机为肝失疏泄、脾失健运、痰湿内结，重者痰瘀互结，痹阻肝脏脉络。方中法半夏、陈皮、枳实、茯苓为君，共奏健脾化痰之功；丹参、红花活血化瘀通络，柴胡、白芍疏肝理气通络为臣，佐以茵陈、栀子、枳椇子、泽泻、决明子、生何首乌清肝祛湿降脂。

【肝病药理】本方治疗后 BMI、腰臀比指数（WHR）、TG、TC、HDL-C、LDL-C、ALT、AST、γ-GGT 指标有明显的改善[11]。

龙丹降脂颗粒

【来源】北京佑安医院。

【组成】龙胆草、丹参、赤芍、川芎、决明子、泽泻等。

【功效】清利湿热，化瘀通络。

【方解】本方以龙胆草、丹参为君，龙胆草苦寒，入肝、胆经，长于清肝胆湿热，丹参味苦，性微寒，化瘀通络，两药配伍以针对本证的病机之所在。赤芍、川芎、决明子、泽泻为臣，其中赤芍、川芎均为活血化瘀之品，助君药化瘀通络；决明子味苦，性寒，清泻肝热；泽泻味甘，性寒，泻热利湿，决明子、泽泻助君药清利湿热。

【肝病药理】

（1）龙丹降脂颗粒能有效降低血清中的 TG 和高密度脂蛋白，影像学反映脂肪肝程度有所好转，肝功能有所改善[12]。

（2）龙丹降脂颗粒可明显降低高血脂大鼠血清中 TC、TG 的含量，其中以调节 LDL-C 最为明显，并可升高高密度脂蛋白的含量。本方还具有较好的利胆作用，药后 1～3 小时显示胆汁分泌增加，所试剂量范围内，胆汁分泌增加率可达 39%～50%；此外，有研究表明，本方对棉球肉芽组织增生亦有显著的抑制作用，抗炎效果明显[13]。

消脂护肝片

【来源】新疆医科大学附属中医医院。

【组成】郁金、赤芍、白芍、丹参、山楂、决明子、瓜蒌、海藻、昆布、香附、鸡内金、党参、西红花、生麦芽等。

【功效】疏肝运脾，利湿化瘀。

【方解】湿热内蕴是脂肪肝的原因，又是其常见的临床证候，而瘀血阻络是形成本病的关键。气滞湿阻、肝络瘀阻是脂肪肝的重要病理基础，其病位主要责之肝、脾及肾。由于饮酒无度，引起湿热内生，损伤脾及肝脏，脾虚不能养气，肝郁则气机不畅。肝主疏泄，条达气机；肝病及脾，气机郁滞，血生不利，气血郁滞，导致本病的发生。消脂护肝片中香附、郁金等疏肝达郁、理气通胆汁，以复肝木条达之性，配用生麦芽、鸡内金健脾化湿，治肝实脾，再配赤芍、丹参、西红花等药以活血化瘀。

【肝病药理】本方可调节 ALT 及血脂降至正常，使症状、体征明显好转，B 超提示肝脏形态好转[14]。消脂护肝片中香附、郁金等疏肝达郁、理气通胆汁，以复肝木条达之性，配用生麦芽、鸡内金健脾化湿，治肝实脾，再配赤芍、丹参、西红花等活血化瘀之品，促进肝内循环，对已经沉积的脂肪，有促进吸收和消除的作用，特别是西红花能扩张血管，改善微循环，促进肝细胞修复。消脂护肝片，能调节脂肪代谢，保护肝细胞，改善肝脏微循环，促进脂肪的吸收，达到恢复肝功能和消除脂肪的目的。

山荷降脂丸

【来源】中国人民解放军第一军医大学（现称南方医科大学）中医系。

【组成】山楂、荷叶、制何首乌、泽泻、茵陈、虎杖等。

【功效】清热除湿，健脾活血。

【方解】山荷降脂丸以茵陈清热利湿、退黄为君；虎杖清热解毒、活血，泽泻利水渗湿、泻热，荷叶清热利湿、升清降浊、清轻宣通为臣，以助君药之功，类似小柴胡汤的柴胡与黄芩，一散一清；佐以山楂消食化积，制何首乌补益肝肾。与小柴胡汤、茵陈蒿汤比较，本方活血补益作用强于前两方，祛邪兼顾扶正，扶正不碍祛邪。

【肝病药理】山荷降脂丸和联苯双酯都可降低急性肝损伤患者的 ALT、AST[15]。

清 脂 颗 粒

【来源】江阴天江药业有限公司。

【组成】人参、柴胡、葛花、枳椇子、泽泻、白茅根、虎杖、丹参、生山楂、姜黄、决明子、芦荟、熟大黄等。

【功效】疏肝泻热，解毒利湿。

【方解】湿热毒邪蕴蒸肝胆，损伤脾胃，运化失司，肝木失疏，肝郁气滞，肝胃不和，日久血脉瘀阻，痰浊内生，蕴积于肝而为病，酒毒伤肝，热蕴肝郁，血瘀痰滞，治宜疏肝清热解毒，健脾泻浊化瘀。方中人参益气扶正，柴胡疏肝解郁、条达肝气，葛花醒脾和胃解酒，共为君药；丹参、姜黄、生山楂活血化瘀为臣；枳椇子、虎杖、决明子、芦荟、泽泻，清热利湿，祛邪外出，共为佐使药。诸药合用，共奏疏肝泻热、解毒利湿之功。

【肝病药理】

（1）经临床研究证实，本方可显著改善患者血脂中 TC、TG、HDL-C、LDL-C 的水平，降低血清中 ALT、AST、γ-GGT 的各项指标[16]。

（2）本方中葛花有明显的利尿和醒酒作用，可增加人体乙醇代谢酶系的活性，有利于乙醇在体内的代谢，并提高肝细胞质中 GST 的活性，有利于机体解毒功能的发挥，保护肝细胞免受自由基亲电子化合物和毒物的损害，减轻乙醇的毒性。枳椇子性热，有止渴除烦、消湿热、解酒毒等功效。现代研究枳椇子中含有大量的葡萄糖、有机酸，既能扩充人体的血容量，又能解酒毒，故有醒酒安神的作用[17]。

（3）清脂颗粒可改善脂质在体内的分布及在内脏器官的沉积，降低大鼠血清中 TNF-α 的含量。经研究表明，TNF-α 参与了酒精性脂肪肝的过程，应用清脂颗粒干预后，其水平明显下降，提示清脂颗粒预防酒精性脂肪肝的机制可能是减少 TNF-α 的产生，降低血清中 Leptin 的含量。Leptin 由脂肪组织释放入血，是机体脂肪组织的主要调节因子。清脂颗粒可保护肝细胞，抗肝损伤，降低氨基转移酶，保护和稳定肝细胞膜结构，改善肝脏微循环，促进肝细胞损伤的修复[18]。

降脂保肝汤

【来源】湖北省中医院肝病科。

【组成】丹参、生山楂、柴胡、制何首乌、决明子、荷叶、泽泻、茵陈等。

【功效】疏肝健脾，祛湿化痰，活血通络。

【方解】病理因素多为痰、湿、瘀而致肝失疏泄、脾失运化、湿聚痰凝、瘀阻肝络。治则以疏肝健脾、祛湿化痰、活血通络为主。降脂保肝汤方中丹参具有活血化瘀、行气通络之功效；柴胡、泽泻疏肝解郁，化痰利湿；荷叶、生山楂升清降浊、消食降脂，山楂具有消食健胃、行气、降脂之功效；决明子、茵陈疏肝理气、解毒润肠通便；制何首乌益肝肾、壮筋骨。诸药合用，标本兼治。

【肝病药理】

（1）降脂保肝汤中决明子具有干扰脂质合成和抑制胆固醇沉积的作用，茵陈能促进胆汁排泄；首乌益肝肾、壮筋骨，能抑制肠道吸收 TC，阻止 TC 在肝内沉着，促进血浆中 TC 的运输和清除[19]。

（2）降脂保肝汤中生山楂含有脂肪酶，可促进脂肪分解，所含的多种有机酸能提高蛋白酶的活性，使肉食易被消化[20]。

（3）降脂保肝汤可降低血清中 ALT、AST、TC、TG 的水平[21]。

桑 明 合 剂

【来源】杨震方。

【组成】桑叶、菊花、夏枯草、生山楂、怀牛膝、决明子、丹参、地龙、海藻、松子仁等。

【功效】疏肝健脾，祛湿化痰，活血通络。

【方解】其病因多为长期嗜食肥甘厚味，或久卧久坐，或七情内伤，调摄不当等。以上病因致使肝脾内伤，肝失疏泄，脾失健运，水谷代谢失常，聚而为湿为痰，痰湿阻滞肝络，脉络不畅，气血瘀滞，发为本病。其病位主要在肝，与脾、胃、肾等脏腑关系密切。本病总以痰湿凝滞，血瘀脉络为主要矛盾，所以治疗要时时注意"痰""瘀"二字，而桑明合剂方中决明子清肝、泻浊、润肠通便，丹参活血凉血、养血安神；海藻消痰软坚、降脂祛浊，松子仁滋养肝肾、润燥滑肠，地龙活血化瘀通络，生山楂消食化积、活血散瘀，为消油腻肉食积滞之要药；佐以怀牛膝补肝肾、祛血瘀，夏枯草清肝火、散郁结、降血压；桑叶、菊花既清肝明目、疏达肝气，又取其辛凉发散之性作为引经之用。诸药相合，共奏疏肝健脾、祛湿化痰、活血通络之功。

【肝病药理】

（1）现代药理学研究证实，桑明合剂方中决明子可降低血浆中胆固醇的含量，纠正脂肪代谢紊乱，并能降低 ALT 活性，促进受损肝细胞向正常转化[22]；生山楂消积，具有明显降低血脂、抑制脂肪在肝内沉积，改善血液流变学的作用[23]；丹参能改善肝脏微循环，抑制肝纤维组织增生，使肝内纤维组织软化，促进肝细胞修复和再生[24]。

（2）桑明合剂是治疗非酒精性脂肪肝的有效方剂，且随着治疗时间的逐渐延长，本方可明显改善肝功能 ALT、AST 和血脂 TG、TC 的水平，其保肝、降脂、促进肝脾回缩、治愈脂肪肝的功效明显[25]。

清肝降脂汤

【来源】台州市立医院中西医结合科。

【组成】葛根、黄芪、补骨脂、丹参、郁金、浙贝母、柴胡、生山楂、决明子、泽泻、枳壳、甘草、白术、白芍、茯苓等。

【功效】疏肝理气，健脾化湿，活血化瘀。

【方解】方中葛根能够生肝清阳之气，清阳生则肝脏疏泄恢复正常，茯苓可以健脾利水渗湿，两药共为君药，能够疏肝健脾，化湿利浊。泽泻能够利湿泻浊，引湿热邪气从小便去，同时清利肝胆湿热，补骨脂可以补益脾肾，白术健脾利水，浙贝母可以清热化痰，开郁散结，黄芪能够补气升阳，益气固表，以上为臣药。柴胡可以疏肝，芍药酸甘化阴，柔肝止痛，枳壳疏肝扶脾行气，让脾气运化正常以杜绝湿热之源，决明子清热利湿，丹参和生山楂可以养血活血，化瘀行滞，郁金能够开郁利胆，上述为佐药。炙甘草可以调和诸药，为使药。全方发挥疏肝理气、健脾化湿、活血化瘀的作用，达到了消除肝脏脂质，恢复肝体、肝用的目的。

【肝病药理】

（1）现代药理学证实，清肝降脂汤方中丹参能够在体外细胞膜抑制内源性胆固醇合成，抗脂蛋白氧化，防止脂质沉积；黄芪起抗氧化应激反应和抑制脂质过氧化作用；生山楂中的黄酮类化合物能够促进脂肪分解，改变血流动力学，促进肝脏内脂肪的清除，恢复患者肝脏功能和组织；决明子可以抑制血清胆固醇升高，改善体内胆固醇分布；泽泻能够干扰胆固醇和 TG 的吸收、分解与排泄；白术能够调整胃肠运动功能，增强人体免疫力，同时具有抗氧化、延缓衰老等效果；柴胡可以保护肝细胞膜，提升细胞膜磷脂的含量，使肝细胞蓄积，糖原和核糖核酸的含量恢复正常。郁金中的挥发油则可以促进肝糖原合成并抑制肝糖原分解；葛根中的异黄酮类化合物可以改善患者的血压、血脂，保护肝脏避免损伤[26, 27]。

（2）清肝降脂汤应用在非酒精性脂肪性肝炎患者中可以保护患者肝功能 AST、ALT、γ-GGT 的水平；改善体内血脂 TC、TG、LDL 的紊乱状态，增强肝脏抗氧化应激的反应能力，改善血清中 SOD、MDA、GSH-Px 的水平[28]。

净肝祛脂汤

【来源】新疆维吾尔自治区中医医院。

【组成】沙棘、泽泻、山楂、大黄、柴胡、茵陈、陈皮、决明子、丹参、白术等。

【功效】疏肝清肝，活血通络，健脾化浊。

【方解】本方主要以沙棘、泽泻、山楂、大黄、柴胡、茵陈、陈皮、决明子、丹参、白术为主药。沙棘、决明子、大黄清利湿热，清泻肝火；丹参、山楂活血化瘀，行瘀消积；泽泻、陈皮甘淡渗湿，化痰降浊；柴胡、茵陈疏肝解郁，清利湿热；白术健脾益气，运化湿浊。诸药合用，使肝木条达，脾土健运，气机宣通，血脉畅行，湿痰瘀得除，脂浊难凝，则其病可除。

【肝病药理】

（1）现代中药药理学研究表明，净肝祛脂汤方中柴胡、决明子可降低血浆中的 TG 和 TC，纠正脂质代谢紊乱，并能降低 ALT 活性，促进受损肝细胞向正常转化。山楂提取物能明显抑制高脂饮食所致的高胆固醇血症，提高血清 HDL-C 水平。丹参有降低血脂特别是 TG 的作用，能促进脂肪在肝细胞中氧化，从而降低肝脂含量，保护肝细胞，抗肝损伤，降低急、慢性肝损伤时的血清氨基转移酶活性，促进肝细胞再生，改善肝脏微循环[29, 30]。

（2）净肝祛脂汤方在 NAFLD 临床研究中表明，治疗组治疗后肝功能指标 ALT、AST、γ-GGT 下调；血清酶指标及血脂指标 TC、TG 下降显著，HDL-C 上升。

运脾消浊方

【来源】上海市长宁区天山中医医院内科。

【组成】炒苍术、炒白术、生山楂、泽泻、淫羊藿、女贞子、荷叶、青皮等。

【功效】健脾补气，升清泻浊，疏肝补肾。

【方解】本方具有运脾补气功效，兼有升清泻浊、疏肝补肾作用，治疗脂肪肝具有较好疗效。"运脾"一名，见于《本草崇原》，云：凡欲补脾，则用白术；凡欲运脾，则用苍术。该方首选炒苍术、炒白术，醒脾助运，开郁宽中，疏化水湿，正合脾之习性。生山楂消积开胃，消运兼备，与炒苍术、炒白术配伍，助运作用较强。女贞子滋肾养肝，荷叶健脾升阳，泽泻利水泻浊，一升一降，恢复脾胃升清降浊功用；青皮疏肝消积化滞，兼引药入肝经。

【肝病药理】

（1）运脾消浊方中女贞子有降血糖、降血脂及抗动脉粥样硬化的作用，化学成分中含有齐墩果酸、甘露醇、亚油酸、女贞子素等。而现代药理学分析表明，齐墩果酸有对抗 CCl_4 引起的急、慢性肝损伤，防止肝硬化，促进肝细胞再生的功能。

（2）本方治疗后可减低患者 ALT、AST、ALP、GGT 及 AFP 水平，症状有明显的改善[31]。

活血疏肝化痰汤

【来源】邓铁涛教授经验方。

【组成】郁金、醋炒柴胡、赤芍、桃仁、丹参、制半夏、泽泻、决明子、大黄、山楂、茯苓、白术、陈皮等。

【功效】活血疏肝，化痰降脂。

【方解】脂肪肝多由过食肥甘厚味，饮酒无度，湿毒稽留，生湿生热，阻遏气机而致肝失疏泄，脾失健运，饮食水谷不能化生气血精微，而聚为痰浊，留而成痰，痰瘀互结所致。活血疏肝化痰汤用醋炒柴胡、郁金疏肝行气；赤芍、桃仁、丹参化痰活血通络；泽泻、决明子、茯苓、白术、山楂、陈皮利湿清热，化痰降脂；大黄通腑润肠，导滞降脂。诸药合用，共奏疏肝行气、化瘀活血、化痰清源、利湿降脂之功。

【肝病药理】活血疏肝化痰汤在治疗脂肪肝临床研究中总有效率为 92.9%，可改善临床症状。肝功能及血脂检查 ALT、AST、TG、CH 有不同程度下降，B 超或 CT 示脂肪肝改善或减轻。现代药理学研究表明，泽泻、决明子、山楂、陈皮、柴胡等有降血脂和抗脂肪肝的作用，醋炒柴胡、郁金有利胆，促进胆汁分泌的作用，也利于脂肪的代谢；丹参、桃仁、赤芍、大黄等活血化瘀药物可抑制体液免疫，清除免疫复合物，保护肝细胞，改善肝脏的脂肪代谢，值得深入研究[32]。

祛湿化痰汤

【来源】孙合群方。

【组成】蒲公英、柴胡、白芍、黄芩、半夏、大黄、丹参、生山楂、枳实等。

【功效】祛湿化痰，疏肝健脾，化瘀活血。

【方解】祛湿化痰汤中柴胡味辛、苦，性微寒，入足厥阴肝经，解郁疏肝，解毒清热；白芍味酸、甘、微苦，酸甘化阴，入肝经，柔肝养血；半夏利湿化痰，开结除满；枳实、大黄、黄芩、蒲公英清热通腑攻下，丹参、生山楂化瘀活血、消积导滞。诸药合参，标本兼治，既健运醒脾，又调气疏肝，使湿痰无所生，肝络无瘀患，脂肪无存积，故而获效。

【肝病药理】本方为大柴胡汤加减方，在治疗脂肪肝临床研究中总有效率为 92.85%，可改善临床症状。肝脏 B 超复查脂肪样变性明显改善。目前药理学研究表明，大柴胡汤既能改善血脂代谢和血液流变，又可疏通微循环，从而预防免疫复合物的积聚，大大降低了肝内 TG 和胶原蛋白的合成，以阻止脂肪积存和纤维化改变[33]。

化瘀散结方

【来源】张崇泉方。

【组成】川芎、郁金、泽泻、茵陈、丹参、半夏、莪术、槟榔、鸡内金、胆南星等。

【功效】化瘀活血，荡涤痰浊。

【方解】化瘀散结方中丹参化瘀活血；川芎、郁金活血疏肝通络，并为引经药；莪术、槟榔行气导滞，散结化瘀；泽泻、茵陈化浊利湿；半夏、胆南星利湿涤痰；更以鸡内金消食滞、助运化。诸药合用，共奏化瘀活血、荡涤痰浊之功。

【肝病药理】

（1）经药理学研究证明，川芎的干燥根茎中提取的一种生物碱单体川芎嗪可改善急性肝损伤性脂肪肝中脂肪的堆积，对肝脏有较明显的保护作用。其保肝机制可能与降低 TG，促进 FFA 的 β 氧化，抗脂质过氧化作用有关[34, 35]。

（2）经研究，丹参可显著降低 NAFLD 模型大鼠血清中 TC、TG、ALT、AST 和肝组织中 TC、TG、MDA 的含量或活性，升高肝组织中 SOD 的活性，减轻肝功能的损伤程度；病理结果也显示丹参能够改善肝组织的脂变程度。该项研究为临床运用丹参治疗 NAFLD 提供了实验依据[36]。

昆藻调脂制剂

【来源】广州中医药大学附属中山中医院。

【组成】广昆布、海藻、丹参、柴胡、何首乌、泽泻、山楂等。

【功效】化痰活血，疏肝理气，清热祛湿，补益肝肾。

【方解】本方中海藻、广昆布作为主药，具有清热化痰、软坚散结、利水消肿作用；丹参活血化瘀；柴胡疏肝解郁、保肝利胆；何首乌补益肝肾；泽泻有利水渗湿、行痰饮、泻热作用；山楂有消食化积、行气散瘀作用。全方共凑化痰活血、疏肝理气、清热祛湿、补益肝肾之功。

【肝病药理】本方中海藻中的非饱和脂肪酸能降低动物血清及脏器中胆固醇的含量[37]。丹参改善微循环，减轻肝细胞变性坏死，有明确的抗肝纤维化作用，而且可降低肝细胞内脂类，尤其是 TG 的含量，能加强脂肪在肝内氧化，从而起到抗脂肪肝的作用[38]。山楂能抑制羟甲基戊二酰辅酶 A 还原酶的活性，从而抑制内源性胆固醇的合成，并能升高高密度脂蛋白，降低低密度脂蛋白，从而改变体内脂肪代谢[39]，因此昆藻调脂胶囊对各型脂肪肝均有效。

昆藻调脂胶囊对痰湿瘀阻组、肝郁脾虚组、肝肾不足组、湿热内蕴组均有改善肝功能 ALT、GGT，改善脂肪肝 B 超影像，降低血脂 TG、TC 等作用，其中疗效以痰湿瘀阻组为最佳[40]。

调 脂 胶 囊

【来源】枣庄市峄城区中医院。

【组成】丹参、生山楂、郁金、三七、大黄、赤芍等。

【功效】活血化瘀，调脂降脂。

【方解】本病系情志不畅，肝失条达，气机郁结，肝气不舒，木郁土壅，肝气伤脾，脾运失常，气郁日久，导致气滞血瘀，瘀于胁下而致肝大；再者嗜酒过度或饮食不节，过食肥腻或有毒之品致脾胃受损，运化失常，日久则水湿不化，蕴酿生痰，结于胁下，而为脂肪肝。其主要病机为瘀血阻络、脂质结于胁下。本方中丹参专入血分，能通行血脉，化瘀滞，消肿定痛。郁金、生山楂活血降脂、破血行瘀。三七破血化瘀、消肿止痛。赤芍活血化瘀，大黄具有泻下攻积、活血化瘀、利胆退黄、清热解毒之作用，能驱除肝脏中的湿热毒邪及瘀血。全方共奏活血化瘀、调脂、降脂之功。

【肝病药理】

（1）药理学研究证实，本方中丹参可抑制高脂膳食家兔的血脂上升，降低血清中 TC 和 TG 的含量，其有效成分丹参素具有抑制细胞内源性胆固醇合成的作用，且能促进脂肪在肝脏中的氧化作用。大黄具有扩张血管、明显抑制家兔血清中脂肪升高的作用。

（2）调脂胶囊治疗瘀血阻络型重度脂肪肝的临床观察表明，治疗后血脂 TC、TG 下降，治疗后肝脏大小、密度、B 超、CT 情况明显改善[41]。

华夏小葱制剂

【来源】武汉市中西医结合医院。

【组成】鲜葱白提取物。

【功效】通阳利尿，化解瘀血。

【方解】鲜葱白味辛，性温，具有通阳利尿、化解津液及瘀血等功效。

【肝病药理】

（1）华夏小葱制剂对脂肪肝大鼠脂质代谢和组织形态学影响的实验表明，华夏小葱制剂高剂量组白蛋白含量上升，推测华夏小葱制剂可能有免疫调节的作用；华夏小葱低、中、高剂量组脂肪变性程度有所减轻，脂滴不同程度地有所减少；血脂 TC、TG、LDL-C 降低；HDL-C、TP、ALB 值均显著升高；肝功能 ALT、AST 降低。华夏小葱制剂能改善脂肪肝大鼠体内的脂质代谢，对脂肪肝有一定的防治作用[42]。

（2）华夏小葱制剂对大鼠脂肪肝具有防治作用，其机制可能与降脂、减少活性氮及细胞因子对机体的损伤有关，华夏小葱制剂防治给药能显著降低 NO 含量和 NOS 的活性，降低血浆 TC、TG 含量，华夏小葱制剂低、中、高剂量组大鼠肝组织 VEGF mRNA 和 ICAM-1 蛋白的表达呈剂量依赖性显著降低。华夏小葱制剂对脂肪肝大鼠的防治作用可能通过抑制活性氮的生成，进而减少细胞因子的转录，起到防治脂肪肝的作用[43]。

清肝滋肝汤

【来源】王玉仙方。

【组成】月季花、柴胡、赤芍、枳壳、山楂、郁金、丹参、茯苓、何首乌、决明子、枸杞子、黄精、苍术、陈皮、莪术等。

【功效】健脾疏肝，祛脂化瘀。

【方解】清肝滋肝汤中柴胡、枳壳理气疏肝；赤芍、丹参、郁金、莪术、月季花入肝经祛瘀活血；苍术、陈皮、茯苓、山楂消食健脾除湿浊；枸杞子、黄精、何首乌、决明子滋肝清肝，与上药配合，共奏祛脂疏肝、健脾理血之功。

【肝病药理】

（1）经药理学研究证实，本方中黄精水提物可调控 NAFLD 模型大鼠血清氧化应激 MDA、SOD、GSH、MPO 等因子水平及肝组织 CYP2E1 蛋白的表达水平进而起到改善肝组织形态及肝功能的效果[44]。

（2）丹参、陈皮、柴胡联合用药治疗的患者血脂下降水平较仅以丹参为主药更为明显；肝功能恢复也更为显著[45]。

利湿解毒降脂汤

【来源】袁海波方。

【组成】生山楂、何首乌、苦参、鸡骨草、姜黄、泽泻、决明子、赤芍、蒲黄、生甘草等。

【功效】利湿解毒清热，活血疏肝散瘀。

【方解】脂肪肝属中医学"胁痛""积聚"等范畴，多表现出湿、热、瘀、毒、痰交结的复杂病因，故治则应以利湿解毒清热、活血疏肝散瘀为主，自拟解毒降脂汤。方中姜黄，如《本草求真》云"此药辛少苦多，性气过于郁金，破血立通，下气最速，气血兼理耳"。蒲黄、决明子活血祛浊；泽泻性寒，具有利水渗湿作用；生山楂、何首乌健脾化湿，辅以苦参、鸡骨草清热解毒，赤芍祛瘀活血通络。以上药配合，共奏利湿解毒清热、活血疏肝散瘀之功。

【肝病药理】

（1）中医药理学研究证明，姜黄素为中药姜黄的萃取成分，具有降脂、抗炎、利胆、抗氧化等作用。有报道，大鼠 NAFLD 模型经过姜黄素治疗后，可逆转肝脏脂肪变性，改善肝功能，并能够降低稳态模型（HOMA）的胰岛素抵抗指数（HOMA-IR），升高脂联素水平，降低血清 TG、TC、LDL-C 的含量。

（2）研究还提示，姜黄素可能通过改善胰岛素抵抗（IR）、纠正低脂联素血症和脂质代谢紊乱等多种途径逆转大鼠 NAFLD 模型的肝脂肪变性。其改善 IR 的作用机制是抑制 JNK激酶的活性，同时提高血浆代谢相关酶的活性[46, 47]。

肝郁气滞汤

【来源】王德胜方。

【组成】柴胡、葛根、丹参、山楂、泽泻、决明子、白芥子等。

【功效】活血疏肝，化痰降脂。

【方解】本方适用于酒精性脂肪肝。酒为一种特殊的湿热毒邪，饮后可直伤肝脏，其病机为酒毒伤肝，肝郁气滞，导致血瘀痰凝。本方首先针对酒毒，运用化解酒毒之药葛根。其次，依病机标本兼治，用柴胡理气疏肝；丹参、山楂活血祛瘀；泽泻、白芥子等化痰淡渗。葛根解热生津，止渴润肤；决明子清热明目，润肠通便；柴胡理气疏肝。以上药配合，共奏活血疏肝、化痰降脂之功。

【肝病药理】

（1）通过动物实验研究发现，本方中葛根成分葛根素对大鼠亚急性酒精性肝损伤有保护作用，有助于防治急性酒精性肝损伤；葛根素对 CCl_4 所诱导的肝纤维化大鼠的肝脏也具有一定的保护作用。

（2）本方还可通过抑制肝组织中 caspase-9 蛋白的表达，使得肝细胞凋亡率明显降低，对多种原因引起的肝细胞凋亡起到保护作用[48, 49]。

养肝理脾方

【来源】廖复光方。

【组成】黄连、吴茱萸、熟大黄、山楂、蒲公英、败酱草、郁金等。

【功效】利胆疏瘀，养阴温肝，解毒。

【方解】养肝理脾方中吴茱萸味苦、辛，温肝升阳，助肝疏泄，为主药；大黄味苦，性寒泻脾，为臣药；山楂味酸、甘，以助肝阴，与吴茱萸合用正合中医《金匮要略》"夫肝之病，补用酸助用焦苦，益用甘味之药调之"；黄连苦寒助大黄泻脾；蒲公英、败酱草清解相对亢盛之阳明胃、肠；郁金行气活血，能够解郁疏肝。以上药配合，共奏利胆疏瘀、养阴温肝、解毒之功。

【肝病药理】本研究证实，小檗碱对 2 型糖尿病（T2DM）大鼠伴发 NAFLD 具有明确的肝保护作用，表明小檗碱治疗组肝功能 ALT、AST 水平均显著下降，血脂 TC、TG 和 LDL-C

水平也显著下降；小檗碱治疗组抗氧化能力的重要指标 SOD、CAT、GSH-Px 含量均有不同程度改善。小檗碱治疗改善了模型大鼠的肝细胞脂肪变性及炎症细胞浸润。小檗碱能显著抑制 Fas 蛋白的表达，上调肝脏中 CAT、GSH-Px1 的 mRNA 水平，降低 FAS 的 mRNA 表达。小檗碱对 2 型糖尿病大鼠脂肪肝作用机制可能是通过改善脂代谢相关分子及抗氧化酶的表达而实现的[50]。

化湿健脾汤

【来源】冯晓敬方。

【组成】白术、柴胡、黄芪、干荷叶、茯苓、陈皮、法半夏、山楂、穿山甲等。

【功效】健脾疏肝，利降湿浊，通络活血。

【方解】化湿健脾汤中柴胡、白术、黄芪健脾疏肝，以祛产生脂肪之本；二陈汤化痰健脾，干荷叶降浊升清、减肥，以绝生脂之源；山楂、穿山甲活血通络，祛除肝经之瘀结，《本草从新》云"穿山甲善窜，专能行散，通经络，达病所"，故其不但可以通络活血，而且引诸药直达肝脏。全方共奏健脾疏肝、利降湿浊、通络活血之功，故对脂肪肝的治疗有卓效。

【肝病药理】本方治疗肥胖性脂肪肝显效率为 42%，临床症状明显减轻，肝功能恢复至正常，TC、TG 超标部分下降 2/3 以上，B 超显示肝脏回声恢复正常，管状结构清晰；44% 的患者临床症状明显减轻，ALT、AST、γ-GGT 超标部分下降 2/3 以上，TC、TG 超标部分下降 1/2 以上，B 超显示肝脏回声、管状结构较前好转[51]。

化痰泄浊汤

【来源】秦艳芬方。

【组成】白术、神曲、茵陈、柴胡、枳实、茯苓、莱菔子、半夏、白芥子、海藻等。

【功效】泻浊化痰，消食健脾。

【方解】化痰泄浊汤中柴胡疏肝理气；海藻、白芥子、莱菔子、枳实、茵陈泻浊化痰；白术、茯苓、半夏健脾利湿；神曲健脾消食、化酒食陈腐之积。诸药合用，使肝得疏泄，脾得健运，痰化浊泻，气血调畅，积消结散。全方共奏泻浊化痰、消食健脾之功，故对脂肪肝的治疗有卓效。

【肝病药理】本方治疗非酒精性脂肪肝总有效率为 88.46%，临床症状明显改善，B 超检查肝脏脂肪样变性明显改善，血脂及肝功能接近正常或较治疗前下降大于 80%[52]。

茯苓降脂汤

【来源】陈可冀方。

【组成】泽泻、生蒲黄（包煎）、生山楂、干荷叶、猪苓、茯苓、决明子、法半夏、陈皮、丹参、炒白术等。

【功效】化湿健脾，降脂化浊。

【方解】脂肪肝为脾运失常，食物不能被生化利用，积聚化为痰湿浊邪，蕴于肝区或脉道，成为致病之因，故其治当健脾以助运，化湿泻浊。方中以法半夏、炒白术、陈皮、茯苓、猪苓健脾化痰湿；生蒲黄、丹参、生山楂化瘀活血，改善血行；泽泻、干荷叶、决明子化湿通腑，使痰湿从二便而泄。今之所谓血脂，实指痰浊也，脾运健而不生痰浊，祛瘀活血，脉道畅通，所蕴于肝及脉道之痰瘀，从二便而排泄也。

【肝病药理】现代药理学研究提示，本方中泽泻有降低血中胆固醇、血糖和抗脂肪肝等作用，有阻止脂类在血管内滞留或渗透到血管内壁的功能，并能促进胆固醇的运输和清除；生山楂有扩张血管、降低胆固醇、增加胃液分泌、促进脂肪消化的作用[53, 54]。

益气健脾汤

【来源】贾小英方。

【组成】麦冬、北沙参、当归、生地黄、枸杞子、川楝子、人参、五味子等。

【功效】滋肝补阴，养肝柔肝。

【方解】益气健脾汤方中重用生地黄，滋阴养血，补肝益阴；北沙参养肝养阴；麦冬滋肝阴，清虚热；枸杞子滋阴养肾而涵肝木；当归补肝血而化阴；川楝子既能解郁疏肝，又能制约滋补药而不壅滞气机，还能清泻肝中郁热；人参生津益气，补益脾肺；五味子止咳敛肺，止渴生津。诸药共奏其效。

【肝病药理】

（1）现代药理实验证实，本方中生地黄具有抗辐射、保肝、抗溃疡、降血糖、强心、止血、利尿、抗真菌和升高血压的作用。环烯醚萜苷是生地黄的主要成分，梓醇在环烯醚萜中含量最高，是生地黄主要活性成分，具有抗癌、保护神经、抗炎、利尿、降血糖，以及抗肝炎病毒保肝等作用。此外，生地黄苷 A 和 D 含量均较高，较梓醇稳定，具有滋阴补血的作用。生地黄多糖中的水苏糖在实验性肝硬化大鼠模型中，能显著降低 IL-6 的含量，有效调整肝硬化状态下肠道菌群失调，并降低血浆内毒素，对肝脏有保护作用[55~57]。

（2）现代研究认为，北沙参具有免疫调节、抗癌、抗氧化等药理作用。北沙参乙醇提取物可增加 CCl_4 模型 SOD 和 CAT 的活性，减少 MDA 的含量，对 CCl_4 所致的大鼠急性肝损伤具有一定的保护作用[58]。姚岚等研究了北沙参可下调博来霉素（BLM）致肺纤维化大鼠 $TGF-\beta_1$ 及 $TNF-\alpha$ 蛋白的表达，可降低肺组织的 Hyp，血清 FN、LN 含量，对肺纤维化有一定的治疗作用[59]。

（3）现代研究认为，麦冬具有抗氧化、抗衰老作用，采用体外试验测定，麦冬总黄酮的抗氧化效果较优，对损伤的心血管内皮细胞有保护作用[60]。麦冬丁醇、水提取物具有抗 H_2O_2 致人脐静脉内皮细胞（HUVEC）损伤细胞凋亡、促增殖降低 ICAM-1 表达的作用[61]，尤以正丁醇提取物效果更为显著。川楝子中含有川楝素及具有较强的抗氧化活性的总黄酮和多糖类成分[62]。

白术养阴汤

【来源】石昕昕方。

【组成】黄芩、半夏、人参、干姜、大枣、炙甘草、黄连、栀子、淡豆豉、白术、茯苓等。

【功效】利湿清热，健脾益气。

【方解】白术养阴汤中黄芩清热利湿，降浊泻逆；栀子清郁透热，解郁除烦；淡豆豉宣散郁热，益胃和中，兼防清泻药伤中；半夏和胃醒脾，利湿和中；干姜辛散通达，兼防寒药伤中气；人参、白术益气健脾；茯苓健脾益气，渗利湿浊；大枣、炙甘草和中益气。

【肝病药理】现代药理实验证实，本方中白术可清除自由基和抗脂质过氧化，使机体免疫力提高，肝细胞功能得到改善，促进蛋白质的合成[63]；通过实验研究证实，黄芩的成分黄芩苷可以有效降低糖尿病合并非酒精性脂肪肝大鼠 Leptin、炎症因子和 FFA 的水平[64]；黄芩苷对脂肪肝大鼠 FFA 的代谢具有良好的抑制作用，如 FFA、AMPK 和 ACCase 等指标控制情况较为理想[65]。

行气解郁汤

【来源】郭翠花方。

【组成】陈皮、柴胡、川芎、枳壳、白芍、香附、炙甘草、川楝子、延胡索等。

【功效】解郁疏肝，理气止痛。

【方解】行气解郁汤中柴胡解郁疏肝，调理气机，乃治肝郁之要药；白芍敛肝柔肝，止痛缓急；香附调经止痛理气，助柴胡解郁行气；陈皮消食和胃导滞；枳壳理气降泻浊逆；川芎活血止痛通络；川楝子解郁行气，苦寒泻热；气为血之帅，血以载气，血行不利而为瘀，延胡索化瘀活血，辛温散行；炙甘草和中益气。

【肝病药理】

（1）药理学研究表明，柴胡可降低肝脏中 TG 的含量，具有抑制纤维增生和促进纤维吸收的作用；白芍能降低 ALT，减轻肝细胞变性坏死，促进肝细胞再生[66]。

（2）通过从陈皮中提取的一种多甲氧基黄酮类化合物川陈皮素作用于棕榈酸诱导肝细胞脂质沉积，建立 NAFLD 细胞模型，观察到川陈皮素对肝细胞的保护作用主要是通过抑制肝脏中 lncLSTR 的上调、进而抑制肝脏 Apoc2 下调、增加肝脏 TG 清除率来实现的[67]。

白芍疏肝散

【来源】周信有方。

【组成】白芍、柴胡、枳壳、川芎、香附、山楂、决明子、泽泻、郁金等。

【功效】调畅气机，疏肝解郁。

【方解】柴胡入肝、胆经，升发阳气，疏肝解郁。白芍敛阴养血柔肝。枳壳理气解郁，有四逆散之意。川芎、香附、郁金有疏肝行气止痛之功，山楂、决明子消食化积，泽泻利水渗湿。诸药合用，共奏调畅气机、疏肝解郁之功。

【肝病药理】

（1）药理学研究发现，泽泻及泽泻多糖、柴胡皂苷有降低胆固醇、TG，升高高密度脂蛋白的作用，可提升 SOD 活性、降低 MDA，抑制自由基保护肝细胞[68, 69]。

（2）药理学研究发现，山楂总黄酮能显著提升糖尿病大鼠胰岛素水平，降低血糖、抑制胰岛细胞凋亡，增加抗氧化酶活性，降低氧化应激损伤[70]；决明子蒽醌苷能显著降低高脂血症大鼠的 TC、TG、LDL-C、HDL-C 指标，机制可能通过减少外源性脂质吸收及增加脂质代谢而起作用。

化浊消脂方

【来源】张学文方。

【组成】泽泻、山慈菇、山楂、决明子、丹参、土鳖虫、柴胡、黄芩、半夏、茯苓、甘草等。

【功效】活血通络，化痰祛浊，解毒消脂。

【方解】化浊消脂方根据中医学"积聚""胁痛"的病机特点，采用活血通络、化痰祛浊、解毒消脂之法，组成本方以治疗脂肪肝。方中山慈菇作为主药，其味甘，性微辛，能消结散坚、解毒化痰；泽泻、山楂消脂化浊；丹参、土鳖虫通络化瘀，柴胡、黄芩、半夏仿小柴胡汤之意，理脾疏肝；茯苓、泽泻健脾利湿，其中泽泻利水化湿、化痰饮，方突出中医关于脂肪肝的"痰瘀互结"理论，又筛选出具有降脂、促进脂质代谢的中药，共奏活血通络、化痰祛浊、解毒消脂之功。

【肝病药理】

（1）药理学研究证实，山慈菇有降脂降糖、抗氧化、抗血管生成活性、抗肿瘤作用。研究发现，山慈菇可显著降低肝损伤大鼠肝指数、提高肝组织 SOD 和 GST 活性、减轻肝组织病理改变，抗脂质过氧化[71，72]。

（2）通过临床观察，本方具有显著降低 TC、TG，改善全血黏度、肝功能，抗肝纤维化及脂肪肝作用[73]。

参 考 文 献

[1] 张北平，黄绍刚，黄穗平.疏肝降脂片治疗非酒精性脂肪肝38例[J].陕西中医，2005，9：881-882.

[2] 李秀芳，李顺英，李立纪，等.不同治疗方案对高脂饲料致大鼠脂肪肝模型的影响[J].云南中医中药杂志，2006，27（5）：43-44.

[3] 梁胜国，刘卫东，王菊芳.自拟方甘脂清治疗脂肪肝62例[J].中国民间疗法，2009，17：26-27.

[4] 隋晓丹.肝脂溶颗粒对非酒精性脂肪肝大鼠肝脏组织 TNF-α 表达的影响[J].中国中医药现代远程教育，2018，16：97-99.

[5] 杨永刚，李庆杰，张泽鹏，等.基于网络药理学肝脂溶颗粒治疗2型糖尿病合并脂肪肝的分子机制[J].中国老年学杂志，2020，40：5266-5270.

[6] 隋晓丹.肝脂溶颗粒对非酒精性脂肪肝模型大鼠血清 Leptin 表达的影响[J].中国中医药现代远程教育，2018，16：90-91.

[7] 谢华，谢景文，贾正平，等.新新保肝宁片治疗脂肪肝128例[J].西北国防医学杂志，2005（5）：377-378.

[8] 袁瑞兴，王家华，卢晓敏.健脾清肝方联合拉米夫定治疗慢性乙型肝炎随机平行对照研究[J].实用中医内科杂志，2014，28：131-133.

[9] 周滔，张声生，陈誩.120例非酒精性脂肪肝单元证特点分析与健脾清肝方临床疗效[J].中西医结合肝病杂志，2009，19：209-210.

[10] 彭立生，贺劲松，童光东，等.叶下珠提取物抗乙肝病毒及乙肝病毒 X 基因的研究 [J].中西医结合肝病杂志，2006（6）：340-343.

[11] 罗奇花，郑其进，李佑桥，等.化痰祛瘀清肝降脂方剂、行为干预联合应用治疗非酒精性脂肪肝 47 例 [J].山东医药，2014，54：37-39.

[12] 李秀惠，赵春惠，金荣华，等.龙丹降脂颗粒治疗脂肪肝临床观察.全国中西医结合肝病学术会议 [A].中国中西医结合学会.2002 全国中西医结合肝病学术会议论文汇编 [C].贵阳，2002.

[13] 李秀惠，霍海如，勾春燕，等.龙丹降脂颗粒治疗脂肪肝的药效学研究 [J].世界中医药，2006，1：49-51.

[14] 胡西百合提，倪卡，金洪元.消脂护肝片治疗酒精性脂肪肝 40 例 [J].新疆中医药，2005，4：11.

[15] 龚峻梅，姜希林，方壮生，等.山荷降脂丸治疗急性肝损伤的疗效观察 [J].暨南大学学报（自然科学与医学版），2002（6）：85-86，89.

[16] 刘维明，王玉娟，刘相花，等.清脂颗粒治疗酒精性脂肪肝的临床研究 [J].世界中西医结合杂志，2013，8：1223-1225.

[17] 郑全英，陈蔚琳，金若敏，等.肝脂平冲剂的药效学研究 [J].上海中医药杂志，1999（7）：43-45.

[18] 刘维明，刘相花，王玉娟，等.清脂颗粒干预酒精性脂肪肝形成的实验研究及对大鼠血清 TNF-α、Leptin 水平的影响 [J].世界中医药，2015，10：1231-1234.

[19] 应瑛.中医药干预性治疗脂肪肝的临床研究 [J].浙江中医药大学学报，2008，32（2）：226-227.

[20] 郭宗云，李永平，王大光.祛脂颗粒治疗脂肪肝临床观察 [J].湖北中医杂志，2010，32：22-23.

[21] 唐娟.降脂保肝汤联合行为干预治疗非酒精性脂肪肝的疗效观察 [J].中国临床护理，2014，6：116-118.

[22] 梁铁军，张伟，张才擎，等.抗纤保肝汤治疗慢性乙型肝炎肝纤维化的临床研究 [J].中国中西医结合杂志，2002（5）：332-334.

[23] 赵文霞，段荣章，苗明三，等.脂肝乐胶囊治疗痰湿瘀阻型脂肪肝的临床与实验研究 [J].中国中西医结合杂志，1997（8）：456-458.

[24] 余继春.益气活血利水法治疗肝硬变腹水 68 例 [J].陕西中医，1997（38）：3.

[25] 凌嫚芝.桑明合剂治疗非酒精性脂肪肝 60 例 [J].四川中医，2007（7）：42-44.

[26] 杨广，江巍，张敏州，等.化痰中药半夏及山慈菇抗动脉粥样硬化的作用机制研究 [J].中药新药与临床药理，2013，24：230-233.

[27] 高忠波，王宝琛，宋显梅.降脂清肝汤治疗血脂异常合并肝功能异常 120 例 [J].河南中医，2013，33：689-690.

[28] 蔡力，徐海燕.清肝降脂汤治疗非酒精性脂肪性肝炎临床疗效及血脂的影响 [J].中国中西医结合消化杂志，2017，25：15-18.

[29] 邓琪，钱兴南，陈浩坤，等.降脂合剂治疗脂肪肝的疗效观察 [J].现代中西医结合杂志，2002，11（18）：1784-1785.

[30] 梁铁军，张伟，张才擎，等.抗纤保肝汤治疗慢性乙型肝炎肝纤维化的临床研究 [J].中国中西医结合杂志，2002（5）：332-334.

[31] 范兴良.运脾消浊方治疗非酒精性脂肪肝临床观察 [J].长春中医药大学学报，2011，27：771-772.

[32] 翟长云."疏肝活血化痰汤"治疗脂肪肝 42 例 [J].江苏中医，1999，20（10）：20-21.

[33] 李夏，张太，李维新.大柴胡汤加减治疗脂肪肝 126 例 [J].吉林中医药，2004（7）：14.

[34] 史大卓.川芎嗪的药理作用刍议 [J].中国中西医结合杂志，2003，26（5）：377-378.

[35] 孙玉芹，高天芸，周娟，等.川芎嗪对小鼠急性肝损伤性脂肪肝保护作用的研究 [J].中国临床药理学

与治疗学，2007（5）：540-543.

[36] 路帅，韩雪，张睦清，等.丹参防治大鼠非酒精性脂肪肝的药效机制研究［J］.甘肃中医学院学报，2012，29：4-6.

[37] 孙菱娟，顾晓明，席彪.化瘀泄浊汤治脂肪肝46例疗效观察［J］.江西中医药，2000，31（4）：15-16.

[38] 翁维良.降血脂中草药研究进展［J］.天津中医，1986，16（6）：34-38.

[39] 王丽先.山楂治疗高脂血症31例临床观察［J］.陕西中医学院学报，2000（3）：34.

[40] 杨艳娜，孔祥廉，王云庭，等.昆藻调脂胶囊对不同证型脂肪肝的临床观察［J］.亚太传统医药，2012，8：69-71.

[41] 刘玉启，王峰，姚刚.调脂胶囊治疗瘀血阻络型重度脂肪肝临床观察［J］.中国中医急症，2006（6）：592-593.

[42] 张介眉，郝建军，时昭红，等.华夏小葱制剂对脂肪肝大鼠脂质代谢和组织形态学的影响［J］.世界华人消化杂志，2007，15（22）：2447-2452.

[43] 张介眉，郝建军，时昭红，等.华夏小葱制剂对大鼠脂肪肝形成中活性氮与细胞因子损伤的影响［J］.医药导报，2008，27（12）：1431-1435.

[44] 王建忠，兰少波，黄敏敏.黄精调控氧化应激对非酒精性脂肪肝大鼠的保肝作用［J］.中国临床药理学杂志，2020，36：2650-2653.

[45] 杨超，吕紫媛，伍桂伦，等.中药丹参联合陈皮、柴胡治疗脂肪肝的临床观察［J］.湖北中医药大学学报，2013，15：23-24.

[46] 谭德安，府伟灵，周智广，等.姜黄素治疗大鼠非酒精性脂肪肝病的实验研究［J］.重庆医学，2007，36（16）：1626-1628.

[47] 唐亚军，赵瑜，冯琴，等.中药有效成分防治脂肪肝的研究进展［J］.中西医结合肝病杂志，2011，21：185-187.

[48] 赵岩.葛根素对大鼠亚急性酒精性肝损伤的保护作用及机制初探［J］.中医临床研究，2016，8：12-14.

[49] Li L，Yin H，Zhao Y，et al. Protective role of puerarin on LPS/D-Gal induced acute liver injury via restoring autophagy［J］. Am J Transl Res，2018，10：957-965.

[50] 张锱，赵宗江，李忻，等.黄连素对2型糖尿病大鼠脂肪肝的治疗作用及机制研究［J］.中日友好医院学报，2018，32：23-27.

[51] 张丽.自拟降脂汤治疗肥胖性脂肪肝50例［J］.辽宁中医药大学学报，2007，9（5）：119.

[52] 姜祖恒，王建勇.疏肝泄浊汤治疗非酒精性脂肪肝52例［J］.实用中医药杂志，2006（2）：80-81.

[53] 黄兆胜，王宗伟，黄真炎，等.虎金丸抗大鼠脂肪肝病理学和超微结构观察［J］.中西医结合肝病杂志，1998（3）：150-152.

[54] 骆丽娟，沈庆法.自拟化浊降脂方治疗脂肪肝临床观察［J］.上海中医药杂志，2000（11）：20-21.

[55] 赵菊宏.地黄的药理学分析以及临床应用［J］.中国医药指南，2010，8：209-210.

[56] 刘彦飞，赵宇，温学森，等.梓醇的药效学及化学转化研究现状［J］.中国中药杂志，2007（12）：1128-1130.

[57] 于震，王军，李更生，等.地黄甙D滋阴补血和降血糖作用的实验研究［J］.辽宁中医杂志，2001（4）：240-242.

[58] 金香男，郑明昱.北沙参乙醇提取物对四氯化碳诱导急性肝损伤的保护作用［J］.长春中医药大学学报，2010，26：828-829.

[59] 姚岚，盛丽，王莉，等.沙参对肺纤维化大鼠FN、LN的影响［J］.中国工业医学杂志，2007（2）：118-119.

［60］黄丽亚，肖本见.延龄草和麦冬对老化大鼠抗氧化酶表达作用的比较研究［J］.湖北民族学院学报（医学版），2006，23（2）：15-17.

［61］戴晓明，蒋凤荣，张旭，等.麦冬不同提取物对过氧化氢损伤人血管内皮细胞 ICAM-1、VEGF、Bcl-2 表达的影响［J］.现代生物医学进展，2008，8：2419-2422.

［62］魏春花，吕建辉.川楝子药效古今论要［J］.实用医技杂志，1997（7）：561-562.

［63］张玉香，王一强，姜德民，等.清肝祛湿活血方对非酒精性脂肪肝大鼠 Srebp-1c 表达的影响［J］.西部中医药，2016，29：19-22.

［64］范景辉，姚慧欣，尹松鹤.黄芩苷对糖尿病合并非酒精性脂肪肝大鼠瘦素、炎症因子水平及游离脂肪酸代谢的影响［J］.中国现代医生，2020，58：32-34.

［65］李红山，冯琴，胡义扬，等.祛湿化瘀方改善脂肪肝大鼠游离脂肪酸代谢的机制［J］.中医杂志，2010，51：262-264.

［66］郭晓萍，程宇甫，袁勤钊，等.加味四逆散治疗酒精性肝病临床研究［J］.中国中医药信息杂志，2006（6）：13-14.

［67］汪娇，蒋鹏，周建伟.川陈皮素对非酒精性脂肪肝细胞的保护作用和 lncLSTR 的调控机制［J］.中国病理生理杂志，2018，34：1129-1133.

［68］李淑子，金在久，张善玉.泽泻不同提取物对高脂血症小鼠血脂及脂质过氧化的影响［J］.中国实用医药，2008（32）：7-9.

［69］吕晓慧，孙宗喜，苏瑞强，等.柴胡及其活性成分药理研究进展［J］.中国中医药信息杂志，2012，19：105-107.

［70］张鹏，张培新.山楂叶总黄酮对 2 型糖尿病大鼠胰腺组织保护作用的研究［J］.中药药理与临床，2015，31：72-75.

［71］廖艳，孙奇，彭桂英，等.慈菇对异烟肼和利福平致大鼠肝损伤的保护作用［J］.北京中医药大学学报，2012，35：466-469.

［72］杨广，江巍，张敏州，等.化痰中药半夏及山慈菇抗动脉粥样硬化的作用机制研究［J］.中药新药与临床药理，2013，24：230-233.

［73］杨少军，邱皓，马岚，等.疏肝化脂胶囊治疗脂肪肝 200 例［J］.中国中西医结合消化杂志，2006（2）：126-128.

第四章　抗肝胆肿瘤方

中肝合剂

【来源】浙江省肿瘤医院。

【组成】白毛藤、白茅根、白花蛇舌草、半枝莲、矮地茶、三叶青、重楼、金钱草、焦栀子、三棱、莪术、温郁金、芍药、陈皮、青皮、焦山楂、炙鸡内金等[1]。

【功效】清热解毒，健脾行气。

【方解】方中白毛藤、白茅根、白花蛇舌草、半枝莲、三叶青、重楼、金钱草、焦栀子清热解毒、祛黄疸、消水肿，三棱、莪术、温郁金具有行气破血、消积止痛等功能，芍药可养肝柔肝止痛，诸药多入肝经。肝癌多伴有脾胃虚弱、食积不行的症状，故方中辅以陈皮、青皮、焦山楂、炙鸡内金，其具有理气健脾、消胀助运化的功能，均入脾经，可明显改善临床症状、提高患者生存质量、延长患者生存时间[2]。

【肝病药理】中肝合剂在体内具有明显的抗肝癌作用。其作用机制可能是通过下调荷瘤小鼠肿瘤组织 NF-κB、VEGF、Cyclin D1 的表达，并上调 TGF-β_1R II 的表达水平，从而抑制肿瘤组织新生血管生成，抑制肿瘤细胞增殖，实现其抗肿瘤作用[3]。

健脾清肝合剂

【来源】南京中医药大学附属医院。

【组成】黄芪、党参、茯苓、薏苡仁、白芍、茵陈、垂盆草、半枝莲、丹参。

【功效】益气健脾，清肝解毒，柔肝活血。

【方解】方中黄芪补中益气，升阳固表。《珍珠囊》中认为"黄芪甘温纯阳……补诸虚不足"。党参"主补中益气，和脾胃，除烦渴"。《本草正义》中曰："党参……健脾而不燥、滋胃阴而不湿、润肺而不犯寒凉、养血而不偏滋腻、鼓舞清阳，振动中气而无刚燥之弊。"党参与黄芪合用，可增强黄芪补中益气之功。肝癌介入术后脾虚加重，健运失司，湿浊内生，茯苓、薏苡仁可加强健脾渗湿之力。《本草纲目》曰："薏苡仁，阳明药也，能健脾益胃。土能胜水除湿，故泄泻、水肿用之。"本方以黄芪、党参、茯苓、薏苡仁共用，益气健脾利湿。方中配伍白芍可养血敛阴、柔肝止痛。黄芪、白芍共用，以调和肝脾，补气血，扶正气。茵陈、垂盆草、半枝莲具有清热利湿解毒之功。《神农本草经》认为茵陈"主风湿寒热邪气，热结黄疸"。《天宝本草》认为垂盆草"利小便……退湿热"。半枝莲清热解毒，利水消肿。《名医别录》中记载其"通身发黄，小便不利，除头热"。丹参味苦，性微寒，归心、肝经，古有"一味丹参，功同四物"之说，本品为活血化瘀之要药，广泛用于各种瘀血证。纵观全方，顾护脾胃为重点，在此基础上清肝解毒、活血化瘀，充分体现了祖国医学"标本兼顾"

的治疗原则。

【肝病药理】

（1）健脾清肝合剂对肝癌经导管动脉化疗栓塞术（TACE）后肝功能损害具有一定的防治作用，同时可以改善患者临床症状和机体一般状况、降低 AFP 含量、减轻 TACE 后副反应，值得临床推广[4]。

（2）肝癌患者在行肝动脉化疗栓塞治疗时，配合服用健脾清肝合剂可在一定程度上防治 TACE 治疗所致的肝功能损害，包括降低患者血清 ALT、AST 及 ALB 水平[5]。

（3）健脾清肝合剂与 TACE 联合治疗肝癌有助于延长患者生存时间；肿瘤客观疗效、肿瘤大小、肝外转移、治疗方法与 TACE 治疗预后有一定的相关性[6, 7]。

抗癌散结方

【来源】广西中医药大学第一临床医学院。

【组成】柴胡、黄芪、当归、川芎、薏苡仁、猪苓、半枝莲、白花蛇舌草、山慈菇、仙鹤草、解毒草。

【功效】清肝解毒，祛瘀散结扶正。

【方解】方中柴胡入肝经，具有疏肝解郁的作用，可调节肝脏的疏泄功能。黄芪味甘，性温，归肝、脾、肾、肺经，具有强大的益气补中、养血功效，补一身之气，能够增强人体的正气，从而提高抗病邪的能力，尤其针对肝癌正气虚的本质具有良好作用，体现出了致病求本的思想。当归与川芎均具有活血化瘀的功能，同时当归还具有补血的作用，在减少或缩小肝脏肿块的时候，也不至于耗血伤正。薏苡仁、猪苓甘、淡，归脾、胃经，具有清热健脾渗湿的作用，可祛除留滞于中焦脾胃的湿邪，减少致病因素，促进脾胃的运化功能，从而促进气血的正常生成，保证机体的正常能量供应以增强正气，提高抗病邪能力。半枝莲、白花蛇舌草味苦，性寒，可归肝经，具有清热解毒化瘀的作用，能够清肝脏郁久之热，缩小肝脏肿块大小。山慈菇味辛，性凉，归肝经，具有清热解毒、化痰散结的作用，能够直接缩小肝脏肿块，祛除由于肝脏瘀血日久导致的郁热症状。仙鹤草味苦，入肝经，具有收敛止血、解毒的功效，可以减少因肝病导致的出血，改善毒邪瘀滞的症状。解毒草具有独特的清热解毒效果，清解在内之郁热，解各种病理因素造成之毒。全方虽只 11 味药，但组方严谨，不仅具有扶正气的强大作用，也不缺乏直接抗病邪的能力。全方合用，共同发挥清肝解毒、祛瘀散结扶正的作用。

【肝病药理】

（1）抗癌散结方联合 TACE 方案治疗原发性肝癌（肝热血瘀证）具有良好的效果，可改善患者的临床症状，降低中医证候评分，提高生活质量，促进术后肝功能恢复、凝血功能改善，降低 AFP 值，减轻术后不良反应，并且具有良好的安全性，值得进一步推广[8]。

（2）在西医治疗的基础上，加用抗癌散结方治疗原发性肝癌（肝热血瘀证）的疗效较好，可改善患者的生化、免疫等指标，对于提高临床疗效、提高患者生存质量及生存率均有效[9]。

扶正抗癌汤

【来源】汕头大学医学院附属肿瘤医院。

【组成】红参、白术、浙贝母、竹茹、黄芪、灵芝、白花蛇舌草、陈皮、枳壳、茯苓、半枝莲、生姜、甘草等。

【功效】气血双补，健脾除湿，培土益木，疏肝理气，活血化瘀，软坚散结。

【方解】红参、白术健脾益气，扶正培本；浙贝母、竹茹清热化痰，散结消肿；白花蛇舌草、陈皮、枳壳消肿散结，理气化瘀；茯苓、半枝莲利水化浊抑癌，配以生姜化痰散结，清热解毒；甘草滋阴生津，清热和中。全方共奏气血双补、健脾除湿、培土益木、疏肝理气、活血化瘀、软坚散结之功。

【肝病药理】

（1）扶正抗癌汤可促进人肝癌模型裸鼠抗体的生成，增加体液免疫的效果[10]。

（2）中药扶正抗癌汤能有效增加患者 NK 细胞的数量，增强机体免疫功能，上调 NK 细胞表面蛋白 FasL 的表达，增强 NK 细胞诱导凋亡。扶正抗癌汤还可调节肝癌肿瘤组织的 Fas/FasL 系统，使 Fas 表达上调，促进肿瘤组织的凋亡，使 FasL 表达下降，减少肿瘤组织对肿瘤浸润淋巴细胞的毒性作用。因此，扶正抗癌汤能够在一定程度上降低肿瘤组织对化疗产生的耐受性[11]。

（3）扶正抗癌汤能使凋亡抑制基因突变型 p53 的表达明显降低，直接杀伤肿瘤细胞，抑制肿瘤细胞增殖，诱导肝癌细胞凋亡[12]。

三甲护肝汤

【来源】东莞市莞城人民医院。

【组成】玳瑁、鳖甲、龟甲、太子参、石斛、麦冬、丹参、茜草根、白花蛇舌草、白薇。

【功效】清热解毒，养阴扶正。

【方解】重用血肉有情之品玳瑁、龟甲、鳖甲为主药，以其清热解毒、养阴扶正、软坚破积而不耗散正气，再配合其余养阴扶正、活血解毒之药的作用，使肿瘤的毒素得以遏制，阴液得以填补，从而使临床症状改善。

【肝病药理】三甲护肝汤对调整肿瘤患者身体内环境的平衡，提高机体抗病能力有着积极的作用[13, 14]。

健脾消癌方

【来源】广州中医药大学第一附属医院。

【组成】太子参、白术、茯苓、白花蛇舌草、半枝莲、法半夏、山楂、神曲、枳壳、甘草。

【功效】健脾益气，扶正固本。

【方解】四君子汤健脾补气是主方，山楂、神曲健胃化食，法半夏健脾理气化湿，枳壳下气消胀，四者共用可使脾胃生化有源，促进气血的生成。在辨证基础上加用白花蛇舌草、半枝莲，两者清热解毒，是公认的抗癌良药。具体每个患者，根据气、血、阴、阳、湿、热等各有偏重而加减变化。

【肝病药理】健脾消癌方能够改善原发性肝癌患者脾虚症状、提高原发性肝癌患者的生活质量，且优于单纯西药组[15]。

疏肝健脾化积汤

【来源】广西中医药大学附属贺州市中医医院。

【组成】薏苡仁、白豆蔻、柴胡、血风藤、九龙藤、三托莲、五爪龙、血党参、牛大力、黄花倒水莲、藤当归、藤三七。

【功效】疏肝健脾。

【方解】方中薏苡仁，味甘，性微寒，入足太阴脾、足阳明胃经。《长沙药解·薏苡》谓："百病之来，湿居十九，悉缘于太阴脾土之阳衰也。薏苡仁上以清气而利水，下以利水而燥土，中以燥土而清气，能清能燥，兼补兼泻，具抑阴扶阳之力。"薏苡仁配合白豆蔻降肺胃之冲逆，开胸膈之郁满，消腹中胀疼；《医学心悟》中曾说："若积聚日久邪盛正虚，法从中治，须以补泻相兼为用，若块消及半，便从末治，即住攻击之药，但和中养胃，导达经脉，俾荣卫流通，而块自消矣，更有虚人患积者，必先补其虚，理其脾，增其饮食，然后用药攻其积。"故用牛大力润肺滋肾、舒筋活络而调和五脏，血党参、五爪龙健脾益气使胃气和而生之；血风藤、九龙藤、藤当归、藤三七活血、祛风、柔肝养肝，使肝血柔和而不妄行则神安。柴胡味苦，性微寒，具有疏解少阳之郁火，泻心家之烦热，降胆胃之逆，升肝脾之陷之功；黄花倒水莲、三托莲清肝解郁、祛湿退黄、抗癌消积。诸药和而能缓解患者胸胁胀满、恶心、脘痞、口苦、手足疼挛、腹满足肿之症，其积缓缓而消。

【肝病药理】疏肝健脾化积汤对改善中、晚期肝郁脾虚证原发性肝癌患者的生存质量、肝郁脾虚证候具有积极意义，值得深入研究并推广应用[16]。

肝　复　方

【来源】湖南省中医药研究院附属医院。

【组成】党参、黄芪、白术、茯苓、法半夏、半枝莲、白花蛇舌草、郁金、柴胡、白芍、甘草。

【功效】健脾益气，活血化瘀，清热解毒，软坚散结。

【方解】党参、黄芪平补气血、健脾生津，柴胡疏肝解郁，同为君药；白术、茯苓、法半夏健脾和胃，为臣药；郁金疏肝理气，活血化瘀止痛；白芍滋阴柔肝，养血疏肝；半枝莲、白花蛇舌草清热解毒，又可抗肿瘤，为佐药；甘草调和诸药，为使药。诸药共达健脾益气、活血化瘀、清热解毒、软坚散结之功效。

【肝病药理】

（1）运用肝复方为主加干扰素治疗慢性乙肝，不仅可以增效增敏，同时还能明显减低应用干扰素所产生的一系列副反应，改善临床症状，促进肝功能恢复，提高 HBV 的阴转率[17]。

（2）肝复方能有效抑制原发性肝癌患者血清 VEGF、AFP 的表达水平，改善患者的临床症状，对原发性肝癌有一定的抑制作用[18]。

（3）原发性肝癌模型小鼠存在肠道菌群失衡的情况，肝复方能有效调节紊乱的原发性肝癌模型小鼠的肠道菌群[19]。

（4）肝复方具有明显的增效作用，可减轻疼痛，改善肝癌化疗患者的生存质量，临床使用安全可靠[20~24]。

大黄甲虫汤

【来源】安阳中医药学校附属医院。

【组成】熟大黄、西洋参、水蛭、鳖甲、穿山甲、延胡索、丹参、三七、白术。

【功效】活血化瘀，消肿止痛，健脾利湿。

【方解】熟大黄经过炮制后药性缓和，达到了利胆退黄、祛瘀而不伤正的目的；西洋参益气生血，起到了扶正培本的作用；鳖甲软坚散结、滋阴化瘀；白术健脾利湿；水蛭、穿山甲、延胡索、丹参、三七共奏活血化瘀、消肿止痛的功效。

【肝病药理】大黄甲虫汤可减轻原发性肝癌患者的黄疸、疼痛及腹水诸症，改善患者的生存质量[25]。

化 岩 汤

【来源】济南市中医医院。

【组成】黄芪、丹参、白芍、重楼、土鳖虫、桃仁、白花蛇舌草、茯苓、炙鳖甲、党参、白术、枳壳、莪术、薏苡仁。

【功效】补气活血，行气化瘀。

【方解】方中重用黄芪以健脾补气，辅以党参、茯苓、白术、薏苡仁健脾化湿；丹参、土鳖虫、桃仁、炙鳖甲、莪术活血化瘀；白芍、枳壳柔肝行气；重楼、白花蛇舌草清热解毒。其中莪术、炙鳖甲、白花蛇舌草、重楼、土鳖虫、薏苡仁均有较强的抗癌作用。

【肝病药理】化岩汤可稳定病情，延长生存期、中位生存期，改善临床症状，费用低，无毒副作用，可作为晚期肝癌的主要治疗手段[26]。

鳖甲蜈蚣汤

【来源】广州医科大学附属肿瘤医院。

【组成】蜈蚣、守宫、鳖甲（先煎）、白花蛇舌草、半枝莲、海藻、浙贝母、茯苓、茵陈、泽泻、丹参、党参、全蝎、山慈菇、白术、白茅根、五爪龙、血竭。

【功效】清热攻毒，活血化瘀，化痰软坚散结，健脾祛湿。

【方解】方中鳖甲、山慈菇、海藻、浙贝母软坚消痰散结；蜈蚣、全蝎、守宫、白花蛇舌草清热攻毒；丹参、血竭活血化瘀；党参、白术、茯苓、五爪龙、茵陈、泽泻健脾祛湿。诸药合用共奏清热攻毒、活血化瘀、化痰软坚散结、健脾祛湿之效。

【肝病药理】鳖甲蜈蚣汤可降低原发性肝癌患者 ALT、AST、ALP、GGT 及 AFP 水平，减轻肝区疼痛、腹水等诸症，改善患者的生活质量[27]。

肝 积 方

【来源】广州中医药大学第一附属医院肿瘤科。

【组成】柴胡、白芍、黄芪、党参、茯苓、白术、旱莲草、女贞子、黄芩、半枝莲、八月札、莪术、肿节风。

【功效】疏肝健脾，活血化瘀。

【方解】方中柴胡、白芍、八月札疏肝柔肝行气，黄芪、党参、白术、茯苓健脾祛湿，旱莲草、女贞子补益肝肾，肿节风、半枝莲清热解毒，活血祛瘀，莪术行气活血化瘀。全方共奏疏肝健脾、活血化瘀之功。

【肝病药理】

（1）肝积方对人肝癌 HepG2 裸鼠皮下移植瘤的重量和体积有一定的抑制作用，同时可提高肝指数，并可改善荷瘤鼠进食量及减缓体重下降趋势。肝积方能够上调 Bax 蛋白、caspase-3 蛋白的表达，提高 Bax/Bcl-2，下调 Bcl-2 蛋白的表达。临床研究结果表明，肝积方能改善肝郁脾虚型肝癌患者的主要临床症状，减少临床症状积分；同时肝积方使外周血 $CD8^+$ 下降，$CD3^+$、$CD4^+$、$CD4^+/CD8^+$、$CD3^+$/单核细胞人类白细胞抗原（mHLA）-DR$^+$ 上升。经初步动物实验及临床研究表明，肝积方具有一定保肝抑瘤功效，能够改善肝癌患者的细胞免疫功能低下的状态，抑制肿瘤生长及诱导肝癌细胞凋亡[28]。

（2）肝积方能明显改善肝郁脾虚型肝癌患者的主要临床症状，并通过改善患者主要临床症状提高患者生存质量；同时肝积方在一定程度上可以改善肝癌患者的细胞免疫功能低下的状态，对患者肝功能有一定的稳定作用；另外肝积方可以改善患者唾液淀粉酶活性，稳定患者血清 5-羟色胺（5-hydroxytryptamine，5-HT）水平[29]。

（3）肝积方可抑制肝癌的进展，其可能是通过降低炎症因子 IL-8 和 IL-10 的表达水平，继而发挥抑制肝脏炎症反应，降低炎性微环境对肝实质细胞的持续刺激作用来实现的，以此来改善肝郁脾虚血瘀型原发性肝癌患者的临床症状，提高生存质量[30]。

（4）肝积方联合西药治疗具有减轻乙肝相关肝郁脾虚证肝细胞癌患者中医症状，提高患者 Karnofsky 功能状态（KPS）评分，稳定瘤体等作用[31]。

补肝软坚方

【来源】南京中医药大学第一临床医学院。

【组成】生牡蛎、仙鹤草、党参、半枝莲、海藻、陈葫芦、泽兰、灵芝、槲寄生、穿山甲、天冬、炙鳖甲、石斛、全蝎、天龙、三七粉。

【功效】补益肝肾，化瘀解毒，化痰散结，利水除湿。

【方解】方中天冬、石斛、灵芝补益肝肾以强先天之本，党参、仙鹤草健脾益气以补后天之本，穿山甲、三七、泽兰活血化瘀，生牡蛎、炙鳖甲、海藻化痰软坚散结，半枝莲、全蝎、天龙、槲寄生攻毒散结，陈葫芦利水除湿。诸药合用，标本兼顾，共奏扶正祛邪之效。

【肝病药理】临床研究结果显示补肝软坚方治疗原发性肝癌近期缓解率为 8%、瘤体稳定率为 83%，提示此方治疗原发性肝癌具有一定疗效[32]。

补肾健脾方

【来源】上海中医药大学附属曙光医院肿瘤科。

【组成】党参、熟地黄、黄芪、白术、山药、山茱萸、茯苓、牡丹皮、泽泻、杜仲、补骨脂、甘草。

【功效】健脾益气，滋补肝肾。

【方解】补肾健脾方是周荣耀教授的经验方，由四君子汤合六味地黄汤加黄芪、杜仲、补骨脂组成。四君子汤为益气健脾的代表方，甘温和缓，得黄芪相佐更能培补后天之本，健脾胃运化之职，以助生化之源；六味地黄汤，三补三泻滋而不腻，寓泻于补，补泻结合，反佐杜仲与补骨脂取阳中求阴，具有滋补肝肾弥补先天之效。诸药合用，补中有泻，凉中有温，涩中有渗，阳中求阴，共奏健脾益气、滋补肝肾之功，切合肝癌脾气虚兼肝肾阴虚之病机。

【肝病药理】

（1）补肾健脾方能够有效改善原发性肝癌患者的细胞免疫功能，并可显著抑制血清 VEGF、MMP-9 的水平进而抑制肿瘤血管新生[33]。

（2）补肾健脾方含药血清可抑制人肝癌细胞 SMMC-7721 的增殖，具有诱导人肝癌细胞 SMMC-7721 凋亡的趋势。

（3）补肾健脾方治疗肾阴虚兼脾气虚型肝癌术后患者，可使甲状腺激素水平提高，并改善患者症状，提高其生活质量，延长 12 个月生存期[34]。

（4）补肾健脾方可有效改善终末期肝癌患者生存质量、稳定瘤体大小、调节机体免疫平衡[35~37]。

（5）补肾健脾方可以调控 E-cadherin、β-catenin 和 MMP-9 的基因和蛋白的表达，从而抑制上皮-间质转化的发生，并阻止肝癌的复发和转移[38]。

荡邪软坚补肝方

【来源】绍兴市马山人民医院。

【组成】白花蛇舌草、玳瑁、丹参、半枝莲、海藻、仙鹤草、陈葫芦、泽兰、灵芝、穿山甲、天冬、炙鳖甲、石斛、三七粉、守宫、柴胡、莪术、太子参、党参。

【功效】清热解毒，活血化瘀，健脾理气。

【方解】荡邪软坚补肝方以清热解毒的白花蛇舌草、玳瑁、半枝莲，疏肝理气、活血破瘀的柴胡、莪术、丹参、三七粉、泽兰、穿山甲，补益肝肾、健脾益气的天冬、石斛、灵芝、党参、仙鹤草等多种药材为主方，配以软坚散结的炙鳖甲、海藻。诸药合用，标本兼顾，共奏扶正祛邪之效。

【肝病药理】荡邪软坚补肝方既可抑制癌细胞生长，又可增强机体的免疫功能，对原发性肝癌具有一定疗效[39]。

抗癌消癥颗粒剂

【来源】湖北省中医院肝病中心。

【组成】桃仁、红花、牡丹皮、当归、泽兰、郁金、青蒿、法半夏、枳壳、茯苓、车前草、西洋参、甘草。

【功效】清热解毒，活血化瘀，健脾理气。

【方解】方中桃仁、红花活血化瘀、破积消癥，两药合而为君，《本草纲目》记载红花能活血润燥，通经止痛。桃仁主血滞风痹，能除骨蒸发热，肝疟寒热，产后血瘀。两者合用共奏化瘀消癥之功。现代药理学研究亦表明，桃仁、红花两药均能抗血栓和改变血流动力学，其中红花尚有抗肿瘤的作用，桃仁具有一定的保肝和抗肝硬化的作用。牡丹皮活血化瘀兼能清热凉血，能消无汗之骨蒸，《神农本草经疏》言其"辛以散结聚、苦寒除血热、入血分、凉血热之要药也"。郁金行气化瘀、清心解郁，并且有利胆退黄之功，是肝病常用药物。此两药皆能助桃红之活血化瘀之力，兼能辅以清热凉血利湿之功。枳壳具有理气宽中、行滞消胀之功效，气行则血行，故能助活血。当归补血活血，西洋参气阴双补使攻积消癥而不伤正。此五药合而为臣。泽兰活血化瘀、利水消肿。茯苓健脾利水，兼有宁心之功。车前草清热利尿、凉血解毒，此三药皆能利水渗湿，针对气滞血瘀所致水饮停滞所致诸多症状，同时缓解化疗药物之毒所引起的湿热内蕴。青蒿清热除蒸，能治骨蒸劳热、疟疾寒热、湿热黄疸，辅牡丹皮以除热。法半夏降逆止呕、消痞散结，以治呕吐反胃、胸脘痞闷，合而为辅。甘草调和诸药，兼有补虚之功使攻邪而不伤正。

【肝病药理】抗癌消癥颗粒剂应用于原发性肝癌介入术后的治疗，尽管其对于实体瘤的客观疗效的影响无显著性，但能明显减轻患者因介入术中所用化疗药物和栓塞剂带来的毒副作用，有助于患者依从性的培养和提高，为进一步深入的抗癌治疗提供前提条件。同时使患者的生活质量得到改善、增加了长期带瘤生存的可能性。抗癌消癥颗粒剂在肝癌介入术中具有协同作用，体现在抗癌消癥颗粒剂能够减毒增效、提高机体免疫力，并能减轻肝功能损害及骨髓抑制[40, 41]。

消癥软肝方

【来源】河北省中医院肝胆科。

【组成】茯苓、白术、当归、白芍、党参、川芎、牡丹皮、炮穿山甲、牡蛎、薏苡仁、黄芩、白花蛇舌草、郁金、枳壳、柴胡、补骨脂。

【功效】益气补虚，消癥散结。

【方解】党参、茯苓、补骨脂、白术扶正补虚，以固其本；白花蛇舌草、黄芩、薏苡仁清热解毒、利湿化浊，以治其标；炮穿山甲、牡蛎、白芍柔肝养血，软坚散结；柴胡、郁金、牡丹皮、枳壳、当归、川芎疏肝理气，活血化瘀。全方标本兼顾，共奏益气补虚、消癥散结之功效。

【肝病药理】

（1）消癥软肝方对小鼠肝癌组织有明显的抑制作用。其诱导细胞凋亡，抑制细胞增殖可能是消癥软肝方治疗肝癌的重要分子机制之一[42]。

（2）消癥软肝方具有明显的抗癌作用，能够增强氟尿嘧啶（5-Fu）的抗癌效果，其作用机制与抑制肿瘤血管生成有关[43]。

（3）消癥软肝方的抗肿瘤作用可能与下调肿瘤组织 Cyclin D1 的表达，上调 p16 的表达有关；消癥软肝方能够减轻 5-Fu 化疗引起的小鼠免疫器官的损伤[44]。

参桃软肝方

【来源】广州中医药大学第一附属医院。

【组成】生晒参、桃仁、当归、大黄、丹参、仙鹤草、人工牛黄等。

【功效】健脾养肝，软坚消癥。

【方解】生晒参健脾益气养阴为君药；桃仁活血祛瘀，仙鹤草清肝解毒凉血，丹参祛瘀活血、凉血柔肝，大黄凉血祛瘀软肝，共为臣药；人工牛黄清肝利胆为使药，且引诸药入肝胆。全方有攻有补，寓攻于补，共奏健脾养肝、软坚消癥之功效。

【肝病药理】

（1）参桃软肝方治疗肝癌疗效明确。实验临床研究表明，参桃软肝方可以促进 HBV 相关性肝癌患者乙肝病毒 X 蛋白（HBx）DNA 启动子区域 CpG 位点的甲基化，而 HBx 被认为是 HBV 基因组编码的蛋白中与肝癌关系最密切的蛋白之一，HBx 可以通过各种途径导致肝癌的发生、发展，启动子区域的高甲基化可抑制 HBx 蛋白的表达，从而达到抑制肝癌细胞生长的目的；参桃软肝方能抑制稳转 HBV 基因组的人肝癌细胞株的生长，且抑制作用呈时间和剂量依赖性；参桃软肝方可通过 DNA 甲基化抑制 HepG2 2.2.15 细胞中 HBx 蛋白、mRNA 的表达；参桃软肝方能抑制裸鼠 HepG2 肝癌移植瘤的体积及重量的增长，且抑制作用随着给药时间的延长而增加；参桃软肝方可改善 HBV 转基因小鼠肝功能的损伤，降低 HBV 转基因小鼠的 ALT、AST 指标[45]。

（2）参桃软肝方联合索拉非尼较单药索拉非尼可提高中、晚期原发性肝癌患者的疾病控制率，延长患者生存时间，改善中、晚期原发性肝癌患者的生存质量，改善患者的肝功能情况，并可降低索拉非尼不良反应的发生，增强对肝癌瘤体生长的抑制作用，其机制可能与其协同抑制 PI3K/Akt 信号通路及抑制 VEGF 和 PDGF 等肿瘤新生血管生成因子的表达有关[46]。

化浊消癥软肝方

【来源】河北省中医院。

【组成】白花蛇舌草、生薏苡仁、黄芩、黄连、当归、白芍、牡丹皮、穿山甲、牡蛎、柴胡、郁金、枳壳、党参、白术、茯苓、补骨脂、炮附子。

【功效】化浊解毒，疏肝软肝，补气益肾。

【方解】方中以白花蛇舌草、黄芩、黄连、生薏苡仁为君药，总领化浊解毒之纲；当归、白芍、牡丹皮柔肝软肝，穿山甲、牡蛎破癥散结，软肝与散结并用，共为臣药；加入柴胡、郁金、枳壳以疏肝，再加党参、白术、茯苓、补骨脂、炮附子益气补肾以固本，是为佐使。诸药合用，化浊解毒，同时肝肾同治，软肝散结，益气固本，达到了"浊癌、肝、肾"三者同治的目的，对于肝癌早期的病情控制，改善围手术期的一般状态，以及肝癌晚期患者生活质量的提高都起到很好的疗效。

【肝病药理】化浊消癥软肝方具有抑制 H_{22} 肝癌移植瘤增殖的作用，其机制可能与下调肿瘤组织 Cyclin D1 的表达，上调 p16 的表达有关；化浊消癥软肝方与 5-Fu 联合用药，具有协同抗 H_{22} 肝癌移植瘤的作用，能够减轻 5-Fu 化疗引起的小鼠免疫器官的损伤[47]。

益气健脾疏肝汤

【来源】象山县中医医院。

【组成】党参、茯苓、白术、黄芪、枳壳、生薏苡仁、柴胡、鸡内金、白花蛇舌草、山药、延胡索、半夏、郁金。

【功效】益气健脾疏肝，行气消积。

【方解】党参健脾益气，培补中焦；茯苓、白术补气健脾，使生化来源充足；黄芪健脾益气、燥湿和中；枳壳行气消积、和胃止痛；生薏苡仁健脾利水；柴胡、郁金疏肝解郁理气，升举阳气；鸡内金健脾开胃；白花蛇舌草清热解毒、消肿散结；山药补脾益气，兼能养阴；延胡索疏肝活血止痛；半夏燥湿和胃。诸药联合达到益气健脾疏肝、行气消积的目的。

【肝病药理】益气健脾疏肝汤能够降低化疗不良反应发生的概率，增加晚期原发性肝癌患者的体质量、KPS 评分，降低 ALT、AST、TBIL 的水平，升高 $CD3^+$、$CD4^+T$ 细胞，降低 $CD8^+T$ 细胞的水平，从而提高治疗效果，改善患者生活质量[48]。

软肝利胆汤

【来源】柳州市中医医院。

【组成】柴胡、黄芩、法半夏、红参、田基黄、垂盆草、丹参、鳖甲、生牡蛎、夏枯草、山慈菇、土贝母、延胡索、姜黄、甘草。

【功效】疏肝利胆，化痰解毒，扶正祛邪。

【方解】方中柴胡向外发散肝胆郁火，并疏利三焦气机；黄芩向里清解里热，配合田基黄、垂盆草清热利湿；法半夏、山慈菇、土贝母化痰解毒；丹参、鳖甲、生牡蛎、夏枯草化瘀散结；红参、甘草健脾扶正；延胡索、姜黄行气止痛。全方具有疏肝利胆、化痰解毒、扶正祛邪的作用。

【肝病药理】

（1）TACE 术后运用软肝利胆汤能改善肝癌患者受损的肝功能。软肝利胆汤能明显缩短介入术后发热、腹痛、恶心呕吐等不良反应的时间。介入术后使用软肝利胆汤能改善患者的生活质量[49]。

（2）肝癌患者应用介入与放疗联合治疗，服用软肝利胆汤可有效提升机体的免疫能力，减少不良反应，促进患者治疗效果与生存质量的有效提升[50]。

（3）肝癌术后坚持服用中药软肝利胆汤有助于预防复发转移，对延长肝癌术后患者无病生存期具有一定的作用[51]。

（4）软肝利胆汤显著改善了介入联合三维适形放疗肝癌患者的生存质量，改善患者的躯体功能、临床症状及不良反应，改善患者的心理状态[52,53]。

保肝利水汤

【来源】柳州市中医医院肿瘤科。

【组成】柴胡、黄芩、红参、半夏、生姜、大腹皮、茯苓、半枝莲、猪苓、黄芪、泽泻、厚朴、大枣、鳖甲、穿山甲、白术、生牡蛎。

【功效】疏肝利水，清热解毒。

【方解】保肝利水汤以小柴胡汤寒热并用，补泻兼施，和解表里，疏利枢机，恢复升降，通调三焦，疏肝保肝，利胆和胃，在此基础上重用黄芪以补气健脾利水；鳖甲滋阴潜阳，软坚散结；白术健脾祛湿，更有润燥生津，使利水而不伤阴；大腹皮利水消肿；厚朴行气消积；茯苓、泽泻、猪苓利水渗湿；穿山甲活血消癥；生牡蛎软坚散结，以柴胡引之，能去胁下之硬，且入肝、肾经，滋阴清热；半枝莲既能清热解毒，又能利水消肿。全方药性平和，补而不留邪，攻而不伤正，寒热并用，攻补兼施，进而达到养阴利水、健脾疏肝之目的。

【肝病药理】

（1）保肝利水汤可提高阴虚水停型晚期原发性肝癌患者中、重度腹水的临床疗效，改善患者生存质量并延长生存期[54]。

（2）保肝利水汤联合西药治疗乙肝肝硬化顽固性腹水的临床疗效显著，可降低患者的肌酐水平、门静脉内径、脾厚、腹围，提高 ALB 水平、尿量[55~57]。

（3）保肝利水汤联合顺铂＋氟尿嘧啶腹腔灌注化疗能较好地控制腹水，减轻化疗药物的毒副反应，缓解患者痛苦，改善生存质量，提示保肝利水汤联合腹腔化疗治疗肝癌并发腹水有一定的优势，是一种治疗肝癌并发腹水有效、可靠的方法[58]。

莲龙消积方

【来源】北京中医药大学东直门医院。

【组成】半枝莲、穿山龙、莪术、鸡内金、郁金、生黄芪、薏苡仁、生甘草。

【功效】活血化瘀，解毒消积，健脾疏肝。

【方解】莲龙消积方中以半枝莲为君药，《南京民间药草》记载"半枝莲可破血通经"，《南宁市药物志》云"消肿，止痛"。半枝莲味辛、苦，性寒，入肝、肾经，以其活血化瘀、解毒止痛之功促进肝积肿块缩小、消散，缓解肝区疼痛。生黄芪补气之功最佳，甘温善入脾胃，为补中益气之要药，通过补气而达到生血、生津之效，从而扶助正气，改善肝积患者的体力状况。穿山龙入肝经，活血通络；莪术为苦泄辛散温通之品，为化瘀要药，既入血分，又入气分，活血之力甚强，既能破血散瘀、消癥化积，又能行气止痛，两药相须为用增强半枝莲活血化瘀止痛之效。肝为刚脏，性喜条达，肝气郁结，疏泄失职导致气机不畅。"气为血之帅，血为气之母"，气机不畅则血行郁滞，日久而成肿块，郁金味辛、苦，性寒，主入肝、胆经，味辛能行能散，其活血止痛功效能进一步增强半枝莲、莪术之力，又兼以行气解肝气之郁结，畅情志之条达。薏苡仁甘淡，主入脾、胃经，《本草纲目》有曰："薏苡仁属土，阳明药也，故能健脾益胃。"肝积之本虚以脾气亏虚为主，或肝郁犯脾而致脾气虚，故益气健脾为治疗肝积所必不可少的措施，薏苡仁健脾渗湿，一方面能够加强黄芪益气健脾功用，另一方面渗湿避免痰湿内生而加重肿块凝聚。鸡内金宽中健脾，消食磨胃，促进消食化积，增强食欲。甘草味甘，熟则能补，生则能通，既能补脾益气，又能清热解毒，用之调和诸药，缓急止痛。

【肝病药理】

（1）莲龙消积方能够缓解中、晚期原发性肝癌患者的临床症状，改善 AST 及 ALT，提高体能，改善生活质量，莲龙消积方联合榄香烯化疗药对介入的改善作用最好[59]。

（2）莲龙消积方联合榄香烯介入治疗在实体瘤疗效、AFP 改善程度方面与单纯介入治疗疗效相似，在恢复肝功能、缩短术后肝功能损害的时间、改善患者临床症状及体力状况方面较具有优势，并且有较好的安全性[60, 61]。

（3）莲龙消积方联合 TACE 方案，可显著缓解临床症状、改善中医证候疗效，并明显提高患者的生活质量，且能够在一定程度上减轻术后肝功能损害，对介入术后细胞免疫具有一定的保护作用，并具有较好的安全性，突出了莲龙消积方辅助西医治疗原发性肝癌的优势[62]。

（4）莲龙消积方加减联合替吉奥胶囊治疗中、晚期原发性肝癌，比单药替吉奥有效率高；在缓解化疗症状，提高患者生活质量方面具有优势，且不良反应少[63]。

平胃消瘤汤

【来源】洛阳市孟津区中医院。

【组成】枳实、竹茹、苍术、厚朴、茯苓、陈皮、姜半夏、白花蛇舌草、莪术、党参、生黄芪、蒲公英、三七粉。

【功效】运脾化痰，祛瘀消瘤。

【方解】方选古方平胃散加味组成平胃消瘤汤，方中枳实、竹茹疏理肝脾之气，苍术、厚朴、陈皮、姜半夏、茯苓健运脾胃、化痰消积、开胃除胀，生黄芪、党参益气健脾，白花蛇舌草、蒲公英清热解毒、散结消积，莪术、三七粉化瘀消瘤抗癌。

【肝病药理】平胃消瘤汤能明显改善原发性肝癌患者的症状，减轻病痛，提高生存质量及延长带瘤生存时间[64]。

健脾扶正汤

【来源】广西医科大学附属肿瘤医院。

【组成】黄芪、党参、白术、茯苓、薏苡仁、陈皮、枳壳、半夏、竹茹、女贞子、石斛、甘草。

【功效】健脾和胃，理气消积。

【方解】方中黄芪、党参、白术、茯苓、甘草益气健脾、燥湿和中，为君药；陈皮、半夏、枳壳、竹茹理气健脾、和胃止呕，为臣药；薏苡仁健脾益胃、利湿消肿，为佐药；女贞子、石斛补肾益胃、养阴生津，两药为使药。诸药合用共奏健脾和胃、理气消积之效。

【肝病药理】

（1）健脾扶正汤治疗晚期原发性肝癌患者，能改善患者的中医临床证候，提高患者细胞免疫功能，改善患者的肝功能及临床症状[65, 66]。

（2）健脾扶正汤可减轻晚期肝癌患者的临床症状，改善肝功能，并改善患者躯体功能、角色功能、总体健康状况，减轻患者疼痛、疲倦、食欲下降症状及经济压力，联合西药治疗安全且耐受性好[67, 68]。

（3）在三维适形放疗联合肝动脉介入化疗治疗基础上采用健脾扶正汤加减联合复方斑蝥胶囊治疗可提高原发性晚期肝癌患者血清 T 细胞亚群水平和 KPS 评分[69]。

健脾消瘤合剂

【来源】宁波市中医院。

【组成】白术、茯苓、赤小豆、茜草、泽兰、薏苡仁、山药、炙鳖甲、干蟾皮、半边莲。

【功效】健脾助运，活血消瘀，软坚散结解毒。

【方解】白术、茯苓、薏苡仁、山药益气健脾，利水渗湿，补益后天之本；赤小豆、茜草、泽兰、炙鳖甲活血消瘀，利湿解毒，善祛肝脏瘀积；干蟾皮、半边莲两药有清热解毒、利水消胀之效。诸药相合，健脾助运，活血消瘀，软坚散结解毒。

【肝病药理】

（1）健脾消瘤合剂在改善临床症状方面有较好的效果，能显著改善患者腹胀、肝区疼痛、黄疸、便溏、纳差、口苦等临床症状，总改善率达 68%。同时，健脾消瘤合剂可提高 KPS 评分、改善患者的体质、减轻疼痛、提高患者的生活质量，明显降低 ALT、AST、TBIL 水平[70]。

（2）健脾消瘤合剂治疗中晚期原发性肝癌能改善临床症状，提高患者的生活质量，改善肝功能，抑制肿瘤标志物指标，对中、晚期原发性肝癌患者的免疫功能有较强的调节作用[71]。

酸　味　方

【来源】莱芜市中医医院。

【组成】山茱萸、乌梅、焦山楂。

【功效】扶正化积解毒。

【方解】方中乌梅最能补肝，且能敛肝，于阴分药中功效最大，凡虚不受补之症用之尤宜，凡肝经病症用之皆效，而且毫无邪性，可以多用、独用，可以与一切补剂并用；乌梅祛邪且能生津扶正，祛邪而不伤正，焦山楂活血化瘀、消食散积，山茱萸补益肝肾。三药配合，攻补兼施，共奏扶正化积解毒之效。

【肝病药理】酸味方在改善临床症状，稳定瘤体，提高患者生存质量方面效果明显，而且可以显著提高患者的白细胞水平，改善骨髓抑制情况。且此方具有简、验、便、廉的特色和适应证广、不良反应较少等优势，在中、晚期肝癌的治疗研究中发挥其应有的作用，具有较大的现实意义[72]。

温阳止痛膏

【来源】青海省中医院肝病科。

【组成】附片、白芥子、乳香、没药、蟾酥、雄黄、全蝎、蜈蚣、大黄、丹参、冰片。

【功效】温通经脉，散结化瘀。

【方解】温阳止痛膏中选用附片、白芥子温阳；乳香、没药、蟾酥、雄黄辛散温通，活血止痛；全蝎、蜈蚣散结止痛；大黄、丹参活血止痛；冰片消肿止痛，并可作为促渗剂助药力快速到达患处。诸药合用，共奏温通经脉、散结化瘀之功，使局部气血通畅、疼痛自消。

【肝病药理】温阳止痛膏对原发性肝癌具有较好的止痛功效，治疗总有效率为 92.5%，在疼痛完全缓解率、止痛起效时间、持续止痛时间方面优于氨酚待因[73]。

疏肝消瘤汤

【来源】宁波市中医院。

【组成】柴胡、党参、制半夏、白芍、浙贝母、半枝莲、鳖甲、连翘、枳实、陈皮、甘草。

【功效】疏肝健脾，化痰散结。

【方解】方中柴胡升发阳气、疏肝解郁，党参补中益气、养血和胃，共为君药；白芍敛阴养血柔肝，与柴胡合用，补养肝血、条达肝气，浙贝母、制半夏清热化痰、开郁散结，连翘解毒、消痈散结，鳖甲滋阴潜阳、软坚散结，共为臣药；佐以枳实理气解郁；使以甘草、陈皮，调和诸药，益脾和中。诸药合用，能对化疗药物起到增效减毒作用。

【肝病药理】应用疏肝消瘤汤联合替吉奥治疗原发性肝癌疗效颇好，可改善患者中医证候、延长患者的中位生存时间、减轻替吉奥的毒副作用以提高疗效[74]。

解毒疏肝汤

【来源】沧州市传染病医院。

【组成】黄芪、柴胡、白花蛇舌草、党参、半枝莲、半夏、枳实、白芍、黄芩、生姜、制香附、生大黄、大枣、炙甘草。

【功效】清热解毒，疏肝解郁。

【方解】中药解毒疏肝汤由疏肝祛邪名方大柴胡汤化裁而来，由黄芪、柴胡、白花蛇舌草等 14 味中药组成，其中柴胡可疏表透邪、调畅气机，以疏散少阳邪气，黄芩为苦寒降泻之品，可清内传之湿热，以助柴胡和解少阳；生大黄入里，可清阳明胃经之热；白花蛇舌草、半枝莲可清热解毒；枳实可行气消痞，白芍可缓急止痛，配伍枳实可调畅少阳阳明之气结痞证；半夏可和胃降逆，制香附可疏肝理气；生姜、大枣补中益气，黄芪、党参、炙甘草可健脾益气、和胃降逆、调和诸药。全方配伍有清有补，有行有缓，可解湿热毒邪，清肝胆郁热，疏少阳阳明邪气，对 TACE 术后栓塞综合征发挥标本兼治的作用。

【肝病药理】解毒疏肝汤治疗 TACE 术后栓塞综合征，有利于缓解症状（发热、恶心呕吐、肝区疼痛、腹胀、黄疸持续时间），改善 ALT、AST、DBIL、TBIL 指标，降低 IL-1、TNF-α、IL-6 炎症因子水平，改善患者欧洲癌调查治疗组织生存质量中心调查表（EORTCQLQ-C30 量表）各领域评分[75]。

八珍汤合化积丸

【来源】杭州市大江东医院。

【组成】熟地黄、白术、党参、茯苓、赤芍、白芍、香附、当归、红参、猪蹄甲、川芎、莪术、三棱、炙甘草。

【功效】疏肝健脾，益气补肾，活血化瘀，清热利湿。

【方解】方中党参、白术、茯苓、炙甘草为四君子汤，具有健脾养胃、益气补中的作用，可以改善患者全身乏力、食欲不振等症状，主补气；当归、白芍、川芎、熟地黄可发挥益气补血、滋养心肝的作用，主益血；三棱、莪术有活血化瘀的功效；香附可疏肝解郁，理气宽中；红参补元气；猪蹄甲、赤芍合用滋养阴血、育阴清热。全方配伍，共奏疏肝健脾、益气补肾、活血化瘀、清热利湿之功。

【肝病药理】采用八珍汤合化积丸加减结合肝动脉化疗栓塞术治疗中、晚期原发性肝癌，可以有效缓解患者的症状，改善其生活质量，治疗方式安全可靠，临床应用价值较高[76~79]。

扶正消癥汤

【来源】金华市中心医院。

【组成】党参、生黄芪、白术、茯苓、当归、赤芍、白芍、丹参、青蒿、鳖甲、柴胡、佛手、绵茵陈、半枝莲、垂盆草、焦山楂、炙甘草等。

【功效】软坚散结，清热解毒，养血柔肝。

【方解】扶正消癥汤中党参、生黄芪、白术、茯苓益气健脾，柴胡、佛手、白芍、赤芍、当归疏肝养血以调肝；青蒿、半枝莲、垂盆草、绵茵陈、鳖甲、焦山楂清热解毒、软坚散结；炙甘草调和诸药，以达补虚攻实、标本兼顾之效。

【肝病药理】

（1）复方扶正消癥汤能够改善肝动脉化疗栓塞术后肝癌患者的免疫状态[80]。

（2）扶正消癥汤能有效提高 TACE 术后患者血清前白蛋白（PA）的水平，促进肝功能恢复，减少 TACE 术后不良反应[81]。

（3）扶正消癥汤一方面直接抑杀肿瘤细胞，另一方面通过提高机体免疫功能，增强对癌细胞的歼灭能力，动员免疫活性细胞包围癌组织，使残癌受到抑制，减慢其生殖，起到带瘤生存的作用[82]。

鳖龙软肝汤

【来源】湖南中医药大学第一附属医院。

【组成】桃仁、莪术、鳖甲、地龙、茯苓、柴胡、白芍、甘草。

【功效】活血化瘀，疏肝健脾。

【方解】方中以苦平之桃仁、苦辛温之莪术为君，两药均入肝经，奏破血祛瘀、消积散结之功效。以苦辛之柴胡、酸苦之白芍、咸寒之鳖甲为臣，三药归肝、脾、肾经，柴胡疏肝解郁、行气止痛以助肝用，白芍养血敛阴、柔肝止痛以养肝体，两者合用巧用"肝体阴而因阳"之生理特性，鳖甲滋阴潜阳、软坚散结，三味合用助君药增活血化瘀之功，同时以白芍养肝血、鳖甲滋肝阴，可防莪术、桃仁活血破血过甚而伤正。佐以甘平之茯苓，健脾和胃，淡渗利湿。使以咸寒之地龙，清热平肝、通络利尿，使药力直达肝、脾二脏。甘草调和诸药。诸药配伍，共奏活血化瘀、疏肝健脾之功效。

【肝病药理】

（1）鳖龙软肝汤含药血浆可刺激 HBV 相关性肝癌患者外周血 DC 的增殖，对提高肝癌患者生活质量、免疫功能有确切疗效[83, 84]。

（2）鳖龙软肝汤联合 TACE 治疗 HBV 相关原发性肝癌，可提高近期疗效，改善患者的生活质量[84, 85]。

（3）鳖龙软肝汤、肝动脉化疗栓塞术联合治疗 HBV 相关原发性肝癌疗效显著，能有效改善血清因子水平，提高患者的生活质量，安全性高[86]。

正肝化症汤

【来源】新郑市中医院。

【组成】灵芝、白术、茵陈、白花蛇舌草、茯苓、赤芍、丹参。

【功效】利湿清热，益气扶正，健脾护肝。

【方解】方中白术、茯苓健脾化湿；白花蛇舌草、茵陈利湿清热；灵芝益气扶正；丹参可活血止痛。诸药合用，共奏利湿清热、益气扶正、健脾护肝之功效。

【肝病药理】

（1）原发性肝癌中、晚期患者肝动脉栓塞化疗中加用正肝化症汤加减治疗临床效果显著，可改善肝功能[87, 88]。

（2）在常规治疗基础上采取艾迪注射液及正肝化症汤对原发性肝癌患者进行联合干预，可有效改善其肝功能，调节机体免疫功能，降低血清肿瘤标志物 AFP 及 CEA 的表达水平，提高治疗效果，恢复患者生存质量[89, 90]。

护 肝 汤

【来源】黑龙江中医药大学附属第一医院。

【组成】黄芪、太子参、白术、茯苓、柴胡、白芍、白花蛇舌草、半枝莲、生薏苡仁、鳖甲、当归、香附、狗脊、五味子、虎杖、焦山楂、鸡内金、甘草等。

【功效】健脾益肾，养血柔肝，化瘀解毒，行气止痛。

【方解】方中黄芪为君，味薄补气，既可健脾益气，又可补气生血。太子参、白术、茯苓、柴胡、白芍为臣，其中太子参、白术、茯苓取意四君子汤，助黄芪健脾益气，易人参为太子参，养阴生津，以防药毒及癌毒耗伤气阴之弊；柴胡疏肝解郁，白芍养血和营，柔肝缓急，与白术、茯苓及佐药中的当归配伍，取意逍遥散，疏肝健脾养血。白花蛇舌草、半枝莲、生薏苡仁、鳖甲、当归、香附、狗脊、五味子、虎杖、焦山楂、鸡内金为佐。其中白花蛇舌草、半枝莲、生薏苡仁、鳖甲清热解毒，软坚散结，当归味厚补血，且能祛瘀生新，配伍黄芪，取意当归补血汤，因有形之血不能自生，而生于无形之气，故方中重黄芪而轻当归；香附为血中之气药，入肝经气分，善散肝气之郁结，平肝气之横逆，长于止痛，可助柴胡疏肝解郁，助太子参、白术补气，合当归补血；狗脊温养肾阳，固摄下元，降中有升，补而善走，活利周身气血；五味子补天元之真气，生肾精而收耗气，反佐柴胡，防止肝气升散太过；虎杖清热解毒，活血化瘀；焦山楂、鸡内金健脾开胃，消食导滞。甘草为使，调和诸药。全方共奏健脾益肾、养血柔肝、化瘀解毒、行气止痛之效。

【肝病药理】护肝汤联合 TACE 可降低肝癌患者 AFP 水平；护肝汤联合 TACE 可改善中医证候，预防 KPS 评分下降，改善患者生存质量；护肝汤可以预防 TACE 导致的白细胞下降及肝肾功能损伤[91]。

扶正消瘤方

【来源】河南中医药大学第一附属医院。

【组成】黄芪、党参、炒白术、茯苓、当归、炒白芍、柴胡、丹参、藤梨根、僵蚕、全蝎、蜈蚣、甘草。

【功效】益气健脾，养血疏肝，活血祛瘀，解毒散结。

【方解】方中黄芪健脾补中，益气固表，为补中益气之要药；党参补脾益肺，补血生津，《本草正义》言其"补脾养胃，润肺生津，健运中气"，与黄芪配伍，能增强益气健脾之力，扶助正气以固后天之本；炒白术健脾燥湿，能加强益气助运之力；茯苓健脾渗湿，与炒白术相配，使健脾祛湿之力益著；当归补血活血，为补血之圣药，《本草正》记载其"专能补血……又能行血……诚血中之气药，亦血中之圣药"，配伍黄芪、党参以补气生血；炒白芍养血敛阴，柔肝缓急，柴胡疏肝解郁，两者与当归同用，补肝体而助肝用，使肝郁得疏，血虚得养，养血柔肝而止痛；丹参活血调经、祛瘀止痛，《本草汇言》言其"善治血分，去滞生新"，能治"癥瘕积聚而胀闷痞塞"，藤梨根清热解毒、利湿消肿、抗癌，僵蚕化痰软坚散结，全蝎、蜈蚣攻毒散结、通络止痛，三者配伍具有通络散结、化痰祛瘀、攻毒消癌之效；甘草补脾和中，调和诸药。上药合用共奏益气健脾、养血疏肝、活血祛瘀、解毒散结之功效，扶正祛邪，攻补兼施。

【肝病药理】

（1）扶正消瘤方联合 TACE 及微波消融治疗原发性肝癌能显著改善患者的临床症状、提高其生活质量，降低 AFP 水平、提高白蛋白水平，并能在一定程度上提高患者的肝脏储备功能，且无明显毒副作用[92]。

（2）扶正消瘤方联合 TACE 序贯射频消融术方案，可显著提高原发性肝癌患者的生活质量，对介入术后细胞免疫具有一定的保护作用，并具有较好的安全性[93]。

（3）扶正消瘤方具有良好的抗肝癌作用，可明显抑制肿瘤生长，升高血清 SOD 活性，减少 MDA 水平，促进 T 淋巴细胞增殖。而且，它还能拮抗环磷酰胺引起的白细胞及血小板数量下降，并升高抗体形成细胞数[94]。

（4）扶正消瘤方利于促进 I 期乙肝相关肝癌 TACE 加 RFA 术后（正虚瘀结证）患者肝功能的恢复，降低 GGT、TBIL、ALT、AST 水平；提高机体免疫功能，提高血清中 $CD4^+T$、NK 细胞比例，上调 $CD4^+/CD8^+$；降低血清糖类抗原（CA）242、CA724、AFP 等肿瘤标志物水平；降低术后炎症反应程度，降低可溶性 b7 同源体 3（sB7-H3）、IL-1β、TNF-α、降钙素原（PCT）等炎症因子；防止乙肝病毒再激活，降低复发风险[95]。

参 考 文 献

[1] 何福根，钟海均.中肝合剂预防化疗肝脏损害 21 例 [J].浙江肿瘤，1998（2）：131.

[2] 姜初明，龚黎燕.中肝合剂治疗中晚期原发性肝癌 58 例 [J].中国中西医结合杂志，2005（9）：848-849.

[3] 徐利.中肝合剂抗肿瘤的药效及机理研究 [D].杭州：浙江中医药大学，2011.

[4] 薛维伟.健脾清肝合剂防治肝癌 TACE 后肝功能损害的临床研究 [D].南京：南京中医药大学，2006.

[5] 王瑞平，朱超林，潘宇.健脾清肝合剂防治肝癌 TACE 后肝功能损害的临床研究 [J].上海中医药杂志，2007（8）：24-26.

[6] 王瑞平，朱超林，潘宇.健脾清肝合剂对肝癌 TACE 治疗患者生存影响及其多因素 Cox 模型分析 [J].南京中医药大学学报，2008（2）：130-132.

[7] 王瑞平.健脾清肝合剂联合 TACE 治疗原发性肝癌 43 例临床观察 [J].江苏中医药，2007（10）：38-40.

[8] 冉思邈.抗癌散结方治疗原发性肝癌 TACE 术后的临床研究 [D].南宁：广西中医药大学，2019.

[9] 胡振斌，冉思邈，吕建林，等.抗癌散结方治疗原发性肝癌介入术后临床观察 [J].辽宁中医药大学学报，2019，21（2）：9-12.

[10] 沈文律，张旋波，白绍槐.扶正抗癌汤对裸鼠接种人肝细胞癌的抑制作用 [J].华西医学，1994（1）：89-91.

[11] 刘晓珑.中药扶正抗癌汤对肝癌裸鼠模型 NK 细胞及肿瘤组织凋亡的影响 [D].汕头：汕头大学，2005.

[12] 杨柳青，陈光伟，陈建婷.扶正抗癌汤对肝癌小鼠突变型 p53 基因和巨噬细胞 CD68 表达的影响 [J].陕西中医，2011，32（10）：1426-1427.

[13] 张国熙.三甲护肝汤治疗 25 例晚期肝癌的体会 [J].甘肃中医，1996（1）：27-28.

[14] 张国熙.三甲护肝汤治疗晚期肝癌的临床研究 [J].辽宁中医杂志，2002（5）：267-268.

[15] 李郁贤.健脾消癌方治疗 46 例原发性肝癌的临床观察 [D].广州：广州中医药大学，2014.

[16] 李民杰，李海强，陈良荣，等.瑶医疏肝健脾化积汤治疗肝郁脾虚型肝癌疗效观察 [J].中医药临床杂志，2019，31（5）：952-954.

[17] 吴玉华，潘敏求.肝复方为主治疗慢性乙型病毒性肝炎 60 例临床观察 [J].湖南中医杂志，1998（2）：3-5.

[18] 孙丽群，王品发.肝复方对原发性肝癌患者血清血管内皮生长因子的影响 [J].湖北中医杂志，2009，31（6）：10-11.

[19] 刘珍，邓天好，尹抗抗，等.肝复方对原发性肝癌模型小鼠肠道菌群影响的实验研究 [J].湖南中医杂志，2017，33（7）：167-169.

[20] 张克剑.肝复方治疗肝癌 80 例临床观察 [J].中外医疗，2011，30（14）：58-59.

[21] 桂颖.肝复方治疗原发性肝癌的临床观察 [J].中医临床研究，2012，4（1）：17-18.

[22] 宋琳，陈孟溪.放射性 125I 粒子植入联合肝复方治疗原发性肝癌 30 例 [J].江西中医药，2013，44（4）：41-42.

[23] 李琳霈，王容容，潘博，等.肝复方联合榄香烯注射液介入治疗肝郁脾虚型中晚期原发性肝癌临床研究 [J].湖南中医药大学学报，2017，37（2）：192-195.

[24] 乔建军.经导管动脉化疗栓塞术联合中药肝复方法治疗肝郁脾虚型原发性肝癌的临床观察 [J].中国民

间疗法, 2019, 27 (15): 66-68.

[25] 杨勤龙.大黄甲虫汤治疗原发性肝癌 30 例临床报告 [J].黑龙江中医药, 2001 (5): 28-29.

[26] 隋道敬, 孙法丽, 李刚.化岩汤治疗原发性肝癌 60 例 [J].江西中医药, 2002 (1): 17.

[27] 邬晓东.鳖甲蜈蚣汤治疗原发性肝癌验案 2 则 [J].山东中医杂志, 2003 (1): 52-53.

[28] 叶存思.肝积方对肝郁脾虚荷瘤鼠肝癌细胞增殖和凋亡的干预及其临床疗效评价 [D].广州: 广州中医药大学, 2018.

[29] 殷静.肝积方对肝郁脾虚因素协同 DEN 诱导大鼠实验性肝癌基因表达的干预及临床疗效观察 [D].广州: 广州中医药大学, 2014.

[30] 林园香.肝积方对肝郁脾虚血瘀型原发性肝癌的临床疗效及炎症反应的研究 [D].福州: 福建中医药大学, 2019.

[31] 黄志腾.肝积方对肝郁脾虚证原发性肝癌疗效及免疫效应的研究 [D].福州: 福建中医药大学, 2020.

[32] 彭海燕, 章永红, 王瑞平, 等.补肝软坚方治疗肝癌 100 例临床观察 [J].北京中医, 2004 (1): 30-31.

[33] 张怡, 周荣耀, 钟蕙, 等.补肾健脾方含药血清对人肝癌细胞株 SMMC-7721 细胞增殖和细胞凋亡的影响 [J].上海中医药大学学报, 2013, 27 (3): 77-81.

[34] 闵亮, 周荣耀, 王文海, 等.补肾健脾方治疗原发性肝癌术后中医证候疗效及对患者甲状腺激素水平的影响 [J].上海中医药杂志, 2011, 45 (9): 33-35.

[35] 王磊, 高月求, 周荣耀.补肾健脾方对 HBeAg 阳性原发性肝癌伴肝硬化患者免疫功能和生存质量影响 [J].辽宁中医杂志, 2015, 42 (2): 249-253.

[36] 何娜娜, 王冬梅, 张新军.补肾健脾方联合扶正抑瘤方治疗原发性肝癌术后疗效及对血清免疫因子水平的影响 [J].现代中西医结合杂志, 2017, 26 (21): 2309-2311.

[37] 吕云勇, 钟方泽.补肾健脾方联合扶正抑瘤方治疗原发性肝癌术后疗效及对血清免疫因子水平的影响[J].云南中医中药杂志, 2019, 40 (6): 18-20.

[38] 刘宏杰, 李琦, 韩植芬, 等.补肾健脾方对裸鼠肝癌上皮-间质转化的影响 [J].上海中医药大学学报, 2015, 29 (3): 53-56.

[39] 余水园.荡邪软坚补肝方治疗中晚期肝癌疗效观察 [J].现代中西医结合杂志, 2005 (6): 744-745.

[40] 郭鑫, 陆定波.抗癌消癥颗粒剂减少肝癌介入术后并发症的临床观察 [J].湖北中医杂志, 2011, 33 (7): 42.

[41] 郭鑫.抗癌消癥颗粒治疗原发性肝癌介入术后的临床研究 [D].武汉: 湖北中医药大学, 2011.

[42] 苏春芝, 赵惠, 孙丽静, 等.消癥软肝方抑制荷瘤小鼠 H$_{22}$ 肝癌细胞增殖与诱导凋亡作用的实验研究[J].现代医学与健康研究电子杂志, 2017, 1 (8): 25-26.

[43] 苏春芝, 都斗斗, 李桑颐, 等.消癥软肝方联合 5-氟尿嘧啶对 H22 荷瘤小鼠相关指标的影响 [J].河北中医药学报, 2017, 32 (4): 1-3.

[44] 苏春芝, 李桑颐, 都斗斗, 等.消癥软肝方对 H$_{22}$ 肝癌小鼠 Cyclin D1 和 p16 表达的影响 [J].湖北中医杂志, 2018, 40 (2): 6-9.

[45] 唐莹.参桃软肝方对 HBx 蛋白导致的肝癌 DNA 甲基化状态的影响 [D].广州: 广州中医药大学, 2018.

[46] 方焕松.参桃软肝方联合索拉非尼治疗中晚期原发性肝癌的临床研究及机制探讨 [D].广州: 广州中医药大学, 2015.

[47] 李桑颐.化浊消癥软肝方对 H$_{22}$ 肝癌小鼠 Cyclin D1 和 p16 表达的影响 [D].石家庄: 河北医科大学, 2017.

[48] 刘创健.自拟益气健脾疏肝汤联合化疗治疗晚期原发性肝癌的临床观察 [J].中医药学报,2012,40(5): 134-136.

[49] 曾丽华.软肝利胆汤治疗原发性肝癌 TACE 术后不良反应的临床观察 [D].南宁:广西中医药大学,2017.

[50] 葛静,朱成栋.软肝利胆汤对介入联合三维适形放疗肝癌细胞免疫功能的影响 [J].亚太传统医药,2017, 13(20):148-149.

[51] 斯韬,宁雪坚,杨建青,等.软肝利胆汤对肝癌术后无病生存期的影响 [J].长春中医药大学学报,2015, 31(1):145-148.

[52] 宁雪坚,斯韬,冯献斌.软肝利胆汤对介入联合三维适形放疗肝癌患者不良反应的影响 [J].山东中医 杂志,2013,32(11):791-793.

[53] 宁雪坚,斯韬,冯献斌,等.软肝利胆汤对介入联合三维适形放疗肝癌患者生存质量的影响 [J].河北 中医,2014,36(7):976-978.

[54] 邹秀美,斯韬,宁雪坚,等.保肝利水汤治疗阴虚水停型晚期原发性肝癌腹水临床研究 [J].河北中医, 2018,40(2):210-213.

[55] 黄瑞华.保肝利水汤联合西药治疗乙肝肝硬化顽固性腹水临床观察 [J].陕西中医,2016,37(11): 1443-1444.

[56] 温微微,王三虎,杨子玉,等.保肝利水汤治疗晚期肝癌合并腹水的临床研究 [J].中国中医急症,2014, 23(4):613-614.

[57] 牛龙喜.保肝利水汤治疗肝硬化腹水 84 例 [J].光明中医,2010,25(5):808-809.

[58] 张定进,韦敏梅,王三虎,等.保肝利水汤联合腹腔化疗治疗肝癌并发腹水临床研究 [J].中国中医药 信息杂志,2010,17(3):77-78.

[59] 黄祝晓.莲龙消积方改善中晚期原发性肝癌患者生活质量的临床研究 [D].北京:北京中医药大学,2014.

[60] 林志杰.莲龙消积方联合榄香烯介入治疗中晚期原发性肝癌临床疗效评价 [D].北京:北京中医药大学, 2015.

[61] 储真真,林志杰,陈历宏,等.莲龙消积方联合榄香烯介入治疗中晚期原发性肝癌临床疗效评价 [J]. 中华中医药杂志,2016,31(6):2421-2424.

[62] 单贝贝.莲龙消积方联合 TACE 治疗原发性肝癌近期疗效评价 [D].北京:北京中医药大学,2017.

[63] 王历花,朱梦婷,黄建祎,等.莲龙消积方加减联合替吉奥胶囊治疗中晚期原发性肝癌 30 例 [J].环球 中医药,2020,13(4):748-751.

[64] 雷其山.自拟平胃消瘤汤治疗原发性肝癌 32 例疗效观察 [J].中医临床研究,2014,6(8):106-107.

[65] 许瑞琪.健脾扶正汤对晚期原发性肝癌患者细胞免疫功能的影响 [D].南宁:广西医科大学,2014.

[66] 许瑞琪,黄智芬,黎汉忠,等.健脾扶正汤对晚期原发性肝癌患者临床疗效及免疫功能的影响 [J].中 西医结合肝病杂志,2013,23(2):73-75.

[67] 覃清清.健脾扶正汤对晚期原发性肝癌患者生存质量的影响 [D].南宁:广西医科大学,2013.

[68] 覃清清,韦劲松,黄智芬,等.健脾扶正汤对晚期原发性肝癌患者生活质量的影响 [J].中医学报,2013, 28(5):632-634.

[69] 韩永强,张柳.健脾扶正汤加减联合复方斑蝥胶囊对原发性晚期肝癌患者血清 T 细胞亚群水平及卡氏评 分的影响 [J].中国民间医学,2019,31(7):117-119.

[70] 王邦才,刘帆,柯春海,等.健脾消瘤合剂对中晚期原发性肝癌的临床疗效观察 [J].浙江中医药大学 学报,2014,38(12):1404-1407.

［71］王邦才，刘帆，柯春海，等.健脾消瘤合剂对中晚期原发性肝癌患者临床疗效及免疫功能影响研究［J］.中华中医药学刊，2015，33（3）：627-629.

［72］李运太，王达，李增云，等.酸味方治疗原发性肝癌62例疗效观察［J］.山东中医杂志，2014，33（2）：105-106.

［73］祁培宏.温阳止痛膏外敷治疗肝癌疼痛40例［J］.陕西中医，2007（9）：1120-1121.

［74］袁春樱，韩伍龙，张婷素.疏肝消瘤汤联合替吉奥治疗原发性肝癌30例临床观察［J］.浙江中医杂志，2018，53（4）：287.

［75］杨元磊，曹玉鹃，孙韬，等.解毒疏肝汤治疗原发性肝癌介入术后综合症的疗效及对炎症反应、生活质量的影响［J］.四川中医，2020，38（11）：113-116.

［76］王建新.八珍汤合化积丸加减结合肝动脉化疗栓塞术治疗原发性肝癌的临床观察［J］.光明中医，2011，26（8）：1579-1580.

［77］石洪伟，许斌，林彬.八珍汤合化积丸加减结合肝动脉化疗栓塞术治疗原发性肝癌的临床效果观察［J］.中国当代医药，2018，25（2）：56-58.

［78］方良，林祖庆.八珍汤合化积丸加减结合肝动脉化疗栓塞术治疗中晚期原发性肝癌临床研究［J］.新中医，2020，52（18）：57-59.

［79］于高平，宋春霞.八珍汤合化积丸联合肝动脉化疗栓塞术治疗原发性肝癌的临床效果观察［J］.中国基层医药，2019（2）：157-160.

［80］任连杰，马贤庆，徐斌，等.扶正消癥汤对肝动脉化疗栓塞术后肝癌患者T淋巴细胞亚群的影响［J］.中医临床研究，2020，12（13）：71-73.

［81］余志怡，徐斌，郭晓华，等.扶正消癥汤对肝癌介入治疗后血清前白蛋白的影响［J］.中草药，2013，44（12）：1642-1644.

［82］吕晓峰，安春绵，李保义，等.扶正消癥汤治疗原发性肝癌的临床研究［J］.河北医药，2011，33（7）：1085-1086.

［83］李秀.鳖龙软肝汤对HBV相关性肝癌患者外周血树突状细胞增殖的影响［D］.长沙：湖南中医药大学，2017.

［84］伍玉南，李秀，张冬，等.鳖龙软肝汤含药血浆对HBV相关性肝癌患者外周血树突状细胞增殖的影响［J］.辽宁中医杂志，2019，46（3）：646-649.

［85］伍玉南，张冬，孙克伟.鳖龙软肝汤联合经肝动脉化疗栓塞术治疗HBV相关原发性肝癌临床观察［J］.临床肝胆病杂志，2017，33（11）：2152-2157.

［86］仝红志.鳖龙软肝汤联合肝动脉化疗栓塞术治疗乙型肝炎病毒相关原发性肝癌的临床效果［J］.慢性病学杂志，2020，21（3）：460-462.

［87］吕振领.正肝化症汤加减联合艾迪注射液对原发性肝癌中晚期患者肝动脉栓塞化疗中肝功能的影响［J］.首都食品与医药，2020，27（3）：184.

［88］程井军，王述菊，朱雪萍，等.正肝化症汤治疗中晚期原发性肝癌临床观察［J］.山西中医，2016，32（2）：13-15.

［89］邢明远，黄清云，苏乙花.正肝化症汤联合艾迪注射液对原发性肝癌患者肝功能的影响［J］.世界中医药，2019，14（11）：2983-2987.

［90］王秀娟.正肝化症汤对中晚期原发性肝癌患者的治疗效果分析［J］.中医临床研究，2016，8（30）：114-115.

［91］史金萍.自拟护肝汤联合TACE对原发性肝癌AFP及生存质量的影响［D］.哈尔滨：黑龙江中医药大学，

2018.

［92］和瑞来.扶正消瘤方联合 TACE 及微波消融治疗原发性肝癌的临床观察［D］.郑州：河南中医药大学，
2018.

［93］张倩倩.扶正消瘤方联合 TACE 序贯射频消融对原发性肝癌生活质量的影响［D］.郑州：河南中医药大
学，2018.

［94］苏洁，张益勋，吕圭源，等.扶正消瘤方对 H22 荷瘤小鼠抑癌及其化疗减毒作用［J］.中成药，2016，
38（11）：2337-2341.

［95］周用，左盼，吴哲骁，等.扶正消瘤方治疗肝动脉化疗栓塞术加经皮肝肿瘤射频消融术后肝癌临床研究
［J］.陕西中医，2020，41（11）：1534-1538.

第五章 利 胆 剂

舒肝利胆合剂

【来源】东阳市中医院。

【组成】广金钱草、王不留行、莱菔子、石菖蒲、郁金、茵陈、虎杖、广藿香、栀子、柴胡、青皮、芦根、莪术、枳壳等。

【功效】疏肝利胆，清热利湿，活血化瘀。

【方解】舒肝利胆合剂是由东阳市中医院自主研制生产的中药院内制剂，舒肝利胆合剂根据中医异病同治原则，抓住肝胆湿热证的主要本质是湿、热、瘀、痰，肝胆脾胃功能失调，属实证、热证，利用疾病的共性，制成口服液处方[1]。君药为广金钱草，其利湿退黄，利尿通淋，解毒消肿；茵陈、栀子、虎杖、郁金清热利胆，泻火解毒；王不留行通经活络；莱菔子消食除胀；柴胡、青皮、莪术、枳壳均可行肝胆之气，有助于活血化瘀；石菖蒲祛痰开窍、醒脾开胃。诸药合用，共奏疏肝利胆、清热利湿、活血化瘀之效[2]。

【肝病药理】

（1）本方可改善胁痛、口苦、腹胀、舌红苔黄腻、脉弦滑数等肝胆湿热症状。在500例肝病病例中，治愈324例，有效108例，无效68例，总有效率为86.4%，疗效与性别、年龄无明显关系，与原发病可能存在相关性，全部病例未见肝肾功能损伤，未见血常规异常变化。

（2）广金钱草作为排石之要药已有200多年应用历史，有"化石灵丹"的美誉，广金钱草清热排石的功效，主要是通过提高上段输尿管腔内压力以促进其蠕动，便于排尿，挤压、冲击结石使之排出来体现的。广金钱草也可有助于肝内结石排出。

清热利胆合剂

【来源】迁安市中医医院。

【组成】防风、连翘、白芍、乌药、郁金、沉香、枳壳、大黄、芒硝、川芎、王不留行、虎杖、车前子、浙贝母、白术、川楝子、鸡内金。

【功效】清肝利胆，清热除湿。

【方解】方中虎杖、芒硝、大黄清热利湿，攻积泻火为君；白芍理气柔肝，乌药、沉香、郁金、枳壳、川芎、川楝子行气止痛，车前子、浙贝母渗湿散结共为臣药；佐以白术、鸡内金补气健脾，防风、连翘清热解痉，王不留行活血通经，利尿通淋，共引诸药入肝经。全方共奏清肝利胆、清热除湿之功效[3]。

【肝病药理】

（1）本方可促进胆汁分泌和排泄。现代药理学研究表明，郁金可促进胆汁分泌和排泄，减少尿胆原，促进肝细胞再生，保护肝细胞膜的完整性；虎杖能减轻肝损害，促进胆汁分泌和排泄，使胆酸和磷脂分泌增加，提高胆汁对胆固醇的溶解能力，松弛奥迪括约肌，利于胆道结石尤其是泥沙样结石的排出。

（2）本方有抗菌、抑菌作用。大黄具有抗菌、抑菌作用，能够促进胆汁、胆红素和胆酸的分泌，松弛奥迪括约肌，并且能显著清除超氧自由基，抑制肝脂质过氧化损伤；枳壳能松弛奥迪括约肌，降低胆囊内压力，增加胆汁流量，并使胃肠道平滑肌兴奋，使肠道运动收缩的节律增强；防风能够解除胆管痉挛[3]。

柴胡桂姜胆草汤

【来源】朱良春方。

【组成】柴胡、桂枝、干姜、瓜蒌仁、生牡蛎、龙胆草、生甘草。

【功效】平调寒热，通降气机。

【方解】本方乃国医大师朱良春老先生取仲圣"柴胡桂枝干姜汤"之意，拟"柴胡桂姜胆草汤"治疗慢性胆囊炎的经验方，乃融清胆热、温胃寒于一炉，妙拟平调寒热之法以顺应胆腑喜通降和顺的生理特点，俾寒热平调，升降复位，脾复运化，胃得温煦，此乃仲圣组方用药的阴阳配伍法则也。方中柴胡、生牡蛎一升一降、一散一收，柴胡善治往来寒热，生牡蛎能除骨节营卫之留热，故两药相伍，外感内伤之热皆可用之。两药合用，更有疏肝利胆、化痰祛癖、理脾消积、退肿止痛之功。既宣阳气之不达，又展阴气之不疏，潜浮阳，镇真阴，疏肝郁，软坚癖，且有双向调节之妙，此乃仲景"柴胡桂枝干姜汤"之制方妙意也。干姜、桂枝同用，可振奋胃阳，宣化停饮，又可解散少阳往来之寒。妙用瓜蒌仁易瓜蒌根之意，乃因瓜蒌疏肝郁、润肝燥、平肝逆、缓肝急之功能擅也；更妙在反佐龙胆草，盖柴胡疏肝，龙胆草泻肝，且除下焦湿热，龙胆草得柴胡清扬之力，合生牡蛎潜行之性，可令湿热浊邪外透内泄，上下分消也[4]。

【肝病药理】本方据柴胡桂枝干姜汤加减所得。临床研究结果显示，柴胡桂枝干姜汤尤能显著降低促炎症细胞因子（TNF-α、IL-1β、IL-6）的表达。现代药理学研究发现，柴胡皂苷可减少炎症渗出，增加毛细血管的通透性等；黄芩苷可通过多种途径影响白细胞的功能进而起到抗炎作用；甘草酸二铵可保护肝细胞膜，改善肝功能，同时具有较强的抗炎能力[5]。

疏肝利胆方

【来源】谢英彪方。

【组成】鸡骨草、金钱草、鸡内金、海金沙、白芍、黄芩、茵陈、醋郁金、枳壳、厚朴、醋柴胡。

【功效】疏肝利胆。

【方解】通过疏肝利胆方，可实现扶正为主，疏肝理气、清利肝胆为本，行血活血为标的治疗原则，其中黄芩、醋柴胡为君药，可以清热燥湿，白芍为臣药，可以柔肝止痛，配合君药实现疏肝柔肝的作用；茵陈清热利湿，鸡骨草止痛、解毒，以上两者配合君药，提高理气、疏肝效果。醋郁金利胆退黄，鸡内金有消石之功，金钱草、海金沙可通黄通淋，以上药物为佐药，可配合化石、排石；厚朴、枳壳为使药，可行气、燥湿、除胀。以上药物合用，针对病机用药，能达到疏肝利胆的目的[6]。

【肝病药理】药理研究表明，柴胡有解热、镇痛、抗肝损伤、利胆、增强免疫等作用，黄芩可抗炎、保肝、利胆，鸡内金可助消化，郁金可保肝、利胆、抑菌、抗感染、止痛，白芍可保肝、止痛、抗菌，枳壳能使胆囊收缩，奥迪括约肌扩张，金钱草可促进胆汁的分泌和排泄，有利胆排石之功[7]。

利胆排石汤

【来源】朱小刚方。

【组成】金钱草、鸡内金、乌梅、郁金、茵陈、虎杖、海金沙、威灵草、赤芍、白芍、木香、郁金、黄芩、制大黄。

【功效】清热利湿，利尿排石。

【方解】利胆排石汤中含有金钱草、海金沙、鸡内金等有益成分，方中鸡内金、威灵草可祛瘀活血，化坚消石；金钱草可清热利湿、利尿通淋，增加胆汁释放量；郁金、茵陈可疏泄肝胆；海金沙、黄芩可清除湿热，发挥良好的镇痛作用；虎杖、赤芍、白芍可化瘀，疏通血流；制大黄、木香、乌梅可和胃、清利湿热。诸药联用，共奏清热利湿、利尿排石之功效。

【肝病药理】现代药理学研究证实，金钱草可松弛胆总管括约肌，促进胆汁分泌，为胆汁生成和排泄创造有利条件；黄芩、大黄可发挥解毒消炎作用；海金沙含有黄酮苷，具有清热利湿、利尿排石的良好功效，兼具杀菌作用，可降低患者术后胆结石残留、胆管狭窄风险[8]。采用利胆排石汤，能够发挥其清热利湿、利尿排石的积极作用，抑制肝胆内草酸钙沉积，促进排石，防控感染等不良事件，提高治疗安全性。

疏肝舒胆汤

【来源】潘澄濂效验方。

【组成】柴胡、黄芩、黑山栀、紫地丁、桃仁、红花、郁金、炙乳香、炙没药、败酱草、玄明粉、枳壳。

【功效】疏肝舒胆，调气和血。

【方解】疏肝舒胆汤是潘澄濂老中医的效验方，共 12 味药。方以小柴胡汤加减所得，共由疏肝舒胆、调气和血两部分组成；以柴胡、黄芩、黑山栀、紫地丁、败酱草、玄明粉、枳壳等疏肝舒胆为主，以桃仁、红花、郁金、炙乳香、炙没药、枳壳等调气和血为主[9]。

【肝病药理】

（1）此方治疗慢性胆囊炎、病毒性肝炎。本方在小柴胡汤方的基础上加减而成。小柴胡汤的成分有保肝、解毒、消炎、镇痛等作用。同时小柴胡汤也能改善人体的免疫力，增强人体的抵抗力，副作用更小，安全性高[10]。

（2）本方可促进胆囊术后恢复。枳壳可溶解胆固醇；栀子可促胆汁分泌，稀释炎症介质，促进术后胆道功能恢复。柴胡能降低胆汁中的胆固醇和胆红素含量，松弛奥迪括约肌。

利 胆 汤

【来源】胡仕祥经验方。

【组成】柴胡、郁金、茵陈、酒大黄、厚朴、枳壳、木香、海金沙、金钱草、通草、豆蔻、川楝子、玉米须、白芍、甘草。

【功效】清利湿热，疏肝利胆。

【方解】利胆汤是胡仕祥教授多年来治疗肝胆湿热型慢性胆囊炎的经验方。方中柴胡、枳壳、川楝子、白芍、厚朴、木香等疏肝行气，调和肝脾；茵陈、郁金、酒大黄、海金沙、金钱草、通草、玉米须等清利湿热，行气止痛，排石祛瘀。

【肝病药理】有学者研究发现，此方中柴胡、金钱草、海金沙等不仅具有镇痛、抗菌的作用，还能够加快胆囊结石的排出，抑制结石形成，减少其对胆囊壁的损伤，增强胆囊收缩的功能，可缓解临床症状[11]。

柴平汤加减

【来源】《内经拾遗方论》。

【组成】赤苓、厚朴、法半夏、广橘皮、柴胡、黄芩、苍术、生姜、川清炙草。

【功效】疏肝理气，和解少阳。

【方解】柴平汤首见于《内经拾遗方论》，此方剂是由小柴胡汤、平胃散和半夏厚朴汤加减化裁而得，其中柴胡、黄芩、半夏、生姜、川清炙草，取小柴胡之意，和解少阳；苍术、厚朴、广橘皮、川清炙草为平胃散，有燥湿运脾、行气和胃之效；赤苓、厚朴、法半夏、生姜有行气化痰之功。全方可治疗少阳失和、情志不遂、肝郁气滞、疏泄失常等临床症状，故柴平汤被认为是治疗脾胃肝胆病的常用方剂[12]。

【肝病药理】临床治疗效果证明，应用中药治疗后，患者腹痛、腹胀缓解时间缩短，肠蠕动增快，有利于肠道毒素的排出[13]。现代研究表明，以 HBV 转基因小鼠作乙肝动物模型，给予小柴胡汤和疫苗处理，结果显示，小鼠对治疗有反应且可使乙肝表面抗原完全转阴，显示了小柴胡汤有抑制乙肝病毒复制的作用[14]。

养肝利胆颗粒

【来源】上海中医药大学附属龙华医院外科。

【组成】白芍、何首乌、枸杞子、陈皮、甘草。

【功效】养阴柔肝，缓急止痛。

【方解】养肝利胆颗粒是龙华医院朱培庭教授的临床验方，由白芍、何首乌、枸杞子、陈皮、甘草组成。方中何首乌、白芍滋养肝阴；枸杞子补肾益精，养肝；白芍养血敛阴，柔肝止痛；甘草缓肝急；陈皮理气健脾，且能防滋阴药过于滋腻之弊[15]。

【肝病药理】

（1）本方可以降低胆固醇结石成石率，降低血清 TC、LDL-C 含量及升高 HDL-C 含量，亦可增强肝脏 SOD 的活性及降低 MDA 的含量等。可通过抑制 IL-1 等炎症因子活性，降低炎症对黏蛋白形成的促进作用，来减少胆汁胆固醇结晶的形成。药物在肝胆均有显著的药理作用，如保肝、促进胆汁分泌及排泄等，尤其是具有阻遏成石性胆汁生成的作用[15, 16]。

（2）此方具有防石溶石和抗菌作用。结合对胆汁中与结石形成密切相关的成分的测定和对含药胆汁抗菌作用的研究，提示此药治疗胆囊炎的主要作用机制是溶解胆结石和抗胆道细菌感染[17]。

胆道排石汤

【来源】天津市南开医院。

【组成】金钱草、茵陈、郁金、枳壳、木香、生大黄。

【功效】理气解郁，利胆排石。

【方解】中医学认为，胆囊结石主要病因病机为饮食不节、情志内伤或痰浊瘀血、蛔虫内结于肝胆，导致肝胆气滞，肝郁化火，肝脾不和，脾失健运，水湿内停，湿热内盛，郁久化热，热灼津液，炼液成石。方中郁金、茵陈可疏肝清热；生大黄、金钱草可清热祛湿，利胆排石；枳壳、木香疏肝理气止痛。诸药合用，共奏理气解郁、利胆排石之功[18]。

【肝病药理】结果表明，胆道排石汤对促进术后胃肠功能恢复、减少术后并发症及副作用疗效确切，对降低胆囊壁厚度及增强胆囊收缩功能效果明显。枳壳可以提高胆囊内部压力，加速胆汁的分泌。生大黄则可以促进胰腺的分泌，木香中含有丰富的木香烯内酯，能够加速胆囊的收缩。金钱草可以缓解疼痛的同时提升胆汁酸水平，具有明显的消食利胆功效[19]。

郁惠兴经验方

【来源】《名医肝胆病良方验方》。

【组成】川郁金、广木香、炒枳壳、川厚朴、姜黄、威灵仙、炙鸡内金、生锦纹、青皮、陈皮、制香附、蒲公英。

【功效】疏肝和胃，理气通瘀。

【方解】本方来源于《名医肝胆病良方验方》书中郁惠兴的经验方。其中生大黄（生锦纹）、蒲公英、炙鸡内金可清热祛湿，利胆排石；威灵仙通络止痛；姜黄、川郁金活血行气止痛；制香附、炒枳壳、广木香、青皮、陈皮疏肝理气止痛。诸药合用，共奏疏肝和胃、理气通瘀之功。

【肝病药理】根据现代药理学研究，方中川郁金具有利胆解痉，并能调整胆内脂质代谢，降低胆固醇，促进胆汁分泌和排泄，促进胆囊收缩作用[20]。制香附促进胆囊先舒张后收缩；蒲公英促进胆汁分泌、胆囊收缩，关闭括约肌。

柴芩清胆汤

【来源】《名老中医经验方》。

【组成】白芍、蒲公英、茵陈、柴胡、金钱草、甘草、香附、茯苓、枳壳、黄芩、白术、木香。

【功效】清热解毒，祛湿，清肝益胆。

【方解】柴芩清胆汤为《名老中医经验方》中的一方，其中君药为黄芩、柴胡，臣药为白芍、枳壳，并以金钱草、茵陈、白术、蒲公英等为佐药，甘草为使药。柴胡疏肝理气，退热除蒸；黄芩清热解毒，白术有健脾、化湿的功效；木香和香附均有清热解毒、止痛的作用；茯苓和白芍则有利于祛湿、健脾；甘草则起调和诸药，共同治疗的作用。

【肝病药理】

（1）此方中柴胡现代药理学证实有杀菌、抗炎的作用；黄芩具有抗病毒、抗过敏、清除自由基的功能，能够促进炎症反应的消退，缩短患者的治疗周期；枳壳具有较为明显的消胀、理气的作用，能够缓解患者腹胀的情况；白芍则具有止痛的作用，能够有效缓解患者上腹部长期疼痛的情况，并且根据现代药理学研究显示，白芍能够有效提高机体免疫力，并且具有镇静的作用；茵陈能够明显促进机体胆汁的排泄，并且对于大肠埃希菌、伤寒杆菌等均具有较为明显的抑制作用；蒲公英则能够有效抑制细菌的生长，杀菌抗炎作用较为理想；金钱草具有较为理想的止痛、杀菌、抗炎作用。

（2）从药理学角度来看，柴芩清胆汤还具有消炎止痛、抑菌、退黄疸等作用，并且根据研究显示，它还能够有效缓解平滑肌痉挛的情况，因而柴芩清胆汤完全适用于治疗肝胆湿热型慢性胆囊炎[21]。

利胆和胃汤

【来源】刘冬梅方。

【组成】柴胡、黄芩、半夏、紫苏梗、炒白术、枳壳、黄连、吴茱萸、蒲公英、煅瓦楞子、白及、炙甘草。

【功效】利胆泻热，降逆和胃。

【方解】利胆和胃汤是刘冬梅教授总结多年临床经验所得。方中柴胡苦平，入肝、胆经，透泄少阳之邪，并能疏肝以利胆，黄芩、黄连苦寒，清热燥湿，泻火解毒，为君药；炒白术健脾益气，半夏燥湿化痰，和胃降逆，蒲公英清热解毒，共为臣药，增强君药祛邪之力；紫苏梗、枳壳宽胸散结，白及消肿生肌，吴茱萸降逆止呕，温胃暖肝，为反佐药，以防药性偏寒，煅瓦楞子以制酸，共为佐药；炙甘草为使药，用之以调和本方诸药药性之偏颇。以上诸药合用，标本兼治，疏肝利胆泻热，胃气和降则胆气疏，邪去则正安，诸症自得除。

【肝病药理】

（1）促进胆汁排泄，降低反流物刺激。现代药理学研究证实，柴胡、黄芩、蒲公英均有不同程度的利胆作用，枳壳可促进胆囊收缩，促进胆汁的排泄，从而降低了胆汁反流对胃、食管黏膜的攻击和损伤，同时也有助于与食物充分混合，促进食物消化。

（2）抑制胃酸分泌。研究发现，柴胡、半夏、黄连、枳壳、煅瓦楞子等中药可以通过降低胃酸和胃蛋白酶的活性、中和胃酸等不同途径以降低胃酸对胃食管黏膜的刺激，有效对抗反流，缓解临床反酸、胃灼热症状。

（3）加速胃排空。柴胡、黄连、半夏、炒白术所含的柴胡皂苷、生物碱、挥发油等化学成分能兴奋胃肠道，增强胃肠节律运动。蒲公英可促进胃、十二指肠蠕动，以加速胃排空，降低胃食管压力，减少反流。

（4）镇痛、抗菌消炎。方中吴茱萸等药物可缓解胃肠痉挛，起到镇痛作用。黄连、黄芩、蒲公英、炙甘草均可对抗多种细菌，有研究表示，蒲公英、黄连可清除幽门螺杆菌。

（5）调节机体免疫力。本方中柴胡、半夏、炒白术可调节或增强机体免疫，提高人体正气及功能活动，防止外邪侵袭[22]。

柴芩舒胆汤

【来源】延边大学医学院。

【组成】柴胡、清半夏、黄芩、木香、枳壳、延胡索、蒲公英、半边莲、姜黄、制大黄、金钱草、垂盆草。

【功效】活血散瘀，疏肝利胆，理气止痛。

【方解】本研究所用的柴芩舒胆汤方中的柴胡可疏肝解表、升阳透疹，清半夏可降逆止呕、消痞散结；黄芩可清热解毒、泻火祛湿；木香可行气止痛、疏肝消滞；枳壳与制大黄配伍可通利腑气；延胡索可活血行气；蒲公英可消痈散结、除湿利尿；半边莲可利水消肿；姜黄可行气止痛；金钱草、垂盆草可利水通淋。诸药合用，共奏活血散瘀、疏肝利胆、理气止痛之效。

【肝病药理】

（1）药理学研究指出，柴胡具有抗炎、镇静、抗菌、保肝、抗病毒等作用；黄芩具有抗炎、解热等作用。炎症因子在慢性胆囊炎的发生及发展中发挥着重要作用，其中IL-2具有双向调节免疫及中枢神经的作用，其水平上升则代表机体免疫功能恢复，炎症反应减轻；IL-6主要由炎性细胞产生，其可有效促进中性粒细胞聚集及活化，诱导T细胞及B细胞增殖及分化，其水平与组织损伤密切相关；TNF-α属于促炎因子。研究结果表明，柴芩舒胆汤对慢性胆囊炎患者炎症因子的影响显著。

（2）胆囊收缩功能的改善是评价慢性胆囊炎患者临床疗效的关键。本研究结果表明，柴芩舒胆汤对慢性胆囊炎患者胆囊收缩功能的影响显著，可有效改善胆囊功能[23]。

廖润泉经验方

【来源】廖润泉方。

【组成】茵陈、金钱草、川楝子、延胡索、白芍、桃仁、红花、山楂、鸡内金、二芽（谷芽、麦芽）、莱菔子、甘草。

【功效】疏肝利胆，清热利湿，行气活血。

【方解】方中茵陈、金钱草清热利湿，川楝子、延胡索疏肝理气止痛；莱菔子消食下气；桃仁、红花活血化瘀；白芍养阴柔肝，缓急止痛；鸡内金健胃消食、通淋化石；山楂消食，二芽健脾消食，甘草健脾益气，调和诸药。

【肝病药理】此方中茵陈、金钱草增加胆汁分泌；桃仁、红花能改善胆囊功能，恢复肠道规律性蠕动；白芍能缓解胆道括约肌的痉挛，改善胆汁引流。理气药和活血化瘀药配伍应用，能提高肠管张力，保持收缩幅度，有利于十二指肠的舒缩和排空，从而促进胆汁的排泄，对控制和预防胆道感染都有重大意义。山楂酸、黄酮酸和内脂等成分，可使胆汁酸、磷脂与胆固醇的比值升高，减少胆固醇沉着；二芽助消化，与胆固醇、胆色素代谢有关。综观全方，既有疏肝利胆、清热利湿、行气活血之功效，又有一定的溶石和防止结石形成的作用，故临床应用本方治疗不能接受手术的老年慢性结石胆囊炎患者，能取得良好的效果[24]。

柴牡五金汤

【来源】王正宇方。

【组成】柴胡、生牡蛎、海金沙、鸡内金、金钱草、金铃子、郁金、党参、半夏、黄芩、甘草。

【功效】疏肝利胆，清热利湿，行气活血。

【方解】柴牡五金汤是著名中医专家王正宇教授的经验方。王正宇教授曾在陕南讲学时总结出治疗慢性胆囊炎的临床经验，拟成此方。柴牡五金汤中柴胡疏肝理气，生牡蛎软坚散结，海金沙、鸡内金、金钱草清热利湿排石，金铃子、郁金理气止痛，半夏、党参健脾益气祛湿[25]。

【肝病药理】现代药理学研究表明，柴胡具有抗炎、保肝作用，海金沙、郁金、金铃子、金钱草有利胆、抗炎、促进胆汁分泌和排泄的功效。

舒肝和络饮

【来源】解平芬方。

【组成】柴胡、牡蛎、香附、乌药、郁金、石菖蒲、苍术、厚朴、首乌藤、合欢皮。

【功效】疏肝利胆，清热利湿、行气活血。

【方解】舒肝和络饮是解平芬的自拟方，方中柴胡轻清，升达阳气，牡蛎味咸性降，一升一降宣畅气机；香附行血中之气，开郁散结；郁金行气解郁，化痰散瘀；石菖蒲开窍豁痰，理气活血，可舒心气而益心智；苍术、厚朴同用，健脾燥湿；首乌藤、合欢皮均有宁心安神、解郁和血功效[26]。

【肝病药理】经舒肝和络饮治疗后，50例胆汁反流相关性胃病患者痊愈（自觉症状消失，胃镜复查黏液糊澄清或幽门口胆汁反流消失，炎症消失）34例，有效（自觉症状明显减轻，胃镜复查黏液糊明显变淡或胆汁反流减少，炎症显著好转）10例，无效（自觉症状减轻或无改善，胃镜复查胆汁无减少，炎症无改善）6例，总有效率为88%。

芪甲三四汤

【来源】周福生方。

【组成】黄芪、醋鳖甲（先煎）、党参、白术、茯苓、柴胡、枳壳、当归、川芎、赤芍、牡丹皮。

【功效】补气健脾，理气活血。

【方解】芪甲三四汤加减，即黄芪、醋鳖甲与四君子汤、四逆散、四物汤的合用方。可用于病毒性肝炎后肝硬化脾虚气滞血瘀型，周教授认为，早期肝硬化以气滞、血瘀两种病理因素为主，祛邪应着眼于调气、活血两个方面。但本病总归是慢性消耗性疾病，正虚是根本。因此，治疗应以扶正为主，在中焦下功夫，邪正兼顾。气为血之帅，活血而立足于补气行气，气行则血行。本方之立意正是建立在上述认识之上，以党参、黄芪补气为君，当归、川芎、赤芍、牡丹皮活血，醋鳖甲软坚散结为臣，佐以柴胡、枳壳疏肝行气。醋鳖甲、生牡蛎是周教授最常用的软坚散结药物。

【肝病药理】现代药理学研究表明，茯苓可提高免疫力、护肝、抗肿瘤等，可治急症之标。补益药有白术、黄芪、醋鳖甲。现代药理学研究证实，白术有效成分具有抗肿瘤、抗炎镇痛、修复胃黏膜、保肝抗腹水等药理作用。黄芪可利水消肿、健脾益气。药理学研究表明，黄芪有效成分具有提高免疫力、抗肿瘤、抗肝纤维化等作用。柴胡可清热解表、疏肝理气，柴胡类方如柴胡疏肝散、小柴胡汤、四逆汤广泛用于治疗肝硬化。

疏利通腑汤

【来源】林鹤和方。

【组成】柴胡、黄芩、白芍、姜半夏、桂枝、广木香、薤白、枳实、大黄、甘草。

【功效】疏利通腑，和解少阳。

【方解】疏利通腑汤是林鹤和名老中医根据《伤寒论》六经辨证法，结合脏腑辨证法而创立的，治疗胆囊炎、胆石症等疾病，临床治疗数百例患者，取得了满意疗效。本方由柴胡桂枝汤合小承气汤而成，表里双解，旨在清少阳之郁热，祛半表之寒邪，清阳明之里实，是治疗少阳与阳明合病较为满意之方剂。因邪在少阳，多见寒热往来，胸胁苦满，故用柴胡、桂枝、黄芩和解少阳；里有实热，症见心下痞硬或满痛，郁郁微烦，大便秘结，故用小承气汤以泻热结；姜半夏和胃止呕；大黄配白芍、枳实、薤白宽肠利气以治胁腹痛。

【肝病药理】此方由柴胡桂枝汤合小承气汤而成，运用通腑泻热法治疗胆囊炎、胆石症等疾病。其主要药理作用表现如下。

（1）促进胆汁分泌、肠蠕动，恢复肠道屏障功能，抑制细菌滋生，减少内毒素的产生和炎症反应递质的释放，从而利胆排石，减轻全身炎症反应，也同时抑制多器官功能障碍综合征（MODS）的发生。

（2）促进肠道蠕动，使受阻的肠内容物加速排泄，减轻肠道压力，使胆汁、胰液排出通畅，减少结石形成，去除刺激胰腺分泌的因素，减少胰液分泌，两者共同作用保护胆囊及胰腺周围组织，减少炎性渗出。

（3）促进胆囊、胆管平滑肌收缩功能，松弛奥迪括约肌，有利于胆汁的排泄及缓解疼痛。

（4）使腹内压降低，肠道微循环障碍得到改善，减少胰液渗出对周围器官的缺血性坏死，阻断 MODS 的发生[27]。

胆淤清解方

【来源】九江学院附属医院中医科。

【组成】柴胡、郁金、茵陈、栀子、虎杖、茯苓、泽泻、牡丹皮、赤芍、甘草。

【功效】清胆利湿，疏肝行气，凉血化瘀。

【方解】根据目前现代医学在病机方面对高浓度胆汁酸使胎盘绒毛表面血管痉挛及胎盘血流灌注不足等一系列病理改变，在清胆（清热利湿）之治则中，加以理气化瘀之法，于治疗湿热阳黄的方中加柴胡、郁金调畅肝胆及脾胃的气机，加丹参、牡丹皮、赤芍凉血化瘀。

【肝病药理】此方可改善肝胆循环瘀滞，有效降低血胆汁酸，解除或减轻胎盘绒毛表面血管痉挛，改善胎盘循环，使热去胆清，气血调畅，痒消黄逝，胎孕祥和，从而避免肝内胆汁淤积症危及围产儿的生命，避免由于高胆酸血症引起的一系列病理改变所导致的胎儿宫内窘迫、早产、死胎、死产的发生[28]。

妊娠淤胆方

【来源】南京大学医学院附属鼓楼医院。

【组成】田基黄、徐长卿、白鲜皮、鬼箭羽、法半夏、生地黄、谷芽、川续断、黄芩、白术、茵陈、栀子。

【功效】清热凉血，健脾化湿，益肾安胎。

【方解】妊娠淤胆方以清热凉血、健脾化湿、益肾安胎为原则，以田基黄、茵陈、栀子清热利胆，徐长卿、白鲜皮燥湿，鬼箭羽止血，法半夏、谷芽燥湿化痰和胃，生地黄滋阴，川续断、黄芩、白术安胎。

【肝病药理】本方可治疗妊娠胆汁淤积症，有文献研究，临床上此类型病例虽病情重，甘胆酸（CG）高，但肝功能损害不显，考虑这样的肝功能不致影响到凝血因子的合成，而经妊娠淤胆方治疗，患者的 CG 有明显下降，产后出血的发病率有明显降低，可能与此方改善孕妇胆汁排泄，促进脂溶性维生素吸收有关[29]。

养血退黄汤

【来源】张蕾方。

【组成】茵陈、丹参、生地黄、何首乌、黄芩、茯苓、生薏苡仁、栀子。

【功效】养血清热，利湿退黄。

【方解】方中茵陈清热利胆疏肝，祛湿退黄，使肝热得泻，热从下行；丹参养血活血；栀子清泻三焦湿热；黄芩清热安胎燥湿；生地黄、何首乌滋阴凉血，补肾安胎；茯苓、生薏苡仁健脾利湿，使湿从下而行。诸药合用，有养血清热，利湿退黄功效。

【肝病药理】现代药理学研究表明，养血退黄汤能促进胆囊收缩，还可使血清胆汁酸、胆脂质含量改变[30]。

茵陈保产无忧方

【来源】浙江大学医学院附属妇产科医院。

【组成】绵茵陈、黄芩、栀子、白芍、当归、柴胡、郁金、菟丝子、丹参、川芎、川朴花、芥穗、炙甘草。

【功效】清热利湿，祛风止痒，养血安胎。

【方解】此方为浙江大学医学院附属妇产科医院的院内制剂，以保产无忧方（《女科要旨》）合茵陈蒿汤（《伤寒论》）为主方加减，方中以绵茵陈为君，清热化湿、利胆退黄；黄芩、栀子为臣，以助绵茵陈清热利胆；并佐以当归、白芍、菟丝子养血固肾安胎，柴胡、郁金、丹参、川芎、川朴花疏肝解郁、行气活血，芥穗祛风止痒；炙甘草调和诸药、顾护胃气。全方养血与活血并举，安胎与清利同施，共奏清热利湿、祛风止痒、养血安胎之功。

【肝病药理】

（1）此方可使气血流畅，功能活泼，有利于临床分娩，故可防治难产。张海蓉[31]通过动物实验证实，孕晚期使用茵陈保产无忧方具有抗抑郁作用。现代研究显示，此方也可用于治疗先兆流产、胎位不正、妊娠晚期催引产[32]，能有效地促妊娠足月孕妇宫颈成熟，减少宫缩乏力的发生[33]，对于羊水过多也有治疗作用。

（2）现代药理研究亦表明，当归、白芍、丹参、川芎等对肝损伤有保护作用，能提高机体的抗病能力及修复能力，可改善微循环，增加组织血流灌注量；茵陈、黄芩、栀子、柴胡等可增加胆汁流通，有明显的利胆和改善胆汁淤积作用；芥穗等可缩短凝血时间、降低纤溶酶活性，具有抗过敏及安定作用，可用于出血及皮肤瘙痒等症；当归、菟丝子等具有安胎作用。故本方具有降低胆酸水平，改善肝功能，减轻皮肤瘙痒症状，减少胎儿宫内窘迫发生之功效[34]。

茵陈解毒汤

【来源】镇江市中医院皮肤科。

【组成】茵陈、连翘、丹参、虎杖、泽泻、土茯苓、黄柏、蒲公英、车前子、土茯苓、苦参、白术、郁金、赤芍、白芍。

【功效】清热解毒，活血化瘀，补肝阴。

【方解】方中郁金具有清肺热、疏肝气的功效，而泽泻能够对郁金的功效起到促进作用，进而能够收到利肝的临床效果，苦参、车前子具有清热、解毒、凉血的功效，能够有效降低皮脂分泌，茵陈具有良好的利肝效果，连翘、黄柏具有清热、祛火、解毒的功效[35]。

【肝病药理】现代药理学分析表明，茵陈含有 6, 7-二甲氧基香豆素，6, 7-二甲氧基香豆素可清热、止痛，并对患者体内分裂素活化蛋白酶介导的通路起到阻断作用，能够降低炎症反应的发生，进而能够达到良好的治疗痤疮的效果。

止痒退黄汤

【来源】和县中医院。

【组成】茵陈、栀子、柴胡、郁金、金银花、金钱草、炒黄芩、炒白术、茯苓、山药、五味子。

【功效】止痒退黄，疏肝散瘀。

【方解】止痒退黄汤中茵陈、栀子清热利湿退黄；柴胡、郁金疏肝解郁、利胆退黄；炒黄芩、炒白术补肾健脾、清热安胎；茯苓、山药健脾行水使湿热之邪从小便而出。

【肝病药理】现代医学研究表明，茵陈能使胆汁流量增加，促进胆酸和胆红素的排泄，具有明显的利胆作用；黄芩的有效成分黄芩苷能促进胆红素的代谢，增加胆汁排泄量；金钱草能促进胆汁分泌，使肝胆管内胆汁增加、胆道括约肌松弛，有利于胆汁排泄；五味子有降低氨基转移酶水平和保肝作用[36]。

妊娠利胆方

【来源】天水市中西医结合医院。

【组成】茵陈、柴胡、栀子、生地黄、白芍、郁金、当归、黄芩、白蒺藜、防风。

【功效】疏肝利胆，清热利湿。

【方解】妊娠利胆方为茵陈蒿汤化裁而来，方中茵陈、栀子清热利湿退黄。生地黄、黄芩清热凉血、滋阴养血；柴胡、郁金疏肝解郁、利胆退黄；当归、白芍柔肝缓急，白蒺藜、防风平肝解郁、祛风止痒。诸药合用，具有疏肝利胆、清热利湿之效。

【肝病药理】本方君药为茵陈，现代研究证实茵陈具有保护肝细胞、加速胆汁排泄、抗氧化和免疫调节作用；生地黄、黄芩能改善微循环，对肝细胞损伤有保护作用[37]。本方可缓解瘙痒，降低胆酸值，恢复肝功能，以改善妊娠结局。

参 考 文 献

[1] 应荣花.舒肝利胆合剂治疗肝胆湿热证 500 例 [J].浙江中医杂志，2010，45（5）：368.

[2] 田英，车景超.舒肝利胆合剂薄层色谱鉴别方法研究 [J].中医临床研究，2019，11（10）：29-31.

[3] 郭铁砚，刘静，王文星.清热利胆合剂治疗肝胆湿热型慢性胆囊炎 70 例疗效观察 [J].河北中医，2010，32（6）：813-815.

[4] 邱志济，朱建平，马璇卿.朱良春治疗慢性胆囊炎的廉验特色选析——著名老中医学家朱良春教授临床经验（44）[J].辽宁中医杂志，2003（8）：606-607.

[5] 林震群.柴胡桂枝干姜汤加减治疗胆热脾寒型慢性胆囊炎 43 例 [J].福建中医药，2020，51（6）：18-20.

[6] 魏祖龙，王长青，章敏.疏肝利胆方联合耳穴压丸治疗肝胆湿热气滞型胆结石的临床观察 [J].中国医学创新，2019，16（34）：81-84.

[7] 李福章.疏肝利胆方加减治疗慢性胆囊炎 68 例 [J].中国现代药物应用，2013，7（15）：132-133.

[8] 朱小刚.利胆排石汤辅助治疗胆总管结石 47 例临床观察 [J].中国民族民间医药，2019，28（21）：109-111.

[9] 李渊，高晓霞，秦雪梅.促胆汁分泌和排泄的中药研究进展 [J].中国中药杂志，2020，45（6）：1287-1296.

[10] 李峰.小柴胡汤加减治疗气郁结型慢性胆囊炎分析 [J].内蒙古中医药，2016，35（6）：20-21.

[11] 易纪杰，胡仕祥.利胆汤治疗肝胆湿热型慢性胆囊炎 30 例临床观察 [J].国医论坛，2020，35（1）：34-36.

[12] 吴丽霞，董志霞，余利华，等.柴平汤联合加味枳术汤治疗肝胃不和型消化性溃疡对预后反酸、情志不畅及肋痛的影响 [J].四川中医，2020，38（5）：106-108.

[13] 魏春华.柴平汤加减治疗急性胰腺炎平稳期 90 例的临床疗效观察 [J].中国现代药物应用，2020，14（10）：203-204.

[14] 崔瑾，薛敬东.薛敬东主任医师运用柴平汤治疗慢性乙型肝炎的经验总结 [J].临床医学研究与实践，

2016，1（13）：119.

[15] 梁晓强，章学林，顾宏刚，等.养肝利胆颗粒对胆色素结石炎症反应环节的影响 [J].中国中西医结合消化杂志，2009，17（2）：102-104.

[16] 张静喆，梁晓强，顾宏刚，等.养肝利胆颗粒对胆固醇结石小鼠肝脏基因表达的影响 [J].中国中西医结合消化杂志，2011，19（4）：234-238.

[17] 高建平，金若敏，朱培庭，等.养肝利胆颗粒治疗胆囊炎作用机理研究 [J].时珍国医国药，2008（5）：1101-1104.

[18] 姚本来.微创保胆取石术联合中药胆道排石汤治疗胆囊结石临床观察 [J].中国中医急症，2016，25（5）：897-899.

[19] 葛宏升，周军，雷霆.微创保胆取石术后联用胆道排石汤治疗胆囊结石疗效观察 [J].现代中西医结合杂志，2019，28（13）：1460-1463.

[20] 胡明卫.郁惠兴名老中医治疗慢性胆囊炎经验总结 [J].中华中医药学刊，2011，29（11）：2395-2396.

[21] 顾喜明，朱景元，王杰.柴芩清胆汤治疗肝胆湿热型慢性胆囊炎的临床效果观察 [J].临床合理用药杂志，2018，11（29）：60-61.

[22] 庞立伟.利胆和胃汤治疗胆热犯胃证 GERD 的临床研究 [D].济南：山东中医药大学，2015.

[23] 王小琴.柴芩舒胆汤对慢性胆囊炎患者炎性因子及胆囊收缩功能的影响 [J].光明中医，2020，35（4）：476-479.

[24] 蒋中秋，常青.廖润泉教授治疗老年慢性结石性胆囊炎经验介绍 [J].贵阳中医学院学报，1999（3）：17-18.

[25] 郑晨.柴牡五金汤加减治疗慢性胆囊炎经验浅谈 [J].中西医结合心血管病电子杂志，2018，6（23）：46.

[26] 解平芬，黎小星.舒肝和络饮治疗胆汁反流性胃炎 50 例 [J].江西中医药，2007（4）：29.

[27] 龙祯，张晖，孔棣.通腑泄热法在胆胰疾病中的应用 [J].世界中医药，2019，14（6）：1620-1624.

[28] 高荫楠，王春梅，周翔.胆淤清解方为主治疗妊娠肝内胆汁淤积症 [J].四川中医，2006（10）：75-76.

[29] 王志群，胡娅莉.妊娠淤胆方治疗妊娠期肝内胆汁淤积症的临床观察 [J].江苏中医，2000（9）：15-16.

[30] 张蕾.养血退黄汤治疗妊娠肝内胆汁淤积症 56 例 [J].中国民间疗法，2007（3）：26-27.

[31] 张海蓉.保产无忧散对产前抑郁模型小鼠的抗抑郁作用 [J].中国实验方剂学杂志，2011，17（17）：194-196.

[32] 童美和.傅青主保产无忧散的临床应用进展 [J].中国当代医药，2015，22（20）：16-22.

[33] 杨林华，马兰.保产无忧散促进自然分娩临床研究 [J].新中医，2016，48（11）：102-103.

[34] 陈怡，陈凤英.中药治疗妊娠肝内胆汁淤积症的临床疗效与机制 [J].中国中药杂志，2009，34（11）：1444-1446.

[35] 许光仓.茵陈解毒汤治疗痤疮的疗效及安全性分析 [J].光明中医，2019，34（4）：499-501.

[36] 张春敏.自拟止痒退黄汤治疗妊娠肝内胆汁淤积症临床观察 [J].中医药临床杂志，2012，24（12）：1169-1170.

[37] 安琳.妊娠利胆方治疗妊娠期肝内胆汁淤积症 33 例临床观察 [J].中国中医药科技，2013，20（4）：400-401.

第六章 安 神 剂

养心安神汤

【来源】深圳市中医院。

【组成】龙骨、酸枣仁、远志、丹参、五味子、天麻、龙眼肉。

【功效】宁心安神，养阴解郁。

【方解】养心安神汤是深圳市中医院院内制剂，方中龙骨具有平肝潜阳、镇静安神的功效。酸枣仁能养心阴，益肝血而宁心安神，为滋养性安神药。远志能宁心安神，祛痰开窍。丹参能活血祛瘀，养血安神，《滇南本草》称其"补心定志，安神宁心"。五味子能敛肺滋肾，宁心安神，用于心悸失眠、多梦。天麻有平肝潜阳之功效，《神农本草经》称其"久服益气力，长阴，肥健，轻身，增年"。龙眼肉能补心脾，益气血，用于心脾两虚，惊悸，怔仲，失眠，健忘。

【肝病药理】

（1）现代药理学实践证明，龙骨的主要成分钙元素可抑制中枢而镇静；酸枣仁具有镇静催眠，抗惊厥等作用，其所含黄酮成分是镇静、催眠的有效成分，可降低实验小鼠脑组织多巴胺和 3,4-二羟基苯乙酸的含量，通过降低单胺类神经递质起到镇静中枢神经的作用。此外酸枣仁尚富含 cAMP 和 cGMP 样物质，两者能调节组织功能而起到养肝安神的作用；丹参素能抑制中枢神经系统兴奋，延长环己巴比妥的诱导睡眠时间。五味子对神经中枢有双向调节作用，使大脑皮质的内抑制过程加强和集中，从而使大脑皮质的兴奋过程和抑制过程趋于平衡。

（2）现代药理学研究表明，五味子醇提物及五味子醇甲对中枢神经系统不但有安定作用，而且还有抗惊厥作用。醇甲有广泛的中枢抑制作用，并且有安定的特点；现代药理学研究表明，天麻与其生长有关的密环菌具有镇静、抗惊厥、降低冠状动脉血管及脑血管阻力，增加血流量，改善学习记忆能力的作用[1]。

神芪安神汤

【来源】江门市第三人民医院。

【组成】茯神、黄芪、酸枣仁、远志、柴胡、麦冬、当归、甘草。

【功效】补气养血安神。

【方解】神芪安神汤一方中黄芪益气固本，茯神健脾安神，交通心肾，酸枣仁味甘性平，入心、肝经，养血补肝，宁心安神，三药合用，益气健脾安神，为君药。远志宁心安神，为臣药。柴胡、麦冬、当归理气养阴补血，甘草调和诸药，为佐使。血为气之母，气为血之帅，气行则血行，气血条达，则神志乃安[2]。

【肝病药理】有研究表明，方中远志、酸枣仁、当归可能作用于包括神经活动配体-受体相互作用，钙信号通路、PI3K-Akt 信号通路、环鸟苷酸-蛋白激酶 G（cyclic guanosine-protein kinase G，cGMP-PKG）信号通路、MAPK 信号通路、催产素信号通路、甲状腺激素信号通路、FOXO 信号通路、抑制/激活蛋白-1（Rap1）信号通路、Ras（大鼠肉瘤）信号通路、内源性大麻素信号通路等涉及调节神经系统的通路，以及调节多巴胺（dopamine，DA）、血清素、γ-氨基丁酸（γ-aminobutyric acid，GABA）、嘌呤、碳、精氨酸和脯氨酸的代谢，调控肌动蛋白细胞骨架、肾上腺素信号转导，调控细胞因子免疫应答与细胞内噬，提高机体的免疫功能，并可改善睡眠[3]。

参枣安神汤

【来源】黑龙江中医药大学附属第二医院。

【组成】黄芪、茯苓、郁金、党参、陈皮、白术、炙甘草、远志、龙眼肉、茯神、酸枣仁、柏子仁、当归、首乌藤、醋柴胡等。

【功效】补血养心，益气健脾。

【方解】方中酸枣仁、柏子仁、龙眼肉、当归、首乌藤补耗伤之血以安心神；党参、黄芪、白术、炙甘草、茯苓、陈皮益气健脾，强后天而资生化之源；茯神、远志健脾宁心，交通心肾，安神定智；郁金、醋柴胡疏肝解郁，疏泄脾土以调其情志；同时伍以养心健脾，调肝安神，引卫气入于阴之针刺法以治其标，从而达到标本兼治的良好效果[4]。

【肝病药理】

（1）发挥补血作用。情志与红细胞生成素（EPO）、miR-191、RIO 激酶 3（Riok3）、Max 结合蛋白 1（Mxi1）等变化有关，心血不足，心失所养，则情志、EPO 等变化异常。除了白术多糖、木香烃内酯外，其他有效成分均可增强 SOD 活性；黄芪甲苷、人参皂苷、酸枣仁皂苷、茯苓多糖可增加 GSH 水平；黄芪甲苷、酸枣仁皂苷、茯苓多糖可提高 CAT 活性；黄芪甲苷可上调 VEGFR2 表达，与人参皂苷、木香烃内酯可调节 VEGF 水平。以上成分共同作用，发挥补血功效。

（2）促进凝血功能。黄芪甲苷、龙眼多糖、人参皂苷、酸枣仁皂苷、茯苓多糖、远志皂苷、甘草酸可抑制 MDA 生成；黄芪甲苷、龙眼多糖、白术多糖、茯苓多糖、远志皂苷、甘草酸可调节 NO 水平；黄芪甲苷、酸枣仁皂苷、茯苓多糖可增强 AOC 能力，人参皂苷可抗血小板凝聚；黄芪甲苷、人参皂苷、茯苓多糖可减少 NF-κB 核转位。以上成分共同作用，发挥益气活血功效[5]。

（3）此方若结合针刺能明显延长患者的睡眠时间，缩短入睡时间，改善睡眠质量和日间功能，提高睡眠效率，减少催眠药物的使用，降低患者中医证候量表评分。

佛手养心安神汤

【来源】甘肃省中医院。

【组成】佛手、当归、川芎、酸枣仁、茯苓、知母、生地黄、麦冬、柴胡、远志、栀子、珍珠母、甘草。

【功效】养心安神，养血活血。

【方解】佛手养心安神汤是甘肃省中医院院内制剂，方中以养心安神汤为基础，加入佛手以理气导滞，健脾和胃，燥湿化痰，栀子清化郁热，珍珠母平肝息风，柴胡疏肝理气，气机运行正常，气血充足方可宁心安神。

【肝病药理】

（1）改善脑循环。此方能充分发挥改善脑部组织的微循环，解除长期精神紧张所致的脑血管痉挛缺氧状态，使脑部供血充沛，促使受伤的神经细胞的修复和神经介质的平衡协调，增强其活动能力，从而使大脑的精神活动得到恢复[6]。

（2）现代药理学研究表明，佛手精油具有抗焦虑、缓解抑郁症、缓解疼痛、治疗癌症、改善白癜风和痤疮、抗炎、抗菌、抗氧化、治疗骨质疏松等作用[7]。

宁心安神口服液

【来源】成都市第三人民医院。

【组成】酸枣仁、柏子仁、五味子、远志、合欢皮、桑椹、黄芪、当归、丹参等。

【功效】宁心安神，滋阴养血。

【方解】宁心安神口服液为成都市第三人民医院的自制院内制剂，疗效显著[8]。宁心安神口服液中所含的酸枣仁、柏子仁补益心脾，安神益志；五味子敛气生津以防心气之耗散；远志安神益智；合欢皮解郁安神；黄芪、当归、桑椹、丹参养血安神，补肝滋肾，益津血。诸药合用，可有效治疗心悸头晕、失眠健忘、多梦易惊等症[9]。

【肝病药理】

（1）宁心安神口服液君药为酸枣仁，大量文献报道了酸枣仁皂苷 A 的抗失眠活性，酸枣仁皂苷 A 的水解产物可以通过 GABAA-R 结合位点上残基β2-Thr2667 及β2-Thr229 形成氢键从而起到催眠镇静作用。斯皮诺素作为酸枣仁中黄酮类的代表性成分，其能显著增加因戊巴比妥诱导所减少的睡眠潜伏期，并延长睡眠时间，其作用机制可能是通过 5-HT 受体系统实现的。

（2）方中臣药为五味子，五味子中五味子甲素、五味子丙素、五味子乙素等均可增强阈下睡眠剂量戊巴比妥钠致小鼠睡眠效果，丹参中的原儿茶醛可对多个 GABA 靶点起作用，已有文献证明 GABA 与其受体的结合可以产生神经抑制性保护作用，改善大鼠的失眠状态，说明丹参有可能通过作用于 GABA 而产生抗失眠作用[10]。

疏郁安神胶囊

【来源】溧阳市中医医院。

【组成】醋柴胡、郁金、当归、党参、赤芍、白芍、茯苓、陈皮、柏子仁、炙远志、酸枣仁、山茱萸、炙甘草、百合、川黄连、五味子。

【功效】宁心安神，滋阴养血。

【方解】方中醋柴胡疏肝理气，调和气血，为主药；白芍、当归养血柔肝解郁，提高肝的疏泄功能。郁金辛开苦降，为行气解郁之要药。炙甘草调和诸药，并缓肝之急，且与党参、茯苓、陈皮健脾除湿，使运化有权，实土以抑木；酸枣仁、柏子仁入心、肝二经，养肝血、除烦安神；炙远志交通心肾，醒神开窍化痰。五味子收敛固涩，益气生津，补肾宁心，有缓解焦虑、减轻压力的作用。川黄连清心泻火除烦，宁心安神；百合滋肺阴而定魄，补心阴而安神，并制约肝木太过。当归属心、肝、脾三经，养血活血，对中枢神经系统有镇静和催眠作用。赤芍活血凉血，兼清肝火；山茱萸平补肝肾阴阳。全方合用，宁心安神，滋阴养血，以达到治疗失眠的目的[11]。

【肝病药理】抑郁症属中医学"郁证"范畴。明代徐春圃《古今医统大全·郁证门》指出"郁为七情不舒，遂成郁结，既郁之久，变病多端"，说明情志改变乃郁病的基础。七情所伤，气血郁滞，以肝、心和脾受累为主，重点在肝。所以，治疗本病的关键在治肝，若肝气条达，气机升降出入通畅，心平气和，则脏腑气血阴阳调和，诸症自然消退[12]。

落花安神口服液

【来源】上海市中医医院。

【组成】落花生枝叶。

【功效】宁心安神，滋阴养血。

【方解】落花安神口服液为上海市中医医院院内制剂，主要成分是落花生枝叶，其可以宁心安神，滋阴养血，主治跌打损伤、痈肿疮毒、失眠、高血压。

【肝病药理】此方中落花生枝叶提取物具有明显减少小鼠自发活动的作用；其制剂落花安神口服液具有一定的镇静催眠作用，作用强度与酸枣仁口服液、地西泮注射液相当；与戊巴比妥钠协同作用试验提示，可延长睡眠时间，明显增加入睡率；落花生枝叶提取的晶体对家兔第三脑室可见较明显的 Sigma 增强效应和一定的 Delta 增强效应，具有镇静大脑皮质的作用；落花生枝叶提取物可显著增加大鼠深慢波睡眠时间；有研究证实，除镇静催眠作用外，落花生枝叶提取物还能显著增加小鼠胸腺和淋巴结的重量、增加小鼠脾血玫瑰花环形成；其非挥发性部分具有明显的直接松弛猪离体基底动脉效应，同时可降低去氧肾上腺素血管收缩；对离体蛙心有正性肌力作用而无正性频率作用[13]。

平肝安神汤

【来源】南阳市万和医院。

【组成】生地黄、龟甲、百合、生龙骨、生牡蛎、黄连、丹参、郁金、夜交藤、酸枣仁、茯神、肉桂。

【功效】平肝安神。

【方解】方中龟甲滋肾潜阳，退虚热，生地黄入血分，清热凉心。两者共用入肾以降火。百合养心阴，益心气，清心热，安心神，与生地黄同用，可治虚烦心悸，失眠多梦。生龙骨镇静安神，生牡蛎质重镇降，可散可收，具有平肝潜阳、镇惊安神、散结、收敛固涩的功效，两者共用以镇惊潜降，安神定悸。黄连苦寒，可清热燥湿，泻火解毒，肉桂味辛性温，少佐之以引火归原，与黄连同用以交通心肾。丹参味苦，性微寒，可清心除烦，养血安神，与黄连共用以清心火，安神定悸。夜交藤、酸枣仁养心、安神、敛汗，茯神宁心、安神、健脾利水，三药共用以养心安神。郁金行气化瘀，清心解郁，与茯神合用可疏肝健脾、疏理气机，以利心肾上下交通。全方合用，可使心肾共济，肝阳平息[14]。

【肝病药理】平肝安神汤可明显改善阴虚阳亢证患者的临床症状，其作用机制可能与升高血中群体反应性抗体（PRA）水平和降低血中血管紧张素Ⅱ（AngⅡ）和醛固酮（ALD）水平有关，能有效抑制AngⅡ和ALD，预防靶器官损伤[15]。

柴芍龙牡汤

【来源】重庆市中医研究所。

【组成】柴胡、白芍、龙骨、牡蛎、当归、川芎、女贞子、墨旱莲、杏仁、石菖蒲、首乌藤、侧柏叶、甘草。

【功效】养血益精，疏肝益气。

【方解】本方中柴胡、白芍疏肝解郁，龙骨、牡蛎安神潜阳，当归、川芎、白芍养血活血，合女贞子、墨旱莲益肾填精。杏仁、石菖蒲宣肺辛香开窍，使气血通畅，腠理条达。首乌藤又名"夜交藤"，一则取养心安神、生发乌发之效；二则取其藤类药物藤蔓伸展之性，条达气血之功。侧柏叶，《本草纲目·卷三十四》记载"头发不生，侧柏叶阴干，作末，和麻油涂之"。全方在辨证辨病论治的基础上配合外治，标本同治，疗效显著[16]。

【肝病药理】5-HT在中枢的含量增高时，可以引起忧郁、精神疲劳、乏力等。故而失眠是因为躯体、生理、心理、精神、药物性、人为性、营养缺乏等因素导致体内儿茶酚胺分泌偏多，5-HT分泌不足，引起大脑皮质兴奋和抑制功能发生错乱，从而造成睡眠时相慢波睡眠、快波睡眠发生紊乱，表现为入睡困难，或维持睡眠障碍、易醒早醒或再入睡困难。文献研究表明，柴芍龙牡汤可调节体内5-HT水平[17]。

解郁宁神汤

【来源】陕西中医药大学附属医院。

【组成】牡丹皮、焦栀子、柴胡、炒白术、清半夏、茯神、当归、白芍、玫瑰花、莲子心、黄连、薄荷、甘草等。

【功效】疏肝解郁，健脾养血，泻热宁神。

【方解】方中以柴胡为君药，治以疏肝解郁，调畅气机，使肝气舒畅；肝体阴而用阳，肝气郁滞易化火伤阴，配以焦栀子、牡丹皮、玫瑰花、白芍以清泻肝热，养血柔肝；炒白术、清半夏、茯神、当归合用，则有健脾祛湿、养血安神之功，莲子心、黄连可以清心胃之郁热（火），薄荷为佐药，气味芳香，辛凉发散，佐以炒白术、茯神，则有芳香悦脾之功效，佐以柴胡、玫瑰花则有清利肝气、疏肝解郁之效果，甘草调和诸药。全方共奏疏肝解郁、健脾养血、泻热宁神之功。

【肝病药理】抗抑郁。现代药理学研究认为，解郁宁神汤中柴胡、白芍、焦栀子、当归能够抑制大脑缺血损伤后的炎症因子，调节大脑单胺类及胆碱类神经递质，修复受损大脑神经元，改善神经内分泌，从而达到抗抑郁的效果[18, 19]。

五花疏肝安神汤

【来源】瑞安市人民医院。

【组成】合欢花、绿梅花、旋覆花、佛手花、玫瑰花、桃仁、炒酸枣仁、首乌藤、龙齿。

【功效】疏肝理气，宁心安神。

【方解】方中合欢花、绿梅花、旋覆花、佛手花、玫瑰花等轻灵平和之品疏肝理气，炒酸枣仁、首乌藤、龙齿等宁心安神，桃仁具有活血祛瘀生新之功，佐五花调畅气机。合方共奏疏肝理气、宁心安神之功。

【肝病药理】药理研究表明，酸枣仁、龙齿通过降低单胺类神经递质起到镇静中枢的作用；首乌藤有明显的镇静催眠作用，对睡眠时间的影响与艾司唑仑基本相似，连续服用催眠作用更增强[20]。

参 考 文 献

[1] 张丽芬.养心安神汤的制备及临床应用［J］.黑龙江中医药，2004（5）：47-48.

[2] 余皖琴，文春光，陈绍强，等.神芪安神汤的制备及临床应用［J］.中华中医药学刊，2007（11）：2361-2362.

[3] 兰济乐，阮叶萍，蒋东晓.基于数据挖掘和网络药理学的失眠中药配方规律及作用机制研究［J］.浙江中医药大学学报，2020，44（12）：1230-1238，1241.

[4] 寇吉友，卫彦，佟欣.参枣安神汤为主治疗心脾两虚型失眠31例［J］.陕西中医，2015，36（1）：36-38.

[5] 张楚洁，刘慧萍，杨璐瑜，等.归脾汤有效成分与现代药理学的关联性［J］.中成药，2020，42（6）：1553-1558.

[6] 东红，孙娜，窦友义，等.佛手养心安神汤治疗神经衰弱症76例［J］.中医研究，2006（12）：25-27.

[7] 张璞，张佳琪，李冰，等.佛手精油的化学成分及其药理作用研究进展［J］.中成药，2023（2）：514-518.

[8] 闵成军，徐敏，文永盛.宁心安神口服液中酸枣仁皂苷 A 和 B 的含量测定［J］.成都中医药大学学报，2007（1）：63-64.

[9] 仲蓬，沈富伟，徐敏，等.宁心安神口服液的制备及临床应用［J］.西部医学，2005（3）：277-278.

[10] 杨雪，刘传鑫，袁付丽，等.基于网络药理学探讨枣仁安神颗粒治疗失眠的作用机制［J］.药物评价研究，2020，43（9）：1780-1786.

[11] 黄赛忠.疏郁安神胶囊治疗肝郁型失眠疗效观察［J］.长春中医药大学学报，2011，27（4）：624-625.

[12] 黄赛忠，王珏.疏郁安神胶囊联合盐酸氟西汀治疗抑郁症32例临床研究［J］.江苏中医药，2011，43（9）：26-27.

[13] 张雯静，王国华，王翘楚.落花安神口服液治疗失眠症疗效的随机双盲安慰剂对照临床试验［J］.中华中医药杂志，2017，32（6）：2801-2804.

[14] 苗润.平肝安神汤治疗高血压合并失眠30例［J］.中国社区医师（医学专业），2010，12（30）：113.

[15] 陈向穗，杨文秀.平肝安神汤对中青年高血压病患者血肾素、血管紧张素和醛固酮的影响［J］.广州中医药大学学报，2019，36（3）：323-327.

[16] 秦悦思，郭静，王娟，等.柴芍龙牡汤从肝论治皮肤病举隅［J］.中国中西医结合皮肤性病学杂志，2012，11（2）：127-128.

[17] 崔兵.柴芍龙牡汤加减治疗抑郁型失眠临床治验［J］.光明中医，2018，33（10）：1478-1479.

[18] 闫咏梅，黄国燊，王豆，等.解郁宁神汤治疗郁火脾虚型卒中后抑郁的临床研究 [J].现代中西医结合杂志，2019，28（35）：3884-3886，3929.

[19] 陈启迎.解郁宁神汤对精神分裂症伴代谢综合征精神状态及糖脂代谢水平的影响 [J].中国民族民间医药，2020，29（17）：98-101.

[20] 潘光强，苏泉，黄雪融，等.五花疏肝安神汤治疗失眠86例 [J].山东中医杂志，2012，31（11）：787-788.

第七章 解 郁 剂

解 郁 散

【来源】达州市中心医院。

【组成】桔梗、茯苓、黄芪、枳实、延胡索、夏枯草、皂角刺、当归、川芎、白芍、生地黄、郁金、香附、牡蛎、甘草。

【功效】疏肝解郁，养血活血，化痰软坚。

【适应证】乳腺炎、乳腺增生、乳房肿痛等证属肝郁气滞、痰瘀互结者。

【方解】达州市中心医院研制的解郁散中黄芪补气固表，托疮生肌；枳实消除痞满胀痛，痰滞气阻；延胡素活血、利气、止痛；夏枯草清火明目，散结消肿；皂角刺消肿托毒，排脓；当归补血活血，调经止痛；川芎活血，行气，止痛；白芍平肝止痛，养血调经；生地黄清热，凉血，止血；郁金行气化瘀，清心解郁；香附疏肝解郁，多用于胸胁胀痛、乳房胀痛、月经不调；牡蛎重镇安神，潜阳补阴，软坚散结；甘草清热解毒，缓急止痛，调和诸药。上述诸药配伍具有协同作用。

【肝病药理】本药对情绪郁闷、心烦、急躁等有较好疗效，还能消除一些躯体症状，如心悸、气短、乏力、食欲不佳等症。本方具有安全、有效、无毒副作用的特点，对解除精神苦闷、心烦急躁，对抗精神忧郁，促进欲食，增强精力等具有独特疗效[1]。

化痰解郁颗粒

【来源】成都中医药大学附属医院。

【组成】黄连、陈皮、茯苓、甘草、枳实、竹茹、首乌藤、柏子仁、酸枣仁、川芎。

【功效】化痰解郁安神。

【适应证】痰热扰心证：此证型可有焦虑症状及睡眠障碍。

【方解】化痰解郁颗粒为成都中医药大学附属医院杨东东主任医师的经验方，目前已经制备为院内制剂。此方由黄连温胆汤化裁而来，具有化痰解郁安神的作用。方中枳实行气消痰，使痰随气下，经脉、脑窍得以疏通；陈皮、茯苓理气燥湿、健脾化痰，两者合用使痰无所生；川芎活血行气；黄连、竹茹清热解毒化痰，泻心火，除烦；再加之首乌藤、柏子仁、酸枣仁共图安心神、养脾胃之功效。甘草补脾益气，调和诸药。

【肝病药理】

（1）改善抑郁。本研究表明，化痰解郁颗粒可以明显降低轻、中度抑郁症（痰热扰心证型）患者的汉密尔顿抑郁量表（HAMD）和汉密尔顿焦虑量表（HAMA）评分[2]。

（2）缓解焦虑。化痰解郁颗粒对焦虑躯体化障碍、体重减轻、认知障碍、阻滞障碍及睡眠障碍的相关症状和全身症状的改善有明显疗效。

苓栀解郁片

【来源】山西省中医院。

【组成】茯苓、栀子、酸枣仁、远志、神曲等共6味药。

【功效】清心除烦，养血安神。

【方解】苓栀解郁片是山西省中医院名老中医临床经验方化裁，并经过现代药理学实验研究而开发研制的一种新药。酸枣仁和远志为君药，养血安神，调补肝肾，久郁化热用栀子清心除烦，郁而化湿用茯苓健脾利湿，久郁易致食积而用神曲健脾开胃[3]。

【肝病药理】

（1）茯苓多糖是传统中药茯苓的有效成分之一，具有抗炎、提高免疫力及神经保护等作用。研究发现，茯苓多糖对记忆障碍小鼠空间学习记忆能力具有明显改善作用。

（2）此药能使海马神经元损伤减轻，α-氨基-3-羟基-5-甲基-4-异噁唑丙酸（AMPA）受体谷氨酸（Glu）R1和p-GluR1表达水平均升高[4]。

（3）酸枣仁有抗抑郁作用，其机制与抑制N-甲基-D-天冬氨酸受体（N-methyl-D-aspartic acid receptor，NMDA）R1、NMDAR2A、NMDAR2B、mGluR1和钙离子/钙调蛋白依赖性蛋白激酶（calcium/calmodulin-dependent protein kinase，CaMK）Ⅱβ表达，降低兴奋性神经毒性而避免海马损伤，并增强GluR1和CaMKⅡα表达，提高突触的可塑性有关[5]。

疏肝解郁颗粒

【来源】河南中医学院第二附属医院。

【组成】柴胡、酸枣仁（炒）、枳实、白芍、石菖蒲、栀子、半夏、郁金、远志、合欢皮、天竺黄、石决明、钩藤等共14味中药。

【功效】疏肝理气，化痰泻火。

【方解】疏肝解郁颗粒是在近代名医丁甘仁所著《丁甘仁医案》中治疗抑郁症的临床经验方基础上去除龙齿、川贝母和淡竹沥，加柴胡、石菖蒲、白芍、栀子而成，具有疏肝理气、化痰泻火的作用。中医学认为"郁证未有不伤肝者"，因此抑郁症的治疗多用疏肝健脾法。疏肝解郁颗粒中柴胡具有和表解里、疏肝升阳之功效，对肝气郁结、气机不畅引起的胸胁胀满、郁郁寡欢等有治疗作用[6]。

【肝病药理】柴胡有效成分柴胡皂苷能加强氟西汀的抗抑郁作用。石菖蒲对实验动物模型具有明显的抗抑郁作用，酸枣仁、远志和合欢皮等具有镇静安神作用，对抑郁症的失眠多梦、情志不遂、烦躁不安等具有较好的治疗作用。实验发现，疏肝解郁颗粒对多种抑郁模型均表现出明显的拮抗作用，增加抑郁大鼠对奖赏的反应程度；对利舍平所致的大鼠眼睑和体温下降有抑制作用。增强阿扑吗啡所致的小鼠强迫嗜咬行为，提示其作用机制可能和调节中枢单胺类神经元功能有关[7]。

温阳解郁汤

【来源】广州中医药大学附属中山中医院。

【组成】苍术、川芎、佛手、巴戟天、五指毛桃、茯苓、鸡内金、麦芽、附子、肉桂。

【功效】健脾祛湿，通络开郁。

【方解】温阳解郁汤方中巴戟天、附子、肉桂温阳通脉为主药。臣以川芎、苍术、麦芽、佛手理气解郁，其中川芎辛温香燥，走而不守，既能行散，又入血分。苍术燥湿健脾，五指毛桃为广东地方药材，健脾化湿、行气化痰。诸药合用具有健脾祛湿、通络开郁的功效[8, 9]。

【肝病药理】研究结果显示，由巴戟天、附子、肉桂、佛手等中草药组成的温补肾阳、理气解郁的方剂能够缩短母婴分离模型小鼠抉择和回避抉择的时间；能够降低皮质酮（CORT）水平，改善下丘脑-垂体-肾上腺（HPA）轴功能，这提示温补肾阳、理气解郁在抑郁症治疗方面具有可行性[10]。

参 考 文 献

[1] 张茂，张顺军.院内制剂解郁散结合剂的制备及质量控制［J］.内蒙古中医药，2009，28（6）：89.

[2] 方好，梁静涛，周媛，等.化痰解郁颗粒对轻中度抑郁症（痰热扰心证型）的临床研究［J］.世界最新医学信息文摘，2019，19（8）：52-54.

[3] 牛艳艳，冯玛莉，李培毅，等.苓栀解郁片的质量标准［J］.中国实验方剂学杂志，2007（1）：10-12.

[4] 周鸿铭，李铁臣.硫酸茯苓多糖抗抑郁作用机制的探讨［J］.皖南医学院学报，2020，39（3）：209-213.

[5] 尚立芝，毛梦迪，许二平，等.酸枣仁汤加味对抑郁大鼠海马谷氨酸受体表达的影响［J］.中国实验方剂学杂志，2020，26（23）：20-26.

[6] 方好，杨东东，唐裕，等.疏肝解郁颗粒治疗轻中度抑郁症多中心随机双盲安慰剂对照临床观察［J］.光明中医，2018，33（20）：2958-2962.

[7] 郑高利，张信岳，孙丽文，等.疏肝解郁颗粒抗抑郁作用的研究［J］.中国中医药科技，2004（4）：205-207，192.

[8] 冯振宇，赵杰，刘慧宇.温阳解郁汤对抑郁模型大鼠HPA轴的影响［J］.中华中医药杂志，2015，30（12）：4304-4307.

[9] 黄娜娜，濮欣，何希俊，等.温阳解郁汤治疗脾肾阳虚型抑郁症30例［J］.中医研究，2014，27（8）：25-27.

[10] 冯振宇，刘慧宇，赵杰.温阳解郁汤对抑郁模型大鼠的影响［J］.中国实验方剂学杂志，2015，21（6）：99-102.

第四篇　常用中成药

第一章　抗炎保肝方

护肝片

【组成】柴胡、茵陈、板蓝根、五味子、猪胆粉、绿豆。

【功效】疏肝理气，健脾消食。

【适应证】慢性肝炎及早期肝硬化。

【剂型规格】片剂，薄膜衣片，每片 0.36g 或 0.38g；糖衣片，片心重 0.35g。口服，一次 4 片，一日 3 片。

【肝病药理】研究表明，护肝片具有抗氧化、抗肝纤维化、调节代谢、保护线粒体等作用。

1. 抗氧化作用　护肝片能够增强大鼠肝组织中 SOD、GSH 活性，降低 MDA、糖缺乏转铁蛋白（carbohydrate deficient transferrin，CDT）的含量，减少氧自由基数量，从而保护细胞器和酶的结构功能[1]。此外，护肝片还能够增加 GST 活性，清除脂质过氧化物[2]，起到抗氧化作用，从而抵抗肝细胞损伤。

2. 抗肝纤维化作用　护肝片能够抑制肝纤维化大鼠 HSC 的活化与增殖，抑制 NF-κB、p65 蛋白、TGF-β_1 及其 I 型受体 mRNA 的表达，进而起到抗肝纤维化作用[3]，也可以通过降低人 α-SMA 的过度表达，减轻肝纤维化的程度[4]。

3. 调节代谢作用　护肝片能明显降低 CCl_4 诱导的急性肝损伤大鼠血清中 ALT、AST、ALP、LDH 水平，有效逆转 CCl_4 所致的大鼠尿液和粪便代谢紊乱，明显回调 5 种尿液代谢标志物（α-酮戊二酸、柠檬酸、肌酐、氧化三甲胺、马尿酸）和 3 种粪便代谢标志物（丁酸、葡萄糖、尿嘧啶）的水平，从而调节肠道菌群代谢，减轻肠道菌群紊乱，起到抗急性肝损伤的作用[5]。此外，护肝片能使大鼠血清和肝组织中异亮氨酸、亮氨酸、3-羟基丁酸、丙氨酸等与急性肝损伤相关的潜在生物标志物显著回调，通过干预部分糖代谢、脂质代谢和氨基酸代谢通路，减轻肝损伤[6]。

4. 保护线粒体作用　护肝片能够降低 CCl_4 所致的急性肝损伤小鼠肝组织线粒体开放程度和肝细胞内游离钙离子的浓度，显著升高膜电位、三磷酸腺苷酶（ATPase）活性及对钙离子诱导肿胀敏感性[7]。护肝片能够通过保护线粒体，减少肝损伤细胞内钙超载现象，增加对肝细胞膜的保护作用，从而抑制肝细胞内 ALT 的释放，减少血清 ALT，改善肝损伤[8]。

肝炎灵注射液

【组成】山豆根提取物。

【功效】清热解毒，消肿止痛。

【适应证】慢性、活动性肝炎。

【剂型规格】注射剂，肌内注射，一次 2ml，一日 1～2 次，2～3 个月为 1 个疗程，或遵医嘱。

【肝病药理】药理学研究表明，肝炎灵注射液具有保肝降酶、抗肝纤维化、抗病毒等作用。

1. 保肝降酶作用 肝炎灵注射液具有降低慢性乙肝患者血清 ALT、AST 活性，提高血清白蛋白、降低球蛋白作用[9]。通过比对拉米夫定对照组，发现肝炎灵注射液与拉米夫定联用还可以提高 CD4、CD8 等免疫复合物的水平，抑制 HBV-DNA 复制，减轻肝细胞的损害程度，改善慢性乙肝患者的临床症状[10]。

2. 抗肝纤维化作用 肝炎灵注射液能够减少 CCl₄ 诱导的慢性损伤大鼠肝组织自由基的生成，降低受损肝组织 Hyp 的含量，明显减轻肝组织变性坏死的程度，保护肝功能，增强肝细胞抗损伤能力，达到抗肝纤维化作用[11]。

3. 抗病毒作用 肝炎灵注射液可提高慢性乙肝患者 HBeAg、HBV-DNA 阴转率及 HBeAb 阳转率，有效抑制乙肝病毒的复制，且作用明显比核糖核酸对照组强，疗效更持久[12]。

慢肝养阴胶囊

【组成】北沙参、枸杞子、麦冬、川楝子、五味子、当归、地黄、党参、桂枝、人参。

【功效】养阴清热，滋补肝肾。

【适应证】迁延性肝炎、慢性肝炎、肝炎后综合征。

【剂型规格】胶囊剂，每粒装 0.25g。口服，一次 4 粒，一日 3 次。

【肝病药理】药理学研究表明，慢肝养阴胶囊具有保肝、调节免疫功能等作用。

1. 保肝作用 慢肝养阴胶囊可明显降低 *D*-半乳糖胺盐酸盐引起的急性肝损伤大鼠血清中 ALT、AST 的含量，降低 CCl₄ 所致的慢性肝损伤大鼠血清中的 ALT、AST、ALP 含量，提高总蛋白 TP、ALB 的含量，减轻炎症和肝组织坏死，达到保肝作用[13]。

2. 调节免疫功能 慢肝养阴胶囊能够增高 CCl₄ 诱导的肝损害大鼠血清中的 CD4，减少 CD8 和提高 CD4/CD8，调节 T 淋巴细胞亚群，起到调节免疫功能的作用[14]。

七味红花殊胜散

【组成】红花、天竺黄、獐牙菜、诃子、麻黄、木香、马兜铃、五脉绿绒蒿。

【功效】清利湿热。

【适应证】肝胆湿热所致的胁肋胀痛，脘腹胀痛，急慢性肝炎见上述症状者。

【剂型规格】散剂，每袋 20g。口服，一次 2～3g，一日 2 次或遵循医嘱。

【肝病药理】药理学研究表明，七味红花殊胜散具有抑制细胞凋亡、保肝降酶、抗氧化等药理作用。

1. 抑制细胞凋亡 七味红花殊胜散可以降低急性缺血再灌注肝损伤大鼠肝组织 caspase-3 的表达，抑制肝细胞凋亡，达到减轻细胞损伤，保护肝功能的作用[15]。

2. 保肝降酶作用 七味红花殊胜散能够降低卡介苗（bacillus Calmette-Guérin，BCG）/脂多糖（lipopolysaccharide，LPS）所致的免疫性肝损伤小鼠体内的 IgG、IgA 和 IgM 含量，降低血清中 ALT、AST 的水平，减轻肝损伤[16]。

3. 抗氧化作用 七味红花殊胜散能提高化学性肝损伤小鼠和急性肝缺血再灌注大鼠血清中的 SOD 活性和 GSH 水平，降低 MDA 水平，抑制脂质过氧化反应，减少氧自由基的合成，提高抗氧化能力，减轻肝损害[16]。

猪苓多糖注射液

【组成】主要成分为猪苓多糖。

【功效】清热利湿。

【适应证】湿热内蕴型慢性肝炎。

【剂型规格】注射剂，肌内注射，一次 2～4ml（1～2 支），一日 1 次，小儿酌减或遵医嘱。

【肝病药理】药理学研究表明，猪苓多糖注射液具有保肝、抗病毒等作用。

1. 保肝作用 猪苓多糖能够降低慢性病毒性肝炎患者血清 ALT，减轻肝组织损伤，促进肝细胞的恢复和肝脏的再生能力[17]；动物实验发现，猪苓多糖可增加小鼠腹腔巨噬细胞数和增强释放过氧化氢（H_2O_2）的能力，纠正肝中毒的损伤[18]。

2. 抗病毒作用 猪苓多糖注射液能够降低 HBsAg 转基因小鼠 HBV mRNA 的转录水平和 HBsAg 的表达[19]，抑制病毒复制，修复肝组织损伤。

双 环 醇 片

【组成】五味子。

【功效】降低血清氨基转移酶水平。

【适应证】慢性肝炎所致的氨基转移酶升高。

【剂型规格】片剂，每片 25mg。口服，一次 1 片，一日 3 次。

【肝病药理】药理学研究表明，双环醇片具有保肝降酶、调节血脂、抗肝纤维化等作用。

1. 保肝降酶作用 双环醇片能够明显降低抗甲状腺药物所致的肝损害患者血清中的 ALT、GGT 和 TBIL 水平，减轻肝组织的病理损伤，达到保肝降酶的作用[20]。联合还原型谷胱甘肽，双环醇片还能明显升高抗结核药物性肝炎患者 SOD 和 GSH-Px 水平，降低 MDA 水平[21]。此外，联合恩替卡韦片，双环醇片还能有效抑制慢性乙型肝炎患者血清中 HBsAg、HBeAg 分泌，提高患者的 HBV-DNA 阴转率[22]。

2. 调节血脂作用 双环醇片联合肌苷片能够降低来曲唑治疗乳腺癌患者血清中 TG、TC 水平，升高脂联素和 Leptin 含量，降低血脂，有效降低乳腺癌患者术后脂肪肝的发生率[23]。此外，还能降低老年脂肪肝患者血清中的 LDL-C 含量，提高 HDL-C 含量，调节血脂代谢，促进肝功能的恢复[24]。

3. 抗肝纤维化作用 双环醇片联合瑞舒伐他汀能够降低非酒精性脂肪性肝炎患者血清中的 HA、LN、PC-Ⅲ和Ⅳ-C 水平，降低肝脏Ⅰ-C、Ⅳ-C 和纤粘连蛋白 mRNA 及蛋白的表达，改善肝功能，抑制肝纤维化的发展进程[25]。

甘草酸二铵胶囊

【组成】甘草酸二铵（甘草提取物）。

【功效】保肝。

【适应证】伴有 ALT 升高的急、慢性肝炎。

【剂型规格】胶囊剂，一粒 50mg。口服，一次 3 粒，一日 3 次。

【肝病药理】药理学研究表明，甘草酸二铵具有保肝、抗炎等作用。

1. 保肝作用　天晴甘平（甘草酸二铵肠溶胶囊）能够降低化疗后引起肝损伤的白血病荷瘤鼠血清中 ALT、AST、α-GST、谷氨酸脱氢酶（glutamate dehydrogenase，GLDH）的含量，降低肝组织中 MDA、晚期氧化蛋白产物（advanced oxidation protein products，AOPP）、8-羟基脱氧鸟苷（8-hydroxy deoxyguanosine，8-OhdG）的含量，抑制细胞凋亡，减轻肝损伤[26]。此外，天晴甘平能够减少急性肝损伤小鼠肝细胞核 DNA 的 Olive 尾距值，提示天晴甘平治疗急性肝衰竭的机制之一是减轻肝细胞核 DNA 的断裂损伤[27]。天晴甘平联合苦参碱还可以减轻急性白血病患者化疗后血清中的 ALT、TBIL 和 AST 水平，有效促进肝功能的恢复[28]。

2. 抗炎作用　天晴甘平对肺结核儿童患者经吡嗪酰胺、利福平、异烟肼抗结核治疗后产生的肝损伤具有明显的改善作用，能够降低患者血清中的 TNF-α、IL-6 和 INF-γ水平，减轻肝损伤[29]。天晴甘平还能抑制棕榈酸诱导的脂肪性炎症 Huh7（一种高度分化肝细胞来源的细胞癌细胞系）细胞内的 COX-2、iNOS 和 GRP78 表达，从而抑制内质网应激，减轻炎症反应[30]。

异甘草酸镁

【组成】异甘草酸镁（甘草提取物）。

【功效】保肝。

【适应证】慢性病毒性肝炎。

【剂型规格】注射剂，一日 1 次，一次 0.1g（2 支）。以 10%葡萄糖注射液 250ml 稀释后静脉滴注，4 周为 1 个疗程，或遵医嘱。

【肝病药理】药理学研究表明，异甘草酸镁具有保肝降酶、抗炎、抗肝纤维化和抗肝脏脂肪变性等作用。

1. 保肝降酶作用　异甘草酸镁能够降低酒精性肝病患者血清中的 ALT、AST、GGT 和 TBIL 水平，缩小肝斜径、脾厚、门静脉和脾静脉直径，抑制肝脏结构变化，改善肝功能，缓解患者的临床症状[31]。

2. 抗炎作用　异甘草酸镁能改善 ConA 诱导的肝损伤小鼠体内的肝细胞坏死，减少炎症因子 IL-1β、IL-6 和 TNF-α水平，抑制 iNOS mRNA 和蛋白的表达，同时上调精氨酸酶-1（Arg-1）的表达，促进 M1 表型向 M2 巨噬细胞的转化，达到抗炎保肝的作用[32]。体外试验研究表明，异甘草酸镁能够减少 LPS 诱导的 RAW264.7 炎症细胞内的活性氧簇（reactive oxygen species，ROS），抑制氧化应激，提高磷酸化核因子 κB 抑制物激酶（p-ikk）的蛋白水平，降低 NF-κB 抑制蛋白（inhibitor of NF-κB，IκB）α的蛋白水平，抑制细胞核 p65 和 p50 水平，降低 p-p38、磷酸化 c-Jun 氨基末端激酶（phosphorylated c-Jun N-terminal kinase，p-JNK）和 p-EKR1/2 的水平，下调磷酸化原癌基因（p-c-Jun）和 Jun B 原癌基因（JunB）的表达，提示异甘草酸镁可能通过抑制 NF-κB 通路和 MAPK/激活蛋白-1（AP-1）通路的活化，调节炎症因子的释放，进而产生抗炎作用[33]。

3. 抗肝纤维化作用 异甘草酸镁能够降低 CCl4 诱导的肝损伤和肝纤维化大鼠血清 HA、LN、PC-Ⅲ和Ⅳ-C 的水平，减轻病理损伤，减小肝纤维瘢痕面积，抑制 Hyp 的表达和胶原蛋白的沉积，显著降低肝纤维化组织中 TGF-βR1 和 PDGF-βR 的表达，阻碍肝纤维化的发展[34]。此外，异甘草酸镁还能降低 PDGF-BB 诱导的 HSC 体外活化中的 TGF-βR1、Smad2 和 Smad3 的 mRNA 水平，下调 TIMP-1 和 TIMP-2 的表达，上调 MMP-2 和 MMP-9 的表达，从而抑制 PDGF-BB 诱导的 HSC 激活，抑制肝纤维化进程[35]。

4. 抗肝脏脂肪变性 体外研究表明，异甘草酸镁能够降低乙醇诱导的人肝细胞 L-02 细胞内 TG 和 TC 水平，抑制脂质聚集，增强肝细胞活力，还可通过抑制 Hedgehog 信号通路，抑制脂质合成和诱导脂解作用，改善乙醇诱导的肝细胞脂肪变性[36]。此外，异甘草酸镁能上调果糖诱导的非酒精性脂肪肝代谢综合征大鼠肝组织中 PPAR-α 和钙网蛋白-1（calreticulin-1，CRT-1）的表达，下调 SREBP-1 和硬脂酰辅酶 A 去饱和酶（stearoyl-CoA desaturase-1，SCD-1）的表达，调节脂质代谢，减少肝脏脂质[37]。

垂 盆 草 冲 剂

【组成】垂盆草全草。

【功效】清利湿热。

【适应证】急性肝炎、迁延性肝炎及慢性肝炎活动期。

【剂型规格】冲剂，每袋 10g。开水冲服，一次 10g，一日 2～3 次。

【肝病药理】药理学研究表明，垂盆草冲剂具有保肝降酶作用。

保肝降酶作用 垂盆草冲剂可以降低 NAFLD 患者血清中的 AST、ALT，减少 TC、TG 含量，保护肝细胞，调节血脂代谢，改善肝功能[38]。此外，垂盆草冲剂还能缓解慢性乙肝患者恶心、纳呆、上腹饱胀、乏力等症状，降低血清中 ALT、AST 的含量，发挥保肝降酶作用[39]。

五 酯 胶 囊

【组成】华中五味子。

【功效】降低血清 ALT 水平。

【适应证】慢性迁延性肝炎 ALT 升高者。

【剂型规格】胶囊剂，每粒 0.5g（含五味子甲素 11.25mg）。口服，一次 2 粒，一日 3 次。

【肝病药理】

药理学研究表明，五酯胶囊具有保肝调脂、抗肝纤维化、抗氧化等作用。

1. 保肝调脂作用 五酯胶囊联合还原型谷胱甘肽可显著降低化疗药物性肝损害患者血清中 ALT、AST 水平，保护肝细胞，有利于肝细胞功能的恢复[40]。此外，五酯胶囊联合复方益肝灵胶囊还可以显著降低非酒精性脂肪肝患者血清中 GGT、TC、TG 含量，调节血脂代谢紊乱，改善肝功能[41]。

2. 抗肝纤维化作用 五酯胶囊的有效活性成分为五味子甲素。而研究发现，五味子甲素可以抑制人 HSC 系 LX-2 增殖，减少 I 型胶原 α 亚基 1（collagen type I alpha 1，collagen I -1）和 α-SMA 的 mRNA 水平和蛋白表达量，显著降低 Bcl-2 的 mRNA 水平和蛋白表达量，降低 Bcl-2/Bax，发挥抗肝纤维化作用，其机制可能与诱导 Bcl-2 家族介导的细胞凋亡相关[42]。

3. 抗氧化作用 五酯胶囊有效活性成分五味子甲素可以降低 CCl_4 所致小鼠急性肝损伤模型的血清 ALT、AST 水平和肝组织 MDA 水平，增加 SOD 含量，抑制肝脏过氧化物的生成，发挥抗氧化作用，改善肝损伤[43]。

澳泰乐颗粒

【组成】返魂草、郁金、黄精（蒸）、白芍、麦芽（生）。

【功效】疏肝理气，清热解毒。

【适应证】疲乏无力，厌油腻，纳呆食少，胁痛腹胀，口苦恶心，甲、乙型肝炎及各种慢性肝炎见上述证候者。

【剂型规格】本品为淡棕黄色或棕褐色的颗粒（味甜）。规格：每袋装 15g；5g。开水冲服，一次 1 袋，一日 3 次。30 天为 1 个疗程。

【肝病药理】药理学研究表明，澳泰乐颗粒具有降酶保肝、改善肝脏微循环、促进肝蛋白合成转运等作用。

1. 降酶保肝作用 经过对慢性乙肝患者口服澳泰乐颗粒疗效的观察，说明其确有疏肝理气、清热解毒之功效。临床观察发现，其对轻中度慢性乙肝患者降低氨基转移酶的效果明显[44]。此外，脂肪肝患者服用澳泰乐颗粒后可使受损的肝细胞功能逐渐恢复，从而使胆汁正常分泌，以及胆酸、胆红素的排泄功能恢复正常，减少和防止胆固醇等的再吸收及肝内沉积[45]。

2. 改善肝脏微循环作用 脂肪肝患者服用澳泰乐颗粒后，可观察到肝脏微循环得到改善，肝组织微血管廓清因子的活性增强，乳糜微粒的脂解作用增加[45]。

3. 促进肝蛋白合成转运作用 患者服用澳泰乐颗粒后可以明显改善肝功能，并促进蛋白质的合成，促进体内脂类物质的运转，使脂类物质从肝内转运至肝外的能力得以增加[45]。

护 肝 宁 片

【组成】垂盆草、虎杖、丹参、灵芝。

【功效】清热利湿退黄，疏肝化瘀止痛，降低 ALT 水平。

【适应证】本品用于湿热中阻、瘀血阻络所致的脘胁胀痛、口苦、黄疸、胸闷、纳呆；急、慢性肝炎见上述证候者。

【剂型规格】①糖衣片（片心重 0.27g）；②糖衣片（片心重 0.3g）；③糖衣片（片心重 0.35g）；④薄膜衣片（每片 0.27g）；⑤薄膜衣片（每片重 0.35g）。口服，一次 4~5 片，一日 3 次。

【肝病药理】药理学研究表明，护肝宁片具有保肝、调节血脂等作用。

1. 保肝作用 抗结核药所致的肝损害分组治疗观察实验研究结果显示，护肝宁片在抗结核药所致的肝损伤中具有显著疗效，临床结核患者血清 ALT、AST 下降幅度明显，恢复时间明显缩短且无已知不良反应[46]。

2. 调节血脂作用 研究显示，护肝宁片联合二甲双胍能够明显降低 NAFLD 患者血清中的 ALT、TG、LDL，升高 HDL，纠正血脂异常并调节脂质代谢紊乱，减轻脂肪肝程度，进一步改善肝功能[47]。

朝 阳 丸

【组成】黄芪、鹿茸粉、硫黄（豆腐炙）、鹿角霜、干姜、核桃仁、石膏、铜绿、大黄、青皮、大枣、绿矾、川楝子、黄芩、甘草、薄荷、冰片、玄参、木香。

【功效】温肾健脾，疏肝散郁，化湿解毒。

【适应证】本品用于慢性肝炎属于脾肾不足、肝郁血滞、痰湿内阻者。症见面色晦暗或苍白，神疲乏力，纳呆腹胀，胁肋隐痛，胁下痞块，小便清或淡黄，大便溏或不爽，腰酸腿软，面颈血痣或见肝掌，舌体胖大，舌色暗淡，舌苔白或腻，脉弦而濡或沉弦，或弦细等。

【剂型规格】本品为棕黑色的大蜜丸；气微香，味微甜、凉，具油脂味。每丸 3g。口服，一次 1 丸，一日 1 次，或遵医嘱。

【肝病药理】药理学研究表明，朝阳丸具有抗病毒、抗肝纤维化和调节免疫等作用。

1. 抗病毒作用 朝阳丸治疗慢性乙型肝炎临床疗效显著，且有一定的抑制 HBV 的作用[48]。

2. 抗肝纤维化 临床研究结果显示，朝阳丸治疗后可对 LN 和 PⅢP 有明显的降低作用，提示朝阳丸能够有效改善肝纤维化指标，有一定抗肝纤维化作用[49]。

3. 调节免疫功能 临床研究结果显示，朝阳丸可以降低慢性乙肝、肝炎后肝硬化（活动性、代偿期）患者血清中的 ALT，增加血清中的 CD3+、CD4+、CD8+、CD4+/CD8+、NK 细胞活性，升高血清中五种补体成分（C4，C1q，C3，BF，C9），提示朝阳丸能升高补体水平，增强机体细胞免疫功能，从而改善肝功能[50]。

亮菌口服溶液

【组成】主要成分为亮菌多糖及多肽。

【功效】保护肝脏、消炎、止痛、调节免疫、抑制肿瘤。

【适应证】慢性肝炎、迁延性肝炎、慢性胆管炎和胆囊炎，以及慢性、浅表性、萎缩性胃炎，放疗、化疗引起的白细胞减少的辅助治疗。

【剂型规格】本品为棕色液体。规格：10ml；20ml。口服，一次 10～20ml，一日 3 次。

【肝病药理】药理学研究表明，亮菌口服溶液具有保肝、抗氧化等作用。

1. 保肝作用 亮菌口服溶液可以显著降低白血病儿童化疗后血清中的 ALT、AST，提高肝细胞活性，使损伤的肝细胞得以修复和再生，减轻肝损伤[51]。

2. 抗氧化作用 亮菌口服溶液中含有亮菌多糖，在亮菌多糖-1b（ATPS 1b）清除自由基作用实验研究中显示，亮菌多糖-1b 能够有效清除超氧阴离子、羟自由基及二苯基苦基肼基（DPPH），使肠嗜铬细胞释放 5-HT 的过程得到抑制，并且可以提高相关组织器官中的 SOD、GSH-Px 等重要的抗氧化酶，从而起到抗氧化的作用[52]。

复方益肝灵片（胶囊）

【组成】水飞蓟宾、五仁醇浸膏。

【功效】益肝滋肾，解毒祛湿。

【适应证】肝肾阴虚、湿毒未清引起的胁痛、纳差、腹胀、腰酸乏力、尿黄等症，或慢性肝炎氨基转移酶增高者。

【剂型规格】本品为薄膜包衣片，除去薄膜衣后显棕黄色（味苦涩）。每片含水飞蓟宾计 21mg。口服，一次 4 片，一日 3 次，饭后服用。

【肝病药理】药理学研究表明，复方益肝灵片（胶囊）具有保肝和抗肝纤维化等作用。

1. 保肝作用　复方益肝灵片能明显抵抗 CCl_4 及 D-GalN 所引起的小鼠氨基转移酶升高，降低化学物质对肝脏的损伤程度，保护肝细胞膜。并且复方益肝灵片还能显著提高小鼠网状内皮系统的吞噬功能及绵羊红细胞所致小鼠溶血素抗体的生成，能较好地提高小鼠的免疫功能，从而起到保肝的作用[53]。

2. 抗肝纤维化作用　在脂肪肝患者临床对比研究中发现，复方益肝灵片的主要活性成分水飞蓟素为细胞膜稳定剂，可保护细胞膜的完整性，作用于肝细胞可促进其超微结构复原和恢复正常的细胞分裂生长，对抗肝毒性，促进 RNA 和蛋白质的合成，以及巨噬细胞的生成，帮助清除病毒，提高肝脏代谢功能、脂肪转移能力及抗氧化能力，从而起到对抗肝纤维化的作用[54]。

益肝灵软胶囊

【组成】水飞蓟宾。

【功效】改善肝功能，保护肝细胞膜。

【适应证】急、慢性肝炎。

【剂型规格】本品为糖衣片，除去糖衣后，显淡黄色至棕黄色（气微；味微甜、苦）。每片含水飞蓟素以水飞蓟宾计为 21mg。口服，一次 4 片，一日 3 次，饭后服用。

【肝病药理】药理学研究表明，益肝灵软胶囊具有保肝和抗氧化作用。

1. 保肝作用　益肝灵软胶囊既可增高肝细胞的微粒体酶活性，加速肝的解毒能力，也可降低 CCl_4 引起的大鼠血清 ALT 增高作用，还可稳定 CCl_4、鬼笔碱、硫化乙酰胺、猪屎豆碱等肝脏毒物引起的各种类型的肝损伤的细胞膜，而达到明显的肝脏保护作用[55]。

2. 抗氧化作用　在非酒精性肝病临床治疗观察实验研究中发现，益肝灵软胶囊的主要成分水飞蓟素，具有抗自由基活性、对抗脂质过氧化，保持和修复细胞膜功能的作用，并且对肝细胞代谢、解毒与合成起重要作用，可对抗肝细胞坏死，减轻脂肪变性，促进肝细胞再生[56]。

益肝灵滴丸

【组成】水飞蓟素。

【功效】改善肝功能，保护肝细胞膜。

【适应证】本品为保肝药，用于急、慢性肝炎。

【剂型规格】本品为棕色滴丸（气微，味微甜、苦）。每丸 45mg，含水飞蓟素，以水飞蓟宾计为 7.7mg。口服，一次 10 丸，一日 3 次。

【肝病药理】**保肝作用** 在抗结核药物性肝损害患者治疗对照组实验的研究当中发现，应用益肝灵滴丸后患者血清中的 ALT、AST 和 TBIL 复常，从而达到降低抗结核药物性肝损害的作用，特别是降酶效果显著，毒副作用小且易于耐受[57]。

复方益肝丸

【组成】茵陈、板蓝根、龙胆、野菊花、蒲公英、山豆根、垂盆草、蝉蜕、苦杏仁、人工牛黄、夏枯草、车前子、土茯苓、胡黄连、牡丹皮、丹参、红花、大黄、香附、青皮、枳壳、槟榔、鸡内金、人参、桂枝、五味子、柴胡、炙甘草。

【功效】清热利湿，疏肝理脾，化瘀散结。

【适应证】湿热毒蕴所致的胁肋胀痛，黄疸，口干口苦，苔黄脉弦，急、慢性肝炎见上述证候者。

【剂型规格】本品为棕褐色的浓缩水蜜丸（气香，味苦而后甜）。每瓶 36g。口服，一次 4g，一日 3 次，饭后服用。

【肝病药理】药理学研究表明，复方益肝丸具有抗病毒、退黄、保肝等作用。

1. 抗病毒作用 复方益肝丸中垂盆草、蒲公英、大黄具有杀菌、抗病毒作用。DHBV 模型试验中，应用复方益肝丸后表现出一定抗 DHBV-DNA 多聚酶的作用[58]。

2. 退黄作用 垂盆草、蒲公英、龙胆、五味子都有降氨基转移酶作用，配伍使用，降酶力更强。胆石症患者服用复方益肝丸后 3～7 天即有明显改善，症状缓解平稳，无反跳表现。复方益肝丸对肝功能恢复有显著作用，退黄作用尤其明显，5 周内治疗组 TBIL 基本全都恢复正常[59]。

3. 保肝作用 动物实验表明，复方益肝丸对硫代乙酰胺（thioacetamide，TAA）、CCl_4 及 D-氨基半乳糖致小鼠肝损伤有保护作用[59]。

复肝能胶囊

【组成】黄芪、蒲黄、五灵脂、三七、白茅根、水牛角浓缩粉、葛根、山楂。

【功效】益气活血，清热利湿。

【适应证】慢性肝炎属气虚血瘀、湿热停滞证者。

【剂型规格】本品为胶囊剂，内容物为暗褐色的粉末（味微酸）。每粒 0.35g。口服，一次 6 粒，一日 2～3 次，3 个月为 1 个疗程。

【肝病药理】药理学研究表明，复肝能胶囊具有保肝作用。

保肝作用 慢性乙肝患者服用复肝能胶囊后蛋白代谢改善明显，可提高血清 ALB，降低球蛋白，故能延缓和阻止慢性活动性肝炎患者向肝硬化演变[60]。

复肝康颗粒

【组成】柴胡、丹参、香附（醋炙）、黄芪、红花、桃仁（燀）、当归、赤芍、白芍（炒）、川芎。

【功效】理气疏肝，益脾解毒。

【适应证】肝郁不疏、气滞血瘀所致的情志失和，胁肋胀满作痛，痛有定处，腹满、纳呆、乏力等症；慢性肝炎见上述证候者。

【剂型规格】本品为红棕色至深棕红色的颗粒，味甜，微苦。每袋 10g。开水冲服，一次 10g，一日 3 次。

【肝病药理】药理学研究表明，复肝康颗粒具有抗肝纤维化、保肝等作用。

1. 抗肝纤维化作用 复肝康颗粒可以降低 CCl_4 所致的大鼠肝损伤，降低血清 ALT、AST，升高 TP、ALB，降低肝组织胶原蛋白，具有明显的治疗肝纤维化的作用[61]。

2. 保肝作用 在 SD 种雄性大白鼠和昆明种小白鼠的动物实验过程中发现，复肝康颗粒对化学物质引起的动物急、慢性肝损伤均有一定的保护作用[62]。

肝泰舒胶囊

【组成】獐牙菜、山苦荬、唐古特乌头、节裂角茴香、木香、小檗皮、黄芪、甘草。

【功效】清热解毒，疏肝利胆。

【适应证】乙型肝炎肝胆湿热证。

【剂型规格】本品为胶囊剂，内容物为黄棕色的粉末（气香，味苦）。每粒 0.4g。口服，一次 2～4 粒，一日 3 次。

【肝病药理】药理学研究表明，肝泰舒胶囊具有抗病毒、保肝等作用。

1. 抗病毒作用 肝泰舒胶囊治疗病毒性肝炎的随机对照试验结果表明，肝泰舒胶囊与东宝甘泰片在抗病毒方面差异无统计学意义，而相较于当飞利肝宁胶囊在抗病毒方面的优势明显，能够明显改善慢性乙肝患者的症状[63]。

2. 保肝作用 研究表明，肝泰舒胶囊能明显降低硫代乙酰胺（TAA）所致的肝损伤小鼠模型血清中的 ALT，病理学证实其可使病损肝细胞（细胞浊肿、脂肪滴、糖原颗粒分布不均）消失，肝细胞排列整齐，肝细胞基本恢复正常[64]。

肝喜乐胶囊

【组成】齐墩果酸、五味子浸膏、刺五加浸膏。

【功效】降低 ALT，保护及促进肝细胞再生。

【适应证】急性肝炎、慢性迁延性肝炎和早期肝硬化等症。

【剂型规格】本品为糖衣片，除去糖衣后显黄褐色（味酸、辛、微苦、涩）。每片含齐墩果酸 10mg。口服，一次 4 片，一日 3 次，或遵医嘱。

【肝病药理】药理学研究表明，肝喜乐片（胶囊）具有促进肝细胞再生、保肝、抗病毒等作用。

1. 促进肝细胞再生作用　通过对肝喜乐胶囊治疗 CCl_4 所致的慢性肝损伤大鼠模型的病理组织学检查发现，大剂量组使肝损伤组织明显减轻，表明肝喜乐胶囊有促进肝再生的作用，使肝再生度有一定提高[65]。

2. 保肝作用　治疗急性肝损伤小鼠模型的实验发现，肝喜乐胶囊对 D-GalN 所致的小鼠急性肝损伤模型有明显的保护作用，对 CCl_4 所致的慢性肝损伤模型 ALT、AST 升高有明显的降低作用；显著增加小鼠血清总蛋白、ALB 含量；明显降低小鼠 Hyp 含量，从而起到保肝的作用[65]。

3. 抗病毒作用　肝喜乐片联合复方二氯醋酸二异丙胺片治疗乙肝可有效改善患者肝功能，降低机体炎症反应，促进 HBV-DNA 和 HBeAg 转阴[66]。

肝 宁 片

【组成】斑蝥、糯米、紫草。

【功效】清热解毒，利湿，化瘀散结。

【适应证】各种急慢性肝炎，尤其对乙肝患者的肝功能异常和表面抗原阳性者有显著疗效，并可预防乙肝癌变。

【剂型规格】本品为糖衣片，除去糖衣后，片心呈紫褐色；气微腥，味淡。基片重 0.3g。口服，一次 2~3 片，一日 3 次，温开水送下。

【肝病药理】药理学研究表明，肝宁片具有保肝和抗肝纤维化的作用。

1. 保肝作用　从肺结核并发肝结核患者的临床对比治疗中发现，肝宁片对肝结核化学治疗中防治抗痨药物所致的肝损害有效。使用了肝宁片者即使出现肝损害，其恢复正常的时间也较短，提示肝宁片具有保肝作用[67]。

2. 抗肝纤维化作用　在治疗慢性病毒性肝炎患者临床对比实验中发现，肝宁片联合异甘草酸镁注射液能够降低血清 HA、LN、PC-III、IV-C 的含量，调节血清 TGF-β_1、巨噬细胞移动抑制因子（macrophage migration inhibitory factor，MIF）、IL-18 和 MMP-13 水平，从而达到抗肝纤维化的作用[68]。

肝 复 康 丸

【组成】五味子、太子参、白花蛇舌草。

【功效】收敛，益气，解毒，降低 ALT。

【适应证】急、慢性肝炎，早期肝硬化和肝功能不良。

【剂型规格】本品为黑色的水蜜丸（气微，味甜而酸）。每 10 粒重 1g。口服，一次 6~9g，一日 3 次。

【肝病药理】药理学研究表明，肝复康丸具有降酶退黄等作用。

降酶退黄作用　肝复康丸治疗肝炎患者的疗效分析中发现，使用肝复康丸可以起到明显的退黄降酶作用[69]。

肝 康 颗 粒

【组成】柴胡、茵陈、蒲公英、金钱草、地耳草、甘草。

【功效】清肝利湿。

【适应证】肝胆湿热所致的黄疸，症见周身黄染、小便黄、体疲乏力、纳呆、恶心厌油、苔黄腻、脉弦滑数，以及急慢性肝炎见上述证候者。

【剂型规格】本品为淡棕色或棕色的颗粒（气香，味苦）。每袋 10g。口服，一次 10g，一日 2 次，小儿酌减或遵医嘱。

【肝病药理】药理学研究表明，肝康颗粒具有抗肝纤维化和保肝等作用。

1. 抗肝纤维化作用　由肝康颗粒对肝纤维化大鼠的动物实验研究可知，肝康颗粒可以抑制肝纤维化大鼠肝组织 TGF-β、HA 及 IV-C 的表达，从而能够抑制肝内 ECM 的合成，因此对肝纤维化的治疗有疗效[70]。

2. 保肝作用　在肝康颗粒对 CCl_4 所致动物肝损伤的影响研究中发现，肝康颗粒能够使肝组织中 GSH 的含量升高，MDA 含量降低，提示肝康颗粒对小鼠的酒精性肝损伤有一定的保护作用，其机制可能与减轻乙醇对肝脏的脂质过氧化损伤反应，减少对组织细胞的损害，从而抑制乙醇的肝毒性反应有关[47]。肝康颗粒可明显降低大鼠血清中 ALT、AST、TBIL 的含量；具有明显的抗 CCl_4 致小鼠急性肝损伤作用[71]。

肝 爽 颗 粒

【组成】柴胡（醋制）、白芍、当归、茯苓、白术（炒）、党参、鳖甲（烫）、蒲公英、虎杖、枳壳（炒）、夏枯草、丹参、桃仁。

【功效】疏肝健脾，消热散瘀，保肝护肝，软坚散结。

【适应证】急、慢性肝炎，肝硬化，肝功能损害。

【剂型规格】本品为灰棕色至棕褐色的颗粒（味甜、苦）。每袋 3g。口服，一次 3g，一日 3 次。

【肝病药理】药理学研究表明，肝爽颗粒具有抗肝纤维化、保肝和抗肝细胞凋亡等作用。

1. 抗肝纤维化作用　首先，肝爽颗粒对 CCl_4 所致的肝纤维化大鼠 I-C、III-C 及 TIMP-1 表达有抑制作用，提示其可抑制 I-C、III-C 的合成，减弱 TIMP-1 对 MMP 的抑制作用，从而起到抗肝纤维化的作用[72]。再者，肝爽颗粒可明显降低 CCl_4 所致的肝纤维化大鼠血清中胶原纤维、糖原、HA、Hyp 的含量，说明肝爽颗粒可能是通过改善胶原蛋白、非胶原性糖蛋白和蛋白质多糖等多方面的作用而达到治疗肝纤维化的目的[73]。

2. 保肝、抗肝细胞凋亡作用　肝爽颗粒组能降低 CCl_4 诱导的慢性肝损伤小鼠 ALT、AST 水平从而达到对肝脏的保护目的。此外，肝爽颗粒可以促进自噬表达达到抗肝细胞凋亡的目的，从而起到保肝作用[74]。

肝 康 宁 片

【组成】白花蛇舌草、垂盆草、虎杖、五味子、柴胡、人参、白术、丹参、郁金、三七、土木香、甘草。

【功效】清热解毒，活血疏肝，健脾祛湿。

【适应证】急、慢性肝炎，湿热疫毒蕴结、肝郁脾虚证候所见胁痛腹胀、口苦纳呆、恶心、厌油、黄疸日久不退或反复出现、小便发黄、大便偏干或黏滞不爽、神疲乏力等症。

【剂型规格】本品为薄膜衣片，除去薄膜衣后显黄褐色至灰黄色，味微苦。每片 1.0g。口服，一次 3～5 片，一日 3 次，或遵医嘱。

【肝病药理】药理学研究表明，肝康宁具有抗肝纤维化、调节免疫功能等作用。

1. 抗肝纤维化作用 肝康宁联合替诺福韦治疗，可显著降低病毒性肝炎患者机体的炎症反应，可明显降低 ALT、AST、TBIL、TBA、HA、LN、PC-III、IV-C 的表达，病毒性肝炎患者采用肝康宁同替诺福韦共同治疗，不仅可以改善患者肝功能，还可以降低机体炎症细胞因子水平、抑制肝纤维化进展、促进机体免疫力增加[75]。

2. 调节免疫功能作用 肝康宁片联合拉米夫定对慢性乙肝 T 细胞亚群的影响研究显示，治疗后发现患者体内 HBV-DNA 载量明显降低，$CD4^+$ 亚群升高、$CD8^+$ 亚群降低、$CD4^+/CD8^+$ 升高，效果优于对照组。该研究提示治疗组患者 T 细胞免疫功能改善较对照组明显，同时肝功能亦得到改善，从而提高了慢性乙肝的临床治疗效果[76]。

健肝灵胶囊

【组成】五味子种子浸出物、灵芝浸膏、丹参浸膏。

【功效】益气健脾，活血化瘀。

【适应证】本品具有降低 ALT 的作用，用于急性、迁延性、慢性肝炎。

【剂型规格】本品为胶囊剂，内容物为棕色或棕褐色的颗粒（气微，味酸、涩）。每粒 0.5g。口服，一次 2～3 粒，一日 3 次。肝功能恢复正常后，应继续服用 1～2 个月，用量酌减。

【肝病药理】药理学研究表明，健肝灵胶囊具有抗氧化、降酶保肝等作用。

1. 抗氧化作用 健肝灵胶囊能够促进免疫性和急性肝损伤大鼠（CCl_4 所致）血清中的 ALT、AST 恢复加快，提示此药具有稳定肝细胞膜的作用，主要机制可能是健肝灵胶囊有清除自由基，抑制脂质过氧化，抑制肝组织 MDA 升高，阻止 SOD 耗竭，提高 SOD 活性，从而避免肝细胞的损害，起到保护肝细胞的作用[77]。

2. 降酶保肝作用 健肝灵胶囊能显著降低免疫性肝炎小鼠血清中 ALT 水平，并对肝炎小鼠的肝、脾肿胀有明显的抑制作用，提示健肝灵胶囊能对抗肝细胞损伤，降低血清氨基转移酶水平，改善肝功能[78]。

利肝康片

【组成】青叶胆总苷。

【功效】疏肝健脾。

【适应证】急、慢性肝炎属肝郁脾虚证。

【剂型规格】本品为糖衣片或薄膜衣片，除去包衣显棕黄色；味极苦。规格：糖衣片，基片重 0.2g；薄膜衣片，每片 0.36g。口服，糖衣片一次 4 片，薄膜衣片一次 2 片，一日 3 次。宜在饭后 30 分钟服用。

【肝病药理】药理学研究表明，利肝康片具有抗病毒、保肝等作用。

1. 抗病毒作用　利肝康能改善肝功能，抑制 HBV DNA 复制，具有一定的抗病毒作用，尤其对于 HBeAg 阴性与阳性患者在抑制病毒复制方面有显著差异[79]。

2. 保肝作用　药理学研究表明，利肝康能减轻 CCl_4 和乙硫氨酸等毒物对肝脏的损害，抑制肝细胞炎症。利肝康在治疗乙肝患者时，可使血清中的 ALT 快速恢复正常[79]。

鸡骨草胶囊

【组成】三七、人工牛黄、猪胆汁、牛至、毛鸡骨草、白芍、大枣、栀子、茵陈、枸杞子。

【功效】疏肝利胆，清热解毒。

【适应证】急、慢性肝炎和胆囊炎属肝胆湿热证者。

【剂型规格】本品为胶囊剂，内容物为棕褐色的粉末；味苦。每粒 0.5g。口服，一次 4 粒，一日 3 次。

【肝病药理】药理学研究表明，鸡骨草胶囊具有抗肝纤维化、保肝等作用。

1. 抗肝纤维化作用　鸡骨草胶囊能明显降低大鼠 MDA 含量，显著提高 SOD 含量，从而减轻脂质过氧化损伤，保护肝脏。实验证明，鸡骨草胶囊能改善肝功能，对肝损伤有明显的保护作用，能显著减轻肝纤维化程度[80]。

鸡骨草胶囊能明显改善非酒精性脂肪肝患者肝脏微循环，减少机体自由基生成，提高自由基清除速率，抑制脂质过氧化反应，减轻肝细胞损伤，用鸡骨草胶囊治疗后患者血清中 HA、PC-Ⅲ、Ⅳ-C、LN 的水平显著降低；同时能一定程度地促进肝细胞再生和肝功能恢复，能有效控制 NAFLD 患者肝纤维化进展，防止肝硬化等严重并发症的发生，对改善患者预后具有重要意义[81]。

2. 保肝作用　鸡骨草胶囊对 CCl_4 致大鼠肝纤维化升高的 ALT、AST 和降低的 TP、ALB 有较好的改善作用。鸡骨草胶囊不同剂量可使降低的 SOD 活性不同程度地升高，使升高的 MDA 显著性降低，具有良好的保肝作用[82]。

复方鸡骨草胶囊

【组成】鸡骨草、茵陈、栀子、三七、人工牛黄、珍珠层粉、白芍、五味子、枸杞子。

【功效】清利肝胆湿热。

【适应证】肝胆湿热证所致的胁肋不舒、脘腹胀满、疲倦乏力、口苦尿黄、舌红苔腻等。

【剂型规格】本品为胶囊剂，内容物为棕褐色的粉末（味苦）。每粒0.5g。口服，一次2粒，一日3次。

【肝病药理】**保肝作用** 复方鸡骨草胶囊对CCl_4、4′-半乳糖诱导的小鼠急性肝损伤引起的ALT、AST升高均有显著的降低作用，提示复方鸡骨草胶囊对两种化学物质所致的小鼠急性肝损伤有显著的保护作用[83]。

清 肝 片

【组成】板蓝根、茵陈、甘草。

【功效】清热解毒，疏肝退黄。

【适应证】急、慢性肝炎。

【剂型规格】本品为糖衣片，除去糖衣后显棕黄至棕色；气微，味甜、微苦。基片重0.35g。口服，一次5片，一日3次。

【肝病药理】药理学研究表明，清肝片有保肝和抗病毒等作用。

1. 保肝作用 清肝片可增加酒精性脂肪肝大、小鼠模型的体重，降低肝指数，减少肝组织脂肪沉积，促进肝脏对脂质的代谢能力，抑制肝细胞肿胀、纤维组织增生[84]。

2. 抗病毒作用 主动免疫联合清肝片治疗慢性乙肝病毒携带者后发现，患者体内HBsAg、HBeAg和HBV-DNA均有下降[85]。

益肝乐颗粒

【组成】云芝提取物、垂盆草、柴胡、郁金、板蓝根、五味子。

【功效】清热利湿，疏肝解郁，扶正固本。

【适应证】湿热蕴蒸，身目俱黄，或两胁胀满疼痛、体倦懒食、溲赤便溏、舌苔黄腻等，西医诊断为急性黄疸性和非黄疸性肝炎、慢性迁延性肝炎等症。

【剂型规格】颗粒，每袋10g。口服，一次10g，一日3次。

【肝病药理】药理学研究表明，益肝乐颗粒有保护肝脏的作用。

保肝作用 有临床试验表明，益肝乐颗粒能降低药物性肝炎患者血清中ALT、AST的含量，从而降低肝损伤，促进肝功能的恢复，并能迅速缓解乏力、纳差、腹胀、肝区疼痛、黄疸等临床症状，保肝、降酶、退黄效果良好[86]。

蜜桶花颗粒

【组成】蜜桶花。

【功效】清热解毒，除湿利胆。

【适应证】肝胆湿热所致的急、慢性肝炎。

【剂型规格】颗粒，每袋5g。口服，一次5g，一日3次。

【肝病药理】药理学研究表明，蜜桶花颗粒具有抗病毒、降酶等作用。

1. 抗病毒作用 临床试验表明，蜜桶花颗粒能使各型病毒性肝炎患者的病情有不同程度好转，可提高 HBsAg、HBeAg 阴转率，抑制乙肝病毒复制。

2. 降酶作用 蜜桶花颗粒能显著降低各型病毒性肝炎患者血清中 ALT 的含量，消除黄疸[87]。

天胡荽愈肝片

【组成】天胡荽、杏叶防风、酢浆草、虎掌草。

【功效】清热解毒，疏肝利胆。

【适应证】肝胆湿热所致的急、慢性肝炎。

【剂型规格】每片 0.3g。口服，一次 6 片，一日 3 次。

【肝病药理】药理学研究表明，天胡荽愈肝片具有退黄降酶、抗肝纤维化、预防肝硬化癌变的作用。

1. 退黄降酶作用 天胡荽愈肝片对于急、慢性肝炎患者血清中 TBIL 和 ALT 的含量均有显著的降低效果，并能够改善临床症状和肝功能[88]。

2. 抗肝纤维化作用 天胡荽愈肝片中的主要药物成分能改善猪血清致免疫型肝纤维化大鼠肝组织纤维化程度。实验组织病理学显示，治疗组大鼠的肝组织与模型组相比，结构较为完整，肝细胞坏死程度明显减轻，假小叶形成明显较少，假小叶间隔稍有增宽，纤维沉积明显减少[89]。

3. 预防肝硬化癌变作用 有关临床试验表明，天胡荽愈肝片对各种类型的急、慢性肝炎都有很好的效果，服用 4 个月以上者可使患者不产生肝纤维化、硬化、癌变、死亡，并且对肝炎患者将来不发生恶化有一定的预防作用[90]。

强力宁注射液

【组成】甘草酸单胺、L-胱氨酸。

【功效】清热解毒，疏肝利胆。

【适应证】急性肝炎、慢性肝炎（轻度、中度）、活动性肝硬化，尚可用于过敏性疾病。

【剂型规格】注射液：每支 20ml。40～80ml 加入 10% 葡萄糖注射液 250～500ml 中，每日 1 次，静脉滴注。

【肝病药理】药理学研究表明，强力宁注射液具有保肝作用。

保肝作用 强力宁注射液能降低慢性病毒性肝炎患者血清中 ALT、TBIL 的含量，可以抗炎、抗过敏，保护膜结构，可以诱生 IFN 及 IL-2，提高自然杀伤细胞（natural killer cell，NK 细胞）活性，激活网状内皮系统，减轻细胞损伤和坏死[91]。临床试验表明，强力宁注射液能提高肝炎患者血清中氢化可的松的浓度，降低慢性肝炎患者血清及外周血单核细胞中 IL-6 和 TNF 的含量，减轻免疫病理反应，促进肝功能恢复，并且慢性丙肝患者长期接受强力宁注射液治疗可有效降低肝细胞癌的发生率[92]。

二十五味松石丸

【组成】松石、铁屑（诃子制）、小伞虎耳草、檀香、广木香、绿绒蒿、唐古特乌头、西红花、麝香、牛黄、珊瑚、石灰华、木棉花、天竺黄、肉豆蔻、木香、马兜铃、珍珠、朱砂、丁香、五灵脂膏、降香、鸭嘴花、毛诃子（去核）、余甘子、诃子肉。

【功效】清热解毒，疏肝利胆，化瘀。

【适应证】肝郁气滞、血瘀；肝中毒、肝痛、肝硬化、肝渗水，以及各种急、慢性肝炎和胆囊炎。

【剂型规格】①每4丸1g；②每丸1g。开水泡服，一次1g，一日1次。

【肝病药理】药理学研究表明，二十五味松石丸具有抑菌、调节代谢、保肝、抗病毒的作用。

1. 抑菌作用 体外抑菌活性实验结果表明，二十五味松石丸能显著抑制金黄色葡萄球菌、耐药表皮葡萄球菌、非耐药表皮葡萄球菌、粪肠球菌、枯草芽孢杆菌、蜡状芽孢杆菌、大肠埃希菌、铜绿假单胞杆菌、白念珠菌的生长繁殖，可见二十五味松石丸具有广谱抗菌作用，其抑菌效应与浓度呈正相关，并且对于革兰阳性菌的总体抑制效应强于革兰阴性菌[93]。

2. 调节代谢作用 二十五味松石丸可显著降低α-ANIT致胆汁淤积型肝损伤大鼠血清中ALT和ALP酶活性及TBIL、DBIL、TBA的含量，同时PCR结果显示，二十五味松石丸能够显著上调大鼠法尼酯X受体（farnesoid X receptor，FXR）、NTCP mRNA的相对表达量，显著下调CYP7A1和多药耐药相关蛋白（multidrug resistance-associated protein 3，MRP3）mRNA相对表达量，这验证了二十五味松石丸对大鼠胆汁淤积型肝损伤的保护作用[94]。

3. 保肝作用 二十五味松石丸具有减轻家兔由内毒素引起的肝瘀血及炎症细胞浸润、减少肝细胞损伤的作用。同时发现此药能减轻家兔肝细胞的可逆性损伤，包括细胞水肿、脂肪变性等，避免或减少内毒素引起的肝细胞不可逆性损伤（主要是肝细胞坏死）[95]。而临床试验则表明，使用二十五味松石丸能有效阻止甚至逆转乙型病毒性肝炎患者肝组织发生的病理性损伤，同时抑制肝纤维化进程，并加快胶原的降解，提高机体免疫功能，促进新陈代谢等[96]。

4. 抗病毒作用 经二十五味松石丸治疗的病毒性肝炎患者在治疗结束后总有效率较高，且经过复查发现患者HBeAg阴转率明显增高，而复查ALT、AST、TBIL等血生化指标则发现显著降低，临床症状与体征控制明显[97]。

九味牛黄丸

【组成】红花、巴夏嘎、木香马兜铃、牛黄、渣驯膏、波棱瓜子、獐牙菜、绿绒蒿、木香。

【功效】清肝热。

【适应证】肝大，肝区疼痛，恶心，目赤，各种肝炎、培根、木布病。

【剂型规格】每10丸5g。口服，一次4～5丸，一日3次。

【肝病药理】药理学研究表明，九味牛黄丸具有保肝降酶的作用。

保肝降酶作用 九味牛黄丸可以使乙型病毒性肝炎患者血清氨基转移酶趋于正常，肝组织学变化获得改善，并能使DNA聚合酶活力和HBeAg及HBV-DNA相续转阴，最终使HBsAg转阴，从而达到控制病毒感染发生、发展的目的，同时修复受损的肝脏，保护其正常的代谢功能[98]。

藏 茵 陈 片

【组成】藏茵陈。

【功效】清热解毒，疏肝利胆。

【适应证】急性肝炎、慢性肝炎、慢性胆囊炎属肝胆湿热证者。

【剂型规格】基片重0.25g。口服，一次5～6片，一日3次。

【肝病药理】药理学研究表明，藏茵陈片具有抗炎保肝、抗肝纤维化、调节代谢的作用。

1. 抗炎保肝作用 藏茵陈片能有效改善、解除慢性乙型肝炎患者的多种症状，尤其对解除肝区疼痛、腹胀方面作用显著，此药在降低血清氨基转移酶的同时可明显改善黄疸情况。另外，藏茵陈对改善肝硬化患者A/G、使HBeAg及HBV-DNA转阴亦有一定的作用[99]。

2. 抗肝纤维化作用 实验表明，藏茵陈片中的主要成分藏茵陈苷可以使CCl_4所致肝硬化的大鼠肝组织Hyp含量明显降低，而根据病理切片，藏茵陈苷能缓解和改善肝纤维化进程，对肝细胞坏死和肝纤维化有一定的抑制作用。其机制可能是通过刺激胶原酶的产生和（或）增强胶原酶的活性而促进胶原的降解，调节胶原代谢，从而抑制纤维结缔组织的形成，抑制肝组织纤维化[100]。

3. 调节代谢作用 藏茵陈能够改善病毒性肝炎小鼠肝组织病理变化及降低血清中ALT、AST的含量，使肝细胞中FAS和caspase-3表达减少，使肝细胞凋亡减少，对病毒性肝炎有一定的干预作用[101]。

复方蒂达胶囊

【组成】藏茵陈、金钱草、大黄、唐古特青兰。

【功效】清热利湿，疏肝利胆。

【适应证】肝胆湿热所致的急、慢性肝炎。

【剂型规格】每粒0.35g。口服，一次2～4粒，一日3次，温开水送服。

【肝病药理】药理学研究表明，复方蒂达胶囊具有良好的保肝降酶作用。

保肝降酶作用 复方蒂达胶囊可以明显降低肝病患者血清中ALT、TBIL的含量，并且能消除黄疸症状，尤其在肝功能恢复方面，具有时间短、恢复快的优点，对急性黄疸性肝炎、无黄疸性肝炎、肝硬化、胆囊炎、胆道结石等均有明显作用[102]。

穿金益肝片

【组成】穿破石、铁包金、虎杖、广金钱草、水牛角、绞股蓝、黄芪、龟甲。

【功效】清热利湿，解毒退黄。

【适应证】黄疸、胁痛及急慢性肝炎属肝胆湿热证者。

【剂型规格】基片重 0.3g。口服，一次 4 片，一日 3 次，或遵医嘱。

【肝病药理】药理学研究表明，穿金益肝片有明显的保肝降酶作用。

保肝降酶作用 一定剂量的穿金益肝片能明显降低 CCl_4 所致急性肝损伤小鼠血清中的 ALT 和 AST 含量，显著提高网状内皮细胞的吞噬作用，降低肝组织中的总脂和 Hyp 含量、肝纤维化程度，并且药物的剂效关系明显[103]。

岩黄连注射液

【组成】岩黄连提取物。

【功效】清热解毒。

【适应证】急慢性肝炎属肝胆湿热证者。

【剂型规格】每支装 2ml（含岩黄连碱 0.7mg）。肌内注射，一次 2ml，一日 1～2 次，或遵医嘱。

【肝病药理】药理学研究表明，岩黄连注射液具有抗炎灭菌、增强免疫、抗癌护肝等作用。

1. 抗炎灭菌作用 岩黄连注射液中的主要成分对金黄色葡萄球菌、乙型溶血性链球菌、白喉杆菌有抑制作用，对耐青霉素的白色和金黄色葡萄球菌也有抑制作用[104]。有研究发现，岩黄连注射液能对二甲苯致小鼠耳廓肿胀、乙酸致小鼠毛细血管通透性的增加等多种炎症模型小鼠具有对抗作用，能显著抑制炎症早期的毛细血管通透性增加、渗出及水肿，对炎症晚期的纤维结缔组织增生也有一定的抑制作用[105]。

2. 增强免疫作用 岩黄连提取物可增强免疫性肝损伤小鼠脾淋巴细胞增殖反应，并增强 T 细胞丝裂原伴刀豆球蛋白 A 诱导的脾 T 淋巴细胞增殖反应，提示岩黄连注射液可促进 T 细胞增殖[106]。岩黄连提取物在体内能增强小鼠的溶血空斑值和增强迟发型超敏反应，在体外能增强同种异型小鼠脾细胞的混合培养反应，并能增强 T 细胞产生 IL-2 和 IFN-γ的水平，是很好的免疫增强剂[107]。

3. 抗癌护肝作用 岩黄连注射液可降低慢性乙肝患者血清 TBIL 和 ALT 水平，能显著改善患者纳差、恶心呕吐、厌油腻等消化道症状[108]。半体内法抗肿瘤实验发现，岩黄连碱对小鼠肉瘤 180（mice sarcoma 180，S_{180}）、艾氏腹水癌（Ehrlich ascites carcinoma，EAC）、腹水型肝癌（HAC）及大鼠肉瘤 256（Walker-256，W256）细胞均有显著抑制效果[109]。岩黄连会使大鼠血清中 AST、尿素氮（blood urea nitrogen，BUN）、肌酸激酶（creatine kinase，CK）含量明显升高，葡萄糖含量下降并呈一定的剂量依赖性，MDA 含量下降，SOD 活力显著升高，起到保肝的作用[110]。岩黄连注射液对慢性乙肝患者血清 PC-Ⅲ、LN、HA、Ⅳ-C 含量有降低作用[111]。

茵山莲颗粒

【组成】茵陈、半枝莲、五味子、栀子、甘草、板蓝根。

【功效】清热解毒利湿。

【适应证】慢性肝炎、胆囊炎、胰腺炎见湿热蕴毒证者。

【剂型规格】每袋 3g（无糖型）。开水冲服，一次 3~9g，一日 2 次，或遵医嘱。

【肝病药理】药理学研究表明，茵山莲颗粒具有抗炎作用。

抗炎作用 茵山莲颗粒可以降低急性胰腺炎患者外周血 MDA、TNF-α水平及白细胞计数、内毒素水平，提高 SOD、IL-2 水平，显著改善氧化应激反应，降低炎症因子水平，减轻机体炎症，促进临床症状缓解[112]。

复方五仁醇胶囊

【组成】五仁醇浸膏、白芍、茵陈干浸膏、碳酸钙。

【功效】清热利胆，平肝养血，降低血清 ALT 水平。

【适应证】迁延性、慢性肝炎。

【剂型规格】每粒 0.45g。口服，一次 3 粒，一日 3 次，4 周为 1 个疗程。肝功能正常后再服 2 个疗程，药量可酌减。

【肝病药理】药理学研究表明，复方五仁醇胶囊具有保护肝细胞、降低氨基转移酶、调节代谢等作用，可用于急慢性肝炎的治疗，效果良好[113]。

1. 保肝降酶作用 体外试验中，复方五仁醇胶囊可使 CCl_4 诱导的肝细胞损伤大鼠损伤肝细胞增殖（MTT 法）明显升高，培养液（上清液）中 ALT 显著下降，而在临床治疗观察试验中，复方五仁醇胶囊可使慢性乙肝患者临床症状（如肝区疼痛、肝脾大）、肝功能指标（如血清中 ALT 值）均明显得到改善[114]。此外，复方五仁醇胶囊可使体外肝细胞培养液中 MDA 的含量显著降低、SOD 活力显著增强，细胞早期凋亡率、晚期凋亡及坏死率显著降低，从而达到保肝降酶作用[115]。

2. 调节代谢作用 复方五仁醇胶囊可以使大鼠体内免疫抑制剂他克莫司（FK506）血药浓度峰值（C_{max}）明显提高，药时曲线下面积（$AUC_{0~t}$）显著增加，体内滞留时间（$MRT_{0~t}$）明显延长，表观分布容积（V/F）及药物消除率（CL/F）显著减少，说明复方五仁醇胶囊能增强 FK506 的疗效[116]。

参芪肝康胶囊

【组成】茵陈、党参、水飞蓟、五味子、当归、黄芪、刺五加浸膏。

【功效】祛湿清热，调和肝脾。

【适应证】湿热内蕴、肝脾不和所致的急、慢性肝炎。

【剂型规格】每粒 0.4g。口服，一次 5 粒，一日 3 次。

【肝病药理】药理学研究表明，参芪肝康胶囊具有保肝作用。

保肝作用 临床用参芪肝康胶囊治疗慢性乙肝患者，血清中 PC-III、HA、LN 明显下降，说明此药具有抑制肝纤维化进程、保护肝组织的作用[117]。此外，参芪肝康胶囊可以使 CCl_4 致肝纤维化大鼠血清中 ALT、AST、TBIL 及肝细胞凋亡指数、肝细胞凋亡率均显著降低，ALB 含量、PI3K、p-Akt、mTOR 蛋白相对表达量均明显升高，可进一步改善肝功能[118]。

虎驹乙肝胶囊

【组成】虎杖、蚂蚁、柴胡、茵陈、板蓝根、枸杞子、黄芪、三七、丹参、五味子、大枣。

【功效】疏肝健脾，清热利湿，活血化瘀。

【适应证】慢性乙肝属肝郁脾虚兼湿热瘀滞证，症见胁肋胀满疼痛、脘痞腹胀、胃纳不佳、四肢倦怠、小便色黄等。

【剂型规格】每粒0.2g。饭后温开水送服，一次5粒，一日3次，3个月为1个疗程，或遵医嘱。

【肝病药理】药理学研究表明，虎驹乙肝胶囊具有保肝降酶、增强免疫的作用。

1. 保肝降酶作用 临床上用虎驹乙肝胶囊治疗慢性乙肝患者疗效好，改善症状明显，恢复患者肝功能作用显著，体内HBeAg、HBV-DNA阴转率较高[119]。并且能显著提高病毒性肝炎患者血清中ALT、AST、TBIL及A/G复常率[120]，具有良好的保护肝组织、恢复肝功能的作用。

2. 增强免疫作用 药效学研究说明，虎驹乙肝胶囊能够增强病毒性肝炎患者的免疫力，诱导干扰素的生成，提高巨噬细胞网组织细胞的吞噬功能，清除免疫复合物等有害物质，明显降低血清中ALT，改善症状，恢复肝功能[121, 122]。

裸花紫珠分散片（颗粒）

【组成】裸花紫珠。

【功效】消炎，解毒，收敛，止血。

【适应证】细菌感染引起的炎症，急性传染性肝炎，呼吸道和消化道出血。

【剂型规格】①片剂，每片0.5g（含干浸膏0.25g），吞服，或加温开水溶解后服用。一次4片，一日3次。②颗粒剂，每袋3g（含干浸膏0.8g）。开水冲服，一次1袋，一日3~4次。

【肝病药理】药理学研究表明，裸花紫珠分散片具有止血、抑菌、保肝降酶等作用。

1. 止血作用 用裸花紫珠总黄酮和裸花紫珠片给小鼠灌胃，能明显缩短小鼠出血时间和凝血时间，提示裸花紫珠可能通过内源性凝血途径来发挥止血作用[123]。此外，用裸花紫珠对SD大鼠灌胃，连续给药7天，并于末次给药30分钟后进行体内血栓形成实验，其血栓湿质量明显减轻[124]，说明其有良好的止血作用。

2. 抑菌作用 裸花紫珠有广谱抗菌作用，对葡萄球菌、铜绿假单胞菌、大肠埃希菌、痢疾杆菌、伤寒杆菌、结核分枝杆菌等多种细菌具有良好的抑菌作用[125]。从日本紫珠中分解到的5,6,7-三甲氧基黄酮对单纯疱疹病毒-1、脊髓灰质炎及人类巨细胞病毒均有较高的抑制作用[126]。

3. 保肝降酶作用 裸花紫珠对降低病毒性肝炎患者血清氨基转移酶和胆红素含量效果明显，可促进蛋白质代谢，提高肝脏的解毒功能，减轻肝脏损伤，有利于肝功能恢复，改善患者症状，适用于各型病毒性肝炎的治疗[127]。

参 考 文 献

[1] 彭晓云，赵林涛，王磊，等.护肝片对慢性酒精性肝损伤模型大鼠的影响 [J].浙江中医杂志，2018，53（8）：618-620.

[2] 姚凤云.护肝片治疗酒精性肝病的实验研究 [D].哈尔滨：黑龙江中医药大学，2004.

[3] 吴义春，吴强，杨雁，等.肝组织中 NF-κB、TGF-β₁ 及其 I 型受体 mRNA 和 HSC 在肝纤维化中的改变及护肝片对其的影响 [J].中国组织化学与细胞化学志，2011，20（3）：212-219.

[4] 芮文娟，何淑芳，伍超，等.护肝片通过抑制肝纤维化而阻碍肝细胞癌发展 [J].安徽医药，2013，17（10）：1652-1655.

[5] 龚梦鹃，巫圣乾，岳贺，等.基于-1H-NMR 护肝片抗大鼠急性肝损伤的代谢组学研究 [J].中国药理学通报，2017，33（12）：1766-1770.

[6] 龚梦鹃，巫圣乾，岳贺，等.基于血清和肝代谢组学研究护肝片的保肝作用 [J].中国药房，2017，28（34）：4776-4780.

[7] 杨琳，梁雪琰，赵洪海，等.护肝片对 CCl₄ 急性肝损伤小鼠肝保护作用及机制研究 [J].江西中医药大学学报，2017，29（1）：80-83.

[8] 杨琳，梁雪琰，赵洪海，等.护肝片降低 CCl₄ 肝损伤模型大鼠丙氨酸氨基转移酶作用及其机制 [J].中医药信息，2014，31（3）：114-117.

[9] 蒋玉辉，陈永平，聂苑霞.肝炎灵注射液治疗慢性乙型肝炎的临床疗效观察 [J].中国医药指南，2010，8（33）：248-249.

[10] 陈孙云，翁锡定，邓国炯，等.肝炎灵注射液联合拉米夫定对慢性乙型肝炎疗效和免疫功能的影响 [J].职业与健康，2012，28（1）：119-120.

[11] 陆群，朱路佳，薛洁，等.肝炎灵对实验性慢性肝损伤的治疗作用 [J].苏州医学院学报，2001（5）：517-519.

[12] 蒋道荣.肝炎灵对血清乙肝标志的影响 [J].交通医学，1995（2）：45-47.

[13] 周建平，王志斌，刘红艳.慢肝养阴胶囊对肝损伤模型保护作用的实验研究 [J].中国实验方剂学杂志，2004（5）：35-37.

[14] 王丽新，方永奇，柯雪红，等.慢肝养阴胶囊对大鼠四氯化碳肝损害的保护作用 [J].时珍国医国药，2001（9）：788-789.

[15] 杨春燕，曹成珠，汪晓筠，等.七味红花殊胜散对肝缺血再灌注损伤中 caspase-3 的影响 [J].中国民族民间医药，2011，20（18）：47，53.

[16] 朱艳媚.七味红花殊胜散对肝损伤的保护作用 [D].西宁：青海师范大学，2008.

[17] 严述常，曹望芳，张英华，等.猪苓多糖治疗慢性病毒性肝炎的临床和实验研究 [J].中西医结合杂志，1988（3）：131，141-143.

[18] 茅利平.猪苓多糖合并乙肝疫苗治疗乙型肝炎 [J].中国医院药学杂志，1993，11：500-501.

[19] 郭长占，马俊良，田枫，等.猪苓多糖对 HBV 转基因小鼠 HBsAg 表达的影响 [J].中国实验临床免疫学杂志，1999，11（6）：4.

[20] 冷飞，李鹏飞，施克新，等.双环醇治疗抗甲状腺药物所致肝损害的临床疗效分析 [J].中国现代药物应用，2017，11（17）：134-135.

[21] 杨常菀，巴清云，张志新，等.双环醇联合还原型谷胱甘肽治疗抗结核药物性肝炎的临床研究 [J].现

代药物与临床，2017，32（4）：653-656.

［22］庄海珍，林丽华.双环醇片联合恩替卡韦对慢性乙型肝炎患者血清乙型肝炎病毒表面抗原丙氨酸转氨酶水平的影响［J］.中国药物与临床，2019，19（6）：963-966.

［23］梁煜，李俊杰，梁卓林，等.双环醇片对来曲唑治疗乳腺癌患者伴发脂肪肝的预防作用研究［J］.实用药物与临床，2016，19（12）：1490-1492.

［24］朱艳丽.双环醇片联合肌苷片治疗老年脂肪肝的疗效观察［J］.西北药学杂志，2016，31（1）：91-93.

［25］任瑞华，王钧，雷建华，梁静.瑞舒伐他汀联合双环醇片通过抗纤维化机制治疗非酒精性脂肪性肝炎的研究［J］.河北医科大学学报，2019，40（4）：411-415.

［26］赵晓亮，刘东芳，张宝琴，等.天晴甘平对白血病荷瘤鼠化疗后肝损伤的保护作用研究［J］.海南医学院学报，2015，21（11）：1467-1469，1473.

［27］刘凤超.急性肝衰竭模型鼠肝细胞凋亡机制研究［D］.武汉：华中科技大学，2009.

［28］刘东芳，张宝琴，赵小亮，等.天晴甘平联合苦参碱对急性白血病化疗后肝功能损害的保护作用［J］.海南医学，2015，26（22）：3292-3294.

［29］黄晴.吡嗪酰胺、利福平、异烟肼对肺结核儿童的抗结核效果、肝损伤发生率及天晴甘平对肝脏的保护［J］.中华肺部疾病杂志（电子版），2018，11（5）：605-607.

［30］柳银兰，罗燕，杨文君，等.甘草酸二铵肠溶胶囊对棕榈酸诱导的肝细胞炎症相关基因表达的影响［J］.浙江大学学报（医学版），2017，46（2）：192-197.

［31］刘丽艳，孙远杰，徐涛，等.多烯磷脂酰胆碱联合天晴甘美治疗酒精性肝病的临床效果［J］.现代医学与健康研究电子杂志，2018，2（21）：71-72，74.

［32］Rui Lin，Yun Liu，Meiyu Piao，et al. Magnesium isoglycyrrhizinate positively affects concanavalin A-induced liver damage by regulating macrophage polarization［J］. Food and Agricultural Immunology，2018，29（1）：1041-1052.

［33］Chunfeng Xie，Xiaoting Li，Jianyun Zhu，et al. Magnesium isoglycyrrhizinate suppresses LPS-induced inflammation and oxidative stress through inhibiting NF-κB and MAPK pathways in RAW264.7 cells［J］. Bioorganic &amp；medicinal chemistry，2019，27（3）：516-524.

［34］Miao Sui，Xiaofei Jiang，Jun Chen，et al. Magnesium isoglycyrrhizinate ameliorates liver fibrosis and hepatic stellate cell activation by regulating ferroptosis signaling pathway［J］. Biomedicine &amp，Pharmacotherapy，2018，106：125-133.

［35］Li Li，Jie Zhou，Qiufang Li，et al. The inhibition of Hippo/Yap signaling pathway is required for magnesium isoglycyrrhizinate to ameliorate hepatic stellate cell inflammation and activation［J］. Biomedicine &amp，Pharmacotherapy，2018，106：83-91.

［36］Chunfeng Lu，Wenxuan Xu，Jiangjuan Shao，et al. Blockade of hedgehog pathway is required for the protective effects of magnesium isoglycyrrhizinate against ethanol - induced hepatocyte steatosis and apoptosis［J］. IUBMB Life，2017，69（7）：540-552.

［37］Xiao-Juan Zhao，Yan-Zi Yang，Yan-Jing Zheng，et al. Magnesium isoglycyrrhizinate blocks fructose-induced hepatic NF-κB/NLRP3 inflammasome activation and lipid metabolism disorder［J］. European Journal of Pharmacology，2017，809：141-150.

［38］赵珂佳，杨丹红.垂盆草冲剂治疗非酒精性脂肪性肝病31例观察［J］.浙江中医杂志，2015，50（8）：618-619.

[39] 杨海燕.垂盆草冲剂治疗慢性乙肝 200 例临床观察 [J].邯郸医学高等专科学校学报,2005(1):44-45.

[40] 张霞,边吉来,张斌.五酯胶囊治疗化疗所致药物性肝损伤的临床研究 [J].实用药物与临床,2019,22(2):141-143.

[41] 张剑静.五酯胶囊联合复方益肝灵胶囊对脂肪肝患者肝功能的保护作用研究 [J].中华全科医学,2015,13(10):1730-1732.

[42] 曹媛.五味子甲素对人肝星状细胞的 Collagen Ⅰ,α-SMA 和凋亡的影响 [A].广东省药学会.2016 年广东省药师周大会论文集 [C].广州,2015.

[43] 王陈萍,宣东平,陈霞,等.五味子醇甲和五味子甲素对四氯化碳所致小鼠急性肝损伤的保护作用及机制 [J].中国临床药理学杂志,2019,35(8):791-794.

[44] 杨永涛,沙琪.澳泰乐颗粒治疗慢性乙型肝炎 100 例疗效观察 [J].中国地方病防治杂志,2003,18(3):184-185.

[45] 丁惠琴,徐福桃.澳泰乐颗粒的治疗脂肪肝 52 例疗效观察 [A].中国中西医结合学会.第十二次全国中西医结合肝病学术会议论文汇编 [C].杭州,2003.

[46] 熊水印.护肝宁片在预防抗结核药引起肝损害中的作用 [J].中国医院用药评价与分析,2009(9):698-699.

[47] 徐敏.护肝宁片联合二甲双胍治疗非酒精性脂肪肝病疗效观察 [J].中国中西医结合消化杂志,2008(5):329-330.

[48] 李会芹,牟琳,宋全生.朝阳丸治疗慢性乙型肝炎远期疗效观察 [J].中国社区医师:医学专业,2006,8(11):51.

[49] 王兆荃,车里木.朝阳丸治疗肝炎肝硬变临床总结 [J].实用肝脏病杂志,1998(4):220-222.

[50] 张翠萍,张琪,戴素美,等.中药朝阳丸对慢性乙型肝炎、肝硬化疗效观察[J].临床肝胆病杂志,2004,20(1):53.

[51] 王成军,屈丽君,王俭,等.亮菌口服溶液辅助儿童白血病化疗的临床观察 [J].安徽医药,2015(8):1595-1597.

[52] 马金宝,沈业寿,李峰,等.亮菌多糖-1b 清除自由基作用研究 [J].中国食用菌,2008(6):38-40.

[53] 周丹,韩大庆,齐伟,等.复方益肝灵片的保肝作用研究 [J].长春中医学院学报,2002,18(1):39-40.

[54] 南素红,张丽霞.复方益肝灵片治疗脂肪肝疗效观察 [J].临床合理用药杂志,2014,7(20):72-73.

[55] 陈奕伸,洪仲思,梁嘉碧.益肝灵软胶囊联合恩替卡韦对慢性乙肝患者肝功能改善情况观察 [J].北方药学,2014,11(7):23-25.

[56] 王爱东.益肝灵软胶囊治疗非酒精性脂肪性肝病 30 例 [J].河南中医,2015,35(4):756-758.

[57] 李史来,黄钥藩,蔡清河,等,两种护肝药物治疗抗结核药致肝损害的效果比较 [J].国际医药卫生导报,2014,20(11):1579-1582.

[58] 罗新强,张志胜,于志勤.复方益肝丸治疗急性黄疸型肝炎 60 例 [J].陕西中医,2002,23(1):11-12.

[59] 李培英,李素云.复方益肝丸治疗乙型肝炎病毒无症状携带者 30 例 [J].临床荟萃,1998,13(6):271-272.

[60] 张务一."复肝能胶囊"治疗 58 例乙型慢性肝炎小结 [J].上海中医药杂志,1987(11):26-27.

[61] 刘宏伟.富马酸替诺福韦二吡呋酯片联合复肝康颗粒对乙型肝炎患者血清炎症因子影响及肝损伤保护作用研究 [J].健康必读,2020(6):64-65.

［62］徐雄飞，徐明龙.肝复康颗粒保肝作用的实验研究［J］.中医临床研究，2011，3（15）：40-41.

［63］李德恒，黄泼，李博，等.肝泰舒胶囊治疗病毒性乙型肝炎的系统评价与 Meta 分析［J］.中国中药杂志，2019，44（13）：2858-2864.

［64］高玉萍，王宁萍.肝泰舒胶囊对硫代乙酰胺致鼠肝损伤的影响［J］.辽宁中医杂志，2003（12）：1006-1007.

［65］任晓枫，王伟明，吴莲波，等.“肝喜乐胶囊”主要药效学试验研究［J］.黑龙江中医药，2004（4）：43-44.

［66］来艳君，张晨，林红，等.肝喜乐片联合复方二氯醋酸二异丙胺治疗乙型肝炎的临床研究［J］.现代药物与临床，2019，34（4）：1202-1206.

［67］崔帷，吴燕，高鹏，等.肝宁片对 HBsAg 阳性者抗结核药物所致肝损害的疗效观察［J］.临床肺科杂志，2006（1）：26-27.

［68］王学祥，刘新群，王正茂，等.肝宁片联合异甘草酸镁治疗慢性病毒性肝炎的临床研究［J］.现代药物与临床，2018，33（5）：1097-1100.

［69］鲍立伟.肝复康丸治疗 107 例肝炎病人的疗效分析［J］.中医临床与保健，1989（3）：7-9.

［70］宗桂珍，李德凤，高英杰，等.肝康颗粒对四氯化碳致动物肝损伤的影响［J］.中国实验方剂学杂志，2006（8）：41-43.

［71］于海玲，郭建鹏，李迎军，等.肝康颗粒对小鼠急性酒精性肝损伤的保护作用［J］.延边大学医学学报，2010，33（1）：13-15.

［72］岳兰萍，马红，贾继东.肝爽颗粒对 HSC-T6 细胞 Col I、Col III、TIMP1 基因及蛋白表达的影响［J］.中西医结合肝病杂志，2007（2）：85-87，91.

［73］刘峰，党海霞，马久太.肝爽颗粒对大鼠实验性肝纤维化的影响［J］.中西医结合肝病杂志，2005（5）：33-34.

［74］孙海青，王小琪，时红波，等.肝爽颗粒对 CCl_4 诱导的慢性肝损伤小鼠模型和肝损伤细胞模型的保护作用［J］.临床肝胆病杂志，2015，31（7）：1114-1119.

［75］刘义文，廖春娇，黄顺东.肝康宁片联合替诺福韦治疗病毒性肝炎的临床研究［J］.现代药物与临床，2019，34（5）：1398-1401.

［76］夏小芳.肝康宁片联合拉米夫定对慢性乙型肝炎 T 细胞亚群的影响［J］.新中医，2016，48（4）：61-63.

［77］翟小燕，周艳，肖柳英，等.健肝灵胶囊对小鼠肝损伤模型的保护作用［J］.广州医药，2010，41（2）：65-68.

［78］张丹，林培英.健肝灵胶囊对小鼠免疫性肝炎的影响［J］.中成药，2000，22（5）：356-357.

［79］张华，韩蓓.利肝康治疗慢性乙型肝炎的疗效观察［J］.中国社区医师（医学专业半月刊），2009，11（9）：23.

［80］吴茜玉.鸡骨草胶囊对大鼠免疫性肝纤维化的治疗作用［J］.中国医药指南，2010，8（26）：46-48.

［81］雷清瑶.鸡骨草胶囊辅助治疗对非酒精性脂肪肝患者肝纤维化的影响［J］.深圳中西医结合杂志，2018，28（10）：37-39.

［82］赵平，叶志文，何丹璇，等.鸡骨草胶囊对大鼠肝纤维化的保护作用研究［J］.中国实验方剂学杂志，2009，15（10）：99-101.

［83］覃永生，黄志明，何萍，等.复方鸡骨草胶囊对小鼠急性化学性肝损伤的保护作用［J］.中国临床康复，2006（23）：142-143.

［84］杨克伟，白明，张秀梅.清肝片对酒精性脂肪肝动物模型的保护作用［J］.中医研究，2010，23（4）：

30-31.

[85] 马发芝.主动免疫联合清肝片治疗慢性乙肝病毒携带者 [J]. 当代医学, 2010, 16（22）: 146-147.

[86] 陈淑霞.益肝乐颗粒治疗药物性肝炎疗效观察 [J].吉林医学, 2013, 34（17）: 3359-3360.

[87] 黄传贵.蜜桶花颗粒治疗急慢性肝炎 276 例随访观察 [J].中国民族民间医药, 2018, 27（22）: 126.

[88] 熊墨龙, 涂鸣汉, 胡鹏, 等.天胡荽愈肝片治疗乙型黄疸型肝炎的临床观察 [J].中国医药导刊, 2009, 11（9）: 1512, 1514.

[89] 彭震宇, 王一奇, 戚虎昶, 等.天胡荽有效成分 HAS 抗大鼠免疫性肝纤维化的实验研究 [J].中华中医药学刊, 2009, 27（8）: 1654-1656.

[90] 邓思达. 天胡荽愈肝片治疗急慢性肝炎临床研究 [A]. 中国中西医结合学会肝病专业委员会.第十三次全国中西医结合肝病学术会议论文汇编 [C].北京, 2004.

[91] 仲绥生.强力宁注射液与复方丹参注射液合用治疗慢性病毒性肝炎 160 例疗效观察 [J].内蒙古医学杂志, 2007（1）: 43-44.

[92] 韩菊, 韩杰.强力宁临床应用进展 [J].中国现代药物应用, 2009, 3（8）: 194.

[93] 张春江, 李红玉, 贡布, 等.藏药复方二十五味松石丸体外抑菌作用研究 [J].中成药, 2007（10）: 1534-1536.

[94] 李彦希, 李晓朋, 顾健, 等.基于 FXR 信号通路研究藏族药二十五味松石丸对胆汁淤积型肝损伤大鼠的保护作用机制 [J].中国中药杂志, 2020, 45（21）: 5273-5279.

[95] 张洁, 熊万里, 刘沂, 等.二十五味松石丸对家兔内毒素性肝损伤的影响及形态学观察 [J].中国实验方剂学杂志, 2016, 22（19）: 116-120.

[96] 王淑惠.藏药二十五味松石丸治疗乙型肝炎 200 例疗效观察 [J].中国民族医药杂志, 1999, 5（4）: 10-11.

[97] 多加.藏药二十五味松石丸治疗 50 例病毒性肝炎的疗效观察[J].中国疗养医学, 2015, 24（8）: 860-861.

[98] 俄见, 太巴.藏药九味牛黄丸对乙型病毒性肝炎的临床观察 [J].中国民族医药杂志, 2014, 20（7）: 46.

[99] 沈桂堂. 藏茵陈片治疗慢性乙型肝炎 60 例临床观察 [A]. 中国中西医结合学会肝病专业委员会.2002全国中西医结合肝病学术会议论文汇编 [C].贵阳, 2002.

[100] 韩青, 魏立新, 杜玉枝.藏茵陈苷抗四氯化碳所致大鼠肝纤维化的实验研究 [J].中成药, 2009, 31（6）: 936-937.

[101] 苏丽贤, 汤朝晖, 罗炳德, 等.藏茵陈对小鼠冠状病毒性肝炎细胞 caspase-3 影响 [J].中国公共卫生, 2012, 28（1）: 56-58.

[102] 王峰. 复方蒂达胶囊诊疗 386 例湿热内蕴肝、胆感染症（急、慢性肝病）的临床观 [J]. 中国保健营养（下旬刊）, 2013（8）: 66-68.

[103] 朱智德, 王振常.穿金益肝片保肝抗纤祛邪作用的实验研究 [J].时珍国医国药, 2012, 23（6）: 1318, 1381.

[104] 柯珉珉, 张宪德, 吴练中, 等.岩黄连有效成分的研究 [J].植物学报, 1982, 24（3）: 289-291.

[105] 李丽.岩黄连抗炎作用的实验研究 [J].中国民族民间医药, 2009, 18（23）: 20-21.

[106] 毕明刚, 周娟, 许扬, 等.岩黄连总碱提取物对小鼠免疫性肝损伤的改善作用 [J].中国药理学与毒理学杂志, 2009, 23（1）: 39-44.

[107] 童鲲, 吴练中, 梁益永.岩黄连总生物碱对小鼠免疫功能的影响 [J].免疫学杂志, 1995（4）: 238-241.

[108] 郑志想.岩黄连注射液治疗慢性乙型肝炎 93 例疗效观察 [J].中国医药指南, 2013, 11（5）: 256-257.

[109] 赵一, 李爱媛, 周芳, 等.岩黄连抗肿瘤的实验研究 [J].广西中医药, 1979, 3（3）: 27-31.

[110] 邓雯, 朱利平, 刘晶, 等.岩黄连总碱对长期灌胃大鼠生化指标及肝组织抗氧化能力的影响 [J].毒理学杂志, 2010, 24（3）: 228-230.

[111] 尹华.岩黄连与丹参注射液合用对慢性乙型肝炎肝纤维化的影响 [J].实用医学杂志, 2001, 17（8）: 782-783.

[112] 陈俊, 周翔宇, 杨辉.茵山莲颗粒对急性胰腺炎患者外周血 MDA、SOD 及 IL-2、TNF-α水平的影响[J]. 湖南师范大学学报（医学版）, 2020, 17（1）: 43-46.

[113] 窦志华, 施忠, 李伟红, 等.复方五仁醇胶囊的研制 [J].时珍国医国药, 2005（10）: 953-956.

[114] 朱浩然, 窦志华, 罗琳, 等.复方五仁醇胶囊保肝作用的实验与临床研究 [J].时珍国医国药, 2008, 19（12）: 2968-2970.

[115] 朱浩然, 窦志华, 罗琳.复方五仁醇胶囊抗氧化及抑制肝细胞凋亡的血清药理学研究 [J].交通医学, 2008（4）: 335-337.

[116] 窦志华, 张劢, 蔡卫华, 等.复方五仁醇胶囊对他克莫司大鼠体内药动学的影响 [J].中草药, 2018, 49（21）: 5161-5165.

[117] 刘炉香, 王树民, 应森波.复方牛胎肝提取物片联合参芪肝康胶囊对慢性乙型肝炎患者纤维化指标及甲胎蛋白的影响 [J].新中医, 2016, 48（3）: 55-57.

[118] 郝志明, 窦琴, 包晓云.基于 PI3K/Akt 信号通路探讨肝康片对四氯化碳致肝纤维化大鼠肝功能的保护机制 [J].现代消化及介入诊疗, 2020, 25（2）: 188-192.

[119] 孙凌月, 王炜佳.虎驹乙肝胶囊治疗慢性乙型肝炎临床疗效评价 [J].黑龙江医药, 2013, 26（1）: 109-110.

[120] 郭德云, 张玉芳.虎驹乙肝胶囊治疗病毒性肝炎临床疗效观察 [J].江苏药学与临床研究, 2004（4）: 44-45.

[121] 周锦程.虎驹乙肝胶囊治疗慢性肝炎临床研究 [J].传染病药学, 1999, 9（9）: 3-7.

[122] 郭德云, 张玉芳.虎驹乙肝胶囊治疗病毒性肝炎临床疗效观察[J].江苏药学与临床研究, 2004, 8（4）: 53-54.

[123] 张洁, 李宝泉, 冯锋.裸花紫珠的化学成分及其止血活性研究 [J].中国中药杂志, 2010, 35（24）: 3297-3301.

[124] 陈颖, 杨国才.裸花紫珠的抗炎作用及增强免疫功能的实验研究 [J].广东微量元素科学, 2006, 13（8）: 39-41.

[125] 李德英, 袁惠德.华紫珠和杜虹花的成分、毒性与抑菌作用比较 [J].现代应用药学, 1992, 9（1）: 13-15.

[126] 高秀丽, 程萍, 刘杰麟.紫珠果实提取成分对 Hep-2 细胞株的抑制作用 [J].贵阳医学院学报, 2001, 26（6）: 523.

[127] 李岭森, 胡德建, 贾德兴, 等.裸花紫珠片治疗病毒性肝炎 54 例疗效观察 [J].中成药, 1999（11）: 30-31.

第二章 抗肝炎病毒方

草仙乙肝胶囊

【组成】虎杖、川楝子（炒）、猪苓、当归（土炒）、白花蛇舌草、白芍（炒）、蒲公英、黄芪、板蓝根、人参、重楼、白术（炒）、山豆根、茯苓、凤尾草、山茱萸、矮地茶、淫羊藿、丹参、甘草、鸡内金。

【功效】清热解毒，健脾利湿。

【适应证】湿邪困脾所致的身重懒动，胁痛，脘闷腹胀，便溏；慢性乙肝见上述证候者。

【剂型规格】胶囊剂，一次6粒，一日3次，3个月为1个疗程，或遵医嘱。

【肝病药理】药理学研究表明，草仙乙肝胶囊具有抗肝纤维化、抗炎保肝、抗病毒等作用。

1. 抗肝纤维化作用 肝脏受到损伤时，HSC 被激活，使肝窦内压升高，增生和分泌 ECM，促进肝纤维化的形成。研究表明，草仙乙肝胶囊可能通过影响 Bax 蛋白的表达，上调 HSC-T6 线粒体 Bax 和细胞质 caspase-3 的表达，抑制 HSC-T6 细胞增殖，诱导 HSC 凋亡，抑制肝纤维化的进展[1]。

2. 抗炎保肝作用 草仙乙肝胶囊能够有效控制肝组织炎症反应，提高慢性乙肝患者的 HBeAg 和（或）乙肝核心抗原（hepatitis B coreantigen，HBcAg）阴转率及 ALT 复常率[2]。另外，草仙乙肝胶囊能降低慢性肝损伤小鼠血清中的 ALT、AST、血脂，降低 MDA，减少肝细胞变性坏死，清除自由基，保护肝细胞膜，促进肝组织的修复，起到保护肝脏的作用[3]。

3. 抗病毒作用 有研究以 a-32P-detp 标记鸭乙型肝炎病毒-脱氧核糖核酸探针，作鸭血清斑点杂交，测定光密度（optical density，OD）值，观察草仙乙肝胶囊对鸭乙型肝炎病毒的作用，结果显示 OD 值下降，提示草仙乙肝胶囊能够有效抑制鸭乙型肝炎病毒的 DNA 水平[4]。此外，草仙乙肝胶囊能够降低小鼠肝炎病毒-2（mouse hepatitis virus-2，MHV-2）诱导的小鼠模型体内的 ALT 和 AST，抑制 MHV-2 病毒抗原的表达[5]。

肝 苏 颗 粒

【组成】扯根菜。

【功效】降酶，保肝，退黄，健脾。

【适应证】既可用于慢性活动性肝炎、乙型肝炎，也可用于急性病毒性肝炎。

【剂型规格】颗粒剂，口服，一次3g，一日3次，小儿酌减。

【肝病药理】药理学研究表明，肝苏颗粒具有抗肝纤维化、抗病毒、保肝退黄等作用。

1. 抗肝纤维化作用 肝苏颗粒可减少肝纤维化大鼠体内 TGF-β_1 和 α-SMA 的表达，降低肝组织纤维化程度，其作用机制可能与抑制 HSC 的激活，促进 ECM 降解，从而减少 ECM

沉积有关[6]。肝苏颗粒还能够显著降低大鼠血清中的 ALT、AST、TBIL，以及肝组织中 HA、LN、PC-Ⅲ和 TIMP-1 水平，增加胆汁分泌排泄，减轻胆汁淤积程度，减轻氧化应激导致的脂质过氧化损害，从而减少肝细胞损伤，抑制肝纤维病变[7]。

2. 抗病毒作用   IL-21 是机体重要的免疫调节因子。研究发现，肝苏颗粒能够提高慢性乙肝患者 IL-21 的水平，调节机体免疫功能，提高抗乙肝病毒作用[8]。

3. 保肝退黄作用   肝苏颗粒可以降低黄疸模型大鼠血清中 ALT、TBIL、NO 和 IL-6，减少细胞凋亡率以及肝细胞 Bcl-2 基因、Bax 蛋白的表达，提示肝苏颗粒能影响血清 NO 和 IL-6 及抑制肝细胞凋亡[9]，起到退黄、恢复肝脏功能的作用。

苦参碱注射液

【组成】苦参碱。

【功效】清热燥湿，利尿，杀虫。

【适应证】活动性慢性迁延性肝炎。

【剂型规格】注射剂，5ml∶50mg。静脉滴注，一次 150mg（15ml）（一次 3 支），加入 10%葡萄糖注射液 500ml 中滴注，一日 1 次，2 个月为 1 个疗程。

【肝病药理】药理学研究表明，苦参碱注射液具有抗肝纤维化、抑制肿瘤转移等作用。

1. 抗肝纤维化作用   苦参碱注射液能够降低慢性乙肝患者血清中的 HA、LN、PC-Ⅲ、Ⅳ-C 等水平，阻止慢性肝炎肝纤维化的发展[10, 11]。

2. 抑制肿瘤转移作用   苦参碱注射液能够降低肝癌术后患者血清人表皮生长因子样结构域蛋白 7（epidermal growth factor like domain7，Egfl7）、AFP 及骨桥蛋白（osteopontin，OPN）的表达，抑制血管内皮和成纤维细胞迁移能力，改善免疫系统功能，阻断肿瘤细胞的侵袭转移，降低肝癌术后的复发转移率，提高患者的生存质量[12, 13]。

六味五灵片

【组成】五味子、女贞子、连翘、莪术、苣荬菜、灵芝孢子粉。

【功效】滋肾养肝，活血解毒。

【适应证】慢性乙肝氨基转移酶升高，辨证属于肝肾不足，邪毒瘀热互结。症见胁肋疼痛，腰膝酸软，口干咽燥，倦怠，乏力，纳差，脘胀，身目发黄或不黄，小便色黄，头晕目眩，两目干涩，手足心热，失眠多梦，舌暗红或有瘀斑，苔少或无苔，脉弦细。

【剂型规格】薄膜衣片，每片 0.5g。口服，一次 3 片，一日 3 次，连服 3 个月，随后每月递减，再连服 3 个月。减量第 1 个月，一次 3 片，一日 2 次；减量第 2 个月，一次 2 片，一日 2 次；减量第 3 个月，一次 2 片，一日 1 次。

【肝病药理】药理学研究表明，六味五灵片具有抗肝纤维化、抗炎保肝、抗氧化等作用。

1. 抗肝纤维化作用   六味五灵片可通过负调控 TGF-β/Smad 信号通路及 NF-κB 信号通路的传导和转录激活，抑制大鼠肝组织胶原纤维的形成。此外，六味五灵片可减少 VEGF 和 PDGF 的表达，抑制 HSC 激活、增殖及持续活化，促进 ECM 降解，从而有效阻断甚至逆转胆管结扎（bile duct ligation，BDL）和 CCl4 诱导的大鼠肝纤维化进展[14]。

2. 抗炎保肝作用　经过六味五灵片治疗后，急性免疫性肝损伤小鼠脾脏中 Th1 细胞减少，Th2 细胞增多，且肝组织中 IL-12、IFN-γ 和 TNF-α 的 mRNA 表达下降，IL-4、IL-10 的 mRNA 和 GATA 结合蛋白 3（GATA binding factor 3，GATA-3）蛋白表达上调，提示六味五灵片可以调节 Th1/Th2 的平衡，减少炎症因子的表达，达到保护肝脏功能的作用[15]。另有研究表明，六味五灵片能够通过明显抑制 NF-κB-p65 的表达，降低血浆中 TNF-α 等炎症因子水平，减轻炎症反应[16]。

3. 抗氧化作用　六味五灵片能够降低乙醇致急性肝损伤小鼠血清中 ALT、AST 含量，提高 GSH、SOD 活性，减少肝组织 MDA、TG 的生成，降低肝组织中 TNF-α、IL-1β 含量，从而减轻脂质过氧化程度，提高抗氧化酶活性，抑制氧化应激，起到减轻急性乙醇肝损伤的作用[17]。另有研究表明，六味五灵片能够抑制脂多糖 LPS 联合 D-GalN 所致肝损伤小鼠体内 NO 的生物合成，降低 NO 含量，从而降低其毒性作用，阻断脂质过氧化反应发生，抑制 MDA 过量产生，减轻肝损伤[18]。

舒肝宁注射液

【组成】茵陈提取物、栀子提取物、黄芩苷、板蓝根提取物、灵芝提取物。

【功效】清热解毒，利湿退黄，益气扶正，保肝护肝。

【适应证】湿热黄疸，症见面目俱黄，胸肋胀满，恶心呕吐，小便黄赤，乏力，纳差，便溏；急、慢性病毒性肝炎见上述症状者。

【剂型规格】注射剂，每支装 2ml。静脉滴注，一次 10～20ml，用 10% 葡萄糖注射液 250～500ml 稀释后静脉滴注，一日 1 次；症状缓解后可改用肌内注射，一次 2～4ml，一日 1 次。

【肝病药理】药理学研究表明，舒肝宁注射液具有抗病毒、抗肝纤维化、保肝、退黄等作用。

1. 抗病毒作用　舒肝宁注射液可以有效提高体外培养的 HBV 稳定复制 HepG2 2.2.15 细胞和 HepG2.A64 细胞的 HBV-DNA、HBsAg、HBeAg 抑制率，从而达到抗病毒的作用。且联合低浓度的恩替卡韦（entecavir，ETV）或替诺福韦酯（tenofovir disoproxil fumarate，TDF）可以增强抗病毒效果，减少 TDF 引起的肾毒性和 ETV 所致的耐药问题[19]。

2. 抗肝纤维化作用　舒肝宁注射液能够降低酒精性肝纤维化大鼠血清中的 HA、LN、Ⅲ型前胶原氨基端原肽（PⅢNP）和Ⅳ-C，使脂肪变性、纤维组织沉积等病理改变得到显著改善[20]，其作用机制可能与保护肝细胞、减少 ECM 的分泌、抑制脂质过氧化、抑制 HSC 活化、诱导 HSC 凋亡及抑制 HSC Ⅰ-C 和Ⅲ-C mRNA 的表达有关[21]。

3. 保肝作用　舒肝宁注射液能够降低顺铂中毒小鼠血清 ALT、AST，同时增加球蛋白含量和升高 A/G，改善肝索界限不清、肝细胞肿大等病理状态，起到一定的肝保护作用[22]。

4. 退黄作用　舒肝宁注射液能够降低慢性肝病患者血清中的 TBIL[23]。联合复方甘草酸苷还能够明显降低慢性乙型病毒性肝炎合并高胆红素血症患者血清中的 ALT、AST 和 DBIL 含量，达到一定的退黄效果[24]。

双虎清肝颗粒

【组成】金银花、虎杖、黄连、白花蛇舌草、蒲公英、丹参、野菊花、紫花地丁、法半夏、甘草、瓜蒌、枳实。

【功效】清热利湿，化痰宽中，理气活血。

【适应证】湿热内蕴所致的胃脘痞闷，口干不欲饮，恶心厌油，食少纳差，胁肋隐痛，腹部胀满，大便黏滞不爽或臭秽，或身目发黄，舌质暗，边红，舌苔厚腻或黄腻，脉弦滑或弦数者，以及慢性乙肝见上述证候者。

【剂型规格】颗粒剂，每袋 12g。开水冲服，一次 1~2 袋，一日 2 次，或遵医嘱。

【肝病药理】药理学研究表明，双虎清肝颗粒具有抗肝纤维化的作用。

抗肝纤维化作用　双虎清肝颗粒能够显著降低慢性乙肝患者血清中的 HA、LN、PC-III 和 IV-C 水平，减少 IL-10 和 TGF-β 的表达，改善肝纤维化，有利于肝功能的恢复[25]。此外，双虎清肝颗粒可以降低肝纤维化大鼠血清中 TNF-α 和 IL-6 的表达，抑制炎症反应，减少肝脏胶原的合成和沉积，发挥抗肝纤维化的作用[26]。

田基黄注射液

【组成】地耳草。

【功效】清热利湿，散瘀消肿。

【适应证】病毒性肝炎属肝胆湿热证者。

【剂型规格】注射剂，每支装 2ml。肌内注射，一次 2ml，一日 1~2 次，或遵医嘱。

【肝病药理】药理学研究表明，田基黄注射液具有保肝作用。

保肝作用　田基黄注射液能够降低 CCl_4 致肝损伤小鼠血清中的 ALT 含量，减少肝组织中 TG 和 MDA 含量，提高肝 CYP450 的含量，保护肝细胞超微结构粗面内质网（rough endoplasmic reticulum，RER）和滑面内质网（smooth endoplasmic reticulum，SER），减少肝细胞结构的破坏[27]。此外，田基黄注射液还能够提高对乙酰氨基酚中毒小鼠肝内的 GSH 含量，增强肝微粒体 GST 活性，其可能机制是使生成的对乙酰氨基酚亲电子活性代谢产物与 GSH 结合并排出，从而抑制对乙酰氨基酚肝脂质过氧化，减少肝损伤[28]。

五　灵　丸

【组成】柴胡、灵芝、丹参、五味子。

【功效】疏肝益脾活血。

【适应证】乙型慢性活动性及迁延性肝炎，辨证属肝郁脾虚夹瘀证，症见纳呆、腹胀嗳气、胁肋胀痛、疲乏无力等。

【剂型规格】丸剂，口服，一次 9g，一日 3 次，饭后半小时服用，1 个月为 1 个疗程，或遵医嘱。

【肝病药理】药理学研究表明，五灵丸具有保肝和抗脂肪变性等作用。

1. 保肝作用 五灵丸能够降低 CCl₄ 慢性肝损伤大鼠血清和肝匀浆的 ALT 含量，升高血清和肝匀浆中的胆碱酯酶（cholinesterase，CHE）活性，恢复受损的肝细胞[29]。此外，五灵丸还可以降低 D-GalN 引起的肝损伤大鼠血清 ALT、AST、TC 和 TG 含量，促进肝细胞的修复[30]。

2. 抗脂肪变性作用 五灵丸能够有效阻止复合病因所致的大鼠肝硬化，加强胶原排泄，降低血清脂质过氧化物，清除 TG 在体内的蓄积，阻止肝脏脂肪变性[31]。

乙肝宁颗粒

【组成】黄芪、白花蛇舌草、茵陈、金钱草、党参、蒲公英、制何首乌、牡丹皮、丹参、茯苓、白芍、白术、川楝子。

【功效】补气健脾，活血化瘀，清热解毒。

【适应证】慢性肝炎属脾气虚弱、血瘀阻络、温热毒蕴证，症见胁痛、腹胀、乏力、尿黄，急性肝炎见上述证候者亦有一定疗效。

【剂型规格】颗粒剂，每袋 17g 或 3g（含乳糖）。口服，一次 17g，一日 3 次；儿童酌减。治疗慢性肝炎，以 3 个月为 1 个疗程。

【肝病药理】药理学研究表明，乙肝宁颗粒具有保肝降酶作用。

保肝降酶作用 乙肝宁颗粒能够降低 CCl₄ 或 D-GalN 所致的急性肝损伤小鼠血清中的 ALT 和 AST，减轻肝细胞损伤，保护肝功能[32,33]。

乙肝养阴活血颗粒

【组成】地黄、麦冬、五味子、当归、白芍、泽兰、橘红、川楝子、北沙参、酒女贞子、黄芪、制何首乌、阿胶珠、牡蛎、丹参、黄精（蒸）。

【功效】滋补肝肾，活血化瘀。

【适应证】肝肾阴虚型慢性肝炎，症见面色晦暗，头晕耳鸣，五心烦热，腰腿酸软，齿鼻衄血，胁下痞块，赤缕红斑，舌质红、少苔，脉沉弦、细涩等。

【剂型规格】颗粒剂，每袋 10g。一次 20g 或 10g（无蔗糖），一日 3 次。

【肝病药理】药理学研究表明，乙肝养阴活血颗粒具有抗肝纤维化作用。

抗肝纤维化作用 肝纤维化是由 ECM 过度增生并在肝内异常沉积所致，随着肝细胞损伤进行性加重[34]。乙肝养阴活血颗粒能使猪血清诱导的肝纤维化大鼠的纤维化四项指标（HA、LN、PC-III、IV-C）明显降低，说明此药有明显改善 ECM 代谢紊乱情况，对肝纤维化有治疗效果[35]，且能降低模型大鼠血清中的 ALT、AST 水平，从而减轻肝细胞损伤，改善肝功能[36]。

乙肝健片

【组成】花锚草、黄芪、甘草。

【功效】清热解毒，疏肝利胆，健脾和中。

【适应证】急慢性乙肝和其他肝炎。

【剂型规格】片剂，糖衣片，口服，A、B 片合用，一次各 2～3 片，一日 3 次。

【肝病药理】药理学研究表明，乙肝健片具有抗病毒、降血脂、保肝作用。

1. 抗病毒作用 黄芪所含生物碱部分具有直接杀伤病毒功效，还能通过促进机体在病毒刺激下诱生干扰素和提高 NK 细胞活性，增强机体对病毒的杀灭能力；而甘草中的甘草甜素能抑制肝炎病毒[37]，并且此药能抑制慢性乙肝患者血清中的 HBV-DNA 复制，使 HBsAg、HBeAg 转阴[38]。

2. 降血脂作用 乙肝健片能降低高脂模型小鼠血清中 TC 的含量，降低 LDL 的含量，防止 LDL 过度氧化[39]。

3. 保肝作用 乙肝健片还能降低 CCl_4 所致的小鼠急性肝损伤模型中血清 ALT、AST 的水平，发挥一定的保肝作用[40]。

乙肝舒康胶囊

【组成】叶下珠、白花蛇舌草、虎杖、丹参、黄芪、何首乌。

【功效】清热解毒，活血化瘀。

【适应证】急、慢性乙肝。

【剂型规格】颗粒剂，每粒 0.4g。口服，一次 4 粒，一日 3 次。

【肝病药理】药理学研究表明，乙肝舒康胶囊具有抗病毒、抗肝纤维化、调节免疫作用。

1. 抗病毒作用 现代药理学研究表明，乙肝舒康胶囊能降低慢性肝炎患者血清中的 HBsAg、HBeAg 及 HBV-DNA 水平，对乙肝病毒具有有效的抑制作用[41]。

2. 抗肝纤维化作用 乙肝舒康胶囊对肝间质纤维增生有一定抑制作用，机制可能与抑制 HSC 的增生、活化及减少胶原蛋白合成等有关[41]。

3. 调节免疫作用 乙肝舒康胶囊能使 CCl_4 所致的慢性肝损伤小鼠模型的腹腔巨噬细胞吞噬指数和血清溶血素含量增加，反映乙肝舒康胶囊可提高肝巨噬细胞调节机体免疫功能[41]。

乙肝清热解毒颗粒

【组成】虎杖、白花蛇舌草、北豆根、拳参、茵陈、白茅根、茜草、淫羊藿、甘草、土茯苓、蚕沙、野菊花、橘红。

【功效】清肝利胆，解毒逐瘟。

【适应证】肝胆湿热型急、慢性病毒性乙肝初期或活动期，乙肝病毒携带者，症见黄疸（或无黄疸）、发热（或低热）、舌质红、舌苔厚腻、脉弦滑数、口干苦或黏臭、厌油、胃肠不适等。

【剂型规格】颗粒剂，开水冲服，一次 1 袋（6g），一日 3 次。

【肝病药理】药理学研究表明，乙肝清热解毒颗粒具有抗肝纤维化作用。

抗肝纤维化作用 根据现代临床药理研究，乙肝清热解毒颗粒能显著地降低大鼠免疫性肝纤维化模型 I-C、III-C 含量，说明乙肝清热解毒颗粒能改善肝 ECM 的代谢，抑制胶原的合成，促进 ECM 的降解，最终减轻肝纤维化的病理损伤程度[35]。

乙肝扶正胶囊

【组成】何首乌、当归、沙苑子、丹参、人参、虎杖、贯众、明矾、石榴皮、麻黄、肉桂。

【功效】补肝肾，益气活血。

【适应证】乙肝，辨证属于肝肾两虚证，症见肝区隐痛不适，全身乏力，腰膝酸软，气短心悸，自汗，头晕，纳少，舌淡，脉弱。

【剂型规格】胶囊剂，每粒0.25g。口服，一次4粒，一日3次。

【肝病药理】药理学研究表明，乙肝扶正胶囊具有保肝、抗病毒、增强免疫功能作用。

1. 保肝作用 根据现代临床药理学研究，乙肝扶正胶囊能明显降低D-GalN所致的小鼠急性肝损伤模型血清中ALT、AST的含量，对CCl_4所致的大鼠慢性肝损伤模型可降低血清中ALT、AST及肝中Hyp的含量，提高TP、ALB含量，说明此药对肝损伤有明显的修复能力[42]。

2. 抗病毒作用 乙肝扶正胶囊能明显地抑制乙肝病毒感染鸭的血清HBV-DNA水平。此外，乙肝扶正胶囊可以改善慢性乙肝患者的症状，使血清胆红素（serum bilirubin，SB）及ALT均降至正常水平，提高血清中HBsAg、HBeAg的阴转率[43]。

3. 增强免疫功能作用 乙肝扶正胶囊对环磷酰胺造成的免疫低下小鼠模型可提高血清溶血素含量，提示乙肝扶正胶囊有一定的提高机体免疫功能的作用，能减少TG在肝内的聚积，加强肝脏代谢能力，增强免疫功能[44]。

乙肝解毒胶囊

【组成】贯众、草河车、黄柏、大黄、黄芩、胡黄连、土茯苓、黑矾等。

【功效】清热解毒，疏肝利胆。

【适应证】乙肝，辨证属肝胆湿热内蕴者，症见肝区热痛，全身乏力，口苦咽干，头晕耳鸣或面红耳赤，心烦易怒，大便干结，小便少而黄，舌苔黄腻，脉滑数或弦数。

【剂型规格】胶囊剂，每粒0.25g。口服，成人一次4粒，一日3次。

【肝病药理】药理学研究表明，乙肝解毒胶囊具有抗病毒作用。

抗病毒作用 根据现代临床药理学研究，乙肝解毒胶囊能提高慢性乙肝患者的HBeAg阴转率、HBeAg/HBeAb转换率，降低其HBV-DNA血清滴度[45]，并且ALT复常率、HBV-DNA阴转率也均有所提高[46]。

乙肝益气解郁颗粒

【组成】柴胡（醋炙）、白芍、丹参、党参、茯苓、瓜蒌、黄连、山楂、枳壳、橘叶、黄芪、桂枝、刺五加、法半夏、决明子、五味子。

【功效】益气化湿，疏肝解郁。

【适应证】慢性肝炎，辨证属肝郁脾虚者，症见胁痛腹胀，痞满纳呆，身倦乏力，大便溏薄，舌质淡暗，舌体肿或有齿痕，舌苔薄白或白腻，脉沉弦或沉缓等。

【剂型规格】颗粒剂，开水冲服，一次 10g，一日 3 次。

【肝病药理】药理学研究表明，乙肝益气解郁颗粒具有抗肝纤维化作用。

抗肝纤维化作用　现代临床药理学研究表明，乙肝益气解郁颗粒能有效改善猪血清诱导肝纤维化模型大鼠的肝功能（ALT、AST）和血清肝纤维化四项指标（HA、LN、Ⅳ-C 和 PC-Ⅲ），说明乙肝益气解郁颗粒能降低肝纤维化程度，同时有效减轻肝损伤，改善肝功能[35]。

乙肝康颗粒

【组成】鸡骨草、发酵虫草菌粉（CS-4）、五味子（炙）、丹参、虎杖、赤芍、山豆根、柴胡、蒲公英、甘草。

【功效】清解湿热，滋阴降火，活血化瘀，疏肝利胆。

【适应证】慢性乙肝及早期肝硬化，症见面色阴黄，暗黑，肌瘦，纳差，四肢乏力，右上腹胀满，隐痛，嗳气，便溏。

【剂型规格】颗粒剂，开水冲服，一次 1～2 袋，一日 3 次。

【肝病药理】尚不明确。

肝达康片（胶囊）

【组成】北柴胡（醋炙）、白芍（醋炙）、当归（酒炙）、茜草、白术（麸炒）、茯苓、鳖甲（醋炙）、湘曲、党参、白茅根、枳实（麸炒）、青皮（麸炒）、砂仁、地龙（炒）、甘草。

【功效】疏肝健脾，化瘀通络。

【适应证】慢性乙肝（慢性活动性及慢性迁延性肝炎），辨证属肝郁脾虚兼血瘀证候者。

【剂型规格】片剂，薄膜衣片。口服，一次 8～10 片，一日 3 次，1 个月为 1 个疗程，可连续使用 3 个疗程。

【肝病药理】药理学研究表明，肝达康片具有保肝、降血脂作用。

1. 保肝作用　根据现代临床药理研究，肝达康片能使慢性乙肝患者血清中的 ALT、AST、TBIL、TBA、HA、LN、Ⅳ-C、PC-Ⅲ、IL-17、MIF、TNF-α、IL-22、TGF-β₁ 水平显著降低[47]。

2. 降血脂作用　肝达康片可降低非酒精性脂肪肝患者血清中的 TC、γ-GGT，其中对 LDL-C、TG、ALT、AST 的水平降低尤为显著[48]。

肝 友 胶 囊

【组成】丹参、火炭母、虎杖、鸡骨草、茯苓、山楂、郁金、泽泻、神曲茶、鸡爪芋、茵陈、白背叶根、党参、歪沙、白术。

【功效】清热利湿，疏肝解郁，活血化瘀，健脾导滞。

【适应证】急性、迁延性及慢性病毒性肝炎。

【剂型规格】胶囊剂，口服，一次 4 粒，一日 3 次，1 个月为 1 个疗程，连服 2～3 月。

【肝病药理】药理学研究表明，肝友胶囊具有保肝作用。

保肝作用 根据现代临床药理学研究,肝友胶囊能降低抗痨药物所致肝损伤中的 ALT 水平,减轻肝细胞损伤,加快肝功能恢复[49]。

慢肝解郁胶囊

【组成】当归、白芍、三棱、柴胡、茯苓、白术、甘草、薄荷、丹参、麦芽、香橼、川楝子、延胡索。

【功效】疏肝解郁,健脾养血。

【适应证】迁延性肝炎或慢性肝炎,症见肝区胀痛,胸闷不舒,食欲不振,腹胀便溏。

【剂型规格】胶囊剂,口服,一次 4 粒,一日 3 次。

【肝病药理】药理学研究表明,慢肝解郁胶囊具有保肝、抗肝纤维化作用。

1. 保肝作用 根据现代临床药理学研究,慢肝解郁胶囊能有效地改善慢性乙肝患者血清中的 ALT、AST、TBIL 水平[50]。

2. 抗肝纤维化作用 慢肝解郁胶囊能降低肝炎后肝硬化患者血清 HA、LN、PC-III、IV-C 的含量[51]。

肝勃宁胶囊

【组成】当药苷、当药苦苷、龙胆碱、齐墩果酸、水飞蓟宾等。

【功效】清热利湿,益肝退黄。

【适应证】急性黄疸性肝炎、乙肝、慢性肝炎,辨证属湿热蕴结者。

【剂型规格】胶囊剂,口服,一次 4~6 粒,一日 3 次。

【肝病药理】药理学研究表明,肝勃宁胶囊具有保肝、抗病毒作用。

1. 保肝作用 根据现代临床药理学研究,肝勃宁胶囊能降低 CCl_4 所致慢性肝损伤大鼠血清中的 ALT、AST 水平,明显增加总蛋白量,改善白、球蛋白比例,并且还能显著减少肝中 Hyp 的含量和血清唾液酸浓度,有一定保护 CCl_4 所致肝纤维化、脂肪变和肝细胞坏死的作用[52]。

2. 抗病毒作用 肝勃宁胶囊还可降低乙肝患者血清中的 ALT、AST、SB 水平,能降低 HBsAg、HBeAg 的含量[53]。

苦黄注射液

【组成】苦参、大黄、大青叶、茵陈。

【功效】清热利湿,疏肝退黄。

【适应证】湿热黄疸,也用于黄疸性病毒性肝炎。

【剂型规格】注射剂,每支装 10ml。用 5% 或 10% 葡萄糖注射液稀释,每 500ml 葡萄糖注射液最多可稀释本品 60ml,一次 10~60ml,一日 1 次,静脉滴注。15 天为 1 个疗程。

【肝病药理】药理学研究表明,苦黄注射液具有保肝、退黄作用。

1. 保肝作用 苦黄注射液对肝损伤患者具有改善 ALT、AST、γ-GGT 水平的作用[54]。

2. 退黄作用 苦黄注射液能降低乙肝肝硬化胆汁淤积性肝病患者的 TBIL、DBIL 和间接胆红素（IBIL）水平[55]。

肝乐欣胶囊

【组成】土大黄、栀子、青鱼胆草、黄柏、茵陈、马蹄金、郁金、冰片。

【功效】清热解毒，利胆退黄。

【适应证】急、慢性肝炎，辨证属肝胆湿热者。

【剂型规格】胶囊剂（味辛、微苦涩），每粒装 0.3g。口服，一次 3 粒，一日 2 次，或遵医嘱。

【肝病药理】药理学研究表明，肝乐欣胶囊具有抗肝纤维化、保肝等作用。

1. 抗肝纤维化作用　肝乐欣胶囊能够显著降低乙肝肝硬化患者血清中 HA、LN、PC-Ⅲ、Ⅳ-C 等肝纤维化指标水平，从而起到抗肝纤维化作用，以改善肝组织结构，改善肝血流动力学，促进恢复肝功能[56]。还有临床数据显示，肝乐欣胶囊能显著降低慢性乙肝和肝硬化代偿期患者的血清肝纤维化指标，对改善肝纤维化，促进肝功能恢复有重要作用[57]。

2. 保肝作用　肝乐欣胶囊能降低 TBIL、ALT、AST、GGT 等的水平，升高血清 ALB 水平，从而改善肝脏的代谢功能，恢复肝功能[58]。

鸡骨草肝炎丸（颗粒）

【组成】鸡骨草、茵陈、地耳草、桃金娘根、鸭脚艾、鹰不泊。

【功效】疏肝，清热，利湿，祛黄。

【适应证】黄疸性和无黄疸性急性病毒性肝炎。

【剂型规格】颗粒剂，每袋 15g。开水冲服，一次 1 袋，一日 2 次。

【肝病药理】药理学研究表明，鸡骨草肝炎丸具有抗炎、抗病毒、降血脂、保肝、抗肝纤维化、抗肿瘤作用。

1. 抗炎作用　根据现代临床药理研究，鸡骨草能明显增强巨噬细胞的吞噬功能，不同程度地增强机体免疫功能，同时还具有明显的抗炎作用[59]；通过提取鸡骨草中的相思子碱，发现相思子碱含量与鸡骨草对肉芽肿的抑制率具有正相关性，推测相思子碱可能是鸡骨草抑制慢性炎症的主要药效物质基础[60]。

2. 抗病毒作用　鸡骨草乙醇提取液在体外有较明显的抗 HBsAg 和 HBeAg 作用[61]；通过观察鸡骨草临床疗效及治疗前后肝功能、血清 HBV-DNA 水平、HBeAg 阴转率、血清 TGF-β_1、血清 ECM 水平，发现鸡骨草能增强抗病毒作用，改善患者肝功能指标，延缓肝纤维化的进展[62]。

3. 降血脂作用　临床研究鸡骨草水提物治疗前后的血脂、肝脂、肝匀浆中 MDA 含量和 SOD 活性的变化情况，发现可降低高脂模型大鼠血脂和肝脂水平，表明本品具有降血脂、抗脂肪肝作用[63]；通过研究鸡骨草总黄酮碳苷（AME）对脂肪肝的影响，发现 AME 可显著减少肝脏脂肪空泡的数量和脂肪变的面积，降低 TG 和 TC 含量及血清氨基转移酶水平，其采用实时定量 PCR 的方法测定肝脏中相关脂代谢基因水平的变化，发现 AME 可下调乙硫氨酸（DL-ethionine，DL-E）导致的固醇调节元件结合蛋白-1、FAS 和乙酰辅酶 A 羧化酶（acetyl

CoA carboxylase，ACC1）的高表达，并且可逆转 DL-E 对 PPAR-α和肉碱棕榈酰转移酶-1α 的抑制作用[64]。

4. 保肝作用　研究发现，鸡骨草总黄酮通过抗氧化作用可显著降低急性肝损伤肝组织中 MDA 的生成及血清中 AST、ALT 水平和肝脏系数；升高组织中 SOD、GSH-Px 活性，改善肝脏的病理损伤程度，表明鸡骨草总黄酮对肝损伤有保护作用[65]。

5. 抗肝纤维化作用　鸡骨草醇提物能使肝细胞内脂肪空泡明显减少，改善肝小叶及肝窦结构，提示鸡骨草能减轻肝细胞损伤和脂肪变性的程度[66]；肝窦是肝脏完成物质交换的主要场所，肝窦内皮细胞（liver sinusoidal endothelial cell，LSEC）有许多窗孔存在，构成肝筛结构，肝筛对脂质代谢具有选择性，其结构和功能的变化可引起脂质代谢障碍而导致脂肪肝、肝纤维化和肝硬化[67]；脂肪肝模型组肝小叶、肝窦结构不清，胶原纤维明显增生，储脂细胞脂滴明显增多，LSEC 表面的窗孔显著扩张，而鸡骨草组肝小叶、肝窦正常，肝细胞形态正常，大部分窗孔接近正常。表明鸡骨草能使肝组织形态及 LSEC 窗孔恢复趋向正常，改善肝脏组织的病理变化。其作用机制可能是通过改善 LSEC 窗孔过度扩张，减少富含 TG 的乳糜微粒被肝细胞摄取而造成脂质在肝细胞内堆积，从而发挥改善肝组织、防治脂肪肝的作用[68]。

6. 抗肿瘤作用　研究发现，鸡骨草内的多糖化合物和皂苷类物质等多种成分对肿瘤细胞增殖能起到抑制作用[69, 70]；还发现鸡骨草醇提取物和鸡骨草内葫芦巴碱成分都具有抑制肝癌细胞的作用[71, 72]。鸡骨草抗肿瘤的机制可能与鸡骨草总皂苷抗人肝癌 HepG2 细胞的活性有关[73]。

黄疸茵陈颗粒

【组成】茵陈、黄芩、大黄（制）、甘草、蔗糖、糊精。

【功效】清热利湿，退黄疸。

【适应证】急、慢性黄疸性传染性肝炎。

【剂型规格】颗粒剂，每袋 10g。开水冲服，一次 10～20g，一日 2 次。

【肝病药理】药理学研究表明，黄疸茵陈颗粒具有退黄作用。

退黄作用　根据现代临床药理研究，黄疸茵陈颗粒对婴儿胆汁淤积性黄疸患者具有治疗作用，能显著地降低 TBIL、DBIL、ALT、AST 的含量[74]。临床上治疗新生儿黄疸的最常用方法是蓝光照射。使用蓝光照射治疗新生儿黄疸可将患儿体内脂溶性间接胆红素转换成水溶性衍生物，并随胆汁或尿液排出体外，进而降低其血清胆红素的水平[75]。

黄萱益肝散（原名乙肝散）

【组成】土大黄、萱草、千里光、猕猴桃、红土茯苓、野蔷薇、獐芽菜、杏叶防风、南五味子、丹参、甘草等。

【功效】清热解毒，疏肝利胆。

【适应证】慢性乙肝，辨证属肝胆湿热者。

【剂型规格】散剂，口服，成人一次 9g，一日 3 次，温开水或糖开水送服。

【肝病药理】药理学研究表明，黄萱益肝散具有保肝、抗肝纤维化、抗病毒作用。

1. 保肝作用 根据现代临床药理研究，黄萱益肝散能显著地降低慢性乙肝患者血清中的 ALT、AST、TBIL、TBA，反映此药能治疗肝损伤，具有保肝作用[76]。

2. 抗肝纤维化作用 黄萱益肝散能有效地降低慢性乙肝患者血清中的 HA、LN、PC-Ⅲ、Ⅳ-C 含量，说明对肝纤维化具有明显的抑制作用[76]；研究表明，乙肝散可能通过抑制活化的 HSC 的增殖和促进活化的 HSC 的凋亡来达到抗肝纤维化的目的[77]；中药乙肝散可明显降低雄性 Wistar 大鼠尾静脉注射 ALB 建立免疫损伤性肝纤维化模型中大鼠肝组织 Ⅰ-C、Ⅲ-C、Ⅳ-C 水平和 Hyp 的含量，纤维化程度明显改善，表明中药乙肝散具有逆转免疫损伤性肝纤维化作用，在逆转过程中各组肝组织 TIMP-1 和 MMP-2 表达均有所减少，MMP-2 无明显差异，而 TIMP-1 明显下降，表明乙肝散可能通过抑制 TIMP-1 的表达来逆转肝纤维化逆转过程[78]。

3. 抗病毒作用 黄萱益肝散具有一定的抗乙肝病毒作用，能使慢性乙肝患者 HBsAg、HBeAg 及 HBV-DNA 阴转率提高，抑制 HBV-DNA 复制，降低血清中的 HBV-DNA 含量，也能降低 ALT，具有一定的改善肝功能作用[79]。

肝加欣片

【组成】五味子、柴胡、茵陈、板蓝根、云芝胞内糖肽、猪胆粉。

【功效】疏肝解郁，清热利湿。

【适应证】慢性病毒性肝炎，辨证属肝郁脾虚者，症见胸胁胀痛、神疲乏力、食欲不振、烦躁等。

【剂型规格】片剂，薄膜衣片，每片 0.35g。口服，一次 4 片，一日 3 次。

【肝病药理】药理学研究表明，肝加欣片具有降血脂、抗病毒作用。

1. 降血脂作用 根据现代临床药理研究，肝加欣片可降低长期大剂量灌酒复制大鼠酒精性肝病（ALD）的动物模型血清中的 ALT、AST 和 ALP 含量，对抗酒精性血脂的增高，升高合成蛋白的含量，清除自由基和脂质过氧化物等[80]；柴胡中的有效成分柴胡皂苷，有抗炎、保肝作用，并能促进肝脏蛋白质的合成、降低过氧化脂质产生[81]；动物胆汁粉可刺激肝脏分泌胆汁，增强对脂溶性物质的消化吸收，并具有降血脂作用，有利于清除肝内蓄积的脂肪[82]；云芝多糖能减轻高脂动物的脂质过氧化损伤，有效清除血中的 ox-LDL，降低血中胆固醇和 TG 水平，阻止动脉粥样硬化的发生、发展[83]。肝加欣片还可显著改善高脂血症脂肪肝患者血清中的 TC、TG、LDL-C、HDL-C 含量[84]。

2. 抗病毒作用 肝加欣片能显著地改善慢性乙肝患者血清中的 ALT、TBIL、A/G 水平，具有一定的抗乙肝病毒作用[85]；肝加欣片中的板蓝根有较强的抗病毒和抗炎作用，常用于肝炎合并胆系感染患者[86]。

香菇多糖片

【组成】香菇菌多糖。

【功效】益气健脾，补虚扶正。

【适应证】慢性乙型迁延性肝炎及消化道肿瘤的放、化疗辅助用药。

【剂型规格】片剂，糖衣片，口服，一次3～5片，一日2次。

【肝病药理】药理学研究表明，香菇多糖片具有抗肿瘤、抗病毒、调节免疫作用。

1. 抗肿瘤作用　现代临床药理学研究表明，香菇多糖是由香菇提取的有效成分，包括多种氨基酸、甘露糖肽、葡聚糖等，具有调节机体免疫应答反应，促进干扰素分泌，提高SOD活性、抗氧化应激反应，阻止病毒与宿主细胞结合，发挥抗肿瘤作用[87]。

2. 抗病毒作用　香菇多糖片能显著地降低慢性乙肝患者血清中的ALT，抑制HBV-DNA复制，提高ALT复常率和HBV-DNA阴转率，有一定的抗病毒作用[88]。

3. 调节免疫作用　通过对老年口腔念珠菌感染治疗病例研究发现，香菇多糖是一种胸腺依赖型T细胞导向并有巨噬细胞参与的特殊免疫佐剂。它能识别脾脏及肝脏中抗原的巨噬细胞，促进淋巴细胞活化因子的产生，释放各种辅助性T细胞因子，增强宿主腹腔巨噬细胞吞噬率[89]，当宿主机体注射香菇多糖数小时后，一些具有生理活性的血清因子水平达到峰值。这些因子作用于淋巴细胞、肝细胞、血管内皮细胞后，产生诸多有效免疫应答，同时导致胸腺内的前体T细胞趋于成熟、分化、增殖并向外周释放，从而发挥调节免疫的作用[90]。

田基黄糖浆

【组成】地耳草。

【功效】清热利湿，散瘀消肿。

【适应证】病毒性肝炎，辨证属肝胆湿热者。

【剂型规格】口服液，口服，一次10～20ml，一日3次。

【肝病药理】药理学研究表明，田基黄具有抗肿瘤、保肝、抗病毒、提升免疫功能作用。

1. 抗肿瘤作用　根据现代临床药理研究，田基黄对人舌癌细胞株TSCCa有明显的杀伤作用，且量效关系明显[91]；田基黄对Hep-2和HeLa人癌细胞株的生长均有明显的抑制作用，使细胞收缩、不贴壁和死亡[92]。

2. 保肝作用　有研究发现，田基黄能降低血清中ALT的水平，病理组织学检查提示田基黄能减轻肝细胞变性、坏死[93]；田基黄水煎液能降低血清中的ALT、AST、NO、TNF-α、IL-6的含量，升高SOD活性，并能改善肝组织病理损伤[94]。

3. 抗病毒作用　田基黄乙醇总提取物、正丁醇提取物、乙酸乙酯及水提取物的含药血清均能抑制HBeAg和HBsAg的分泌，且其抗乙肝的有效成分主要分布在水提取液中[95]。

4. 提升免疫功能作用　田基黄能提高外周血及支气管肺泡灌洗液中T淋巴细胞百分率，从而提高全身的特异性和非特异性细胞免疫，并能提高外周血中性粒细胞吞噬率，从而提高机体抗细菌感染的能力[96]。

碧云砂乙肝灵颗粒

【组成】虎杖、板蓝根、茜草、白花蛇舌草、紫草、重楼、灵芝、丹参、山楂、蚕沙、白矾、土茯苓、青黛。

【功效】清肝解毒，理气活血。

【适应证】乙型病毒性肝炎，辨证属肝胆湿热者。

【剂型规格】每袋装 10g，开水冲服，一次 10g，一日 3 次。

【肝病药理】药理学研究表明，碧云砂乙肝灵颗粒具有抗乙肝病毒、免疫调节等作用。

1. 抗乙肝病毒作用　碧云砂乙肝灵颗粒辅助 IFN-α 能明显降低慢性乙肝患者血清 HBV-DNA 的水平，改善患者的肝功能，说明碧云砂乙肝灵颗粒具有抗 HBV 和保护肝功能的作用[97]。

2. 免疫调节作用　碧云砂乙肝灵颗粒可以明显升高慢性乙肝患者血清 IL-21 水平，且较单用 IFN-α 升高更为显著，提示碧云砂乙肝灵颗粒具有一定的免疫调节作用[97]。

茵莲清肝合剂

【组成】茵陈、板蓝根、绵马贯众、茯苓、郁金、当归、红花、琥珀、白芍（炒）、白花蛇舌草、半枝莲、广藿香、佩兰、砂仁、虎杖、丹参、泽兰、柴胡、重楼。辅料：单糖浆。

【功效】清热解毒，芳香化湿，疏肝利胆，健脾和胃，养血活血。

【适应证】病毒性肝炎者、肝炎病毒携带者及肝功能异常者。

【剂型规格】本品为棕褐色液体（味甜、微苦），久置有微量沉淀。每瓶装 100ml，口服，一次 1/2 瓶（50ml），一日 2 次，服时摇匀。

【肝病药理】药理学研究表明，茵莲清肝颗粒具有保肝降酶、抗肝纤维化、降脂作用。

1. 保肝降酶作用　茵莲清肝颗粒能够明显降低 D-GalN 致急性肝损伤小鼠、CCl₄ 所致的慢性肝损伤大鼠及酒精性肝损伤小鼠的血清 AST、ALT 水平，升高 A/G，从而起到保肝降酶作用[98]。

2. 抗肝纤维化作用　动物实验提示茵莲清肝颗粒能够明显降低 CCl₄ 所致的慢性肝损伤大鼠血清中 Hyp 的含量，缓解肝纤维化程度[98]。

3. 降脂作用　茵莲清肝颗粒能明显降低脂肪肝患者血清中 TG 的水平，降低血脂含量，从而对脂肪肝起到一定疗愈作用[99]。

茵芪肝复颗粒

【组成】茵陈、焦栀子、大黄、白花蛇舌草、猪苓、柴胡、当归、黄芪、党参、甘草。

【功效】清热解毒利湿，疏肝补脾。

【适应证】慢性乙型病毒性肝炎，辨证属肝胆湿热兼脾虚肝郁者，症见右胁胀满、恶心厌油、纳差食少、口淡乏味。

【剂型规格】本品为棕黄色至棕褐色的颗粒（味甜，微苦），每袋装 18g，口服，一次 18g，一日 3 次。

【肝病药理】药理学研究表明，茵芪肝复颗粒具有抗肝纤维化、促进脂质代谢、抗氧化、抗炎等作用。

1. 抗肝纤维化作用　用茵芪肝复颗粒联合阿德福韦酯治疗肝硬化患者后，其血清中的 HA、LN、PC-Ⅲ、Ⅳ-C 等肝纤维化指标明显比单用阿德福韦酯降低，能有效缓解肝纤维化程度，提示茵芪肝复颗粒具有抗肝纤维化功能[100]。

2. 促进脂质代谢作用　茵芪肝复颗粒能降低慢性乙肝患者血清中 TG、HDL、LDL 及 TC

水平，从而促进脂质代谢[101]。还有相关动物实验证明，茵芪肝复颗粒能够明显降低胆汁淤积性肝炎（cholestatic hepatitis，CP）大鼠血清中 ALP、GGT 中的水平，从而明显改善胆道阻塞和缓解胆汁淤滞症状，以促进脂质代谢；茵芪肝复颗粒还可以增加 CP 大鼠 FXR mRNA 的表达水平，从而抑制胆汁酸合成，起到促进脂质代谢的作用[102]。

3. 抗氧化作用　动物实验表明，茵芪肝复颗粒能够明显降低 CP 大鼠血清及肝组织中 MDA 的水平，从而降低肝细胞受活性氧和自由基攻击的程度，升高 CP 大鼠血清及肝组织 SOD 的表达水平，帮助灭活机体内氧自由基，协同提高抗氧化能力[102]。

4. 抗炎作用　动物实验表明，茵芪肝复颗粒能降低 CP 大鼠血清及肝组织细胞中 IL-17、IFN-γ、MDA 的表达水平，从而改善炎症反应[101, 102]。

慢肝宁胶囊

【组成】丹参、制何首乌、鸡骨草、三七、郁金、垂盆草、党参、北沙参、熟地黄、枸杞子、川楝子、当归。

【功效】补益肝肾，益气活血，清利湿热。

【适应证】慢性乙肝，辨证属肝肾阴虚、湿瘀阻络者，症见头晕目涩、腰膝酸软、胁肋隐痛、纳呆、神疲乏力、五心烦热、大便不爽等。

【剂型规格】本品内容物为棕黄色粉末（味微苦），每粒 0.5g，口服，一次 6 粒，一日 3 次，3 个月为 1 个疗程，或遵医嘱。

【肝病药理】药理学研究表明，慢肝宁胶囊具有调节激素、抗肝纤维化、抗病毒等作用。

1. 调节激素作用　慢肝宁胶囊能明显降低肝肾阴虚型慢性肝炎患者血清睾酮（testosterone，T），而 T_3、T_4 显著提高，雌二醇（estradiol，E_2）氢化可的松有不同程度的降低，通过调节内分泌激素，同时降低患者血清中 ALT、AST 的活性及血清 TBIL，从而促进肝功能恢复[103]。

2. 抗肝纤维化作用　慢肝宁胶囊能降低慢性肝病患者血清α-SMA 水平，减少活性 HSC，从而抑制肝细胞纤维化[104]。

3. 抗病毒作用　慢肝宁胶囊能够明显降低慢性活动性乙肝 HBsAg、HBeAg 浓度，从而促进慢性活动性乙肝功能的恢复[105]。

利肝隆颗粒

【组成】板蓝根、茵陈、郁金、五味子、甘草、当归、黄芪、刺五加浸膏。

【功效】疏肝解郁，清热解毒。

【适应证】急、慢性肝炎，迁延性肝炎，慢性活动性肝炎，对血清 ALT、麝香草酚浊度、黄疸指数均有显著的降低作用，对 HBsAg 转阴有较好的效果。

【剂型规格】本品为淡棕色或棕色的颗粒（味甜、微苦），每袋重 10g，开水冲服，一次 10g，一日 3 次，小儿酌减。

【肝病药理】药理学研究表明，利肝隆颗粒具有免疫调节、保肝、促进脂质代谢、抗肝纤维化、抗病毒等作用。

1. 免疫调节作用 利肝隆颗粒可显著降低自身免疫性肝炎（AIH）患者血清 IgG、IgM 和 IgA 水平，以及抑制趋化因子-8（CF-8）、CF-2 和 CF-9 水平，从而抑制患者体内亢进的体液免疫反应，抑制肝损伤进程[106]。

2. 保肝作用 利肝隆片能降低慢性肝炎患者血清中 ALT、AST 及 SB 水平，改善慢性肝炎患者胃肠道症状，消除黄疸，改善蛋白代谢，从而保护肝脏[107]。

3. 促进脂质代谢作用 利肝隆胶囊能降低脂肪肝患者血清中 TC、TG 的水平，改善脂肪肝症状。

4. 抗肝纤维化作用 利肝隆胶囊能降低脂肪肝患者血清中 HA、LN、IV-C 的水平，以缓解肝纤维化症状[108]。

5. 抗病毒作用 利肝隆冲剂能促进慢性乙肝患者的 HBsAg、HBeAg 阴转率，促进肝细胞再生[109]。

五灵肝复胶囊

【组成】五味子、猪胆粉、灵芝、丹参、绿豆。

【功效】养阴生津，疏肝解郁，清热解毒。

【适应证】慢性病毒性肝炎，辨证属肝肾不足、湿热滞留者。

【剂型规格】本品内容物为棕褐色的粉末（味微苦），每粒 0.4g。口服，一次 2～3 粒，一日 3 次。

【肝病药理】药理学研究表明，五灵肝复胶囊有抗肝纤维化、保肝、抗病毒作用。

1. 抗肝纤维化作用 五灵肝复胶囊能降低慢性乙肝患者的 HA、LN、IV-C、PIIINP 水平，抑制肝纤维化[110]。

2. 保肝作用 五灵肝复胶囊具有降低慢性乙肝患者的 ALT 水平，恢复肝代谢功能。五灵肝复胶囊能够降低脾虚浊瘀内阻型非酒精性脂肪性肝炎患者 AST、ALT、TC、TG 等水平，通过调节酶代谢及血脂水平，调节肝脏代谢[111]。

3. 抗病毒作用 五灵肝复胶囊能显著升高 HBV-DNA 及 HBeAg 阴转率，以抑制乙肝病毒复制[110]。

肝 舒 片

【组成】当药、党参、黄精、木香、维生素 C。

【功效】改善肝功能和增加食欲。

【适应证】慢性和迁延性肝炎。

【剂型规格】糖衣片，除糖衣后显棕黑色（味极苦），每片 0.58g。口服，一次 5～7 片，一日 3 次。

【肝病药理】药理学研究表明，肝舒片具有保肝作用。

保肝作用 肝舒片能明显降低活动性肺结核患者的 ALT 水平，从而预防肺结核药物对肝的损害[112]。

肝得治胶囊

【组成】五味子提取物、黄芩苷、桑椹丹参浸膏、甘草提取物。

【功效】清热解毒，活血化瘀，护肝理脾，降低氨基转移酶。

【适应证】迁延性、慢性肝炎。

【剂型规格】本品内容物为棕褐色颗粒（气香，味辛、甘苦），每粒装 0.45g。口服，一次 4 粒，一日 3 次。

【肝病药理】药理学研究表明，肝得治胶囊具有保肝作用。

保肝作用 肝得治胶囊可有效降低药物性肝损害患者的血清 ALT 水平，减轻肝损害[113~115]。肝得治胶囊可降低迁延性、慢性肝炎患者血清 ALT 浓度，从而改善肝损害症状[116]。肝得治胶囊还可显著降低病毒性肝炎患者血清 ALT、AST、TBIL 水平，从而改善肝脏代谢，起到保护肝脏作用[117]。

叶下珠片（胶囊）

【组成】叶下珠。

【功效】清热解毒，祛湿退黄。

【适应证】肝胆湿热所致的胁痛、腹胀、纳差、恶心、便溏、黄疸，急、慢性乙肝见上述证候者。

【剂型规格】糖衣片，除去糖衣显棕褐色（味苦、微酸涩），片芯重 0.3g。口服，一次 4~6 片，一日 3 次，治疗慢性乙肝以 3 个月为 1 个疗程。

【肝病药理】药理学研究表明，叶下珠片（胶囊）具有抗病毒、保肝作用。

1. 抗病毒作用 叶下珠胶囊可降低慢性乙肝病毒携带患者的 HBV-DNA 水平，具有一定的 HBeAg 阴转率和 HBeAg 血清学转换率增加作用[118, 119]。叶下珠胶囊能显著降低北京乙肝病毒麻鸭血清 DHBV-DNA、DHBsAg 和 DHBeAg 滴度，抑制病毒复制，从而起到抗病毒作用[120]。

2. 保肝作用 叶下珠胶囊能降低慢性乙肝患者血清 ALT、AST 水平，从而调节肝脏代谢[121, 122]。

健肝乐颗粒

【组成】白芍、甘草。

【功效】养血护肝，解毒止痛，降低氨基转移酶，消退黄疸及改善各类肝炎临床症状。

【适应证】急、慢性病毒性肝炎。

【剂型规格】本品为棕黄色颗粒（气微，味甜、微苦），每袋装 15g。开水冲服，一次 15g，一日 2 次，12 岁以下小儿酌减或遵医嘱。

【肝病药理】药理学研究表明，健肝乐颗粒具有抗病毒、保肝作用。

1. 抗病毒作用 健肝乐颗粒能降低慢性乙肝患者血清 HBV-DNA、HBeAg 水平，抑制病毒复制，起到抗病毒效果[123, 124]。

2. 保肝作用 健肝乐颗粒可降低慢性乙肝患者 ALT、AST、TBIL、γ-GGT 水平，通过调节肝脏代谢功能，改善肝损伤[121~125]。健肝乐颗粒能降低药物性肝损伤患者血清 TBIL、DBIL、AST、ALT、ALP、GGT、PT 水平，从而保护肝脏组织及细胞[126]。

八宝丹胶囊

【组成】体外培育牛黄、蛇胆、羚羊角、珍珠、三七、人工麝香等。

【功效】清利湿热，活血解毒，祛黄止痛。

【适应证】湿热蕴结所致的发热、黄疸、小便黄赤、恶心呕吐、纳呆、胁痛腹胀、舌苔黄腻或厚腻干白，或湿热下注所致的尿道灼热刺痛、小腹胀痛，以及病毒性肝炎、急性胆囊炎、急性泌尿系感染等见上述证候者。

【剂型规格】本品内容物为黄棕色或灰棕褐色的粉末（气香，味苦、微甘），每粒 0.3g。口服，1~8 岁一次 0.15~0.3g，8 岁以上一次 0.6g，一日 2~3 次，温开水送服。

【肝病药理】药理学研究表明，八宝丹胶囊具有抗肝纤维化、保肝等作用。

1. 抗肝纤维化作用 八宝丹胶囊能显著降低原发性胆汁性肝硬化患者血清肝纤维化指标 HA、LN、IV-C、PC-III 水平，从而改善肝硬化纤维化程度[127]。八宝丹胶囊还能显著降低病毒性肝炎患者 TBIL、ALT、AST 水平，延缓肝纤维化进程[128]。

2. 保肝作用 八宝丹胶囊能显著降低原发性胆汁性肝硬化患者血清肝功能指标 TBIL、AST、ALT、GGT、ALP 水平，从而改善肝损伤症状[129]。八宝丹胶囊还能降低原发性肝癌患者化疗栓塞术后综合征患者 AST、TBIL 及 ALT 水平，改善肝功能[129]。八宝丹胶囊能显著降低病毒性肝炎患者血清 AST、TBIL 及 ALT，从而促进肝功能恢复[128, 130, 131]。八宝丹胶囊能降低 TACE 术后综合征患者血清 ALT、AST 和 TBIL 水平，从而降低症状发生及持续的时间[132]。

复方树舌片

【组成】人参茎叶皂苷、树舌多糖、乌鸡浸膏、五味子浸膏。

【功效】滋补肝肾，益气养阴。

【适应证】慢性乙肝、迁延性肝炎、肝硬化，以及各种化学毒物引起的肝损伤。

【剂型规格】糖衣片，除去糖衣后呈棕褐色（味苦）。口服，一次 2~3 片，一日 3 次。

【肝病药理】药理学研究表明，复方树舌片具有抗病毒作用。

抗病毒作用 复方树舌片能降低慢性乙肝及慢性活动性肝炎患者血清 HBsAg、HBeAg 水平，升高抗-HBe 水平，清除乙肝病毒，促进肝组织恢复[133~135]。

舒肝消积丸

【组成】茵陈、柴胡、当归、白芍（炒）、丹参、郁金、延胡索（醋制）、三棱（制）、莪术（醋制）、香附（醋制）、川楝子（炒）、党参（蜜炙）、白术（麸炒）、黄芪（蜜炙）、茯苓、枳实（麸炒）、砂仁、槟榔、沉香、甘草（蜜炙）。

【功效】清热利湿，疏肝健脾，理气化瘀。

【适应证】慢性乙肝，辨证属肝郁脾虚、湿热内蕴、气滞血瘀者，症见胁痛、脘腹胀闷、厌油腻、恶心呕吐、疲乏无力。

【剂型规格】黑色的水蜜丸，每 10 丸重 2.1g。口服，一次 20~40 丸，一日 3 次。

【肝病药理】药理学研究表明，舒肝消积丸具有抗病毒作用。

抗病毒作用　舒肝消积丸可降低慢性乙肝患者血清 HBsAg、HBeAg、抗-HBe 水平，起到抗病毒作用[136~139]。

鼻炎宁颗粒

【组成】蜜蜂巢脾。

【功效】清湿热，通鼻窍，疏肝气，健脾胃。

【适应证】慢性鼻炎、慢性副鼻窦炎、过敏性鼻炎，亦可用于急性病毒性肝炎、慢性肝炎、迁延性肝炎。

【剂型规格】深棕色的颗粒（味甜），每袋 15g。开水冲服，一次 15g，一日 2~3 次。

【肝病药理】药理学研究表明，鼻炎宁颗粒具有抗炎作用。

抗炎作用　鼻炎宁颗粒能明显改善急性鼻窦炎患者的临床症状，有助于降低急性鼻窦炎患者血清白细胞及 CRP 水平，显著降低慢性鼻炎患者鼻阻力，显著降低慢性鼻炎患者 IL-17 和 IgE 水平，具有良好的抗炎作用[140~144]。动物实验表明，鼻炎宁颗粒能够降低过敏性鼻炎大鼠血浆 IL-4、IL-5 和 TNF-α 水平，以减轻鼻黏膜变应性炎症，减轻过敏性鼻炎症状[145]。

参 考 文 献

[1] 高杰，许春海，梁明，等.草仙乙肝胶囊含药血清诱导大鼠肝星状细胞凋亡及机制研究 [J].哈尔滨医科大学学报，2011，45（6）：550-552.

[2] 马玉芝，周光德，朴美善，等.草仙乙肝胶囊治疗慢性乙型肝炎临床病理研究 [J].中华传染病杂志，2006（2）：122-124.

[3] 徐惠波，李水林，李延忠，等.草仙乙肝胶囊对实验性肝损伤的保护作用 [J].中国实验方剂学杂志，1999（5）：42-43.

[4] 李水林，金忠吉，李壮，等.草仙乙肝胶囊对鸭乙型肝炎病毒感染的治疗作用 [J].延边大学医学学报，1999（2）：97-99.

[5] 郑美淑，姜锺求，南相允.草仙乙肝胶囊抗病毒作用的实验研究 [J].中华传染病杂志，2002（3）：49-50，65.

[6] 谢君，谢晓芳，李梦婷，等.肝苏颗粒对猪血清致免疫性肝纤维化大鼠肝功能和病理损伤的影响 [J].中华中医药杂志，2019，34（2）：750-754.

[7] 谢君.肝苏颗粒对肝纤维化影响的实验研究 [D].成都：成都中医药大学，2017.

[8] 莫菁莲，王政.肝苏颗粒对慢性乙型肝炎患者 IL-21 的影响 [J].中国实验方剂学杂志，2013，19（8）：284-286.

[9] 黄加权，袁萍，黄铁军，等.肝苏颗粒对实验性黄疸大鼠肝功能的保护及其机制 [J].中华传染病杂志，2007，25（3）：143-146.

[10] 陈小文，樊国强.苦参碱注射液治疗慢性乙型肝炎效果分析 [J].南华大学学报（医学版），2006（4）：601-603.

[11] 袁受涛，肖倩.苦参碱注射液对慢性肝炎肝纤维化指标的影响 [J].交通医学，2000（5）：482.

[12] 闻云杰，周建娅.苦参碱注射液对肝癌术后患者血清 Egfl7、AFP 及 OPN 变化影响的研究 [J].中国中医药科技，2017，24（1）：12-15.

[13] 陈晶，周文秀，宋波，等.苦参碱注射液对原发性肝癌根治术后患者疗效及 Egfl7、AFP、OPN 的影响 [J].现代中西医结合杂志，2018，27（30）：3389-3392.

[14] 刘慧敏.六味五灵片抗肝纤维化的药效评价及机制研究 [D].承德：承德医学院，2017.

[15] 刘慧敏，韩延忠，郭玉明，等.六味五灵片对刀豆蛋白 A 诱导的小鼠急性免疫性肝损伤的保护作用研究 [J].中国药理学通报，2017，33（1）：133-140.

[16] 贺兰芝，孟雅坤，张振芳，等.基于免疫调控的六味五灵片对何首乌致大鼠特异质肝损伤的防治作用[J].中草药，2017，48（1）：136-142.

[17] 尹萍，崔鹤蓉，章从恩，等.六味五灵片对小鼠急性乙醇性肝损伤的保护作用及机制初步研究 [J].中国中药杂志，2016，41（19）：3637-3642.

[18] 刘添，周建平，李绍旦.六味五灵片对 LPS 联合 GalN 所致肝损伤的防护作用机制研究 [J].北京中医药，2014，33（3）：226-228.

[19] 思兰兰，刘妍，徐东平，等.舒肝宁注射液体外抗 HBV 作用 [J].中国肝脏病杂志（电子版），2018，10（4）：66-72.

[20] 潘婷，张金娟，熊英，等.舒肝宁注射液对大鼠酒精性肝纤维化的防治作用研究 [J].中国药房，2017，28（19）：2624-2627.

[21] 潘婷.舒肝宁对酒精性肝纤维化作用的实验研究 [D].贵阳：贵州医科大学，2017.

[22] 张瑾.舒肝宁注射液对顺铂中毒小鼠肝脏损伤的保护作用 [J].中国药房，2016，27（7）：920-922.

[23] 胡丽华.舒肝宁对慢性肝病患者肝功能的影响 [J].世界最新医学信息文摘，2018，18（25）：15-16.

[24] 张斌，赵巍，王立蓉.舒肝宁注射液对慢性乙型病毒性肝炎高胆红素血症患者肝功能及胆红素的影响[J].中医药导报，2014，20（16）：71-73.

[25] 祝丽超，毕夏，陈晓杨.双虎清肝颗粒对慢性乙型肝炎患者 IL-10 和 TGF-β的影响以及临床疗效研究[J].中医药信息，2017，34（6）：74-77.

[26] 邵铭，陆原，赵建学，等.双虎清肝颗粒对四氯化碳诱发肝纤维化大鼠血液 TNF-α和肝脏组织学的影响 [J].辽宁中医药大学学报，2009，11（10）：160-162.

[27] 黎七雄，王玉山，彭仁秀，等.田基黄注射液对四氯化碳引起小鼠肝损伤的保护作用 [J].华西药学杂志，1992（3）：146-149.

[28] 黎七雄，彭仁琇，高平.田基黄注射液对小鼠醋氨酚肝脏毒性的保护作用[J].中国药学杂志，1992（8）：472-474，506-507.

[29] 王胜春，王玲，田卫斌，等.柴胡及五灵丸对慢性肝损伤小鼠的影响[J].第四军医大学学报，2002（2）：133-136.

[30] 蒋永培，王胜春，李桂珍，等.中药五灵丸对 D-氨基乳糖所致大鼠肝损伤的修复作用 [J].第四军医大学学报，1991（5）：361-364.

[31] 蒋永培，王胜春，杨春娥，等.五灵丸对实验性肝硬变大鼠的作用 [J].第四军医大学学报，1993（3）：189-192.

[32] 邓曼静，喻长远，刘向前.乙肝宁颗粒剂降酶及毒理实验研究［J］.湖南中医杂志，1998（4）：58.

[33] 伍一文，张登科，喻长远.乙肝宁颗粒对肝损伤动物模型的保肝降酶及免疫调节作用的研究［J］.湖南中医学院学报，2001（2）：14-15.

[34] Montazeri G，Estakhri A，Mohamadnejad M，et al. Serum hyaluronate as a non-invasive marker of hepatic fibrosis and inflammation in HBeAg-negative chronic hepatitis B［J］. BMC Gastroenterol，2005，5：32.

[35] 法振鹏，车念聪，季巍巍，等. 乙肝中成药治疗肝纤维化病理损伤及 ECM 代谢紊乱的实验研究［A］.中华中医药学会内科肝胆病专业委员会.中华中医药学会第十五届内科肝胆病学术会议暨国家中医药管理局专科专病协作组（肝病组、传染病组）会议论文汇编［C］.济南，2012：8.

[36] 法振鹏，车念聪，季巍巍，等.乙肝系列中成药对免疫性肝纤维化大鼠肝功能和肝纤维化指标的影响［J］.中华中医药杂志，2012，27（5）：1449-1451.

[37] 金岚，金岩敏.新编中药药理与临床应用［M］.上海：上海科学技术文献出版社，1995：52.

[38] 耿旦，李锡芳，刘辉林.乙肝健片治疗慢性病毒性肝炎疗效观察［J］.实用临床医学，2005（11）：43-45.

[39] 张玉臣，王志平.乙肝健片降血脂和保肝作用的实验研究［J］.中成药，2009，31（8）：1283-1284.

[40] 王志峰.乙肝健片治疗慢性乙型肝炎临床观察［J］.长治医学院学报，2006，14（3）：191-192.

[41] 侯敏全，虢红梅.珍珠草乙肝舒康胶囊药效学研究［J］.世界中医药，2009，4（1）：50-52.

[42] 金翠英，周建平，马豹山，等.乙肝扶正胶囊的主要药效学研究［J］.中国实验方剂学杂志，2007（10）：41-44.

[43] 刘政，刘洋.当飞利肝宁联合乙肝扶正胶囊治疗慢性乙型肝炎 80 例临床观察［J］.医药产业资讯，2006（6）：69.

[44] 钱英，程绍恩.肝炎论治学［M］北京：人民卫生出版社，1988：231-232.

[45] 占伯林. 乙肝解毒胶囊治疗慢性乙型肝炎的临床研究［D］.广州：广州中医药大学，2006.

[46] 张华.乙肝解毒胶囊治疗慢性乙型肝炎的疗效观察［J］.中成药，2004（2）：35-36.

[47] 王文华，彭期兵，夏平，等.肝达康片联合阿德福韦酯治疗慢性乙型肝炎的临床研究［J］.现代药物与临床，2019，34（9）：2756-2760.

[48] 张玉喜，马晓瑞，黄雪梅，等.肝达康片治疗肝郁脾虚证非酒精性脂肪肝的临床观察［J］.宁夏医学杂志，2016，38（10）：916-918.

[49] 金艺凤.强力宁联合肝友胶囊治疗抗痨药物所致肝功能损害的临床观察［J］.实用肝脏病杂志，1997（2）：59.

[50] 丁继霞.慢肝解郁胶囊治疗慢性肝炎 34 例［J］.吉林中医药，2007（2）：69.

[51] 吴军伟.复方鳖甲软肝片与慢肝解郁胶囊治疗肝炎后肝硬化的临床评价［J］.中国实验方剂学杂志，2013，19（5）：327-329.

[52] 李克敏，周歧新，高丽佳，等.肝勃宁对四氯化碳致大鼠慢性肝损害的保护作用［J］.中药药理与临床，1998（1）：39-41.

[53] 熊良仕，赵仕弟，陈志冰.肝勃宁治疗病毒性肝炎临床疗效观察［J］.中华肝脏病杂志，1996（4）：59.

[54] 曹兴国，潘剑，丁巧云，等.苦黄注射液治疗药物性肝损伤 81 例疗效观察［J］.临床合理用药杂志，2020，13（32）：9-10，26.

[55] 肖苗苗.苦黄注射液治疗乙型肝炎肝硬化并胆汁淤积性肝病疗效观察［J］.医药论坛杂志，2017，38（10）：151-152.

[56] 吴敏田. 肝乐欣胶囊治疗乙型肝炎肝硬化疗效观察［J］. 中国实用医刊，2008（21）：87-88.

[57] 杨俊杰. 干扰素联合肝乐欣对慢性乙型肝炎和肝硬化代偿期患者的肝纤维化指标的影响 [J]. 中国现代药物应用，2008（6）：37-38.

[58] 吴敏田. 肝乐欣胶囊治疗乙型肝炎肝硬化疗效观察 [J]. 中国实用医刊，2008（21）：87-88.

[59] 周芳，李爱媛.鸡骨草与毛鸡骨草抗炎免疫的实验研究 [J].云南中医中药杂志，2005，26（4）：36-38.

[60] 林壮民，何秋燕，周秀，等.鸡骨草中抗炎药效物质基础辨识研究 [J].时珍国医国药，2018，29（8）：1825-1827.

[61] 陈晓白，韩余健，许潘健.鸡骨草提取物对体外乙型肝炎病毒的抑制作用 [J].医药导报，2009，28（4）：418-420.

[62] 雷清瑶.探讨鸡骨草胶囊联合抗病毒治疗慢性乙型肝炎的疗效及对肝功能、血清 TGF-β_1、ECM 水平的影响 [J].现代诊断与治疗，2018，29（13）：2036-2038.

[63] 陈晓白，甘耀坤，王晓平，等.鸡骨草对 SD 大鼠血脂及肝脂的影响 [J].中国医药指南，2009，7（23）：28-29.

[64] 王昀，陈蜜，江振洲，等.鸡骨草总黄酮碳苷对乙硫氨酸导致的小鼠脂肪肝的影响 [J].中国临床药理学与治疗学，2014，19（1）：7-13.

[65] 江生周，江辉.鸡骨草总黄酮对小鼠实验性肝损伤的保护作用[J].安徽医药，2009，13（10）：1174-1176.

[66] 黄凯文，陈剑梅，苏宁，等.鸡骨草醇提物对大鼠非酒精性脂肪肝的保护作用研究 [J].中国药房，2011，22（31）：24-26.

[67] 钱学敏.肝窦内皮细胞窗孔结构在脂质代谢、急性肝损伤及肝纤维化中的作用 [J].国外医学·消化系疾病分册，2003，23（3）：40-42.

[68] 张勤，蔡红兵，莫志贤，等.鸡骨草防治大鼠脂肪肝的实验研究 [J].中药材，2012，35（9）：88-93.

[69] 游如旭，张玉，汪柳，等.香菇多糖诱导鼠肝癌 H_{22} 细胞凋亡机制的初步探讨 [J].中国医院药学杂志，2015（9）：65-66.

[70] 郑巧伟，杨建刚，肖志强，等.椭白皮总皂苷体内外的抗肿瘤作用 [J].中国医院药学杂志，2013（2）：71-73.

[71] 零新岚，郑鸿娟，张航，等.鸡骨草醇提取物对 H_{22} 荷瘤小鼠的体内抗肿瘤作用研究 [J].中国医院药学杂志，2016（11）：15-16

[72] 袁旭江，霍务贞，鲁湘鄂，等.鸡骨草保肝降脂有效成分分子对接筛选研究 [J].广东药学院学报，2016（5）：33-34

[73] 贺茂林. 鸡骨草总皂苷抗人肝癌 HepG2 细胞活性 [D].广州：南方医科大学，2019.

[74] 钱飞，羊二尚.熊去氧胆酸联合黄疸茵陈颗粒治疗婴儿胆汁淤积性黄疸疗效观察 [J].陕西医学杂志，2013，42（8）：1076-1077.

[75] 胡劲松.蓝光间歇照射与蓝光持续照射辅助黄疸茵陈颗粒治疗新生儿黄疸效果比较 [J].临床医药文献电子杂志，2017，4（27）：5309，5311.

[76] 独晓勤，孟雪飞，李红兵.黄萱益肝散联合复方牛胎肝提取物片治疗慢性乙型肝炎肝纤维化的疗效观察 [J].现代药物与临床，2018，33（12）：3302-3305.

[77] 程红球，黄彩华，邱杰文，等.乙肝散对肝星状细胞增殖及凋亡的影响 [J].现代中西医结合杂志，2008（15）：2282-2283，2285.

[78] 周俊英，李兵顺，宋艳改.中药乙肝散逆转肝纤维化过程中肝组织 TIMP-1 及 MMP-2 表达变化的实验研究 [J].中国组织化学与细胞化学杂志，2004（4）：445-449.

[79] 程明亮，周霞秋，米志宝.乙肝散治疗慢性乙肝临床和实验研究 [J].中国医药学报，1997，12（3）：23.

[80] 王杰，姚凤云，杨伟鹏，等.肝加欣片治疗酒精性肝病的实验研究 [J].中国实验方剂学杂志，2006（8）：39-40.

[81] 谢东浩，蔡宝昌，安益强，等.柴胡皂苷类化学成分及药理作用研究进展 [J].南京中医药大学学报，2007，23（1）：63-65.

[82] 刘直，李瑜.简述熊去氧胆酸的药理作用 [J].中成药，1990，12（1）：33-34.

[83] 娄宁，陈瑗，周玫，等.云芝多糖对实验性动脉粥样硬化家兔的治疗作用 [J].第一军医大学学报，1995，15（3）：185-187.

[84] 蒋远明，唐坤伦，王容，等.肝加欣联合血脂康治疗高脂血症脂肪肝 62 例 [J].西部医学，2009，21（5）：792-794.

[85] 袁红星.肝加欣片对慢性乙肝的治疗作用 [J].医药导报，2000（6）：572.

[86] 李培锋，关红，贺春阳.四种中草药的抗炎作用 [J].内蒙古农牧学院学报，1990，11（1）：36-39.

[87] 黄益丽，廖鑫凯，李清彪，等.香菇多糖的生物活性 [J].生命的化学，2001，21（5）：371-373.

[88] 张志和，陈伟雄，姜凤仙.普通干扰素联合香菇多糖片治疗 HBeAg 阴性慢性乙肝的临床疗效观察 [J].中国医师杂志，2015，17（4）：564-566.

[89] 王俊侠.香菇多糖片治疗乙型肝炎 60 例 [J].中西医结合肝病杂志，1994，12（2）：39.

[90] 邹来勇，方芳，涂国卿，等.牛膝多糖对兔膝骨关节炎血液流变学的影响 [J].河南中医，2013，33（12）：2083-2085.

[91] 金辉喜，李金荣.田基黄对人舌癌细胞株 TSCCa 细胞毒作用的研究 [J].临床口腔医学杂志，1997，13（1）：19-20.

[92] 黎七雄，等.田基黄对人喉癌 Hep-2 和人宫颈癌 Hela 细胞株生长的抑制作用 [J].华西药学杂志，1993，8（2）：91.

[93] 汪敏，牟德英，叶劲松，等.田基黄对小鼠实验性肝损伤的保护作用 [J].黔南民族医专家报，2002，15（4）：191-192.

[94] 林久茂，赵锦燕，周建衡，等.田基黄对小鼠急性肝损伤的防治作用 [J].时珍国医国药，2008，19（3）：550.

[95] 潘小姣，杨柯，曾金强，等.田基黄不同提取物含药血清体外抗乙肝和抗肝癌作用的实验研究 [J].时珍国医国药，2009，20（5）：1076.

[96] 周小玲，柯美珍，宋志军.田基黄对大鼠呼吸道及全身免疫功能的影响 [J].广西医科大学学报，2001，18（2）：211.

[97] 张玉山.碧云砂乙肝颗粒对慢性乙型肝炎患者 IL-21 的影响 [J].新中医，2013，45（6）：32-34.

[98] 王志斌，周建平.茵莲清肝颗粒保肝降酶作用的研究 [J].中国中医药信息杂志，2004（4）：308-309.

[99] 魏元古.茵莲清肝颗粒治疗脂肪肝临床观察 [J].临床和实验医学杂志，2006（5）：594.

[100] 官川博，张毅宏，刘德强，等.茵芪肝复颗粒联合阿德福韦酯治疗慢性乙型肝炎肝硬化的临床研究 [J].现代药物与临床，2020，35（7）：1350-1354.

[101] 朱幸仪，卢妤.茵芪肝复颗粒联合抗病毒治疗对慢性乙型肝炎肝功能和脂代谢的影响 [J].深圳中西医结合杂志，2017，27（8）：26-28.

[102] 王艳娇，赵云青.茵芪肝复颗粒对胆汁淤积性肝炎大鼠的改善作用及对相关细胞和炎症因子的影响

[J]. 世界华人消化杂志，2019，27（20）：1256-1262.

[103] 崔丽安，施伯安，张俊富，等. 慢肝宁胶囊对慢性乙型肝炎患者内分泌激素的影响 [J]. 中西医结合肝病杂志，2005（5）：19-20.

[104] 梁柱石，陈祝英，郑赓唐，等. 慢肝宁抗肝纤维化的肝组织形态定量及α-平滑肌肌动蛋白免疫组化评价 [J]. 中西医结合肝病杂志，2005（1）：11-13.

[105] 张俊富，谷济生，崔丽安. 慢肝宁胶囊治疗慢性活动型乙型肝炎 154 例疗效观察 [J]. 天津中医，1994（6）：1-3.

[106] 王雨，王楠，王巧侠，等. 利肝隆联合异甘草酸镁治疗自身免疫性肝炎患者疗效及其对血清趋化因子水平的影响 [J]. 实用肝脏病杂志，2020，23（6）：821-824.

[107] 李晓槐，刘振龙，郑官兴，等. 利肝隆片治疗慢性肝炎的疗效观察 [J]. 实用医技杂志，2007（17）：2350-2351.

[108] 舒德云. 利肝隆胶囊治疗脂肪肝 68 例疗效观察 [J]. 实用肝脏病杂志，2005（3）：161-162.

[109] 李玉萍，张慧智. 安抗Ⅰ号合宝光利肝隆冲剂治疗慢性乙型肝炎 [J]. 长治医学院学报，1999（1）：18-19.

[110] 周晓辉. 小柴胡汤联合五灵肝复胶囊治疗慢性乙型肝炎的临床疗效及安全性 [J]. 河北医学，2015，21（4）：659-662.

[111] 唐开斌，夏仁兴，邓霁红，等. 健脾降脂方联合五灵肝复胶囊治疗脾虚浊瘀内阻型非酒精性脂肪性肝炎的临床疗效 [J]. 现代生物医学进展，2015，15（8）：1495-1497.

[112] 张萍. 肝舒片防治抗结核药物性肝损害的临床观察 [J]. 中原医刊，2002（9）：49.

[113] 唐蒙轩. 肝得治胶囊预防抗结核药物致肝损害的疗效观察 [J]. 现代医药卫生，2010，26（14）：2179.

[114] 邹刚. 肝得治胶囊预防抗结核药物肝损害的研究 [J]. 临床肺科杂志，2008（10）：1348.

[115] 张兴树，宋金德，刘全英. 肝得治胶囊对抗结核病药物所致肝损害的保护作用 [J]. 临床肺科杂志，2007（9）：1008.

[116] 关世欢，廖新雄，钟洪. 肝得治胶囊治疗迁、慢性肝炎 209 例疗效总结 [J]. 中草药，1980，11（7）：312.

[117] 张永祥，蔡皖平. 肝得治胶囊治疗病毒性肝炎的疗效观察 [J]. 包头医学院学报，2006（4）：407-408.

[118] 张淑玲，叶翩，赵雷，等. 叶下珠片和至灵胶囊联合治疗慢性乙型肝炎病毒携带者的疗效观察 [J]. 中西医结合肝病杂志，2009，19（5）：285-287.

[119] 李庚元，张文学，米志宝. 复方叶下珠胶囊治疗乙型肝炎 38 例 [J]. 中西医结合肝病杂志，1999（1）：32.

[120] 李晖，张传涛，辜海英，等. 复方叶下珠胶囊体内抗鸭乙型肝炎病毒作用的研究 [J]. 江苏中医药，2012，44（4）：71-72.

[121] 陈卫，王敬枪. 拉米夫定联合叶下珠胶囊治疗慢性乙型肝炎疗效观察 [A].首届"之江中医药论坛"暨浙江省中医药学会 2011 年学术年会论文集 [C]. 杭州，2011.

[122] 曾振东，韦金育，李延. 叶下珠胶囊治疗慢性乙型肝炎临床观察 [J]. 内蒙古中医药，2001（3）：5-6.

[123] 董博，胡海石，王德景，等. 健肝乐颗粒联合异甘草酸镁治疗慢性乙型病毒性肝炎临床研究 [J]. 中国药业，2019，28（1）：57-59.

[124] 徐双林. 健肝乐颗粒联合拉米夫定治疗乙型肝炎肝硬化疗效及安全性研究 [J]. 河北医药，2012，34

（21）：3262-3263.

[125] 周晓琳，覃慧敏，叶丰，等. 健肝乐颗粒治疗慢性乙型肝炎的疗效观察 [J]. 中国医药导刊，2013，15（2）：326-327.

[126] 程刚，曾甲庆，周三毛，等. 健肝乐颗粒联合西药治疗抗结核药物致肝损伤 18 例 [J]. 中西医结合肝病杂志，2018，28（1）：50-51.

[127] 邵丽，邹勇，顾友谊. 八宝丹联合熊去氧胆酸胶囊治疗原发性胆汁性肝硬化临床观察 [J]. 中国中医药现代远程教育，2020，18（19）：86-88.

[128] 杨昊昕，苟金，黄坡，等. 八宝丹胶囊治疗病毒性肝炎的疗效和安全性系统评价及 Meta 分析 [J]. 中国中药杂志，2019，44（22）：4953-4961.

[129] 徐意，李伟，楼妙姿，等. 八宝丹胶囊治疗原发性肝癌化疗栓塞术后综合征临床研究 [J]. 新中医，2020，52（16）：104-106.

[130] 林艳芳，卢华杰. 八宝丹胶囊治疗慢性病毒性肝炎的临床效果观察 [J]. 临床合理用药杂志，2020，13（14）：93-94.

[131] 刘蒲芳. 八宝丹胶囊治疗黄疸型病毒性肝炎的临床效果 [J]. 临床医学研究与实践，2018，3（10）：138-139.

[132] 张丽敏，李新省，唐瑞峰，等. 八宝丹胶囊防治肝癌化疗栓塞术后综合征的研究 [J]. 河北中医药学报，2018，33（1）：26-28.

[133] 唐丽霞，王百龄，谢树莲. 复方树舌片治疗慢活肝 142 例疗效观察 [J]. 现代中西医结合杂志，1996（4）：86.

[134] 李俐. 复方树舌片对乙型肝炎病毒标志物阴转的疗效观察 [J]. 贵州医药，1990（5）：302.

[135] 王雨梅，杨际权，翟玉秋，等. 复方树舌片治疗 330 例慢性乙型肝炎临床疗效观察 [J]. 吉林中医药，1989（1）：8-9.

[136] 何建成，王自立. 舒肝消积丸对慢性乙型肝炎病毒血清标志物某些指标的影响 [J]. 上海中医药杂志，1996（7）：8-9.

[137] 何建成，耿铁海，王自立. 舒肝消积丸治疗 353 例慢性乙型肝炎的临床研究 [J]. 光明中医，1997（1）：33-37.

[138] 何建成，王自立，耿铁海. 舒肝消积丸治疗慢性乙型肝炎的临床研究 [J]. 中成药，1996（5）：24-26.

[139] 耿铁海，高芳，何建成. 舒肝消积丸治疗乙肝的临床研究 [J]. 甘肃中医，1994（4）：63.

[140] 牛小青. 鼻炎宁胶囊联合糠酸莫米松治疗慢性鼻炎的疗效观察 [J]. 人人健康，2019（20）：227.

[141] 钱元. 鼻炎宁颗粒联合布地奈德治疗鼻窦炎的临床疗效 [J]. 世界最新医学信息文摘，2019，19（54）：169-172.

[142] 樊晖晖，王欣，王运红，等. 鼻炎宁胶囊联合糠酸莫米松治疗慢性鼻炎的临床研究 [J]. 现代药物与临床，2018，33（3）：600-603.

[143] 邱会军. 鼻炎宁联合莫西沙星治疗急性鼻窦炎疗效及对 WBC 和 CRP 影响 [J]. 国际医药卫生导报，2017，23（3）：389-391.

[144] 李卓，皇甫辉. 鼻炎宁颗粒治疗急性鼻窦炎的临床研究 [J]. 世界中医药，2013，8（7）：766-767.

[145] 张兵. 鼻炎宁颗粒对过敏性鼻炎大鼠 IL-4 IL-5 和 TNF-α含量的影响 [J]. 辽宁中医药大学学报，2008（11）：193-194.

第三章　抗肝纤维化方

安络化纤丸

【组成】地黄、三七、水蛭、僵蚕、地龙、白术、郁金、牛黄、瓦楞子、牡丹皮、大黄、生麦芽、鸡内金、水牛角浓缩粉。

【功效】健脾养肝，凉血活血，软坚散结。

【适应证】慢性乙肝，乙肝后早、中期肝硬化，辨证属肝脾两虚、瘀热互结者，症见胁肋胀痛、脘腹胀满、神疲乏力、口干咽燥、纳食减少、便溏不爽、小便黄等。

【剂型规格】丸剂，每袋6g。口服，一次6g，一日2次，或遵医嘱，3个月为1个疗程。

【肝病药理】药理学研究表明，安络化纤丸具有抗肝纤维化、抗肝脏脂肪变性、增强免疫功能等作用。

1. 抗肝纤维化作用　安络化纤丸能降低 HBeAg 阴性慢性乙肝患者血清 HA、LN、PC-III和IV-C 水平，缩小门静脉内径和脾静脉内径，改善肝纤维化[1]。此外，安络化纤丸还可明显降低慢性乙肝患者血清中的 MMP-2 水平，达到抗肝纤维化的目的，其可能机制之一是抑制 MMP-2 的活性[2]。

2. 抗肝脏脂肪变性　研究表明，各剂量安络化纤丸均能有效降低酒精性脂肪肝大鼠血清中 TG、TC 水平及肝组织中的 TG 含量，减轻肝组织中的脂质堆积现象，改善肝脏的脂质代谢紊乱，防止肝组织脂肪变性[3]。另外，安络化纤丸能显著升高高脂性脂肪肝大鼠肝组织 SOD 活性，降低 MDA 水平，抑制脂质过氧化反应，改善肝脏脂肪变性程度[4]。

3. 增强免疫功能作用　动物实验表明，安络化纤丸能增强正常小鼠和地塞米松所致免疫状态低下小鼠的吞噬功能，促进血清溶血素的生成，还能显著提高 ConA 诱导的免疫状态低下小鼠脾脏 T 淋巴细胞增殖功能，增强免疫功能，提高机体抵抗力[5]。

复方鳖甲软肝片

【组成】鳖甲（制）、莪术、赤芍、当归、三七、党参、黄芪、紫河车、冬虫夏草、板蓝根、连翘。

【功效】软坚散结，化瘀解毒，益气养血。

【适应证】慢性乙肝肝纤维化及早期肝硬化，辨证属瘀血阻络、气血亏虚兼热毒未尽者，症见胁肋隐痛或胁下痞块，面色晦暗，脘腹胀满，纳差便溏，神疲乏力，口干且苦，赤缕红丝等。

【剂型规格】片剂，每片0.5g。口服，一次4片，一日3次，6个月为1个疗程，或遵医嘱。

【肝病药理】药理学研究表明，复方鳖甲软肝片具有抗肝纤维化、改善肝脏血液循环等作用。

1. 抗肝纤维化作用　复方鳖甲软肝片能够明显降低乙肝肝纤维化患者血清 $TGF-\beta_1$、$TNF-\alpha$、IL-6 水平，对乙肝肝纤维化有较好的治疗效果[6]。有研究表明，复方鳖甲软肝片可降低 CCl_4 肝纤维化大鼠血清 HA、LN、PC-III和IV-C 水平，减低库普弗细胞（Kupffer cell）和肝脏中 $TGF-\beta$ 蛋白及 mRNA 的表达，提示其可能是通过抑制库普弗细胞活化，从而抑制其分泌 $TGF-\beta$，达到抗肝纤维化的目的[7]。此外，复方鳖甲软肝片能减少肝纤维化大鼠肝组织中的 $\alpha-SMA$、COX-2 mRNA 及蛋白的表达，显著降低 TXB_2 和 6-Keto-PGF1α的含量，表明其能通过下调 COX-2 的表达，抑制 HSC 的活化，干预肝纤维化发展过程[8]。

2. 改善肝脏血液循环作用　临床研究表明，复方鳖甲软肝片联合恩替卡韦能有效降低代偿期乙肝肝硬化患者血浆中的 D-二聚体（D-dimer，DDI）水平，防止血小板聚集，改善血流异常，阻止血栓的形成[9]。

扶正化瘀胶囊

【组成】丹参、发酵虫草菌粉、桃仁、松花粉、绞股蓝、五味子（制）。

【功效】活血祛瘀，益精养肝。

【适应证】乙肝肝纤维化，辨证属瘀血阻络、肝肾不足者，症见胁下痞块，胁肋疼痛，面色晦暗，或见赤缕红斑，腰膝酸软，疲倦乏力，头晕目涩，舌质暗红或有瘀斑，苔薄或微黄，脉弦细等。

【剂型规格】胶囊剂，每粒装 0.3g。口服，一次 5 粒，一日 3 次，24 周为 1 个疗程。

【肝病药理】药理学研究表明，扶正化瘀胶囊具有抗肝纤维化、调节内分泌、改善肝脏微循环等作用。

1. 抗肝纤维化作用　临床研究表明，扶正化瘀胶囊能显著降低慢性乙肝肝纤维化患者血清 HA、LN、PC-III和IV-C 水平，有效减轻肝纤维化程度[10]。此外，扶正化瘀胶囊能降低 BDL 诱导的肝纤维化大鼠肝组织中的 $TGF-\beta_1$ 表达和 Hyp 水平，改善肝小叶的变性坏死和纤维增生程度，达到抗肝纤维化的目的[11]。

2. 调节内分泌作用　扶正化瘀胶囊能够提高肝硬化患者血清 ALB 含量及三碘甲状腺原氨酸（triiodothyronine，T_3）、T_3/反三碘甲状腺原氨酸（reverse triiodothyronine，γT_3）和尿 17-酮类固醇（17-ketosteroide，17-KS）水平，降低γ-球蛋白含量及γT_3、E_2/T 水平，调节肝脏部分激素的代谢紊乱，促进肝细胞再生，改善肝血流量，从而有利于肝功能的恢复[12]。

3. 改善肝脏微循环作用　研究表明，扶正化瘀胶囊可以加快肝硬化患者门静脉左右支的血流速度，缩小门静脉右支内径，从而降低门静脉压力，调节肝脏微循环，改善肝硬化门静脉高压[13]。

九味肝泰胶囊

【组成】三七、郁金、蜈蚣（不去头足）、大黄（酒制）、黄芩、山药、蒺藜、姜黄、五味子。

【功效】化瘀通络，疏肝健脾。

【适应证】气滞血瘀兼肝郁脾虚所致的胁肋痛或刺痛，抑郁烦闷，食欲不振，食后腹胀脘痞，大便不调，或胁下痞块等。

【剂型规格】胶囊剂，每粒装 0.35g。口服，一次 4 粒，一日 3 次。

【肝病药理】药理学研究表明，九味肝泰胶囊具有抗氧化、抗肝纤维化、保肝降酶等作用，临床上对于乙肝及肝硬化、酒精性肝炎及肝硬化、NAFLD 有较好的治疗效果[14]。

1. 抗氧化作用 九味肝泰胶囊能显著升高急性酒精性肝损伤小鼠肝脏 SOD、GSH-Px 和 GST 活性，降低肝组织 MDA 水平，抑制肝细胞的氧化作用[15]。此外，九味肝泰胶囊能降低非酒精性脂肪肝大鼠血清中的 FFA、AST、ALT 水平及肝组织中的 TC、TG、MDA 水平，升高血清 HDL-C 和肝组织中的 SOD 活性，抑制自由基介导的脂质过氧化反应，调节体内脂质代谢水平，改善肝细胞脂肪变性的程度[16]。

2. 抗肝纤维化作用 研究表明，九味肝泰胶囊可以明显降低慢性乙肝患儿血清 IL-10、HA 和 TGF-β_1，抑制肝纤维化的发生、发展[17]。另外，九味肝泰胶囊能显著改善慢性乙肝后早期肝硬化患者的临床症状，降低 LN、PC-III 等肝纤维化指标，达到抗肝纤维化的目的[18]。

3. 保肝降酶作用 九味肝泰胶囊能够明显降低慢性乙肝患儿肝组织中的 TBA、GGT、ALT、AST 和 TBIL 水平，明显改善肝功能，达到保肝降酶作用[17]。

中华肝灵胶囊

【组成】柴胡（醋制）、糖参、厚朴（姜制）、三七、当归、木香、香附（醋制）、川芎、鳖甲（醋制）、郁金、青皮（醋制）、枳实（麸炒）。

【功效】疏肝健脾，理气止痛，活血化瘀，软坚散结。

【适应证】肝郁气滞血阻，积聚不消，两胁胀痛，食少便溏，舌有寒斑，脉沉涩无力。

【剂型规格】本品内容物为淡棕色粉末（气香，味酸、苦），每粒 0.3g。口服，一次 7～8 粒，一日 3 次。

【肝病药理】药理学研究表明，中华肝灵胶囊具有抗肝纤维化作用。

抗肝纤维化作用 中华肝灵胶囊能显著降低慢性肝炎肝纤维化患者血清的 HA、LN、IV-C 水平，从而延缓肝纤维化进程[19]。

愈肝龙颗粒

【组成】茵陈、小檗根、柴胡、蒲公英、黄芩、紫草。

【功效】清肝利湿。

【适应证】急慢性肝炎、初期肝硬化、水肿，辨证属肝胆湿热者。

【剂型规格】本品为棕黄色的颗粒（味甘、微苦），每袋 15g。开水冲服，一次 15g，一日 3 次，小儿酌减。

【肝病药理】药理学研究表明，愈肝龙胶囊具有抗肝纤维化、保肝等作用。

1. 抗肝纤维化作用 愈肝龙胶囊能显著降低慢性乙肝肝纤维化患者 HA、LN、IV-C 和

PC-III水平，从而减轻肝纤维化症状[20]。动物实验研究显示，愈肝龙胶囊能显著降低肝纤维化大鼠 HA、LN、IV-C 和 PC-III等肝纤维化指标，还能降低肝纤维化大鼠肝脏中α-SMA 的表达，从而减弱 HSC 的活化与胶原沉积、ECM 反应等[21]。

2. 保肝作用　动物实验显示，愈肝龙胶囊能够降低肝纤维化大鼠血清中 ALT、AST 的含量，从而减轻大鼠肝功能损伤，起到肝脏保护的作用[21]。愈肝龙胶囊还能显著降低慢性乙肝肝纤维化患者 ALT、AST 等酶学指标，从而调节肝脏代谢，保护肝组织[22]。

二十五味绿绒蒿丸

【组成】绿绒蒿、天竺黄、丁香、肉桂、木香、藏木香、沉香、葡萄、渣驯膏、朱砂、红花、西红花、熊胆、人工麝香、小伞虎耳草、木香马兜铃、巴夏嘎、波棱瓜子、荜茇、余甘子、干姜、甘草、寒水石（制）、甘青青兰、人工牛黄、诃子。

【功效】解毒，清肝热。

【适应证】中毒及"木布"降于胆腑，肝热、肝大、肝硬化、肝胃瘀血疼痛等新旧肝病。

【剂型规格】本品为棕黄色水丸（气微香，味苦，涩），每丸 0.25g。口服，一次 8～10丸，一日 2 次。

【肝病药理】药理学研究表明，二十五味绿绒蒿丸具有保肝作用。

保肝作用　二十五味绿绒蒿丸能显著降低慢性重型肝炎患者的 TBIL、ALT 水平，显著升高患者血清中 ALB 及 PTA 水平，从而改善黄疸及消化道症状，有助于改善肝功能[23]。

养 肝 胶 囊

【组成】柴胡、茵陈、板蓝根、五味子、猪胆粉、绿豆。

【功效】疏肝理气，健脾消食。

【适应证】慢性肝炎、迁延性肝炎及早期肝硬化。

【剂型规格】本品内容物为棕色至褐色的粉末（苦味），每粒 0.4g。口服，一次 4 粒，一日 3 次。

【肝病药理】药理学研究表明，养肝胶囊具有抗肝纤维化作用。

抗肝纤维化作用　养肝胶囊联合甲硫氨酸维 B_1 能够显著降低酒精性肝硬化所致门静脉高压患者经颈静脉肝内门体分流术（TIPS）后 HA、LN、IV-C 和 PC-III等指标，从而改善肝硬化症状[24]。

和络舒肝片（胶囊）

【组成】白术（炒）、白芍、三棱、香附（制）、莪术、当归、木瓜、大黄、红花、鳖甲（炙）、桃仁、郁金、茵陈、海藻、昆布、玄参、生地黄、熟地黄、虎杖、土鳖虫、柴胡、制何首乌、凌霄花、蜣螂、五灵脂、黑豆、半边莲。

【功效】疏肝理气，清化湿热，活血化瘀，滋养肝肾。

【适应证】慢性肝炎及早期肝硬化。

【剂型规格】薄膜衣片，规格每片 0.44g。饭后温开水送服，一次 5 片，一日 3 次，或遵医嘱，小儿酌减。胶囊剂，每粒相当于原药材 0.93g，饭后温开水送服，一次 5 粒，一日 3 次，或遵医嘱，小儿酌减。

【肝病药理】药理学研究表明，和络舒肝片具有抗肝纤维化、抗炎等作用。

1.抗肝纤维化作用 和络舒肝片联合恩替卡韦能显著降低活动性代偿期乙肝肝硬化患者 HA、Ⅳ-C、PC-Ⅲ、LN 水平，起到抗肝纤维化作用[25]。还能显著降低慢性乙肝患者 HA、LN、Ⅳ-C、PC-Ⅲ水平，改善慢性乙肝患者临床症状[26]。

2.抗炎作用 和络舒肝片联合恩替卡韦比单用恩替卡韦更能显著降低乙肝肝硬化患者血清 IL-6、TNF-α水平，升高 IL-10、IL-13 水平，通过调节炎症因子水平以改善肝功能[27]。

鳖 甲 煎 丸

【组成】鳖甲胶、阿胶、蜂房（炒）、鼠妇虫、土鳖虫（炒）、蜣螂、硝石（精制）、柴胡、黄芩、半夏（制）、党参、干姜、厚朴（姜制）、桂枝、白芍（炒）、射干、桃仁、牡丹皮、大黄、凌霄花、葶苈子、石韦、瞿麦。

【功效】活血化瘀，软坚散结。

【适应证】胁下癥块。

【剂型规格】本品为黑褐色的水蜜丸、小蜜丸或大蜜丸（味苦、涩），每袋 3g。口服，一次 3g，一日 2～3 次。

【肝病药理】药理学研究表明，鳖甲煎丸具有抗肝纤维化、保肝、抑制肿瘤生长等作用。

1.抗肝纤维化作用 鳖甲煎丸能明显降低血吸虫病肝纤维化患者的肝纤维化指标，包括 LN、HA、Ⅳ-C、PC-Ⅲ，从而改善肝纤维化症状[28]；鳖甲煎丸联合恩替卡韦可降低慢性乙肝患者血清肝纤维化指标（HA、LN、PC-Ⅲ），改善乙肝患者肝纤维化症状[29]。实验研究表明，鳖甲煎丸能显著降低 CCl₄ 所致的大鼠肝纤维化模型肝血清纤维化四项指标，显著降低肝组织中 p65、TGF-β₁ 的表达，从而阻断 NF-κB 信号通路，减少其下游靶基因 TIMP-1、TGF-β₁ 的合成，上调 MMP-2、MMP-9 的表达，加快 ECM 的降解，起到抗肝纤维化作用[30]。鳖甲煎丸还能显著降低肝硬化模型大鼠血清中 PDGF、TGF-β₁、CTGF 的水平，从而抑制 HSC 活化，逆转肝纤维化，减轻肝损害[31]。

2.保肝作用 鳖甲煎丸能显著降低肝硬化大鼠模型血清 AST、ALT、TBIL、GLU、TG 水平，升高血清 ALB 水平，从而改善肝硬化大鼠模型的肝损害[31]。

3.抑制肿瘤生长作用 鳖甲煎丸能降低人肝癌 HepG2 裸鼠移植瘤组织切片 PCNA 阳性细胞比例，抑制其细胞增殖速度，同时降低人肝癌 HepG2 裸鼠移植瘤组织切片β-catenin、T-框蛋白 3（T-Box protein 3,TBX3）的表达水平，从而抑制肿瘤生长[32]。

甲芪肝纤颗粒

【组成】黄芪、防己、茯苓、厚朴、延胡索、赤芍、牛膝、桃仁、莪术、鳖甲、土鳖虫。

【功效】疏肝活血，健脾祛湿。

【适应证】乙肝肝纤维化 HA、Ⅳ-C、LN 等血清学指标异常，辨证属肝郁血瘀兼脾虚湿滞者，症见胁肋疼痛，肝脾大，脘腹胀满，神疲乏力，纳差，便溏，舌质紫暗或有瘀斑，舌苔腻。

【剂型规格】本品为棕色颗粒（气香，味苦），每袋 4g。开水冲服，一次 1 袋，一日 3 次，3 个月为 1 个疗程。

【肝病药理】药理学研究表明，甲芪肝纤颗粒具有抗肝纤维化、抗病毒等药理作用。

1. 抗肝纤维化作用　临床试验证明，甲芪肝纤颗粒能有效降低慢性乙肝纤维化患者血清纤维化指标 HA、LN、PⅢNP、Ⅳ-C，从而改善症状[33]。有动物实验表明，甲芪肝纤颗粒能够降低大鼠肝细胞、贮脂细胞的 DNA 和胶原含量，抑制纤维细胞增殖和胶原生成率，从而达到抗肝纤维化作用[34]。

2. 抗病毒作用　有研究表明，甲芪肝纤颗粒具有清除慢性乙肝纤维化患者血清乙肝病毒标志物的作用，提示其具有抗乙肝病毒的作用[34]。

肾肝宁胶囊

【组成】育成蛹粉、牛膝粉。

【功效】补益肝肾，扶正固本，具有同化蛋白，促进新陈代谢和增强免疫等功能。

【适应证】肾小球肾炎、肾病综合征、甲型肝炎、肝硬化等。

【剂型规格】胶囊剂，每粒装 0.27g。口服，一次 3～5 粒，一日 3 次。

【肝病药理】药理学研究表明，肾肝宁胶囊具有保肾、抗炎的作用。

1. 保肾作用　肾肝宁胶囊能通过调节慢性肾衰竭患者肾脏对 Na^+、K^+ 的吸收与排泄，维持水电解质平衡，并有明显的利尿作用。其能够显著降低尿素氮（BUN）及血肌酐（serum creatinine，SCr）水平[35]，改善肾功能指标。

2. 抗炎作用　肾肝宁胶囊联合他克莫司治疗肾病综合征患者时，患者血清中 TNF-α 和 CRP 水平均显著降低，进而减轻炎症反应和组织损伤[36]。

参 考 文 献

[1] 江杰，李丽，王利红，等.安络化纤丸联合阿德福韦酯治疗 HBeAg 阴性慢性乙型肝炎对血清肝纤维化指标的影响[J].实用肝脏病杂志，2013，16（6）：539-540.

[2] 赵红娜，牛永新，史莉娟.安络化纤丸抗肝纤维化机制探讨[J].医学信息（手术学分册），2008，21（7）：654-655.

[3] 相妍笑，娄海燕，王菊英，等.安络化纤丸对大鼠酒精性脂肪肝的治疗作用[J].中国生化药物杂志，2011，32（6）：440-443.

[4] 靖旭，娄海燕，冯一民，等.安络化纤丸对大鼠高脂性脂肪肝的治疗作用[J].中国生化药物杂志，2012，33（6）：717-720.

[5] 魏欣冰，张岫美，张斌，等.安络化纤丸对免疫功能的影响[J].中国生化药物杂志，2002（3）：137-139.

[6] 张海涛，张雨晴.复方鳖甲软肝片对乙肝肝纤维化患者疗效及血清 TGF-$β_1$、TNF-α、IL-6 水平的影响[J].山东医药，2017，57（34）：36-38.

[7] 杨宇，赵月涵，庄海，等.复方鳖甲软肝片防治大鼠肝纤维化作用及机制[J].贵州医科大学学报，2018，43（12）：1380-1385.

[8] 卜煜锋，陈芝芸，严茂祥，等.复方鳖甲软肝片对肝纤维化大鼠肝组织环氧合酶-2 表达影响的实验研究 [J].中国中医药科技，2013，20（5）：463-464.

[9] 赵艳梅.复方鳖甲软肝片联合恩替卡韦对代偿期乙型肝炎肝硬化患者疗效及血浆 D-二聚体水平的影响 [J].中国药物经济学，2017，12（8）：53-55.

[10] 刘平，胡义扬，刘成，等.扶正化瘀胶囊干预慢性乙型肝炎肝纤维化作用的多中心临床研究 [J].中西医结合学报，2003（2）：89-98，102.

[11] 卓越，张天英，龙鑫.扶正化瘀胶囊对大鼠肝纤维化转化生长因子β1 表达的影响 [J].黑龙江医药科学，2014，37（6）：69-70，72.

[12] 张芳，李士辉.扶正化瘀胶囊对肝硬化患者内分泌激素紊乱的调节作用 [J].吉林中医药，2005（11）：22-23.

[13] 顾杰，洪嘉禾，徐列明，等.扶正化瘀胶囊对肝硬化患者门脉血流动力学的影响 [J].上海中医药杂志，2005（11）：32-33.

[14] 周代俊，何述金，何承东，等.九味肝泰片对 D-氨基半乳糖所致大鼠急性肝损伤的保护作用 [J].湖南中医药大学学报，2018，38（10）：1125-1128.

[15] 闫嘉茵，许海江，张晓坚，等.九味肝泰胶囊对急性酒精性肝损伤小鼠的防护作用及其机制 [J].中国医院药学杂志，2015，35（15）：1347-1351.

[16] 陈菲，艾国，盛柳青，等.九味肝泰胶囊对高脂饮食诱导大鼠非酒精性脂肪肝的治疗作用 [J].中草药，2015，46（9）：1338-1342.

[17] 王欣玲，罗霞，孙建琴，等.九味肝泰胶囊联合恩替卡韦治疗儿童慢性乙型肝炎的临床研究 [J].现代药物与临床，2017，32（1）：96-100.

[18] 邓立记.九味肝泰胶囊与阿德福韦酯片联合治疗乙型肝炎后早期肝硬化的疗效分析 [J].临床医学工程，2011，18（7）：1022-1023.

[19] 陈凯红，钱兴南，张波，等.中华肝灵胶囊对慢性肝炎肝纤维化指标的影响 [J].河北中医，2000（12）：946.

[20] 宋启琴，孔红言，何济南，等.愈肝龙胶囊联合恩替卡韦治疗乙型肝炎肝纤维化临床观察 [J].中西医结合肝病杂志，2020，30（2）：100-102.

[21] 夏雨.愈肝龙抗肝纤维化药效学及作用机制研究 [D].武汉：湖北中医药大学，2019.

[22] 刘桃，宋启琴，孔红言，等.愈肝龙胶囊联合恩替卡韦治疗慢性乙型肝炎肝纤维化 30 例 [J].医药导报，2018，37（11）：1352-1355.

[23] 汪海英，马万援.藏药二十五味绿绒蒿丸治疗慢性重型肝炎 56 例[J].中国社区医师（医学专业半月刊），2009，11（17）：145.

[24] 薛兴存，强建红.养肝胶囊联合甲硫氨酸维 B₁ 治疗门静脉高压患者 TIPS 术后的疗效观察 [J].中国中西医结合消化杂志，2018，26（3）：278-282.

[25] 狄书杰，夏茜.和络舒肝片联合恩替卡韦对活动性代偿性乙肝肝硬化患者的临床疗效[J].中成药，2020，42（6）：1486-1489.

[26] 鄢建君，马克升.和络舒肝片治疗慢性乙型肝炎肝纤维化疗效观察 [J].中国社区医师（医学专业），2012，14（27）：170.

[27] 牛跃辉，文凯华，王华伟.和络舒肝片联合恩替卡韦治疗对乙肝肝硬化患者肝纤维化的影响 [J].右江医学，2019，47（9）：680-683.

［28］李琦，余章科，毛远华，等.鳖甲煎丸治疗血吸虫病肝纤维化临床观察［J］.当代医学，2020，26（17）：27-29.

［29］任姣姣.鳖甲煎丸联合恩替卡韦治疗慢性乙型肝炎的疗效观察［J］.中国医药指南，2020，18（6）：232.

［30］陈冠新，文彬，孙海涛，等.鳖甲煎丸对 CCl₄ 致大鼠肝纤维化模型中 NF-κB 信号通路的影响［J］.中国实验方剂学杂志，2018，24（10）：161-167.

［31］段文彪，吴伟斌，张贵锋，等.鳖甲煎丸对肝硬化模型大鼠糖脂代谢紊乱和肝纤维化的影响［J］.解剖学研究，2020，42（4）：298-302.

［32］文彬，孙海涛，贺松其，等.鳖甲煎丸对 HepG2 裸鼠移植瘤的抑制作用及瘤体组织中β-catenin、Tbx3 表达水平的影响［J］.南方医科大学学报，2016，36（2）：210-214，219.

［33］喻长远，杨四成，徐学云，等.甲芪肝纤颗粒治疗乙型肝炎肝纤维化的临床研究［J］.湖南中医学院学报，2003（3）：36-37.

［34］郭振球.甲芪肝纤颗粒辨治慢性乙型肝炎肝纤维化微观药证学研究［J］.河南中医，2004（9）：17-18.

［35］叶翠莲，邢威.肾肝宁胶囊治疗慢性肾功能衰竭患者的疗效观察［J］.中国医药导报，2010，7（10）：121-122.

［36］徐婧，王冰月，李春红，等.肾肝宁胶囊联合他克莫司治疗肾病综合征的临床研究［J］.现代药物与临床，2019，34（12）：3647-3650.

第四章　抗肝脏脂肪沉积方

强 肝 胶 囊

【组成】茵陈、板蓝根、当归、白芍、丹参、郁金、黄芪、党参、泽泻、黄精、地黄、山药、山楂、六神曲、秦艽、甘草。

【功效】清热利湿，补脾养血，益气解郁。

【适应证】慢性肝炎，早期肝硬化，脂肪肝，中毒性肝炎等。

【剂型规格】胶囊剂，每粒 0.4g。口服，一次 5 粒，一日 2 次，每服 6 日停 1 日，8 周为 1 个疗程，停 1 周，再进行第二个疗程。

【肝病药理】药理学研究表明，强肝胶囊具有调节血脂、抗炎、抗肝纤维化等作用。

1. 调节血脂作用　强肝胶囊能够明显降低非酒精性脂肪肝大鼠肝组织中的 TC、TG 水平和血清 Leptin 高水平状态，增加 Leptin 受体 mRNA 的表达，改善 Leptin 抵抗，起到调节血脂的作用[1]。

2. 抗炎作用　动物实验表明，强肝胶囊能够降低非酒精性脂肪肝大鼠肝组织中的早期生长反应基因（early growth response factor，Egr-1）、IL-8 mRNA 和蛋白的表达，抑制 Egr-1 介导的 IL-8 表达，从而调节炎症因子的表达，减少炎症浸润[2]。

3. 抗肝纤维化作用　研究表明，强肝胶囊能降低非酒精性脂肪性肝纤维化患者血清中 HA、LN、PC-Ⅲ和Ⅳ-C，下调肝组织中 CTGF 的基因和蛋白水平，减少 ECM 胶原α2（collagen α2，collα2）mRNA 的表达，起到抗肝纤维化的作用[3]。此外，强肝胶囊还能够明显降低慢性乙肝患者血清中的 PDGF-BB、TGF-β_1 和 TIMP-1 活性，增强 MMP-1 活性，在逆转慢性乙肝肝纤维化和减轻肝内炎症坏死方面有较好的疗效[4]。

壳 脂 胶 囊

【组成】甲壳、制何首乌、茵陈、丹参、牛膝。

【功效】消化湿浊，活血散结，补益肝肾。

【适应证】非酒精性脂肪肝，辨证属湿浊内蕴、气滞血瘀或兼有肝肾不足郁热者，症见肝区闷胀不适或闷痛，耳鸣，胸闷气短，肢麻体重，腰膝酸软，口苦口黏，尿黄，舌质暗红，苔薄黄腻，脉或弦数或弦滑等。

【剂型规格】胶囊剂，每粒 0.25g。口服，一次 5 粒，每日 3 次。

【肝病药理】药理学研究表明，壳脂胶囊具有调节血脂、抗氧化、抗炎等作用。

1. 调节血脂作用　研究表明，壳脂胶囊能降低高脂血症合并脂肪肝患者血清中 TG、TC、LDL-C 的含量及 ALT、AST 水平，降低血脂含量，调节脂质代谢紊乱，改善肝功能[5]。此外，壳脂胶囊可上调非酒精性脂肪性肝炎大鼠肝组织中的 PPAR-γ、胰岛素受体（insulin receptor，IR）蛋白及 PPAR-γ mRNA、IR mRNA 的表达，上调葡萄糖转运蛋白-4（glucose transporters-4，GLUT-4）水平，改善 IR，调节肝脏脂肪代谢，保护肝细胞功能，从而达到防治非酒精性脂肪肝的作用[6]。

2. 抗氧化作用 壳脂胶囊能显著降低非酒精性脂肪性肝炎大鼠肝组织中 CYP2E1 和 HO-1 的表达，减少 MDA 含量，增强 SOD 活性，抑制肝脏的氧化应激和脂质过氧化反应，改善肝功能[7]。

3. 抗炎作用 壳脂胶囊能显著降低非酒精性脂肪性肝炎大鼠血清及肝组织中 TNF-α、IL-6 的水平，抑制炎症反应的发生，改善肝损伤，从而起到防治脂肪肝的作用[8]。

三七脂肝丸

【组成】三七、莪术、云山楂、泽泻、菊花、荷叶、白芍、白术、菟丝子、赤芍、青皮。

【功效】健脾化浊，祛痰软坚。

【适应证】脂肪肝、高脂血症，辨证属肝郁脾虚者。

【剂型规格】丸剂，每 10 丸重 0.65g。口服，一次 5g，一日 3 次，或遵医嘱。

【肝病药理】药理学研究表明，三七脂肝丸具有抗氧化、调节血脂、抗肝纤维化、保肝等作用。

1. 抗氧化作用 三七脂肝丸能提高 NAFLD 患者血清中的 SOD 水平，从而清除脂质过氧化物，起到抗氧化作用，减少对肝细胞的损伤[9]。

2. 调节血脂 三七脂肝丸能降低 NAFLD 患者血清中的 TG、TC 及 LDL-C 水平，并且能升高 HDL-C 水平，起到调节血脂的作用，对治疗脂肪肝具有较好的治疗效果[9, 10]。

3. 抗肝纤维化作用 三七脂肝丸能显著降低 NAFLD 患者血清中的 PC-Ⅲ、Ⅳ-C、LN、HA 水平，改善肝纤维化程度，减轻肝损伤[10]。

4. 保肝作用 三七脂肝丸能明显降低酒精性脂肪肝大鼠血清中 AST、ALT 的水平[11]，从而起到恢复肝功能的作用。此外，三七脂肝丸能降低 NAFLD 患者血清中 TNF-α 和 IL-18 的含量，从而减轻肝脏炎症反应和肝损伤[9]。

荷 丹 片

【组成】荷叶、丹参、山楂、番泻叶、补骨脂（盐炒）。

【功效】化痰降浊，活血化瘀。

【适应证】高脂血症，辨证属痰浊夹瘀者。

【剂型规格】薄膜衣片，每片 0.73g。饭前口服，一次 2 片，一日 3 次，8 周为 1 个疗程，或遵医嘱。

【肝病药理】药理学研究表明，荷丹片具有调节血脂、抗炎等作用。

1. 调节血脂作用 研究表明，荷丹片能降低慢性 NAFLD 大鼠血清中 ALT、TG、TC、LDL 水平及肝组织中 MDA、TC、TG 水平，升高 HDL 水平，减轻细胞肿胀、脂肪变性、炎症细胞浸润及坏死程度，降低血脂和肝脂，改善肝病理组织学改变[12]。

2. 抗炎作用　hs-CRP 是高脂血症致动脉粥样硬化发展过程中的重要标志。荷丹片可以降低高脂血症患者血清中的 hs-CRP 水平,抑制炎症反应,保护内皮细胞,减慢粥样斑块形成的进程[13]。另外,荷丹片可以下调 ApoE-/- 小鼠血清促炎症细胞因子 IL-1 和 TNF-α 水平,同时上调 IL-10 水平,发挥抗炎作用[14]。

降 脂 灵 片

【组成】何首乌(制)、枸杞子、黄精、山楂、决明子。

【功效】补肝益肾,养血明目。

【适应证】肝肾阴虚所致的头晕,目昏,须发早白,高脂血症。

【剂型规格】薄膜衣片,每片 0.3g。口服,一次 5 片,一日 3 次。

【肝病药理】药理学研究表明,降脂灵片具有调节血脂、抗氧化等作用。

1. 调节血脂作用　降脂灵片联用辛伐他汀能够降低脂肪肝患者血清中 ALT、AST 和 TC、TG、LDL-C 水平,升高 HDL-C 水平,降低血脂反弹率,显著改善血脂水平和肝功能,且疗效较单用辛伐他汀更明显[15]。

2. 抗氧化作用　降脂灵片能够减少高血脂大鼠血清中 GSH-Px 的活性及血浆中的脂质过氧化物含量,改善血脂结构及血液流变学各项指标,增强机体抗氧化能力[16]。此外,降脂灵片能够明显增加高胆固醇血症患者血清中的 NO,减少 MDA 含量,提高机体抗氧化能力,改善血管内皮功能[17]。

泰 脂 安 胶 囊

【组成】女贞叶乙醇提取物。

【功效】滋养肝肾。

【适应证】原发性高脂血症,辨证属肝肾阴虚、阴虚阳亢者,症见头晕痛胀,口干,烦躁易怒,肢麻,腰酸,舌红少苔,脉细。

【剂型规格】胶囊剂,每粒 0.3g。口服,一次 3 粒,一日 3 次。

【肝病药理】药理学研究表明,泰脂安胶囊具有调节血脂、抗肝纤维化、改善微循环障碍等作用。

1. 调节血脂作用　泰脂安胶囊可以降低高脂血症患者血清中的 TC、TG、LDL-C 水平,升高 HDL-C 水平,纠正血脂代谢异常,从而减少动脉粥样硬化斑块[18]。

2. 抗肝纤维化作用　动物实验表明,泰脂安胶囊可显著降低肝纤维化大鼠血清和肝组织中的 MDA 含量,减少 NOS 和 NO 的表达,抑制脂质过氧化反应,进而减轻肝损伤,降低肝纤维化程度;还能降低肝脏中 TIMP-1、PDGF 和 TGF-β₁ 的表达,促进 ECM 降解,减少胶原纤维生成,阻断肝纤维化的进展[19]。

3. 改善微循环障碍作用　研究表明,泰脂安胶囊能够降低高脂血症患者血小板聚集率和血浆中的 TXB₂ 水平,修复损伤的血管内皮[20];还能显著降低原发性血脂异常伴 ALT 轻度升高患者血浆中 TXB₂/6-Keto-PGF1α,维持血管壁张力和局部有效血流量,避免血小板过度活化,改善肝脏微循环障碍[21]。此外,泰脂安胶囊能够降低高脂血症患者外周血氧化型低密度脂蛋白（oxidized low density lipoprotein，ox-LDL）水平，减少由 ox-LDL 诱导的炎症反应和内皮细胞损伤[22]。

化滞柔肝颗粒

【组成】茵陈、决明子（清炒）、大黄（酒炖）、泽泻、猪苓、山楂、苍术（麸炒）、白术（麸炒）、陈皮、瓜蒌、女贞子（酒蒸）、墨旱莲、枸杞子、小蓟、柴胡（醋炙）、甘草。

【功效】清热利湿，化浊解毒，祛瘀柔肝。

【适应证】非酒精性单纯性脂肪肝，辨证属湿热中阻者，症见肝区不适或隐痛、乏力、食欲减退、舌苔黄腻。

【剂型规格】颗粒剂，每袋 8g。开水冲服，一次 1 袋，一日 3 次，每服 6 日需停服 1 日，或遵医嘱。

【肝病药理】药理学研究表明，化滞柔肝颗粒具有调节血脂、保肝的作用。

1. 调节血脂作用　化滞柔肝颗粒能显著降低 NAFLD 患者血清中 TG、TC 水平[23]，起到降低血脂的作用。此外，化滞柔肝颗粒联合硫普罗宁治疗 NAFLD 时，患者血清中 Leptin、FGF-21、LDL-C 水平明显降低，HDL-C 水平显著增高[24]，进而通过扭转肝脏脂肪变性、增加能量消耗和抑制脂肪合成等途径调节机体脂肪沉淀。

2. 保肝作用　化滞柔肝颗粒能显著降低 NAFLD 患者血清中 AST、ALT 水平及二胺氧化酶（diamine oxidase，DAO）活性，血清脂联素（adiponectin，ADPN）水平显著升高[25]。同时，化滞柔肝颗粒增高 NAFLD 患者血清中骨钙素（osteocalcin，OCN）的含量，对非酒精性脂肪肝的发生和发展起到重要的保护作用[23]。此外，化滞柔肝颗粒可减少非酒精性脂肪肝小鼠 IL-1β 和 IL-18 的产生[26]，减轻肝细胞损伤，对肝脏起到保护作用。

肝胆舒康胶囊

【组成】白芍、茵陈、柴胡、郁金、丹参、鳖甲（制）、大枣。

【功效】清肝理脾，行气化瘀。

【适应证】各类急慢性肝炎、胆囊炎、酒精性肝病、脂肪肝，预防和治疗肝纤维化等，辨证属肝郁脾虚者，症见胸胁胀痛、脘腹胀满、体倦纳呆、口苦等症的辅助治疗。

【剂型规格】胶囊剂，每粒 0.5g。口服，一次 4 粒，一日 3 次。

【肝病药理】药理学研究表明，肝胆舒康胶囊具有调节血脂、保肝、抗肝纤维化的作用。

1. 调节血脂作用　肝胆舒康胶囊能显著降低 NAFLD 患者血清中的 TG、TC 及 LDL-C 水平，升高 HDL-C 水平[27]，此外，肝胆舒康胶囊与硫普罗宁片联用治疗 NAFLD 时，能明显降低患者 Leptin、FGF-21 水平[27]，通过促进消耗和抑制脂肪合成，起到降低血脂的作用。

2. 保肝作用　肝胆舒康胶囊能显著降低慢性乙肝患者血清中的 AST、ALT 水平，显著升高 TP 水平[28]。此外，肝胆舒康胶囊能降低患者血清中的 TNF-α 水平[28]，与慢性乙肝肝组织炎症活动指数有着密切的关联。

3. 抗肝纤维化作用　肝胆舒康胶囊能显著降低免疫性肝纤维化大鼠血清中的 PC-III、LN、HA 水平[29]，肝组织胶原含量下降，肝组织纤维化程度明显减轻，起到良好的治疗肝纤维化的作用。

血脂康胶囊

【组成】红曲。

【功效】化浊降脂，活血化瘀，健脾消食。

【适应证】脾虚痰瘀阻滞证，症见气短、乏力、头晕、头痛、胸闷、腹胀、食少纳呆等；高脂血症；也可用于由高脂血症及动脉粥样硬化引起的心脑血管疾病的辅助治疗。

【剂型规格】胶囊剂，每粒装 0.3g。口服，一次 2 粒，一日 2 次，早、晚饭后服用；轻、中度患者一日 2 粒，晚饭后服用；或遵医嘱。

【肝病药理】药理学研究表明，血脂康胶囊具有调节血脂、抗炎、改善血管内皮功能等作用。

1. 调节血脂作用　研究表明，血脂康胶囊能够显著降低高血脂患者血清中的 TG、TC、LDL 和 ApoB，升高 HDL 和 ApoA1/ApoB 比值，调节血脂紊乱，抑制冠状动脉粥样硬化[30]。

2. 抗炎作用　血脂康胶囊可以降低高脂血症大鼠血清内 CRP、Leptin 等炎症因子，升高 ADPN，维持炎症因子和抗炎因子的平衡，发挥抗炎作用，从而抑制动脉粥样硬化的产生[31]。另外，血脂康胶囊能够减少高脂血症患者血清中的 IL-6 和 IL-18，抑制炎症反应，减少血管内皮的损伤[32]。

3. 改善血管内皮功能　ET-1 水平的升高是内皮细胞功能受损的重要标志。研究表明，血脂康胶囊可以有效降低高脂血症患者血浆 ET-1 水平[33]，增加外周血内皮祖细胞的数量[34]，促进内皮损伤后的修复和血管新生过程，保护血管内皮功能。

山楂精降脂片

【组成】山楂提取物，辅料为淀粉、蔗糖、硬脂酸镁、羧甲淀粉钠、微粉硅胶、糊精、糖衣色素（柠檬黄）。

【功效】降血脂。

【适应证】高脂血症，亦可用作冠心病和高血压的辅助治疗。

【剂型规格】片剂，糖衣片，口服，一次 1～2 片，一日 3 次。

【肝病药理】药理学研究表明，山楂精降脂片具有调节血脂的作用。

调节血脂作用　山楂精降脂片可显著降低高脂血症家兔血清中的 TG、TC 及 LDL-C 水平，升高 HDL-C 水平[35]，起到降血脂的作用。此外，山楂精降脂片中山楂含有的山楂黄酮能显著降低高脂血症模型小鼠的血脂含量，通过调控 FAS、激素敏感性三酰甘油脂酶（hormone-sensitive lipase，HSL）等基因转录的表达[36]，共同调控动物脂肪代谢。

葶苈降血脂片

【组成】葶苈子、山楂、茵陈、黄芩、泽泻、大黄、木香。

【功效】宣通导滞，通络散结，消痰渗湿。

【适应证】痰湿眩晕，四肢沉重，神疲少气，肢麻胸闷，舌苔黄腻或白腻。临床用于高脂血症、防治动脉粥样硬化、高血压、冠心病等心脑血管疾病。

【剂型规格】片剂，每片0.3g。口服，一次2～3片，一日3次，30日为1个疗程。

【肝病药理】药理学研究表明，葶苈降血脂片具有调节血脂的作用。

调节血脂作用　葶苈降血脂片能显著降低高脂血症患者的TG、TC及LDL-C水平，升高HDL-C水平[37, 38]。此外，现代药理研究证明，葶苈子提取物和葶苈子油能显著降低高脂血症大鼠的TC、TG、LDL-C、HDL-C水平，对饮食性高脂血症大鼠具有调节血脂作用[39]。山楂含有的山楂黄酮能显著降低高脂血症模型小鼠的血脂含量[40]，共同调控动物脂代谢。

血脂灵片

【组成】泽泻、决明子、山楂、制何首乌。

【功效】化浊降脂，润肠通便。

【适应证】痰浊阻滞型高脂血症，症见头晕胸闷、大便干燥。

【剂型规格】片剂，每片0.3g。口服，一次4～5片，一日3次。

【肝病药理】药理学研究表明，血脂灵片具有调节血脂的作用。

调节血脂作用　血脂灵片能降低高脂血症模型大鼠血清中的TG、TC及LDL-C水平，升高HDL-C水平[41]，从而起到降血脂的作用。此外，血脂灵片对FAS具有一定的体外抑制作用[42]，进而抑制脂肪酸的合成，降低血脂。

血脂宁丸

【组成】决明子、山楂、荷叶、制何首乌。

【功效】化浊降脂，润肠通便。

【适应证】痰浊阻滞型高脂血症，症见头晕胸闷、大便干燥。

【剂型规格】丸剂，每丸9g。口服，一次2丸，一日2～3次。

【肝病药理】药理学研究表明，血脂宁丸具有调节血脂的作用。

调节血脂作用　血脂宁丸能显著降低高脂血症患者血清中的TC、LDL-C水平，升高HDL-C水平[43]。此外，研究发现，山楂能有效提高血清卵磷脂胆固醇酰基转移酶（lecithin-cholesterol acyl transferase，LCAT）的活性，降低游离胆固醇的含量[44]。组方中有关决明子、山楂等中药的降脂作用为抑制TC在肠道的吸收，促进TC的排泄，促进血浆中脂蛋白的转运和血脂的清除，以及抑制TC等在体内的合成[45]。

丹香清脂颗粒

【组成】丹参、川芎、桃仁、降香、三棱、莪术、枳壳、大黄。

【功效】活血化瘀，行气通络。

【适应证】高脂血症属气滞血瘀证者。

【剂型规格】颗粒剂，每袋10g。开水冲服，一次10g，一日3次。

【肝病药理】药理学研究表明，丹香清脂颗粒具有调节血脂、抗血栓的作用。

1. 调节血脂作用　丹香清脂颗粒能降低混合型高脂血症患者血清中的 TG、TC 及 LDL-C 水平[46]，能安全有效地纠正混合型脂质紊乱。

2. 抗血栓作用　丹香清脂颗粒可使肝胃功能正常的高血脂患者的全血高切黏度、全血低切黏度、血浆黏度、红细胞沉降率（erythrocyte sedimentation rate，ESR）和血小板聚集率降低[47]，有效改善血液流变学指标，对治疗冠心病产生积极的影响。

绞股蓝总苷胶囊

【组成】绞股蓝总苷。

【功效】养心健脾，益气和血，除痰化瘀，降血脂。

【适应证】高脂血症，症见心悸气短、胸闷肢麻、眩晕头痛、健忘耳鸣、自汗乏力或脘腹胀满等心脾气虚、痰阻血瘀者。

【剂型规格】胶囊剂，每粒含绞股蓝总苷 30mg。口服，一次 2 粒，一日 3 次，或遵医嘱。

【肝病药理】药理学研究表明，绞股蓝总苷胶囊具有调节血脂、降血糖、抗肝纤维化、抗氧化等作用。

1. 调节血脂作用　绞股蓝总苷可显著降低高血脂模型大鼠血清中的 TG、TC 含量[48]，此外还能降低高血脂患者血清中的 TG、TC、LDL-C 水平，并且使 HDL-C 水平明显升高[49]，进而降低体内血脂水平，对高脂血症有较好的治疗效果。

2. 降血糖作用　绞股蓝总皂苷可通过影响肝脏糖代谢酶活性降低血糖，与花青素联合使用，可有效减弱肝脏细胞的胰岛素耐受[50]，从而起到降低血糖的作用。

3. 抗肝纤维化作用　绞股蓝总皂苷具有显著保护免疫性肝纤维化大鼠肝功能，抑制大鼠肝纤维化形成，对相关 HA、PC-Ⅲ和 LN 等有显著降低作用[51]。此外，绞股蓝总皂苷能够抑制酒精性脂肪肝大鼠体内 NF-κB 和 TNF-α 的表达[52]，减轻肝细胞纤维化程度。

4. 抗氧化作用　绞股蓝总皂苷可明显升高酒精性脂肪肝大鼠的 SOD、GSH-Px 活性，明显降低 MDA 水平，抑制氧化应激[52]，起到抗氧化的作用，从而抵抗肝细胞损伤。

血滞通胶囊

【组成】薤白。

【功效】通阳散结，行气导滞。

【适应证】高脂血症，血瘀痰阻所致的胸闷、乏力、腹胀等。

【剂型规格】胶囊剂，每粒 0.45g。口服，一次 2 粒，一日 3 次，4 周为 1 个疗程或遵医嘱。

【肝病药理】药理学研究表明，血滞通胶囊具有调节血脂、保肝、抗肝纤维化、抗氧化等作用。

1. 调节血脂作用　血滞通胶囊能明显降低 ApoE$^{-/-}$ 小鼠血清中的 TG、TC 与 LDL-C 水平，提高 HDL-C 水平[53]，起到降低血脂的作用，减少脂质在体内沉积，对高脂血症产生积极的治疗效果。

2. 保肝作用　血滞通胶囊能明显降低脂肪肝患者血清中的 AST、ALT、GGT 水平[54]，改善肝功能指标，起到保肝护肝的作用。

3. 抗肝纤维化作用 血滞通胶囊能明显降低老年非酒精性脂肪肝患者体内 PC-Ⅲ、Ⅳ-C、LN、HA 水平，并且与阿托伐他汀联用还能增强抗肝纤维化的作用[55]。此外，血滞通胶囊对经典炎症因子 TNF-α和 IL-6 有明显的抑制作用[55]，也是抑制肝纤维化的机制之一。

4. 抗氧化作用 血滞通胶囊与阿托伐他汀联合用药能显著降低老年非酒精性脂肪肝患者的 MDA 水平，使 SOD 水平显著升高，可以高效抑制非酒精性脂肪肝患者体内的脂质过氧化反应[55]，起到抗氧化作用，减轻肝细胞损伤。

脂必妥胶囊

【组成】红曲。

【功效】健脾消食，除湿祛痰，活血化瘀。

【适应证】脾瘀阻滞，症见气短、乏力、头晕、头痛、胸闷、腹胀、食少纳呆等，高脂血症，也可用于高脂血症及动脉粥样硬化引起的其他心脑血管疾病的辅助治疗。

【剂型规格】胶囊剂，每粒 0.3g。口服，一次 3 粒，一日 2 次，早、晚饭后服用，或遵医嘱。

【肝病药理】药理学研究表明，脂必妥胶囊具有调节血脂、抗氧化等作用。

1. 调节血脂作用 脂必妥胶囊能够降低高脂血症家兔血清中的 TC、TG、LDL-C、VLDL-C 浓度及 TC/HDL-C，同时显著升高 HDL-C 浓度，调节血脂代谢紊乱[56]。

2. 抗氧化作用 研究发现，脂必妥胶囊能够明显减低动脉粥样硬化小鼠血浆中的 NO_2+NO_3 浓度，减少 iNOS 的表达，提示其可能通过减少活性氮氧中间产物或活性氮氧终产物，抑制脂质过氧化反应，减少 LDL 的氧化，从而阻止动脉粥样硬化的发生[57]。

脂 康 颗 粒

【组成】决明子、枸杞子、桑椹、红花、山楂。

【功效】滋阴清肝，活血通络。

【适应证】肝肾阴虚夹瘀所致的头晕或胀或痛、耳鸣眼花、腰膝酸软、手足心热、胸闷、口干、大便干结，高脂血症见上述证候者。

【剂型规格】颗粒剂，每袋 8g。开水冲溶，搅拌温服，一次 1 袋，一日 2 次，8 周为 1 个疗程。

【肝病药理】药理学研究表明，脂康颗粒具有调节血脂、抗炎等作用。

1. 调节血脂作用 脂康颗粒可以减低高脂血症患者血清中的 TC、TG、LDL-C，升高 HDL-C，降低全血比黏度（高切、低切）、血浆黏度、血浆纤维蛋白原和血小板聚集率，改善脂质代谢紊乱和血液流变学指标，抑制动脉粥样硬化[58]。

2. 抗炎作用 研究表明，脂康颗粒联合瑞舒伐他汀钙能明显降低高脂血症患者血清中的 TNF-α、IL-1 水平，升高 VEGF、NO 水平，抑制炎症反应，改善血管内皮功能，阻止动脉粥样硬化的发生、发展[59]。

解毒降脂片

【组成】虎杖提取物，含蒽醌类、黄酮类化合物，白藜芦醇苷，氨基酸。

【功效】清热解毒，利湿，并有升高白细胞和降血脂作用。

【适应证】急慢性肝炎、慢性支气管炎及风湿性关节炎，高脂血症，化疗、放疗引起的白细胞降低。

【剂型规格】片剂，每片相当于原药材 2.1g，膜衣片每片 0.18g。口服，一次 2～3 片，一日 3 次。

【肝病药理】药理学研究表明，解毒降脂片具有调节血脂、保肝等作用。

1. 调节血脂作用　解毒降脂片可降低高脂血症患者血清中的 TC、TG 水平[60]，起到调节血脂的作用。此外，解毒降脂片对伴有 2 型糖尿病和血脂异常的脂肪肝患者血清中的 LDL-C 有明显的抑制作用[61]，可改善肝细胞内脂质沉积。

2. 保肝作用　解毒降脂片能显著降低伴有 2 型糖尿病和血脂异常的脂肪肝患者血清中的 AST、ALT、GGT、MDA 水平[61]，改善肝功能。此外，解毒降脂片中的虎杖能抑制强氧化剂 CCl_4 及乙醇造成的实验性肝损伤大鼠体内 NOS 的活性，升高 SOD、GSH-Px 的活性，减少 GSH 的消耗[62]，从而显著改善各项肝功能指标。

脂必泰胶囊

【组成】山楂、泽泻、白术、红曲。

【功效】消痰化瘀，健脾和胃。

【适应证】高脂血症，辨证属痰瘀互结、气血不利者，症见头晕、胸闷、腹胀、食欲减退、神疲乏力等。

【剂型规格】胶囊剂，每粒 0.24g。口服，一次 1 粒，一日 2 次。

【肝病药理】药理学研究表明，脂必泰胶囊具有调节血脂、抗炎等作用。

1. 调节血脂作用　研究表明，脂必泰胶囊可以降低 2 型糖尿病伴高脂血症患者血清中的 TC、TG、LDL-C，升高 HDL-C，调节血脂代谢紊乱[63]。此外，还可以降低心血管疾病患者外周血白细胞分化抗原 62p（cluster of differentiation 62p，CD62p）、CD63 等血小板活化分子和血清 MMP-9 水平，调节脂质代谢紊乱，降低动脉硬化程度[64]。

2. 抗炎作用　脂必泰胶囊能够降低高脂血症患者血浆 hs-CRP 的浓度，抑制炎症反应，有利于预防动脉粥样硬化及心脑血管疾病的发生[65]。另有研究表明，脂必泰胶囊还能降低老年血脂异常患者血清中的 TNF-α 和 IL-6 水平，抑制炎症细胞的黏附、聚集和活化，减轻血管内皮细胞的损伤[66]。

心 安 宁 片

【组成】葛根、山楂、制何首乌、珍珠粉。

【功效】养阴宁心，化瘀通络，降血脂。

【适应证】血脂过高，心绞痛及高血压引起的头痛，头晕，耳鸣，心悸。

【剂型规格】片剂，糖衣片每片 0.25g。口服，一次 4～5 片，一日 3 次。

【肝病药理】药理学研究表明，心安宁片具有调节血脂的作用。

调节血脂作用　心安宁片能显著降低高脂血症之肝肾阴虚证患者血清中的 TC、TG 水平，升高 HDL-C 水平[67]。此外，心安宁片中葛根成分对饮酒大鼠所致的载脂蛋白（AI）降低及 TG 升高有明显的拮抗作用[68]，进而抑制脂肪的合成，减少脂质沉积，降低血脂。

丹田降脂丸

【组成】丹参、三七、何首乌、人参、黄精、泽泻、当归、川芎、肉桂、淫羊藿、五加皮。

【功效】活血化瘀，健脾补肾。

【适应证】高脂血症。

【剂型规格】丸剂，口服，一次 1～2g，一日 2 次。

【肝病药理】药理学研究表明，丹田降脂丸具有调节血脂、抗炎、改善微循环障碍等作用。

1. 调节血脂作用　临床研究表明，丹田降脂丸联合辛伐他汀可以显著降低慢性脑供血不足患者血浆中的 hs-CRP、TG、TC、LDL-C 水平，升高 HDL-C 水平，降低血脂含量，调节血脂紊乱[69]。

2. 抗炎作用　丹田降脂丸能显著降低高脂血症大鼠血清中的 CRP、IL-6 水平，抑制炎症反应，达到抗动脉粥样硬化的作用[70]。此外，丹田降脂丸还能下调冠心病合并糖尿病患者血浆中的 LDL-C、hs-CRP 及脂蛋白相关磷脂酶 A2（lipoprotein-associated phospholipase A2，LP-PLA2）的表达，抑制 LP-PLA2 通过炎症反应和脂质过氧化介导动脉粥样硬化的过程，发挥保护血管的作用[71]。

3. 改善微循环障碍作用　研究表明，丹田降脂丸能显著增加正常小鼠和肾上腺素所致微循环障碍小鼠耳廓血流灌注量，减轻肾上腺素所致的微血管收缩反应，改善微循环障碍[72]。丹田降脂丸还能明显增大高脂血症大鼠耳廓输入输出血管管径比，加快血液流速，改善血细胞比容、血浆黏度、红细胞电泳时间及 ESR 等血液流变性指标，从而改善血液循环障碍[73]。

通脉降脂片

【组成】笔管草、三七、川芎、花椒、荷叶。

【功效】降脂化浊，活血通脉。

【适应证】高脂血症，防治动脉粥样硬化。

【剂型规格】片剂，基片重 0.21g。口服，一次 4 片，一日 3 次。

【肝病药理】药理学研究表明，通脉降脂片具有调节血脂、抗血栓的作用。

1. 调节血脂作用　通脉降脂片能显著降低高脂血症患者的 TG、TC、LDL-C 水平，并且升高 HDL-C 水平[74]，起到减少脂肪沉积、降低血脂的作用。

2. 抗血栓作用　通脉降脂片能明显降低 2 型糖尿病高脂血症患者全血低切比黏度、血浆比黏度和红细胞聚集指数，起到降低血液黏度的作用。此外，通脉降脂片能升高患者 NO 水平，起到保护血管内皮细胞的功能[75]，并通过改善血流，降低血液的黏稠度，利于血栓的溶解。

桑葛降脂丸

【组成】桑寄生、葛根、山药、大黄、山楂、丹参、红花、泽泻、茵陈、蒲公英。

【功效】补肾健脾，通下化瘀，清热利湿。

【适应证】脾肾两虚、痰浊血瘀型高脂血症。

【剂型规格】丸剂，每30丸重1g。口服，一次4g，一日3次，30天为1个疗程，或遵医嘱。

【肝病药理】药理学研究表明，桑葛降脂丸具有调节血脂的作用。

调节血脂作用　桑葛降脂丸能降低高血脂患者血清中TC、TG的水平，升高HDL-C水平[76]，通过清除肝脏脂质沉淀，降低血脂水平。

脂脉康胶囊

【组成】普洱茶、刺五加、山楂、莱菔子、荷叶、葛根、菊花、黄芪、黄精、何首乌、茺蔚子、杜仲、大黄（酒制）、三七、槐花、桑寄生。

【功效】消食，降脂，通血脉，益气血。

【适应证】瘀浊内阻、气血不足所致的动脉硬化症、高脂血症。

【剂型规格】胶囊剂，每粒0.3g。口服，一次5粒，一日3次。

【肝病药理】药理学研究表明，脂脉康胶囊具有降血脂、抗血栓的作用。

1. 降血脂作用　脂脉康胶囊能显著降低高脂血症大鼠血清中TG、LDL-C的水平，升高HDL-C水平[77]，清除体内沉积的脂肪，起到降低血脂的作用。

2. 抗血栓作用　脂脉康胶囊在中剂量（1.2g/kg）和高剂量（2.4g/kg）下，能显著改善高脂血症大鼠的全血黏度和血浆黏度指标，此外，脂脉康胶囊还能明显减轻血栓长度、血栓湿质量及干质量[78]，进而减轻血栓对机体的损伤。

决明降脂片

【组成】决明子、茵陈、何首乌、桑寄生、维生素C、维生素B$_2$、烟酸。

【功效】降血脂，降血清胆固醇。

【适应证】冠心病或慢性肝炎所引起的高脂血症、血清胆固醇增高症。

【剂型规格】片剂，基片重0.3g。口服，一次4～6片，一日3次。

【肝病药理】药理学研究表明，决明降脂片具有调节血脂、保肝的作用。

1. 调节血脂作用　决明降脂片可显著降低高脂血症患者血清中TC、TG的水平，升高HDL-C水平[79]，其中决明子中的蒽醌苷类（大黄蒽酮、大黄素甲醚等）的导泻作用可减少胆固醇的吸收及增加排泄，通过反馈调节LDL-C代谢而降低TG水平、升高HDL-C水平[80]。何首乌所含的蒽醌类化合物能通过促进肠蠕动抑制胆固醇的吸收，并促进其代谢，何首乌本身也能在肠道结合胆固醇从而减少其吸收，发挥降血脂的作用[81]。诸药综合作用，起到降低血脂的作用。

2. 保肝作用　决明降脂片在联合多烯磷脂酰胆碱胶囊时，能明显降低 NAFLD 患者血清中 Leptin、AST、ALT、TBIL、DBIL 的水平[82]，抵抗肝细胞损伤，起到恢复肝功能的作用。

强力定眩片

【组成】天麻、杜仲、野菊花、杜仲叶、川芎。

【功效】降压，降脂，定眩。

【适应证】高血压、动脉硬化、高脂血症及上述诸病引起的头痛、头晕、目眩、耳鸣、失眠等症。

【剂型规格】片剂，每片 0.35g。口服，一次 4～6 片，一日 3 次。

【肝病药理】药理学研究表明，强力定眩片具有调节血脂、改善血液循环的作用。

1. 调节血脂作用　强力定眩片能显著降低高脂血症患者 TC、TG 及 LDL-C 的水平，升高 HDL-C 水平，与阿托伐他汀钙联用能显著改善高脂血症患者的血脂水平[83]。

2. 改善血液循环作用　强力定眩片能明显降低椎基底动脉供血不足眩晕症患者的全血黏度、血浆黏度、纤维蛋白原的含量，减少血细胞比容[84]，抑制血栓形成，很好地改善血液循环，改善脑血管痉挛状态，提高治疗效果。

降脂宁颗粒（片）

【组成】山楂（去核）、制何首乌、决明子、荷叶。

【功效】降血脂，软化血管。

【适应证】增强冠状动脉血液循环，抗心律不齐及高脂血症。

【剂型规格】颗粒剂，每袋 10g。口服，一次 10g，一日 3 次。

【肝病药理】药理学研究表明，降脂宁颗粒具有调节血脂、改善血液循环、抗氧化作用。

1. 调节血脂作用　降脂宁颗粒在中剂量（每日 3g/kg）和高剂量（每日 9g/kg）下能明显降低高脂血症性脂肪肝大鼠血清和肝脏中 TC、TG 的水平，起到降血脂的作用，同时肝脏病理切片显示大鼠肝脏的脂肪化程度得到明显改善[85]。

2. 改善血液循环作用　降脂宁颗粒能够明显降低脂肪肝患者的全血黏度、血浆黏度、血小板最大聚集率、血细胞比容和 ESR[86]，通过改善脂肪肝患者血液流变学和血液成分，进而有效地防治高脂血症性脂肪肝。

3. 抗氧化作用　降脂宁颗粒能明显降低 MDA 的水平，提高 GSH-Px 的活性[87]，提高机体抗氧化能力，清除体内过多自由基，降低脂质过氧化反应，起到抗氧化作用。

降脂通脉胶囊

【组成】决明子、姜黄、泽泻、三七、铁线草。

【功效】化痰祛湿，活血通脉。

【适应证】痰瘀阻滞所致的高脂血症。

【剂型规格】胶囊剂，每粒 0.5g。口服，一次 2～4 粒，一日 3 次。

【肝病药理】药理学研究表明，降脂通脉胶囊具有调节血脂、改善血液循环的作用。

1. 调节血脂作用 降脂通脉胶囊能明显降低高脂血症患者 TC、TG、AI 的水平，升高 HDL-C 水平[88]，起到降低血脂的作用。此外，降脂通脉胶囊与阿托伐他汀钙片联用能更安全、更有效地纠正混合型脂质代谢紊乱[89]。

2. 改善血液循环作用 降脂通脉胶囊能明显改善高脂血症家兔血液流变学指标，有效降低低切速下的血液黏度，降低纤维蛋白原（fibrinogen，FIB）的含量，并且能降低腺苷二磷酸（adenosine diphosphate，ADP）诱导的血小板聚集率，抑制血小板黏附性和聚集性，改善血液流变学[90]。

活血通脉胶囊

【组成】水蛭。

【功效】破血逐瘀，活血散瘀，痛经，通脉止痛。

【适应证】癥瘕痞块，血瘀闭经，跌打损伤及高脂血症，症见眩晕、胸闷、心痛、体胖等属于痰瘀凝聚者。

【剂型规格】胶囊剂，每粒 0.25g。口服，一次 2～4 粒，一日 3 次，或遵医嘱。

【肝病药理】药理学研究表明，活血通脉胶囊具有改善血液循环、抗炎的作用。

1. 改善血液循环作用 活血通脉胶囊能有效降低缺血性脑卒中患者红细胞最大聚集指数、血浆黏度、全血黏度及血细胞比容[91]。同时，活血通脉胶囊能改善缺血性脑卒中患者的凝血功能指标，凝血酶原时间（prothrombin time，PT）、TXB_2、FIB、纤溶酶原激活物抑制剂-1（plasminogen activator inhibitor-1，PAI-1）及 D-二聚体水平均有所提高，在联合阿托伐他汀治疗缺血性脑卒中时，有显著的治疗效果[91]。

2. 抗炎作用 活血通脉胶囊可明显降低老年股骨粗隆间骨折患者血液中 CRP、IL-6、IL-10、TNF-α的水平，减轻其围手术期炎症反应，有效促进骨折愈合。并且活血通脉胶囊能减轻隐性失血引起的血红蛋白（hemoglobin，HGB）下降，减少并发症的发生[92]。

心脉通胶囊

【组成】当归、丹参、毛冬青、粉葛、牛膝、钩藤、槐米、三七、决明子、夏枯草。

【功效】活血化瘀，通脉养心，降压降脂。

【适应证】高血压、高脂血症等。

【剂型规格】胶囊剂，每粒 0.25g。口服，一次 4 粒，一日 3 次。

【肝病药理】药理学研究表明，心脉通胶囊具有调节血脂、保肝、改善血液循环的作用。

1. 调节血脂作用 心脉通胶囊能明显降低高脂血症大鼠 LDL-C、TC、TG 的水平，升高 HDL-C 水平[93]，起到调节血脂的作用，对治疗高脂血症具有较好的治疗效果。

2. 保肝作用 心脉通胶囊能显著降低高脂血症大鼠血清内 AST、ALT 的水平，升高 TP 水平[93]，减轻肝细胞损伤，对肝脏起到保护作用。

3. 改善血液循环作用 心脉通胶囊能显著降低高血压患者全血黏度、血浆黏度、全血还原黏度、凝血因子Ⅰ、血栓形成系数[94]，降低血液黏稠度，抑制血栓形成，起到改善血液流变学指标的作用。

保利尔胶囊

【组成】广枣、丹参、肉豆蔻、栀子、川楝子、茜草、红花、麦冬、三七、土木香、木香、檀香、人工牛黄、牛心、降香、大黄、木通、黄芪、荜茇、人工麝香、诃子。

【功效】行气活血，化瘀解滞，升清降浊。

【适应证】高脂血症，辨证属气滞血瘀、痰浊内阻者，症见胸闷、气短、心胸刺痛、眩晕、头痛等。

【剂型规格】胶囊剂，每粒0.3g。口服，一次5粒，一日3次。

【肝病药理】药理学研究表明，保利尔胶囊具有调节血脂、改善血液循环的作用。

1. 调节血脂作用　保利尔胶囊能显著降低 Triton WR-1339 诱发高脂血症大鼠 TC、TG 的水平[95]，同时还能升高高脂血症大鼠血清中 HDL-C 的水平[96]，起到抑制脂肪沉积、降低血脂的作用。

2. 改善血液循环作用　保利尔胶囊能够显著降低高脂血症大鼠的全血黏度、血浆黏度，并且能显著抑制 ADP 诱导的血小板聚集，延长凝血时间[96]。此外，保利尔胶囊能减轻大鼠血栓的湿质量，有较强的抗血栓作用[97]。

心舒宝胶囊

【组成】丹参、山楂、郁金、刺五加、白芍。

【功效】活血化瘀，益气止痛。

【适应证】冠心病，气虚血瘀引起的胸闷心绞痛，以及高血压、高血脂、动脉硬化等。

【剂型规格】胶囊剂，每粒0.25g。口服，一次1~2粒，一日2次，饭后服。

【肝病药理】药理学研究表明，心舒宝胶囊具有调节血脂、抗氧化、抗炎作用。

1. 调节血脂作用　心舒宝胶囊能显著降低老年高血压患者血清中 TC、TG、LDL-C 的水平，升高 HDL-C 水平[98]，减少脂质沉积，降低血脂。

2. 抗氧化作用　心舒宝胶囊能明显升高老年高血压患者血清中 SOD、GSH-Px[98] 水平，明显降低 MDA 水平，起到抗氧化作用，以减少对肝细胞的损伤。

3. 抗炎作用　心舒宝胶囊能有效降低老年高血压合并高脂血症患者血清中炎症因子 TNF-α、IL-6、IL-8 及 hs-CRP 的含量[99]，明显减轻患者体内的炎症反应，修复高血压合并高脂血症所造成的血管内皮损伤，对于疾病的恢复具有积极作用。

参 考 文 献

[1] 郑培永，王磊，张莉，等.强肝胶囊对非酒精性脂肪肝大鼠肝脏瘦素受体及 P-JAK2 和 P-STAT3 蛋白的影响 [J].中国中西医结合消化杂志，2009，17（3）：141-145.

[2] 郝莉莉，刘小溪.基于 Egr-1 调控 IL-8 表达研究强肝胶囊对大鼠非酒精性脂肪肝的改善作用 [J].现代药物与临床，2018，33（2）：214-219.

［3］古赛，黄妙兴.强肝胶囊治疗非酒精性脂肪性肝纤维化的疗效及机制研究［J］.中国药房，2011，22（36）：3421-3424.

［4］王华，杨柳明，黄玲，等.强肝胶囊对慢性乙型肝炎患者肝组织病理及 PDGF-BB、TGF-β₁、TIMP-1、MMP-1 的影响［J］.中国中西医结合杂志，2011，31（10）：1337-1340.

［5］彭玲，向光明，何元军，等.壳脂胶囊在高脂血症合并脂肪肝治疗中的作用［J］.西部医学，2008（1）：141-142.

［6］赵唯含，余轶群，刘丽娟，等.壳脂胶囊对非酒精性脂肪性肝炎大鼠肝组织 PPAR-γ、IR 的作用研究［J］.中国中西医结合消化杂志，2014，22（9）：501-505.

［7］王荣琦，南月敏，赵素贤，等.壳脂胶囊对小鼠非酒精性脂肪性肝炎氧化应激的影响［J］.肝脏，2011，16（3）：216-219.

［8］赵唯含，余轶群，叶杨，等.壳脂胶囊对非酒精性脂肪性肝炎大鼠 TNF-α、IL-6 及 GLUT-4 水平的影响［J］.中国中西医结合消化杂志，2015，23（4）：231-234.

［9］罗丹，江玉.三七脂肝丸治疗非酒精性脂肪肝肝功能异常 59 例［J］.中国实验方剂学杂志，2014，20（5）：202-205.

［10］方翠艳，唐明会，赵静媛，等.三七脂肝丸对非酒精性脂肪肝患者肝纤维化指标的影响［J］.中国伤残医学，2013，21（11）：240.

［11］韦艾凌，陆海颂，张永琴，等.加味苓桂术甘颗粒对酒精性脂肪肝大鼠的保肝降脂作用研究［J］.广西中医药，2013，36（6）：70-72.

［12］徐丽瑛，黎砚书，郑国安，等.荷丹片对慢性非酒精性脂肪性肝病模型大鼠的影响［J］.实验动物与比较医学，2018，38（5）：382-386.

［13］张志勇，周国运，程维.荷丹片对老年高脂血症患者超敏 C-反应蛋白的影响［J］.中西医结合心脑血管病杂志，2015，13（17）：1988-1989.

［14］于柏青，周玉娟，刘福林，等.荷丹片对 ApoE⁻/⁻小鼠炎症因子及氧化应激因子的影响［J］.天津医药，2015，43（10）：1144-1146.

［15］张茂清.辛伐他汀联合降脂灵片治疗对脂肪肝患者血脂水平和肝功能的影响［J］.当代医学，2016，22（11）：133-134.

［16］杨家明，李勇敏，高守泉.降脂灵片对脂类代谢影响的研究［J］.湖南中医杂志，2001（3）：50-51.

［17］秦彦文，杜兰萍，李晋生，等.降脂灵片对高胆固醇血症患者抗氧化能力的影响［J］.中华全科医师杂志，2006（1）：41-42.

［18］崔金涛.泰脂安胶囊治疗高脂血症 50 例临床观察［J］.湖北中医学院学报，1999（1）：12-14.

［19］童巧霞，吴艳艳.泰脂安胶囊对大鼠肝纤维化模型的影响［J］.医药导报，2006（10）：991-994.

［20］尹义军，金道群.泰脂安胶囊对血脂的调节作用及其对血小板聚集功能的影响［J］.时珍国医国药，2013，24（4）：863-865.

［21］刘胜，覃秀川，刘国树，等.泰脂安胶囊对原发性血脂异常伴 ALT 轻度升高患者血浆前列环素和血栓素的影响［J］.西北国防医学杂志，2006（1）：28-30.

［22］尹义军，汪宏良，吴琴.泰脂安胶囊对血脂的调节作用及其对血清氧化低密度脂蛋白的影响［J］.国际检验医学杂志，2013，34（1）：40-41.

［23］杨书山，郭洋，李彤，等.化滞柔肝颗粒治疗湿热蕴结型非酒精性脂肪肝［J］.中国实验方剂学杂志，2015，21（24）：157-160.

[24] 罗青，魏仁东.化滞柔肝颗粒联合硫普罗宁治疗非酒精性脂肪肝的临床研究 [J].现代药物与临床，2019，34（5）：1394-1397.

[25] 黄海丽.加味清脂化瘀汤联合化滞柔肝颗粒对非酒精性脂肪肝患者肝功能及血清 APN、DAO 水平变化的影响 [J].亚太传统医药，2018，14（8）：195-196.

[26] 史会连，方南元，陈沁磊，等.化滞柔肝颗粒治疗高脂非酒精性脂肪肝炎模型鼠的疗效观察 [J].世界中医药，2020，15（22）：3396-3400，3405.

[27] 周静，黄海英，李卫国，等.肝胆舒康胶囊联合硫普罗宁治疗非酒精性脂肪肝病的临床研究 [J].现代药物与临床，2020，35（9）：1795-1799.

[28] 牟鸣，白学松.肝胆舒康胶囊联合恩替卡韦治疗慢性乙型肝炎的临床研究 [J].现代药物与临床，2019，34（10）：3107-3111.

[29] 张书文，李伟，李建国，等.肝胆舒康胶囊防治大鼠肝纤维化的实验研究 [J].中西医结合肝病杂志，2001（1）：27-29.

[30] 赵伟.血脂康对高脂血症患者脂蛋白的相关作用 [J].山西医药杂志（下半月刊），2009，38（12）：1123-1124.

[31] 吴冬梅，潘涛，施广飞.血脂康对高脂血症大鼠脂联素、瘦素及炎症因子的影响 [J].中国中医急症，2011，20（1）：100-101.

[32] 刘晓华，李党生.血脂康胶囊对高脂血症的疗效及对白介素-6和白介素-18的影响研究 [J].临床合理用药杂志，2012，5（30）：8-9.

[33] 孙小静，刘晓勇，何师民.血脂康胶囊联合辛伐他汀的调脂作用及对 24h 尿白蛋白排泄量、血浆内皮素-1 水平的影响 [J].药物评价研究，2018，41（6）：1094-1097.

[34] 吴冬梅，施广飞.血脂康胶囊对高脂血症患者外周血内皮祖细胞数量的影响 [J].中国中医急症，2010，19（9）：1488-1489.

[35] 潘琳，蔡永梅，王利新.山楂精降脂片对高血脂症家兔的降脂作用 [J].宁夏医学杂志，2018，40（12）：1170-1171.

[36] 刘新迎，周联，梁瑞燕，等.通过对 3T3-L1 细胞的作用探讨山楂叶总黄酮调脂机制 [J].中华中医药学刊，2009，27（5）：1066

[37] 张春玲，韩冬，王丽莉.荸荠降血脂胶囊治疗低密度脂蛋白血症 60 例 [J].吉林中医药，2005（12）：20.

[38] 陈波，曹君娴，吴华慧，等.荸荠降血脂片治疗高血脂症临床疗效观察 [J].中医药学刊，2004（7）：1183-1184.

[39] 刘忠良.南荸荠子提取物调血脂作用的实验研究 [J].药学实践杂志，2000，18（1）：15-17.

[40] 刘新迎，周联，梁瑞燕，等.通过对 3T3-L1 细胞的作用探讨山楂叶总黄酮调脂机制 [J].中华中医药学刊，2009，27（5）：1066

[41] 王颖.血脂灵片对高脂血症模型大鼠降血脂作用的实验研究 [J].长春中医药大学学报，2011，27（1）：8-9+140.

[42] 王鹏，高敏艳，高岚，等.血脂灵片对脂肪酸合酶的体外抑制作用 [J].中国实验方剂学杂志，2013，19（1）：180-183.

[43] 朱致惠，蒋斌华，侯励.血脂宁对高脂血症的疗效探讨 [J].湖北中医杂志，1995（5）：54-55.

[44] 高莹，肖颖.山楂及山楂黄酮提取物调节大鼠血脂的效果研究 [J].中国食品卫生杂志，2002，14（3）：

14-16.

[45] 方药中，邓铁铸，李克兴，等.实用中医内科学［M］.上海：上海科学技术出版社，1991：334-335.

[46] 吴晓君，吉小丽，李玉茜，等.阿托伐他汀联合丹香清脂颗粒治疗混合型高脂血症疗效观察［J］.医学临床研究，2009，26（4）：642-643.

[47] 郭莉，黄中秀.丹香清脂颗粒对三酰甘油及血液流变学的影响［J］.吉林中医药，2005（11）：24.

[48] Megalli S，Aktan F，Davies N M，et al.Phytopreventative anti-hyperlipidemic effects of gynostemma pentaphyllum in rats［J］.J Pharm Pharm Sci，2005，8（3）：507-515.

[49] 李水刚.绞股蓝总苷胶囊治疗高血脂 48 例［J］.河南中医，2015，35（7）：1688-1689.

[50] Zhang HJ，Ji B-P，Chen G，et al. A combination of grape seed-derived procyanidins and gypenosides alleviates insulin resistance in mice and HepG2 cells［J］. Journal of Food Science，2009，74（1）：H1-7.

[51] 万丽，万兴旺，胡晋红.绞股蓝总皂苷对免疫性肝纤维化大鼠肝功能和肝纤维化的影响［J］.第二军医大学学报，2003（12）：1319-1321.

[52] 程大伟.绞股蓝总苷对大鼠酒精性脂肪肝的保护作用［J］.湖北民族学院学报（医学版），2015，32（1）：8-11.

[53] 李欣悦，吴咏梅，梁伟，等.血滞通胶囊与阿托伐他汀钙联合用药对 ApoE$^{-/-}$小鼠的调血脂作用［J］.中国医药导报，2017，14（7）：12-15，48.

[54] 肖运庆.血滞通胶囊治疗脂肪肝患者的临床效果分析［J］.海峡药学，2017，29（7）：146-147.

[55] 邵俊侠，王静.血滞通胶囊联合阿托伐他汀对老年非酒精性脂肪肝病人肝纤维化的影响以及疗效分析［J］.实用老年医学，2020，34（9）：930-933.

[56] 林成仁.脂必妥胶囊对家兔实验性高血脂及动脉粥样硬化影响的研究[A].中国中西医结合学会(CAIM).世界中西医结合大会论文摘要集［C］.北京，1997：1.

[57] 佃少娜，曾颖.脂必妥对动脉粥样硬化小鼠 iNOS 表达的影响［J］.中药材，2006（11）：1221-1223.

[58] 牛纪华，王晓萍，徐艳春，等.脂康颗粒治疗高脂血症临床研究［J］.山东中医杂志，2007（2）：103-104.

[59] 李辉.脂康颗粒联合瑞舒伐他汀对高脂血症患者血管内皮功能及 TNF-α、IL-1 的影响［J］.中西医结合心脑血管病杂志，2015，13（3）：290-292.

[60] 孙艳玲，王云振，刘晓匪.解毒降脂片治疗高脂血症 70 例［J］.光明中医，2014，29（12）：2581-2582.

[61] 邓雁北，翁孝刚，齐欣欣，等.解毒降脂片对伴有 2 型糖尿病和血脂异常的脂肪肝患者的影响［J］.中药药理与临床，2007（5）：201-203.

[62] 曾伟成，蔡钦榕，杨辉，等.虎杖鞣质抗脂质过氧化作用研究［J］.中药药理与临床，2002（6）：18-19.

[63] 刘晨曦，刘瑞霞.脂必泰胶囊治疗 2 型糖尿病伴高脂血症疗效观察［J］.世界最新医学信息文摘，2019，19（20）：168-169.

[64] 罗小玲，梁晓萍，张杰.脂必泰胶囊对心血管疾病患者血小板活化分子与基质金属蛋白酶 9 的作用［J］.医药导报，2008（9）：1076-1077.

[65] 陈波，罗俊超，王朝阳.脂必泰胶囊对高脂血症病人血脂及超敏 C 反应蛋白的影响［J］.中西医结合心脑血管病杂志，2016，14（4）：420-422.

[66] 王朝阳，陈辉.脂必泰胶囊与阿托伐他汀钙对老年血脂异常患者血脂和炎症因子的影响［J］.医药导报，2015，34（8）：1047-1049.

[67] 娄彬，王德春，盛兴产，等.心安宁片治疗高脂血症 62 例［J］.江苏中医药，2003（3）：24-25.

[68] 赵会军，张乃哲，符云峰.葛根对饮酒大鼠血脂水平的影响［J］.河北中医，1997（1）：45-46.

[69] 石建,曾安宁,余吉西.丹田降脂丸联合辛伐他汀对慢性脑供血不足患者血脂及血清超敏C反应蛋白的影响[J].中西医结合心脑血管病杂志,2013,11（3）：318-319.

[70] 吴庆光,张玲玲,李海燕,等.丹田降脂丸对高脂血症大鼠脂联素、瘦素及炎症因子的影响[J].中药材,2012,35（1）：116-118.

[71] 麦瑞林,程青,向四国,等.辛伐他汀联合丹田降脂丸对冠心病合并糖尿病患者炎症介质的影响[J].中国实用医药,2017,12（10）：1-4.

[72] 吴庆光,张玲玲,李耿,等.丹田降脂丸对小鼠耳廓微循环的影响[J].中药新药与临床药理,2012,23（2）：164-166.

[73] 徐筱跃.丹田降脂丸对高脂血症大鼠血液流变性及微循环的作用分析[J].中国中医基础医学杂志,2013,19（11）：1288-1290.

[74] 林腾凤.通脉降脂片治疗高脂血症的临床观察[J].湖北中医杂志,2011,33（5）：45.

[75] 吴国珍,刘红健,叶莘,等.通脉降脂片对Ⅱ型糖尿病高脂血症患者血脂和NO的影响[J].中药材,2002（9）：690-692.

[76] 杜辛,陈小沁,杨毅,等.桑葛降脂丸与丹田降脂丸的降脂作用观察[J].中国中西医结合杂志,1994（1）：41-42.

[77] 柴秋彦,李百强,韩文兰,等.脂脉康胶囊对高脂血症大鼠血脂的影响[J].中西医结合心脑血管病杂志,2004（1）：31-32.

[78] 汪江波,刘显庆,李峰.脂脉康胶囊对高脂血症大鼠血液黏度及体外血栓形成的影响[J].西北药学杂志,2013,28（4）：393-395.

[79] 赵敏红,王宝才.决明降脂片治疗高脂血症50例观察[J].实用中医药杂志,2008（7）：458-459.

[80] 李续娥,郭宝江.决明子蛋白质和蒽醌苷对高脂血症大鼠血脂的影响[J].中国中药杂志,2002（5）：57-59.

[81] 吴兆洪,杨永华,柳玉瑾,等.首乌冲剂改善高脂血症与高凝状态的临床观察[J].中成药,2000（12）：28-30.

[82] 竺狄芳,赵白云,朱梦飞.决明降脂片与多烯磷脂酰胆碱胶囊治疗非酒精性脂肪肝的临床研究[J].中国临床药理学杂志,2017,33（10）：942-944.

[83] 刘卫红.强力定眩片联合阿托伐他汀钙治疗高脂血症的疗效观察[J].中国药物经济学,2019,14（4）：94-96.

[84] 李志广,谢国民,王海峰.强力定眩片联合敏使朗治疗椎-基底动脉供血不足眩晕症临床研究[J].新中医,2019,51（3）：127-129.

[85] 赵敏.降脂宁颗粒治疗高脂血症性脂肪肝的实验研究[J].安徽中医学院学报,2009,28（5）：61-64.

[86] 陈丽娟,邓翔.降脂宁颗粒对脂肪肝患者血液流变学的影响[J].检验医学与临床,2011,8（6）：740-741.

[87] 李淑雯,吴清和,黄萍.降脂宁颗粒降脂与抗氧化作用研究[J].医药导报,2009,28（2）：153-155.

[88] 王文波.通脉降脂胶囊治疗高脂血症121例临床研究[J].天津中医药,2003（5）：34-35.

[89] 刘凤阁,陈静.降脂通脉胶囊联合阿托伐他汀钙治疗混合型高脂血症疗效观察[J].中国医药导报,2011,8（27）：71-72.

[90] 蒋人华.降脂通脉胶囊对家兔实验性高血脂症血清脂质含量及血液流变学的影响[J].光明中医,2003（3）：31-33.

[91] 宗艳杰.活血通脉胶囊与阿托伐他汀联用治疗缺血性脑卒中的临床分析[J].中国实用医药,2017,12

（4）：123-124.

[92] 李金岭，连振刚，宋伟，等.活血通脉胶囊对老年股骨粗隆间骨折术后炎症因子的影响［J］.长春中医药大学学报，2016，32（6）：1217-1219.

[93] 付凌云，杨非，陈婷婷，等.心脉通胶囊对高血脂大鼠的降脂作用［J］.贵州医科大学学报，2020，45（1）：35-38，44.

[94] 郭静，代晓晓.心脉通胶囊治疗原发性高血压的疗效及对血液流变学、血脂的影响研究［J］.实用心脑肺血管病杂志，2015，23（8）：127-129.

[95] 李晓静，张丽凤，郝刚等.Triton wr-1339 大鼠高血脂模型的研究［J］.中国民族医药杂志，2014，20（11）：55-57，66.

[96] 韩大庆，周丹，刘伟，等.保利尔胶囊的药效学研究［J］.长春中医学院学报，2004（2）：36-37.

[97] 柳白乙拉，李杰，邢界红.蒙药降脂新药-保利尔胶囊［J］.北方药学，2012，9（1）：30-31.

[98] 任阳，谢圆媛.心舒宝胶囊对气虚血瘀型老年高血压患者内皮功能的影响［J］.安徽医药，2017，21（10）：1891-1895.

[99] 李华，裴启福.心舒宝胶囊联合阿托伐他汀治疗老年高血压合并高脂血症的临床研究［J］.中西医结合心脑血管病杂志，2018，16（1）：67-70.

第五章 抗肝脏肿瘤方

金 龙 胶 囊

【组成】鲜守宫、鲜金钱白花蛇、鲜蕲蛇。

【功效】破瘀散结，解郁通络。

【适应证】原发性肝癌血瘀郁结证，症见右胁下积块、胸胁疼痛、神疲乏力、腹胀、纳差等。

【剂型规格】每粒 0.25g。口服，一次 4 粒，一日 3 次。

【肝病药理】药理学研究表明，金龙胶囊具有抗肿瘤、免疫调节的作用。

1. 抗肿瘤作用 金龙胶囊能明显抑制肿瘤生长、复发、转移，对于临床肝癌患者还可改善其生活质量，延长其生存期。其抗癌作用机制主要包括以下几方面：直接抑制肿瘤生长、促进肿瘤细胞凋亡、诱导肿瘤细胞分化、重塑免疫调节功能、抗肿瘤血管生成等[1~6]。

2. 免疫调节作用 金龙胶囊具有提高机体免疫功能和增强免疫调节的作用[7]。

消 癌 平 注 射 液

【组成】通关藤。

【功效】清热解毒，化痰软坚。

【适应证】食管癌、胃癌、肺癌、肝癌，并可用于放疗、化疗的辅助治疗。

【剂型规格】肌内注射，一次 2~4ml（1~2 支），一日 1~2 次，或遵医嘱；静脉滴注，用 5%或 10%葡萄糖注射液稀释后滴注，一次 20~100ml（1~5 支），一日 1 次，或遵医嘱。

【肝病药理】

1. 抗肿瘤作用 消癌平注射液能明显抑制肝癌细胞增殖，可使肝癌细胞向正常方向分化。消癌平抗肿瘤的作用机制主要有直接抑制肿瘤生长、阻滞肿瘤细胞周期、诱导肿瘤细胞凋亡、抑制肿瘤血管生成等[8~11]。

2. 免疫调节作用 通关藤提取物体外对正常免疫细胞和造血干细胞无明显细胞毒作用，但可促进 T、B 细胞的增殖，从而发挥免疫调节作用[12]。

西 黄 丸

【组成】牛黄、麝香、醋乳香、醋没药。

【功效】清热解毒，消肿散结。

【适应证】热毒壅结所致的痈疽疔毒，瘰疬，流注，癌肿。

【剂型规格】每 20 丸重 1g。口服，一次 1 瓶（3g），一日 2 次。

【肝病药理】

1. 抗肝癌作用 本品可提高肝癌 H_{22} 荷瘤小鼠及艾氏腹水瘤 EAC 小鼠的生存状态，延长其生存时间，提高荷瘤小鼠的生存率[13, 14]。其抗肿瘤作用机制主要体现在体外抑制肿瘤细胞增殖、诱导肿瘤细胞凋亡、抗新生血管生长及调节免疫功能等方面。

2. 改善肝癌患者生存质量作用 本品能明显改善肝癌患者的生活质量，缓解肝癌引起的腹胀、纳差等临床症状，并对疼痛有较好的控制作用。晚期癌症患者或化疗、放疗失败后的肝癌患者，有规律地坚持口服西黄丸，可以提高生活质量，腹胀、腹痛、纳差等症状可明显得到改善，肝功能损害及肝区疼痛也有所改善[15, 16]。

华 蟾 素 片

【组成】干蟾皮提取物。

【功效】解毒，消肿，止痛。

【适应证】中、晚期肿瘤，慢性乙肝等症。

【剂型规格】每片 0.3g。口服，一次 3～4 片，一日 3～4 次。

【肝病药理】

1. 抗肿瘤作用 华蟾素生药 3g/kg 对小鼠移植性肿瘤 H_{22} 肝癌具有抑瘤作用。体外药物试验表明华蟾素生药 2mg/ml 对消化系统肿瘤株人肝癌细胞 SMMC-7721 有杀伤作用，其机制为直接杀伤肿瘤细胞 DNA，导致肿瘤细胞坏死。从分子水平观察，华蟾素有使 H_{22} 肝癌荷瘤小鼠血浆内 cAMP 的含量升高，并使 cAMP/cGMP 恢复正常的作用。临床资料表明，华蟾素与索拉菲尼或联合放射性 ^{125}I 粒子植入术联合应用均具有协同作用，疗效比单独用药有所提高，并能减轻放疗辐射与化疗的毒副作用[17, 18]。

2. 免疫促进作用 华蟾素对环磷酰胺所致的白细胞减少症有防治作用，能提高小鼠淋巴细胞比率，也可提高小鼠血清中 IgG、IgA、IgM 的含量；试验资料也表明，华蟾素具有增强体液免疫和细胞免疫的功能。

3. 抗病毒作用 华蟾素对 2215 细胞及鸭乙肝病毒均有抑制其复制的作用。

复方斑蝥胶囊

【组成】斑蝥、人参、黄芪、刺五加、三棱、半枝莲、莪术、山茱萸、女贞子、熊胆粉、甘草。

【功效】破血消瘀，攻毒蚀疮。

【适应证】原发性肝癌、肺癌、直肠癌、恶性淋巴瘤、妇科恶性肿瘤等。

【剂型规格】每粒 0.25g。口服，一次 3 粒，一日 2 次。

【肝病药理】

1. 抗肝癌作用 本品能够抑制人肝癌细胞 SMMC-7721 的增殖和诱导凋亡，对 H_{22} 小鼠肿瘤生长有明显的抑制作用，延长小鼠肝癌 H_{22} 腹水瘤的生存期。其抗癌的作用机制主要为诱导肿瘤细胞凋亡，提高机体的细胞免疫功能等[19, 20]。

2. 减毒增效作用 本品与抗肿瘤药 5-Fu 或环磷酰胺等合用，能明显提高抑瘤率，有显著增效作用。本品可增强 H_{22} 实体瘤小鼠淋巴细胞转化率，增强免疫功能，显著升高白细胞，提高耐缺氧、抗疲劳作用，改善血液微循环。临床观察显示，复方斑蝥胶囊联合化疗及放疗治疗原发性肝癌可以提高疗效，提高患者的生活质量，降低粒细胞减少和贫血等毒副反应的发生，且毒副反应少[21~23]。

槐 耳 颗 粒

【组成】槐耳清膏。

【功效】扶正固本，活血消癥。

【适应证】正气虚弱，瘀血阻滞，原发性肝癌不宜手术和化疗者的辅助治疗，有改善肝区疼痛、腹胀、乏力等症状的作用。在标准的化学药品抗癌治疗的基础上，可用于肺癌、胃肠癌和乳腺癌所致的神疲乏力、少气懒言、脘腹疼痛或胀闷、纳谷少馨、大便干结或溏泄、或气促、咳嗽、多痰、面色㿠白、胸痛、痰中带血、胸胁不适等症，能够改善患者生活质量。

【剂型规格】每包 20g。口服，一次 20g，一日 3 次。肝癌的辅助治疗 1 个月为 1 个疗程，或遵医嘱。肺癌、胃肠癌和乳腺癌的辅助治疗 6 周为 1 个疗程。

【肝病药理】

1. 抗肝癌作用 槐耳颗粒具有抑制肿瘤生长、诱导肿瘤细胞凋亡、诱导机体产生多种细胞因子、提高机体免疫力等作用[24]。槐耳颗粒和沙利度胺联合用药有明显抑制肿瘤生长的作用，其机制可能是通过下调 VEGF 蛋白的表达和降低微血管密度，来促进肿瘤细胞凋亡，并且两者有协同作用[25]。临床研究显示，槐耳颗粒治疗中、晚期肝癌有一定疗效[26]。用于肝癌肝移植患者，能够提高患者肝移植术后的无瘤生存率和生存时间，对抑制肿瘤复发转移有一定的作用，尤其是针对晚期肝癌患者的肝移植，能够明显改善其生存状况，且并不增加免疫排斥反应的发生概率[27, 28]。

2. 减毒增效作用 槐耳颗粒联合化疗治疗原发性肝癌术后复发/转移患者安全有效，可降低 AFP 水平与不良反应的发生率，可改善预后[29]。槐耳颗粒联合索拉非尼治疗小肝癌切除术后或晚期肝癌，临床疗效显著。服用本品后，患者身体功能状态变好，临床有效率、临床控制率、1 年生存率等提升，而患者的炎症反应指数、VEGF、AFP 和 ALB 水平则均显著降低，联合用药的不良反应发生率低[30, 31]。

肝复乐胶囊（片）

【组成】党参、鳖甲（醋制）、重楼、白术（炒）、黄芪、陈皮、土鳖虫、大黄、桃仁、半枝莲、败酱草、茯苓、薏苡仁、郁金、苏木、牡蛎、茵陈、木通、香附（制）、沉香、柴胡等。

【功效】健脾理气，化瘀软坚，清热解毒。

【适应证】肝瘀脾虚为主证的原发性肝癌，症见上腹肿块、胁肋疼痛、神疲乏力、食少纳呆、脘腹胀满、心烦易怒、口苦咽干等。

【剂型规格】每粒 0.5g。口服，一次 6 粒，一日 3 次。II 期原发性肝癌疗程为 2 个月，

Ⅲ期原发性肝癌疗程为 1 个月,或遵医嘱。

【肝病药理】

1. 抗肝癌作用　肝复乐胶囊具有抑制 HepG2 细胞增殖的作用,对荷瘤小鼠肝癌也有一定的抑制作用[32]。可诱导正常荷瘤小鼠产生干扰素,提高小鼠天然自伤细胞活性和增强小鼠巨噬细胞吞噬功能。临床观察发现,单纯使用肝复乐胶囊可以改善肝癌患者的临床症状,恢复患者的体力状况,改善患者生活质量,降低 AFP,延长患者的生存期;配合手术治疗、化疗、TACE、门静脉穿刺化疗、射频治疗及联合索拉非尼治疗等均提示抗肝癌疗效较好,并可以提高患者的免疫能力和改善其生活质量[33, 34]。

2. 保肝作用　本品对对乙酰氨基酚和 CCl₄ 所致小鼠急性肝损伤有一定的保护作用。对原发性肝癌经导管动脉化疗栓塞术后肝损伤则具有预防作用[35]。

养正消积胶囊

【组成】黄芪、女贞子、人参、莪术、灵芝、绞股蓝、炒白术、半枝莲、白花蛇舌草、茯苓、土鳖虫、鸡内金、蛇莓、白英、茵陈(绵茵陈)、徐长卿。

【功效】健脾益肾,化瘀解毒。

【适应证】不宜手术的脾肾两虚、瘀毒内阻型原发性肝癌的辅助治疗,与肝内动脉介入灌注加栓塞化疗合用,有助于提高介入化疗疗效,减轻对白细胞、肝功能、血红蛋白的毒性作用,改善患者生存质量,减轻脘腹胀满痛、纳呆食少、神疲乏力、腰膝酸软、溲赤便溏、疼痛症状。

【剂型规格】每粒 0.39g。口服,一次 4 粒,一日 3 次。

【肝病药理】

1. 抗肝癌作用　养正消积胶囊具有抗肿瘤、增效减毒、调节免疫的作用。临床中采用多中心、随机、双盲、对照研究表明,养正消积胶囊配合介入化疗辅助治疗原发型肝癌可显著提高化疗药的疗效,提高患者生存质量,改善脘腹胀满、纳减食少、形体消瘦、神疲乏力等症状,其作用机制可能与提高患者细胞免疫功能、抑制血管形成有关[36~38]。

2. 减毒增效作用　养正消积胶囊辅助化/放疗组可降低化/放疗导致的骨髓抑制、白细胞下降、血小板下降、消化道反应、恶心/呕吐、肝脏毒性等不良反应的发生率。养正消积胶囊在治疗恶性肿瘤及癌前病变的应用中具有良好的安全性[39]。

慈 丹 胶 囊

【组成】莪术、山慈菇、鸦胆子、马钱子粉、蜂房等。

【功效】化瘀解毒,消肿散结,益气养血。

【适应证】原发性肝癌或经手术、放疗、化疗后患者的辅助治疗。

【剂型规格】每粒 0.27g。口服,一次 5 粒,一日 4 次,1 个月为 1 个疗程,或遵医嘱。

【肝病药理】

1. 抗肝癌作用　本品对肝癌有显著杀灭癌细胞的作用。对肝癌细胞 SMMC-7721 具有直接抑制作用,其半数抑制瘤浓度(IC)₅₀ 为 3.9mg/ml,而对小鼠血液白细胞数、胸腺指数、肝指数、碳粒廓清率、血清溶血素生成、激发超敏反应、植物凝血素诱导的脾淋巴细胞增殖均无影响[40]。

2. 减毒增效作用 慈丹胶囊联合 TACE 在肝癌的近期疗效方面具有优势，能够改善患者近期疗效，提高患者生存率[41]。联合化疗，肝癌患者生存质量改善明显优于中药组和化疗对照组，且有提高患者生存率、保护机体骨髓功能、减轻化疗毒副作用、保护机体免疫功能的作用。慈丹胶囊与化疗药具有协同作用[42~45]。

参 一 胶 囊

【组成】人参皂苷 Rg3。

【功效】培元固本，补益气血。

【适应证】与化疗配合用药，有助于提高原发性肺癌、肝癌的疗效，可改善肿瘤患者的气虚症状，提高机体免疫功能。

【剂型规格】每粒 10mg。饭前空腹口服，一次 2 粒，一日 2 次，8 周为 1 个疗程。

【肝病药理】

1. 抗肝癌作用 药效学试验证实，人参皂苷 Rg3 口服，对多种动物移植性实体瘤具有抑制作用。与化疗合并用药，对小鼠 H_{22} 腹水型肝癌有明显的抑瘤增效作用，可明显延长肝癌小鼠生存期，同时能明显减轻化疗的毒副反应，能对抗化疗引起的白细胞、血小板和血色素下降，具有抗脱发作用，对脱发的抑制率为 71.43%。此药尚可抑制肿瘤血管内皮细胞的增殖生长和新生血管的形成。临床试验表明，参一胶囊能提高中、晚期肝癌化疗的疗效，且稳定率在 45% 以上。参一胶囊抗癌的作用机制主要为抑制肿瘤的增殖生长（包括原发灶和转移灶）、着床、浸润、黏附、新生血管形成[46]。

2. 提高免疫功能作用 临床观察，参一胶囊能明显提高患者的免疫功能。

艾迪注射液

【组成】斑蝥、人参、黄芪、刺五加；辅料为甘油（供注射用）。

【功效】清热解毒，消瘀散结。

【适应证】原发性肝癌、肺癌、直肠癌、恶性淋巴瘤、妇科恶性肿瘤等。

【剂型规格】每支 10ml。静脉注射，成人一次 50~100ml，加入 0.9%氯化钠注射液或 5%~10%葡萄糖注射液 400~450ml 中，一日 1 次；与放、化疗合用时，疗程与放、化疗同步；手术前后使用本品 10 日为 1 个疗程；介入治疗 10 日为 1 个疗程；单独使用 15 日为 1 个周期，间隔 3 日，2 个周期为 1 个疗程；晚期恶病质患者，连用 30 日为 1 个疗程，或视病情而定。

【肝病药理】

1. 抗肝癌作用 艾迪注射液对癌细胞有直接杀伤和抑制作用，对小鼠 H_{22} 实体瘤有明显的抑制作用，可增强小鼠 NK 细胞的活性[47]，可抑制体外培养肝癌细胞株 Bel-7402 的增殖并诱导癌细胞分化，显著降低反映肝细胞恶变的 AFP 的分泌量和γ-GGT、醛缩酶（ALD）活性[48]。艾迪注射液常联合化疗用于原发性中、晚期肝癌的治疗，同时对肝转移瘤疗效显著[49]。

2. 免疫调节作用 本品能增强机体的非特异性和特异性免疫功能，提高机体的应激能力。

3. 减毒增效作用 本品常和抗癌药 5-Fu、环磷酰胺联合应用，与放疗同步治疗有协同增效作用，能使白细胞和血小板保持在正常范围，可对介入化疗起到协同、增效、减毒及提高免疫力的作用[50]。

4. 逆转多药耐药作用 本品具有逆转肝癌细胞多药耐药（MDR）的作用，其机制可能与下调多药耐药相关蛋白 MRP1、P-糖蛋白（P-gp）的表达，上调凋亡相关蛋白细胞程序性死亡蛋白 5（recombinant programmed cell death protein 5，PDCD5）的表达有关[51]。

康莱特软胶囊（注射液）

【组成】软胶囊：薏苡仁油、三酰甘油。注射液：注射用薏苡仁油。

【功效】益气养阴，消肿散结。

【适应证】手术前及不宜手术的脾虚痰湿型、气阴两虚型原发性非小细胞肺癌及原发性肝癌。配合放、化疗有一定的增效作用。对中、晚期肿瘤患者具有一定的抗恶病质和止痛作用。

【剂型规格】软胶囊，每粒 0.45g，口服，一次 6 粒，一日 4 次。宜联合放、化疗使用。注射液，100ml：10g。缓慢静脉滴注 200ml，每日 1 次，21 日为 1 个疗程，间隔 3～5 日后可进行下一疗程。联合放、化疗时，可酌减剂量。首次使用，滴注速度应缓慢。开始 10 分钟滴速应为 20 滴/分，20 分钟后可持续增加，30 分钟后可控制在 40～60 滴/分。

【肝病药理】

1. 抗肝癌作用 本品对裸鼠移植性人体肝癌 QGY 细胞有一定的抑制作用，能有效抑制C57 小鼠肝癌模型的成瘤率及肿瘤的生长[52]。

2. 减毒增效作用 康莱特注射液分别和 5-Fu、卡铂（CP）、顺铂（DDP）、丝裂霉素（MMC）联用比单纯化学药物治疗肝癌有明显的增敏作用，对 5-Fu、环磷酰胺或顺铂引起的小鼠白细胞降低、ALT 升高，以及顺铂引起的小鼠血清尿素氮（BUN）升高有抑制作用[53]。

3. 免疫调节作用 本品能促进荷瘤小鼠的脾淋巴细胞增殖，提高 NK 细胞的活性，促进巨噬细胞吞噬功能；对荷瘤和正常小鼠的常压耐缺氧存活时间、游泳时间有一定延长作用。

4. 镇痛作用 本品可抑制乙酸所致的小鼠疼痛反应，使其扭体次数减少。

消癌平糖浆/消癌平滴丸（片）

【组成】乌骨藤。

【功效】抗癌，消炎，平喘。

【适应证】食管癌、胃癌、肺癌、肝癌。对恶性淋巴瘤、大肠癌、宫颈癌、白血病等恶性肿瘤亦有疗效，并可配合放疗、化疗和手术后治疗，并用于慢性支气管炎、支气管哮喘。

【剂型规格】糖浆，每支 10ml。口服，一次 10～20ml，一日 3 次。滴丸剂，口服，一次8～10 丸，一日 3 次。

【肝病药理】药理学研究证明，本品具有抗肝脏肿瘤及调节免疫的作用。

1. 抗肝脏肿瘤作用 消癌平滴丸属于中成药，其主要成分为乌骨藤提取物，该提取物中含有皂苷、生物碱、多糖等相关物质，具有良好的抗癌作用[54]。

2. 调节免疫功能作用　使用消癌平滴丸治疗时，能抑制肿瘤细胞增殖、分化，促进肿瘤细胞凋亡；且其能提高机体免疫力，减少患者感染等相关并发症的发生状况，促进患者机体功能的改善[55]。

蟾 酥 锭

【组成】蟾酥。

【功效】活血解毒，消肿止痛。

【适应证】疔毒恶疮，痈疽发背，初起红肿坚硬，麻木疼痛，乳痈肿痛，蝎蛰虫咬伤，焮热疼痛等症。

【剂型规格】每锭 3g。用醋研磨涂患处。

【肝病药理】

1. 抗肝脏肿瘤作用　本品对正常小鼠和荷瘤小鼠的免疫功能具有增强作用，对小鼠肝癌 H_{22}、小鼠肉瘤（S_{180}、W_{256}）有抑制生长作用。现代药理学研究表明，蟾酥有抗肿瘤作用，其主要成分蟾酥毒素可通过促进肿瘤细胞分化、诱导肿瘤细胞凋亡而抑制肿瘤生长，其作用机制与干扰细胞生长周期，抑制细胞膜 Na^+-K^+-ATP 酶，降低拓扑异构酶活性，增强有丝分裂原激活蛋白酶活性及改变肿瘤细胞基因表达等有关[56]。

2. 镇痛作用　研究发现，蟾酥具有镇痛作用，一定浓度的蟾酥溶液可以使神经干动作电位的幅度减小，宽度增大，传导速度变慢，不应期延长，阈强度增大（即坐骨神经兴奋性降低），且其作用的效果，尤其是宽度、传导速度、不应期、阈强度的变化均随蟾酥浓度的增大和作用时间的延长而加强[57]。

复方木鸡合剂

【组成】云芝提取物、核桃楸皮、山豆根、菟丝子。

【功效】清热燥湿，解热固本。

【适应证】湿热蕴结之慢性肝炎、AFP 持续阳性患者，并可用于湿热蕴结证肝癌患者化疗的辅助治疗。

【剂型规格】每瓶装 10ml。口服，一次 10ml，一日 3 次。疗程 4 周，连用 2 个疗程。

【肝病药理】药理学研究证明，本品具有抗肝脏肿瘤和调剂免疫的作用。

1. 抗肝脏肿瘤作用　复方木鸡合剂由木鸡（云芝提取物）、菟丝子、核桃楸皮、山豆根 4 味药经低温萃取有效成分组合而成。核桃楸皮含有的楸皮素，具有直接杀灭肿瘤细胞、抑瘤谱广的特点，对小鼠 S_{180} 的抑瘤率达 40%～60%[58]。

2. 调节免疫功能作用　本品含有激活人体免疫细胞、重建人体免疫防御机制的免疫多糖等成分。木鸡中含有云芝多糖，能提高机体免疫力，抑瘤保肝；菟丝子含有槲皮素，能激活人体 T 淋巴细胞和巨噬细胞等活性；山豆根含有苦参碱、氧化苦参碱，能抑制肿瘤生长、抑制胶原活动度，保肝[59]。

云芝胞内糖肽胶囊

【组成】云芝胞内糖肽。

【功效】增强免疫。

【适应证】本品为免疫增强药，用于慢性乙肝、肝癌的辅助治疗，亦可用于免疫功能低下者。

【剂型规格】每粒0.25g。口服，一次0.5～1.0g，一日3次。

【肝病药理】药理学研究证明，云芝胞内糖肽胶囊具有调节免疫的作用。

免疫调节作用 云芝胞内糖肽胶囊是一种国产糖肽药物，主要成分是云芝胞内糖肽。现代药理学证实，云芝胞内糖肽能明显提高机体巨噬细胞功能、促使T淋巴细胞增长，从而能够增强机体免疫功能，提高机体抵御病毒侵袭能力，改善疾病转归[60]。

鸦胆子油口服乳液（软胶囊）/鸦胆子油乳注射液

【组成】鸦胆子油口服乳液（软胶囊）：鸦胆子油，豆磷脂。鸦胆子油乳注射液：精制鸦胆子油，精制豆磷脂，甘油。

【功效】抗癌。

【适应证】肺癌、肺癌脑转移、消化道肿瘤及肝癌的辅助治疗剂。

【剂型规格】乳液：20ml。口服，一次20ml，一日2～3次，30日为1个疗程。注射液：10ml/支。静脉滴注，一次10～30ml，一日1次（本品须加灭菌生理盐水250ml，稀释后立即使用）。

【肝病药理】药理学研究证明，本品具有抗肝脏肿瘤、增强抗肿瘤药物疗效、减轻毒副反应及保肝的作用。

1. 抗肝脏肿瘤作用 鸦胆子油口服乳液可减少癌结节的生成，抑制肝癌的发生。鸦胆子油口服乳液干预组癌结节数明显减少，肝表面较模型组光滑[61]。这可能是因为其主要活性成分油酸、亚油酸与细胞膜具有亲和力，能够抑制拓扑异构酶（TOPO Ⅱ）活性，从而抑制细胞DNA的合成及生长，阻断癌细胞的增殖[62]。采用鸦胆子油口服乳液联合经导管肝动脉栓塞化疗术治疗肝癌，能有效地控制VEGF水平及内毒素含量的升高。鸦胆子油乳对肿瘤癌细胞具有靶向性，用药后药物浓度集中，并与癌细胞具有特异性紧密的亲和力。它对体液免疫和细胞免疫都有促进作用，特别是对白细胞、淋巴细胞有一定的作用[63]。有研究显示，鸦胆子油乳含有一种有效的细胞毒药物，对拓扑异构酶具有很强的控制作用，能有效控制耐药肿瘤细胞株生成[64]。

2. 减毒增效作用 有关研究结果显示，鸦胆子油乳可使患者的发热、恶心、呕吐发生率降低，疼痛减轻。这可能是因为鸦胆子油乳对肿瘤癌细胞具有选择性，即选择性破坏癌细胞膜和线粒体等膜性系统，使癌细胞变性坏死，而对正常细胞无损害。鸦胆子油乳能逆转化疗药物的多药耐药，从而增加化疗药物对肿瘤的作用[64]。

3. 保肝作用 鸦胆子油口服乳液组能明显抑制AFP和γ-GGT升高[61]，阻断二乙基亚硝胺（DEN）对肝细胞的损伤，显著改善肝功能。

复方鹿仙草片（胶囊）

【组成】鹿仙草、九香虫（炒）、黄药子、苦参、天花粉、土茯苓。

【功效】疏肝解郁，活血解毒。

【适应证】肝郁气滞、毒瘀互阻所致的原发性肝癌。

【剂型规格】每片 0.41g。口服，一次 4 片，一日 3 次。

【肝病药理】药理学研究证明，本品具有抗肝脏肿瘤的作用。

抗肝脏肿瘤作用　复方鹿仙草颗粒的组方具有温中化阳、行气止痛、活血化瘀、祛痰散结、清热解毒、消肿排痛、疏肝解郁、调节脏腑功能之功效，对肿瘤的中医发病机制具有明显针对性。在抑制肿瘤生长、缩小肿瘤包块、控制癌细胞转移、减轻肿瘤患者痛苦、提高患者生存质量、延长患者生存期等方面效果良好[65]。鹿仙草性凉，味苦，具益肾养阴、清热止血之功效，现代研究证明其提取物具有明显的抗肝癌作用。九香虫性温，味咸，具理气止痛、温中化阳之功，现代研究证明其具有抗菌及促进人体新陈代谢的作用[66]。苦参性寒，味苦，具清热燥湿、杀虫利尿之功，现代研究证明其具有抗肿瘤作用[67]。《神农本草经》记载其"主治心腹结气、症瘕积聚、除痈肿、补中"。天花粉性微寒，味甘、微苦，具清热解毒、生津止渴、消肿排脓之功。黄药子性凉，味苦、辛、咸，具化痰散结、消瘿解毒、凉血止血之功，《开宝本草》记载其"主诸恶肿疮瘘，喉痹"。现代研究证明其对甲状腺腺瘤、淋巴结结核、咽喉肿痛、咯血、百日咳、食管癌、胃癌、肝癌、肺癌等均有一定疗效[66]。

乌头注射液

【组成】川乌、草乌。

【功效】镇静，止痛。

【适应证】胃癌、肝癌等晚期癌症的疼痛。

【剂型规格】每支装 1ml（含乌头原碱 0.62mg）。肌内注射，一次 1～2ml，一日 1～2 次。

【肝病药理】药理学研究证明，本品具有抗肝脏肿瘤、镇静、改善肝癌患者症状的作用。

1. 抗肝脏肿瘤作用　乌头注射液可抑制肿瘤细胞的生长。其主要活性成分乌头碱可抑制人体外癌细胞的有丝分裂，统计学处理 $P<0.01$，对肝癌实体肿瘤抑制率为 57.38（$P<0.01$）[68]。

2. 镇痛作用　小鼠予乌头碱静脉注射 200ml/kg 后痛阈提高 2.4 倍，60 分钟后提高 3 倍，与生理盐水相比，镇痛作用显著（$P<0.01$）[68]。

3. 改善肝癌患者症状作用　相关临床观察发现，乌头注射液可有效改善因肝硬化或肝癌引起的临床症状和肝功能异常，副作用较小，对周围血象、肝肾功能无明显影响。乌头注射液确定为肝癌非手术适应证患者较佳治疗途径之一[68]。

蛇 莲 胶 囊

【组成】白花蛇舌草、半枝莲、郁金、丹参、两头尖、虎杖、川楝子、枳壳（炒）、天南星（制）、青黛、全蝎、鳖甲（制）、桃仁（生）、鹿角霜、人参、大枣。

【功效】清热解毒，软坚散结。

【适应证】原发性肝癌。

【剂型规格】每粒 0.4g。口服，一次 4 粒，一日 3 次，8 周为 1 个疗程。

【肝病药理】药理学研究证明，本品具有抗肝脏肿瘤及增效减毒的作用。

1. 抗肝脏肿瘤作用　蛇莲胶囊中含有大量的微量元素硒，具有防癌和抗癌的作用[69, 70]。

2. 减毒增效作用　蛇莲胶囊与化疗药物合用时，能起到明显的增效减毒作用，并具有一定的辅助升高白细胞的功能[71]。蛇莲胶囊有较明显的提高 TACE 后机体免疫力的作用，毒副反应较小，对肝癌介入治疗有较好的辅助作用[72]。对肝癌患者在介入栓塞术中辅助应用蛇莲胶囊，治疗后的 KPS 评分有所提高，临床症状的缓解率升高，且患者在应用蛇莲胶囊期间未见有明确的与试验用药"肯定有关"或"可能有关"的毒副反应发生[73]。

散　结　片

【组成】白附子、白鲜皮、核桃楸、青果皮、人工牛黄。

【功效】清热解毒，软坚散结，活血化瘀。

【适应证】对湿瘀互结证候的原发性肝癌有一定的抑制增长作用，与介入灌注化疗合用，可提高介入化疗的疗效。

【剂型规格】每片 0.3g。与介入化疗同时使用，口服，一次 6 片，一日 3 次。Ⅰ、Ⅱ期患者 2 个月为 1 个疗程。Ⅲ期患者 1 个月为 1 个疗程。本品临床试验的介入化疗方案：丝裂霉素 10mg、顺铂 80mg。方法：肝内动脉插管注射，每月 1 次，2 个月为 1 个疗程。

【肝病药理】药理学研究证明，本品具有抗肝脏肿瘤及免疫调节的作用。

1. 抗肝脏肿瘤作用　散结片可使细胞膜破裂、核糖体溶解，常染色质消失，细胞核固缩、破裂或溶解，从而使细胞变性坏死，且细胞变性坏死的程度与散结片的药物浓度和作用时间呈正相关[74]。散结片醇提物对人肝癌细胞线粒体活性有明显抑制作用，且随浓度的提高而增强；散结片水提物对其也有作用，但不明显。散结片水提物对小鼠移植性实体瘤有很强的抑瘤作用[75]。

2. 免疫调节作用　散结片水提物含有抗原性较强的物质，具有促进和调节小鼠免疫系统的功能，尤其是能刺激小鼠的细胞免疫功能，进而有效地激活机体的免疫系统[75]。

天　蟾　胶　囊

【组成】夏天无、制川乌、蟾酥、祖司麻、白屈菜、秦艽、白芷、川芎、白芍、甘草。

【功效】行气活血，通络止痛。

【适应证】肺癌、胃癌、肝癌等引起的轻、中度癌性疼痛属气滞血瘀证者。

【剂型规格】每粒 0.5g。口服，一次 3 粒，一日 3 次，5 日为 1 个疗程。

【肝病药理】药理学研究证明，本品具有抗肝脏肿瘤及镇痛的作用。

1. 抗肝脏肿瘤作用　天蟾胶囊具有行气活血、温经通络、清热解毒、开窍醒神、以毒攻毒、补脾益气之功效，符合中医治疗癌症的理论，适用于癌性疼痛之中度患者[76]。

2. 镇痛作用　天蟾胶囊对中度癌性疼痛的镇痛效果明显[76]。现代医学研究证实，蟾酥含有镇痛活性成分，如华蟾毒精等[77]。祖司麻[78]和川芎[79]作为镇痛药已经应用于临床。

养 正 合 剂

【组成】红参、黄芪、枸杞子、女贞子（酒蒸）、猪苓、茯苓。

【功效】益气健脾，滋养肝肾。

【适应证】肿瘤患者化疗后引起的气阴两虚，症见神疲乏力、少气懒言、五心烦热、口干咽燥等症及白细胞减少。

【剂型规格】每支装 10ml。口服，一次 20ml，一日 3 次。

【肝病药理】药理学研究证明，本品具有抗肝脏肿瘤及免疫调节的作用。

1. 抗肝脏肿瘤作用　养正合剂的主要成分猪苓、枸杞子、茯苓有较强的抑瘤作用[80~82]。有相关实验表明，养正合剂能明显抑制小鼠 S_{180}、Heps 及 EAC 实体瘤的生长。养正合剂与低于抑瘤剂量的环磷酰胺合用，能明显增加环磷酰胺抑制小鼠 S_{180} 瘤生长的作用，表现出对荷瘤小鼠化疗的增效作用。

2. 免疫调节作用　养正合剂的主要成分黄芪能明显提高机体免疫功能[83]。养正合剂还可显著增强接种 S_{180} 瘤株小鼠低下的血清溶血素含量及 2,4-二硝基氯苯（2,4-dinitrochlorobenzene，DNCB）诱导的迟发性超敏反应（delayed-type hypersensitivity，DTH），提高机体的体液免疫和细胞免疫功能[84]。

枫 苓 合 剂

【组成】大风子（去壳）、木鳖子（带壳）、穿山甲（砂烫）、大黄、甘草。

【功效】攻毒散积，活血行瘀。

【适应证】不宜手术、放化疗的晚期瘀毒结滞证胃癌。本品与化疗药合用，对瘀毒结滞证胃癌的化疗、瘀毒结滞证原发性肝癌介入加栓塞化疗有一定的增效作用。有改善患者临床症状及其生存质量的作用，主治胃癌、肠癌、肝癌、胰腺癌、食管癌等消化系统肿瘤，也可以用于肺癌、乳腺癌、宫颈癌和脑部肿瘤等其他癌症，对不宜放化疗的患者疗效尤其显著。

【剂型规格】口服，一次 15ml，一日 2 次，2 个月为 1 个疗程。原发性肝癌与介入加栓塞化疗合用时，在介入化疗前 1 周开始服用本品；胃癌与化疗合用时，与化疗同时开始服用本品。

【肝病药理】药理学研究证明，本品具有抗肝脏肿瘤、调节免疫及改善肝癌患者症状的作用

1. 抗肝脏肿瘤作用　枫苓合剂口服给药 10ml/kg 对人体肝癌 QGY 有中度的药效，与环磷酰胺合并用药能显著提高对 S_{180} 肉瘤的抑制率[85]。

2. 免疫调节作用　枫苓合剂能提高机体 NK 细胞的活力，明显促进小鼠腹腔巨噬细胞的吞噬功能，在机体免疫功能受损的情况下具有一定的提高免疫功能的作用[85]。

3. 改善患者症状作用　枫苓合剂辅助化疗，其中总体疗效、KPS 评分、癌灶大小及体重、食量、症状、体征改善等均优于单纯化疗，枫苓合剂结合化疗对原发性肝癌有增效作用和较

好的辅助治疗作用。口服枫苓合剂临床应用安全[86]。

莲芪胶囊

【组成】半枝莲、败酱草、莪术、三棱、浙贝母、白术、薏苡仁、水蛭、黄芪、人参、当归、女贞子、甘草。

【功效】解毒化瘀，扶正祛邪。

【适应证】肝癌、食管癌、胃癌、鼻咽癌、肺癌等多种肿瘤放、化疗的合并用药。减轻放、化疗引起的免疫功能低下，白细胞降低，并具有一定的增效作用。

【剂型规格】每粒 0.25g。口服，一次 3 粒，一日 3 次，1 个月为 1 个疗程，或遵医嘱。

【肝病药理】药理学研究证明，本品具有抗肝脏肿瘤、免疫调节及改善患者症状的作用。

1. 抗肝脏肿瘤作用 现代药理学研究表明，半枝莲主要成分为黄酮类、生物碱等，可提高机体免疫功能，抑制肿瘤组织在 VEGF 的表达与血管增生[87]；莪术主要成分为多糖、甾醇及生物碱等，能直接抑制或破坏人肝癌（PLC）细胞，诱导细胞凋亡，抑制血管增生，提高机体免疫力，增强对肿瘤的免疫作用[88]；水蛭有效成分水蛭素，可通过抗凝作用调节血小板，而 PLC 患者多表现为凝血，血小板功能亢进，水蛭素可抑制肿瘤细胞转移并诱导凋亡[89]。

2. 免疫调节作用 三棱、黄芪、人参、当归扶正类中药均含有多糖类、皂苷类成分，共同发挥免疫促进与调节功效，增强机体免疫功能[90]。以上各药同时结合化疗药物可显著减轻化疗的毒副反应，强化抑制肿瘤转移的效果[91]。

3. 改善患者症状作用 莲芪胶囊可发挥扶正祛邪、解毒化瘀的功效，调节机体免疫功能，增强抵抗力，有效抑制 PLC 进展，抑制肿瘤生长，加速肿瘤细胞凋亡，逆转肿瘤细胞的耐药性及诱导癌细胞分化，充分调动机体的自身免疫功能，杀死肿瘤细胞，改善中、晚期 PLC 患者病情，提高患者生存质量，延长其生存期[92, 93]。

葫芦素片

【组成】总葫芦素。

【功效】解毒清热，利湿退黄。

【适应证】湿热毒盛所致的迁延性肝炎、慢性肝炎及原发性肝癌的辅助治疗。

【剂型规格】每片 0.1mg（含葫芦素 B0.06mg）。口服。迁延性肝炎、慢性肝炎，一次 1～3 片，一日 3 次，连服 3 个月为 1 个疗程，饭后服，儿童酌减。原发性肝癌，一次 2～4 片，一日 3 次或遵医嘱，连服 3 个月为 1 个疗程，饭后服。极量：一次 6 片。

【肝病药理】药理学研究证明，本品具有抗肝脏肿瘤及免疫调节的作用。

1. 抗肝脏肿瘤作用 葫芦素为中药甜瓜蒂（别名苦丁香）提取物，主要含葫芦素 B、E 等，为治疗肝炎及肝癌的有效成分，可用于治疗原发性肝癌。相关临床观察表明，此药在改善症状、消除肝痛、缩小瘤体、延长生存期、恢复体力等方面，均优于 5-Fu，且无一般化疗药物的毒副作用[94]。

2. 免疫调节作用 临床观察到葫芦素片能较全面地改善慢性肝炎常见的症状和主要体

征，并有明显的降酶（ALT）、降浊（TTT、ZnTT）和降胆红素作用，停药后不引起 ALT 反跳，对球白比例倒置和高球蛋白血症也有明显的纠正作用，还能提高慢性肝炎患者的非特异性细胞免疫力，无明显毒副作用。药理学研究表明，本品具有消退黄疸，降低血清 ALT、TTT、ZnTT，改善蛋白代谢，增强机体免疫功能，防止肝细胞坏死和变性，抑制肝纤维增生等作用[95]。

安替可胶囊

【组成】当归、蟾皮。

【功效】软坚散结，解毒定痛，养血活血。

【适应证】食管癌之瘀毒证，与放疗合用可增强对食管癌的疗效；用于晚期原发性肝癌瘀毒证，对不宜手术、放化疗者有一定抑制肿瘤增长的作用，可改善患者生存质量；用于中晚期胃癌（瘀毒证）的化疗辅助治疗，配合 5-Fu-DDP 方案（5-Fu、MMC、DDP），可改善患者的临床症状、生存质量。

【剂型规格】每粒 0.22g。口服，一次 2 粒，一日 3 次，饭后服用，6 周为 1 个疗程，或遵医嘱。

【肝病药理】药理学研究证明，本品具有抗肝脏肿瘤及免疫调节的作用。

1. 抗肝脏肿瘤作用　安替可胶囊可能会刺激机体释放抗肿瘤细胞因子，增强清除自由基活性。细胞学实验和裸鼠移植瘤模型等方法的结果提示，安替可胶囊对人胃癌、食管癌和肝癌具有较好的疗效，可改善 TNF 水平、NK 细胞、IL-2 活性、血中 CAT、GSH-Px 和组织中 SOD 含量等指标。相关研究结果表明，安替可胶囊联合 TACE 也能提高中、晚期肝癌患者的生活质量和近期疗效。安替可胶囊组分蟾皮和当归中主要活性成分蟾毒灵、阿魏酸合用，既能降低药物毒性，又能够有效抑制肿瘤细胞增殖[96-101]。

2. 免疫调节作用　相关临床研究表明，安替可胶囊能够提高免疫能力，提高肿瘤化疗和放射治疗敏感性[96~100]。

两面针镇痛片

【组成】两面针。

【功效】清热解毒，理气活血，通络止痛。

【适应证】瘀热郁结而致的溃疡病、肠痉挛、胆囊炎、肝癌等引起的腹部疼痛。

【剂型规格】每片含提取物 0.1g（相当于原药材 5.6g）。口服，一次 2~4 片，一日 1~3 次。

【肝病药理】药理学研究证明，本品具有镇痛作用。

镇痛作用　有关实验表明，两面针镇痛片对乙酸引起的疼痛具有抑制作用。提取物低、中、高剂量组对小鼠的扭体次数均有抑制作用，两面针镇痛片与两面针提取物组均能抑制小鼠的扭体次数，镇痛效果相当，并随着提取物剂量的增加，其镇痛效果增强[102]。

复方万年青胶囊

【组成】虎眼万年青、半枝莲、虎杖、郁金、白花蛇舌草、人参、丹参、黄芪、全蝎、蜈蚣。

【功效】解毒消肿，扶正固本；协同放、化疗，可增强放、化疗效果，彻底消灭癌性病灶，提高抑瘤率，升高白细胞及血小板水平。

【适应证】对肺癌、胃癌、肝癌有明显的辅助治疗作用；肺癌、肝癌、胃癌化疗合并用药，具有减毒增效的作用。

【剂型规格】每粒 0.4g。口服，一次 3 粒，一日 3 次。

【肝病药理】药理学研究证明，本品具有抗肝脏肿瘤及免疫调节的作用。

1. 抗肝脏肿瘤作用 有相关研究通过裸鼠异位瘤模型可证明复方万年青胶囊在体内可以显著抑制肿瘤的生长，其抗肿瘤机制可能是通过线粒体凋亡通路诱导肝癌细胞凋亡，组织切片结果显示，复方万年青胶囊对动物机体无明显毒副作用。丹参中的主要成分丹参酮可降低人体胆囊癌、卵巢癌、宫颈癌及乳腺癌细胞的非贴壁依赖性生存及致瘤性转化作用，最终降低肿瘤的成瘤性与侵袭潜力；而黄芪中总生物碱成分则可有效调节 VEGF 与红细胞生成素的表达，还能够降低恶性肿瘤细胞的正常能量代谢，从而抑制癌细胞的增殖[103~109]。

2. 免疫调节作用 方中的虎眼万年青清热解毒、消坚散结，虎杖利湿退黄，半枝莲清热、白花蛇舌草解毒、活血祛瘀、消肿止痛、抗癌、消坚散结；郁金则可行气解郁、凉血破瘀、益胃生津；丹参、人参和黄芪则可扶正固本、固本益气；蜈蚣及全蝎以毒攻毒、消癥、抗癌。现代药理学研究结果表明，虎眼万年青中含有多种有效成分，其中多糖类化合物对免疫功能具有较强的调节作用，具有一定的抗衰老、抗病毒和抗肿瘤的作用[103~109]。

天芝草胶囊

【组成】白花蛇舌草、肿节风、半枝莲、延胡索、三棱、莪术、丹参、人参、黄芪、灵芝、鸡血藤、地黄、枸杞子、天花粉、蒲公英、山豆根、苦参、甘草。

【功效】活血祛瘀，解毒消肿，益气养血。

【适应证】血瘀证之鼻咽癌、肝癌的辅助治疗。

【剂型规格】每粒 0.48g。口服，一次 5 粒，一日 3 次，或遵医嘱。

【肝病药理】药理学研究证明，本品具有抗肝脏肿瘤、抑制血管生成及免疫调节的作用。

1. 抗肝脏肿瘤作用 现代研究表明，白花蛇舌草、莪术、苦参等天芝草胶囊成分可阻滞肿瘤细胞周期，诱导其凋亡。天芝草胶囊主要作用在肿瘤细胞增殖周期中的 S 期，影响 DNA 的合成，从而将肿瘤细胞阻滞在 G_0/G_1 期，减少进入 S 期的细胞数，抑制有丝分裂，抑制肿瘤细胞增殖。由于肿瘤细胞增殖的同步化，也有利于提高周期特异性化疗药对肿瘤细胞的杀伤作用[110]。

2. 抑制血管生成作用 天芝草胶囊既可以抑制肿瘤自身的血管生成，抑制肿瘤生长，又可以减少新生血管的生成，减少肿瘤的转移和复发。天芝草胶囊可降低 CD34、CD105 的表达，对肿瘤组织的血管形成有抑制作用，还可降低小鼠血清中 VEGF 的水平，且与剂量有良好的线性关系[111]。

3. 免疫调节作用 研究表明，天芝草胶囊与化疗同时应用，可防止化疗所致的白细胞下降，改善患者的临床症状，提高 KPS 评分，同时也提高患者的免疫功能及改善患者的生活质量，延长其生存期。天芝草胶囊的主要成分人参多糖能增加外周血 NK 细胞及淋巴因子激活的杀伤细胞（LAK 细胞）的活性，增高 T3、T4 淋巴细胞的数值[112~114]。

回生口服液

【组成】益母草、红花、花椒（炭）、水蛭（制）、当归、苏木、三棱（醋炙）、两头尖、川芎、降香、香木（醋炙）、人参、高良姜、姜黄、没药（醋炙）、苦杏仁（炒）、大黄、紫苏子、小茴香（盐炒）、桃仁、五灵脂（醋炙）、虻虫、鳖甲、丁香、延胡索（醋炙）、白芍、蒲黄（炭）、乳香（醋炙）、干漆（煅）、吴茱萸（甘草水炙）、阿魏、肉桂、艾叶（炙）、熟地黄。辅料为聚山梨酯 80、甜蜜素。

【功效】消癥化瘀。

【适应证】原发性肝癌、肺癌。

【剂型规格】口服液体剂，每支装 10ml。口服，一次 10ml，一日 3 次，或遵医嘱。

【肝病药理】药理学研究证明，本品具有抗肝脏肿瘤及联合用药增效减毒的作用。

1. 抗肝脏肿瘤作用　本品可增强患者免疫力，提高 LAK 细胞活性，增强对癌细胞的敏感性，能够促进植物凝集素（phytohemagglutinin，PHA）刺激 PBMC IL-2 的分泌，并能拮抗人血清中 IL-2 抑制物的活性从而提高 IL-2 水平[115]。

2. 减毒增效作用　本品能减轻化疗后发热、呕吐、食欲减退等毒副作用，提高患者的生活质量；显著增强化疗降低的 AFP 水平，减轻化疗后血象减少，延长患者的生存时间[116~118]。

复生康胶囊

【组成】蒲葵子、喜树果、莪术、黄芪、柴胡、绞股蓝、香菇、黄芪、甘草。

【功效】活血化瘀，健脾消积。

【适应证】能增强胃癌、肝癌患者放疗、化疗的疗效，并能增强机体免疫功能，改善肝癌患者的临床症状。

【剂型规格】胶囊剂，每粒 0.38g。口服，一次 4 粒，一日 3 次，4 周为 1 个疗程。

【肝病药理】药理学研究证明，复生康胶囊具有抗肝脏肿瘤及免疫调节的作用。

1. 抗肝脏肿瘤作用　喜树果的主要有效成分喜树碱主要是通过抑制肿瘤细胞中 TOPO Ⅰ 的活性来发挥抗肿瘤作用[119]。处于 S 期的细胞对喜树碱类药物诱导凋亡更为敏感，S 期细胞易感原因与 DNA 复制有关。当细胞 DNA 在大量复制活跃时，TOPO Ⅰ 剪切 DNA 双链形成的 TOPO Ⅰ-DNA 可裂解复合物，喜树碱能与其结合，形成 CPT-TOPO Ⅰ-DNA 三元复合物，使可逆的可解离复合物转变成不可逆的复合物，抑制由 TOPO Ⅰ 介导的 DNA 裂解和重新连接反应，最终引起 DNA 链断裂，从而导致细胞死亡[120]。复生康胶囊能显著降低 CEA、CA125、VEGF 等肿瘤标志物水平[121]。

2. 免疫调节作用　对照试验显示，治疗组 IgG、IgA、IgM、CD3+、CD4+ 水平均明显高于对照组[121]。

安康欣胶囊

【组成】半枝莲、山豆根、蒲公英、鱼腥草、夏枯草、石上柏、枸杞子、穿破石、人参、黄芪、鸡血藤、灵芝、黄精、白术、党参、淫羊藿、菟丝子、丹参。

【功效】活血化瘀，软坚散结，清热解毒，扶正固本。

【适应证】肺癌、胃癌、肝癌等肿瘤的治疗及辅助治疗。

【剂型规格】每粒 0.5g。口服，一次 4～6 粒，一日 3 次，饭后温开水送服，30 日为 1 个疗程。

【肝病药理】药理学研究证明，本品具有抗肝脏肿瘤、免疫调节及与化疗药物联用减毒增效的作用。

1. 抗肝脏肿瘤作用 动物实验证明，安康欣胶囊可激活小鼠细胞免疫和体液免疫，提高吞噬细胞的吞噬功能，增强其生物膜通透性，减少脂质过氧化物堆积，增强 SOD 活性，具有抗氧化自由基作用，促进癌细胞凋亡[122]。

2. 免疫调节作用 本品可提高肝转移癌模型小鼠血中 IL-12 的表达，进而抑制小鼠转移癌细胞的表达与发展[123]。

3. 减毒增效作用 本品与化疗药物联用，可显著增效，并保护白细胞[124]。

芪 归 胶 囊

【组成】黄芪、赤芍、当归、川芎、丹参、黄精、乌梅（炭）、僵蚕、珍珠、石菖蒲、黄柏、冰片。

【功效】益气养血，活血解毒。

【适应证】气血不足证，肿瘤患者放、化疗时合并用药，可以改善乏力、气短、恶心、自汗等症状。

【剂型规格】每粒 0.2g。口服，一次 5 粒，一日 3 次，或遵医嘱。

【肝病药理】药理学研究证明，本品具有免疫调节、抗肝脏肿瘤、保肝及联合化疗用药增强疗效的作用。

1. 免疫调节作用 临床研究表明，芪归胶囊中的主要成分黄芪多糖、当归总黄酮及丹参水提取物均是可有效增强免疫功能的中药组分，上述成分均能够有效增强巨噬细胞活性，并具有调节成熟 T 细胞功能及诱导 T 细胞成熟等作用，对于增强机体特异性及非特异性免疫均具有重要意义[125, 126]。

2. 抗肝脏肿瘤作用 本品与 5-Fu 联用，可影响癌细胞周期，使之阻滞于 G_1 期，并激活细胞凋亡系统，诱导细胞凋亡。本品可抑制肝癌细胞株 Bel-7404 的生长增殖[127, 128]。

3. 保肝作用 本品能降低肝癌标志物谷胱甘肽 S 转移酶 P（recombinant Glutathione S transferase P，GST-P）的表达，减轻肝损伤[127, 129]。

4. 增强疗效作用 本品与顺铂联合应用对肝癌细胞株 Bel-7404 杀伤作用强于 2 种药物单独使用。黄芪多糖处理后的肝癌细胞株 Bel-7404 出现低于 G_1 期 DNA 含量的亚二倍体凋亡峰，能将细胞周期阻滞于 G_1 期[130]。

增抗宁片

【组成】白芍、黄芪、大枣、甜叶菊。

【功效】益气健脾，养阴生津，清热，并能提高机体免疫功能。

【适应证】化疗、放疗及不明原因引起的白细胞减少症、青春型痤疮，亦可用于慢性迁延性肝炎的治疗。

【剂型规格】薄膜衣片，每片 0.27g。口服，一次 6 片，一日 4 次。

【肝病药理】药理学研究证明，本品具有抗肝脏肿瘤的作用。

抗肝脏肿瘤作用　其主要成分有黄芪甲苷、芍药苷[131,132]。黄芪甲苷可以有效抑制 NF-κB 信号通路，同时 ROS 含量也显著降低，这可能是因为黄芪中含有甾醇类物质、叶酸、亚麻酸，这几种物质可以有效抑制细胞内的氧化应激，减少 ROS 的产生，降低氧化应激对细胞的损伤，同时抑制了 IKB 激酶的表达实现抑制 NF-κB 信号通路，并抑制其下游相关通路的表达，从而促进肝癌细胞 HepG2 的凋亡[133]。芍药苷通过增加 Bax/Bcl-2 并上调 caspase-3 诱导肝癌细胞凋亡[134~136]。

蟾乌凝胶膏

【组成】蟾酥、生川乌、两面针、重楼、生关白附、芙蓉叶、三棱、莪术、红花、丁香、细辛、肉桂、六轴子、荜茇、甘松、山柰、乳香、没药、薄荷脑、冰片、樟脑、水杨酸甲酯。

【功效】活血化瘀，消肿止痛。

【适应证】肺、肝、胃等多种癌症引起的疼痛，也可用于急慢性扭挫伤、跌打瘀痛、骨质增生、风湿及类风湿疼痛，亦用于落枕、肩周炎、腰肌劳损和伤痛等。

【剂型规格】每片 8cm×12cm。外用，一次一贴，1~2 日换药一次，或遵医嘱。

【肝病药理】药理学研究证明，本品具有镇痛作用。

镇痛作用　对比试验表明，在使用蟾乌凝胶膏的治疗组中，患者疼痛程度明显缓解，镇痛起效时间缩短，持续时间延长，疼痛缓解率上升[137]。

复方金蒲片（原名金蒲抑瘤片）

【组成】金不换、蒲葵子、柴胡、莪术、丹参、绞股蓝、黄芪、女贞子、螺旋藻。

【功效】活血祛瘀，行气止痛。

【适应证】气滞血瘀证之肝癌的辅助治疗。

【剂型规格】糖衣片，基片重 0.4g。口服，一次 5 片，一日 3 次。

【肝病药理】药理学研究证明，本品具有抗肝脏肿瘤、减轻毒副反应、免疫调节及镇痛作用。

1. 抗肝脏肿瘤作用　本品能诱导肝癌细胞株 Bel-7404 凋亡，对肝癌细胞的抑制率为 77.12%[138]；抑制黄曲霉素 B_1（AFB_1）诱导大鼠肝癌癌前病变，抑制率为 85%~90%[139]；延长腹水性肝癌的生存时间，生命延长率达 60.9%[140]。

2. 减轻毒副反应作用　本品能减轻环磷酰胺对小鼠造血功能的影响，使小鼠血红蛋白值和白细胞值增加[141]。

3. 免疫调节作用　实验研究表明，复方金蒲片能使小鼠免疫功能增强，白细胞数增加[141]。

4. 镇痛作用　药后 1 小时，用热板法［温度（55±0.5）℃］测定小鼠的痛阈值［自小鼠放热板上至出现舔后足动作所需时间（秒）作为该鼠的痛阈值］，治疗组痛阈值较对照组明显提高[141]。

康艾注射液

【组成】黄芪、人参、苦参素。

【功效】益气扶正，增强机体免疫力。

【适应证】原发性肝癌、肺癌、直肠癌、恶性淋巴瘤、妇科恶性肿瘤；各种原因引起的白细胞低下及减少症；慢性乙肝。

【剂型规格】注射剂，每支装 10ml。缓慢静脉注射或滴注，每日 40～60ml，分 1～2 次，用 5%葡萄糖或 0.9%生理盐水 250～500ml 稀释后使用，30 日为 1 个疗程或遵医嘱。

【肝病药理】药理学研究证明，本品具有抗肝脏肿瘤、镇痛、减毒增效及免疫调节的作用。

1. 抗肝脏肿瘤作用　以体外培养的人肝癌细胞 SMMC-7721 为研究模型，康艾注射液能够剂量依赖性地抑制肝癌细胞 SMMC-7721 的增殖，具有增殖抑制作用；使肝癌细胞的 G_0/G_1 期和 G_2/M 期细胞减少，改变了肝癌细胞的周期；在 G_0/G_1 期前出现凋亡峰，诱导肝癌细胞凋亡。改善机体微循环，抑制肿瘤血管形成，降低红细胞聚集和血液黏度，减少肿瘤转移[142~144]。

2. 镇痛作用　康艾注射液通过抑制 DNA 的生物合成产生抗肿瘤作用，并具有镇痛和抗炎作用，可促使骨转移灶局部炎症吸收及组织修复，并直接参与到抑制肿瘤的作用之中，从而对癌性骨痛产生一定的镇痛效果[144]。

3. 减毒增效作用　多项研究表明，使用康艾注射液的治疗组与对照组比较，前者骨髓抑制与肝功能抑制较轻，且治疗组疗效显著高于对照组[144~146]。

4. 免疫调节作用　本品能提高网状内皮系统吞噬功能，增强 T 细胞、LAK 细胞、NK 细胞抗癌活性，增强 T 细胞和 B 细胞功能，诱导产生 IL-1、干扰素，对肿瘤细胞有明显抑制作用[147, 148]。

安多霖胶囊

【组成】抗辐射植物提取物、鸡血藤等。

【功效】益气补血，扶正解毒。

【适应证】放、化疗引起的白细胞下降、免疫功能低下、食欲不振、神疲乏力、头晕气短等症。对肿瘤放射治疗中因辐射损伤造成的淋巴细胞微核率（MNF）增高等有改善作用，可用于辐射损伤。

【剂型规格】胶囊剂，每粒 0.32g。口服，一次 4 粒，一日 3 次。

【肝病药理】药理学研究证明，本品具有抗辐射及抗肿瘤的作用。

1. 抗辐射作用　药效学实验证明，安多霖胶囊对受 $^{60}Co\gamma$ 射线损伤的小白鼠能明显提高存活率和平均寿命，也能减轻γ射线对小白鼠造血系统功能的影响，对 $^{60}Co\gamma$ 射线照射的小鼠微核率有明显的降低作用；对飞行员的临床研究表明，ADL 对飞行员因高空辐射引起的外周淋巴细胞微核率升高有显著降低以至恢复到原有水平的效果；对肿瘤患者因放射治疗微核率升高到 20% 有明显降低作用，显著低于对照组[149, 150]。

2. 抗肿瘤作用 鸡血藤总黄酮类物质能在 HepG2 细胞株发挥促凋亡作用。鸡血藤总黄酮类物质通过调控 caspase-9 在肝癌细胞中发挥促进 HepG2 细胞凋亡的作用[151, 152]。鸡血藤醇提取物剂量依赖性地抑制腺苷二磷酸（ADP）、花生四烯酸（arachidonic acid，AA）、胶原多种激动剂引起的血小板活化和聚集；实验研究同样证明，鸡血藤提取物具有抑制 ADP、凝血酶等诱导的大鼠血小板的聚集作用，从而减少血栓的形成，改善血液的高凝状态。实验证明，鸡血藤总黄酮较浸膏组和非黄酮组分具有更显著性的抗 AA 诱导的血小板聚集作用，提示鸡血藤活性成分集中于黄酮类组分当中。另有实验证实，鸡血藤提取物能有效地抑制肿瘤细胞所诱导的血小板聚集[153]。

茯苓多糖口服液

【组成】茯苓。

【功效】健脾益气。

【适应证】肿瘤患者放化疗脾胃气虚证。

【剂型规格】口服液体剂，每瓶装 10ml。口服，一次 10ml，一日 3 次。

【肝病药理】药理学研究证明，本品具有抗肝脏肿瘤、免疫调节及与环磷酰胺联用减毒增效的作用。

1. 抗肝脏肿瘤作用 抗肿瘤实验表明，复方茯苓多糖口服液对小鼠 S_{180} 和 H_{22} 肿瘤有显著的抑制作用，抑制率最高可达到 43%；显著延长腹水瘤小鼠的生存时间，并且效果优于单纯口服茯苓多糖[154]。能增加荷瘤小鼠 TNF 的含量，抑制肿瘤生长[155]。可显著诱导荷瘤小鼠抑癌基因 P27 的表达，与 P27 蛋白、CDK 结合使 CDK 失活，Rb 蛋白磷酸化受滞[156]。

2. 免疫调节作用 本品能增强荷瘤小鼠腹腔巨噬细胞吞噬功能，提高 IL-2 水平，能增强荷瘤小鼠淋巴细胞增殖水平和 NK 细胞对靶细胞的杀伤功能，可与正常小鼠淋巴细胞功能相当[155~157]。

3. 减毒增效作用 本品与环磷酰胺合用，能使白介素恢复到正常水平，可协调 NK、IL-2、INF-γ 系统的抗肿瘤功能[156]。

威麦宁胶囊

【组成】威麦宁。

【功效】活血化瘀，清热解毒，祛邪扶正。

【适应证】配合放、化疗治疗肿瘤有增效、减毒作用；单独使用可用于不适宜放、化疗的肺癌患者的治疗。

【剂型规格】胶囊剂，每粒 0.4g。饭后口服，一次 6～8 粒，一日 3 次，或遵医嘱。

【肝病药理】药理学研究证明，本品具有抗肝脏肿瘤、配合化疗减毒增效及免疫调节的作用。

1. 抗肝脏肿瘤作用 本品能抑制癌细胞核酸物质 DNA、RNA 的合成代谢。抑制癌细胞信号转导变异通道中的蛋白酪氨酸激酶，阻滞癌细胞的复制和繁殖。激活癌细胞内某种特定的蛋白 C1。抑制肿瘤细胞分泌Ⅳ型胶原酶，抑制癌细胞的侵袭和自发性转移[157~159]。

2. 减毒增效作用 威麦宁胶囊配合化疗可明显减少化疗的毒副作用，主要表现为恶心、呕吐减少，提高化疗过程的耐受性和依从性。威麦宁胶囊对人的 CYP2C19、CYP3A4 有强抑制，对 CYP2D6 有中强抑制[160~162]作用。

3. 免疫调节作用 本品能显著提高正常小鼠网状内皮系统的吞噬指数 K 及吞噬指数α，且能对抗化疗药物氟尿嘧啶和环磷酰胺诱导的小鼠网状内皮系统吞噬功能低下的副作用[163]。

扶正补血颗粒

【组成】红芪、当归、山茱萸、阿胶。

【功效】益气养血。

【适应证】肿瘤患者放、化疗时合并用药，可减轻放、化疗引起的血象降低、免疫功能低下及气血两虚症状。

【剂型规格】颗粒剂，每袋装 15g 或 10g（无蔗糖型）。开水冲服，一次 1 袋，一日 2~3 次。

【肝病药理】药理学研究证明，本品具有减轻贫血及免疫调节的作用。

1. 减轻贫血作用 本品能通过提高造血细胞线粒体和内质网的数量，改善其质量，减少核膜损伤，促进 DNA 的正常代谢来提高再生障碍性贫血患者骨髓造血细胞增生，能够改善骨髓造血微环境[164~166]。

2. 免疫调节作用 本品能提高 $CD34^+$、单核细胞抗原表达，降低 Fas 抗原表达，提高患者免疫力[164]。

金刺参九正合剂

【组成】刺梨果（鲜）、苦参、金荞麦。

【功效】解毒散结，和胃生津。

【适应证】癌症放、化疗引起的白细胞减少、头晕、失眠、恶心呕吐等症的辅助治疗。

【剂型规格】每瓶装 20ml 或 40ml 或 120ml。口服，一次 20~40ml，一日 2 次，或遵医嘱。

【肝病药理】药理学研究证明，本品具有抗肝脏肿瘤、保肝及镇痛作用。

1. 抗肝脏肿瘤作用 金荞麦提取物对多种人癌细胞有显著杀伤、抑制作用。金荞麦 E 能显著抑制小鼠移植性肉瘤 S_{180}、子宫颈癌 U_{14} 及 Lewis 肺癌的生长，最大抑瘤率分别为 56.44%、48.22%、55.48%[158]。刺梨多糖对免疫功能尤其对非特异性免疫功能和体液免疫功能具有明显的增强作用[167]。苦参碱能够呈浓度-时间依赖性地抑制肝癌 HepG2 和 Huh7 细胞的增殖活性，并且显著抑制肝癌细胞的克隆形成能力，即能够抑制肝癌细胞无限增殖的特性，发挥抗肿瘤作用[168]。

2. 保肝作用 苦参碱可显著降低肝损伤小鼠氨基转移酶，具有良好的护肝作用[169]。

3. 镇痛作用 Meta 分析结果显示，复方苦参注射液联合止痛药与单纯使用止痛药治疗癌性疼痛效果相当或较优[170]，能降低患者疼痛评级，提升患者生存质量[171]。

通 迪 胶 囊

【组成】三七、紫金莲、大青木香、七叶莲、鸡矢藤、细辛。

【功效】活血行气，散瘀止痛。

【适应证】气滞血瘀、经络阻滞所致的癌症疼痛、术后疼痛、跌打伤痛、肩颈痹痛及胃脘疼痛、头痛、痛经等。

【剂型规格】胶囊剂，每粒 0.45g。口服，一次 2 粒，一日 3 次，剧痛时可加服 1 粒。

【肝病药理】药理学研究证明，本品具有抗肝脏肿瘤及免疫调节的作用。

1. 抗肝脏肿瘤作用　研究表明，本品活性成分为三七皂苷、人参皂苷、去氢延胡索甲素、鸡矢藤苷甲酯、四氢帕马丁等[172]，三七皂苷 R1 有上调细胞间隙连接功能、增强顺铂细胞毒性、抑制 HeLa 细胞增殖、延缓癌症进展的作用[173]。人参皂苷 CK 可通过 Bclaf1 诱导人肝癌细胞 SMMC-7721 发生自噬，且具有药物浓度依赖性[174]。

2. 免疫调节作用　三七皂苷 R1 可以抑制 IL-4 和 IL-10 的产生，提示三七皂苷 R1 可能通过选择性调节某些细胞因子来实现免疫调节作用[173]。

芦 笋 胶 囊

【组成】鲜芦笋。

【功效】益气生津。

【适应证】癌症的辅助治疗及放、化疗后口干舌燥、食欲不振、全身倦怠者。

【剂型规格】每粒 0.3g。口服，一次 3 粒，一日 3 次。

【肝病药理】药理学研究证明，本品具有抗肝脏肿瘤及免疫调节的作用。

1. 抗肝脏肿瘤作用　芦笋皂苷可以抑制 HepG-2 肿瘤细胞增殖，能明显促进 Fas 蛋白的表达，诱导肿瘤细胞凋亡，其诱导肿瘤细胞凋亡的机制可能是通过激活上游的 caspase-8 和 caspase-9，导致下游的 caspase-3 激活最终诱导细胞凋亡，激活的 caspase-3 还可激活 Bcl-2 家族中的 Bid，使细胞胞质中的 Bid 活化，活化的 Bid 蛋白可通过下调 Bcl-2 蛋白的表达，减弱其抑制细胞凋亡的作用，或者通过上调 Bax 促进蛋白凋亡，增强其诱导细胞凋亡的作用，进而诱导线粒体细胞色素 c（cytochrome c，Cyt-c）从线粒体释放进入胞质，从而进入线粒体凋亡途径，最终两条途径在 caspase-3 处汇合，导致细胞凋亡[175~179]。

2. 免疫调节作用　芦笋具有促有丝分裂的作用，在体内外均可促进小鼠脾淋巴细胞增殖；口服芦笋及其提取物还可提高给药动物体内的 NK 活性，这对宿主非特异性抗肿瘤免疫反应的提高、对防止癌变均具有重要意义。机体 NK 活性水平与抗肿瘤水平呈正相关，恶性肿瘤患者体内 NK 活性水平也较正常人低，且随不同的临床阶段及治疗效果而消长。因此，芦笋的抑瘤作用可能是通过提高机体免疫能力，特别是细胞免疫功能来实现的[180]。

川 黄 口 服 液

【组成】丹参、当归、制何首乌、枸杞子、党参、黄芪、蕲蛇、川芎、杜仲、蛤蚧、海龙。

【功效】益气养血，滋补肝肾，活血化瘀。

【适应证】能改善气血两虚、肝肾不足所致的神疲乏力、头晕目眩、腰膝酸软等症。对免疫功能低下、放化疗后白细胞减少及高脂血症等有辅助治疗作用。

【剂型规格】口服液体剂，每支装 10ml。口服，一次 10ml，一日 3 次。

【肝病药理】药理学研究证明，本品具有免疫调节及抗肝脏肿瘤的作用。

1. 免疫调节作用　本品能够提高免疫功能；促进造血、升高白细胞[181]。

2. 抗肝脏肿瘤作用　本品有效成分有黄芪甲苷、原茶儿醛、黄芪皂苷 II、隐丹参酮、丹参酮 II A[182]，黄芪甲苷可以有效抑制 NF-κB 信号通路，同时 ROS 含量也显著降低，这可能是因为黄芪中含有甾醇类物质、叶酸、亚麻酸，这几种物质可以有效抑制细胞内的氧化应激，减少 ROS 的产生，降低氧化应激对细胞的损伤，同时抑制了 IKB 激酶的表达，实现抑制 NF-κB 信号通路，并抑制其下游相关通路的表达，促进肝癌细胞 HepG2 的凋亡[183]。隐丹参酮可通过阻断 STAT3 的二聚过程选择性地抑制它的表达，还可调节 STAT3 的靶基因细胞周期蛋白 D1、存活蛋白和 Bcl-xl 的表达，下调 Cyclin D1 使细胞周期的 G_1 期聚集，而下调 Survivin 和 Bcl-xl 使肿瘤细胞趋于死亡达到抗肿瘤的作用[183]。丹参酮 II A 可以将人肝癌 HepG2 细胞阻滞在 G_1 期，使进入 S 期的细胞减少，从而 HepG2 细胞在早期发生凋亡，抑制细胞增殖；丹参酮 II A 浓度越高，G_1 期阻滞越明显。丹参酮 II A 的化学结构中含有菲醌结构，由于其菲环可与 DNA 结合及其呋喃环和醌类结构可产生自由基、引起 DNA 的损伤和肿瘤细胞 DNA 的合成受到抑制，从而使丹参酮 II A 作用后 S 期细胞百分比降低，G_0/G_1 期细胞百分比升高[184]。

注射用黄芪多糖

【组成】黄芪多糖。

【功效】益气补虚。

【适应证】倦怠乏力、少气懒言、自汗、气短、食欲不振属气虚证者，因化疗后白细胞减少，生活质量降低，免疫功能低下的肿瘤患者。

【剂型规格】注射剂，每瓶装 250mg。静脉滴注，用注射器抽取 10ml 生理盐水加入到西林瓶中，立即振摇至药品完全溶解，然后将其加入到 500ml 0.9%氯化钠注射液或 5%~10%葡萄糖注射液中，滴注时间不少于 2.5 小时，一次 250mg，一日 1 次。免疫功能低下者疗程 21 日，其他疗程 7 日。

【肝病药理】药理学研究证明，本品具有诱导细胞凋亡，与放、化疗联用减毒增效及免疫调节的作用。

1. 诱导细胞凋亡作用　本品能诱导肿瘤细胞凋亡，调节凋亡基因。黄芪多糖可抑制人肝癌细胞 HepG2 的 Bcl-2 表达，诱导肿瘤细胞凋亡，调节凋亡相关信号分子，可通过 AMPK-mTOR 信号通路促进细胞的凋亡、抑制 HepG2 细胞的增殖。此外，黄芪多糖还可能通过抑制细胞外信号调节激酶（ERK1/2）信号通路，下调 ERK1/2 蛋白的表达，抑制其磷酸化，诱导肝癌细胞 HepG2 凋亡[126, 185, 186]。

2. 减毒增效作用　本品对化疗药物所致的外周血白细胞减少有明显的保护作用，能提高化疗疗效，减轻化疗不良反应[187]；促进骨髓造血干细胞的增殖和向红细胞系和粒细胞系的分化，并对放化疗所致骨髓造血功能的破坏有明显的保护作用。

3. 免疫调节作用　本品能有效上调肿瘤患者体内 T、B 淋巴细胞的数量及活性，增强机体免疫力，从而在抗肿瘤免疫过程中发挥重要作用[188]。可以增加动物脾质量，增加小鼠巨噬细胞的吞噬功能；促进人外周血淋巴细胞的增殖功能；增强 NK 细胞和 LAK 细胞活性，显著增强某些细胞因子的分泌[189]。

参 考 文 献

[1] 李玉衡.多成分现代鲜药对肿瘤的影响——金龙胶囊能明显抑制肿瘤生长、复发、转移 [J].首都医药，2006（2）：39-40.

[2] 李立新，叶胜龙，王艳红，等.金龙胶囊对人肝癌高转移细胞系转移的抑制作用[J].肝脏，2011，16（3）：240-241.

[3] 刘玉琴.金龙胶囊抗肿瘤作用的实验研究 [J].首都医药，2010（5）：40-41.

[4] 刘瑞，李杰.现代鲜药在肿瘤临床中的应用及其机制探讨 [J].辽宁中医杂志，2014，41（1）：45-48.

[5] 高益民，杨振刚.中药鲜药治疗癌症的创新研究 [J].首都医药，2010（5）：53-54.

[6] 刘玉琴，高进，顾蓓，等.金龙胶囊（JLC）肿瘤细胞诱导分化作用的研究 [J].中国肿瘤临床，2004，31（7）：380-383.

[7] 徐淑玲，王笑红，张永祥，等.金龙胶囊对免疫受抑小鼠淋巴细胞亚群的影响 [J].中国中医基础医学杂志，2005，11（12）：908-909.

[8] 孙珏，沈建华，朱美华，等.消癌平对人肝癌细胞治疗作用的实验研究 [J].上海中医药杂志，2000，7：12-14.

[9] 温丽娜，郭杨志，仝永娟，等.消癌平注射液对原发性肝癌模型大鼠病理形态和肝癌细胞迁移的影响及其作用机制 [J].中国比较医学杂志，2018，28（6）：46-52.

[10] 姚小燕.消癌平注射液治疗晚期恶性肿瘤机制研究进展 [J].亚太传统医药，2014，10（18）：41-42.

[11] 唐鸿.消癌平注射液治疗原发性肝癌的疗效及对机体免疫功能的影响 [D].南京：南京中医药大学，2011.

[12] 陈兵，李翠萍，欧阳建，等.通关藤提取物体外对人正常免疫细胞及造血干细胞的影响 [J].临床肿瘤学杂志，2010，15（10）：887-890.

[13] 王玉荣，曾繁涛，罗意文，等.西黄丸对细胞突变与肿瘤生长抑制的研究 [J].宜春学院学报，2008，30（4）：99-100.

[14] 金沈锐，秦旭华，肖桦，等. 西黄丸对荷瘤小鼠生存质量的影响[J]. 中药药理与临床，2011，27（1）：7-8.

[15] 程志强. 西黄丸治疗晚期原发性肝癌 23 例疗效观察 [J]. 中华中医药杂志，2010，25（1）：52-54.

[16] 刘博，于硕，邢莉，等. 西黄丸联合介入化疗治疗中晚期原发性肝癌 80 例疗效分析 [J]. 中华中医药杂志，2010，25（6）：947-948.

[17] 冯丽华，陈毅德，郑志高，等.索拉非尼联合华蟾素片治疗中晚期原发性肝癌的临床疗效观察 [J].中国癌症杂志，2012，22（11）：856-859.

[18] 焦勤书，曾宝珠.华蟾素片联合 125 I 粒子植入术治疗晚期原发性肝癌疗效及对相关血液生化指标的影响 [J].现代肿瘤医学，2018，26（10）：1565-1569.

[19] 杨军，丁敏，张太君，等.复方斑蝥胶囊抑制人肝癌细胞 SMMC-7721 的增殖和诱导凋亡的实验研究[J].中成药，2007，29（5）：772-774.

[20] 夏恪迪,张赢予,张馨木,等.复方斑蝥胶囊体内抗肿瘤作用的实验研究[J].中国药业,2007,16(15):13-14.

[21] 曹阳.复方斑蝥胶囊治疗原发性肝癌的有效性、安全性及经济性评价[J].中国医院用药评价与分析,2014,14(8):711-713.

[22] 李兆元,宁四清,易铁男,等.复方斑蝥胶囊联合化疗及放疗治疗中晚期原发性肝癌的疗效观察[J].中华全科医学,2013,11(8):1250-1251.

[23] 王夏飞,王贵吉,裴迎新,等.FOLFOX6联合复方斑蝥胶囊治疗晚期原发性肝癌的效果[J].郑州大学学报(医学版),2102,47(3):385-387.

[24] 李思维,邹立勇,尹宜发.槐耳颗粒在肿瘤临床中的应用[J].中国肿瘤,2005,14(10):698-700.

[25] 余安平,李雄英,李凌.槐耳颗粒联合沙利度胺抑制鼠肝癌H22细胞种植瘤的实验[J].肿瘤防治研究,2013,40(9):834-838.

[26] 蒋梅,周岱翰.槐耳冲剂治疗中晚期原发性肝癌98例[J].上海中医药杂志,2004,38(6):21-22.

[27] 黄炜,严律南,吴泓,等.槐耳颗粒在肝癌肝移植患者术后临床应用价值的回顾性队列研究[J].中国普外基础与临床杂志,2010,17(6):547-551.

[28] 莫斌,杨家印,严律南,等.槐耳颗粒用于肝癌肝移植术后的临床观察[J].四川大学学报(医学版),2011,42(5):739-741.

[29] 夏念信,邱宝安,王敬晗,等.化疗联合槐耳颗粒对原发性肝癌术后复发/转移患者预后影响研究[J].临床军医杂志,2017,45(9):887-890.

[30] 唐亦非,朱晓骏,黄凌鹰,等.槐耳颗粒联合索拉非尼治疗晚期肝癌的临床研究[J].现代药物与临床,2018,33(7):1732-1735.

[31] 雷建勇,严律南,曾勇,等.槐耳颗粒与索拉菲尼对于小肝癌切除术后的有效性及安全性分析[J].中国普外基础与临床杂志,2014,21(8):991-995.

[32] 邓玺玮,伍参荣,刘竹筠,等.3种中药制剂对HepG2细胞增殖的抑制作用的实验研究[J].中医药导报,2014,20(12):29-32.

[33] 杨宏丽.肝复乐在肝癌治疗中的临床价值分析[J].江西中医药,2012,43(356):20-22.

[34] 刘思德,白杨,郭文,等.应用肝复乐片降低射频治疗后肝癌局部复发的随机对照研究[J].南方医科大学学报,2007,27(3):263-264.

[35] 吴孝雄,陈挺松,孙保木,等.肝复乐胶囊预防原发性肝癌经导管动脉化疗栓塞后肝损伤[J].中成药,2014,36(12):2475-2478.

[36] 孙利,任君霞,田野,等.养正消积胶囊辅助介入化疗治疗原发性肝癌的随机双盲多中心临床研究[J].世界中医药,2013,8(6):688-691.

[37] 张剑,吴敏,张自森,等.养正消积胶囊对原发性肝癌肝动脉化疗栓塞术后患者细胞免疫功能及血管形成的影响[J].中国实验方剂学杂志,2014,20(13):189-192.

[38] 李红蓉,秘红英,常丽萍.养正消积胶囊治疗肿瘤研究进展[A].中华中医药学会,中国工程院医药卫生学部,中国老年医学学会世界中医药学会联合会,等.第十四届国际络病学大会论文集[C].济南,2018:216-220.

[39] 薛侃,陕飞,季加孚.养正消积胶囊应用于恶性肿瘤及癌前病变治疗中安全性的Meta分析[J].中国肿瘤临床,2013,40(21):1318-1323.

[40] 郑伟达.解读国家抗癌新药"慈丹胶囊"[J].光明中医,2004,19(5):31-33.

[41] 刘光甫，黎飞，毕雪洁，等.慈丹胶囊联合 TACE 治疗原发性肝癌临床效果的系统评价 [J].中国医院药学杂志，2016，36（17）：1496-1500.

[42] 王俊显，周超凡，郑伟达.应用慈丹胶囊治疗原发性肝癌 325 例临床疗效观察 [J].中国肿瘤临床，2005，32（21）：1255-1256.

[43] 许鑫，郑伟鸿，郑东海，等.慈丹胶囊治疗原发性肝癌 150 例临床观察 [J].世界中医药，2011，6（6）：469-470.

[44] 李忠，王俊显，李长英，等.慈丹胶囊辅助导管化疗治疗原发性肝癌 100 例 [J].中国中西医结合杂志，1999，19（1）：50.

[45] 郑伟达，郑东海，郑伟鸿.慈丹胶囊治疗原发性肝癌 325 例临床总结 [J].上海中医药杂志，2002，36（12）：7-8.

[46] 富力，鲁岐，刘国有，等.国家一类抗癌新药——人参皂甙 Rg3 及制剂的开发研究 [A].中国自然资源学会.全国第四届天然药物资源学术研讨会论文集 [C].大连，2000：4-8.

[47] 陈杰，张先稳.艾迪注射液对荷瘤小鼠的抗瘤效应及免疫调节作用 [J].徐州医学院学报，2005，25（3）：208-210.

[48] 彭安，陈敏珍，徐仿周，等.艾迪注射液诱导 Bel-7402 人肝癌细胞分化的研究 [J].江西中医药，2010，41（6）：38-39.

[49] 王立金，刘冲，刘经选，等.肝动脉化疗联合艾迪注射液治疗肝转移瘤的临床观察 [J].中华中医药学刊，2010，28（7）：1456-1458.

[50] 袁维利，乔蓓，常静，等.艾迪注射液联合化疗治疗原发性肝细胞癌系统评价 [J].华西医学，2010，25（1）：144-148.

[51] 喻贡金，李红霞，喻超，等.艾迪注射液对人肝癌细胞株多药耐药性的逆转作用 [J].贵州医科大学学报，2017，42（7）：759-762，771.

[52] 沈丰，孙少华，吴红伟，等.薏苡仁提取物对 C57 小鼠肝癌模型 IL-6 抑制作用的实验研究 [J].中国普外基础与临床杂志，2016，23（1）：38-41.

[53] 唐东平，韦长元，唐凯，等.康莱特注射液对肝癌化疗增敏作用的实验研究 [J].肿瘤防治杂志，2001，8（4）：396-397.

[54] 张丰云，李秋文，管静芝，等.消癌平注射液联合 GP 方案治疗晚期非小细胞肺癌疗效观察 [J].肿瘤基础与临床，2011，24（5）：415-417.

[55] 张瑞星，岳江涛，王天平，等.消癌平注射液联合化疗治疗晚期非小细胞肺癌的临床观察 [J].肿瘤基础与临床，2012，25（5）：438-440.

[56] 李艳荣.蟾蜍毒素的抗肿瘤作用 [J]．国外医学·中医中药分册，2002，24（3），152-155.

[57] 张薇薇，李兆平，艾洪滨.蟾酥对蟾蜍坐骨神经电生理特性的影响 [J]．食品与药品，2008，10（5），17-20.

[58] 张世蔚.肿瘤防治与调养 [M].北京：金盾出版社，2003.

[59] 段汝钦，侯云翔，王运东.复方木鸡合剂治疗晚期恶性肿瘤 364 例临床分析 [J].中国中医药信息杂志，2006（7）：54.

[60] 盖君，臧运书，苏磊，等.云芝胞内糖肽并 308nm 准分子激光治疗斑秃效果 [J].青岛大学医学院学报，2017，54（5）：962-967.

[61] 李超英，陈文文，王楚盈，等.鸦胆子油口服乳液抑制肝癌发生的实验研究 [J].中国肿瘤临床，2014，

41（12）：762-765.

[62] 黄俊忠，陈新国，高美华．GC法测定鸦胆子油口服乳液中油酸的含量［J］．中药新药与临床药理，2012，23（2）：197-199.

[63] 王永辉，涂建飞，朱延焱，等．鸦胆子油乳剂联合经导管肝动脉化疗栓塞术治疗原发性肝癌28例临床观察［J］．中西医结合肝病杂志，2014，24（1）：20-23.

[64] 王坚，黄绳武．鸦胆子油干乳胶囊的抗肿瘤作用及其对免疫功能的影响[J].山西中医学院学报，2013，14（2）：34-35.

[65] 黄传贵.复方鹿仙草颗粒治疗原发性肝癌243例随访观察［J］.中国民族民间医药，2018，27（22）：123-125.

[66] 国家中医药管理局．中华本草［M］．上海：上海科学技术出版社，1999.

[67] 王云，龙发．苦参抗肿瘤机制研究进展［J］．现代肿瘤医学，2005，13（2）：141-143.

[68] 王景毅，车金峰，王峰.乌头注射液治疗肝癌临床疗效分析［J］.黑龙江中医药，2001（6）：29-30.

[69] 王怀瑾.西维尔在肿瘤化疗中的应用［J］．首都医药，1998，5（4）：27-28.

[70] 孙玲，戚晓军，高文斌，等．围抗癌化疗期服用有机硒预防毒副反应的临床研究［J］．中华癌症姑息医学杂志，2002，1（4）：237-239.

[71] 于友涛，申宝忠，杨光.中药（蛇莲胶囊）对原发性肝癌介入治疗的影响［A］.《中国临床医学影像杂志》编辑部.第十二届全国临床医学影像学术会议，第四届东北三省放射学术会议论文汇编［C］.沈阳，2002：146-148.

[72] 赵卫红，施广霞，袁小林，等．肿瘤患者血清细胞因子水平的变化［J］．中国肿瘤临床，2001，28（3）：176-178.

[73] 高文斌，韩金娣，杜敏，等.蛇莲胶囊辅助化疗栓塞治疗原发性肝癌的临床观察［J］.中国中西医结合杂志，2005（11）：980-982.

[74] 脱朝伟，刘今方，王绍东，等.新抗癌中药—散结片对肝癌细胞超微结构的影响及其抗癌机制的研究[J].世界中医药，2008（1）：54-56.

[75] 肖正明，宋景贵，徐朝晖，等.散结片对人肝癌细胞和荷瘤鼠免疫细胞影响的实验研究［J］.山东中医杂志，2000（7）：423-425.

[76] 魏琳，杨晨光，苗文红.天蟾胶囊治疗癌性疼痛Ⅱ期临床研究［J］.中国新药杂志，2003（8）：663-665.

[77] 张薇，刘玉兰，徐从云，等．蟾酥的镇痛活性成分［J］．沈阳药科大学学报，1998，15（4）：268-271.

[78] 刘全让，钟枢才，江中潮，等．万应神贴治疗急性闭合性骨伤科疼痛性疾病［J］．成都中医药大学学报，1998，21（3）：15-16.

[79] 周慎，杨维华，孙兆泉，等．平肝通络颗粒治疗偏头痛肝风淤血症的临床及实验研究［J］．中成药，2003，25（1）：46-48.

[80] 王柏昆，邢普田，周金黄，等.枸杞子多糖对S_{180}荷瘤小鼠细胞免疫功能的影响及其抑瘤作用［J］.中国药理学与毒理学杂志，1988，2（2）：127-131.

[81] 吕苏成，曹巧琍，冼显秀.茯苓多糖对正常及荷瘤小鼠免疫功能的影响［J］.第一军医大学学报，1990，10（3）：267-268.

[82] 杨循安，石炳毅，李灵脱，等.猪苓、土茯苓和硒对膀胱化学致癌抑制作用的实验研究［J］.中华医学杂志，1987，87：622-625.

[83] 毛小娟，王军志，王凤连.红芪多糖和黄芪多糖的免疫调节作用［J］.中国药理学通报，1989，5（6）：1367.

[84] 曹于平，李明，柳晓泉，等.养正合剂对实验性肿瘤的治疗作用 [J].中国药科大学学报，1994（6）：353-356.

[85] 胡寅康，严惠芳，陈执中.新的抗癌中药枫苓合剂的主要药效学 [J].中国临床药学杂志，2006（3）：167-169.

[86] 胡寅康，赖世隆，徐凯，等.枫苓合剂治疗肝癌的疗效及安全性 [J].中国临床药学杂志，2007（5）：290-292.

[87] 徐建铃，程迪迪，刘彩红.基于响应面法优化超声提取半枝莲总黄酮的工艺条件 [J].泰山医学院学报，2016，37（10）：1098-1101.

[88] 仝立国，康永，岳永花，等.莪术白术连翘挥发油抗肿瘤作用配伍剂量的优选 [J].时珍国医国药，2016，27（8）：1871-1873.

[89] 马莉，马琳，王曙宾，等.动物药水蛭高温炮制的科学合理性 [J].中国中药杂志，2015，40（19）：3894-3898.

[90] 李建国，陈卫垠.莲芪胶囊在中晚期原发性肝癌全程治疗中的临床疗效及评估 [J].中国生化药物杂志，2014，34（1）：123-124.

[91] 赵华，齐芳迎.平消胶囊联合莲芪胶囊治疗中晚期食道癌临床疗效观察 [J].陕西中医，2016，37（6）：669-670.

[92] 姚征，陈玉堂，罗君，等.^{131}I美妥昔单抗注射液联合TACE治疗76例中晚期原发性肝癌的疗效及安全性研究 [J].介入放射学杂志，2016，25（1）：65-69.

[93] 王明龙，钱义红，钱春红，等.榄香烯注射液联合莲芪胶囊治疗中晚期原发性肝癌的临床疗效及对患者血清生长因子的影响 [J].河北中医，2018，40（2）：234-240.

[94] 陈永献.治疗肝炎、肝癌新药葫芦素片 [J].中草药，1987，18（10）：21-22.

[95] 何建军,朱东.葫芦素片治疗慢性乙型肝炎89例疗效观察 [J].浙江中医学院学报,1994（4）:11-12.

[96] 汤新跃，蔡长青.安替可胶囊提高原发性肝癌介入治疗临床疗效分析 [J].中国药物经济学，2013（S1）：113-114.

[97] 王四旺，谢艳华，王晓娟，等.安替可胶囊对小鼠免疫功能的影响 [J].西北药学杂志，1997，12（3）：119-120.

[98] 李瑛，曹蔚，王四旺，等.安替可胶囊物效基础研究进展 [J].亚太传统医药，2012，8（2）：177-179.

[99] 王四旺，谢艳华，朱玲珍.安替可胶囊抗肿瘤作用机理 [J].第四军医大学学报，1997，18（4）：368.

[100] 朱霞，杨峰，李红，等.安替可胶囊配合化学治疗中晚期上消化道恶性肿瘤的近期疗效 [J].中成药，2003，25（10）：U006.

[101] 胡家柱，谢方云，曹小龙，等.放疗结合安替可胶囊治疗Ⅰ～Ⅳ期鼻咽癌的临床观察 [J].国际医药卫生导报，2006，12（2）：4-5.

[102] 赵森.两面针镇痛缓释片的研究 [D].沈阳：辽宁中医药大学，2009.

[103] 张欣蕊，王丽，陈霞.复方万年青胶囊抗肝癌活性研究 [A].北京市生物化学与分子生物学会，天津市生物化学与分子生物学会，河北省生物化学与分子生物学会.第八届泛环渤海生物化学与分子生物学会2018年学术交流会论文集 [C].天津，2018.

[104] 巨星，巨新民，张宏利，等.复方万年青胶囊治疗晚期胆囊癌mFOLFOX6方案化疗所致不良反应临床研究 [J].陕西中医，2019，40（8）：1010-1013.

[105] 张毅，方永军，周锋，等.丹参酮ⅡA对脑出血大鼠灶周Nestin、Neun表达的影响 [J].陕西中医，

2015，36（11）：1555-1558.

[106] 赵晓萍.复方万年青胶囊的临床特点[J].中国执业药师，2005，3（2）：26-27.

[107] 罗林明，石雅宁，姜懿纳，等.人参抗肿瘤作用的有效成分及其机制研究进展[J].中草药，2017，48（3）：582-596.

[108] 张智勇，郑伟，常虎林，等.miR-182在胆囊癌中的表达及其对胆囊癌细胞增殖、侵袭能力的影响[J].陕西医学杂志，2017，46（6）：689-698.

[109] 逯双，杨培民，曹广尚.白花蛇舌草活性成分多糖与黄酮研究进展[J].中国中医药信息杂志，2016，23（3）：122-125.

[110] 沈波，徐峰，何丽钦，等.天芝草胶囊对肿瘤细胞周期的影响[J].中国实验方剂学杂志，2011，17（19）：226-228.

[111] 何丽钦，徐峰，杨平.天芝草胶囊对肿瘤组织CD34、CD105及血管内皮生长因子表达的影响[A].中国药理学会.第十二次全国临床药理学学术会议论文集[C].武汉，2010.

[112] 山广志，叶兴涛.注射用黄芪多糖联合化疗治疗84例晚期恶性肿瘤临床疗效观察[J].中国肿瘤临床，2007，34（6）：355-356.

[113] 于春艳，刘薇，李玉和，等.白花蛇舌草提取物体外抗肿瘤作用及机制研究[J].北华大学学报（自然科学版），2004，5（5）：412-416.

[114] 张业伟.超声引导经皮射频微创技术联合天芝草胶囊治疗小肝癌90例分析[J].当代医学，2010，16（9）：6-8.

[115] 赵兴梅，段丹丽，张爱玲，等.回生口服液对人IL-2水平及LAK细胞活性的影响[J].华人消化杂志，1998（5）：44-46.

[116] 李洪涛，付国权，王成全.肝动脉栓塞化疗结合回生口服液治疗原发性肝癌疗效观察[J].华西医学，2003（4）：516.

[117] 王书力，冯文涛，朱晓青，等.回生口服液治疗原发性肝癌临床疗效的系统评价[J].中医临床研究，2019，11（33）：80-83.

[118] 李路路，陈剑，张鼎儒，等.回生口服液联合化疗治疗晚期肺癌的Meta分析[J].中国药物经济学，2016，11（4）：16-19.

[119] 李思阳，孔庆新.一测多评法同时测定复生康胶囊中8个成分的含量[J].药物分析杂志，2019，39（3）：518-525.

[120] 陈琴华，余飞，李鹏，等.喜树碱及其衍生物对肝癌细胞HepG2增殖抑制与凋亡的研究[J].实用药物与临床，2016，19（3）：272-275.

[121] 侯春光，徐磊.复生康胶囊联合实时虚拟导航射频消融术治疗原发性肝癌临床评价[J].中国药业，2018，27（9）：44-47.

[122] 李福山，丁木，叶华清，等.安康欣胶囊防治肝癌手术、介入后复发的临床报告[A].广东省肝脏病学会.2005肝脏病防治学术研讨会论文集[C].广州，2005.

[123] 王乾，张泳，杨兴武，等.培元抗癌汤对小鼠大肠癌肝转移模型血清中IL-12水平的影响[J].中国中医急症，2015，24（1）：109-110.

[124] 吴忠，李响，刘莹，等.安康欣胶囊联合顺铂在非小细胞肺癌辅助化疗中的应用效果[J].中国实用医药，2018，13（27）：4-5.

[125] 刘春军，杨哲.芪归胶囊联合甘露聚糖肽片治疗老年晚期直肠癌肝转移TACE术后患者的疗效及对免

疫功能的影响 [J].现代肿瘤医学，2018，26（6）：902-907.

[126] 吕君君，方诗琪，刘敏，等.黄芪多糖的抗肿瘤作用及其机制研究进展 [J].现代预防医学，2016，43（23）：4276-4279.

[127] 毕丽萍，李强，王玉成，等.黄芪多糖体外对肿瘤细胞影响的研究进展 [J].慢性病学杂志，2013，14（5）：374-376.

[128] 冯涛，张保国.黄芪多糖对肝癌 HepG2 细胞的抑制作用及其机制 [J].实用老年医学，2010，24（6）：486-488.

[129] 党双锁，张正国，袁利超，等.大黄素和黄芪多糖对大鼠实验性肝癌的抑制作用 [J].西安交通大学学报（医学版），2006（3）：250-253.

[130] 赵莲华，李清，林芃，等.黄芪多糖协同顺铂对 BEL-7404 人肝癌细胞的杀伤作用 [J].实用癌症杂志，2005（1）：34-35.

[131] 沈海龙.薄层扫描法测定增抗宁片中黄芪甲苷的含量 [J].辽宁中医学院学报，2005（2）：162.

[132] 陈玲，赵倩，朱桢禄.高效液相色谱法测定增抗宁片中芍药苷含量 [J].儿科药学杂志，2005（6）：40-41.

[133] 安小翠，朱瑞雪，蔺淑梅，等.黄芪甲苷抑制 ROS NF-κB 信号通路促进肝癌细胞增殖、凋亡的作用机制 [J].现代消化及介入诊疗，2019，24（12）：1399-1403.

[134] 葛永斌，程孝中，燕傲蕾，等.芍药苷抗肿瘤作用机制研究进展 [J].中药材，2015，38（3）：636-639.

[135] 夏小健，黄蓓.芍药苷在治疗肝癌中作用及其机制的研究进展 [J].中南药学，2018，16（2）：209-212.

[136] 白春阳，王红雷.芍药苷通过调节 Caspase3 活性及核因子-κB 信号通路诱导 HepG2 肝癌细胞凋亡 [J].世界华人消化杂志，2015，23（22）：3582-3586.

[137] 李瑛，金辉华，王海琴，等.蟾乌凝胶膏穴位贴敷缓解癌症疼痛临床观察 [J].上海针灸杂志，2017，36（4）：397-400.

[138] 欧超，李瑗，苏建家，等.金蒲抑瘤片在实验诱发大鼠肝癌过程中的作用 [J].肿瘤防治杂志，2005（14）：13-16.

[139] 吴英德.微量元素硒的实验研究和临床应用 [J].广西医学，2004（2）：208-211.

[140] 黎丹戎，刘宗河，侯华新，等.金蒲抑瘤片诱导体外培养的人肝癌 BEL-7404 细胞凋亡的实验研究 [J].中国临床药学杂志，2002（4）：213-215.

[141] 李伟芳，韦宝伟，刘宗河，等.金蒲抑瘤片的药效和毒理研究 [J].广西医科大学学报，2002（3）：307-310.

[142] 陈日，韩鹏，吕清国.康艾注射液对肝癌细胞增殖和细胞周期的影响 [J].中国实验诊断学，2014，18（6）：886-887.

[143] 莫宗权，敬娜，陈晓俊，等.基于网络药理学分析康艾注射液抗肿瘤作用机制 [J].中药材，2019，42（10）：2385-2393.

[144] 刘希琴，周松.康艾注射液治疗肿瘤临床研究进展 [J].医药导报，2009，28（5）：625-626.

[145] 张玉人，董倩.康艾注射液治疗消化系统肿瘤的研究概况 [J].中国中西医结合外科杂志，2014，20（1）：97-100.

[146] 樊慧婷，林洪生.康艾注射液治疗肿瘤的临床应用概况 [J].肿瘤防治研究，2014，41（9）：1045-1048.

[147] 赵瑞琴.康艾注射液联合化疗治疗晚期恶性肿瘤的临床观察 [J].实用医技杂志，2007（1）：81-82.

[148] 陈涵斌，应丽丽，赵灵灵，等.康艾注射液对大鼠巨噬细胞酶活性的影响 [J].中国应用生理学杂志，

2014，30（5）：417-420.

[149] 刘中柱，刘韧，刘润东，等.抗辐射新中药——安多霖胶囊［A］.中国科学技术协会.2006 中国科协年会论文集［C］.福州，2005.

[150] 潘建基，陈传本，李云英，等. 安多霖降低肿瘤患者放疗后辐射损伤高微核率的临床研究［J］. 中华放射医学与防护杂志，2000（5）：51-52.

[151] 陈浩天.鸡血藤总黄酮类物质对肝细胞癌凋亡调控作用机制研究［D］.昆明：昆明医科大学，2018.

[152] 南楠，张甘霖，王笑民.鸡血藤抗肿瘤作用研究现状［J］.中华中医药杂志，2014，29（8）：2563-2566.

[153] 孙立东，李琦，尹婕，等.肿瘤细胞诱导的血小板聚集在肿瘤转移中的作用及鸡血藤治疗的应用展望［J］.中国实验方剂学杂志，2018，24（14）：229-234.

[154] 侯玮婷.复方茯苓多糖口服液抗肿瘤和调节免疫功能的药效学研究［D］.广州：南方医科大学，2017.

[155] 徐琳本，肖梅英，樊湘红.羧甲基茯苓多糖口服液的免疫作用及抗肿瘤作用研究［J］.中成药，2000（3）：44-46.

[156] 刘吉成，苏富琴，赵学梅.复合多糖抗肿瘤化疗后增效作用研究［J］.中药药理与临床，2006（Z1）：73-76.

[157] 王勇，王宗伟，黄兆胜，等.芦荟多糖对肿瘤化疗的增效和减毒作用研究［J］.中药新药与临床药理，2002，13（2）：89-91.

[158] 林洪生.金荞麦抗肿瘤研究进展［J］.中西医结合学报，2004（1）：72-74.

[159] 梁明达，贾伟，陈昆昌，等.金荞麦根素体外抗癌作用的研究［J］.云南医药，1991（6）：364-369.

[160] 马云鹏，程佳，席宁，等.金 E 与肿瘤细胞 DNA 作用模式的探讨［J］.中华肿瘤杂志，1989（2）：95-97.

[161] 陆海波，姜慧杰，赵长宏，等. 中药威麦宁改善晚期肺癌患者生活质量及免疫功能的作用［J］. 中国临床康复，2006（23）：22-24.

[162] 申文江. 威麦宁胶囊与放疗联合治疗中晚期肺癌的临床研究［A］. 中国抗癌协会.中国抗癌协会第六届临床肿瘤协作中心（CSCO）第六届学术年会论文集［C］.广州，2002.

[163] 程小桂，居文政，戴国梁，等.Cocktail 探针药物法评价威麦宁胶囊对大鼠体内 CYP450 活性的影响［J］.中国新药与临床杂志，2014，33（8）：593-598.

[164] 胡秉风，王婷.扶正补血颗粒对再生障碍性贫血患者 CD34+和 Fas 抗原表达的影响［J］.中国社区医师（医学专业），2011，13（10）：216.

[165] 潘月芬，吴霞雯.扶正补血颗粒辅治重型再生障碍性贫血临床研究［J］.浙江中西医结合杂志，2012，22（4）：285-287.

[166] 王林中，王莉，皮巧娟.扶正补血颗粒联合免疫抑制疗法治疗儿童再生障碍性贫血患者的免疫因子变化及临床疗效研究［J］.中华妇幼临床医学杂志（电子版），2015，11（2）：32-36.

[167] 张海波，田蓓，任崇敏，等.金刺参九正合剂及其主要成分治疗癌症效果的 Meta 分析［J］.现代肿瘤医学，2010，18（4）：796-800.

[168] 戴美琴，蔡苗，陈娜娜，等.苦参碱通过调控 β-catenin 信号通路抑制肝癌细胞干性［J］.南方医科大学学报，2019，39（10）：1239-1245.

[169] 闻云杰，周建娅.苦参碱注射液对肝癌术后患者血清 Egfl7、AFP 及 OPN 变化影响的研究［J］.中国中医药科技，2017，24（1）：12-15.

[170] 黄奕雪，郭玉明，桑秀秀，等.复方苦参注射液治疗癌性疼痛的系统评价［J］.中国实验方剂学杂志，

2016，22（2）：172-179.

[171] 黄智芬，黎汉忠.中医药对晚期原发性肝癌患者生活质量的影响［J］.中西医结合肝病杂志，2009，19（1）：57-59.

[172] 薛尧，展冠军，马静.UPLC同时测定通迪胶囊中8个活性成分的含量［J］.中国现代中药，2021，4：704-708，726.

[173] 谭亮，汤秋凯，王守章，等.三七皂苷R1药理作用的研究进展［J］.中国药理学通报，2018，34（5）：604-607.

[174] 陈佳欣，闫岩，苏杰琳，等.人参皂苷CompoundK通过Bcl-2相关转录因子1诱导人肝癌细胞SMMC-7721自噬的作用［J］.延边大学医学学报，2020，43（3）：1-5.

[175] 季宇彬，许贺，汲晨锋.芦笋皂苷诱导人肝癌HepG-2细胞凋亡及其对Caspase-3，8，9酶活性的影响［A］.中国药学会.中国药学会学术年会暨第八届中国药师周论文集［C］.石家庄，2008.

[176] 李凤琴，张大锤，曲显俊，等.芦笋提取物抗癌作用的研究［J］.癌症，1993（3）：200-202.

[177] 夏俊，陈治文，何天源，等.绿芦笋对体外人肝癌细胞生长的影响［J］.蚌埠医学院学报，1996（2）：78-79.

[178] 于洋，汲晨锋，季宇彬.芦笋皂苷诱导HepG-2细胞凋亡途径研究［A］.中国药理学会.转化医学研讨会论文集［C］.漠河，2010.

[179] 申梅淑，宋明勋，王桂云.芦笋多糖对衰老小鼠胸腺组织中Bcl-2、Fas表达水平影响的研究［J］.中国食物与营养，2010（3）：74-76.

[180] 杨勤，庄宗杰，吴锦忠，等.芦笋对小鼠细胞免疫机能的影响［J］.贵阳医学院学报，1992（4）：250-254.

[181] 王保磊.川黄口服液治疗白细胞减少症19例［J］.中国医药指南，2010，8（11）：96-97.

[182] 岑卫健，朱平川，范晓苏，等.UPLC-MS/MS法同时测定川黄口服液中的5种有效成分［J］.湖北大学学报（自然科学版），2014，36（2）：119-122.

[183] 叶因涛，王晨，宋晓坤，等.隐丹参酮对肝癌H22荷瘤小鼠放射增敏作用的影响［J］.中国癌症杂志，2014，24（1）：29-34.

[184] 陈曦，柏林，王映映，等.丹参酮ⅡA对人肝癌HepG2细胞增殖和迁移的抑制作用及促凋亡作用［J］.吉林大学学报（医学版），2019，45（3）：531-538.

[185] 陈瑾歆，何军，张娟娟，等.黄芪多糖对人肝癌细胞HepG2凋亡相关基因表达的影响［J］.中国老年学杂志，2014，34（1）：124-126.

[186] 王宏艳.ERK1/2在黄芪多糖促进HepG2细胞凋亡中的作用［J］.中国实验方剂学杂志，2012，18（7）：235-238.

[187] 黄宏思，黄卫彤，韦鹏涯，等.黄芪多糖联合顺铂治疗H22肝癌的实验研究［J］.时珍国医国药，2008（11）：2741-2742.

[188] 赵美蓉，周洁.黄芪多糖对恶性肿瘤化疗后骨髓抑制的影响［J］.天津中医药，2007（2）：114-115.

[189] 马莹，李润琴，贾建伟，等.注射用黄芪多糖联合肝动脉栓塞化疗治疗原发性肝癌疗效观察［J］.中草药，2008，39（12）：1856-1858.

第六章 安　神　药

百乐眠胶囊

【组成】百合、刺五加、首乌藤、合欢花、珍珠母、石膏、酸枣仁、茯苓、远志、玄参、地黄、麦冬、五味子、灯心草、丹参。辅料为淀粉。

【功效】滋阴清热，养心安神。

【适应证】肝郁阴虚型失眠症，症见入睡困难、多梦易醒、醒后不眠、头晕乏力、烦躁易怒、心悸不安等。

【剂型规格】每粒0.27g。口服，一次4粒，一日2次，14日为1个疗程。

【肝病药理】

1. 镇静催眠作用　百乐眠胶囊治疗失眠症之肝郁阴虚证具有较好的疗效及安全性，可明显改善患者睡眠质量、缩短睡眠潜入期、减少入睡后觉醒次数等，提高患者生活质量[1~3]。临床应用本品联合劳拉西泮可明显提高脑卒中睡眠障碍患者的治疗疗效，有效抑制不良反应的发生，明显提高患者生活质量[4]。临床前药理显示此药有一定的镇静作用，能协同戊巴比妥钠的中枢抑制作用延长睡眠时间，并且具有协同催眠的作用及较弱的抗惊厥作用。其作用机制与增加小鼠脑内5-HT及GABA含量有关[5]。

2. 抗焦虑抑郁情绪作用　百乐眠胶囊可缓解焦虑、抑郁情绪，其机制与调节相关神经递质水平有关[6, 7]。

舒　眠　胶　囊

【组成】酸枣仁（炒）、柴胡（酒炒）、白芍（炒）、合欢花、合欢皮、僵蚕（炒）、蝉蜕、灯心草。

【功效】疏肝解郁，宁心安神。

【适应证】肝郁伤神所致的失眠症，症见失眠多梦，精神抑郁或急躁易怒，胸胁苦满或胸膈不畅，口苦目眩，舌边尖略红，苔白或微黄，脉弦。

【剂型规格】每粒0.4g。口服，一次3粒，一日2次，晚饭后临睡前服用。

【肝病药理】

1. 镇静催眠作用　舒眠胶囊治疗失眠症（肝郁伤神证）疗效确切，安全性高、耐受性好[8]。联合化学药治疗失眠症的临床疗效优于单用化学药治疗，能改善临床症状，安全性好[9~11]。

2. 抗抑郁焦虑作用　舒眠胶囊能改善焦虑障碍患者的焦虑症状，治疗轻中度抑郁症安全有效[12]。联合氟伏沙明治疗躯体化障碍，患者的躯体化、抑郁、焦虑等指标明显改善[13]。

动物实验研究表明,舒眠胶囊及其主要组分可通过上调 ERK-CREB-BDNF 信号通路的有关基因及蛋白表达,有效纠正抑郁症模型大鼠(CUMS)的抑郁性行为改变,改善大鼠抑郁症状[14]。

解郁安神颗粒

【组成】柴胡、大枣、石菖蒲、半夏（制）、白术（炒）、浮小麦、远志（制）、甘草（炙）、栀子（炒）、百合、胆南星、郁金、龙齿、酸枣仁（炒）、茯苓、当归。辅料为蔗糖粉。

【功效】疏肝解郁,安神定志。

【适应证】情志不舒、肝郁气滞等精神刺激所致的心烦、焦虑、失眠、健忘、更年期证候群。

【剂型规格】每袋 5g。开水冲服,一次 5g（1 袋）,一日 2 次。

【肝病药理】药理学研究表明,本品具有抗抑郁的作用。

抗抑郁作用　解郁安神颗粒（JY）对卒中后抑郁（post stroke depression,PSD）小鼠模型具有抗抑郁的作用,可明显逆转 PSD 小鼠的绝望情绪,其可能是通过提高海马 NE、DA 及 5-HT 水平,以及上调海马 $5-HT_{1A}R$ 表达来实现的[15, 16]。解郁安神颗粒还可以通过降低抑郁症女性患者血清中的 Leptin 从而降低妇女产后抑郁的程度[17]。在使用解郁安神颗粒后的患者,血清中的 TNF-α、IL-6、Hcy 及 IL-2 等与抑郁相关的炎症因子水平明显低于焦虑和抑郁的患者,亦说明解郁安神颗粒能够改善血清因子水平,从而减轻抑郁症状[18]。

乌 灵 胶 囊

【组成】乌灵菌粉。

【功效】补肾健脑,养心安神。

【适应证】心肾不交所致的失眠、健忘、心悸心烦、神疲乏力、腰膝酸软、头晕耳鸣、少气懒言、脉细或沉无力,神经衰弱见上述证候者。

【剂型规格】口服,一次 3 粒,一日 3 次。

【肝病药理】药理学研究表明,本品具有抗失眠、抗焦虑、营养和保护神经及抗炎作用。

1. 抗失眠、抗焦虑作用　乌灵胶囊能改善失眠患者的脑组织对兴奋神经递质 GABA 的通透性[19, 20],激活 GABA 受体,增加 GABA 合成量,保护脑组织,促使谷氨酸和 GABA 进入脑内,提高谷氨酸脱羧酶（GAD）活性[21],从而发挥镇静催眠的作用。本品还可以抑制患者体内的去甲肾上腺素（NE）、多巴胺（DA）、5-HT 等神经递质的再摄取,使突触间隙的单胺神经递质浓度上升,并可以抑制单胺氧化酶,从而发挥抗抑郁作用。

2. 营养和保护神经作用　乌灵胶囊可以降低癫痫患者血清中的胱抑素 C 水平,通过抑制蛋白酶和自噬途径发挥神经保护的作用,能保护患者海马神经元和提高患者血清中的尿酸,从而降低大脑的兴奋性。乌灵胶囊可提高患者体内胶质细胞源性神经营养因子（glial cell derived neurotrophic factor,GDNF）水平,发挥营养脑 DA 能神经元的作用,促进神经元的再生,并且能够降低中枢神经特异蛋白（S100-β）,防止神经细胞产生毒性,降低脑损伤,使脑损伤标志物神经元特异性烯醇化酶（neuron-specific enolase,NSE）血清水平也进一步降低，从而发挥神经保护和营养的作用[22]。

3. 抗炎作用 乌灵胶囊能够降低患者体内的 IL-1，下调肾上腺轴激素并且抑制 CRP 的合成，防止交感神经兴奋和下丘脑-垂体-肾上腺轴激活，并能够减低 IL-6 和 TNF-α 的浓度，进而减轻炎症反应[23]。

白草香解郁安神胶囊

【组成】夏枯草、白芍、合欢花、酸枣仁（炒）、柴胡、香附、地黄、五味子、首乌藤。

【功效】疏肝，解郁，安神。

【适应证】失眠症属肝气郁结证，症见失眠、情志不舒、胸胁胀闷或疼痛、口苦、腹胀、脉弦。

【剂型规格】本品为硬胶囊，内容物为黄棕色至棕褐色的粉末，夹杂有少许白点（0.5g）。口服，一次4粒，一日2次，晚饭后及临睡前各服1次。

【肝病药理】药理学研究表明，本品具有抗失眠、镇静和抗抑郁的作用。

1. 抗失眠和镇静作用 白草香解郁安神胶囊具有双向调节的作用，可以协同戊巴比妥钠缩短小鼠的睡眠潜伏期，延长睡眠时间，进而达到镇静安神的作用，若合欢皮的用量过大则对小鼠有兴奋的作用。本品能够抑制小鼠的蓝斑核神经元合成和分泌去甲肾上腺素，还能增加小鼠的入睡率和入睡时间，发挥中枢抑制作用[24]。

2. 抗抑郁作用 白草香解郁安神胶囊联合帕罗西汀片治疗后，两组治疗后血清中 IL-1β、IL-6、TNF-α 水平均降低，可有效改善抑郁症患者机体神经免疫系统的失衡[25]。

泻肝安神丸

【组成】龙胆、黄芩、栀子（姜炙）、珍珠母、牡蛎、龙骨、柏子仁、酸枣仁（炒）、远志（去心甘草炙）、当归、地黄、麦冬、蒺藜（去刺盐炙）、茯苓、车前子（盐炙）、泽泻（盐炙）、甘草。

【功效】清肝泻火，重镇安神。

【适应证】肝火亢盛、心神不宁所致的失眠多梦、心烦，神经衰弱见上述证候者。

【剂型规格】本品为黄棕色至棕褐色的水丸，每100粒重6g。口服，一次1袋，一日2次。

【肝病药理】药理学研究表明，本品具有抗焦虑、抗抑郁作用。

抗焦虑、抗抑郁作用 泻肝安神丸可有效地调整自主神经，激活广泛性焦虑患者的脑细胞的生长，促进 5-HT 的释放，消除患者紧张和烦躁不安的症状，达到缓解焦虑、抑郁的功效[26]。

复方柴胡安神颗粒

【组成】桂枝、白芍、牡蛎、龙骨、柴胡、半夏、五味子、竹茹、丹参、炒酸枣仁、炙甘草、大枣、黄连、生姜、大黄（酒制）。

【功效】交通心肾，化痰安神。

【适应证】神经衰弱属痰浊扰心、心肾不交者，症见失眠多梦、心烦易怒等。

【剂型规格】开水冲服，一次 1 袋，一日 3 次。

【肝病药理】药理学研究表明，本品具有抗焦虑、抗抑郁和免疫调节的作用。

1. 抗焦虑、抗抑郁作用　复方柴胡安神颗粒中富含柴胡等中草药，而柴胡具有疏肝解郁等功效。复方柴胡安神颗粒能够缓解由于紧张、激动、内心压抑等原因引起的轻中度焦虑与抑郁症状。

2. 免疫调节作用　复方柴胡安神颗粒能增强机体免疫功能，提高非特异性免疫功能，增加免疫器官胸腺、脾脏、淋巴结的重量，增强正常小鼠腹腔巨噬细胞的吞噬功能，对抗免疫抑制剂乙酸可的松对巨噬细胞吞噬功能的抑制作用，对抗 ^{60}Co 照射引起小鼠外周血白细胞的减少。提高机体特异性免疫功能：使玫瑰花结形成率及 PHA 诱发的淋巴细胞转化率升高；使小鼠脾脏抗体分泌细胞数（PFC）明显增多。茯苓素对免疫功能具有调节作用，茯苓素能增强小鼠腹腔巨噬细胞的吞噬作用，从而提高机体的非特异性免疫功能。但对 PHA、LPS 和 ConA 诱导的淋巴细胞转化及对小鼠血清抗体及脾细胞抗体产生能力均有显著抑制作用。茯苓素对 IL-2 的产生呈剂量依赖性的抑制作用，这种作用可能是其免疫抑制作用的机制之一[27]。

安神温胆丸

【组成】制半夏、陈皮、竹茹、酸枣仁（炒）、枳实、远志（制）、五味子、人参、熟地黄、茯苓、朱砂、甘草、大枣。

【功效】和胃化痰，安神定志。

【适应证】心胆虚怯，触事易惊，心悸不安，虚烦不寐。

【剂型规格】本品为棕色的小蜜丸，每 45 粒重 7.5g。口服，一次 7.5g，一日 2 次。

【肝病药理】药理学研究表明，本品具抗焦虑、有抗抑郁和镇静催眠等作用。

1. 抗焦虑、抗抑郁作用　本品能提高慢性应激大鼠海马区脑源性神经营养子（brainderivedneurotrophicfactor，BDNF）及其受体 TrkB mRNA 的表达，调控慢性应激抑郁模型大鼠海马区 Bcl-2 / Bax，抑制神经细胞凋亡，抑制神经递质因子的高表达，明显降低大鼠促肾上腺皮质激素释放激素，还能升高抑郁模型大鼠皮质、海马的单胺神经递质及其代谢产物的水平，提高海马 BDNF 蛋白的表达，达到抗焦虑、抗抑郁的作用。

2. 镇静催眠作用　本品能够延长睡眠时间，对抗咖啡因所致的小鼠过度兴奋，同时还可增强硫喷妥钠对小鼠中枢神经抑制作用，具有良好的镇静、催眠作用[28]。

脑乐静口服液

【组成】甘草浸膏、大枣、小麦。辅料为蔗糖、苯甲酸钠。

【功效】心神失养所致的精神忧郁、易惊不寐、烦躁。

【适应证】养心安神。

【剂型规格】口服，一次 30ml，一日 3 次，小儿酌减。

【肝病药理】药理学研究表明，本品具有镇静、抗焦虑、抗惊厥、增加惊厥存活率、抗躁狂、抗呵欠和镇痛等中枢抑制作用。

1. 镇静、抗焦虑作用　脑乐静口服液本身无促睡眠作用，但具有镇静作用，从而导致催眠的作用。本品能抑制大、小鼠的自发活动，也能对抗苯丙胺增强小鼠自发活动，延长小鼠的睡眠时间和缩短入睡时间[29]。

2. 抗惊厥作用　脑乐静口服液具有较好的抗士的宁（抑制性递质甘氨酸拮抗剂）惊厥作用[30]，也能拮抗二甲弗林引起的小鼠惊厥。离体实验发现，4%浓度的脑乐静口服液能可逆地抑制蜗牛神经元的跨膜离子流（Ca^{2+}流、Na^+流、K^+流）和动作电位，使神经元轻度超极化并阻止点燃，也能阻止戊四氮引起的蜗牛神经元突然发作活动[29]。脑乐静抑制神经膜的过度兴奋性，是其发挥抗惊厥作用的主要原因。

3. 增加惊厥存活率作用　脑乐静口服液也用于惊厥性疾病，但是无抗电休克惊厥作用，对硫代氨基脲（γ-氨基丁酸合成酶抑制剂）或印防己毒素（γ-氨基丁酸受体阻断剂）引起的惊厥也无对抗作用，但是能延长惊厥小鼠的存活时间和降低死亡率。

4. 抗躁狂作用　脑乐静口服液既含 cAMP 成分，又含抑制磷酸二酯酶（phosphodiesterase, PDE）的活性成分，这样不仅保证制剂中的 cAMP 在吸收、分布过程中不受降解灭活，补充细胞内 cAMP 不足，而且也抑制细胞内原有的 cAMP 降解，这种双管齐下的作用，能使细胞内 cAMP 的生理活性持续保持，发挥纠正情感性精神障碍之作用。本品能延长隔离性小鼠间的格斗潜伏期，减少格斗（攻击）行为的发生率，提高小鼠被激怒产生攻击行为的阈电压。

5. 抗呵欠和镇痛作用　口服脑乐静口服液能减少中枢 D_2-多巴胺受体激动剂他利克索（talipexole，抗帕金森病药）诱发的呵欠动作数。这也可能与脑乐静口服液中所含的 cAMP 和 PDE 抑制成分补充了 D_2-多巴胺受体兴奋造成的 cAMP 减少有关。脑乐静口服液尚有镇痛作用，能延长热痛反应的潜伏期，减少化学刺激疼痛引起的扭体次数和提高电刺激痛阈，但对正常体温无影响[29]，仅对伴有疼痛不适症状患者有益[30]。

牛黄降压片

【组成】羚羊角、珍珠、水牛角浓缩粉、人工牛黄、冰片、白芍、党参、黄芪、决明子、川芎、黄芩提取物、甘松、薄荷、郁金。辅料为蜂蜜。

【功效】清心化痰，平肝安神。

【适应证】心肝火旺、痰热壅盛所致的头晕目眩、头痛失眠、烦躁不安，高血压见上述证候者。

【剂型规格】每片 1.6g。口服，一次 2-4 片，一日 1 次。

【肝病药理】药理学研究表明，本品具有降压及降血脂的作用。

1. 降压作用　牛黄降压片可增强迷走神经活性，通过抑制循环中内分泌激素血浆肾素（REN）、肾上腺素（DA）的释放来降低交感神经活性和抑制交感兴奋，恢复交感迷走神经系统平衡，从而实现血压平稳下降。牛黄降压片可使血清同型半胱氨酸（homocysteine, Hcy）、vWF、可溶性细胞间黏附分子-1（soluble intercellular adhesion molecule-1，sICAM-1）、可溶性凝集素样氧化低密度脂蛋白受体 1（sLOX-1）、血管紧张素 II（Ang II）水平均明显降低，通过降低内皮素的生成增加 NO 的生成，从而改善受损的血管内皮功能[31]。本品可使肾小动脉内皮细胞免遭高内压的作用，维持正常的血管通透性，使血浆成分不能渗入，阻断刺激平滑肌细胞和纤维组织增生的作用环节，从而起到保护肾小动脉的作用[32]。

2. 降血脂作用　牛黄降压片可以降低 TC、TG、LDL-C，对于增高 HDL-C 有较小作用[31]。

脑 力 宝 片

【组成】远志、地黄、五味子、地骨皮、菟丝子、茯苓、石菖蒲、川芎、维生素 E、维生素 B_1。辅料为滑石粉、蔗糖、明胶、虫白蜡、胭脂红。

【功效】滋补肝肾，养心安神。

【适应证】肝肾不足、心神失养所致的健忘失眠，烦躁梦多，潮热盗汗，神疲体倦，神经衰弱见上述证候者。

【剂型规格】每丸（素丸）重约 0.2g。口服，一次 4 丸，一日 3 次。

【肝病药理】药理学研究表明，本品具有抗衰老及改善动物学习功能等作用。

1. 抗衰老作用　脑力宝能降低老年小鼠皮肤 Hyp 含量，抑制胶原纤维老化，保持皮肤弹性和柔软性，可起到抗衰老的作用；同时能明显降低老年小鼠血、肝和脑脂质过氧化物水平；可以减少脂质过氧化作用对细胞成分的损伤，提高细胞活力，并对脑组织和免疫器官也有明显增重作用[33]。

2. 改善动物学习功能作用　脑力宝能够兴奋中枢神经系统，尤其是能兴奋胆碱能神经而起到改善学习记忆的作用。对老年小鼠的学习能力降低有保护作用，对氢溴酸东莨菪碱所致的小鼠记忆获得障碍、对戊巴比妥钠造成的小鼠方向辨别障碍、对记忆获得障碍均有较好改善作用，对正常幼龄小鼠的学习记忆功能有促进作用[34]。

安 神 益 脑 丸

【组成】当归、茯苓、制何首乌、酸枣仁（生、炒各半）、女贞子、合欢皮、黄精（蒸）、远志、墨旱莲、朱砂、桑叶。

【功效】补肝益肾，养血安神。

【适应证】肝肾不足所致的头痛眩晕，心悸不宁，失眠多梦、健忘。

【剂型规格】每 10 粒重 1g。口服，一次 9g，一日 2 次。

【肝病药理】药理学研究表明，本品具有镇静催眠及补血的作用。

1. 镇静催眠作用　安神益脑胶囊能够改善大鼠睡眠情况，可以缩短戊巴比妥钠诱导的小鼠睡眠潜伏期，延长睡眠时间；安神益脑丸亦能延长戊巴比妥钠诱导的小鼠睡眠时间，但对睡眠潜伏期无明显影响[35]。

2. 补血作用　安神益脑丸能够增加大鼠血液中的红细胞（RBC）和血红蛋白（Hb）的含量，能够改善小鼠的急性缺血的情况；但是对于急性失血引起的低血压并没有升压作用[35]。

女 珍 颗 粒

【组成】女贞子、墨旱莲、地黄、紫草、酸枣仁（炒）、柏子仁、钩藤、珍珠粉、茯苓、莲子心。

【功效】滋肾，宁心。

【适应证】更年期综合征属肝肾阴虚、心肝火旺证者，可改善烘热汗出、五心烦热、心悸、失眠。

【剂型规格】每袋6g。冲服，一次1袋，一日3次。

【肝病药理】药理学研究表明，本品具有抗焦虑、抗抑郁及改善睡眠的作用。

1. 抗抑郁、改善睡眠作用　女珍颗粒可以通过抗抑郁作用来改善更年期女性的失眠情况。主要机制是增加血清中的去甲肾上腺素（NE）、5-HT、多巴胺（DA）的含量。血清内的5-HT与雌激素水平呈正相关，这可以改善更年期女性血清内的雌激素水平降低的问题。雌激素水平提高可以作用于大脑睡眠觉醒相关核团处雌激素受体，进而对多巴胺进行调节，而多巴胺则可以调节睡眠神经递质，改善睡眠情况[36]。

2. 抗焦虑作用　女珍颗粒可以通过增加血液中的DA、NE、5-HT含量进而减轻患者的焦虑情绪[36]。

珍珠灵芝片

【组成】灵芝浸膏、女贞子、郁金、香附、墨旱莲、陈皮、珍珠层粉。

【功效】养心安神，滋补肝肾。

【适应证】慢性肝炎、神经衰弱、头晕失眠、胃肠溃疡、慢性支气管炎、冠心病等症。

【剂型规格】每片0.32g。口服，一次2片，一日3次。

【肝病药理】药理学研究表明，本品具有免疫调节、抗肿瘤及抗肝纤维化的作用。

1. 免疫调节作用　珍珠灵芝片能促进机体调整亢进的免疫系统，阻断自身免疫反应，恢复正常免疫功能，促进启动肝脏自愈系统，能有效诱导产生内源性干扰素，同时激活网状内皮系统功能，以达到增强人体自身抗病毒免疫系统功能的目的。

2. 抗肿瘤作用　本品能直接抑制肿瘤细胞的增殖、抑制多种促肿瘤细胞生长的激素和细胞因子的释放、抑制肿瘤的血管生成。珍珠灵芝片的多糖等物质，有抗增殖作用从而诱导肿瘤细胞凋亡来发挥抗肿瘤作用[37]。

3. 抗肝纤维化作用　珍珠灵芝片能够明显降低血清肝纤维化指标，主要降低HA、PC-III，但对于IV-C、LN的影响较小，还能改善患者的肝功能指标，使患者体内的ALT、TBIL、γ-GGT、HBV-DNA均降低[38]。

参 考 文 献

[1] 邹建东，贾云，李如英，等.百乐眠胶囊治疗失眠症肝郁阴虚证的临床研究 [J].世界中医药，2014，9（4）：460-462.

[2] 潘虹.百乐眠胶囊治疗肝郁阴虚型不寐的临床研究 [D].南京：南京中医药大学，2014.

[3] 张东，于逢春，罗斌，等.百乐眠胶囊治疗失眠症85例 [J].南京中医药大学学报，2015，31（5）：488-490.

[4] 王界成.百乐眠胶囊联合劳拉西泽治疗脑卒中睡眠障碍的临床观察 [J].中西医结合心脑血管病杂志，2017，15（20）：2626-2629.

330　中医肝胆病方剂学

[5] 卞勇，唐向东.百乐眠胶囊对失眠症小鼠的治疗机制［J］.中华医学杂志，2014，94（46）：3671-3674.

[6] 李亚平，郭子仪.百乐眠胶囊治疗老年神经衰弱后患者血清中 BDNF、5-HT 水平变化意义［J］.解放军预防医学杂志，2018，36（11）：1428-1431.

[7] 丁香，黄作义，杨程茹.百乐眠胶囊治疗失眠伴焦虑症的临床观察［J］.微量元素与健康研究，2017，34（4）：90-91.

[8] 梁英汪，卫东，张鸿燕，等.舒眠胶囊与解郁安神胶囊治疗失眠症（肝郁伤神证）多中心随机双盲对照研究［J］.中国新药杂志，2015，24（10）：1155-1159.

[9] 张杰，范小冬，骆洪，等.舒眠胶囊联合化学药治疗失眠症的系统评价［J］.药物评价研究，2018，41（5）：898-903.

[10] 陈艳平，唐建生.失眠症应用舒眠胶囊与艾司唑仑治疗的疗效对比研究［J］.中南药学，2017，15（5）：694-696.

[11] 刘娅萍，柴春艳，王甜，等.舒眠胶囊联合右佐匹克隆治疗失眠症的临床研究［J］.现代药物与临床，2017，32（11）：2108-2111.

[12] 吕洋洋.帕罗西汀合并舒眠胶囊治疗焦虑障碍分析［J］.世界最新医学信息文摘，2019，19（4）：103-104.

[13] 康瑞.氟伏沙明联合舒眠胶囊治疗躯体化障碍疗效观察［J］.精神医学杂志，2015，28（4）：295-296.

[14] 穆晓飞.舒郁胶囊及其主要组分对抑郁症模型大鼠中枢系统 ERK-CREB-BDNF 的影响［D］.济南：山东中医药大学，2014.

[15] 赵连俊.自拟解郁安神颗粒治疗脑卒中后抑郁的临床观察［J］.中西医结合心脑血管病杂志，2020，18（10）：1623-1626.

[16] 邹夔，杜源，傅风华.解郁安神颗粒对卒中后抑郁小鼠模型的抗抑郁作用［J］.医药导报，2019，38（1）：22-26.

[17] 王芳，刘韵，江红.综合康复疗法联合解郁安神颗粒干预对产后抑郁的疗效分析［J］.安徽医药，2018，22（6）：1167-1170.

[18] 王西建，李琨，焦宁波，等.艾司西酞普兰联合解郁安神颗粒治疗抑郁症的效果及对患者血清 IL-2、IL-6、TNF-α、Hcy 水平的影响［J］.现代生物医学进展，2018，18（24）：4790-4793.

[19] 张晓洋，徐亚辉.乌灵胶囊与艾司唑仑联合治疗广泛性焦虑症失眠的效果分析［J］.药物与临床，2020（11）：24-26.

[20] 徐薇薇，吴爽，周冬蕊，等.交泰丸加减联合乌灵胶囊治疗失眠伴焦虑状态的临床研究［J］.中西医结合心脑血管病杂志，2020，18（6）：890-893.

[21] 李金侠，胡军波，胡松筠.乌灵胶囊联合坦度螺酮治疗广泛性焦虑症伴失眠患者的临床观察［J］.浙江临床医学，2020，22（6）：801-802.

[22] 许莉，卢娜利，赵文斌，等.乌灵胶囊联合左乙拉西坦治疗老年癫痫的临床研究［J］.现代药物与临床，2020，35（10）：1958-1962.

[23] 祖鑫，陈科.乌灵胶囊联合文拉法辛缓释片对老年抑郁症患者炎症因子、GDNF、S100β和 NSE 水平的影响［J］.中国老年学杂志，2020，40（15）：3273-3275.

[24] 张恒嘉，刘晓龙，李宝玲.柴芩神汤治疗肝气郁滞型失眠病例 66 例［J］.世界最新医学信息文摘，2019，19（8）：248-250.

[25] 刘伟，崔利军，李媛媛，等.白草香解郁安神胶囊联合帕罗西汀治疗抑郁症的临床研究［J］.现代药物

与临床，2017，32（12）：2409-2412.

［26］施丹.泻肝安神丸治疗广泛性焦虑障碍者的临床观察［J］.光明中医，2018，33（22）：3289-3291.

［27］胡小莲.柴远复方颗粒治疗肝阻上亢型高血压病的临床研究［D］.南宁：广西中医药大学，2007.

［28］卢要强.自拟温胆安神汤联合丁螺环酮治疗焦虑症患者疗效及对神经递质因子的影响［J］.云南中医中药杂志，2020，41（10）：99-101.

［29］张明发.脑乐静抗抑郁症的治疗学基础［J］.中国医院用药评价与分析，2002，2（6）：366-367.

［30］明亮，李卫平，张艳，等.脑乐静口服液的药理研究［J］.安徽医科大学学报，1997，32（5）：8-9.

［31］王存选，张刚，王玥坤.牛黄降压丸的临床研究概况［J］.医学综述，2009，15（15）：2342-2344.

［32］柳占彪，马涛，贾晓旭，等.牛黄降压方对自发性高血压大鼠肾小动脉影响的病理形态观察［J］.中国实验方剂学杂志，2010，16（17）：122-124.

［33］叶木荣，李锐.脑力宝抗衰老药理研究［J］.中药药理与临床，1995（2）：40-41.

［34］黄兆胜，王汝俊，刘明平，等.脑力宝改善动物学习记忆功能的研究［J］.中药新药与临床药理，1997（2）：22-25.

［35］李西宽，刘俊田，苟伟，等.安神益脑胶囊主要药效学试验［J］.中药药理与临床，2003（06）：31-33.

［36］李志军，海日汗.女珍颗粒联合佐匹克隆治疗更年期失眠症的临床研究［J］.药物评价研究，2020（1）：120-124.

［37］廖洪斌.珍珠灵芝片联合丹参注射液治疗慢性乙型肝炎120例临床观察［J］.中华现代中西医杂志，2005，3（21）：1922.

［38］王光昀.珍珠灵芝片合拉米夫定治疗慢性乙型病毒性肝炎肝纤维化32例［J］.中国中医药现代远程教育，2016，14（24）：87-88.

第七章 解 郁 药

舒肝解郁胶囊

【组成】贯叶金丝桃、刺五加。

【功效】疏肝解郁，健脾安神。

【适应证】轻、中度单相抑郁症属肝郁脾虚证者，症见情绪低落、兴趣下降、迟滞、入睡困难、早醒、多梦、紧张不安、急躁易怒、食少纳呆、胸闷、疲乏无力、多汗、疼痛、舌苔白或腻，脉弦或细。

【剂型规格】每粒 0.36g。口服，一次 2 粒，一日 2 次，早、晚各 1 次，疗程为 6 周。

【肝病药理】药理学研究表明，本品具有抗抑郁焦虑的作用。**抗抑郁焦虑作用** 舒肝解郁胶囊治疗轻、中度抑郁症安全有效，可改善焦虑/躯体化状态、对认知功能存在一定有益的影响，其疗效与米氮平、文拉法辛、氟哌噻吨美利曲辛、舍曲林、帕罗西汀、氟西汀和西酞普兰等相当，但药物不良反应明显低于后者，是一种较为安全有效的药物[1~3]。本品广泛用于轻中度抑郁症、老年期抑郁症、脑卒中后抑郁、忧郁症、情感性精神病等。本品辅助治疗功能性消化不良并伴有抑郁症状的患者，能明显提高患者的生活质量，起效时间缩短，不良反应发生率低[4]。实验研究显示，本品对抑郁症模型大鼠具有抗抑郁作用，其作用机制可能是通过提高突触间隙单胺递质 5-HT 浓度，进一步调节下丘脑-垂体-肾上腺轴（HPA）功能，提升神经营养因子 BDNF 的水平，保护神经元功能等实现的[5]。

解 郁 丸

【组成】白芍、柴胡、当归、郁金、茯苓、百合、合欢皮、甘草、小麦、大枣。

【功效】疏肝解郁，养心安神。

【适应证】肝郁气滞、心神不安所致的胸肋胀满、郁闷不舒、心烦心悸、易怒、失眠多梦。

【剂型规格】每袋 4g。口服，一次 4g，一日 3 次。

【肝病药理】

1. 抗抑郁焦虑作用 解郁丸治疗抑郁症具有一定的临床疗效及安全性，单纯解郁丸治疗与抗抑郁西药比较临床疗效相当，解郁丸与抗抑郁西药联用明显优于单纯服用抗抑郁西药，单纯性抑郁症、卒中后抑郁症、糖尿病并发抑郁症、更年期抑郁症、老年抑郁症等患者用药后均有获益[6, 7]。现代药理学研究发现，解郁丸有一定的抗焦虑、抗抑郁及催眠作用，其抗抑郁作用机制可能与调节不同脑区的 5-HT、去甲肾上腺素（NE）等神经递质有关[8, 9]。

2. 镇静催眠作用 解郁丸的镇静催眠疗效肯定，不良反应少，程度轻，患者服药耐受性好、依从性高[10]。

柴 胡 舒 肝 丸

【组成】白芍、槟榔、薄荷、柴胡、陈皮、大黄、当归、豆蔻、莪术、防风、茯苓、甘草、厚朴、黄芩、姜半夏、桔梗、六神曲、木香、青皮、三棱、山楂、乌药、香附、枳壳、紫苏梗。

【功效】疏肝理气，消胀止痛。

【适应证】肝气不疏，胸胁痞闷，食滞不清，呕吐酸水。

【剂型规格】每丸 10g。口服，一次 1 丸，一日 2 次。

【肝病药理】

1. 抗抑郁焦虑作用　艾司西酞普兰联合柴胡舒肝丸可以有效提升老年女性脑卒中后抑郁症患者的临床治疗效果，改善患者的认知功能，提高患者的生活质量[11]。

2. 对消化系统的影响　对于幽门螺杆菌阳性胃溃疡患者，三联疗法（抑酸药联合 2 种抗生素）联合柴胡舒肝丸用药能有效改善临床症状及促胃液素、内皮素水平，提升幽门螺杆菌的根除率[12]。针刺联合柴胡舒肝丸疗法治疗肝胃不和型功能性消化不良疗效显著，并能明显改善患者的生活质量[13]。柴胡舒肝丸联合雷贝拉唑治疗老年慢性萎缩性胃炎，能够明显提高临床有效率，改善临床症状及胃黏膜病变，提高促胃液素的分泌，减少血清中的内皮素含量[14]。

安 乐 胶 囊

【组成】柴胡、当归、川芎、茯苓、钩藤、首乌藤、白术（炒）、甘草。

【功效】精神抑郁，惊恐失眠，胸闷不适，纳少神疲，对神经症、更年期综合征及小儿夜啼、磨牙等症状亦可使用。

【适应证】疏肝解郁，定惊安神。

【剂型规格】每粒 400mg。口服，一次 4～6 粒，一日 3 次。

【肝病药理】药理学研究表明，本品具有镇静催眠的作用。

镇静催眠作用　本品能明显延长小鼠睡眠时间，延长戊巴比妥钠诱导的睡眠时间，使 NE 含量显著降低以改善因 $\alpha1$ 受体激动导致的焦虑和失眠，而使 5-HT、GABA 等神经递质的含量明显增加，具有舒缓神经的作用，既能缩短入睡时间，又能延长深睡眠时间[15]。

巴戟天寡糖胶囊

【组成】巴戟天寡糖。

【功效】温补肾阳。

【适应证】轻、中度抑郁症，辨证属肾阳虚证者，症见抑郁情绪、心绪低落、失眠多梦、疲倦乏力等。

【剂型规格】300mg；150mg（巴戟天寡糖）。口服，一次 1 粒，一日 2 次；用药 2 周后如症状减轻不明显可以增加剂量为一次 2 粒，一日 2 次。总疗程为 6 周。

【肝病药理】药理学研究表明，本品具有抗抑郁、促进血管生成及保护细胞的作用。

1. 抗抑郁作用 巴戟天寡糖可增强5-HT神经功能，可防止皮质酮所致的PC12细胞损伤，并提高BDNF的表达[16]。能对5-HT的分泌功能进行有效抑制，改善其脑神经肽的分泌，可通过逆转慢性应激所致使的肾上腺病理作用，提高脑神经细胞的抗激及应激能力，促进神经细胞再生，进而起到抗抑郁的作用[17]。

2. 促进血管生成作用 可明显促进鸡胚绒毛尿囊膜的血管生成；可明显促进AMI后大鼠缺血心肌的血管生成，改善缺血心肌局部的侧支循环；可明显促进AMI后大鼠缺血心肌VEGF、bFGF蛋白的表达，进而促进血管生成[18]。

3. 保护细胞作用 巴戟天寡糖可以通过抑制ERS发挥保护HUVECs的作用，其作用机制与抑制ERS相关的GRP78、C/EBP同源蛋白（CHOP）、caspase-12和JNK凋亡通路有关，还可以显著抑制ERS诱导剂毒胡萝卜素（TG）诱导的细胞凋亡及细胞活力下降[19]。本品还可以通过增高血清中SOD、过氧化物酶（CAT）的含量，降低血清中的MDA、脂质过氧化物的含量，从而起到保护细胞的作用[20]。

舒神灵胶囊

【组成】首乌藤、郁金、丹参、香附（醋炙）、北合欢、百合、龙骨（煅）、牡蛎（煅）、五味子、人参、甘草（蜜炙）。

【功效】疏肝理气，解郁安神。

【适应证】本品用于神经衰弱、神经症、更年期综合征等。

【剂型规格】每粒0.3g。口服，一次3～6粒，一日2～3次。

【肝病药理】药理学研究表明，本品具有镇静催眠、免疫调节及调节神经的作用。

1. 镇静催眠作用 本品能调节中枢神经系统功能，能作用于脑干网状结构中的多个核团，起到帮助入睡、恢复入睡的重要作用，尤其在慢波睡眠中不可替代[21]。

2. 免疫调节作用 本品能改善、增强下丘脑-垂体-靶腺的功能状态，激活腺苷酸环化酶，增加cAMP、ATP，增强补体结合反应，活跃细胞免疫及体液免疫，增强网状细胞吞噬能力，加速排泄新陈代谢所产生的降解产物。能够抑制血小板激活与聚集、释放反应，阻断或减轻由之启动的慢性肾损害。能够改善微循环，改善肾组织的缺血缺氧，延缓肾小球硬化的进展[22]。

3. 调节神经作用 本品可以调节和补充乙酰胆碱（ACh）、儿茶酚胺类神经递质，在维持交感神经和副交感神经张力的动态平衡上起着重要的调节作用，能够改善自主神经功能及精神活动紊乱，强力清除脑毒素-超氧化物、过氧化物、氧氮自由基及多种淀粉样肽，消除神经损害，从而纠正神经递质的紊乱，如多巴胺、神经质异常放电等，恢复神经传导功能，防止心理障碍的产生[22]。

疏肝益阳胶囊

【组成】蒺藜、柴胡、蜂房、地龙、水蛭、九香虫、紫梢花、蛇床子、远志、肉苁蓉、菟丝子、五味子、巴戟天、蜈蚣、石菖蒲。

【功效】疏肝解郁，活血补肾。

【适应证】肝郁肾虚和肝郁肾虚兼血瘀证所致功能性阳痿和轻度动脉供血不足性阳痿，症见阳痿、痿软不举或举而不坚、胸闷、善太息、胸胁胀满、腰膝酸软、舌淡或有瘀斑、脉弦或弦细。

【剂型规格】每粒 0.25g。口服，一次 4 粒，一日 3 次，4 周为 1 个疗程。

【肝病药理】药理学研究表明，本品具有调节性功能的作用。

调节性功能作用　本品可以增加动脉性勃起功能障碍大鼠海绵体组织 cGMP mRNA 的表达，并且显著降低 cGMP 抑制物 5-磷酸二酯酶抑制剂（PDE5）mRNA 和蛋白的表达[23]。可显著降低动脉性勃起功能障碍（AED）大鼠血浆 ET-1 含量和阴茎组织 ET 基因的表达，增加阴茎组织 CX43 基因的表达。可显著增加 AED 大鼠阴茎海绵体组织 VEGF、胰岛素样生长因子（IGF）和 Akt1 的表达[24]，还能使动脉性勃起障碍模型大鼠还原型辅酶 II（nicotinamide adenine dinucleotide phosphate，NADPH）mRNA 的表达减少[25]，对 AED 大鼠阴茎血管平滑肌功能有改善作用。可以调节精囊、前列腺和尿道的收缩，调节输精管的蠕动，延长勃起总时间。能够改善患者的勃起硬度，缓解外界对阴茎神经的刺激强度，提高射精中枢阈值，延长射精潜伏期[26]。能提高雄激素、促肾上腺皮质激素水平，增加阴茎动脉血流，减慢阴茎静脉回流，提高性欲和增强控制射精功能[27]。

更 年 宁

【组成】柴胡、白芍、墨旱莲、人参、党参、郁金、香附（醋炙）、当归、薄荷、川芎、玄参、茯苓、法半夏、石菖蒲、牡丹皮、陈皮、干姜、白术（麸炒）、丹参、王不留行（炒）、女贞子（酒炙）。

【功效】疏肝解郁，益气养血，健脾安神。

【适应证】绝经前后心悸气短，烦躁易怒，眩晕失眠，阵热汗出，胸乳胀痛，月经紊乱。

【剂型规格】本品为黑褐色的水蜜丸或大蜜丸。口服，水蜜丸一次 4~8g，大蜜丸一次 1 丸，一日 2~3 次。

【肝病药理】药理学研究表明，本品具有调节卵巢功能的作用。

调节卵巢功能作用　更年宁颗粒能够提高大鼠子宫指数及血清中雌二醇（E_2）的含量，降低血清中卵泡刺激素（FSH）及黄体生成素（LH）的含量，使下丘脑-垂体-卵巢轴（HPOA）的平衡恢复正常，从而减缓卵巢的退行性变[28]。

妇科养荣丸

【组成】当归、白术、熟地黄、川芎、白芍、香附、益母草、黄芪、杜仲、艾叶、麦冬、阿胶、甘草、陈皮、茯苓、砂仁。

【功效】补养气血，疏肝解郁，祛瘀调经。

【适应证】气血不足，肝郁不疏，月经不调，头晕目眩，血漏血崩，贫血身弱及不孕症。

【剂型规格】本品为棕黑色浓缩丸，每 8 丸相当于原生药 3g。口服，一次 8 丸，一日 3 次。

【肝病药理】药理学研究表明，妇科养荣丸有调节内分泌、保护卵巢细胞及免疫调节的作用。

1. 调节内分泌作用　妇科养荣丸可以增加更年期雌性大鼠血清内的 E_2、LH、FSH、孕酮（P）等性激素水平，从而减轻月经周期紊乱大脑功能失常、兴奋和抑制过程不稳定、自主神经功能紊乱的程度[29]，能够调节下丘脑-垂体-卵巢轴，促进泌乳素的生成，从而维持黄体功能，促进睾酮合成[30]。

2. 保护卵巢细胞作用　妇科养荣丸能够使小鼠卵巢组织中翼状螺旋、叉头转录因子 2（FOXL2）的表达水平明显增高，表明妇科养荣丸有保护卵泡颗粒细胞的作用，能够保证血清及卵巢局部较高水平的抗米勒管激素（anti-Müllerian hormone，AMH）蛋白以防止原始卵泡的过度激活，有效保存维持卵巢结构与功能单位的原始卵泡数量，提高小鼠的妊娠率[31]。

3. 免疫调节作用　妇科养荣丸能够显著升高更年期雌性大鼠模型血清中的 IgM，中、大剂量能够显著提高血清中的 IgA，提高更年期雌性大鼠体液免疫功能。还可对抗环磷酰胺引起的小鼠白细胞降低[32]。

舒 肝 散

【组成】黄连（吴茱萸煎水炒）、柴胡、当归（酒洗）、青皮（去瓤）、桃仁（研如泥）、枳壳（麸炒）、川芎、白芍（酒炒）、红花。

【功效】疏肝理气，活血通络。

【适应证】肝经气滞血瘀，左胁下痛者。

【剂型规格】上药，锉散。水煎，空腹时服。

【肝病药理】药理学研究表明，本品具有保护胃黏膜、抗炎、调节血脂及抗抑郁的作用。

1. 保护胃黏膜作用　舒肝散能够明显降低血清中促胃液素（GAS）、内皮素的含量，提高生长抑素（SS）的含量[33]，从而促进胃肠道的蠕动和胆汁的分泌排泄，还能够抑制胃液的分泌和胃蛋白酶（pepsin）的活性，促进胃黏膜的修复，并可抑制胃肠平滑肌痉挛，调节脑和胃自主神经分泌紊乱，抑制胃部溃疡[34]。

2. 抗炎作用　舒肝散能够抑制幽门螺杆菌（HP），改善慢性胃黏膜炎症。能够降低血清炎症因子水平，明显降低大鼠血清中的 IL-6、TNF-α、IL-18、IL-22、CRP 等炎症因子及胰岛素（INS）含量[34]，减轻大鼠机体内的炎症反应，防止肝细胞脂肪空泡的形成。

3. 调节血脂作用　舒肝散能够调节血脂，使血清中的 TG、TC、ALT、AST、LDL-C、FFA 等含量明显降低，并且可以显著增加 HDL-C 含量，从而调节血脂紊乱，防止脂质过氧化的发生[35]。

4. 抗抑郁作用　本品能够有效抑制突触前膜对 5-HT、肾上腺素（NE）、多巴胺（DA）的再摄取，间接升高上述神经递质的含量。能够平衡单胺类神经功能，从而达到抗抑郁的效果[36]。还具有降低血清神经生长因子（nerve growth factor，NGF）水平，降低血清内的神经肽包括 SP 等功能，从而改善患者焦虑等负性情绪[37]。可降低抑郁模型大鼠血浆促肾上腺皮质激素释放激素（CRH）及促肾上腺皮质激素（ACTH）含量，表明加味柴胡舒肝散可通过降低 HPA 轴的过度反应，而对抑郁模型大鼠机体起到一定的保护作用[38]。

舒肝和胃丸

【组成】醋香附、白芍、佛手、木香、郁金、柴胡、炒白术、陈皮、广藿香、焦槟榔、炙甘草、莱菔子、乌药。

【功效】疏肝解郁，和胃止痛。

【适应证】肝胃不和，两胁胀满，胃脘疼痛，食欲不振，呃逆呕吐，大便失调。

【剂型规格】本品为棕褐色至棕黑色的大蜜丸、大蜜丸或水蜜丸，棕褐色的水丸。口服，大蜜丸一次 2 丸，一日 2 次；水丸一次 6g，一日 2 次；小蜜丸一次 12g，一日 2 次；水蜜丸一次 9g，一日 2 次。

【肝病药理】药理学研究表明，本品具有保护胃黏膜及促进消化的作用。

1. 保护胃黏膜作用 舒肝和胃丸可抑制氨对胃黏膜的损伤，减轻炎症反应，促进胃黏膜的修复，并可下调 NO、COX-2 水平，从而减轻/抑制攻击因子对胃黏膜的损伤，保护胃黏膜[39]。

2. 促进消化作用 舒肝和胃丸能够较大幅度地改善缩胆囊素（CKK），从而通过加大胰液、胃酸的分泌达到促进消化的目的，还能减低血管活性肠肽（VIP）的水平，从而解除对结肠和直肠的紧张状态过度的抑制作用，进而促进消化道的正常消化与吸收，直接改善患者各类消化不良症状[40]。本品能够调节精神情感活动、自主神经功能、cAMP/dGMP（脱氧鸟苷酸）及改善血液流变学，从而改善胃、十二指肠的运动功能[41]。

红花逍遥胶囊

【组成】竹叶柴胡、当归、白芍、白术、茯苓、皂角刺、红花、薄荷、甘草。

【功效】疏肝解郁，和胃止痛。

【适应证】肝胃不和，两胁胀满，胃脘疼痛，食欲不振，呃逆呕吐，大便失调。

【剂型规格】本品为胶囊剂，内容物为棕褐色的颗粒和粉末（0.4g）。口服，一次 2～4 粒，一日 3 次。

【肝病药理】药理学研究表明，本品具有调节内分泌及抗炎的作用。

1. 调节内分泌作用 红花逍遥胶囊可以降低 FSH、LH、睾酮（T）水平及胰岛素抵抗指数（HOMA-IR）、空腹胰岛素（FINS）水平，有效调节性激素分泌并且降低胰岛素抵抗[42]。能有效提高患者血清雌二醇水平，缓解围绝经期综合征的临床症状，并且不会增加患者子宫内膜癌的风险[43]，且具有影响自主神经功能状态的功能，使自主神经功能恢复平衡[44]。

2. 抗炎作用 红花逍遥胶囊能够使妊娠期急性乳腺炎患者的血清白细胞、CRP 与降钙素原（PCT）水平均明显降低，改善妊娠期的炎症反应[45]。

参 考 文 献

[1] 孙新宇，陈爱琴，许秀峰，等.舒肝解郁胶囊治疗轻中度抑郁症的随机双盲安慰剂对照研究 [J].中国新药杂志，2009，18（5）：413-416，457.

[2] 程龙，李曜均，赵文涛，等.舒肝解郁胶囊治疗轻中度抑郁障碍情绪症状和认知功能的作用 [J].中国药物与临床，2017，17（7）：1000-1001.

[3] 宋万智，杨新玲，卫茂玲.舒肝解郁胶囊治疗轻中度抑郁发作的疗效和安全性的荟萃分析 [J].世界临床药物，2015，36（10）：696-701.

[4] 刘志敏，陆明军，李明，等.舒肝解郁胶囊治疗伴有抑郁症状功能性消化不良患者近期疗效观察 [J].临床消化病杂志，2018，30（3）：139-143.

[5] 王含彦，郭冬梅，唐珍，等.舒肝解郁胶囊的抗抑郁作用及其机制 [J].中成药，2018，40（1）：187-190.

[6] 沈振明，朱关兰，罗和春，等.中药解郁丸与麦普替林治疗抑郁症的疗效对照观察 [J].中国中西医结合杂志，2004，24（5）：415-417.

[7] 王联生，黄世敬，潘菊华，等.解郁丸治疗抑郁症的随机对照试验的系统评价 [J].医学综述 2017，23（10）：2046-2051.

[8] 马荣，钱瑞琴，姚海燕，等.解郁丸抗抑郁作用机制的初步研究 [J].中国实验方剂学杂志，2010，16（10）：168-172.

[9] 马荣，姚海燕，库宝善，等.解郁丸抗焦虑及催眠作用的实验研究 [J].中国实验方剂学杂志，2006（6）：50-53.

[10] 洪永波，罗和春，姚卫海，等.中药解郁丸治疗失眠症 31 例临床观察 [J].中医杂志，2004，4（11）：843-845.

[11] 江永美，潘小明，王慧玲，等.柴胡舒肝丸辅助艾司西肽普兰治疗老年女性脑卒中后抑郁症的临床疗效研究 [J].实用药物与临床，2019，22（3）：299-302.

[12] 郭静.三联疗法联合柴胡舒肝丸对幽门螺杆菌阳性胃溃疡患者幽门螺杆菌根除率及疗效的影响 [J].中成药，2019，41（4）：957-959.

[13] 金云隆.针刺联合柴胡舒肝丸治疗肝胃不和型功能性消化不良临床研究 [J].陕西中医，2018，39（3），400-402.

[14] 胡楚胜，周坦峰，姜蕊，等.雷贝拉唑联合柴胡舒肝丸治疗老年慢性萎缩性胃炎疗效及对血清胃泌素和内皮素的影响 [J].现代中西医结合杂志，2016，25（28）：3162-3164.

[15] 吴海英，邓金明，胡观连，等.归脾颗粒联合安乐胶囊治疗失眠的疗效研究 [J].医药前沿，2019，9（15）：203-204.

[16] 张有志，李云峰，刘刚，等.巴戟天寡糖对获得性无助抑郁模型大鼠行为的影响 [J].中国行为医学科学，2005，14（4）：309-311.

[17] 宋欣欣，王心蕊，李玉焕.巴戟天寡糖胶囊联合舍曲林治疗抑郁症效果 [J].中国继续医学教育，2019，11（27）：161-163.

[18] 孟祥光，冯国清，胡香杰.巴戟天寡糖促治疗性血管新生机制的探讨 [J].中国药理通讯，2009，26（2）：43-44.

[19] 宋延明，冯国清，李倩倩，等.巴戟天寡糖单体 HexB 减轻 HUVECs 缺氧复氧损伤 [J].中国病理生理杂志，2018，34（5）：857-861.

[20] 顾冰.巴戟天寡糖对阿霉素所致大鼠心肌损伤的影响 [J].肿瘤基础与临床，2019，32（2）：103-105.

[21] 高鸿兴，杨坤，钟长扬.舒神灵胶囊治疗脑震荡后综合征效果观察 [J].现代中西医结合杂志，2007，16（28）：4136-4137.

[22] 丁继慧，滑宏巨，凌文哲.氟桂利嗪舒神灵并用治疗易醒型失眠 78 例 [J].实用中医内科杂志，2007，21（9）：82.

[23] 李培勇.帕罗西汀联合疏肝益阳胶囊治疗早泄疗效观察 [J].中国性科学，2018，27（10）：17-19.

[24] 王济, 刘保兴, 李东桓, 等.疏肝益阳胶囊对动脉性勃起功能障碍大鼠 ET 和 CX43 表达的影响 [J].中华中医药杂志, 2011, 26 (12): 2948-2950.

[25] 王济, 白明华, 郑燕飞, 等.疏肝益阳胶囊对动脉性勃起功能障碍大鼠 TGF-β、NADPH 表达的影响 [J].中华中医药杂志, 2014, 29 (1): 66-68.

[26] 杨振辉, 陈祥.疏肝益阳胶囊治疗肝郁型早泄的临床观察 [J].光明中医, 2018, 33 (1): 79-80.

[27] 王济, 王琦, 李东桓, 等.疏肝益阳胶囊对动脉性勃起功能障碍大鼠一氧化氮合酶通路及 5 型磷酸二酯酶表达的影响 [J].北京中医药大学学报, 2011, 34 (5): 318-321.

[28] 付萌, 冷维春, 刘俊宝, 等.更年宁颗粒对去卵巢大鼠更年期综合征的影响 [J].人参研究, 2016 (6): 35-37.

[29] 谢人明, 范引科, 张红, 等.妇科养荣胶囊对更年期雌性大鼠生殖内分泌的影响 [J].现代中西医结合杂志, 2012, 21 (14): 1497-1498, 1502.

[30] 朱盛, 朱珍珍, 虞如芬, 等.妇科养荣丸治疗抗精神病药所致闭经泌乳综合征疗效及对泌乳素的影响 [J].海峡药学, 2012, 24 (6): 87-88.

[31] 蒲静, 杨延周, 谢人明, 等.妇科养荣胶囊改善化疗所致小鼠卵巢功能损伤的效果 [J].生殖与避孕, 2016, 36 (3): 161-170.

[32] 谢人明, 范引科, 赵丽娜, 等.妇科养荣胶囊对更年期雌性大鼠免疫功能的影响 [J].陕西中医, 2011, 32 (12): 1668-1669.

[33] 杨健.柴胡疏肝散对肝胃不和型胃溃疡患者血清炎症及胃泌素指标的影响[J].中国现代药物应用, 2020, 14 (3): 204-205.

[34] 陈向伟.柴胡疏肝散合半夏泻心汤治疗慢性萎缩性胃炎 (肝胃气滞型) 临床观察 [J].光明中医, 2020, 35 (2): 213-215.

[35] 彭随风, 时昭红, 张书, 等.益生菌联合柴胡疏肝散治疗大鼠非酒精性脂肪肝的实验研究 [J].中国中西医结合杂志, 2020, 40 (9): 1098-1102.

[36] 刘肖莉, 张立霞, 刘照佩, 等. 舒肝散郁疗法治疗抑郁症的疗效及对神经递质含量的影响 [J].河北医药, 2019, 41 (8): 1207-1210.

[37] 王冬梅, 马丽俐, 祝永强, 等.加味柴胡舒肝散对肝郁血虚型慢性荨麻疹患者负性情绪的影响研究 [J].中华中医药学刊, 2014, 32 (4): 814-816.

[38] 王冰梅, 王微, 徐志民, 等. 超微粉配方颗粒加味柴胡舒肝散对慢性应激性抑郁模型大鼠行为学及 HPA 轴的影响 [J].吉林医学, 2017, 38 (4): 608-611.

[39] 李翠文, 黎敏, 侯培珍.舒肝和胃颗粒对试验性大鼠慢性浅表胃炎的治疗作用[J].中国医药导报, 2012, 9 (32): 8-9.

[40] 尚瑞, 吴军, 郑雪皎.舒肝和胃汤对肝胃不合型 FD 患者 NDI 指标以及血浆 CKK、VIP 的影响 [J].四川中医, 2017, 35 (11): 101-103.

[41] 于德敏, 陈贤鸿.舒肝和胃丸治疗胆汁返流性胃炎 152 例[J].上海铁道大学学报, 1998, 19 (9): 61-62.

[42] 朱晓莉, 于海峰, 施银凤.红花逍遥片对多囊卵巢综合征并发排卵异常性不孕症患者性激素促卵泡生成素、雌二醇、睾酮、促黄体生成素的影响 [J].中国卫生检验杂志, 2020, 30 (11): 1367-1369, 1372.

[43] 张凌云, 崔英, 高承香.红花逍遥胶囊治疗围绝经期综合征及对患者血清性激素和子宫内膜厚度的影响 [J].医学综述, 2015, 21 (21): 4024-4026.

[44] 吕梅.红花逍遥片在更年期综合征患者中的应用效果及对内分泌、植物神经的影响观察 [J].中国医学创新，2020，17（20）：140-143.

[45] 闫丽娅，赵海梅，李长燕，等.红花逍遥片对哺乳期急性乳腺炎患者血 WBC、CRP、PCT 的影响 [J].河北医药，2020，42（13）：2018-2021.

第八章 利 胆 药

茵栀黄口服液（颗粒、注射液）

【组成】 茵陈、栀子、黄芩苷、金银花提取物。

【功效】 清热解毒，利湿退黄。

【适应证】 湿热毒邪内蕴所致的急性、慢性肝炎和重症肝炎（Ⅰ型），也可用于其他型重症肝炎的综合治疗，还可用于肝胆湿热所致的黄疸，症见面目悉黄、胸肋胀痛、恶心呕吐、小便黄赤。

【剂型规格】 口服液：每支装 10ml，口服，一次 10ml，一日 3 次。颗粒：每袋 3g，开水冲服，一次 6g，一日 3 次。注射液：每支装 10ml，静脉滴注，一次 10～20ml，用 10%葡萄糖注射液 250～500ml 稀释后滴注；症状缓解后可改用肌内注射，一日 2～4ml。

【肝病药理】 药理学研究表明，本品具有保肝、利胆退黄、消炎、免疫调节等作用。

1. 保肝、利胆退黄作用 茵栀黄注射液有退黄利胆、降酶消炎的作用[1]，茵栀黄注射液对 D-GalN、CCl_4 所致的小鼠急性、大鼠慢性肝损伤均具有保护作用，可减轻肝组织病变的程度，并可明显提高小鼠网状内皮系统的吞噬功能[2, 3]。茵栀黄口服液可以改善非酒精性脂肪性肝炎大鼠肝脏脂肪变、肝细胞气球样变、小叶炎症和纤维化，降低非酒精性脂肪性肝炎大鼠血清氨基转移酶水平，其机制是通过抑制脂质合成与促进脂质氧化代谢、抑制氧自由基的产生及抑制炎症相关蛋白和多种趋化因子来缓解非酒精性脂肪性肝炎[4, 5]。茵栀黄注射液可通过干预 FXR 上调 BSEP 利胆退黄治疗肝内胆汁淤积[6]。早期临床观察显示，茵栀黄注射液对重症肝炎Ⅰ型、急性黄疸性肝炎、迁延性慢性肝炎的退黄效果等方面均有较好的疗效，总有效率达 90%以上，且无副作用或不显副作用[7]。茵栀黄口服液联合常规疗法治疗新生儿黄疸，能显著提高胆红素水平的下降率，降低胆红素水平，缩短黄疸持续时间，减少光疗发生率，提高有效率，而且不良反应轻微[8]。茵栀黄口服液和注射液均可降低肝损伤小鼠血清 ALT 和 TBIL，对肝细胞坏死具有相同的保护作用。口服液在一定剂量下可达到与注射液同等的保肝、降酶、退黄效果，并且口服剂型在临床应用上更为方便和安全[9, 10]。

2. 消炎作用 茵栀黄注射液用于治疗胆道蛔虫病总有效率为 100%，显示其有消炎利胆驱蛔作用[11]；茵栀黄注射液能有效地治疗湿疹，认为与其具有抗炎、抗变态反应、抗菌作用有关[12]。

3. 免疫调节作用 茵栀黄口服液和茵栀黄注射液均能明显提高小鼠腹腔巨噬细胞的吞噬功能，表示本品可增强免疫功能[13]。

清肝利胆口服液

【组成】 茵陈、金银花、栀子、厚朴、防己。

【功效】清利肝胆湿热。

【适应证】湿热蕴结所致的纳呆，肋痛，疲倦，乏力，尿黄，苔腻，脉弦。

【剂型规格】每支装 10ml。口服，一次 20～30ml，一日 2 次，10 日为 1 个疗程。

【肝病药理】

1. 保肝利胆退黄作用　清肝利胆口服液具有降酶保肝作用，对 CCl_4 所致的小鼠急性肝损伤，可降低 ALT，并可明显减少肝纤维组织增生，减少肝中央静脉周围炎症和灶性坏死的范围[14]。本品对大鼠酒精性肝损伤具有保护作用，可显著降低大鼠血清 AST、ALT 的含量，大鼠肝组织中的过氧化脂质含量降低，肝组织病理学改变较肝损模型组显著减轻[15]。清肝利胆口服液治疗急性黄疸性病毒性肝炎有明显的降酶、退黄疗效，能明显改善临床症状，疗效确切[16,17]。清肝利胆口服液辅助光疗治疗新生儿高胆红素血症，治疗后 DBIL、TBA、γ-GGT 水平明显下降，说明清肝利胆口服液祛湿利胆功效显著[18]。

2. 抑制病毒复制作用　清肝利胆口服液可显著改善慢性乙型肝炎患者的临床症状，有明显的降酶、退黄作用，同时显示出对乙肝病毒复制具有一定的抑制作用[19]。

胆 舒 胶 囊

【组成】薄荷素油。

【功效】疏肝理气，利胆。

【适应证】慢性结石性胆囊炎、慢性胆囊炎及胆结石之肝胆郁结、湿热胃滞证。

【剂型规格】每粒 0.45g。口服，一次 1～2 粒，一日 3 次，或遵医嘱。

【肝病药理】

1. 利胆排石作用　胆舒胶囊经大鼠十二脂肠给药，能显著增加大鼠的胆汁分泌量，且有一定的剂量相关性，表明胆舒胶囊有明显的利胆作用。胆舒胶囊在增加胆汁分泌的同时，还能增加胆汁中胆汁酸的浓度，降低胆固醇的浓度，有利于防治胆固醇结石[20]。混合结石是由胆固醇和胆红素钙盐等组成的，研究发现，薄荷油不仅能溶胆固醇层，也能作用于色素层。纯的薄荷油可将混合结石溶蚀到胆囊可自行排出的程度[21,22]。

2. 抗炎、解痉、镇痛作用　胆舒胶囊对小鼠炎性足肿胀模型有明显的改善作用，在给药后 60 分钟、120 分钟的时间点测痛阈值明显增高，表明胆舒胶囊具有明显的抗炎、止痛作用[23]。胆舒胶囊能抑制豚鼠离体回肠的收缩活动，并能浓度依赖性地拮抗组胺或乙酰胆碱所致的肠管痉挛，表明胆舒胶囊具有解痉作用，这种抑制作用是非特异性的。在体外试验中，胆舒胶囊对平滑肌运动也有抑制作用。

3. 抑制中枢神经系统作用　胆舒胶囊灌胃或腹腔注射给药，小鼠很快出现深度醉酒状，40～60 分钟逐渐恢复或出现死亡，表明胆舒胶囊吸收迅速，易通过血-脑屏障，对中枢神经系统有抑制作用，但作用维持时间短。薄荷醇能加强戊巴比妥钠的中枢抑制作用，使小鼠入睡时间缩短，但对睡眠时间无影响，并认为可能与促进戊巴比妥钠的吸收有关。胆舒胶囊本身有抑制中枢神经系统的作用[24]。

金钱草颗粒

【组成】金钱草。

【功效】清利湿热，通淋，消肿。

【适应证】热淋，沙淋，尿涩作痛，黄疸尿赤，痈肿疔疮，毒蛇咬伤，肝胆结石，尿路结石。

【剂型规格】每袋 10g。开水冲服，一次 10g，一日 3 次。

【肝病药理】**消炎利胆排石作用** 金钱草颗粒有显著的消炎利胆作用，对胆囊炎有很好的治疗作用。实验研究显示，金钱草颗粒可抑制由二甲苯致炎所致的小鼠耳廓肿胀，能明显增加胆汁分泌量[25]。金钱草颗粒治疗胆囊结石具有显著的临床疗效，可有效减少胆囊结石患者的结石大小和数目，患者血清缩胆囊素受体（CCK-A）数目增加，胆囊功能活跃，排空能力增强[26]。

大黄利胆胶囊

【组成】大黄、手掌参、余甘子。

【功效】清热利湿，解毒退黄。

【适应证】肝胆湿热所致的胁痛、口苦、食欲不振等症，胆囊炎、脂肪肝见上述证候者。

【剂型规格】每片 0.35g。口服，一次 2 片，一日 2～3 次。

【肝病药理】大黄利胆胶囊由大黄、余甘子、手掌参配伍组成。现代药理学研究发现，大黄的主要有效成分大黄素具有抗炎、抗氧化作用，治疗大鼠非酒精性脂肪性肝炎能降低大鼠 ALT、AST、TC、TG、LDL 及肝 TC、TG 的含量，具有改善大鼠非酒精性脂肪性肝炎及其糖脂代谢紊乱的作用[27]。余甘子能发挥保肝、保护细胞、减轻氧化损伤等作用[28]。手掌参具有抗氧化、镇静催眠等作用，对 HBsAg 则具有抑制作用[29]。

1. 利胆退黄作用 大黄利胆胶囊可影响胆囊结石患者胆汁成分，对胆囊结石具有良好的治疗和预防作用[30]。大黄利胆胶囊辅助抗生素治疗急性胆囊炎疗效确切，联合用药在抗炎、利胆方面更具优势[31]。大黄利胆胶囊联合熊去氧胆酸治疗肝内胆汁淤积症，乏力、食欲减退、皮肤瘙痒、尿黄、肝大等在治疗后明显改善，联合用药可提高疗效[32]。

2. 保肝抗炎降脂作用 大黄利胆胶囊对大鼠酒精性脂肪肝有显著的治疗作用，其作用机制可能与减轻肝脏脂肪堆积、加速乙醇清除及提高肝脏抗氧化与抗炎能力相关[33]。大黄利胆胶囊临床用于治疗非酒精性脂肪性肝炎，具有改善肝功能和降血脂的作用，能改善肝脏脂肪变性，改善中医证候[34]。大黄利胆胶囊和甘草酸二铵治疗非酒精性脂肪性肝炎安全有效，用药后患者临床症状、血常规、生化及彩超等指标均有改善，血清 TIMP-1、TNF-α降低[35]。

消石利胆胶囊

【组成】醋北柴胡、青皮、黄芩、白芍、大黄、郁金、金钱草、海金沙、鸡内金（烫）、茵陈、姜黄、醋三棱、威灵仙。

【功效】疏肝利胆,行气止痛。

【适应证】慢性胆囊炎、胆囊结石、胆管炎、胆囊手术后综合征及胆道功能性疾病。

【剂型规格】每粒 0.4g。口服,一次 3 粒,一日 3 次。

【肝病药理】**消炎利胆溶石作用** 消石利胆胶囊可有效利胆溶石,使增厚的胆囊壁厚度均明显缩减,有效缓解胆囊疼痛不适症状,治疗慢性胆固醇性结石性胆囊炎安全有效,其作用与熊去氧胆酸胶囊相当[36]。当消石利胆胶囊联合熊去氧胆酸治疗单纯性慢性胆囊炎患者,在改善一般临床症状、溶石效果上明显优于单一药物治疗[37]。消石利胆胶囊联合熊去氧胆酸治疗胆囊结石能有效缓解症状,改善胆汁淤积状态,缩小结石直径,抑制机体炎症反应[38]。

消炎利胆片

【组成】穿心莲、溪黄草、苦木。

【功效】清热,祛湿,利胆。

【适应证】肝胆湿热引起的口苦、胁痛,急性胆囊炎、胆管炎。

【剂型规格】每粒 0.25g。口服,一次 6 片,一日 3 次。

【肝病药理】

1. 消炎利胆溶石、防石作用 消炎利胆片能显著降低α-萘异硫氰酸酯致大鼠胆汁淤积的程度,胆汁流量显著增加,肝脏功能改善,LDH、MDA、TNF-α和 ICAM-1 水平均显著降低,组织病理学均较模型组显著改善,其作用机制可能与抗氧化有关[39]。消炎利胆片对胆结石的形成有显著的抑制作用[40, 41]。

2. 保肝作用 消炎利胆片可显著降低 CCl_4 和 D-GalN 所致的急性化学性肝损伤大鼠 ALT、AST、ALP 水平及 TBA 和 TBIL 含量,病理检查结果也显示有明显的保肝作用[42]。消炎利胆片提取物对拘束负荷诱发的小鼠应激性肝损伤有一定的减轻作用,其作用可能与缓解拘束负荷小鼠的氧化应激状态相关[43]。

3. 抗菌作用 以消炎利胆片配制的消炎利胆浸膏溶液的体外抗菌活性试验表明,消炎利胆片对大部分受试细菌有一定的抑菌作用。对痢疾杆菌的最低杀菌浓度较对金黄色葡萄球菌、大肠埃希菌、沙门菌的最低杀菌浓度为低,表明消炎利胆片对痢疾杆菌的杀菌作用较强;同时测出消炎利胆片对铜绿假单胞菌无抑菌作用[44]。

胆 宁 片

【组成】大黄、虎杖、青皮、白茅根、陈皮、郁金、山楂。

【功效】疏肝利胆,清热通下。

【适应证】肝郁气滞、湿热未清所致的右上腹隐隐作痛、食入作胀、胃纳不香、嗳气、便秘,慢性胆囊炎见上述证候者。

【剂型规格】每片 0.36g。口服,一次 5 片,一日 3 次,饭后服用,或遵医嘱。

【肝病药理】

1. 消炎利胆防石作用 胆宁片能明显降低肝脏、胆汁β-葡萄糖醛酸酶活力,降低胆汁中游离胆红素与钙离子的含量，逆转成石趋势，使实验动物的成石率显著下降，有明显的防石作用。胆宁片可增强胆囊上皮细胞吞饮活动，使细胞肿胀变性消退，还可显著提高肝Na^+-K^+-ATP酶活性与显著降低Mg^{2+}-ATP酶活性。胆宁片有促进胆汁代谢、改善肝细胞超微结构的作用[45, 46]。胆宁片能有效改善胆管结扎小鼠的胆汁淤积、肝功能及减轻病理损害，其作用机制可能与上调NTCP、MRP3、谷胱甘肽S转移酶α1抗体（recombinant Glutathione S transferase alpha 1,GSTα1）、葡萄糖醛酸转移酶1A1（UGT1A1）和MDR2的表达，减少胆汁酸在肝脏中的蓄积有关[47]。

2. 保肝作用　胆宁片可明显抑制实验性急慢性肝损伤鼠 ALT、AST 升高，可显著升高CCl_4引起的血清总蛋白和白蛋白含量降低；肝脏病理组织学检查显示胆宁片可减轻肝细胞脂肪变性程度和纤维化程度。说明胆宁片对小鼠 D-GalN 急性肝损伤有较好的保护作用，对CCl_4所致的大鼠慢性肝损伤有一定的预防及治疗作用[48]。

3. 降低肝脏脂肪变性　胆宁片能明显降低脂肪肝大鼠肝脏 TG、TC、FFA、CAT，血清 ALT、TG、TC、FFA、CAT、TBA 的含量，提高肝脏及血清 CAT 活性，提高肝细胞 PPAR-α、PPAR-α mRNA 和 CYP7A1、CYP7A1 mRNA 的表达，且优于对照药熊去氧胆酸。胆宁片能作用于肝细胞水平，使变性的肝细胞超微结构恢复正常，肝脏脂肪变性显著降低，有非常显著的抗脂肪变性能力[49, 50]。

金　胆　片

【组成】龙胆、金钱草、虎杖、猪胆膏。

【功效】利胆消炎。

【适应证】急慢性胆囊炎、胆石症及胆道感染。

【剂型规格】每片 0.33g。口服，一次 5 片，一日 2～3 次。

【肝病药理】**消炎利胆作用**　金胆片可以显著增加肝内胆汁淤积大鼠的胆汁流量和流速，降低血清 TBIL、DBIL、ALT、AST 和 TBA 水平，并可显著缓解胆汁淤积状态下的肝细胞损伤[51]。金胆片对二甲苯所致的小鼠耳廓及甲醛所致的大鼠足跖炎症均有不同程度的抑制作用[52]。临床观察发现，金胆片应用于胆囊癌围手术期能够减轻患者的炎症反应，降低感染的发生率[53]。金胆片可以显著促进术后胆汁分泌，增加胆汁引流量，抑制胆汁内的细菌滋生，减少细菌数量[54]。

胆石通胶囊

【组成】蒲公英、水线草、绵茵陈、广金钱草、溪黄草、大黄、枳壳、柴胡、黄芩、鹅胆粉。

【功效】清热利湿，利胆排石。

【适应证】肝胆湿热所致的胁痛、胆胀，症见右胁胀痛、痞满呕吐、尿黄口苦，胆石症、胆囊炎见上述证候者。

【剂型规格】每粒 0.65g。口服，一次 4～6 粒，一日 3 次。

【肝病药理】**利胆防石保肝作用**　胆石通胶囊对实验大鼠具有利胆作用[55]。胆石通胶囊有明显的防治胆石症作用，胆石通胶囊作用于豚鼠胆囊结石模型，豚鼠胆汁中胆固醇、胆红素、Ca^{2+}浓度均降低，成石率下降，肝胆病理性显微结构得到改善[56]。

胆 清 胶 囊

【组成】本品为复方制剂，含虎耳草、凤尾草、大黄、牛胆汁。

【功效】清热利湿，舒肝利胆。

【适应证】肝胆湿热所致的脘胁疼痛，呃逆呕恶，口干口苦，大便秘结。

【剂型规格】每粒0.3g。口服，一次3～5粒，一日3次，饭前服用。

【肝病药理】

1. 胆清胶囊具有消炎利胆镇痛作用 药效学及急性毒性试验结果表明，本品对实验动物有明显的镇痛、消肿、利胆作用，对大鼠离体肠肌无明显作用，但能对抗乙酰胆碱收缩肠肌的作用，能明显抑制金黄色葡萄球菌、大肠埃希菌、乙型溶血性链球菌等致病菌。胆清胶囊治疗急、慢性胆囊炎有效，治疗胆石症疗效明显[57, 58]。

2. 胆清胶囊联合熊去氧胆酸胶囊治疗胆囊结石具有较好的临床疗效，可显著改善患者症状，缩小胆囊结石体积，缓解腹痛[59] 胆清胶囊联合熊去氧胆酸胶囊治疗保胆取石术后结石复发效果确切，安全性佳，可有效降低胆囊结石复发，改善胆囊功能[60]。

十五味赛尔斗丸

【组成】印度獐牙菜、金腰草、火硝、角茴香、洪连、唐古特乌头、石榴子、波棱瓜子、小檗皮、五灵脂、矮丛凤毛菊、黑冰片、川木香、诃子、金精石。

【功效】①藏医：清肝热，疏胆排石退黄。②中医：清利肝胆，排石退黄。

【适应证】①藏医：用于肝胆热证之胆囊炎、胆石症、胆总管结石。②中医：用于胆囊炎、胆石症、胆总管结石属肝胆湿热者。

【剂型规格】每丸0.5g。嚼碎吞服，一次3丸，一日3次。

【肝病药理】

1. 消炎利胆排石作用 十五味赛尔斗丸是纯藏药验方制剂，对于胆总管结石和肝内胆管结石、胆结石疗效确切，用药5～7日，经B超检查发现结石膨胀增大、疏松，有利于结石溶化排出[61]。十五味赛尔斗丸联合头孢美唑、加替沙星治疗急性胆囊炎可以促进肝胆功能恢复，刺激胆汁、胆汁酸的大量分泌，从而降低胆汁中胆固醇、胆色素的浓度，还具有止痛消炎、清热解毒、广谱抑菌的作用[62]。

2. 抗内毒素作用 十五味赛尔斗丸水提取物具有明显的体内体外抗内毒素作用[63]。

茵陈退黄胶囊

【组成】茵陈、苦参、龙胆、黄芩、郁金、神曲、大黄、山楂。

【功效】清热解毒，利湿退黄。

【适应证】急、慢性肝炎肝胆湿热证引起的小便红赤、头晕口苦、食少纳呆等。

【剂型规格】每粒装 0.3g。口服，一次 5 粒，一日 3 次，或遵医嘱。

【肝病药理】药理学研究表明，本品具有抗肝炎的作用。

抗肝炎作用 现代药理学研究证实，茵陈退黄胶囊中茵陈水提物对牛血清白蛋白所致的肝纤维化大鼠具有较好的治疗作用[64]；龙胆苦苷[65]对 CCl₄ 所致小鼠急性肝损伤有保护作用，对减少肝细胞中 ALT、AST 的渗出有较好的治疗效果；郁金[66]、黄芩[67]、大黄[68]均有抗炎抗氧化、抑制肝纤维化的作用；苦参[69]有抗 HBV 的作用。茵陈退黄胶囊可有效抑制病毒复制、抗炎抗氧化、清除自由基并降低脂质过氧化产物对肝细胞的损伤，抑制促纤维因子的表达，减少以胶原纤维为主的 ECM 沉积，抑制星状细胞活化及肝纤维化，保护肝细胞，改善肝功能，并能兼顾肝炎患者食少纳呆、大便黏腻等症状，提高其生活质量[70]。

舒 胆 片

【组成】木香、厚朴、枳壳、郁金、栀子、茵陈、大黄、虎杖、芒硝。

【功效】清热化湿，利胆排石，行气止痛。

【适应证】肝胆湿热所致的黄疸胁痛、发热口苦、尿赤便燥，胆囊炎、胆道感染、胆石症见上述证候者。

【剂型规格】每片相当于原药材 1.15g。口服，一次 5～6 片，一日 3 次，小儿酌减，或遵医嘱。

【肝病药理】药理学研究表明，本品具有抗胆囊炎的作用。

抗胆囊炎作用 连续 2 周使用舒胆片联合拉氧头孢钠的患者血清β-内啡肽（β-EP）、IL-6、Leptin、胆囊张力均显著降低，说明护肝片可显著改善急性胆囊炎的病情，同时减轻炎症反应，为彻底治愈急性胆囊炎提供了分子基础[71]。

十味蒂达胶囊

【组成】蒂达、洪连、榜嘎、木香、波棱瓜子、角茴香、苦荬菜、金腰草、小檗皮、熊胆粉。

【功效】疏肝理气，清热解毒，利胆溶石。

【适应证】肝胆湿热所致的胁痛，症见右上腹钝痛或绞痛、口苦、恶心、嗳气、泛酸、腹胀，慢性胆囊炎或胆石症见上述证候者；热源性赤巴（藏医称谓，即中医热证性肝胆病）。

【剂型规格】每粒 0.45g。口服，一次 2 粒，一日 3 次。

【肝病药理】药理学研究表明，本品具有抗胆结石复发、改善肝功能及抗菌的作用。

1. 抗胆结石复发、改善肝功能作用 对采取胆总管切开取石或肝切开取石联合球囊扩张治疗的患者，给予熊去氧胆酸联合十味蒂达胶囊治疗，患者的血清前清蛋白（PA）、AST、ALT 明显低于采取单纯熊去氧胆酸治疗的患者，同时患者血清中的 TBIL、TC 含量明显高于采取单纯熊去氧胆酸治疗的患者，TBA 含量明显低于采取单纯熊去氧胆酸治疗的患者，说明熊去氧胆酸联合十味蒂达胶囊能够改善患者的肝功能。此外，采取熊去氧胆酸联合十味蒂达胶囊治疗患者的复发率（3.33%）明显低于采取单纯熊去氧胆酸治疗的患者（8.33%），说明熊去氧胆酸联合十味蒂达胶囊能够减少肝内外胆管手术后患者的复发情况发生[72]。

2. 抗菌作用　灌胃给予大肠埃希菌及金黄色葡萄球菌悬液腹腔感染的小白鼠十味蒂达胶囊，感染后 7 日以动物存活数计算半数有效量（ED_{50}）明显提升。此外，十味蒂达胶囊的体外抑菌作用证明，十味蒂达胶囊有明显的抗菌作用，对所试革兰阳性菌、阴性菌有抑菌作用，特别是对金黄色葡萄球菌、表皮葡萄球菌、铜绿假单胞菌、产气杆菌、甲型链球菌等的抑菌活力强[73]。

阿拉坦五味丸

【组成】诃子、石榴、木鳖子（制）、五灵脂、黑冰片。

【功效】疏肝理气，清热解毒，利胆溶石。

【适应证】肝胆湿热所致的胁痛，症见右上腹钝痛或绞痛、口苦、恶心、嗳气、泛酸、腹胀；慢性胆囊炎或胆石症见上述证候者；热源性赤巴（藏医称谓，即热证性肝胆病）。

【剂型规格】每粒 0.45g。口服，一次 2 粒，一日 3 次。

【肝病药理】药理学研究表明，本品具有抗慢性浅表性胃炎的作用。

抗慢性浅表性胃炎作用　给予慢性浅表性胃炎患者阿拉坦五味丸联合泮托拉唑 4 周后，血清 EGF、促胃液素（GAS）水平下降，生长抑素（SS）水平升高。分析其原因，石榴含有大量鞣质，可沉淀或凝固局部的蛋白质，有助于愈合局部创面并保护其免受刺激[74]；诃子的生物活性主要表现为抗氧化、强心、抗菌、促进胃动力等；五灵脂则具有抗溃疡、活血化瘀、抗炎、抗自由基等作用；黑冰片可加速胃排空，增加肠蠕动功能，并促进慢性胃炎愈合；木鳖子具有止痛、消炎之效[75, 76]。

茵陈五苓散

【组成】茵陈、泽泻、茯苓、猪苓、白术（炒）、肉桂。

【功效】清湿热，利小便。

【适应证】肝胆湿热、脾肺郁结引起的湿热黄疸，脘腹胀满，小便不利。

【剂型规格】每 20 粒重 1g。口服，一次 6g（1 瓶），一日 2 次。

【肝病药理】药理学研究表明，本品具有治疗 NAFLD、抗肝纤维化、抗肿瘤、利胆及改善心血管系统功能的作用。

1. 治疗 NAFLD 作用　灌胃给予 SD 大鼠茵陈五苓散，测得大鼠 TG、TC、LDL-C 及视黄醇结合蛋白 4（retinol binding protein 4,RBP4）的表达水平明显降低。茵陈五苓散方可以改良脂代谢，减缓脂肪变性程度，从而降低组织炎症反应和减少细胞变性，保护肝细胞，治疗 NAFLD。

2. 抗肝纤维化作用　茵陈五苓散防治肝纤维化的作用机制与高亲和性 IgE 受体（Fc epsilon RI）信号通路相关。茵陈五苓散可能参与调控该通路中 Fyn、Vav、p38、cPLA2 等节点，这一通路参与调控 IL-3、IL-4、IL-5、IL-13 等多种细胞因子，并与花生四烯酸代谢、MAPK 信号通路等密切相关，而这些细胞因子与通路均在肝纤维化及相关炎症反应中发挥重要作用[77~79]。另外，茵陈本身具有显著抗肝纤维化作用，其能够改善大鼠血清 MDA 与肝组织 Hyp 水平，也能通过下调 TLR4 抑制 NF-κB 信号通路，从而发挥其抗炎作用[80]。综合其具体机制可能是通过减轻肝脏炎症反应并减少 ECM 分泌从而发挥抗肝纤维化作用[81]。

3. 抗肿瘤作用 茵陈五苓散治疗肿瘤相关疾病的主要通路是癌症中的 DNA 损伤反应通路（pathways in cancer），具体机制可能是茵陈五苓散或直接影响上游信号雄激素受体（AR）和人雌激素受体（ESR1），使肿瘤细胞增殖减少，凋亡增加；或经由 PI3K/Akt 信号通路和 MAPK 信号通路，从而影响环加氧酶 2（prostaglandin-endoperoxide synthase 2，PTGS2）、Jun 和肿瘤蛋白 p53（TP53），使血管生成减少，肿瘤细胞增殖减少，凋亡增加。

4. 利胆作用 茵陈五苓散中的茵陈有效成分 6,7-二甲氧基香豆素、对羟基苯乙酮及绿原酸等，均具有促进胆汁排泄、减轻胆汁淤结的作用，增加胆汁中的胆酸和胆红素的排出量。茵陈中色原酮是利胆的主要成分之一，能抑制 β-防御素（beta-defensin，β-BD）的活性，使葡萄糖醛酸不被分解，从而加强肝的解毒作用。同时减少炎症细胞浸润和成纤维细胞增生，降低血清中 ALT 和 AST 水平，提高 SOD 的活性，消除脂质过氧化物，缓解肝损伤[82]。

5. 改善心血管系统功能作用 吴凝等[83]通过高脂饲料建立高血脂模型，给药后通过试剂盒分析发现，血清中 TC、TG、LDL-C 含量均有不同程度的下降，而 HDL-C 上升。调控 p38MAPK 和 p42/44MAPK 及其磷酸化水平，加速脂质转运和分解。Li 等[84]建立大鼠高血脂模型，采用不同剂量的茵陈五苓散水煎液灌胃大鼠，对其进行蛋白质组学研究，发现服药后血浆中的 12 种蛋白能改善高血脂症状，可以抗血栓、抗炎和改善物质代谢。随后用酶联免疫吸附测定（ELISA）研究茵陈五苓散的作用机制，发现组织因子（TF）含量下降，而组织因子途径抑制物（TFPI）上升。血液黏度、LDL-C、TG 及 TC 均有不同程度下降；而 HDL-C 上升。王东生等[85]通过实验发现，茵陈五苓散使动脉粥样硬化斑块软化消散，改善血液流变学，降低血液黏度，维持动脉组织排列有序和结构的完整性。

清胰利胆颗粒

【组成】牡蛎、姜黄、金银花、柴胡、大黄、延胡索（醋制）、牡丹皮、赤芍。

【功效】行气解郁，活血止痛，疏肝利胆，解毒通便。

【适应证】急性胰腺炎、急性胃炎等症。

【剂型规格】每 20 粒重 1g。口服，一次 2 粒，一日 3 次。

【肝病药理】药理学研究表明，本品具有抗炎的作用。

抗炎作用 连续 7 日给予重症急性胰腺炎患者清胰利胆颗粒，测得患者血清高迁移率族蛋白 1（HMGB1）、热休克蛋白 70（HSP70）水平呈现出明显上升的趋势，究其原因，主要和此类患者机体细胞损伤修复及炎性状态有关[86, 87]。此外，HMGB1 也呈现出高表达状态，其与患者预后存在密切关联[88]。另外，急性胰腺炎（AP）大鼠模型中，测得使用清胰利胆颗粒的大鼠血清淀粉酶（AMS）活性降低[89]，TNF-α浓度降低，表明清胰利胆颗粒可以改善胰腺炎临床症状，缩短血清淀粉酶和白细胞计数恢复正常的时间，效果显著[90]。

胰胆舒颗粒

【组成】姜黄、赤芍、延胡索、蒲公英、大黄、柴胡、牡蛎。

【功效】散瘀行气，活血止痛。

【适应证】急、慢性胰腺炎或胆囊炎属气滞血瘀，热毒内盛者。

【剂型规格】每袋 10g。开水冲服，一次 10g，一日 2～3 次。

【肝病药理】药理学研究表明，本品具有抗炎的作用。

抗炎作用　连续 10 日给予急性胰腺炎患者胰胆舒颗粒联合兰索拉唑，治疗组排气恢复正常时间、腹水消失时间、血淀粉酶恢复正常时间、腹痛消失时间、尿淀粉酶恢复正常时间明显缩短，同时血清淀粉酶（AMS）、脂肪酶（LPS）水平显著降低，TNF-α、CRP 和 IL-6 等细胞因子的水平明显低于对照组[91]。

利胆舒胶囊

【组成】柴胡、青皮、龙胆、五灵脂、郁金、三棱、莪术、蒲黄炭、乌药、陈皮、麦冬、竹茹、莱菔子、山楂（焦）、麦芽（焦）、神曲（焦）、甘草。

【功效】疏肝利胆，理气活血，清热利湿。

【适应证】慢性胆囊炎活动期，辨证属气滞血虚、湿热中阻者，症见胁肋疼痛、目黄、尿黄、呕恶、腹胀等。

【剂型规格】口服，一次 4 粒，一日 3 次。

【肝病药理】药理学研究表明，本品具有抗炎的作用。

抗炎作用　利胆舒胶囊能够有效减缓急性胆囊炎患者的炎症反应，其作用机制可能与利胆舒胶囊中含有的柴胡具有抗病毒、抗炎、抗内毒素活性等作用有关；郁金对消化道细菌具有抑制作用；龙胆具有广谱抗菌和抗病毒功效；山楂对金黄色葡萄球菌等消化道感染性细菌有抑制作用。上述药物联合应用，可在疏肝利胆、活血行气作用的基础上发挥抗菌消炎作用，进而提高疗效[92]。

七十味松石丸

【组成】绿松石、珍珠、麝香、紫硇砂、牛黄、熊胆、延胡索、木香、朱砂、银灰、马兜铃、绿绒蒿、骨碎补等 70 味药。

【功效】疏肝利胆，祛瘀止痛。

【适应证】肝郁气滞、湿热瘀阻所致的胸胁胀痛、呕吐呃逆、食欲不振。

【剂型规格】每丸重 1.0g。一次 1 丸，一日 2 次，浸泡在温开水中，早、晚服用。

【肝病药理】药理学研究表明，本品具有抗肝硬化的作用。

抗肝硬化作用　七十味松石丸能明显降低实验性肝硬化大鼠肝组织 Hyp、肝胶原蛋白的含量，提示其可抑制肝硬化，作用机制可能是抑制胶原蛋白的合成，使已形成的胶原溶解和重吸收。同时降低氨基转移酶及血脂水平，抑制肝脏脂肪变性和纤维增生，还可明显提高动物的碳粒廓清速率、脾脏指数，提高正常动物及免疫功能低下动物的血清溶血素水平。上述表明此药具有促进纤维吸收的作用，从而防止肝硬化发生[93]。

茴 三 硫 片

【组成】茴三硫。

【功效】疏肝利胆。

【适应证】胆囊炎、胆结石及消化不适，并用于急、慢性肝炎的辅助治疗。

【剂型规格】口服，一次 25mg（1 片），一日 3 次，或遵医嘱。

【肝病药理】药理学研究表明，本品具有抗胆囊炎、保肝、促消化、分解胆固醇、解毒及利尿的作用。

1. 抗胆囊炎作用 茴三硫片使胆酸、胆色素及胆固醇等固体成分的分泌量显著增加，特别是增加胆色素的分泌。同时还有调节胃肠道 M 受体和 β_2 受体的作用、利胆作用，可以减少胆汁淤积，防止胆汁向胃反流。另外，临床盐酸小檗碱片联合茴三硫片治疗慢性胆囊炎能够提升肝细胞的活性，加快胆汁的分泌，起到调节胃肠道 β_2 受体和 M 受体，通过跨膜细胞信号分子蛋白磷酸化及转录因子对炎症介质进行调控，其中以受体型酪氨酸激酶和非受体型酪氨酸激酶为主，促进 ACTH 释放，从而起到抗炎作用[94]。

2. 保肝作用 茴三硫片能明显增强肝脏 GSH 的水平，显著增强谷氨酰半胱氨酸合成酶、谷胱甘肽还原酶等的活性，从而显著增强肝细胞的活力使胆汁分泌增多，能消除肝炎病灶的肝充血等症状，促进肝细胞活化，有利于肝功能恢复正常。

3. 促消化作用 茴三硫片能显著增加毒蕈碱样乙酰胆碱受体数，同时有胃肠道 M 受体和 β_2 受体调节作用，促进胃肠道蠕动，迅速消除腹胀、便秘、恶心等消化道不适的临床症状，还能促进唾液分泌，对于因药物及疾病引起的唾液减少有一定的效果。

4. 分解胆固醇、解毒作用 茴三硫片能促进体内醇类物质快速代谢而消除，能降低血中胆固醇的含量，并防止胆固醇沉着或附着于血管内壁。

5. 利尿作用 茴三硫片能促进尿素的生成和排泄[95]。

利胆排石片

【组成】金钱草、茵陈、黄芩、木香、郁金、大黄、槟榔、枳实（麸炒）、芒硝、厚朴（姜炙）。

【功效】清热利湿，利胆排石。

【适应证】湿热蕴毒、腑气不通所致的胁痛、胆胀，症见胁肋胀痛、发热、尿黄、大便不通，胆囊炎、胆石症见上述证候者。

【剂型规格】每片相当于总药材的 1.1g。口服，排石：一次 6～10 片，一日 2 次；炎症：一次 4～6 片，一日 2 次。

【肝病药理】药理学研究表明，本品具有抗肝炎的作用。

抗肝炎作用 利胆排石片能够疏通胆小管及微细胆小管内胆汁的淤积，并增加胆管舒缩功能，还能改善肝脏脂肪代谢，具有抗脂肪肝作用，并能迅速激活机体免疫细胞，靶向杀灭金黄色葡萄球菌、溶血性链球菌、变形杆菌、铜绿假单胞菌、白念珠菌等致病菌，控制胆系感染，达到治疗目的。利胆排石片对多种动物实验性炎症有明显抗炎、利尿作用，可使尿量明显增加，并可增加尿中 Na^+、K^+、Cl^- 的排出量，有效抑制炎症早期的水肿、渗出和炎症后期的结缔组织增生[96]。

利胆排石颗粒

【组成】金钱草、茵陈、柴胡（醋炙）、龙胆、赤芍、郁金、蒲黄、五灵脂、大黄、芒硝。

【功效】疏肝理气，利胆排石。

【适应证】胆囊炎，胆石症。

【剂型规格】每袋10g。开水冲服，一次20g，一日2次。

【肝病药理】药理学研究表明，本品具有防止结石生成的作用。

防止结石生成作用 排石利胆颗粒中大黄含有大黄酚及大黄素，可有效降低胆汁、血清及肝脏中的β-葡萄糖醛酸酶活性度，下调胆汁中游离胆红素、钙离子的表达水平，逆转胆汁成石趋势，防止结石再生[97]。柴胡可加速肝细胞增殖，促进肝细胞核糖核酸与肝糖原的生成，改善肝脏合成代谢，促进结石溶解；金钱草可加速胆汁分泌，并松弛胆总管括约肌，有助于胆汁的生成及排泄；大黄可消炎解毒；龙胆、五灵脂、芒硝等可改善局部血液循环，促进瘀结消散[98~100]。给予行腹腔镜手术后的肝内胆管结石患者利胆排石颗粒联合熊去氧胆酸胶囊，治疗3个月后右上腹疼痛、黄疸、寒战发热的发生率明显降低，TBA、磷脂（PLIP）水平升高，胆固醇水平降低，从而抑制结石形成[101]。

金钱胆通口服液

【组成】连钱草、金钱草、茵陈、虎杖、蒲公英、柴胡、醋香附、决明子、丹参、乌梅。

【功效】清利湿热，疏通肝胆，止痛排石。

【适应证】湿热所致的胁痛或绞痛、痛引肩背、便秘、尿黄，胆石症见上述证候者。

【剂型规格】每瓶11.8g。口服，一日4次，第一次2瓶，其余3次每次1瓶，3周为1个疗程。

【肝病药理】药理学研究表明，本品具有利胆消炎排石的作用。

利胆消炎排石作用 金钱胆通口服液可有效降低血胆红素的含量及白细胞数量，具有良好的利胆、消炎作用。另外，还可明显降低胆管内压，增强胆总管不规则收缩频率及幅度[102, 103]。研究发现，金钱胆通口服液处理胆总管结石及胆囊结石的动物模型，结石的排除率高达85%～100%[104]。

胆 石 片

【组成】牛胆水、火硝、鸡内金（炒）、枳壳、香附、木香、延胡索、黄连、白术、吴茱萸、高良姜、山楂、建曲、青皮。

【功效】疏肝利胆，行气止痛。

【适应证】气滞所致的胁痛，症见胁痛腹胀、阵发绞痛、痛引肩背、胃脘痞满、厌食油腻，胆结石和肝内胆管结石见上述证候者。

【剂型规格】每片 0.5g。口服，一次 6 片，一日 3 次，3 个月为 1 个疗程。

【肝病药理】药理学研究表明，本品具有利胆消石的作用。

利胆消石作用 胆石片方中有效成分为牛胆汁酸、脱氧胆酸、鹅脱氧胆酸[105]，对熊去氧胆酸（UDCA）和牛磺熊去氧胆酸（TUDCA）治疗胆囊胆固醇性胆结石的疗效进行比较研究，随机抽选 74 例胆固醇性胆结石患者，随机分为两组，一组每日给予 UDCA，一组给予等量的 TUDCA，每日 3 次，6 个月后，通过 B 超观察溶石效果。结果发现，6 个月后 UDCA 和 TUDCA 的有效率分别达 75.8% 和 78.5%[106]。

胆 石 清 片

【组成】硝石、皂矾、牛羊胆汁、大黄、芒硝、威灵仙、鸡内金、郁金、山楂。

【功效】消石化积，清热利胆，行气止痛。

【适应证】胆囊结石、肝内胆管结石、急慢性胆囊炎、胆管炎、胆囊（道）术后综合征、高脂血症、习惯性便秘。

【剂型规格】糖衣片，每片 0.32g。口服，成人一次 5～8 片，一日 3 次，或遵医嘱。

【肝病药理】药理学研究表明，本品具有提高胆汁酸含量及促进胆汁分泌的作用。

1. 提高胆汁酸含量作用 动物实验表明，通过皮下注射林可霉素可以诱发豚鼠胆囊结石，但当同时服用胆石清片时其成石率明显下降；胆汁中胆石清片两剂量组的胆汁酸含量升高，而 DBIL、Ca^{2+} 含量降低[107]。

2. 促进胆汁分泌作用 大黄可有效促进胆汁分泌，使得胆红素及胆汁酸含量增加；山楂具有山楂酸成分，可使得胆汁中磷脂/胆固醇升高，有效减轻胆固醇沉着，另外其还含有脂肪酶，可促使胆汁分解，降低血脂、抗菌[108]；威灵仙的醇提物不仅可促进犬胆汁的分泌，而且能松弛犬总胆管末端括约肌，证明其具有较好的利胆作用。威灵仙配以硝石冲服，可能对于结石基质的胶体具有一定溶解作用[109]。

胆 石 利 通 片

【组成】硝石（制）、白矾、郁金、三棱、猪胆膏、金钱草、陈皮、乳香（制）、没药（制）、大黄、甘草。

【功效】理气解郁，化瘀散结，利胆排石。

【适应证】胆石症气滞型，症见右上腹胀满疼痛，痛引肩背，胃脘痞满，厌食油腻。

【剂型规格】糖衣片，每片 0.45g。口服，一次 6 片，一日 3 次，或遵医嘱。

【肝病药理】药理学研究表明，本品具有溶石排石及抗炎作用。

1. 溶石排石作用 胆石利通片具有明显的促进胆汁分泌和排泄作用，增加肝胆汁量，使胆囊内压增高、奥迪括约肌松弛[110]。猪胆膏中含有鹅去氧胆酸，临床上用于溶解胆固醇类结石和纠正饱和胆汁[111]。

2. 抗炎作用 胆石利通片主要含酚性成分和甾醇、黄酮等，具有排石、抑菌、抗炎的作用，对体液免疫和细胞免疫均有抑制作用[112]。

参 考 文 献

[1] 雷波，陈德永，李惠敏，等.中药6912注射液退黄降酶的实验研究 [J].中西医结合肝病杂志，1998，8（3）：161-162.

[2] 李贵海，朱建伟，吴丽丽.茵栀黄颗粒的保肝作用研究 [J].中药材，2001，24（5）：353-355.

[3] 郭青龙，郭殿武，陈真.茵栀黄注射液保肝作用的实验研究 [J].中国药科大学学报，2001，32（6）：440-443.

[4] 刘晓琳，信丰智，杨蕊旭，等.茵栀黄口服液对非酒精性脂肪性肝炎大鼠肝脂肪变的保护作用研究 [J].实用肝脏病杂志，2018，21（3）：380-383.

[5] 刘晓琳，信丰智，杨蕊旭，等.茵栀黄口服液治疗非酒精性脂肪性肝炎大鼠的机制研究 [J].中国中西医结合杂志，2018，38（11）：1356-1362.

[6] 吴海滨，佘世锋，兰绍阳.基于FXR探讨茵栀黄注射液利胆退黄的机制研究 [J].辽宁中医杂志，2016，43（4）：845-848.

[7] 钱百炎.重症肝炎药物—茵栀黄注射液的试制 [J].医药工业，1977（6）：13-16.

[8] 韩姗姗，陈文霞，苏素静，等.基于GRADE系统的茵栀黄口服液联合常规疗法治疗新生儿黄疸的循证分析 [J].中成药，2019，41（2）：321-326.

[9] 何杰，白敬羽.口服茵栀黄对黄疸型肝炎患者的疗效观察 [J].中成药，1995，17（7）：23-24.

[10] 刘国华，王健，范学林.茵栀黄口服液对实验性肝损伤的药理作用及毒性研究 [J].中药新药与临床药理，1995，6（2）：28-30.

[11] 李建军.茵栀黄注射液治疗胆道蛔虫症45例报告 [J].交通医学，1995，9（3）：33.

[12] 孙虹.茵栀黄注射液治疗湿疹的临床疗效观察 [J].临床皮肤科杂志，2003，32（7）：419-420.

[13] 杨彬，潘伟娜，钱建平，等.茵栀黄口服液的药效研究 [J].中成药，1996，18（4）：34-35.

[14] 王莉珍.清肝利胆口服液降酶保肝作用的实验研究 [J].河南中医药学刊，2000，15（2）：15-16.

[15] 王珏，周可军.清肝利胆口服液对酒精性肝损伤的保护作用 [J].中国医药导报，2011，8（3）：54-55.

[16] 何晶，李亚力，丁波，等.清肝利胆口服液治疗急性黄疸型甲型肝炎42例临床分析[J].山东医药，2002，42（28）：37.

[17] 杨汝磊，梁丽莉，闫卫红.清肝利胆口服液治疗急性黄疸型病毒性肝炎疗效观察 [J].光明中医，2008，23（10）：1532.

[18] 闫凤林，刘亚丽.清肝利胆口服液辅治新生儿高结合胆红素（高直接胆红素）血症疗效观察 [J].儿科药学杂志，2006，12（1）：58.

[19] 李常青，温韶，詹少锦.清肝利胆口服液治疗慢性乙型肝炎45例疗效观察 [J].新中医，2004，36（4）：38-39.

[20] 山原條二，桑树荣.关于薄荷利胆作用的生物活性成分的研究 [J].中医药信息，1986（2）：39-40.

[21] 田青平，董红伟.混合型结石在纯的薄荷油中的溶石研究 [J].山西医科大学学报，2000，31（1）：36.

[22] 楚人俊，张家碧，蒋明德，等.胆舒治疗胆道感染胆石症的临床及药理研究 [J].临床肝胆病杂志，1991，7（4）：207-208.

[23] 苗万，白利萍，李有才，等.胆舒胶囊的镇痛抗炎研究 [J].中国药物与临床，2012，12（3）：323-324.

[24] 陈光亮，姚道云，汪远金，等.胆舒胶囊主要药效学实验研究 [J].中国中医药科技，2001，8（2）：86-87.

[25] 沈德凤，焦艳，沈洪宽，等.金钱草颗粒剂的药效学研究 [J].黑龙江医药科学，2009，32（3）：8-9.

[26] 张平，李春田，马明，等.金钱草颗粒对胆囊结石患者血清 CCK-A 和 VIP 水平的影响 [J].现代生物医学进展，2015，15（27）：5306-5308.

[27] 张亚辉，周伏喜，卢放根.大黄素对大鼠非酒精性脂肪肝及其糖脂代谢紊乱的防治作用 [J].海南医学，2013，24（5）：636-638.

[28] Charoenteeraboon J，Ngamkitidechakul C，Soonthornchareonnon N，et al.Antioxidant activities of the standardized water extract from fruit of Phyllanthus emblica Linn [J]. Songklanakarin J Sci Technol，2010，32（6）：599-604.

[29] 格格日勒，包勒朝鲁，那生桑.蒙药材手参研究概况 [J].亚太传统医药，2013，9（10）：22-23.

[30] 蒋欢欢，张霞，闫玉洁，等.大黄利胆胶囊对胆囊结石患者胆汁成分的影响 [J].海南医学，2016，27（21）：3490-3492.

[31] 唐素敏，李丽华，刘作高.大黄利胆胶囊辅助治疗急性胆囊炎 48 例疗效观察 [J].山东医药，2008，48（8）：11.

[32] 周一鸣，邢开，丛林，等.大黄利胆胶囊联合熊去氧胆酸治疗肝内胆汁淤积症的疗效评价 [J].北京医学，2015（3）：279.

[33] 和丽芬，杜俊蓉，余录，等.大黄利胆胶囊对大鼠酒精性脂肪肝的保护作用 [J].中华全科医学，2012（11）：1663-1664，1667.

[34] 江宇泳，林静，董培玲，等.大黄利胆胶囊治疗非酒精性脂肪性肝炎的临床研究 [J].中国中西医结合杂志，2017，37（5）：539-542.

[35] 蒋允丽，陈光侠，孟勇，等.大黄利胆联合甘草酸二铵治疗非酒精性脂肪性肝炎疗效观察 [J].齐齐哈尔医学院学报，2019，40（1）：29-31.

[36] 谢江，周明忠，蒙谦，等.消石利胆胶囊与熊去氧胆酸胶囊治疗慢性胆固醇性结石性胆囊炎的疗效比较 [J].中国药房，2016，7（35）：4965-4967.

[37] 胡荣荣.消石利胆胶囊联合优思弗治疗慢性胆囊炎、胆囊结石的临床疗效观察 [D].长春：吉林大学，2017.

[38] 刘彤，李楠，李栋，等.消石利胆胶囊联合熊去氧胆酸治疗胆囊结石临床研究 [J].中国药业，2019，28（8）：30-32.

[39] 刘方乐，林朝展，赵威，等.消炎利胆片对 ANIT 致肝内胆汁淤积大鼠模型的干预作用 [J].中药材，2016，39（4）：898-901.

[40] 唐干益，李安，李敏，等.消炎利胆片防治胆结石实验研究 [J].新中医，2015，47（9）：211-213.

[41] 朱培庭，张静哲，王以实，等.胆宁片、胆通、熊去氧胆酸治疗慢性胆道感染、胆石病的临床疗效对照研究 [J].中国中西医结合外科杂志，1995，1（4）：205-209.

[42] 叶木荣，长尾由纪子，李楚源，等.消炎利胆片防治大鼠急性肝损伤的实验研究 [J].中成药，28（11）：1616-1619.

[43] 尹小萍，栗原博，宝丽，等.消炎利胆片提取物对小鼠应激性肝损伤的影响 [J].中国中西医结合杂志，2009，29（2）：143-147.

[44] 辛美任.消炎利胆片的体外抗菌活性试验 [J].广东药学院学报，2003，19（4）：340-341.

[45] 朱培庭，徐长生，张静喆，等.中药胆宁片抑制胆色素类结石的研究 [J].上海中医药杂志，1990（6）：1-6.

[46] 徐凤仙，汪惠群，刘力，等.胆宁片治疗气郁型胆石症的超微结构观察［J］.上海中医药杂志，1990，24（11）：47-49.

[47] 王莉，丁丽丽，杨帆，等.胆宁片对胆汁瘀积小鼠肝脏转运体及代谢酶基因表达的影响［J］.中成药，2013，35（7）：1385-1389.

[48] 柳润辉，陈忠梁，李铁军，等.胆宁片对实验性急慢性肝损伤的保护作用［J］.药学实践杂志，2007，25（3）：147-149.

[49] 杨英昕，朱培庭，张静喆，等.胆宁片对高脂模型大鼠脂肪肝及PPARα、CYP7A1表达的影响［J］.中国新药与临床杂志，2007，26（10）：721-726.

[50] 柳润辉，陈忠樑，徐瑞林，等.胆宁片对实验性脂肪肝的保护作用［J］.药学服务与研究，2007，7（3）：202-205.

[51] 陈明，张鑫，李光云，等.金胆片对大鼠肝内胆汁淤积模型的预防作用［J］.中国医院药学杂志，2013，33（4）：294-296.

[52] 陈月芳，李永金.金胆片的抗炎作用实验研究［J］.江苏大学学报（医学版），2013，13（1）：24-25.

[53] 时红云，叶菊花，陈锐.金胆片对胆囊癌术后患者感染情况及免疫功能的影响［J］.中医学报，2017，32（12）：2311-2313.

[54] 吴放.金胆片对胆总管探查术后胆汁内细菌抑制作用的临床观察[J].吉林医学，2012，33（26）：5682-5683.

[55] 孟紫芝，张永祥.胆石通胶囊治疗胆石症、胆囊炎354例疗效观察［J］.广东医学，1987，8（4）：53.

[56] 陈涛，谭德福，汪均植，等.胆石通胶囊防治胆石症的实验研究［J］.中国中医药科技，2004，11（1）：28-29.

[57] 吴文尧.胆清胶囊治疗急、慢性胆囊炎疗效观察［J］.中国中医急症，1997，6（4）：153-154.

[58] 许得盛，王文健.胆清胶囊治疗胆石症95例临床观察［J］.上海医药，2000，21（4）：17-18.

[59] 赵亮，史业东，邢飞，等.胆清胶囊联合熊去氧胆酸胶囊治疗胆囊结石的疗效观察［J］.现代药物与临床，2017，32（12）：2451-2455.

[60] 张志友，刘文生，李鹰，等.胆清胶囊联合熊去氧胆酸胶囊治疗保胆取石术后结石复发的临床效果［J］.中国医药导报，2018，15（32）：121-124.

[61] 朵德祥，马永祥.十五味赛尔斗丸治疗胆结石的临床研究［J］.中国临床药理学杂志，2010，2（10）：737-739.

[62] 安中华，田永丰.十五味赛尔斗丸对急性胆囊炎临床症状缓解持续时间、炎性细胞和总胆汁酸影响的研究［J］.河北医药，2014，36（21）：3288-3290.

[63] 孙芳云，赵勤，郝迎新，等.十五味赛尔斗丸抗内毒素作用实验研究［J］.中药药理与临床，2012，28（5）：198-199.

[64] 吴军，尚瑞.茵陈水提物对牛血清白蛋白诱导的肝损伤大鼠的保护作用研究[J].实用肝脏病杂志，2017，1（20）：51-54.

[65] 萨可佳.龙胆苦苷有效部位对小鼠肝损伤的保护作用［J］.海峡药学，2014（10）：23-25.

[66] Zhang F，Zhang Z，Chen L，et al. Curcumin attenuates angiogenesis in liver fibrosis and inhibits angiogenic properties of hepatic stellate cells［J］.Journal of Cellular & Molecular Medicine，2014，18（7）：1392-1406.

[67] 常虹，孟洪宇，王宇，等.基于尿液代谢组学的黄芩抗肝纤维化作用研究［J］.中国中药杂志，2018，43（10）：2140-2146.

[68] 王云龙，郭海，魏睦新.大黄素对CCl_4诱导小鼠肝纤维化的作用机制[J].中国现代中药，2018，20（4）：

402-408.

［69］朱睿.苦参素联合恩替卡韦治疗对慢性乙肝患者肝纤维化进程及免疫应答状态的影响［J］.海南医学院学报，2018，24（11）：1069-1072.

［70］郭瑞.浅析茵陈退黄胶囊用于乙型病毒性肝炎的组方与药理机制［J］.中国实用医药，2019，14（15）：186-187.

［71］邓少源，翟振秋，陆军平，等.舒胆片联合拉氧头孢钠治疗急性胆囊炎的临床效果分析［J］.中国现代药物应用，2019，13（14）：109-111.

［72］宋东燕.藏药十味蒂达胶囊辅助治疗胆囊炎的临床疗效分析［J］.中国民族医药杂志，2020，26（2）：4-5.

［73］李巧云，李霞.十味蒂达胶囊对小白鼠体内抗菌试验的研究［J］.四川省卫生管理干部学院学报，2007（1）：6-8.

［74］郎轶萱，杨丽，孙远杰，等.阿拉坦五味丸联合PPI为主三联疗法治疗Hp阳性老年慢性萎缩性胃炎［J］.中国临床研究，2014，27（11）：1413-1415.

［75］施凤英.阿拉坦五味丸合兰索拉唑治疗消化性溃疡84例临床观察［J］.中国民族民间医药，2015（16）：9-10.

［76］刘梁英，万晓强，石钢，等.阿拉坦五味丸联合泮托拉唑治疗慢性浅表性胃炎的临床研究［J］.现代消化及介入诊疗，2020，25（1）：83-86.

［77］曹红燕，边艳琴，武超，等.基于方证相关探讨茵陈蒿汤调控库普弗细胞功能及MAPK通路抗肝纤维化的作用机制［J］.世界中医药，2015，10（2）：162-168，173.

［78］Dougan M，Dranoff G，Dougan SK.GM-CSF，IL-3，and IL-5 Family of Cytokines：Regulators of Inflammation［J］.Immunity，2019，50（4）：796-811.

［79］Mc Cormick SM，Heller NM.Commentary：IL-4 and IL-13 receptors and signaling［J］.Cytokine，2015，75（1）：38-50.

［80］Han JM，Kim HG，Choi MK，et al.Artemisia capillaris extract protects against bile duct ligation-induced liver fibrosis in rats［J］.Exp Toxicol Pathol，2013，65（6）：837-844.

［81］王铮，孙明瑜.基于网络药理学的茵陈五苓散防治肝纤维化机制研究［J］.世界中医药，2020，15（19）：2843-2849，2856.

［82］蔡小蓉，杨建云，肖炳坤，等.茵陈五苓散的药理及临床研究进展［J］.中国临床药理学杂志，2017，33（9）：857-860.

［83］吴凝，刘石密，万玲，等.茵陈五苓散通过p38、p42/44MAPK通路调控高脂血症大鼠LDL-C的研究［J］.中华中医药杂志，2015，30（10）：3639-3643.

［84］Li R，Zhao L L，Wu N，et al.Proteomic analysis allows for identifying targets of Yinchenwuling Powder in hyperlipidemic rats［J］.J Ethnopharmacol，2016，185（2016）：60-67.

［85］王东生，唐发清，肖长江，等.茵陈五苓散抗大鼠动脉粥样硬化作用机理探讨［J］.中医杂志，2008，49（1）：67-69.

［86］Iyer S，Park M J，Moons D，et al.Clusterin and Pycr1 alter ations associate with strain and model differences in susceptibility to experimental pancreatitis［J］.Biochem Biophys Res Commun，2017，482（4）：1346-1352.

［87］Lipinski M，Rydzewska-Rosolowska A，Rydzewski A，et al.Soluble urokinase-type plasminogen activator receptor（su PAR）in patients with acute pancreatitis（AP）-progress in prediction of AP severity

[J].Pancreatology，2017，17（1）：24-29.

[88] 贾楠，何茵，赵海颖，等.清胰利胆颗粒对重症急性胰腺炎患者血清 HMGB1，HSP70，HSP27，IL-8 水平的影响 [J].现代生物医学进展，2017，17（24）：4650-4652，4675.

[89] 程开，王卓，吴文婷，等.清胰利胆颗粒对胰腺炎大鼠 AMS 的影响 [J].中国民康医学，2011，23（9）：1070-1071.

[90] 程开，王为光，遇常虹.清胰利胆颗粒对胰腺炎大鼠 TNF-α的影响 [J].黑龙江医药科学，2011，34（2）：10-11.

[91] 李东亮.胰胆舒颗粒联合兰索拉唑治疗急性胰腺炎的临床研究 [J].现代药物与临床，2020，35（7）：1417-1420.

[92] 高庆东.利胆疏胶囊治疗肝郁脾虚证急性胆囊炎的疗效及对患者血清 ET 和 PCT 表达的影响 [J].临床医药实践，2020，29（4）：273-275.

[93] 黄立成，黄庭林，久美彭措，等.藏药久美七十味松石丸的药理作用 [J].西北药学杂志，2000（4）：161-162.

[94] 许云峰.盐酸小檗碱片联合茴三硫片治疗老年慢性胆囊炎的效果及对 TNF-α和 LEP 水平的影响 [J].海峡药学，2020，32（8）：169-171.

[95] 吴永康.茴三硫片治疗慢性胆汁反流性胃炎的临床观察 [J].国际医药卫生导报，2005（12）：75.

[96] 赵沛然，段国霞.利胆排石片的临床应用研究 [J].中外健康文摘，2009（22）：55-57.

[97] 张璞.中药利胆排石汤治疗胆结石 56 例临床研究 [J].中医临床研究，2015，7（23）：69-70.

[98] 彭秀山.疏肝利胆排石汤治疗胆总管术后残余结石 66 例 [J].实用中西医结合临床，2016，16（10）：6，18.

[99] 钟文英，郭玉青，赵鹏，等.利胆排石汤联合逆行胰胆管造影术、十二指肠乳头切开术、鼻胆管引流术治疗胆总管结石 [J].中国医刊，2014，49（7）：100-101.

[100] 杨闯，张永川，古广强，等.利胆排石汤联合纤维十二指肠镜治疗胆总管结石 40 例临床观察 [J].西部中医药，2013，26（8）：40-42.

[101] 李广银，成艳，张健，等.利胆排石颗粒联合熊去氧胆酸胶囊在肝内胆管结石腹腔镜术后应用效果[J].中国临床研究，2019，32（9）：1279-1282.

[102] 李渝萍，王玲玲，王鸿章，等.治疗胆石症的中成药临床应用及药理研究梳理 [J].环球中医药，2013，6（5）：383-387.

[103] 林炳辉，方素钦，陈志斌，等.金钱胆通口服液与利胆排石片治疗胆石症的对照研究 [J].中国新药杂志，2002（4）：310-312.

[104] 张文俊，李兆申，谢渭芬，等.金钱胆通口服液治疗胆石症疗效研究 [J].临床肝胆病杂志，2003（4）：229-231.

[105] 高文艳，林一帆，杨国玉，等.胆石片治疗伴胆囊结石的慢性胆囊炎肝胆气郁证：随机、双盲、对照临床试验 [J].中国中西医结合消化杂志，2014，22（12）：717-720.

[106] 朱晨宇，高曰文，朱华，等.熊去氧胆酸与牛磺熊去氧胆酸治疗胆固醇性胆结石的疗效比较 [J].中国药房，2012，23（4）：321-322.

[107] 陈培琼，陈慧，余绍源，等.胆石清片治疗胆石症的临床和实验研究 [J].中国中西医结合消化杂志，2003（1）：21-24.

[108] 江瑞迎，陈敏华.治疗胆石症的中成药临床应用及药理研究 [J].亚太传统医药，2014，10（9）：62-63.

［109］张敏.威灵仙化学成分及生物活性研究进展［J］.中国生化药物杂志，2015，35（7）：165-168.

［110］黄玉玮，张晓宏，李楠.胆石利通片治疗胆石症100例疗效观察［J］.辽宁中医杂志，2012，39（4）：704-705.

［111］潘现军，张晓梅.从猪胆膏中分离纯化鹅去氧胆酸的新工艺［J］.河北医药，2006（2）：147-148.

［112］李双玲.胆石利通片治疗胆石症疗效观察［J］.人民军医，2012，55（1）：37-38.

第五篇 常 用 中 药

第一章 解 表 药

桑 叶

【出处】《神农本草经》。

【来源与采制】本品为桑科植物桑 *Morus alba* L.的干燥叶。全国大部分地区均产。初霜后采收，晒干。

【炮制】生用或蜜炙用。

【性味归经】甘、苦，寒。归肺、肝经。

【功效】疏散风热，清肺润燥，平抑肝阳，清肝明目。

【肝病应用】

1. 肝阳上亢，头痛眩晕 本品苦寒，兼入肝经，有平降肝阳之效，故可用于治疗肝阳上亢所致的头痛眩晕、头重脚轻、烦躁易怒者，常与菊花、石决明、白芍等平抑肝阳药同用。

2. 目赤肿痛，目暗昏花 本品既能疏散风热，又苦寒入肝能清泻肝热，且甘润益阴以明目，故常用于治疗风热上攻、肝火上炎所致的目赤、涩痛、多泪，可配伍菊花、蝉蜕、夏枯草等疏散风热、清肝明目之品。若肝肾精血不足，目失所养，眼目昏花，视物不清，常配伍滋补精血之黑芝麻，如扶桑至宝丹（《寿世保元》）。若肝热引起的头晕、头痛，本品亦可与菊花、石决明、夏枯草等清肝药同用。

【用法用量】煎服，5～10g。

【古籍摘要】

《神农本草经》："除寒热，出汗。"

《本草纲目》："治劳热咳嗽，明目，长发。"

《本草从新》："滋燥，凉血，止血。"

《神农本草经疏》："桑叶，甘所以益血，寒所以凉血，甘寒相和，故下气而益阴，是以能主阴虚寒热及因内热出汗……经霜则兼得天地之清肃，故又能明目而止渴。发者，血之余也，益血故又能长发，凉血故又止吐血。"

【化学成分】本品主要含有黄酮类成分，如芦丁、槲皮素、异槲皮苷、桑苷等；甾体类成分，如牛膝甾酮、羟基促脱皮甾酮、油菜甾酮、豆甾酮等；香豆素类成分，如伞形花内酯、东莨菪素、东莨菪苷等。本品还含有挥发油、生物碱、萜类等。《中华人民共和国药典》规定本品含芦丁（$C_{27}H_{30}O_{16}$）不得少于 0.10%。

【肝病药理】

1. 保肝作用 桑叶提取物对许多体系产生的氧自由基均有较强的清除作用。桑叶通过增强低密度脂蛋白对氧化反应的抵抗力，对低密度脂蛋白受体缺陷小鼠的动脉粥样硬化的病变有减弱作用，其有效成分为一种黄酮苷类化合物槲皮素 3-6-丙二酰糖苷。研究表明，金边桑叶多酚提取物具有很好的抗氧化能力，并能有效改善对乙酰氨基苯酚诱导的小鼠急性肝损伤，而其作用机制可能与介导 MAPKs 和细胞凋亡（apoptosis）信号通路有关。另有研究表明，桑叶主要成分桑叶黄酮通过直接清除自由基，能明显降低 CCl_4 诱导的血清在 ALT、AST 的增高，且能显著抑制 SOD、GSH-Px 降低的同时也抑制 MDA 含量的增加，提示桑叶黄酮对 CCl_4 所致的肝细胞损伤有保护作用[1, 2]。

2. 调脂作用 有研究结果显示，新鲜桑叶经特殊抹茶工艺制成的天然超细粉末（桑抹茶）能显著降低高脂血症模型大鼠的体质量，减小李氏（Lee's）指数和脂肪指数，降低血清中的 TC、TG、LDL-C 水平，升高 HDL-C 水平和 HDL-C/LDL-C，增加血清中 NO 的含量及血管肝 X 受体α（LXRα）、PPAR-γ的表达，降低动脉粥样硬化指数，提示桑叶具有良好的降血脂和防治动脉粥样硬化作用，并具有促进胆固醇逆转运潜能[3~5]。

3. 降糖作用 体内试验显示，桑叶可通过调控胰岛素信号转导通路和 TGF-β/Smads 信号通路，有效下调小鼠的血糖、血脂，改善糖尿病症状，并能够缓解糖尿病引起的肝肾损伤。另有研究结果显示，桑叶黄酮可能通过增加体内 PPAR-γ水平，增强 2 型糖尿病单纯性脂肪肝大鼠胰岛素敏感性、改善胰岛素抵抗、降低血糖[6, 7]。

4. 抗肝纤维化作用 在腹腔注射体积分数 10%CCl_4 溶液（5ml/kg mb）联合高脂饮食喂饲建立小鼠肝纤维化模型中，结果显示桑叶生物碱通过调节 $TGF-β_1$/Smads 信号通路转导来抑制 HSC 的活化，从而减少肝 ECM 的生成，还可以通过下调 TIMP-1、上调 MMP-13 基因表达来促进肝 ECM 的降解，达到改善肝纤维化的效果[8]。

5. 调节肠道菌群作用 调节自发型糖尿病 db/db 小鼠肠道菌群，桑叶水提物各剂量组均能使肥胖大鼠的体重减轻、Lee's 指数降低、脂体比减小，以及肝脏脂肪性病变减轻，大鼠血清中 LDL-C、TC、TG 均有所降低，而 HDL-C 有所升高，增加肥胖大鼠肠道菌群中拟杆菌和软皮菌的丰度，降低变形菌和蓝细菌的丰度，提示桑叶水提物可能是通过使紊乱的肠道菌群得到恢复，从而使脂代谢得到改善，减少体内脂肪堆积[9]。

柴 胡

【出处】《神农本草经》。

【来源与采制】本品为伞形科植物柴胡 *Bupleurum chinensis* DC.或狭叶柴胡 *Bupleurum scorzonerifolium* Willd.的干燥根。按性状不同，分别习称"北柴胡"及"南柴胡"。北柴胡主产于河北、河南、辽宁、湖北、陕西等省；南柴胡主产于湖北、四川、安徽、黑龙江、吉林等省。春、秋二季采挖，除去茎叶及泥沙，干燥。

【炮制】切段，生用或醋炙用。

【性味归经】苦、辛，微寒。归肝、胆经。

【功效】解表退热，疏肝解郁，升举阳气。

【肝病应用】

1. 少阳证 伤寒邪在少阳，寒热往来、胸胁苦满、口苦咽干、目眩，本品用之最宜，为治少阳证之要药，常与黄芩同用，以清半表半里之热，共收和解少阳之功，如小柴胡汤（《伤寒论》）。

2. 肝郁气滞 本品辛行苦泄，性善条达肝气，疏肝解郁。治疗肝失疏泄，气机郁阻所致的胸胁或少腹胀痛，情志抑郁，妇女月经失调、痛经等症，常与香附、川芎、白芍同用，如柴胡疏肝散（《景岳全书》）。若肝郁血虚，脾失健运，妇女月经不调，乳房胀痛，胁肋作痛，神疲食少，脉弦而虚者，常配伍当归、白芍、白术、茯苓等，如逍遥散（《太平惠民和剂局方》）。

【用法用量】煎服，3～9g。解表退热宜生用，且用量宜稍重；疏肝解郁宜醋炙，升阳可生用或酒炙，其用量均宜稍轻。

【使用注意】柴胡其性升散，古人有"柴胡劫肝阴"之说，阴虚阳亢，肝风内动，阴虚火旺及气机上逆者忌用或慎用。

【古籍摘要】

《神农本草经》："治心腹肠胃结气，饮食积聚，寒热邪气，推陈致新。"

《滇南本草》："伤寒发汗解表要药，退六经邪热往来，痹痿，除肝家邪热、劳热，行肝经逆结之气，止左胁肝气疼痛，治妇人血热烧经，能调月经。"

《本草纲目》："治阳气下陷，平肝、胆、三焦、包络相火，及头痛、眩晕，目昏、赤痛障翳，耳聋鸣，诸疟，及肥气寒热，妇人热入血室，经水不调，小儿痘疹余热，五疳羸热。"

【化学成分】柴胡根含 α-菠菜甾醇，春福寿草醇，柴胡皂苷 a、c、d，另含挥发油等。狭叶柴胡根含柴胡皂苷 a、c、d，挥发油，柴胡醇，春福寿草醇，α-菠菜甾醇等。

【肝病药理】

1. 保肝作用 柴胡水提取部位和乙醇提取部位均具有一定的保肝作用。研究发现，柴胡提取物能不同程度地降低急性肝损伤模型动物血清中的 ALT、AST、ALP 和 TNF-α的含量，从而对肝脏起到一定的保护作用。柴胡皂苷能显著降低肝细胞中 MDA 的含量，提高 SOD 的活性，抑制自由基的生成，从而提高抗氧化能力，抑制乙醇诱导的脂质过氧化反应对肝组织的损伤，对酒精性肝损伤有明显的保护作用[10]。

2. 抗肝纤维化作用 柴胡皂苷能在一定程度上降低肝纤维化模型动物的死亡率，改善肝功能指标，抑制肝纤维化血清中 ALT、AST、ALP 的升高和血清总蛋白、白蛋白的降低。柴胡皂苷 d 可明显提高乙醇损伤动物肝细胞的存活率，抑制 ALT 活性的升高，并对肝细胞中 MDA 含量升高和 GSH-Px 活性降低有明显的抑制作用。CCl_4 诱导的肝纤维化动物模型中，柴胡皂苷 d 能抑制肝中 TNF-α、IL-6、NF-κB-p65 的表达和增加 NF-κB 抑制蛋白-α的活性，升高肝纤维化动物血清中的 IL-10、NO 水平和降低过高的 TNF-α水平，还能够降低肝组织中 $TGFβ_1$、α-平滑肌肌动蛋白的蛋白表达，并调节血清中微量元素锌、钙的水平[10]。

3. 利胆作用 柴胡具有良好的利胆作用，可以促进正常大鼠胆汁流量及 TBIL 的分泌[11]。

4. 抗肝癌作用 柴胡皂苷 d 可改善肝功能，延缓肝癌的发生，对实验性肝癌形成具有一定的预防作用。柴胡皂苷 d 对人肝癌 HepG2 细胞的体外增殖具有抑制作用，并能使细胞周期中处于 S 期的细胞数减少。柴胡皂苷 d 可能通过影响 HIF-1α/COX-2 信号通路发挥其抑癌作用。柴胡皂苷 d 的抑癌作用可能与下调肝癌组织 C-myc 基因和 PCNA 蛋白的表达有关[10]。

薄 荷

【出处】《新修本草》。

【来源与采制】本品为唇形科植物薄荷 *Mentha haplocalyx* Briq.的干燥地上部分。主产于江苏的太仓及浙江、湖南等地。夏、秋二季茎叶茂盛或花开至三轮时，选晴天，分次采割，切段，晒干或阴干。

【炮制】生用。

【性味归经】辛，凉。归肺、肝经。

【功效】疏散风热，清利头目，利咽透疹，疏肝行气。

【肝病应用】

1. 头痛眩晕，目赤多泪，咽喉肿痛 本品轻扬升浮、芳香通窍，功善疏散上焦风热，清头目、利咽喉。用于治疗风热上攻，头痛眩晕，宜与川芎、石膏、白芷等祛风、清热、止痛药配伍，如上清散（《丹溪心法》）。治疗风热上攻之目赤多泪，可与桑叶、菊花、蔓荆子等同用；用于治疗风热壅盛，咽喉肿痛，常配伍桔梗、生甘草、僵蚕，如六味汤（《喉科秘旨》）。

2. 肝郁气滞，胸闷胁痛 本品兼入肝经，能疏肝行气，常配伍柴胡、白芍、当归等疏肝理气调经之品，治疗肝郁气滞，胸胁胀痛，月经不调，如逍遥散（《太平惠民和剂局方》）。

【用法用量】煎服，3～6g；宜后下。薄荷叶长于发汗解表，薄荷梗偏于行气和中。

【古籍摘要】

《新修本草》："主贼风伤寒，发汗。治恶气心，腹胀满，霍乱，宿食不消，下气。"

《滇南本草》："上清头目诸风，止头痛、眩晕、发热。祛风痰，治伤风咳嗽，脑漏，鼻流臭涕。退男女虚痨发热。"

《本草纲目》："利咽喉，口齿诸病。治瘰疬，疮疥，风瘙瘾疹。"

【化学成分】本品主含挥发油。油中主要成分为薄荷醇、薄荷酮、异薄荷酮、薄荷脑、薄荷酯类等。另含异端叶灵、薄荷糖苷及多种游离氨基酸等。

【肝病药理】

1. 保肝利胆作用 体内试验结果显示，薄荷非挥发性成分提取部位中的石油醚萃取部位可以降低 D-GalN 所致小鼠急性肝损伤小鼠的 AST 和 ALT 水平，且能增加正常大鼠的胆汁分泌量，有明显的保肝利胆作用[12]。

2. 抗炎、抗氧化作用 研究显示，薄荷酚类部位及其有效成分可以显著抑制 TNF-α、IL-1β、IL-6 等炎症因子的表达及其下游相关信号通路的激活[13]；椒样薄荷多酚可抑制小鼠血清中 TC 和 TG 含量的升高，增强肝脏中 SOD 和 CAT 两种抗氧化酶的活力，显著增强总抗氧化能力，显著降低肝脏中 MDA 的含量，证实椒样薄荷多酚对 CCl_4 所致的小鼠肝损伤具有保护作用[14]。

3. 抗癌作用 薄荷醇在体外可通过降低细胞 IL-8/CXCL-12/VEGF 的表达，抑制肝癌 HepG2 细胞增殖、迁移[15]。

【现代临床应用】

（1）胆舒胶囊为天然植物薄荷中提取的薄荷油单一成分中药制剂，临床研究证实，其治疗胆囊炎、胆石症和胆道感染及体征的总有效率达 76.9%，其临床疗效明显优于利胆酚。胆舒胶囊对结石性胆囊炎疗效尤佳，有效率达 93.2%[16]。

（2）复方薄荷漱口液在治疗肝硬化失代偿期患者口臭，口腔溃疡，牙龈红肿、出血，以及退苔方面疗效显著，值得临床推广应用[17]。

菊 花

【出处】《神农本草经》。

【来源与采制】本品为菊科植物菊 *Chrysanthemum morifolium* Ramat.的干燥头状花序。主产于浙江、安徽、河南等省，四川、河北、山东等省亦产。多栽培。9～11 月花盛开时分批采收。药材按产地和加工方法的不同，分为"亳菊""滁菊""贡菊""杭菊"等，以亳菊和滁菊品质最优。由于花的颜色不同，又有黄菊花和白菊花之分。

【炮制】阴干或焙干，或熏、蒸后晒干，生用。

【性味归经】辛、甘、苦，微寒。归肺、肝经。

【功效】疏散风热，平抑肝阳，清肝明目，清热解毒。

【肝病应用】

1. 肝阳上亢 本品性寒，入肝经，能清肝热、平肝阳，常用于治疗肝阳上亢，头痛眩晕，每与石决明、珍珠母、白芍等平肝潜阳药同用。若肝火上攻而眩晕、头痛，以及肝经热盛、热极动风者，可与羚羊角、钩藤、桑叶等清肝热、息肝风药同用，如羚角钩藤汤（《通俗伤寒论》）。

2. 目赤昏花 本品辛散苦泄，微寒清热，入肝经，既能疏散肝经风热，又能清泻肝热以明目，故可用于治疗肝经风热，或肝火上攻所致的目赤肿痛，治疗前者常与蝉蜕、木贼、白僵蚕等疏散风热明目药配伍，治疗后者可与石决明、决明子、夏枯草等清肝明目药同用。若肝肾精血不足，目失所养，眼目昏花，视物不清，又常配伍枸杞子、熟地黄、山茱萸等滋补肝肾、益阴明目药，如杞菊地黄丸（《医级》）。

3. 疮痈肿毒 本品味苦性微寒，能清热解毒，可用于治疗疮痈肿毒，常与金银花、生甘草同用，如甘菊汤（《揣摩有得集》）。因其清热解毒、消散痈肿之力不及野菊花，故临床较野菊花少用。

【用法用量】煎服，5～9g。疏散风热宜用黄菊花，平肝、清肝明目宜用白菊花。

【古籍摘要】

《神农本草经》："治风头，头眩、肿痛，目欲脱，泪出，皮肤死肌，恶风湿痹，久服利血气。"

《用药心法》："去翳膜，明目。"

《本草纲目拾遗》："专入阳分。治诸风头眩，解酒毒疔肿。""黄茶菊：明目去风，搜肝气，治头晕目眩，益血润容，入血分；白茶菊，通肺气，止咳逆，清三焦郁火，疗肌热，入气分。"

【化学成分】菊花中含有多种化学成分，挥发油中为龙脑、樟脑、菊油环酮等，主要有黄酮类、挥发油、苯丙素类、萜类、氨基酸等，其中黄酮和苯丙素类化合物为菊花的主要药效成分，此外，尚含有菊苷、腺嘌呤、胆碱、水苏碱、微量维生素 A、维生素 B_1、维生素 E、氨基酸及刺槐素等。

【肝病药理】保肝作用 研究证实菊花乙醇提取物和多糖能特异性地降低血清 ALT、AST、MDA 的含量，提高肝组织 SOD 的活性，保护肝细胞，对抗自由基与抑制脂质过氧化，对 CCl_4 诱导的小鼠肝损伤有一定的保护作用。菊花提取物还能诱导大鼠肝微粒体中CYP1A1、

CYP1A2 和 CYP2B1 的活性表达，具有保肝的作用[18]。

葛 根

【出处】《神农本草经》。

【来源与采制】本品为豆科植物野葛 *Pueraria lobata*（Willd.）Ohwi 或甘葛藤 *Pueraria thomsonii* Benth.的干燥根。野葛主产于湖南、河南、广东、浙江、四川等地；甘葛藤多为栽培品，主产于广西、广东等地，四川、云南地区亦产。秋、冬二季采挖。

【炮制】野葛多趁鲜切成厚片或小块，干燥；甘葛藤习称"粉葛"，多除去外皮，用硫黄熏后，稍干，截段或再纵切两半，干燥。生用，或煨用。

【性味归经】甘、辛，凉。归脾、胃经。

【功效】解肌退热，透疹，生津止渴，升阳止泻。

【肝病应用】

1. 热病口渴，消渴证 本品甘凉，于清热之中，又能鼓舞脾胃清阳之气上升，而有生津止渴之功。用于治疗热病津伤口渴，常与芦根、天花粉、知母等同用。治疗消渴证属阴津不足者，可与天花粉、鲜地黄、麦冬等清热养阴生津药配伍，如天花散（《仁斋直指方论》）；若内热消渴，口渴多饮，体瘦乏力，气阴不足者，又多配伍乌梅、天花粉、麦冬、党参、黄芪等药，如玉泉丸（《沈氏尊生书》）。

2. 热泄热痢，脾虚泄泻 本品味辛升发，能升发清阳，鼓舞脾胃清阳之气上升而奏止泻痢之效，故可用于治疗表证未解，邪热入里，身热，下利臭秽，肛门有灼热感，苔黄脉数，或湿热泻痢，热重于湿者，常与黄芩、黄连、甘草同用，如葛根芩连汤（《伤寒论》）。若脾虚泄泻，常配伍人参、白术、木香等药，如七味白术散（《小儿药证直诀》）。

【用法用量】煎服，9~15g。解肌退热、透疹、生津宜生用，升阳止泻宜煨用。

【古籍摘要】

《神农本草经》："治消渴，身大热，呕吐，诸痹，起阴气，解诸毒。"

《名医别录》："疗伤寒中风头痛，解肌发表，出汗，开腠理，疗金疮，止痛，胁风痛。""生根汁，疗消渴，伤寒壮热。"

《药性论》："治天行上气，呕逆，开胃下食，主解酒毒，止烦渴。熬屑治金疮，治时疾解热。"

【化学成分】本品主要含黄酮类物质，如大豆苷、大豆苷元、葛根素等，还有大豆素-4,7-二葡萄糖苷、葛根素-7-木糖苷、葛根醇、葛根藤素及异黄酮苷和淀粉。

【肝病药理】

解酒保肝作用 植物葛根未完全开放的花即葛花，其与葛根具有解酒、止吐的作用。其提取物可以延长醉酒的耐受时间及缩短醒酒时间，并可以显著降低血液中的乙醇浓度。在慢性酒精性肝损伤模型中发现，葛根提取物可以明显改善小鼠的体重、肝指数变化及肝功能指标的异常，也可以通过下调由乙醇诱导的 TC 和 TG 高血脂指标以及提高 GSH、GST 和 T-AOC 等抗氧化指标的水平来保护肝脏。病理学检测显示，其对小鼠脑组织和肝组织的损伤细胞有一定的保护作用。此外，葛根主要成分葛根素 Pue 可激活 PI3K/Akt 信号通路，从而减轻肝功能的损伤程度，发挥对 D-GalN 诱导的 ALF 小鼠肝脏的保护作用[19]。

参 考 文 献

[1] 吴黉坦，张友珍，黄立森，等.金边桑叶多酚提取物抗氧化及肝保护作用研究［J］.天然产物研究与开发，2018，30（6）：944-950.

[2] 周军，张福华.桑叶黄酮对四氯化碳诱导的小鼠急性肝损伤保护作用［J］.中国实验方剂学杂志，2013，19（15）：269-272.

[3] 楼招欢，张光霁，苏洁，等.抹茶和桑抹茶对高脂血症模型大鼠血脂水平的作用［J］.中成药，2016，38（7）：1594-1598.

[4] Enkhmaa B，Shiwaku K，Katsube T，el al.Mulberry（Morus alba L.）leaves and their major flavonol quercetin 3-（6-malonylglucoside）attenuate atherosclerotic lesion development in LDL receptor-deficient mice［J］.J Nulr，2005，135（4）：729-734.

[5] 楼招欢，李波，俞静静，等.桑抹茶对高脂血症模型大鼠胸主动脉 LXRα、PPAR 蛋白表达的作用研究［J］.浙江中医杂志，2018，53（2）：88-90.

[6] 朱玉霞，孙丽莎，陈秋.桑叶黄酮对糖尿病单纯性脂肪肝大鼠的治疗作用及其机制探讨［J］.山东医药，2015，55（12）：27-28，111.

[7] 张立雯.桑叶多组分对糖尿病及其并发肝肾损伤的改善作用与效应机制研究［D］.南京：南京中医药大学，2019.

[8] 王祖文，沈以红，黄先智，等.桑叶生物碱对肝纤维化小鼠的改善作用及机制［J/OL］.食品科学，2021，42（3）：173-178.

[9] 马珂，喻凯，何雨轩，等.桑叶水提物对肥胖症大鼠脂代谢及肠道菌群的影响［J］.华西药学杂志，2019，34（3）：151-154.

[10] 牛向荣.柴胡药理作用研究概述［J］.中国药师，2009，12（9）：1310-1312.

[11] 卓玉珍，刘俊红，李棣华，等.不同方法的柴胡提取液对大鼠的利胆作用研究［J］.时珍国医国药，2011，22（8）：1883.

[12] 彭蕴茹，钱士辉，石磊，等.薄荷非挥发性提取部位的药理活性研究［J］.中药材，2008，31（1）：104-107.

[13] 陈向阳.薄荷酚类部位化学成分及抗炎活性研究［D］.北京：北京中医药大学，2016.

[14] 吕爽，田呈瑞.椒样薄荷多酚对 CCl_4 所致小鼠肝损伤的保护作用［J］.食品工业科技，2015，36（22）：358-361.

[15] 陶兴魁，张兴桃，王海潮，等.薄荷醇对肝癌 HepG2 细胞增殖、迁移及 IL-8，CXCL-12，VEGF 表达的影响［J］.中国实验方剂学杂志，2019，25（21）：60-65.

[16] 黄欣，张哲永，曹大春，等.胆舒胶囊治疗胆石症的疗效观察［J］.中国全科医学，2005，8（1）：55-56.

[17] 张瑶，毛兰芳，喻琳，等.复方薄荷漱口液在肝硬化失代偿期患者口腔护理中的作用观察［J］.甘肃中医药大学学报，2019，36（6）：88-91.

[18] 周衡朴，任敏霞，管家齐，等.菊花化学成分、药理作用的研究进展及质量标志物预测分析［J］.中草药，2019，50（19）：4785-4795.

[19] 李树欣.葛根的化学成分及药理作用的研究进展［J］.辽宁化工，2020，49（11）：1412-1413.

第二章 清 热 药

黄 连

【出处】《神农本草经》。

【来源与采制】本品为毛茛科植物黄连 *Coptis chinensis* Franch.、三角叶黄连 *C. deltoidea* C.Y.Cheng et Hsiao 或云连 *C. teeta* Wall.的干燥根茎。以上三种分别可称为"味连""雅连""云连"。多系栽培品，主产于四川、云南、湖北。秋季采挖，除去须根及泥沙，干燥。

【炮制】生用或清炒、姜汁炙、酒炙、吴茱萸水炙用。

【性味归经】苦，寒。归心、脾、胃、胆、大肠经。

【功效】清热燥湿，泻火解毒。

【肝病应用】

1. 湿热痞满，呕吐吞酸 本品大苦大寒，清热燥湿力大于黄芩，尤长于清中焦湿热。治疗湿热阻滞中焦，气机不畅所致的脘腹痞满、恶心呕吐，常配苏叶用，如苏叶黄连汤（方出《温热经纬》），名见《中医妇科学》（中国中医药出版社，2021），或配黄芩、干姜、半夏用，如半夏泻心汤（《伤寒论》）；若配石膏用，可治胃热呕吐，如石连散（《仙拈集》）；若配吴茱萸，可治肝火犯胃所致胁肋胀痛、呕吐吞酸，如左金丸（《丹溪心法》）；若配人参、白术、干姜等药用，可治脾胃虚寒，呕吐酸水，如连理汤（《症因脉治》）。

2. 高热神昏，心烦不寐，血热吐衄 本品泻火解毒之中，尤善清泻心经实火，可用于治疗心火亢盛所致的神昏、烦躁之证。若配黄芩、黄柏、栀子，可治三焦热盛，高热烦躁；若配石膏、知母、玄参、牡丹皮等药用，可治高热神昏，如清瘟败毒饮（《疫疹一得》）；若配黄芩、白芍、阿胶等药用，可治热盛伤阴，心烦不寐，如黄连阿胶汤（《伤寒论》）；若配肉桂，可治心火亢旺、心肾不交之怔忡不寐，如交泰丸（《四科简效方》）；若配大黄、黄芩，可治邪火内炽，迫血妄行之吐衄，如泻心汤（《金匮要略》）。

3. 消渴 本品善清胃火而可用于治疗胃火炽盛、消谷善饥之消渴证，常配麦冬用，如治消渴丸（《普济方》）；或配黄柏用，以增强泻火之力，如黄柏丸（《圣济总录》）；若配生地黄，可用于治疗肾阴不足、心胃火旺之消渴，如黄连丸（《外台秘要》）。

【用法用量】煎服，2～5g。外用适量。

【使用注意】本品大苦大寒，过服久服易伤脾胃，脾胃虚寒者忌用；苦燥易伤阴津，阴虚津伤者慎用。

【古籍摘要】

《神农本草经》："主热气目痛，眦伤泪出，肠澼腹痛下痢，妇人阴中肿痛。"

《珍珠囊》："其用有六：泻心火，一也；去中焦湿热，二也；诸疮必用，三也；去风湿，四也；治赤眼暴发，五也；止中部见血，六也。"

《本草正义》："黄连大苦大寒，苦燥湿，寒胜热，能泄降一切有余之湿火，而心、脾、肝、肾之热，胆、胃、大小肠之火，无不治之。上以清风火之目病，中以平肝胃之呕吐，下以通腹痛之滞下，皆燥湿清热之效也。又苦先入心，清涤血热，故血家诸病，如吐衄溲血，便血淋浊，痔漏崩带等证，及痈疡斑疹丹毒，并皆仰给于此。"

【化学成分】本品主含小檗碱（黄连素）、黄连碱、甲基黄连碱、掌叶防己碱、非洲防己碱、依米丁等多种生物碱，并含黄柏酮、黄柏内酯等。

【肝病药理】

1. 抗脂肪肝作用　体内动物实验研究证实，小檗碱可能通过激活 AMPK 信号通路，降低胆固醇合成酶羟甲基戊二酸单酰辅酶 A（HMG-CoA）mRNA 的表达，促进脂肪酸β-氧化肉毒碱棕榈酰转移酶（carnitine palmitoyltransferase I，CPT-1）mRNA 的表达，治疗高脂饮食诱导的大鼠脂肪肝效果显著[1]；小檗碱亦可通过抑制脂多糖生成，阻滞肝内巨噬细胞中炎症因子 IL-6 和 TNF-α等的释放，有效改善其肝脏脂质沉积，减轻肝脏炎症的损伤程度[2]。

2. 抗肝纤维化作用　小檗碱可以通过抑制炎症和氧化应激，减少胶原沉积，防治小鼠纤维化；小檗碱还能下调 CCl_4 诱导的肝纤维化小鼠肝脏中α-SMA、Col1α1、TIMP-1、TNF-α、IL-1β 的 mRNA 水平，改善肝纤维化小鼠回肠黏膜损伤，抑制血清内毒素水平，抑制肝纤维化小鼠回肠中紧密连接蛋白-1（ZO-1）、闭合蛋白（occludin）、人封闭蛋白-1（claudin-1）表达的减少，从而改善 CCl_4 诱导的肝纤维化小鼠肠道屏障功能损伤[3]。小檗碱通过抑制炎症反应和胶原沉积，改善小鼠肝纤维化[4]。

3. 抗肝癌作用　小檗碱对肝癌细胞有抑制增殖、迁移和促进凋亡的作用，并且在裸鼠中通过上调 miR-122 可以抑制肿瘤的生长[5]。

4. 抗急性肝损伤作用　小檗碱预处理可通过抑制 JAK2/STAT3 信号通路激活而减少炎症反应，从而减轻 CCl_4 诱导的小鼠急性肝损伤[6]。

【现代临床应用】

（1）复方黄连素片联合索拉菲尼能够提高肝癌患者的临床疗效，降低患者血清中 VEGF 的含量及术后不良反应的发生率，改善患者的生存质量[7]。

（2）乳果糖联合小檗碱可治疗肝性脑病[8]。

野　菊　花

【出处】《本草正义》。

【来源与采制】为菊科植物野菊 *Chrysanthemum indicum* L.的干燥头状花序。全国各地均有分布。主产于江苏、四川、安徽、广东、山东等地。秋、冬二季花初开时采摘，晒干。

【炮制】生用。

【性味归经】苦、辛，微寒。归肝、心经。

【功效】清热解毒。

【肝病应用】

1. 痈疽疔疖，咽喉肿痛　本品辛散苦降，其清热泻火、解毒利咽、消肿止痛力胜，为治外科疔痈之良药。用于治疗热毒蕴结，疔疖丹毒，痈疽疮疡，咽喉肿痛，均可与蒲公英、紫花地丁、金银花等同用，如五味消毒饮（《医宗金鉴》）。

2. 目赤肿痛，头痛眩晕 本品味苦入肝，清泻肝火；味辛性寒，兼散风热，常与金银花、密蒙花、夏枯草等同用，治疗风火上攻之目赤肿痛；若与决明子同用，可用于治疗肝火上炎之头痛眩晕。

此外，本品内服并煎汤外洗也用于治疗湿疹、湿疮、风疹痒痛等。

【用法用量】煎服，10～15g。外用适量。

【古籍摘要】

《本草纲目》："治痈肿疔毒，瘰疬眼瘜。"

《本草汇言》："破血疏肝，解疔散毒之药也。主妇人腹内宿血，解天行火毒丹疔。洗疮疥，又能去风杀虫。"

《本草求真》："凡痈毒疔肿，瘰疬，眼目热痛，妇人瘀血等证，无不得此则治。"

【化学成分】本品含刺槐素-7-鼠李糖葡萄糖苷、野菊花内脂、苦味素、挥发油、维生素 A 及维生素 B_1 等。

【肝病药理】

1. 保肝作用 研究结果显示，野菊花不同萃取部位对 D-GalN 致肝损伤小鼠肝组织均有保护作用，其中萜类化合物可增强小鼠肝细胞蛋白的合成功能。此外，野菊花萜类和黄酮类化合物对 ConA 所致小鼠免疫性肝损伤均具有一定的保肝作用。野菊花总黄酮可清除自由基、抑制脂质过氧化、抑制 TNF-α 和 IL-1β 的表达，从而能减轻 CCl_4 或乙醇对小鼠造成的急性肝损伤模型中肝组织的病理损伤。野菊花总黄酮能明显降低酒精性脂肪肝大鼠血清中 AST、ALT、TC、TG、ADH、TNF-α 的水平；降低肝脏中 MDA 的含量，增强 SOD 活性，改善大鼠的肝细胞脂肪变性，对大鼠酒精性脂肪肝具有较好的防治作用。另有动物实验证明，野菊花超临界二氧化碳萃取液能有效减轻 D-GalN 所致的小鼠肝损伤，改善肝脏结构和功能。野菊花水提物在体外对人体肝细胞和在大鼠体内均能抑制 CCl_4 诱导的肝毒性的生物活性，并下调 CYP2E1 的表达，起到保肝作用。

2. 抗肝纤维化作用 野菊花总黄酮能显著降低 CCl_4 诱导的肝纤维化大鼠肝组织 Hyp 含量，同时能降低血清中 ALT、AST、LN、HA、PC-III 和IV-C 的含量，中、高剂量组能明显抑制肝组织中转化生长因子的表达。大鼠体内实验表明，野菊花主要活性成分木犀草素可能是通过抑制肝内的胶原合成、降低自由基生成、减轻脂质过氧化以及抑制 HSC 的增殖活化来保护大鼠肝纤维化。而 HSC 在肝纤维化过程中发挥着关键的作用。木犀草素呈浓度依赖性抑制肝星状 T6（HSC-T6）细胞的增殖和迁移，其机制可能与抑制 ERK5 蛋白磷酸化水平有关。进一步研究证实，木犀草素组大鼠肝组织α-SMA、波形蛋白、TGF-β_1 表达减弱，E-cadherin 表达增强，肝脏病理学程度减轻，表明木犀草素具有明显抗 CCl_4 所致大鼠肝纤维化的作用，其机制可能与木犀草素抑制肝细胞上皮间质转化作用有关。

3. 抗肝炎作用 野菊花提取物能抑制 HBeAg，野菊花水提物对乙肝病毒启动子质粒 CP 有抑制作用，故野菊花提取物在一定程度上能抗乙肝病毒。体外试验发现，野菊花多糖和磷酸化野菊花多糖均能提高感染鸭甲肝病毒肝细胞的存活率，在体内试验中，经野菊花多糖和磷酸化野菊花多糖治疗后血液中病毒含量降低，两种药物均能减轻雏鸭感染鸭甲肝病毒后肝脏的损伤。

4. 抑制肝癌细胞增殖或转移作用 研究发现，野菊花提取物通过抑制 MAPK/ERK1/2β2-AR 的激活，可以有效减弱异丙肾上腺素对人肝癌细胞 HepG2 和 MHCC97H 的有丝分裂作用。其作用机制可能是野菊花乙醇提取物对具有高转移潜能的肝细胞癌（hepatocellular carcinoma，HCC）系 MHCC97H 细胞的增殖和侵袭具有明显的剂量依赖性抑制作用。癌症特异选择性表明，野菊花可能是一种治疗肝癌或癌症侵袭转移无副作用、无细胞毒性的药用植物[9, 10]。

栀　子

【出处】《神农本草经》。

【来源与采制】本品为茜草科常绿灌木栀子 *Gardenia jasminoides* Ellis 的干燥成熟果实。主产于浙江、湖南、江西、湖北、福建、四川等地。9～11 月采收。蒸制至上气或置沸水中略烫，取出，干燥。

【炮制】生用、炒用或炒炭用。

【性味归经】苦，寒。归心、肝、肺、胃、三焦经。

【功效】泻火除烦，清热利湿，凉血解毒。

【肝病应用】**湿热黄疸**　本品能清利湿热，治湿热蕴结肝胆所致的黄疸，常与茵陈蒿、大黄等配伍，以增强利湿退黄作用，即茵陈蒿汤，亦可与黄柏、甘草配伍，即栀子柏皮汤。

【用法用量】煎服，3～10g。生用走气分而泻火，炒黑入血分而止血。

【古籍摘要】

《神农本草经》："主五内邪气，胃中热气，面赤酒疱齄鼻，白癞赤癞疮疡。"

《本草正》："栀子，若用佐使，治有不同：加茵陈除湿热疸黄，加豆豉除心火烦躁，加厚朴、枳实可除烦满，加生姜、陈皮可除呕秽，同元胡破热滞瘀血腹痛。"

【化学成分】栀子含有环烯醚萜苷类，其主要成分为异栀子苷、去羟栀子苷、山栀子苷等。尚含绿原酸、熊果酸等多种有机酸，栀子素等黄酮类，藏红花素等三萜类，D-甘露醇等。

【肝病药理】

1. 利胆作用　研究显示，栀子提取物（含 54.8%京尼平苷）50mg/kg、100mg/kg 大鼠十二指肠给药后，可显著增加大鼠胆汁流量，降低胆汁内胆固醇含量，增加胆汁内 HCO_3 浓度。其中京尼平苷通过其水解产物京尼平起利胆作用，而栀子苷在肠道内细菌β-葡糖苷酶的作用下水解成京尼平，促进胆汁的分泌和排泄[11, 12]。

2. 保肝作用　研究发现，栀子水提液小鼠灌胃（相当于成人用量 18g，中剂量）可以有效地预防 CCl_4 所致的急性肝损伤。栀子有效成分栀子苷还可以通过抗氧化作用、调节脂肪细胞因子的释放和调节 PPAR-α的表达，降低肝指数，降低血清 AST 和 ALT 的活力，减少血清和肝脏中的 TC、TG 和 FFA，降低 TNF-α水平，减轻非酒精性脂肪性肝炎[13, 14]。

3. 肝毒性　小鼠体内实验结果显示，用栀子水提液给小鼠灌胃的最大耐受量（MTD）为160g/kg，高剂量栀子水提液（相当于成人用量36g）在第6周可造成正常小鼠明显的肝细胞水样变性和生化指标的异常（ALT、AST、TBIL）。大鼠体内实验结果显示，给大鼠灌胃大剂量栀子的水提物（3.08g/kg）、醇提物（1.62g/kg），或者单独给予栀子有效成分栀子苷（0.28g/kg）、京尼平苷（280mg/kg），均可导致大鼠肝重增加，肝指数增大，ALT、AST 活性增高，TBIL 含量增加，光镜下可见明显的肝细胞肿胀、坏死，大量炎症细胞浸润等形态改变。提示栀子苷、京尼平苷是栀子肝毒性的主要物质基础，也可能与栀子苷、京尼平苷到京尼平的转化相关。栀子作为一味传统的保肝利胆药材，其肝毒性看似与其功效相悖，却诠释了"药以治病，因毒为能"这句古语的深刻内涵，栀子作为一味较有代表性的中药，正确认识其肝毒性并进行深入研究具有重要意义[15, 16]。

熊 胆 粉

【出处】《新修本草》。

【来源与采制】本品为脊椎动物熊科棕熊 *Ursus arctos* Linnaeus、黑熊 *Selenarctos thibetanus* Cuvier 的干燥胆汁。棕熊胆主产于东北、华北地区，陕西、四川、云南、青海、新疆、甘肃等地亦有分布；产于云南者称"云胆"，品质最优；产于黑龙江、吉林者称"东胆"，产量最大。黑熊胆主产于东北及华北地区。夏秋季猎取为宜，迅速取出胆囊，干燥。去净胆囊皮膜，研细用。现多以活熊导管引流的熊胆汁干燥后入药，称为"熊胆粉"，用法相同。

【炮制】生用。

【性味归经】苦，寒。归肝、胆、心经。

【功效】清热解毒，息风止痉，清肝明目。

【肝病应用】

1. 热极生风，惊痫抽搐 本品苦寒清热，能凉心清肝，息风止痉。主治肝火炽盛，热极生风所致的高热惊风、癫痫、子痫、手足抽搐。如《食疗本草》单用本品和乳汁及竹沥化服，治疗小儿痰热惊痫；若用于治疗子痫，可单用本品温开水化服。

2. 热毒疮痈 本品苦寒，清热解毒之效颇佳，又能消散痈肿。故常用于热毒蕴结所致之疮疡痈疽、痔疮肿痛、咽喉肿痛等，可单用，如《备急千金要方》外涂熊胆，治疗久痔不瘥；也可用水调化或加入少许冰片，涂于患部，治疗热毒疮痈等。

3. 目赤翳障 本品主入肝经，有清肝明目退翳之功，故可用于治疗肝热目赤肿痛、羞明流泪及目生障翳等症，如《全幼心鉴》以本品少许，蒸水外洗，用于治疗新生儿胎热目闭多眵；或以本品与冰片化水，外用点眼，如熊胆丸（《本草纲目》）。

此外，还可用于黄疸、小儿疳积、风虫牙痛等。

【用法用量】内服，0.25～0.5g，入丸、散，由于本品有腥苦味，口服易引起呕吐，故宜用胶囊剂。外用适量，调涂患处。

【使用注意】脾胃虚寒者忌服。虚寒证当禁用。

【古籍摘要】

《本草蒙筌》："治男、妇时气热蒸，变为黄疸；疗小儿风痰壅塞，发出惊痫；驱五疳、杀虫，敷恶疮散毒；痔病久发不愈，涂之立见奇功。"

《本草纲目》："退热，清心，平肝，明目去翳，杀蛔、蛲虫。"

《本草从新》："凉心，平肝，明目，杀虫，治惊痫五痔。实热则宜，虚家当戒。"

【化学成分】本品主含熊去氧胆酸，次为鹅去氧胆酸、去氧胆酸、牛磺熊脱氧胆酸、牛磺鹅去氧胆酸、牛磺胆酸、胆固醇、胆红素、无机盐、脂肪、磷质及4～12 种氨基酸等。引流熊胆化学成分与天然熊胆基本一致。

【肝病药理】

1. 抗肝纤维化，保肝利胆退黄作用 研究证实，熊胆粉灌胃4周可显著减轻 DMN 腹腔注射诱发的大鼠肝纤维化，纤维间隔变细或消失，形成弥漫性肝硬化的少。熊胆茶对 CCl_4 和 D-GalN 致小鼠肝损伤有明显的保护作用，可使血清中 ALT、AST、TC、MDA 的含量明显降低，使肝脏中糖原的含量明显升高，且具有一定的抗炎和提高免疫功能的作用。

2. 预防胆结石及溶解胆石作用　熊胆粉中所含多种胆汁酸可使胆汁中胆固醇量降低，并使呈过饱和状态的胆固醇胆汁呈不饱和状态。熊胆粉能显著降低豚鼠的胆石生成率，升高胆汁酸浓度，降低胆汁中胆固醇浓度及致石指数，熊胆粉对豚鼠胆囊胆固醇结石有预防作用。金熊胆安胶囊能明显降低实验动物的成石率，有明显的溶石作用，能显著降低成石动物的 TBIL、IBIL、Ca^{2+} 浓度，从而有效抑制结石的形成，具有显著的利胆作用。熊胆粉能显著降低家兔食饵性胆固醇胆结石的发生率，降低胆汁中游离胆固醇的含量，增加 TBA 的含量，熊胆粉具有预防食饵性胆结石形成的作用。金熊胆安胶囊有较好的降低胆汁中 TBIL、IBIL、Ca^{2+} 浓度及 β-葡糖醛酸酶活性的作用[17]。

【现代临床应用】

（1）亚急性重症肝炎：熊胆、牛黄各 2g，配伍茵陈、栀子等药，水煎服。

（2）胆结石：熊胆有效成分熊去氧胆酸和牛磺酸，口服。

（3）急慢性病毒性肝炎、黄疸、慢性乙肝：熊胆胶囊[17]。

生 地 黄

【出处】《神农本草经》。

【来源与采制】本品为玄参科植物地黄 *Rehmannia glutinosa* Libosch. 的新鲜或干燥块根。主产于河南、河北、内蒙古及东北。全国大部分地区有栽培。秋季采挖，去除芦头、须根及泥沙。

【炮制】鲜用，或干燥生用。

【性味归经】甘、苦，寒。归心、肝、肾经。

【功效】清热凉血，养阴生津。

【肝病应用】

1. 热入营血，舌绛烦渴，斑疹吐衄　本品苦寒入营血分，为清热、凉血、止血之要药，又其性甘寒质润，能清热生津止渴，故常用于治疗温热病热入营血，壮热烦渴、神昏舌绛者，多配玄参、连翘、丹参等药用，如清营汤（《温病条辨》）；若治血热吐衄，常与大黄同用，如大黄散（《伤寒总病论》）；若治血热便血、尿血，常与地榆同用，如两地丹（《石室秘录》）；若治血热崩漏或产后下血不止、心神烦乱，可配益母草用，如地黄酒（《太平圣惠方》）。

2. 阴虚内热，骨蒸劳热　本品甘寒养阴，苦寒泻热，入肾经而滋阴降火，养阴津而泄泻伏热。治阴虚内热，潮热骨蒸，可配知母、地骨皮用，如地黄膏（《古今医统》）；若配青蒿、鳖甲、知母等用，可治温病后期，余热未尽，阴津已伤，邪伏阴分，症见夜热早凉、舌红脉数者，如青蒿鳖甲汤（《温病条辨》）。

3. 津伤口渴，内热消渴，肠燥便秘　本品甘寒质润，既能清热养阴，又能生津止渴。用于治疗热病伤阴，烦渴多饮，常配麦冬、沙参、玉竹等药用，如益胃汤（《温病条辨》）；若治温病津伤，肠燥便秘，可配玄参、麦冬用，如增液汤（《温病条辨》）。

【用法用量】煎服，10～15g。鲜品用量加倍，或以鲜品捣汁入药。

【古籍摘要】

《神农本草经》："主折跌绝筋，伤中，逐血痹，填骨髓，长肌肉，作汤除寒热积聚，除痹。生者尤良。"

《珍珠囊》："凉血，生血，补肾水真阴。"

《本经逢原》："干地黄，内专凉血滋阴，外润皮肤荣泽，病人虚而有热者宜加用之。戴元礼曰，阴微阳盛，相火炽强，来乘阴位，日渐煎熬，阴虚火旺之症，宜生地黄以滋阴退阳。浙产者，专于凉血润燥，病人元气本亏，因热邪闭结，而舌干焦黑，大小便秘，不胜攻下者，用此于清热药中，通其秘结最佳，以其有润燥之功，而无滋腻之患也。"

【化学成分】本品含梓醇、二氢梓醇、单密力特苷、乙酰梓醇、桃叶珊瑚苷、密力特苷、地黄苷、去羟栀子苷、筋骨草苷、辛酸、苯甲酸、苯乙酸、葡萄糖、蔗糖、果糖及铁、锌、锰、铬等 20 多种微量元素、β-谷甾醇等。鲜地黄含 20 多种氨基酸，其中精氨酸含量最高。干地黄中含有 15 种氨基酸，其中丙氨酸含量最高。

【肝病药理】**保肝作用**　鲜生地可以通过缓泻作用，加速肠道毒物的排泄，减少 ET 的吸收，保护肠黏膜屏障，从而降低内毒素血症、TNF-α、IL-1、ALT 等水平，减轻肝细胞损伤。此外，鲜地黄还能通过抑制肝库普弗细胞的吞噬和分泌功能，减少大量炎症因子的释放，从而起到保肝护肝的作用。鲜生地能够调节肠道菌群，降低血内毒素水平，可能通过改善肠生物屏障，使肝细胞得到恢复[18]。

【现代临床应用】慢性乙肝：鲜地黄一次 30ml，一日 1 次，口服[19]。

青　　蒿

【出处】《神农本草经》。

【来源与采制】本品为菊科植物黄花蒿 *Artemisia annua* L.的干燥地上部分。全国大部分地区均有分布。夏、秋季花将开时采割，除去老茎，切段，阴干。

【炮制】鲜用或生用。

【性味归经】苦、辛，寒。归肝、胆经。

【功效】清透虚热，凉血除蒸，解暑，截疟。

【肝病应用】

1. 温邪伤阴，夜热早凉　本品苦寒清热，辛香透散，长于清透阴分伏热，故可用于治疗温病后期，余热未清，邪伏阴分，伤阴劫液，夜热早凉，热退无汗，或热病后低热不退等，常与鳖甲、知母、牡丹皮、生地黄等同用，如青蒿鳖甲汤（《温病条辨》）。

2. 阴虚发热，劳热骨蒸　本品苦寒，入肝走血，具有清退虚热、凉血除蒸的作用。用于治疗阴虚发热，骨蒸劳热，潮热盗汗，五心烦热，舌红少苔者，常与银柴胡、胡黄连、知母、鳖甲等同用，如清骨散（《证治准绳》）。

【用法用量】煎服，6～12g，不宜久煎；或鲜用绞汁服。

【使用注意】脾胃虚弱，肠滑泄泻者忌服。

【古籍摘要】

《本草纲目》："治疟疾寒热。"

《本草新编》："退暑热。"

《医林纂要》："清血中湿热，治黄疸及郁火不舒之证。"

【化学成分】本品主要含有倍半萜类、黄酮类、香豆素类、挥发性成分及其他β-半乳糖苷酶、β-葡糖苷酶、β-谷甾醇等。倍半萜类有青蒿素、青蒿酸、青蒿醇、青蒿酸甲酯等。黄酮类有 3,4-二羟基-6,7,3′,4′-四甲氧基黄酮醇、猫眼草黄素、猫眼草酚等。香豆素类有香豆素、6-甲氧基-7-羟基香豆素、东莨菪内酯等。挥发性成分中以茨烯、β-茨烯、异蒿酮、左旋樟脑、β-丁香烯、β-菠烯为主，另含α-菠烯、蒿酮、樟脑等。

【肝病药理】

1. 抑制脂肪变性作用　肝脂肪变性是酒精性肝病的主要特征，体内外实验研究发现，二氢青蒿素在酒精性大鼠肝脏中依赖于酒精性肝病的治疗靶点法尼型 X 受体的表达和活性，从而抑制脂肪变性，显著改善酒精性肝损伤症状。不仅减轻了高脂血症，而且也通过调节脂肪生成和脂肪分解基因减少脂肪变性。

2. 抗肝纤维化作用　研究发现，二氢青蒿素可改善胆管结扎所诱导的肝纤维化大鼠的肝组织结构，并可减少肝脏中的胶原沉积。体外试验表明，二氢青蒿素通过调控集中细胞周期的调控蛋白来抑制 HSC 的增殖，使其停留在 S 期。此外，二氢青蒿素降低了与血小板衍生生长因子β受体介导的 ERK 通路有关的α-SMA，α1 蛋白的表达、胶原和纤连蛋白的表达，显示二氢青蒿素可能缓解肝纤维化。青蒿琥酯可以通过抑制 LPS/TLR4/NF-κB 信号通路来减少炎症性渗透物和 ECM，显著降低内毒素、TNF-α、IL-6 的水平，极大地下调α-SMA、TLR4、TGF-β_1 和 MyD88 的 mRNA 的表达，从而达到减轻多种致病因子引起的肝纤维化的作用。另外，青蒿琥酯通过调节胶原蛋白Ⅳ，基质金属蛋白酶抑制剂-1 和 2，以及 MMP-2 和 MMP-9 的表达，减少 ECM 积累来减弱肺泡炎和肺纤维化。以上说明青蒿素衍生物二氢青蒿素、青蒿琥酯对组织纤维化的预防和治疗有很好的作用。

3. 抗肝癌作用　青蒿素可以通过调控肝癌细胞中 IL-17/IL-17R 的表达来诱导肝癌细胞的凋亡；在体外对肝 HepG2 细胞的增殖有明显的抑制作用，且呈现一定的时间和剂量依赖性。青蒿琥酯可以通过人肝癌细胞（Huh-7 和 Hep3B 细胞）中的 Bax 介导的内在途径诱导活性氧依赖性细胞凋亡；同时，青蒿琥酯针对亚硝基二乙胺介导的肝细胞癌也有促进抗肿瘤、抗增殖和凋亡的作用[20]。

胡 黄 连

【出处】《新修本草》。

【来源与采制】本品为玄参科植物胡黄连 *Picrorhiza serophulariiflora* Pennell 的干燥根茎。主产于云南、西藏。秋季采挖，除去须根及泥沙，晒干。

【炮制】切薄片或用时捣碎。

【性味归经】苦，寒。归肝、胃、大肠经。

【功效】退虚热，除疳热，清湿热。

【肝病应用】

1. 骨蒸潮热　本品性寒，入心、肝二经血分，有退虚热、除骨蒸、凉血清热之功。治阴虚劳热骨蒸，常与银柴胡、地骨皮等同用，如清骨散（《证治准绳》）。

2. 小儿疳热　本品既能除小儿疳热，又能清退虚热，故可用于小儿疳积发热、消化不良、腹胀体瘦、低热不退等症，常与党参、白术、山楂等同用，如肥儿丸（《万病回春》）。

3. 湿热泻痢 本品苦寒沉降，能清热燥湿，尤善除胃肠湿热，为治湿热泻痢之良药，常与黄芩、黄柏、白头翁等同用。

【用法用量】煎服，1.5～9g。

【使用注意】脾胃虚寒者慎用。

【古籍摘要】

《本经逢原》："胡黄连，苦寒而降，大伐脏腑骨髓邪热，除妇人胎蒸、小儿疳热积气之峻药。"

《本草正义》："凡热痢脱肛，痔漏疮瘘，血痢血淋，溲血浊血及梅毒疳疮等症，湿火结聚，非此不能直达病所，而小儿疳积腹膨之实证，亦可用之。"

【化学成分】胡黄连植物中含有环烯醚萜苷、苯乙醇苷、酚苷、葫芦烷型三萜和极少量的黄酮及芳香酸类成分，目前已分离出超过 90 个成分。

【肝病药理】**保肝利胆作用** 据研究报道，胡黄连有效成分黄连苦苷 Picroside I 和 Picroside II 不仅能抗衡由 CCl_4 所致的肝细胞毒性，也可抗衡由补体介导所致的肝细胞毒性。如果将 Picroside I 和 Picroside II 混合可对抗硫代乙酰胺、贝氏疟原虫、黄曲霉毒素、半乳糖和 CCl_4 所致大鼠的肝损害，两者混合物对肝均有一定程度的保护功效。两者可经过促使肝脏对胆固醇的代谢，促进大鼠粪便中的脱氧胆酸及胆酸的排泄，进而达到对肝脏的保护作用。大量研究明确表明，胡黄连苷 II 具有保肝作用。胡黄连苷 II 可能通过诱导氧化损伤 L-02 细胞中 Nrf2 表达上调，促进下游抗氧化蛋白（即 II 相抗氧化解毒酶）表达来发挥保肝和抗氧化功能。在进一步的实验中发现胡黄连苷 II 也可能是通过影响抗氧化通路 Keap1-Nrf2（ARE），增加下游抗氧化蛋白表达清除细胞内活性氧而发挥保护 H_2O_2 诱导的肝细胞损伤作用。黄连苷 II 可能通过上调 Bcl-2 基因表达和抗氧化作用来保护肝细胞，预防肝细胞凋亡，其发现胡黄连苷 II 可降低由 D-GalN 和 LPS 诱导的急性肝损伤小鼠血清中 ALT 和 AST 水平，还通过降低 MDA 的含量提高 SOD 的活性。胡黄连总苷也具有保肝作用。注射用胡黄连总苷对 ConA 引起的免疫性肝损伤确实有明显的保护作用，胡黄连的根茎提取物对 CCl_4、对乙酰氨基酚（APAP）和 TAA 所致肝损伤，复方胡黄连对 D-GalN 所致肝损伤均有保护作用，两者对小鼠的血清 ALT 和 AST 升高有明显的抑制作用，可明显降低中毒大鼠的血清 ALT 及 AST 水平，增加胆红素水平，说明胡黄连具有稳定肝细胞膜和消除自由基的作用。从胡黄连根和根茎中得到的含胡黄连苷和 6'(E)-桂皮酰梓醇苷的标准提取物，即胡黄连活素（picroliv），对 CCl_4、硫代乙酰胺半乳糖胺、乙醇等导致的大鼠肝损害有保护作用，对食物毒素引起的肝损伤也产生相似的保护作用。大鼠经口给予胡黄连活素可减少乙醇导致的肝脏和血清生化参数的变化。体外试验研究表明，picroliv 具有显著的抗乙肝病毒活性[21, 22]。

决 明 子

【出处】《神农本草经》。

【来源与采制】本品为豆科植物决明 *Cassia obtusifolia* L.或小决明 *C. tora* L.的干燥成熟种子。全国南北各地均有栽培，主产于安徽、广西、四川、浙江、广东等地，秋季采收成熟果实，晒干，打下种子，除去杂质。

【炮制】生用，或炒用。

【性味归经】甘、苦、咸，微寒。归肝、大肠经。

【功效】清热明目，润肠通便。

【肝病应用】

1. 目赤肿痛、羞明多泪、目暗不明　本品主入肝经，功善清肝明目而治肝热目赤肿痛、羞明多泪，常配黄芩、赤芍、木贼用，如决明子散（《银海精微》）；若配菊花、青葙子、茺蔚子等，可用于治疗风热上攻所致的头痛目赤，如决明子丸（《证治准绳》）；本品有益肝阴之功，配山茱萸、生地黄等药，可用于治疗肝肾阴亏所致的视物昏花、目暗不明，如决明散（《银海精微》）。

2. 头痛、眩晕　本品苦寒入肝，既能清泻肝火，又兼能平抑肝阳，故可用于治疗肝阳上亢之头痛、眩晕，常配菊花、钩藤、夏枯草等药用。

3. 肠燥便秘　本品性味甘咸寒，兼入大肠经而能清热润肠通便，用于内热肠燥，大便秘结，可与火麻仁、瓜蒌仁等同用。

【用法用量】煎服，10～15g；用于润肠通便，不宜久煎。

【古籍摘要】

《神农本草经》："治青盲，目淫肤赤白膜，眼赤痛泪出，久服益精光。"

《本草求真》："决明子，除风散热。凡人目泪不收，眼痛不止，多属风热内淫，以致血不上行，治当即为驱逐；按此苦能泄热，咸能软坚，甘能补血，力薄气浮，又能升散风邪，故为治目收泪止痛要药。并可作枕以治头风。"

【化学成分】本品主含大黄酸、大黄素、芦荟大黄素、决明子素、橙黄决明子素、决明素等蒽醌类物质，以及决明苷、决明酮、决明内酯等萘并吡咯酮类物质。此外，本品尚含甾醇、脂肪酸、糖类、蛋白质等。

【肝病药理】研究显示，决明子可通过调节脂肪代谢改善肝脏功能，增强抗脂质氧化、增加 PPAR-γ的 mRNA 和蛋白表达，诱导 CYP450 的产生，阻抑 14C-胆固醇的合成，调节 CYP450 同工酶，提高机体的抵抗力及对应激的耐受力等，发挥较强的保肝作用。其中决明内酯-9-O-二糖苷对叔丁基过氧化氢诱导的 HepG2 细胞死亡具有保护作用；决明子提取物对 CCl_4 所致的急性肝损伤、急性酒精性肝损伤、非酒精性肝损伤及 D-GalN 所致的急性肝损伤均具有一定的保护作用，能显著抑制血清 ALT、AST 和 ALP 及肝匀浆 MDA 的含量，显著增加 SOD 和肝糖原的含量；决明子正丁醇、乙酸乙酯、乙醇、二氯甲烷提取物及其水煎液均可显著降低氨基转移酶活性，其中以正丁醇部位的保肝作用最为显著[23]。

【现代临床应用】

（1）决明子微乳软胶囊具有显著减轻和缓解临床症状、改善和恢复肝功能及调节血脂等作用，彩超影像显示肝脂肪变性明显改善，能促进脂肪肝的良性逆转[24]。

（2）含决明子的中药复方制剂治疗 NAFLD，疗效明确，安全性较高[25]。

赤　芍

【出处】《开宝本草》。

【来源与采制】本品为毛茛科植物赤芍 *Paeonia lactiflora* Pall.或川赤芍 *P. veitchii* Lynch

的干燥根。全国大部分地区均产。春、秋二季采挖，除去根茎、须根及泥沙，晒干，切片。

【炮制】生用，或炒用。

【性味归经】苦，微寒。归肝经。

【功效】清热凉血，散瘀止痛。

【肝病应用】

1. 温毒发斑，血热吐衄 本品苦寒入肝经血分，善清泻肝火，泻血分郁热而奏凉血、止血之功。治温毒发斑，可配水牛角、牡丹皮、生地黄等药用；治血热吐衄，可配生地黄、大黄、白茅根等药用。

2. 目赤肿痛，痈肿疮疡 本品苦寒入肝经而清肝火，若配荆芥、薄荷、黄芩等药用，可用于治疗肝经风热所致的目赤肿痛、羞明多眵，如芍药清肝散（《原机启微》）；取本品清热凉血、散瘀消肿之功，治热毒壅盛，痈肿疮疡，可配金银花、天花粉、乳香等药用，如仙方活命饮（《妇人大全良方》），或配连翘、栀子、玄参等药用，如连翘败毒散（《伤寒全生集》）。

3. 肝郁胁痛，经闭痛经，癥瘕腹痛，跌打损伤 本品苦寒入肝经血分，有活血散瘀止痛之功，治肝郁血滞之胁痛，可配柴胡、牡丹皮等药用，如赤芍药散（《博济方》）；治血滞经闭、痛经、癥瘕腹痛，可配当归、川芎、延胡索等药用，如少腹逐瘀汤（《医林改错》）；治跌打损伤，瘀肿疼痛，可配虎杖用，如虎杖散（《圣济总录》），或配桃仁、红花、当归等药用。

【用法用量】煎服，6～12g。

【使用注意】血寒经闭不宜用。反藜芦。

【古籍摘要】

《神农本草经》："主邪气腹痛，除血痹，破坚积，寒热疝瘕，止痛，利小便。"

《本草求真》："赤芍与白芍主治略同，但白则有敛阴益营之力，赤则有散邪行血之意；白则能于土中泻木，赤则能于血中活滞。故凡腹痛坚积，血瘕疝痹，经闭目赤，因于积热而成者，用此则能凉血逐瘀，与白芍主补无泻，大相远耳。"

【化学成分】本品含芍药苷、芍药内酯苷、氧化芍药苷、苯甲酰芍药苷、芍药吉酮、芍药新苷、没食子鞣质、苯甲酸、挥发油、脂肪油、树脂等。

【肝病药理】

1. 保肝作用 赤芍注射液对 D-GalN 所致大鼠肝损伤有明显的保护作用，使动物存活率增加。赤芍对大鼠肝脏和心脏羧基酯酶活性均有明显诱导作用。赤芍总苷可保护肝的细胞形态，降低 LDH 和肌酸激酶活性、MDA 含量，抵抗细胞早期凋亡[26]。

2. 抗肝癌作用 赤芍有效成分赤芍总苷可诱导 HepG2 细胞凋亡、降低 G_2/M 期细胞的比例，扰乱细胞正常分裂状态，调控 PI3K/Akt 及 MEK/ERK 信号通路，诱导 CYP450 酶亚型 CYP1A2 的活性，从而对 HepG2 肝癌细胞增殖有抑制作用[27]。

【现代临床应用】从 HBV 相关慢加急性肝衰竭远期疗效上，重于赤芍的辨证施治明显优于一般常规西药治疗及加用清热利湿方剂的中西医结合治疗，同时加用大剂量赤芍对二重感染的控制较一般常规治疗有明显优势。大剂量赤芍在退黄保肝、减少中医证候积分方面具有明显的优势[28]。

龙 胆

【出处】《神农本草经》。

【来源与采制】本品为龙胆科植物条叶龙胆 *Gentiana manshurica* Kitag.、龙胆 *G.scabra* Bge.、三花龙胆 *G. triflora* Pall.或坚龙胆 *G. rigescens* Franch.的干燥根及根茎。前三种习称"龙胆"，后一种习称"坚龙胆"。各地均有分布。以东北产量最大，故习称"关龙胆"。春、秋二季采挖，洗净，晒干，切段。

【炮制】生用。

【性味归经】苦，寒。归肝、胆经。

【功效】清热燥湿，泻肝胆火。

【肝病应用】

1. 湿热黄疸、阴肿阴痒、带下、湿疹瘙痒 本品苦寒，清热燥湿之中，尤善清下焦湿热，常用于治疗下焦湿热所致诸症。治湿热黄疸，可配苦参用，如苦参丸（《杂病源流犀烛》），或配栀子、大黄、白茅根等药用，如龙胆散（《太平圣惠方》）；若治湿热下注，阴肿阴痒、湿疹瘙痒、带下黄臭，常配泽泻、木通、车前子等药用，如龙胆泻肝汤（《兰室秘藏》）。

2. 肝火头痛、目赤耳聋、胁痛口苦 本品苦寒沉降，善泻肝胆实火，治上述诸症，多配柴胡、黄芩、栀子等药用，如龙胆泻肝汤（《兰室秘藏》）。

3. 惊风抽搐 取本品清泻肝胆实火之功，可用于治疗肝经热盛，热极生风所致之高热惊风抽搐，常配牛黄、青黛、黄连等药用，如凉惊丸（《小儿药证直诀》），或配黄柏、大黄、芦荟等药用，如当归芦荟丸（《黄帝素问宣明论方》）。

【用法用量】煎服，3～6g。

【使用注意】脾胃寒者不宜用，阴虚津伤者慎用。

【古籍摘要】

《神农本草经》："主骨间寒热，惊痫邪气，续绝伤，定五脏，杀蛊毒。"

《珍珠囊》："去目中黄及睛赤肿胀，瘀肉高起，痛不可忍。"

《药品化义》："胆草专泻肝胆之火，主治目痛颈痛，两胁疼痛，惊痫邪气，小儿疳积，凡属肝经热邪为患，用之神妙。其气味厚重而沉下，善清下焦湿热，若囊痈、便毒、下疳，及小便涩滞，男子阳挺肿胀，或光亮出脓，或茎中痒痛，女人因癃作痛，或发痒生疮，以此入龙胆泻肝汤治之，皆苦寒胜热之力也。"

【化学成分】本品含龙胆苦苷、獐牙菜苦苷、三叶苷、苦龙苷、苦樟苷、龙胆黄碱、龙胆碱、秦艽乙素、秦艽丙素、龙胆三糖、β-谷甾醇等。

【肝病药理】保肝作用 研究显示，在 D-GalN 联合 LPS 诱导形成小鼠暴发性肝衰竭模型中，条叶龙胆能够抑制 caspase-3 裂解，降低 p-JNK 与 p-ERK 的表达，减少小鼠血清中 ALT、AST 与 TNF-α的含量，增加 GSH、SOD 与 GSH-Px 活性，从而抑制肝细胞凋亡、缓解肝脏氧化损伤，达到保肝护肝的作用。龙胆草水提取物能明显抑制由 CCl_4 所致的急性肝细胞坏死大鼠血清中 ALT 及 AST 含量的升高，增加血清中 SOD 和 GSH-Px 的含量，降低 MDA 的含量，证实龙胆草水提取物对 CCl_4 所致的大鼠急性肝损伤具有保护作用。另有研究发现，龙胆苦苷能够降低非酒精性脂肪肝模型大鼠的乙酰辅酶 A 氧化酶 1 （acyl coenzyme A oxidase1,ACOX1）与 PPAR-α表达，降低大鼠血脂水平，缓解肝损伤、恢复肝功能，达到保肝护肝的作用[29]。

【现代临床应用】结合传统用本品治疗湿热黄疸、目赤等症，现代临床用以治疗急性黄疸性肝炎、急慢性胆囊炎等病[30]。

苦　参

【出处】《神农本草经》。

【来源与采制】本品为豆科植物苦参 *Sophora flavescens* Ait. 的干燥根。我国各地均产。春、秋二季采挖，除去根头及小须根，洗净，干燥；或趁鲜切片，干燥。

【炮制】生用。

【性味归经】苦，寒。归心、肝、胃、大肠、膀胱经。

【功效】清热燥湿，杀虫，利尿。

【肝病应用】**湿热泻痢、便血、黄疸**　本品苦寒，入胃、大肠经，功能清热燥湿而治胃肠湿热所致的泄泻、痢疾，可单用，如《仁存堂经验方》以本品制丸服，治血痢不止；或配木香用，如香参丸（《奇方类编》）；治湿热便血、痔漏出血，可配生地黄用，如苦参地黄丸（《外科大成》）；若治湿热蕴蒸之黄疸，可配龙胆、牛胆汁等用，如《补缺肘后方》治谷疸方。

【用法用量】煎服，5～10g；外用适量。

【使用注意】脾胃虚寒者忌用；反藜芦。

【古籍摘要】

《神农本草经》："主心腹结气，癥瘕积聚，黄疸，溺有余沥，逐水，除痈肿。"

《本草纲目》："治肠风泻血，并热痢。"

《本草正义》："苦参，大苦大寒，退热泄降，荡涤湿火，其功效与芩、连、龙胆皆相近，而苦参之苦愈甚，其燥尤烈，故能杀湿热所生之虫，较之芩、连力量益烈。近人乃不敢以入煎剂，盖不特畏其苦味难服，似嫌其峻厉而避之也。然毒风恶癞，非此不除，今人但以为洗疮之用，恐未免因噎而废食耳。"

【化学成分】本品含苦参碱、氧化苦参碱、异苦参碱、槐果碱、异槐果碱、槐胺碱、氧化槐果碱等生物碱。此外，还含苦醇 C、苦醇 G、异苦参酮、苦参醇、新苦参醇等黄酮类化合物。

【肝病药理】

1. 抗肝纤维化作用　研究显示，苦参的主要有效成分苦参碱具有抗肝纤维化的作用。

2. 抗病毒作用　有学者在筛选抗乙肝病毒的中药有效成分时发现，苦参生物碱类成分对供试肝癌细胞分泌的表面抗原和病毒基因复制有不同程度的抑制作用。体外试验研究发现，苦参有明显抗乙肝病毒的作用，能通过将细胞增殖阻滞于 S 期从而抑制细胞增殖，起到促进细胞凋亡的作用。

3. 抗肝癌作用　通过观察苦参素对人的肝癌细胞株 HepC2、QGY 的影响实验，使用 MTT 法检测苦参抑制 HepC2 与 QGY 体外增殖的程度，结果表明，苦参素具有抑制肝癌细胞 HepC2 和 QGY 增殖的作用，作用效果与作用时间具有明显的相关关系；通过流式细胞仪分析细胞周期的变化情况，结果表明，苦参素能阻滞 HepC2 和 QGY 细胞的细胞周期进程同时诱导细胞凋亡，且不同细胞作用效果具有时间差异性；通过检测端粒酶活性的变化情况，结果表明，苦参素对肝癌细胞端粒酶的活性发挥有抑制作用，从而发挥其抗肿瘤功效[31, 32]。

【现代临床应用】苦参素在临床实践中能够有效地改善患者的肝功能及肝炎的一些临床症状，也能够有效地控制肝炎病毒，从而使患者的病情能够得到有效的改善[32]。

白花蛇舌草

【出处】《广西中药志》。

【来源与采制】本品为茜草科植物白花蛇舌草 *Oldenlandia diffusa*（willd.）Roxb.的全草。产于福建、广西、广东、云南、浙江、江苏、安徽等省。夏、秋二季采收，洗净。或晒干，切段。

【炮制】生用。

【性味归经】微苦、甘，寒。归胃、大肠、小肠经。

【功效】清热解毒，利湿通淋。

【肝病应用】

1. 痈肿疮毒，咽喉肿痛，毒蛇咬伤 本品苦寒，有较强的清热解毒作用，用于治疗热毒所致诸症，内服、外用均可。如单用鲜品捣烂外敷，治疗痈肿疮毒，也可以本品与金银花、连翘、野菊花等药同用；用于治疗肠痈腹痛，常与红藤、败酱草、牡丹皮等药同用；若治咽喉肿痛，多与黄芩、玄参、板蓝根等药同用；若用于治疗毒蛇咬伤，可单用鲜品捣烂绞汁内服或水煎服，渣敷伤口，疗效较好，亦可与半枝莲、紫花地丁、重楼等药配伍应用。近年利用本品清热解毒消肿之功，已广泛用于各种癌症的治疗。

2. 热淋涩痛 本品甘寒，有清热利湿通淋之效，单用本品治疗膀胱湿热，小便淋沥涩痛，亦常与白茅根、车前草、石韦等同用。

此外，本品既能清热又兼利湿，尚可用于湿热黄疸。

【用法用量】煎服，15～60g。外用适量。

【使用注意】阴疽及脾胃虚寒者忌用。

【化学成分】本品全草含三十一烷、豆甾醇、熊果酸、齐墩果酸、β-谷甾醇、β-谷甾醇-D-葡萄糖苷、对香豆酸等。

【肝病药理】

1. 抗肝癌作用 研究发现，白花蛇舌草总黄酮能够抑制 TGF-β诱导的肝癌细胞 MHCC97H 的上皮-间充质转化。白花蛇舌草成分蒽醌衍生物能显著抑制肝癌细胞 SMMC-7721、HepG2 的增殖，下调抗凋亡基因 Bcl-2 mRNA 的表达，上调促凋亡基因 Bax 和 caspase-9 mRNA 的表达。白花蛇舌草多糖提取物能诱导 HepG2 发生广泛凋亡、抑制 HepG2 细胞增殖，并可改变细胞周期，调控内部线粒体途径和外部死亡受体途径诱导细胞凋亡。同时白花蛇舌草多糖提取物可明显抑制细胞的侵袭力。白花蛇舌草乙酸乙酯提取物及活性成分 1,3-二羟基-2-甲基蒽醌能显著抑制 HepG2 细胞增殖，并能通过调控线粒体和死亡受体通路诱导细胞凋亡[33]。

2. 抗肝炎作用 白花蛇舌草能激发人体自身免疫系统功能，提高人体抵抗力，对肝炎病毒 HBsAg 有较强抑制作用[34]。

【现代临床应用】以本品与西洋参、菌灵芝、黄芪、蛇莓等药组方，治疗慢性乙肝患者

132 例，均获良效；另用本品与虎杖、板蓝根、黄精、黄芪并配合西药，治疗慢性乙肝患者 98 例，总有效率为 94.9％；本品注射液可用于治疗胆囊炎；本品单用或制成各种制剂可用于治疗肝癌，均可使临床症状得到改善或基本消失[35, 36]。

鸦　胆　子

【出处】《本草纲目拾遗》。

【来源与采制】本品为苦木科植物鸦胆子 *Brucea javanica*（L.）Merr.的干燥成熟果实。主产于广西、广东等地。秋季果实成熟时采收，除去杂质，晒干，去壳取仁。

【炮制】生用。

【性味归经】苦，寒。有小毒。归大肠、肝经。

【功效】清热解毒，止痢，截疟，腐蚀赘疣。

【肝病应用】

1. 热毒血痢，冷积久痢　本品苦寒，能清热解毒，尤善清大肠蕴热，凉血止痢，故可用于治疗热毒血痢、便下脓血、里急后重等症。如《医学衷中参西录》单用本品去皮 25～50 粒，白糖水送服。本品又有燥湿杀虫止痢之功，可用于治疗冷积久痢，采取口服与灌肠并用的方法，疗效较佳；若用于治疗久痢久泻，迁延不愈者，可与诃子肉、乌梅肉、木香等同用。

2. 各型疟疾　本品苦寒，入肝经，能清肝胆湿热，有杀虫截疟之功，对各种类型的疟疾均可应用，尤以间日疟及三日疟效果较好，对恶性疟疾也有效。

3. 鸡眼赘疣　本品外用有腐蚀作用。用于治疗鸡眼、寻常疣等，可取鸦胆子仁捣烂涂敷患处，或用鸦胆子油局部涂敷。例如，《惠直堂经验方》至圣丹，即以鸦胆子仁 20 个，同烧酒捣烂敷患处，外用胶布固定，治疗鸡眼；《医学衷中参西录》亦用上法，治疣。

【用法用量】内服，0.5～2g，以干龙眼肉包裹或装入胶囊包裹吞服，亦可压去油制成丸剂、片剂服，不宜入煎剂。外用适量。

【使用注意】本品有毒，对胃肠道及肝肾均有损害，内服需严格控制剂量，不宜多用久服。外用注意用胶布保护好周围正常皮肤，以防止对正常皮肤的刺激。孕妇及小儿慎用。胃肠出血及肝肾病患者，应忌用或慎用。

【古籍摘要】

《本草纲目拾遗》："治冷痢久泻……外无烦热躁扰，内无肚腹急痛，有赤白相兼，无里急后重，大便流痢，小便清长。"

《医学衷中参西录》："味极苦，性凉，为凉血解毒之要药。善治热性赤痢，二便因热下血，最能清血分之热及肠中之热，防腐生肌，诚有奇效。""捣烂醋调敷疔毒。善治疣。"

【化学成分】本品主要含苦木苦味素类、生物碱（鸦胆子碱、鸦胆宁等）、苷类（鸦胆灵、鸦胆子苷等）、酚性成分、黄酮类成分、香草酸、鸦胆子甲素及鸦胆子油等。

【肝病药理】抗肝癌作用　细胞实验证明鸦胆子油能够抑制 HepG2 细胞；鸦胆子油乳对多药耐药有一定的逆转作用，并能明显抑制 TOPO Ⅱ 的活性。动物实验也证明，鸦胆子油乳注射液在正常光节律和异常光节律下均有一定的抑制肿瘤的作用，药物在暗相期给药治疗效果更佳[37]。

【现代临床应用】鸦胆子油乳注射液联合碘油介入栓塞治疗原发性肝癌，临床实体瘤疗效与介入化疗栓塞相当，不良反应轻、安全可靠，且在改善患者临床症状、生活质量等方面明显优于传统化疗药物[38]。

夏 枯 草

【出处】《神农本草经》。

【来源与采制】本品为唇形科多年生草本夏枯草 *Prunella vulgaris* L.的甘草果穗。主产于江苏、浙江、安徽、河南、湖北等地。夏季果穗呈棕红色时采收。晒干。

【炮制】生用。

【性味归经】辛、苦，寒。归肝、胆经。

【功效】清肝明目，消肿散结。

【肝病应用】**目赤肿痛，头痛眩晕，目珠疼痛** 本品善清肝火，治肝火上炎所致的目赤肿痛、头痛眩晕，常与菊花、决明子等同用，以增加清肝明目之效；若治目珠疼痛日久阴血受损者，宜与当归、生地黄、白芍等补血养肝药同用。

【用法用量】煎服，10～15g，或熬膏服。

【古籍摘要】

《神农本草经》："主寒热、瘰疬、鼠瘘、头疮，破癥。散瘿结气，脚肿湿痹。"

《本草纲目》："夏枯草治目疼，用沙糖水浸一夜用，取其能解内热，缓肝火也。楼全善云，夏枯草治目珠疼至夜则甚者，神效，或用苦寒药点之反甚者，亦神效。盖目珠连目本，即系也，属厥阴之经。夜甚及点苦寒药反甚者，夜与寒亦阴故也。夏枯禀纯阳之气，补厥阴血脉，故治此如神，以阳治阴也。"

《重庆堂笔记》："夏枯草，微辛而甘，故散结之中，兼有和阳养阴之功，失血后不寐者服之即寐，其性可见矣。陈久者尤甘，入药为胜。"

【化学成分】本品含三萜类、黄酮类、甾体糖苷及香豆素类。三萜类为乌苏酸、白桦脂酸等；黄酮类有飞燕草素、矢车菊素、木犀草素等；甾体糖苷类有β-谷甾醇葡萄糖苷、豆甾醇葡萄糖苷等；香豆素类为伞形花内脂等。

【肝病药理】

1. 保肝降酶作用 有研究表明，夏枯草相关制剂及提取物对 CCl_4 致小鼠急性肝损伤引起的血清 ALT、AST 升高，均有明显降低作用，对模型动物肝组织的形态学改变有明显的改善作用，显示复方夏枯草对 CCl_4 致小鼠急性肝损伤具有一定的保护作用[39, 40]。

2. 抗肝纤维化作用 研究表明，夏枯草及其相关提取物或有效成分可调控 TGF-β_1/Smads 信号通路，抑制 HSC 增殖与活化，减少 ECM 生成及促进其降解，减轻 CCl_4 诱导的大鼠肝纤维化[41~44]。

【现代临床应用】慢性乙肝：夏枯草配白花蛇舌草、白茅根等，水煎服[39]。

蒲 公 英

【出处】《新修本草》。

【来源与采制】本品为菊科植物蒲公英 *Taraxacum mongolicum* Hand.-Mazz.、碱地蒲公英

T. borealisinense Kitam. 或同属数种植物的干燥全草。全国各地均有分布。夏至秋季花初开时采挖，除去杂质，洗净，切段，晒干。

【炮制】鲜用或生用。

【性味归经】苦、甘，寒。归肝、胃经。

【功效】清热解毒，消肿散结，利湿通淋。

【肝病应用】

1. 痈肿疔毒，乳痈内痈　本品苦寒，既能清解火热毒邪，又能泄降滞气，故为清热解毒、消痈散结之佳品，主治内外热毒疮痈诸证，兼能疏郁通乳，故为治疗乳痈之要药。用于治疗乳痈肿痛，可单用本品浓煎内服；或以鲜品捣汁内服，渣敷患处；也可与全瓜蒌、金银花、牛蒡子等药同用；用于治疗疔毒肿痛，常与野菊花、紫花地丁、金银花等药同用，如五味消毒饮（《医宗金鉴》）；用于治疗肠痈腹痛，常与大黄、牡丹皮、桃仁等同用；用于治疗肺痈吐脓，常与鱼腥草、冬瓜仁、芦根等同用。本品解毒消肿散结，与板蓝根、玄参等配伍，还可用于治疗咽喉肿痛；鲜品外敷还可用于治疗毒蛇咬伤。

2. 热淋涩痛，湿热黄疸　本品苦、甘而寒，能清利湿热、利尿通淋，对湿热引起的淋证、黄疸等有较好的疗效。用于治疗热淋涩痛，常与白茅根、金钱草、车前子等同用，以加强利尿通淋的效果；治疗湿热黄疸，常与茵陈、栀子、大黄等同用。

此外，本品还有清肝明目的作用，以治肝火上炎引起的目赤肿痛，可单用取汁点眼，或浓煎内服；亦可与菊花、夏枯草、黄芩等配伍使用。

【用法用量】煎服，9～15g。外用鲜品适量捣敷或煎汤熏洗患处。

【古籍摘要】

《新修本草》："主妇人乳痈肿。"

《本草备要》："专治痈肿、疔毒，亦为通淋妙品。"

【化学成分】本品含蒲公英固醇、蒲公英素、蒲公英苦素、肌醇和莴苣醇、蒲公英赛醇、咖啡酸及树脂等。

【肝病药理】**保肝利胆作用**　实验研究表明，蒲公英对大鼠急性肝损伤有保护作用。蒲公英可减少内毒素所致的肝细胞溶酶体和线粒体损伤，解除抗生素作用后细菌所释放的内毒素导致的毒性作用。在蒲公英提取液中加入内毒素，相互作用后测得内毒素的活性降低，其减毒倍数为9.3。蒲公英煎剂与注射液有抑制 CCl_4 所致的大鼠 ALT 升高的作用，并能减轻其肝损害，有一定的利胆作用[45]。

【现代临床应用】

（1）急性黄疸性肝炎：经过77例急性黄疸性肝炎患者应用蒲公英制剂治疗的临床观察，初步可看出蒲公英对退黄、降低 ALT 有一定的作用，并在治疗30.5日使89.6%的急性黄疸性肝炎患者临床治愈。

（2）湿热黄疸：蒲公英、绵茵陈、荷包草各30g。三药合用，共奏清热利湿、退黄之效。每日1剂，水煎早、晚分服，一般3～5日可愈[45]。

重　楼

【出处】《神农本草经》。

【来源与采制】本品为百合科植物云南重楼 *Paris polyphylla* Smith var. yunnanensis (Franch.) Hand.-Mazz 或七叶一枝花 *P. p. S.* var. *chinensis*（F.）Hara 的干燥根茎。又名蚤休、七叶一枝花、草河车。主产于长江流域及南方各省。秋季采挖，除去须根，洗净，晒干，切片。

【炮制】生用。

【性味归经】苦，微寒。有小毒。归肝经。

【功效】清热解毒，消肿止痛，凉肝定惊。

【肝病应用】

1. 痈肿疔疮，咽喉肿痛，毒蛇咬伤 本品苦以降泄，寒能清热，故有清热解毒、消肿止痛之功，为治痈肿疔毒、毒蛇咬伤的常用药。用于治疗痈肿疔毒，可单用为末，醋调外敷，亦可与黄连、赤芍、金银花等同用，如夺命汤（《外科全生集》）；用于治疗咽喉肿痛、疔腮、喉痹，常与牛蒡子、连翘、板蓝根等同用；若治瘰疬痰核，可与夏枯草、牡蛎、大贝母等同用；单用本品研末冲服，另用其鲜根捣烂外敷患处，治疗毒蛇咬伤，红肿疼痛，也常与半边莲配伍使用。

2. 惊风抽搐 本品苦寒入肝，有凉肝泻火、息风定惊之功。如《卫生易简方》单用本品研末冲服，或与钩藤、菊花、蝉蜕等配伍，用于小儿热极生风、手足抽搐等均有良效。

【用法用量】煎服，3～9g。外用适量，捣敷或研末调涂患处。

【使用注意】体虚者、无实火热毒者、孕妇及患阴证疮疡者均忌服。

【古籍摘要】《神农本草经》："主惊痫，摇头弄舌，热气在腹中，癫疾，痈疮，阴蚀，下三虫，去蛇毒。"

《本草汇言》："蚤休，凉血去风，解痈毒之药也。但气味苦寒，虽云凉血，不过为痈疽疮疡血热致疾者宜用，中病即止。又不可多服久服。"

【化学成分】本品含蚤休苷、薯蓣皂苷、单宁酸、18 种氨基酸、肌酸酐、生物碱、黄酮、甾酮、蜕皮激素、胡萝卜苷等。

【肝病药理】

1. 保肝降酶作用 重楼皂苷具有一定的保肝降酶作用，能减轻肝纤维化程度。重楼总皂苷对 CCl_4 诱导的急性肝损伤引起的肝细胞坏死和肝实质炎症反应具有修复作用。重楼薯蓣皂苷和偏诺皂苷类化合物能够显著降低肝损伤模型小鼠的肝指数，对微囊藻毒素所致肝损伤具有保护作用。

2. 抗肝癌作用 重楼皂苷对肝癌腹水型 HEP、小鼠肝癌 H_{22} 等细胞株有明显的抑制作用。重楼水提物能抑制 HepG2 细胞的体外增殖，抑制作用表现出时效关系，其机制可能与促进细胞凋亡、降低 Bcl-2 蛋白表达、增加 Bax 蛋白表达有关[46~48]。

【现代临床应用】重楼临床应用于抗乙肝病毒合剂、乙肝方等多个治疗慢性乙肝的方剂中，其保肝、抗病毒疗效较确切。

玄　参

【出处】《神农本草经》。

【来源与采制】本品为玄参科植物玄参 *Scrophularia ningpoensis* Hemsl.的干燥根。产于我国长江流域及陕西、福建等地，野生、家种均有。冬季茎叶枯萎时采挖。除去根茎、幼芽、须根及泥沙，晒或烘至半干，堆放3～6日，反复数次至干燥。

【炮制】生用。

【性味归经】甘、苦、咸，微寒。归肺、胃、肾经。

【功效】清热凉血，泻火解毒，滋阴。

【肝病应用】

1. 温邪入营，内陷心包，温毒发斑 本品咸寒入血分而能清热凉血。治温病热入营分，身热夜甚、心烦口渴、舌绛脉数者，常配生地黄、丹参、连翘等药用，如清营汤（《温病条辨》）；若治温病邪陷心包，神昏谵语，可配麦冬、竹叶卷心、连翘心等药用，如清宫汤（《温病条辨》）；若治温热病，气血两燔，发斑发疹，可配石膏、知母等药用，如化斑汤（《温病条辨》）。

2. 热病伤阴，津伤便秘，骨蒸劳嗽 本品甘寒质润，功能清热生津、滋阴润燥，可治热病伤阴，津伤便秘，常配生地黄、麦冬用，如增液汤（《温病条辨》）；治肺肾阴虚，骨蒸劳嗽，可配百合、生地黄、贝母等药用，如百合固金汤（《慎斋遗书》）。

3. 目赤咽痛，瘰疬，白喉，痈肿疮毒 本品味苦、咸性寒，既能清热凉血，又能泻火解毒。用于治疗肝经热盛，目赤肿痛，可配栀子、大黄、羚羊角等药用，如玄参饮（《审视瑶函》）；若治瘟毒热盛，咽喉肿痛、白喉，可配黄芩、连翘、板蓝根等药用，如普济消毒饮（《东垣试效方》）；取本品咸寒，有泻火解毒、软坚散结之功，配浙贝母、牡蛎，可治痰火郁结之瘰疬，如消瘰丸（《医学心悟》）；若治痈肿疮毒，可以本品配金银花、连翘、蒲公英等药用；若治脱疽，可配金银花、当归、甘草用，如四妙勇安汤（《验方新编》）。

【用法用量】煎服，10～15g。

【使用注意】脾胃虚寒，食少便溏者不宜服用。反藜芦。

【古籍摘要】

《神农本草经》："主腹中寒热积聚，女人产乳余疾，补肾气，令人目明。"

《名医别录》："下水，止烦渴，散颈下核，痈肿。"

《本草纲目》："滋阴降火，解斑毒，利咽喉，通小便血滞。"

【化学成分】本品含哈巴苷，哈巴苷元，桃叶珊瑚苷，6-对甲基梓醇，渐玄参苷甲、乙等环烯醚萜类化合物及生物碱、植物甾醇、油酸、硬脂酸、葡萄糖、天冬酰胺、微量挥发油等。

【肝病药理】**保肝作用** 研究证实，玄参水提物对CCl_4所致大鼠急性肝损伤具有明显的保护作用；玄参中有效成分苯丙素苷可明显抑制D-GalN造成的大鼠急性肝损伤模型肝细胞凋亡，上调肝细胞Bcl-2蛋白的表达，下调肝细胞Fas/FasL的表达[49]。

牡 丹 皮

【出处】《神农本草经》。

【来源与采制】本品为毛茛科植物牡丹 *Paeonia suffruticosa* Andr. 干燥根皮。产于安徽、山东等地。秋季采挖根部，除去细根，剥取根皮，晒干。

【炮制】生用或酒炙用。

【性味归经】苦、甘，微寒。归心、肝、肾经。

【功效】清热凉血，活血祛瘀。

【肝病应用】

1. 温毒发斑，血热吐衄 本品苦寒，入心肝血分。善能清营分、血分实热，功能清热凉血止血。治温病热入营血，迫血妄行所致的发斑、吐血、衄血，可配水牛角、生地黄、赤芍等药用；治温毒发斑，可配栀子、大黄、黄芩等药用，如牡丹汤（《圣济总录》）；若治血热吐衄，可配大黄、大蓟、茜草根等药用，如十灰散（《十药神书》）；若治阴虚血热吐衄，可配生地黄、栀子等药用，如滋水清肝饮（《医宗己任编》）。

2. 温病伤阴，阴虚发热，夜热早凉，无汗骨蒸 本品味苦辛性寒，入血分而善于清透阴分伏热，为治无汗骨蒸之要药，常配鳖甲、知母、生地黄等药用，如青蒿鳖甲汤（《温病条辨》）。

3. 血滞经闭、痛经、跌打伤痛 本品辛行苦泄，有活血祛瘀之功。治血滞经闭、痛经，可配桃仁、川芎、桂枝等药用，如桂枝茯苓丸（《金匮要略》）；治跌打伤痛，可与红花、乳香、没药等配伍，如牡丹皮散（《证治准绳》）。

4. 痈肿疮毒 本品苦寒，清热凉血之中，善于散瘀消痈。治火毒炽盛，痈肿疮毒，可配大黄、白芷、甘草等药用，如将军散（《本草汇言》）；若配大黄、桃仁、芒硝等药用，可治瘀热互结之肠痈初起，如大黄牡丹皮汤（《金匮要略》）。

【用法用量】 煎服，6～12g。清热凉血宜生用，活血祛瘀宜酒炙用。

【古籍摘要】

《神农本草经》："主寒热，中风瘈疭、痉、惊痫邪气，除癥坚瘀血留舍肠间，安五脏，疗痈疮。"

《名医别录》："下水，止烦渴，散颈下核，痈肿。"

《本草纲目》："滋阴降火，解斑毒，利咽喉，通小便血滞。"

【化学成分】 本品含牡丹酚、牡丹酚苷、牡丹酚原苷、牡丹酚新苷，并含芍药苷、氧化芍药苷、苯甲酰芍药苷、没食子酸、挥发油、植物甾醇、苯甲酸、蔗糖、葡萄糖等。

【肝病药理】

1. 保肝作用 牡丹皮可调节 CCl_4 引起变化的代谢物（如尿囊素、高香草酸）等回归正常的趋势，并能进一步调节维生素 H，发挥护肝的作用。牡丹皮主要成分丹皮酚可促进自噬、抗氧化，有效改善肝功能，亦具有肝损伤保护作用。

2. 抗肝纤维化作用 研究表明，丹皮酚可抑制 HSC 增殖，促进其凋亡，抑制 HSC 胶原合成有关蛋白 MMP-1 和 MMP-9，从而发挥抗肝纤维化的作用[50]。

秦 皮

【出处】 《神农本草经》。

【来源与采制】 本品为木犀科植物苦枥白蜡树 *Fraxinus rhynchophylla* Hance、白蜡树 *F. chinensis* Roxb.、尖叶白蜡树 *F. szaboana* Lingelsh.或宿柱白蜡树 *F. stylosa* Lingelsh.的干燥枝皮干皮。产于吉林、辽宁、河南等地。春、秋二季剥取，晒干。

【炮制】 生用。

【性味归经】 苦、涩，寒。归肝、胆、大肠经。

【功效】 清热燥湿，收涩止痢，止带，明目。

【肝病应用】**肝热目赤肿痛、目生翳膜** 本品清热之中，能泻肝火、明目退翳，用于治疗肝经郁火所致的目赤肿痛、目生翳膜，可单用煎水洗眼；或配栀子、淡竹叶煎服，如秦皮汤（《外台秘要》）。若配秦艽、防风等用，可治肝经风热、目赤生翳，如秦皮汤（《秘传眼科龙木论》）。

【用法用量】煎服，6～12g。外用适量，煎汤洗患处。

【使用注意】脾胃虚寒者忌用。

【古籍摘要】

《神农本草经》："除热，目中青翳白膜。"

《本草纲目》："腧皮，色清气寒，味苦性涩，乃是厥阴肝、少阳胆经药也。故治目病、惊痫，取其平木也；治下痢、崩带，取其收涩也；又能治男子少精、益精有子，皆取其涩而有补也。"

【化学成分】苦枥白蜡树树皮含七叶素、七叶苷等香豆精类及鞣质。白蜡树树皮含七叶素、秦皮素。尖叶白蜡树树皮含七叶素、七叶苷、秦皮苷、莨菪亭等。宿柱白蜡树树皮含七叶素、七叶苷、秦皮苷、丁香苷、宿柱白蜡苷。

【肝病药理】

1. 保肝作用 秦皮提取物可抑制 ALT、SOD 和 MDA 水平，对 CCl_4 所致的小鼠急性肝损伤具有保护作用。预防性给药（6mg/kg）秦皮乙素可保护对乙酰氨基酚和 CCl_4 引起的大鼠肝损伤。秦皮乙素也能够降低叔丁基过氧化氢（t-BHP）诱导的肝脏病变的发生率，包括肝细胞肿胀、白细胞浸润和坏死的发生率。另有学者研究发现，秦皮素对 CCl_4 诱导的大鼠肝纤维化也具有保护作用。秦皮的乙醇提取物具有很好的保肝作用，其既能降低血清 TG 和载脂蛋白 B 的含量，又能抑制肝细胞微粒中 TG 和载脂蛋白 B 的过多生成，作用机制可能与清除氧自由基、抑制脂质过氧化有关。

2. 抗肝癌作用 秦皮乙素可以增强紫杉醇对 ERK 通路介导的 HepG2 人肝癌细胞的凋亡作用，抑制人肝癌细胞 SMMC-7721 的增殖，诱导肝癌细胞凋亡[51, 52]。

板 蓝 根

【出处】《新修本草》。

【来源与采制】为十字花科植物菘蓝 *Isatis indigotica* Fort.的干燥根。主产于内蒙古、陕西、甘肃、河北、山东、江苏、浙江、安徽、贵州等地。秋季采挖，除去泥沙，晒干，切片。

【炮制】生用。

【性味归经】苦，寒。归心、胃经。

【功效】清热解毒，凉血，利咽。

【肝病应用】**温毒发斑，痄腮，丹毒，痈肿疮毒** 本品苦寒，有清热解毒、凉血消肿之功，主治多种瘟疫热毒之证。用于治疗时行温病，温毒发斑，舌绛紫暗者，常与生地黄、紫草、黄芩同用，如神犀丹（《温热经纬》）；若用于治疗丹毒、痄腮、大头瘟疫，头面红肿，咽喉不利者，常配伍玄参、连翘、牛蒡子等，如普济消毒饮（《东垣试效方》）。

【用法用量】煎服，9～15g。

【使用注意】体虚而无实火热毒者忌服，脾胃虚寒者慎用。

【古籍摘要】

《日华子本草》："治天行热毒。"

《本草便读》："板蓝根即靛青根，其功用性味与靛青叶同，能入肝胃血分，不过清热、解毒、辟疫、杀虫四者而已。但叶主散，根主降，此又同中之异耳。"

《分类草药性》："解诸毒恶疮，散毒去火，捣汁或服或涂。"

【化学成分】菘蓝根含靛蓝、靛玉红、β-谷甾醇、棕榈酸、尿苷、次黄嘌呤、尿嘧啶、青黛酮和胡萝卜苷等。

【肝病药理】**保肝作用**　研究显示，板蓝根水提物对糖尿病大鼠的肝功能及 CCl_4 诱导的急性肝损伤都有显著的保护作用；板蓝根多糖可通过抑制 TNF-α 的生成，减轻对线粒体的损伤，从而达到减轻肝损伤的作用。此外，另有研究发现，板蓝根多糖具有减轻移植肝缺血再灌注损伤的作用。板蓝根组酸活性单体-5b 可降低 P-糖蛋白药物外排功能、增加细胞内药物浓度，从而逆转两种不同的肝癌耐药细胞对多柔比星的耐药性[53~56]。

【现代临床应用】板蓝根可消除 HBsAg 携带状态，促进 HBsAg 转阴[57]。

贯　众

【出处】《神农本草经》。

【来源与采制】本品为鳞毛蕨科植物粗茎鳞毛蕨 *Dryopteris crassirhizoma* Nakai 的带叶柄基部的干燥根茎。主产于黑龙江、吉林、辽宁三地山区，习称"东北贯众"或"绵马贯众"。秋季采挖，洗净，除去叶柄及须根，晒干。

【炮制】切片生用或炒炭用。

【性味归经】苦，微寒。有小毒。归肝、脾经。

【功效】清热解毒，凉血止血，杀虫。

【肝病应用】

1. 风热感冒，温毒发斑　本品苦寒，既能清气分之实热，又能解血分之热毒，凡温热毒邪所致之证皆可用之，常与黄连、甘草等同用，如贯众散（《普济方》）。单用本品或配桑叶、金银花等可防治风热感冒；若与板蓝根、大青叶、紫草等药配伍，又可用于痄腮、温毒发斑、发疹等病证。

2. 血热出血　本品味苦微寒，主入肝经，有凉血止血之功，主治血热所致之衄血、吐血、便血、崩漏等证，尤善治崩漏下血。如《本草图经》治衄血，可单味药研末调服；若与黄连为伍，研末用糯米饮调服，可治吐血，如贯众散（《圣济总录》）；治便血可配伍侧柏叶；治崩漏下血可与五灵脂同用。

【用法用量】煎服，4.5～9g。杀虫及清热解毒宜生用；止血宜炒炭用。外用适量。

【使用注意】本品有小毒，用量不宜过大。服用本品时忌油腻。脾胃虚寒者及孕妇慎用。

【古籍摘要】

《神农本草经》："主腹中邪热气，诸毒，杀三虫。"

《名医别录》："去寸白，破症瘕，除头风、止金疮。"

《本草纲目》："治下血、崩中、滞下，产后血气胀痛，斑疹毒、漆毒、骨哽。"

【化学成分】本品主要含绵马素、三叉蕨酚、黄三叉蕨酸、绵马次酸、挥发油、绵马鞣质等。

【肝病药理】**保肝降酶** 研究显示，贯众提取物可以降低肝损伤小鼠血液中的 ALT 水平，降低肝组织中 MDA 的含量，从而起到对肝脏的保护作用。贯众中的间苯三酚类也具有抗乙肝病毒的作用，实验采用酶联免疫吸附检测技术对多种中草药进行抗乙肝病毒的筛选，研究结果表明，贯众具有抗 HBsAg 的作用。贯众炭中新型纳米类成分可提高机体清除氧自由基的能力，阻止肝细胞脂质过氧化的同时调节胆汁酸和胆红素的代谢，从而预防和改善肝细胞的损伤情况，具有很好的降酶保肝作用[58]。

【现代临床应用】贯众治疗慢性乙肝，在辨证的基础上，通过灵活配伍，切中病机，确能收到良好效果[59]。

紫 花 地 丁

【出处】《本草纲目》。

【来源与采制】本品为堇菜科植物紫花地丁 *Viola yedoensis* Makino 的干燥全草。产于我国长江下游至南部各省。春、秋二季采收，除去杂质，洗净，切碎。

【炮制】鲜用或干燥生用。

【性味归经】苦、辛，寒。归心、肝经。

【功效】清热解毒，凉血消肿。

【肝病应用】**疔疮肿毒，乳痈肠痈** 本品苦泄辛散，寒能清热，入心肝血分，故能清热解毒，凉血消肿，消痈散结，为治血热壅滞、痈肿疮毒、红肿热痛的常用药物，尤以治疗疔毒为其特长。用于治疗痈肿、疔疮、丹毒等，可单用鲜品捣汁内服，以渣外敷；也可配金银花、蒲公英、野菊花等清热解毒之品，如五味消毒饮（《医宗金鉴》）；用于治疗乳痈，常与蒲公英同用，煎汤内服，并以渣外敷，或熬膏摊贴患处，均有良效；用于治疗肠痈，常与大黄、红藤、白花蛇舌草等同用。

此外，还可用于肝热目赤肿痛及外感热病。

【用法用量】煎服，15～30g。外用鲜品适量，捣烂敷患处。

【使用注意】体质虚寒者忌服。

【古籍摘要】

《本草纲目》："治一切痈疽发背，疔疮瘰疬，无名肿毒，恶疮。"

《本草正义》："地丁专为痈肿疔毒通用之药。""然辛凉散肿，长于退热，惟血热壅滞，红肿焮发之外疡宜之，若谓通治阴疽发背寒凝之症，殊是不妥。"

【化学成分】本品含苷类、黄酮类。全草含棕榈酸、反式对羟基桂皮酸、丁二酸、二十四酰对羟基苯乙胺、山柰酚-3-*O*-鼠李吡喃糖苷和蜡，蜡中含饱和酸、不饱和酸、醇类及烃。

【肝病药理】

1. 抗肝炎病毒作用 紫花地丁提取物在体内及体外试验中，均表现出抗 HBV 活性。在体外试验中，低于毒性剂量的紫花地丁水浸出物对人肝癌（HepG2 2.2.15）细胞中 HBsAg 和 HBeAg 的分泌具有抑制作用。此外，其还能在体内有效地抑制 DHBV-DNA 的复制，6mg/（kg·d）的水浸出物的抑制率可达 86.1%。研究表明，紫花地丁对 HBV 的抑制作用与药物剂量有明显的量效关系。此外，紫花地丁的甲醇提取物对 HCV 的 NS3/4A 蛋白酶表现出强烈的抑制活性。

2. 抗肝癌作用　研究显示,紫花地丁全草水取物对人源性肝癌细胞株 HepG2 细胞的细胞活力,对癌细胞的增殖有明显的抑制作用,能够诱导癌细胞产生凋亡[60, 61]。

<h1 style="text-align:center">青　黛</h1>

【出处】《药性论》。

【来源与采制】本品为爵床科植物马蓝 *Baphicacanthus cusia* （Nees） Bremek.、蓼科植物蓼蓝 *Polygonum tinctorium* Ait.或十字花科植物菘蓝 *Isatis indigotica* Fort.的叶或茎叶经加工制得的干燥粉末或团块。主产于福建、云南、江苏、安徽、河北等地。福建所产品质最优,称"建青黛"。秋季采收以上植物的落叶,加水浸泡,至叶腐烂,叶落脱皮时,捞去落叶,加适量石灰乳,充分搅拌至浸液由乌绿色转为深红色时,捞取液面泡沫,晒干而成。

【炮制】研细用。

【性味归经】咸,寒。归肝、肺经。

【功效】清热解毒,凉血消斑,清肝泻火,定惊。

【肝病应用】

1. 温毒发斑,血热吐衄　本品寒能清热,咸以入血,故有清热解毒、凉血、止血、消斑之效。善治温毒发斑,常与生地黄、生石膏、栀子等药同用,如青黛石膏汤（《通俗伤寒论》）;若治血热妄行之吐血、衄血,常与生地黄、牡丹皮、白茅根等药同用。

2. 暑热惊痫,惊风抽搐　本品咸寒,善清肝火,祛暑热,有息风止痉之功。用于治疗暑热惊痫,常与甘草、滑石同用,如碧玉散（《黄帝内经宣明论方》）;用于治疗小儿惊风抽搐,多与钩藤、牛黄等同用,如凉惊丸（《小儿药证直诀》）。

【用法用量】内服 1.5～3g,本品难溶于水,一般作散剂冲服,或入丸剂服用。外用适量。

【使用注意】胃寒者慎用。

【古籍摘要】《开宝本草》:"主解诸药毒,小儿诸热,惊痫发热,天行头痛寒热,煎水研服之。亦摩敷热疮、恶肿、金疮、下血、蛇犬等毒。"

《本经逢原》:"青黛,泻肝胆,散郁火,治温毒发斑及产后热痢下重。"

【化学成分】本品含靛蓝、靛玉红、靛棕、靛黄、鞣酸、β-谷甾醇、蛋白质和大量无机盐。

【肝病药理】抗肝癌作用　研究显示,青黛有效成分靛玉红,对动物移植性肿瘤有中等强度的抑制作用。靛蓝尚有一定的保肝作用,研究表明,青黛有效成分靛蓝能降低 CCl_4 所致的小鼠急性肝损伤模型动物 ALT、AST,减轻病理性损伤,有一定的保肝作用[62]。

【现代临床应用】

（1）用青黛与白矾以 6∶1 之比例组方,炼蜜为丸,口服,治疗急性黄疸性肝炎、慢性活动性肝炎,临床效果显著,且未见毒副反应[63]。

（2）青黛散外用能有效改善中、晚期原发性肝癌患者的部分临床症状及 KPS 评分,提高其生命质量,并具有一定的抗凝效应,且无明显的毒副反应[64]。

<h1 style="text-align:center">土　茯　苓</h1>

【出处】《本草纲目》。

【来源与采制】本品为百合科植物光叶菝葜 *Smilax glabra* Roxb.的干燥块茎。长江流域及南部各省均有分布。夏、秋二季采收，除去残茎和须根，洗净，晒干；或趁鲜切成薄片，干燥。

【炮制】生用。

【性味归经】甘、淡，平。归肝、胃经。

【功效】解毒，除湿，通利关节。

【肝病应用】

1. 淋浊带下，湿疹瘙痒　本品甘淡渗利，解毒利湿，故可用于湿热引起的热淋、带下、湿疹湿疮等症。常与木通、萹蓄、蒲公英、车前子同用，治疗热淋；《滇南本草》单用本品水煎服，治疗阴痒带下；若与生地黄、赤芍、地肤子、白鲜皮、茵陈等配伍，又可用于湿热皮肤瘙痒。

2. 痈肿疮毒　本品清热解毒，兼可消肿散结，如《滇南本草》以本品研为细末，好醋调敷，治疗痈疮红肿溃烂；《积德堂经验方》将本品切片或为末，水煎服或入粥内食之，治疗瘰疬溃烂；亦常与苍术、黄柏、苦参等药配伍同用。

【用法用量】煎服，15～60g。外用适量。

【使用注意】肝肾阴虚者慎服。服药时忌茶。

【古籍摘要】《本草纲目》："健脾胃，强筋骨，去风湿，利关节，止泄泻。治拘挛骨痛，恶疮痈肿。解汞粉、银朱毒。"

《本草备要》："治杨梅疮毒，瘰疬疮肿。"

《本草正义》："土茯苓，利湿去热，能入络，搜剔湿热之蕴毒。其解水银、轻粉毒者，彼以升提收毒上行，而此以渗利下导为务，故为专治杨梅毒疮，深入百络，关节疼痛，甚至腐烂，又毒火上行，咽喉痛溃，一切恶症。"

【化学成分】本品含落新妇苷、异黄杞苷、胡萝卜苷、3,5,4′-三羟基芪、（-）-表儿茶精 L、琥珀酸、β-谷甾醇等皂苷、鞣质、黄酮、树脂类等，还含有挥发油、多糖、淀粉等。

【肝病药理】

1. 保肝作用　土茯苓水煎剂能明显拮抗实验动物中毒性肝坏死后血清 5 种肝酶谱升高和肝匀浆的 ALT、AST 活性升高，ALP 和γ-GGT 活性降低，提示土茯苓具有保肝作用。

2. 抗肝癌作用　土茯苓对黄曲霉毒素 B_1 所致大鼠肝癌有一定的抑制作用。土茯苓水提物在体外可诱导肝癌 HepG2 细胞凋亡[65, 66]。

山　慈　菇

【出处】《本草拾遗》。

【来源与采制】本品为兰科植物杜鹃兰 *Cremastra appendiculata*（D.Don）Makino、独蒜兰 *Pleione bulbocodioides*（Franch.）Rolfe 或云南独蒜兰 *P. yunnanens* Rolfe 的干燥假鳞茎。前者习称"毛慈菇"，后两者习称"冰球子"。主产于四川、贵州等地。夏、秋二季采挖，除去地上部分及泥沙，分开大小。

【炮制】置沸水锅中蒸煮至透心，干燥，切片或捣碎用。

【性味归经】甘、微辛，凉。归肝、脾经。

【功效】清热解毒，消痈散结。

【肝病应用】

1. 痈疽疔毒，瘰疬痰核 本品味辛能散，寒能清热，故有清热解毒、消痈散结之效。常与雄黄、朱砂、麝香等解毒疗疮药合用，治疗痈疽发背，疔疮肿毒，瘰疬痰核，蛇虫咬伤，如紫金锭（《百一选方》），内服、外用均可。

2. 癥瘕痞块 本品有解毒散结消肿之功。近年来，本品广泛用于癥瘕痞块和多种肿瘤。如以本品配伍土鳖虫、穿山甲、蝼蛄等，治疗肝硬化，对软化肝脾、恢复肝功能，有明显效果；若与重楼、丹参、栀子、浙贝母、柴胡、夏枯草等制成复方，对甲状腺瘤有较好疗效。

此外，本品尚有很好的化痰作用，如《奇效良方》中以山慈菇与茶同研调服，治疗由风痰所致的癫痫等证。

【用法用量】煎服，3～9g。外用适量。

【使用注意】正虚体弱者慎用。

【古籍摘要】

《本草拾遗》："主痈肿疮瘘，瘰疬结核等，醋磨敷之。"

《本草纲目》："主疔肿，攻毒破皮。解诸毒蛊毒，蛇虫、狂犬伤。"

《本草新编》："山慈菇，玉枢丹中为君，可治怪病。大约怪病多起于痰，山慈菇正消痰之圣药，治痰而怪病自除也。或疑山慈菇非消痰之药，乃散毒之药也。不知毒之未成者为痰，而痰之已结者为毒，是痰与毒，正未可二视也。"

【化学成分】杜鹃兰根茎含黏液质、葡配甘露聚糖及甘露糖等。

【肝病药理】**抗肝癌作用** 山慈菇对肝癌细胞浸润、侵袭能力有抑制作用。研究发现，山慈菇提取物可通过激活 miR-329-3p 表达并负向调控其靶基因 TMBIM6 抑制肝癌细胞 Huh7 增殖、促进细胞凋亡。此外，有学者发现，山慈菇通过增加抗肿瘤细胞因子产生发挥抗肿瘤作用。山慈菇多糖在体内可以通过提高荷瘤小鼠的机体免疫力达到抗肿瘤的作用[67，68]。

紫　草

【出处】《神农本草经》。

【来源与采制】本品为紫草科植物新疆紫草 *Arnebia euchroma* （Royle） Johnst.、紫草 *Lithospermum erythrorhizon* Sieb. et Zucc.或内蒙紫草 *A. guttata* Bunge 的干燥根，主产于辽宁、湖南、河北、新疆等地。春、秋二季采挖，除去泥沙，干燥。

【炮制】生用。

【性味归经】甘、咸，寒。归心、肝经。

【功效】清热凉血，活血，解毒透疹。

【肝病应用】**温病血热毒盛，斑疹紫黑，麻疹不透** 本品咸寒入肝经血分，有凉血活血、解毒透疹之功。治温毒发斑，血热毒盛，斑疹紫黑者，常配赤芍、蝉蜕、甘草等药用，如紫草快斑汤（《张氏医通》）；若配牛蒡子、山豆根、连翘等药用，可治麻疹不透，疹色紫暗，兼咽喉肿痛者，如紫草消毒饮（《张氏医通》）；若配黄芪、升麻、荆芥等，可治麻疹气虚，疹出不畅，如紫草解肌汤（《证治准绳》）。

【用法用量】煎服，5～10g。外用适量，熬膏或用植物油浸泡涂搽。

【使用注意】本品性寒而滑利，脾虚便溏者忌服。

【古籍摘要】

《神农本草经》："主心腹邪气，五疸，补中益气，利九窍，通水道。"

《本草纲目》："紫草，其功长于凉血活血，利大小肠。故痘疹欲出未出，血热毒盛，大便闭涩者用之，已出而紫黑便闭者亦可用。若已出而红活，及白陷大便利者，切宜忌之。"

【化学成分】本品含紫草素（紫草醌）、紫草烷、乙酰紫草素、去氧紫草素、异丁酰紫草素、二甲基戊烯酰紫草素、β-二甲基丙烯酰紫草素等。

【肝病药理】

1. 保肝作用 研究显示，新疆紫草乙醇提取物可预防野百合碱诱导的大鼠肝窦阻塞综合征；新疆紫草脂溶性提取物和水溶性提取物对 D-GalN 所致的小鼠急性肝损伤和酒精性肝损伤均有一定的保护作用；紫草根中提取的天然结晶粉末紫草素可减轻伴 ConA 引起的小鼠急性肝损伤，紫草素亦可通过抑制 Akt/GSK-3β 途径上调 Nrf2 的表达抑制肝细胞氧化应激，从而保护对乙酰氨基酚所致的小鼠肝损伤。

2. 抗肝纤维化作用 紫草提取物紫草素可通过下调 CCl_4 诱导的肝纤维化大鼠肝组织中 TGF-β$_1$ 的表达，从而抑制大鼠肝纤维化。

3. 抗肿瘤作用 紫草素通过调节 PKM2/STAT3 抑制人肝胆管癌细胞（human hepatobiliary carcinoma ,RBE ）转移[69, 70]。

鱼 腥 草

【出处】《名医别录》。

【来源与采制】本品为三白草科植物蕺菜 *Houttuynia cordata* Thunb.的干燥地上部分。分布于长江流域以南各省。夏季茎叶茂盛花穗多时采割，除去杂质，迅速洗净，切段，晒干。

【炮制】生用。

【性味归经】辛，微寒。归肺经。

【功效】清热解毒，消痈排脓，利尿通淋。

【肝病应用】**湿热淋证** 本品有清热除湿、利水通淋之效，善清膀胱湿热，常与车前草、白茅根、海金沙等药同用，治疗小便淋沥涩痛。

【用法用量】煎服，15～25g。鲜品用量加倍，水煎或捣汁服。外用适量，捣敷或煎汤熏洗患处。

【使用注意】本品含挥发油，不宜久煎。虚寒证及阴性疮疡忌服。

【古籍摘要】

《本草纲目》："散热毒痈肿。"

《本草经疏》："治痰热壅肺，发为肺痈吐脓血之要药。"

《分类草药性》："治五淋，消水肿，去食积，补虚弱，消膨胀。"

【化学成分】本品含鱼腥草素、挥发油、蕺菜碱、槲皮苷、氯化钾等。

【肝病药理】**保肝作用** 研究结果显示，卡介苗+脂多糖诱导的大鼠免疫性肝损伤模型中，鱼腥草颗粒剂可显著降低大鼠血清中 ALT、AST 的活性，显著降低 TP、ALB、TNF-α 和 IL-1β 的含量。另有研究证实，鱼腥草乙醇提取物可降低 CCl_4 诱导的大鼠急性肝损伤血清中 ALT、AST、ALP 的活性，提高胞质中 SOD 和 CAT 的活性，降低 MDA 水平；鱼腥草多

糖亦可减轻 CCl_4 诱导的小鼠肝损伤所致的炎症细胞浸润，降低肝体指数，降低血清中 ALT、AST 的活性（$P<0.05$）和各组织 MDA 的含量，体外抗氧化实验表明，鱼腥草多糖能抑制脂质过氧化物的生成[71~73]。

【现代临床应用】临床可用鱼腥草鲜品煎服，或捣泥外敷，或入复方，或制成注射液供治疗选用。据报道，经皮肝穿抽脓灌洗鱼腥草生理盐水注射液可以用于治疗肝脓肿[74]。

黄 柏

【出处】《神农本草经》。

【来源与采制】本品为芸香科植物黄皮树 *Phellodendron chinense* Schneid. 或黄檗 *P. amurense* Rupr. 的干燥树皮。前者习称"川黄柏"，后者习称"关黄柏"。川黄柏主产于四川、贵州、湖北、云南等地，关黄柏主产于辽宁、吉林、河北等地。清明之后剥取树皮，除去粗皮、晒干压平；润透，切片或切丝。

【炮制】生用或盐水炙、炒炭用。

【性味归经】苦，寒。归肾、膀胱、大肠经。

【功效】清热燥湿，泻火除蒸，解毒疗疮。

【肝病应用】**湿热泻痢、黄疸** 本品清热燥湿之中，善除大肠湿热以治泻痢，常配白头翁、黄连、秦皮等药用，如白头翁汤（《伤寒论》）；若配栀子用，可治湿热郁蒸之黄疸，如栀子柏皮汤（《伤寒论》）。

【用法用量】煎服，3~12g。外用适量。

【古籍摘要】

《神农本草经》："主五脏肠胃中结热，黄疸，肠痔，止泄利，女子漏下赤白，阴伤蚀疮。"

《珍珠囊》："黄柏之用有六：泻膀胱龙火，一也；利小便结，二也；除下焦湿肿，三也；痢疾先见血，四也；脐中痛，五也；补肾不足，壮骨髓，六也。"

《长沙药解》："黄柏，泄己土之湿热，清乙木之郁蒸，调热利下重，理黄疸、腹满、伤寒。"

【使用注意】本品苦寒伤胃，脾胃虚寒者忌用。

【化学成分】黄柏树皮含有小檗碱、黄柏碱、木兰花碱、药根碱、掌叶防己碱等多种生物碱，并含黄柏内酯、黄柏酮、黄柏酮酸及 7-脱氢豆甾醇、β-谷甾醇、菜油甾醇等。

【肝病药理】**保肝作用** 研究结果显示，黄柏提取液对 D-GalN 诱导的急性肝损伤有较好的预防性保护作用；黄柏及其与黄芩配伍可通过提高肝脏的 GSH 和抗氧化水平，降低血清中 ALT、ALP 和 AST 水平，减轻肝组织细胞的损伤，达到保肝的效果；黄柏对乙肝抗原具有选择性抑制作用[75, 76]。

地 锦 草

【出处】《嘉祐本草》。

【来源与采制】本品为大戟科植物地锦 *Euphorbia humifusa* Willd. 或斑地锦 *E.maculata* L. 的干燥全草。全国各地均有分布，尤以长江流域及南方各省为多。夏、秋二季采收，除去杂质，洗净、晒干，切段。

【炮制】生用。

【性味归经】辛，平。归肝、大肠经。

【功效】清热解毒，凉血止血。

【肝病应用】

1. 血热出血证 本品既能凉血止血，又能活血散瘀，具有止血而不留瘀的特点，故用于多种内外出血证。例如，用于治疗妇女崩漏，可单用为末，姜、酒调服（《世医得效方》）；若治外伤肿痛出血，可取鲜品捣烂，外敷患处。本品既能止血，又能利尿通淋，故常与白茅根、小蓟等药同用，治疗尿血、血淋。

2. 湿热黄疸 本品既能清热解毒，又能利湿退黄。可单用本品煎服，治疗湿热黄疸，小便不利，或与茵陈、栀子、黄柏等同用。

3. 热毒疮肿，毒蛇咬伤 本品既能清热解毒，又具凉血消肿之功，故可用于热毒所致之疮疡痈肿、毒蛇咬伤等证，常取鲜品捣烂外敷患处。

【用法用量】煎服，9~20g。鲜品 30~60g。外用适量。

【古籍摘要】

《嘉祐本草》："主通流血脉，亦可用治气。"

《本草纲目》："主痈肿恶疮，金刃扑损出血，血痢，下血，崩中，能散血止血，利小便。"

《本草汇言》："地锦，凉血散血，解毒止痢之药也。善通流血脉，专消解毒疮。凡血病而因热所使者，用之宜。"

【化学成分】本品主要含黄酮类，如槲皮素及其单糖苷、异槲皮苷、黄芪苷等；香豆素类，有东莨菪素、伞形花内酯、泽兰内酯；有机酸类，有没食子酸及棕榈酸等。尚含有肌醇及鞣质等。

【肝病药理】**保肝作用** 地锦草水煎剂对小鼠所致的肝损害有明显保护作用，可显著降低 D-GalN 所致的 ALT 升高，显著降低异硫氰酸酯所致的 ALT、AST 及血清胆红素升高。地锦草醇提取物可显著降低 CCl_4 所致小鼠的 ALT 及 MDA 升高，提高肝脏 SOD 活力，对小鼠急性肝损伤具有保护作用，提示地锦草具有保肝作用[77]。

白　薇

【出处】《神农本草经》。

【来源与采制】本品为萝藦科植物白薇 *Cynanchum atratum* Bge.，或蔓生白薇 *C. versicolor* Bge.的干燥根及根茎。我国南北各省均有分布。春、秋二季采挖，洗净，干燥，切段。

【炮制】生用。

【性味归经】苦、咸，寒。归胃、肝、肾经。

【功效】清热凉血，利尿通淋，解毒疗疮。

【肝病应用】

1. 阴虚发热，产后虚热 本品苦寒，善入血分，有清热凉血、益阴除热之功。若治热病后期，余邪未尽，夜热早凉，或阴虚发热，骨蒸潮热，常与地骨皮、知母、青蒿等同用；若治产后血虚发热，低热不退及昏厥等症，可与当归、人参、甘草同用，共收养血益阴、清热除蒸之效，如白薇汤（《全生指迷方》）。本品既能退虚热，又能清实热，与生地黄、玄参等清热凉血药同用，还可用于治疗温邪入营、高热烦渴、神昏舌绛等。

2. 热淋，血淋 本品既能清热凉血，又能利尿通淋，故可用于膀胱湿热、血淋涩痛，常与木通、滑石及石韦等清热利尿通淋药同用。

3. 疮痈肿毒，毒蛇咬伤，咽喉肿痛 本品苦咸而寒，有清热凉血、解毒疗疮、消肿散结之效，内服、外敷均可。常与天花粉、赤芍、甘草等同用，治疗血热毒盛的疮痈肿毒、毒蛇咬伤，如白薇散（《证治准绳》），也可配其他清热解毒药同用；若治咽喉红肿疼痛，常与金银花、桔梗、山豆根同用。

【用法用量】煎服，4.5～9g。

【使用注意】脾胃虚寒、食少便溏者不宜服用。

【古籍摘要】

《名医别录》："疗伤中淋露，下水气，利阴气。"

《本草纲目》："风温灼热多眠，及热淋、遗尿、金疮出血。"

《本草正义》："凡苦寒之药多偏于燥，惟白薇则虽寒而不伤阴液精血，故其主治各病，多属血分之热邪，而不及湿热诸证……凡阴虚有热者，自汗盗汗者，久疟伤津者，病后阴液未复，余热未清者，皆为必不可少之药，而妇女血热，又为恒用之品矣。"

【化学成分】品含挥发油、强心苷等。其中强心苷中主要为甾体多糖苷，挥发油的主要成分为白薇素。

【肝病药理】保肝作用 白薇根部提取物可上调肝切除后血管再生相关蛋白 VEGF-A、VEGF-C、淋巴管内皮透明质酸受体-1（LYVE-1）的表达，促进肝脏新生血管形成[78]。

参 考 文 献

[1] 王妮华，王琼熠，范辉.黄连碱改善脂肪肝 SD 大鼠模型的效应及机制研究 [J].世界中医药，2019，14（1）：48-53.

[2] 金军，刘吉祥，易鸣.黄连素对高脂饮食诱导非酒精性脂肪性肝病小鼠肝脂毒性的保护作用及相关机制研究 [J].临床和实验医学杂志，2019，18（11）：1124-1128.

[3] 庄黎航.复方贞术调脂方及有效成分黄连素对肝纤维化小鼠肠道屏障的干预研究 [D].广州：广东药科大学，2020.

[4] 欧意桃，杨桂智，兰天，等.黄连素对小鼠肝纤维化的影响 [J].安徽中医药大学学报，2017，36（2）：51-55.

[5] 柴芳妮.黄连碱抗肝癌及对急性肝损伤保护作用的初步研究 [D].成都：西南大学，2018.

[6] 姚必瑜，黄智铭.黄连素对四氯化碳诱导的小鼠急性肝损伤的保护作用 [J].中国现代应用药学，2016，33（4）：424-427.

[7] 潘静洁，刘堂营，黄晋，等.肝动脉化疗栓塞术联合索拉菲尼及复方黄连素片治疗中晚期肝癌的临床观察 [J].中医肿瘤学杂志，2019，1（4）：38-44.

[8] 高燕琴.乳果糖联合黄连素治疗肝性脑病临床疗效观察 [J].中国实用神经疾病杂志，2014，17（18）：112-113.

[9] 袁慧杰，赖志辉，管艳艳，等.野菊花主要活性成分的药理作用研究进展 [J].中华中医药学刊，2018，36（3）：651-653.

[10] 喻明洁，刘职瑞，刘芳，等.野菊花归肝经现代药理作用研究进展 [J].现代中药研究与实践，2020，

34（5）：77-81.

[11] 张海燕，邰伟魁，李芳，等.栀子保肝利胆作用及其肝毒性研究 [J].中国中药杂志，2011，36（19）：2610-2614.

[12] 林庆勋，徐列明.栀子对小鼠的肝毒性作用及预防 [A].中国中西医结合学会.第十七次全国中西医结合肝病学术会议论文汇编 [C].泰安，2008：660-666.

[13] Ma T T，Huang C，Zong G J，et al. Hepatoprotective effects of geniposide in a rat model of nonalcoholic steatohepatitis [J]. J Pharm Pharmacol，2011，63（4）：587-593.

[14] 邱赛红，汤淮波，李飞艳.常用苦寒药的急性毒性实验研究 [J].中南药学，2004，2（1）：22.

[15] 杨洪军，付梅红，黄璐琦，等.栀子对大鼠肝毒性的研究 [J].中国中药杂志，2006，31（13）：1091-1093.

[16] 李德凤，成龙，吴宏伟，等.京尼平苷对 SD 大鼠，Wistar 大鼠与 ICR 小鼠肝毒性的比较研究 [J].中国实验方剂学杂志，2007，13（4）：31-33.

[17] 玉顺子.熊胆的药理作用及临床应用 [J].时珍国医国药，2007，18（3）：707-708.

[18] 房杰，孙兰菊，陈明慧，等.鲜生地对肝损伤模型大鼠枯否细胞功能的影响 [J].山东医药，2012，52（12）：66-68，105.

[19] 樊岑松.鲜生地治疗慢性乙型肝炎的临床疗效观察 [J].实用心脑肺血管病杂志，2013，21（6）：56-57.

[20] 汪晓河，马明华，张婧婷，等.青蒿药理作用研究进展 [J].中国现代应用药学，2018，35（5）：781-785.

[21] 王亚萍，孟庆娜，陈晓草，等.胡黄连有效成分的提取及药理作用的研究进展 [J].延安大学学报（医学科学版），2017，15（2）：70-73.

[22] 金诚，吴飞，郑晓，等.胡黄连的化学成分和质量分析及药理作用研究进展 [J].中国新药杂志，2019，28（3）：292-302.

[23] 杨冰，任娟，秦昆明，等.决明子药理作用及其机制研究进展 [J].中药材，2018，41（5）：1247-1251.

[24] 黄秋明，张泽波，李想.含决明子的中药复方制剂治疗非酒精性脂肪性肝病的系统评价 [J].中国医院用药评价与分析，2017，17（2）：225-231.

[25] 任玉寿，刘晓明，刘必旺，等.决明子微乳软胶囊治疗脂肪肝的临床观察研究 [J].山西中医学院学报，2011，12（6）：31-32.

[26] 王薇.赤芍化学成分和药理作用的研究进展 [J].黑龙江科技信息，2015（17）：109.

[27] 范冰冰.赤芍总苷抗肝肿瘤药效物质分析及作用机制研究 [D].沈阳：辽宁中医药大学，2020.

[28] 廖永强.重用赤芍辨治 HBV 相关慢加急性肝衰竭临床研究 [D].武汉：湖北中医药大学，2014.

[29] 潘旭，朱鹤云，张昌浩，等.龙胆化学成分和药理作用研究进展 [J].吉林医药学院学报，2020，41（2）：150-151.

[30] 姜丽丽，任朋英，王语哲，等.龙胆药理作用研究进展 [J].科学技术创新，2019（36）：43-44.

[31] 王悦，姜雪，丁菲，等.中药苦参药理作用及应用研究进展 [J].山东化工，2017，46（15）：66-67，69.

[32] 秦海波.治疗慢性乙型肝炎单味中药药理分析 [J].中国现代药物应用，2017，11（14）：173-174.

[33] 王信，马传江，杨培民，等.白花蛇舌草抗炎、抗肿瘤作用研究进展 [J].中国现代应用药学，2020，37（19）：2420-2427.

[34] 杨俊，许军，刘燕华，等.白花蛇舌草抗乙肝病毒化合物体外筛选 [J].时珍国医国药，2013，24（6）：1402-1403.

[35] 肖典军.白花蛇舌草为主治疗乙型病毒性肝炎 [J].湖北中医杂志，2002，24（5）：29.

[36] 曾兴光，郭有琴.白花蛇舌草在临床中应用［A］.中国中医药学会.中医杂志［C］.杭州，2000：104.

[37] 刘维海，贾永军，王洁，等.鸦胆子油乳注射液在治疗肝癌中的价值与安全性问题［J］.中国处方药，2020，18（8）：12-15.

[38] 李欣依，王其美，邓湘生，等.经肝动脉灌注鸦胆子油乳注射液联合碘油栓塞治疗中晚期原发性肝癌的临床研究［J］.湖南中医杂志，2020，36（8）：5-7，17.

[39] 冯容喜，张树宏，林赤，等.复方夏枯草保肝降酶作用研究［J］.中国实验方剂学杂志，2011，17（6）：235-236.

[40] 陶娜.夏枯草醇提物对急性肝损伤大鼠的保护作用［J］.亚太传统医药，2015，11（15）：20-21.

[41] Wang Z J，Zhao Y Y，Wang B，et al. Depsides from Prunella vulgaris［J］. Chin Chem Lett，2000，11（6）：997-1000.

[42] Hu Y X，Yu C H，Wu F，et al. Antihepatofibrotic Effects of Aqueous Extract of Prunella vulgaris onCarbonTetrachloride-Induced Hepatic Fibrosis in Rats［J］.Planta Med，2016，82（1-2）：97-105.

[43] 付月月.夏枯草硫酸多糖对大鼠肝纤维化的保护作用及部分机制的研究［D］.天津：天津医科大学，2018.

[44] 章圣朋，李俊，徐涛，等.夏枯草总三萜对 PDGF-BB 干预的肝星状细胞中 TGF-β_1/Smad 通路调控作用［J］.中国临床药理学与治疗学，2015，20（10）：1102-1105.

[45] 施鹤高.蒲公英保肝作用的药理与临床初步研究［J］.中医杂志，1979（12）：55-56，23.

[46] 洪燕，韩燕全，刘茜，等.重楼保肝作用有效部位筛选研究［J］.中药材，2013，36（9）：1501-1504.

[47] 洪燕，韩燕全，罗欢，等.重楼皂苷对肝纤维化大鼠纤维化标志物的影响及其相关性分析［J］.山西中医学院学报，2014，15（6）：20-22，67.

[48] 陈源红，曾怡，覃艳春，等.重楼水提物对肝癌细胞 HepG2 增殖及凋亡的影响［J］.右江民族医学院学报，2013，35（5）：595-597.

[49] 韩建军，宁娜.玄参药理作用的研究概述［J］.海峡药学，2014，26（12）：97-99.

[50] 刘阳欣，赵锋，康秉涛，等.丹皮酚药理学研究进展［J］.陕西中医，2020，41（4）：550-552.

[51] 杨炳友，闫明宇，潘娟，等.秦皮化学成分及药理作用研究进展［J］.中医药信息，2016，33（6）：116-119.

[52] 聂安政，林志健，张冰.秦皮化学成分和药理作用研究进展［J］.中草药，2016，47（18）：3332-3341.

[53] 胡天骄，姜振，张文友，等.板蓝根水提物对糖尿病大鼠早期肝损伤的影响［J］.中国现代应用药学，2017，34（2）：196-199.

[54] 左艳君，杨冉，吕秀阳，等.板蓝根对小鼠实验性肝损伤的保护作用及机制［J］.社区医学杂志，2013，11（13）：4-6.

[55] 苏辉，张培建，朗洁，等.板蓝根多糖减轻自体肝移植大鼠缺血再灌注损伤的研究［J］.中国现代普通外科进展，2011，14（4）：265-268.

[56] 韦长元，黎丹戎，刘剑仑，等.板蓝根组酸活性单体-5b 对不同肝癌耐药细胞的逆转作用［J］.实用肿瘤杂志，2003（1）：44-46.

[57] 广东肇庆地区第二人民医院内科.板蓝根治疗 52 例乙型肝炎表面抗原阳性者的疗效［J］.新医学，1980（4）：198，224，226.

[58] 熊威.贯众炭中新型纳米类成分的发现及其保肝作用研究［D］.北京：北京中医药大学，2019.

[59] 廖荣鑫，周福生，刘凤斌.贯众配伍治疗慢性乙肝［A］.中国中西医结合学会.第二十次全国中西医结合消化系统疾病学术会议论文集［C］.上海，2008：1-2.

[60] 崔雪，郑重飞，李莹，等.紫花地丁化学成分和抗病毒作用的研究进展［J］.食品与药品，2020，22（3）：

226-232.

[61] 张芳娟, 张璇, 牛颜冰, 等.蒲公英和紫花地丁水提物的抗癌活性研究 [J].西北药学杂志, 2019, 34 (6): 759-765.

[62] 谢静.青黛药理研究近况 [J].内蒙古中医药, 2012, 31 (15): 100.

[63] 岳岩, 马丽君, 刘斌.青黛治疗急性肝炎的药理作用探讨和护理 [J].中国家庭医学研究, 2003, 3 (6): 406-407.

[64] 龙飞.青黛散外敷治疗中晚期原发性肝癌的临床疗效观察 [D].成都: 成都中医药大学, 2015.

[65] 王建平, 张海燕, 傅旭春.土茯苓的化学成分和药理作用研究进展 [J].海峡药学, 2013, 25 (1): 42-44.

[66] 古丹.土茯苓诱导人肝癌细胞 HepG-2 凋亡及其机制的实验研究 [D].广州: 广州中医药大学, 2005.

[67] 范海洲.山慈菇药理研究 [J].湖北中医杂志, 2015, 37 (2): 74-75.

[68] 司函瑞, 司雨, 焦玉凤, 等.山慈菇化学成分及其药理作用研究进展 [J].辽宁中医药大学学报, 2020, 22 (5): 151-155.

[69] 马芳芳, 王萌, 覃圣, 等.紫草素对肝损伤的保护作用 [J].西北民族大学学报 (自然科学版), 2020, 41 (4): 49-53.

[70] 邓秋媛, 刘志坤, 乔静.紫草素调控 PKM2/STAT3 信号通路抑制 RBE 细胞转移的研究 [J].毒理学杂志, 2020, 34 (5): 385-388.

[71] 何晓静, 邱枫, 肇丽梅.鱼腥草对免疫性肝损伤的保护作用 [J].中国现代医学杂志, 2011, 21 (28): 3475-3477.

[72] 金香男, 郑明昱.鱼腥草乙醇提取物对四氯化碳诱导的大鼠急性肝损伤的保护作用 [J].延边大学医学学报, 2010, 33 (4): 263-265.

[73] 刘光建, 王璐, 王菲菲, 等.鱼腥草多糖对小鼠肝、肾、心肌和脑组织抗氧化作用的研究 [J].中国实验方剂学杂志, 2011, 17 (8): 207-210.

[74] 张森, 韩梅英, 张亚平, 等.经皮肝穿抽脓灌洗鱼腥草注射液治疗肝脓肿 11 例 [J].实用中医药杂志, 2000 (1): 30-31.

[75] 梁华益, 农生斌, 韦家河, 等.黄柏提取液对 D-氨基半乳糖致小鼠急性肝损伤的预防性保护作用 [J].广西医学, 2018, 40 (3): 303-305, 313.

[76] 王秋红, 杨欣, 王蒙, 等.黄芩与黄柏协同保护黄药子致肝毒性的实验研究 [J].中国中药杂志, 2016, 41 (5): 898-903.

[77] 姚松学, 李春华, 蔡高玉, 等.地锦草的药理作用研究 [J].亚太传统医药, 2010, 6 (9): 144-145.

[78] 孟繁伟.白薇根部提取物上调部分肝切除后血管再生相关蛋白的表达促进肝脏新生血管形成 [J].细胞与分子免疫学杂志, 2015, 31 (4): 478-483.

第三章　祛　湿　药

茵　陈

【出处】《神农本草经》。

【来源与采制】本品为菊科植物滨蒿 *Artemisia scoparia* Waldst. et Kit.或茵陈蒿 *A. capillaris* Thunb.的干燥地上部分。我国大部分地区有分布，主产于陕西、山西、安徽等地。春季幼苗高 6～10cm 时采收或秋季花蕾长成时采割。春季采收的习称"绵茵陈"，秋季采割的称"茵陈蒿"。

【炮制】除去杂质及老茎，晒干。生用。

【性味归经】苦、辛，微寒。归脾、胃、肝、胆经。

【功效】利湿退黄，解毒疗疮。

【肝病应用】**黄疸**　本品苦泄下降，性寒清热，善清利脾胃肝胆湿热，使之从小便而出，为治黄疸之要药。若身目发黄，小便短赤之阳黄证，常与栀子、黄柏、大黄同用，如茵陈蒿汤（《伤寒论》）；若黄疸湿重于热者，可与茯苓、猪苓同用，如茵陈五苓散（《金匮要略》）；若脾胃寒湿郁滞，阳气不得宣运之阴黄，多与附子、干姜等配用，如茵陈四逆汤（《卫生宝鉴·补遗》）。

【用法用量】煎服，6～15g。外用适量。煎汤熏洗。

【使用注意】蓄血发黄者及血虚萎黄者慎用。

【古籍摘要】

《神农本草经》："主风湿寒热邪气，热结黄疸。"

《名医别录》："通身发黄，小便不利，除头痛，去伏瘕。"

《医学入门》："消遍身疮疥。"

【化学成分】茵陈含挥发油，油中有β-蒎烯、茵陈二炔烃、茵陈炔酮等多种成分。全草还含香豆素、黄酮、有机酸、呋喃类等成分。

【肝病药理】

1. 利胆作用　茵陈及其成分主要通过增强胆囊收缩、增强肝细胞功能、促进胆汁分泌、增加胆红素和胆汁酸外排发挥利胆作用。经胆固醇诱导胆结石的豚鼠给予滨蒿（民间称"土茵陈"，化学成分、功用等与茵陈蒿同）后胆囊损伤得到改善，胆囊中Ⅲ型酪氨酸激酶受体（C-Kit）表达上调，且体外豚鼠胆囊肌条的收缩反应好转。滨蒿主要通过增强胆囊收缩、降低高胆固醇饮食对胆囊 Cajal 间质细胞的损害发挥利胆作用。茵陈可通过增强肝细胞功能，促进其再生，增加肝脏内胆酸、磷脂、胆固醇的排泄发挥利胆作用。茵陈可诱导肝酶系统，增强肝脏对胆红素的摄取、结合、排泄能力，促进胆红素的清除，从而治疗黄疸。有研究表明，茵陈通过诱导组成型雄烷受体（CAR）及 UGT1A1 的表达发挥利胆作用。茵陈中的利胆成分主要是绿原酸、对羟基苯乙酮、6, 7-二甲氧基香豆素、茵陈色原酮等。6, 7-二甲氧基香豆素可使大鼠和犬的胆汁分泌量分别增加180%和73.86%。对羟基苯乙酮在增加大鼠胆汁分泌的同时，增加胆汁中胆酸和胆红素的排出。茵陈所含成分的利胆作用强度依次为茵陈香豆酸A＞茵陈香豆酸B＞6, 7-二甲氧基香豆素＞茵陈色原酮。茵陈中的茵陈二炔、茵陈二酮、茵陈炔内酯亦有促进胆汁分泌和排泄作用。

2. 保肝作用　茵陈及其方剂保肝作用显著，临床上用于治疗多种肝脏疾病。茵陈的保肝机制比较复杂，包括保护肝细胞膜的完整性及良好的通透性、防止肝细胞坏死、促进肝细胞再生及改善肝脏微循环、增强肝脏解毒功能等。研究表明，茵陈提取物具有显著的抗肝纤维化作用。给予胆管结扎大鼠茵陈提取物，发现大鼠血清中的MDA、肝组织Hyp水平显著改善。胆管结扎诱导的GSH含量和GSH-Px活性降低都有所恢复。研究发现，茵陈对于乙醇所致的肝损伤具有较好的保护作用，可以显著降低血清和肝组织中的氨基转移酶水平，改善肝脏微泡脂肪变性和轻度坏死等组织病理学变化，增加GSH-Px、谷胱甘肽还原酶（GSH-Rd）、SOD的活性，使肝细胞中的TNF-α、TGF-β、乙醛脱氢酶（ALDH）、乙醇脱氢酶（ADH）恢复到正常水平。茵陈中的绿原酸可通过调节线粒体能量预防脂多糖（LPS）诱导的慢性肝损伤。其保肝作用可能与增加ATP的产生、抑制糖酵解、激活氧化磷酸化有关。此外，绿原酸还可以有效抑制CCl_4诱导的大鼠肝损伤和肝纤维化。这种抑制作用可能与细胞凋亡的线粒体途径有关。进一步研究表明，绿原酸抑制CCl_4诱导的大鼠肝纤维化可能是通过抑制TLR4/MyD88/NF-κB信号通路实现的。由于此过程涉及某些促炎细胞因子含量的变化，推测其肝保护作用可能与抗炎作用有关。绿原酸可以预防甲氨蝶呤诱导的肝毒性，并且这种肝保护作用呈剂量依赖性。茵陈中的挥发油对CCl_4诱导的小鼠肝损伤也有一定的保护作用，能够增强SOD、GSH-Px的活性，降低血清中氨基转移酶的水平。

3. 抗肝纤维化作用　茵陈中某些黄酮和香豆素类化合物有抗CCl_4或半乳糖诱发的大鼠肝细胞毒性的作用，其强度依次为茵陈色原酮＞东莨菪内酯＞滨蒿内酯＞茵陈黄酮＞槲皮素＞异鼠李黄素。茵陈色原酮对小鼠急性酒精性肝损伤具有保护作用，其机制与增强肝脏清除乙醛、抗氧化能力有关。滨蒿内酯能通过抑制TLR介导的炎症通路减弱D-GalN/LPS诱导的肝损伤，并通过免疫调节作用减轻局部炎症。滨蒿内酯可通过TGF-β/Smad信号通路的失活显著抑制HSC的增殖和活化，发挥抗肝纤维化作用。

4. 抗肝炎作用　茵陈中的有机酸（绿原酸、隐绿原酸、新绿原酸、二咖啡酰奎宁酸）、香豆素、黄酮、苯类、倍半萜等组分具有抑制HBsAg、HBeAg分泌或抑制HBV-DNA复制的作用，其中含羟基的香豆素抗HBV-DNA复制作用最强。研究发现，茵陈中的聚乙炔糖苷、吡啶酮苷具有抗HBV活性，能够抑制HBsAg、HBeAg分泌和HBV-DNA复制，且聚乙炔糖苷上的羟基结构对于维持其抗HBV活性具有重要意义。3种含葡萄糖基的烯二炔和三炔组分3S-羟基癸-5,7,9-三炔酸-3-O-β-D-吡喃葡萄糖苷、8S-烷癸-1,8-二醇-4,6-二炔-9-烯-1-O-β-D-吡喃葡萄糖苷、3S,8S-二羟基癸-4,6-二炔-9-烯-1-O-β-D-吡喃葡萄糖苷的糖基化能增加抗乙肝病毒的活性，同时降低细胞毒性。

5. 抗肝癌作用　研究表明，茵陈蒿提取物AC68能够剂量依赖性地抑制人肝癌细胞HCC的生长和增殖，并诱导其凋亡。AC68在体内外均能通过下调HCC细胞中p-Akt、磷酸化的哺乳动物雷帕霉素蛋白（p-mTOR）和磷酸化的真核细胞翻译起始因子4E（p-4EBP）的表达，显著抑制PI3K/Akt通路，从而抑制肝癌细胞的生长、增殖、侵袭和迁移，诱导肝癌细胞的凋亡。体内研究结果显示，AC68 显著抑制 HCC 小鼠的肿瘤生长，并通过增加裂解的 caspase-3 表达诱导细胞凋亡[1]。

【现代临床应用】名老中医茵陈用量及配伍经验如下。

（1）李士懋经验：李士懋常用"清法"治疗温病，主方包括茵陈蒿汤、龙胆泻肝汤等。对于湿热蕴结者，常以茵陈为主清利湿热，配伍龙胆草、栀子、滑石等利湿导热，助湿热之邪清泻透发于表。治疗其他内科疑难杂症见湿热者，常用甘露消毒丹，其中茵陈的常用量以 18g 居多，另外配以白豆蔻、藿香、木通等药清热解毒，利湿化浊，解除湿热蕴阻。

（2）姚乃礼经验：姚乃礼常以茵陈配伍垂盆草治疗慢性肝病氨基转移酶异常。其中，茵陈味苦性寒，能清热渗湿，配合清热解毒之垂盆草，可有效治疗肝病之湿热内蕴而降低氨基转移酶，临证时茵陈剂量为 15～30g。

（3）裘沛然经验：裘沛然常以当归六黄汤合茵陈蒿汤治疗肝硬化之湿热内阻证，其中茵陈的用量以 30g 居多。在治疗肝硬化合并黄疸时，亦常加茵陈以清热利胆而退黄。

（4）熊继柏经验：熊继柏常以茵陈类方治疗黄疸，对于阳黄之热重于湿者，选用茵陈蒿汤；对于阳黄之湿重于热者，选用茵陈五苓散或茵陈四苓散；对于阳黄之急黄证，选用茵陈蒿汤合千金犀角散；对于阴黄证，选用茵陈术附汤。茵陈的用量以 20g 居多。

（5）姜春华经验：临床治疗急性黄疸性病毒性肝炎、慢性肝炎、胆囊炎、胆石症、肝硬化等具有黄疸症状者，姜春华主要施以清热利湿、凉血解毒、温阳健脾、疏养和胃、疏肝利胆、利胆排石、化瘀利水七大治法，常用茵陈蒿汤作为主方。在剂量的应用上，茵陈多用 15～30g，大黄多用 24～30g。

（6）邓中甲经验：邓中甲临床善用茵陈系列药对治疗肝病。在配伍上，常以茵陈、丹参、五味子药物组合治疗湿热肝病，其中茵陈利湿退黄，丹参凉血活血，对肝有回缩作用且能改善微循环，并有抗病毒作用，五味子酸敛阴液，同时具有明确的降氨基转移酶和改善肝功能的作用，三药配伍，通、补、涩并行。在剂量上，常用茵陈 20g，丹参 15g，五味子 15g。另外，善用茵陈配伍虎杖治疗乙肝，因痰瘀互结为慢性乙肝的辨治要点，故以退黄圣药茵陈配伍活血化瘀、清热利湿之虎杖，共奏清热解毒利胆之功效，其中茵陈和虎杖的常用剂量均为 12g[2]。

茯　苓

【出处】《神农本草经》。

【来源与采制】本品为多孔菌科真菌茯苓 Poria cocos （Schw.） Wolf 的干燥菌核。寄生于松科植物赤松或马尾松等树根上。野生或栽培，主产于云南、安徽、湖北、河南、四川等地。产于云南者称"云苓"，质较优。多于 7～9 月采挖。

【炮制】除去泥沙，堆置"发汗"后，摊开晾至表面干燥，再"发汗"，反复数次至出现皱纹，内部水分大部散失后，阴干，称为"茯苓个"。取之浸润后稍蒸，及时切片，晒干；或将鲜茯苓按不同部位切制，阴干，生用。

【性味归经】甘、淡，平。归心、脾、肾经。

【功效】利水消肿，渗湿，健脾，宁心。

【肝病应用】

1. 水肿 本品味甘而淡，甘则能补，淡则能渗，药性平和，既可祛邪，又可扶正，利水而不伤正气，实为利水消肿之要药，可用于治疗寒热虚实各种水肿。治疗水湿内停所致之水肿、小便不利，常与泽泻、猪苓、白术、桂枝等同用，如五苓散（《伤寒论》）；治脾肾阳虚水肿，可与附子、生姜同用，如真武汤（《伤寒论》）；用于水热互结、阴虚小便不利之水肿，与滑石、阿胶、泽泻合用，如猪苓汤（《伤寒论》）。

2. 痰饮 本品善渗泄水湿，使湿无所聚，痰无由生。治痰饮之目眩心悸，与桂枝、白术、甘草同用，如苓桂术甘汤（《金匮要略》）；若饮停于胃而呕吐者，多和半夏、生姜合用，如小半夏加茯苓汤（《金匮要略》）。

3. 脾虚泄泻 本品能健脾渗湿而止泻，尤宜于脾虚湿盛泄泻，可与山药、白术、薏苡仁同用，如参苓白术散（《太平惠民和剂局方》）；茯苓味甘，善入脾经，能健脾补中，常配以人参、白术、甘草，治疗脾胃虚弱，倦怠乏力，食少便溏，如四君子汤（《太平惠民和剂局方》）。

4. 心悸，失眠 本品益心脾而宁心安神。常用于治疗心脾两虚、气血不足之心悸，失眠，健忘，多与黄芪、当归、远志同用，如归脾汤（《济生方》）；若心气虚，不能藏神，惊恐而不安卧者，常与人参、龙齿、远志同用，如安神定志丸（《医学心悟》）。

【用法用量】煎服，9~15g。

【使用注意】虚寒精滑者忌服。

【古籍摘要】《神农本草经》："主胸胁逆气，忧恚惊邪恐悸，心下结痛，寒热，烦满，咳逆，口焦舌干，利小便。久服安魂、养神、不饥、延年。"

《世补斋医书》："茯苓一味，为治痰主药，痰之本，水也，茯苓可以行水。痰之动，湿也，茯苓又可行湿。"

【化学成分】本品含β-茯苓聚糖，占干重约93%，另含茯苓酸、蛋白质、脂肪、卵磷脂、胆碱、组氨酸、麦角甾醇等。

【肝病药理】**保肝作用** 研究证实，茯苓有效成分之羟甲基茯苓多糖能减轻 CCl_4 对鼠的肝损伤，使肝组织病理损伤减轻，血清 ALT 活性下降，还能使肝部分切除的大鼠肝再生能力提高，再生肝重和体重之比增加。羟甲基茯苓多糖注射液能显著提高慢性肝炎患者血清 IgA 水平，降低 IgG、IgM 含量，并可使 HBsAg 滴度下降。羟甲基茯苓多糖具有体外抗 HBV 的作用，且临床用于慢性乙肝（CHB）和肝硬化的治疗取得一定的疗效。羟甲基茯苓多糖能显著减轻 CCl_4 所引起的肝纤维化大鼠的损伤程度。研究显示，羟甲基茯苓多糖可减弱肝纤维化大鼠 TGF-β 的表达，而减弱 TGF-β 对 HSC 的活化作用及对胶原蛋白基因表达的促进作用。Smads 蛋白家族为 TGF-β 膜受体的特异性底物，据其功能可分为膜受体激活的 Smad（RSmad）、通用型 Smad（Co-Smad）和抑制性 Smad（ISmad）。羟甲基茯苓多糖可显著抑制 Smad3（是传导 TGF-β 信号的主要信息分子，属于 R-Smad 类）的表达，从而减弱其对 HSC 的活化和对胶原合成的促进作用。羟甲基茯苓多糖还能上调 Smad7（属于 ISmad 类）的表达，抑制 RSmad 磷酸化。可见，羟甲基茯苓多糖可调节 TGF-β-Samd 信号通路减弱此通路的激活，降低肝纤维化、肝硬化，甚至肝细胞癌的发生，但羟甲基茯苓多糖的保肝机制尚不是很清楚，有待进一步研究[3]。

【现代临床应用】肝炎：据报道，羟甲基茯苓多糖每日肌内注射 60～120mg；或每日将 90～120mg 加入 10%葡萄糖盐水 500ml 中静脉滴注治疗 50 例慢性肝炎患者，其中 16 例用药 8 周后肝功能恢复正常，其余患者肝功能多数得到改善，用药 2 个月对肝功能改善总有效率为 90%，其中近期治愈率为 36.67%[4]。

薏 苡 仁

【出处】《神农本草经》。

【来源与采制】本品为禾本科植物薏米 *Coix lacryma-jobi* L.var.*mayuen* （Roman.） Stapf 的干燥成熟种仁。我国大部分地区均产，主产于福建、河北、辽宁等地。秋季果实成熟时采割植株，晒干，打下果实，再晒干，除去外壳、黄褐色种皮及杂质，收集种仁。

【炮制】生用或炒用。

【性味归经】甘、淡，凉。归脾、胃、肺经。

【功效】利水消肿，渗湿，健脾，除痹，清热排脓。

【肝病应用】

1. 水肿、小便不利、脚气 本品淡渗甘补，既利水消肿，又健脾补中。常治脾虚湿盛之水肿腹胀，小便不利，多与茯苓、白术、黄芪等药同用；治水肿喘急，如与郁李仁汁煮饭服食（《独行方》）；治脚气浮肿可与防己、木瓜、苍术同用。

2. 湿痹拘挛 薏苡仁渗湿除痹，能舒筋脉，缓和拘挛。常用于治疗湿痹而筋脉拘急疼痛者，与独活、防风、苍术同用，如薏苡仁汤（《类证治裁》）；若治风湿久痹，筋脉拘急，用薏苡仁煮粥服，如薏苡仁粥（《食医心镜》）；本品药性偏凉，能清热而利湿，配杏仁、白豆蔻、滑石，可治湿温初起或暑湿邪在气分，头痛恶寒，胸闷身重者，如三仁汤（《温病条辨》）。

3. 肺痈，肠痈 本品清肺肠之热，排脓消痈。治疗肺痈胸痛，咳吐脓痰，常与苇茎、冬瓜仁、桃仁等同用，如苇茎汤（《备急千金要方》）；治肠痈，可与附子、败酱草、牡丹皮合用，如薏苡附子败酱散（《金匮要略》）。

【用法用量】煎服，9～30g。清利湿热宜生用，健脾止泻宜炒用。

【使用注意】津液不足者慎用。

【古籍摘要】

《神农本草经》："主筋急拘挛，不可屈伸，风湿痹，下气。"

《本草纲目》："薏苡仁，阳明药也，能健脾益胃。虚则补其母，故肺痿、肺痈用之。筋骨之病，以治阳明为本，故拘挛筋急、风痹者用之。土能胜水除湿，故泄痢、水肿用之。"

【化学成分】本品含脂肪油，薏苡仁酯，薏苡仁内酯，薏苡多糖 A、B、C，氨基酸，维生素 B_1 等。

【肝病药理】

1. 保肝作用 有研究证实薏苡仁主要成分薏苡仁多糖具有防治 CCl_4 化学性肝损伤的作用[5]。

2. 防治酒精性肝病作用 研究结果显示，薏苡仁蛋白水解的主要成分薏苡仁蛋白水解肽（CPP）对酒精性肝损伤有保护作用，能显著降低血清肝酶标志物 AST、ALT 水平，还可显著降低乙醇诱导的血浆 TC 和 TG 水平，肝组织切片显示 CPP 可部分治愈肝坏死、淋巴细胞浸润和脂肪变性，因此可作为酒精性肝病治疗或预防的膳食补充剂[6]。

3. 抗癌作用 薏苡仁可能通过调节血清 TNF-α、IL-6 和 IL-1β水平，进而有效抑制裸鼠肝癌移植瘤生长。薏苡仁注射液（康莱特注射液，KLT）是从薏苡仁中提取的抗癌有效成分，该药主要是阻滞癌细胞周期中 G_2-M 时相细胞，减少进入 G_0、G_1 时相细胞，并导致 S 期细胞百分比下降，从而减少其有丝分裂，抑制癌细胞增殖，并导致癌细胞凋亡。其疗效近似于化学药物，且与化学药物（如 ADM）联合使用，可以增强或恢复肿瘤细胞的耐药性，同时还能减轻化疗的毒副作用，提高患者的生活质量[7]。

【现代临床应用】

（1）肝脓肿：薏苡仁 200g，黄芪 60g，煮粥分 3 次使用，连用 1 个月[8]。

（2）转移性肝癌：薏苡仁提取物联合 TACE 治疗转移性肝癌能提高疾病控制率，并降低血清中 VEGF 水平，可延长无进展生存期及 1 年生存率，改善临床症状[9]。

泽 泻

【出处】《神农本草经》。

【来源与采制】本品为泽泻科植物东方泽泻 *Alisma orientale*（Sam.）Juzep.的干燥块茎。主产于福建、四川、江西等地。冬季茎叶开始枯萎时采挖。

【炮制】洗净，干燥，除去须根及粗皮，以水润透切片，晒干。麸炒或盐水炒用。

【性味归经】甘，寒。归肾、膀胱经。

【功效】利水消肿，渗湿，泻热。

【肝病应用】

1. 水肿，小便不利，泄泻 本品淡渗，其利水作用较强，治疗水湿停蓄之水肿、小便不利，常和茯苓、猪苓、桂枝配用，如五苓散（《伤寒论》）；泽泻能利小便而实大便，治脾胃伤冷，水谷不分，泄泻不止，与厚朴、苍术、陈皮配用，如胃苓汤（《丹溪心法》）；本品泻水湿，行痰饮，常治痰饮停聚、清阳不升之头目昏眩，与白术同用，如泽泻汤（《金匮要略》）。

2. 淋证，遗精 本品性寒，既能清膀胱之热，又能泻肾经之虚火，下焦湿热者尤为适宜。故用于治疗湿热淋证，常与木通、车前子等药同用；对肾阴不足，相火偏亢之遗精、潮热，则与熟地黄、山茱萸、牡丹皮同用，如六味地黄丸（《小儿药证直诀》）。

【用法用量】煎服，5～10g。

【古籍摘要】

《药性论》："主肾虚精自出，治五淋，利膀胱热，宣通水道。"

《本草要略》："除湿通淋，止渴，治水肿，止泻痢，以猪苓佐之。"

《本草纲目》："渗湿热，行痰饮，止呕吐、泻痢、疝痛、脚气。"

【化学成分】

本品主要含泽泻萜醇 A、B、C，挥发油，生物碱，天门冬素，树脂等。

【肝病药理】

1. 保肝作用 研究证实，泽泻多糖能够明显降低 AST、ALT、TBIL 活性，同时明显升高 SOD 活性，并能够明显升高肝组织中 SOD 活性和明显降低 MDA 含量，泽泻多糖对 CCl₄ 诱导的小鼠肝损伤有良好的保护作用。泽泻甲醇提取物（ME）能保护大鼠肝细胞免受溴苯（BB）诱导的体内损伤。口服 500mg/kg ME 可轻微降低肝脏脂质过氧化水平，并部分恢复肝脏抗氧化酶活性，如肝环氧化物水解酶（EH）活性和 GST 活性。进一步研究表明，泽泻 B-23 醋酸盐也能防止脂质过氧化，调节酶的活性，其作用类似于 ME，这表明它可能与 ME 的肝保护活性有关。口服给药后，血清和肝脏脂质显著降低，与模型动物相比，通过减少脂质过氧化和抗氧化酶活性而防止氧化应激，降低空腹血糖水平，改善胰岛素抵抗。ME 治疗还显著降低了氨基转移酶异常和肝脏脂肪变性、混合炎症和胶原沉积，改善肝大。

2. 抗肝炎作用 2009 年共合成 41 种泽泻醇 A 衍生物，并对其体外抗 HBV 活性和细胞毒性进行测定。在构效关系研究中，对 C-11、23、24、25 位羟基及泽泻醇 A 的 C-13 双键进行了化学修饰。结果表明，14 种化合物对 HepG2 2.2.15 细胞的 HBsAg 和 HBeAg 分泌具有抑制作用。最有前途的四甲氧基乙酰衍生物泽泻醇 A 对 HBsAg、HBeAg 的分泌具有较强的抑制作用，并具有显著的选择性指标。研究表明，泽泻醇 A 类似物在 C-25 处的双键对强效抗 HBV 活性至关重要。对于脱水衍生物，其抗 HBV 活性在很大程度上取决于 11、23、24-酯基取代基的大小和性质。这些结果表明，泽泻及其脂醇类化合物可能是治疗肝病的潜在临床候选药物[10]。

3. 抗脂肪肝作用 采用高脂饮食建立小鼠非酒精性脂肪肝模型，生泽泻和盐泽泻均能显著降低脂肪肝小鼠的肝脂、肝酶水平，减轻肝细胞脂变程度，盐制泽泻抗脂肪肝作用增强[11]。

金 钱 草

【出处】《本草纲目拾遗》。

【来源与采制】本品为报春花科植物过路黄 *Lysimachia christinae* Hance 的干燥全草。江南各省均有分布。夏、秋二季采收。

【炮制】除去杂质，晒干，切段生用。

【性味归经】甘、咸，微寒。归肝、胆、肾、膀胱经。

【功效】利湿退黄，利尿通淋，解毒消肿。

【肝病应用】

1. 湿热黄疸 本品清肝胆之火，又能除下焦湿热；有清热利湿退黄之效。治湿热黄疸，常与茵陈蒿、栀子、虎杖等同用。

2. 石淋，热淋 金钱草利尿通淋，善消结石，尤宜于治疗石淋，可单用大剂量金钱草煎汤代茶饮，或与海金沙、鸡内金、滑石等同用；治热淋，常与车前子、萹蓄等同用；本品还能清肝胆湿热，消胆石，与茵陈、大黄、郁金等同用，治疗肝胆结石，如利胆排石片。

【用法用量】煎服，15～60g。鲜品加倍。外用适量。

【古籍摘要】

《采药志》："反胃噎膈，水肿臌胀，黄白火疸。"

《草木便方》："除风毒。"

【化学成分】本品主要含酚性成分和甾醇、黄酮类、氨基酸、鞣质、挥发油、胆碱、钾盐等。

【肝病药理】

1. 利胆作用 金钱草煎服剂对犬类、大鼠均有一定的促进胆汁分泌作用。临床试验人十二指肠引流也表明，金钱草亦具有利胆作用。在药理学实验中，大鼠不具有胆囊，所以认为金钱草促进胆汁的作用不是通过反射弧引起胆囊收缩，而可能是由于促进肝细胞分泌胆汁，导致胆管中胆汁增加，内压增高，奥迪括约肌松弛导致胆汁排出。胆汁分泌增加，使胆管泥沙状结石易排出、减轻疼痛和胆管堵塞，黄疸消退。采用 B 超测定口服广金钱草煎服剂犬胆囊的外廓变化，结果表明，广金钱草能通过增加犬血浆中 CCK 的含量而使胆囊明显收缩。金钱草乙酸乙酯提取物（EA）能显著促进大鼠胆汁分泌，降低胆色素结石的成石率，并能维持和调整胆汁成分比例及动物体内正常代谢。

2. 排石作用 采用体外模拟技术，使用扫描电子显微镜（scanning electron microscope，SEM）、红外光谱仪（FT-IR）和 X 射线衍射（X-ray diffraction，XRD）等检测方法对提取的晶体研究发现，金钱草提取液混合之后，一水合草酸钙完全消失，二水合草酸钙随大、小叶金钱草提取液浓度的增加而逐渐减小，实验表明，金钱草提取液中苷类成分与黄酮类成分的羟基与草酸钙之间产生氢键作用，减少尿液中钙粒子浓度，防止草酸钙类结石不断沉积。

3. 抗氧化作用 金钱草对肝脏脂质过氧化物有明显的抑制作用，随浓度的增大，抑制作用提高，具有明显的量效关系，推测金钱草的抗氧化作用可能是保肝及其他功效的现代药理学基础之一。以邻二氮菲-Fe^{2+}-H_2O_2 体系和邻苯三酚自氧法研究发现广金钱草多糖对羟基自由基和负氧离子有抑制作用。

4. 保肝作用 金钱草能降低急性肝损伤小鼠的 MDA 含量、ALT 活性、AST 活性、镁（Mg）含量和升高急性肝损伤小鼠的糖原（glycogen）含量[12]。

【现代临床应用】以单味金钱草汤剂或者膏剂，或者以金钱草为主的复方制剂治疗胆囊结石患者 37 例，总有效率为 78.3%；以金钱草 62.5g 或 125g 并相应辨证加减用药，治疗慢性胆囊炎患者 18 例，症状减轻、有效 7 例，显效 6 例；以金欢汤治疗肝脓肿患者 3 例，3 例痊愈[12]。

玉 米 须

【出处】《滇南本草》。

【来源与采制】本品为禾本科植物玉蜀黍 Zea mays L.的花柱及柱头。全国各地均有栽培。玉米上浆时即可采收，但常在秋后剥取玉米时收集。

【炮制】除去杂质，鲜用或晒干生用。

【性味归经】甘，平。归膀胱、肝、胆经。

【功效】利水消肿，利湿退黄。

【肝病应用】

1. 水肿 本品甘淡渗泄，功专利水渗湿消肿。治疗水肿，小便不利，可单用玉米须大剂量煎服，或与泽泻、冬瓜皮、赤小豆等利水药同用；亦可治脾虚水肿，与白术、茯苓等相伍；本品归膀胱经，利水而通淋，尤宜于膀胱湿热之小便短赤涩痛，可单味大量煎服，亦可与车前草、珍珠草等同用；用于石淋，如《贵阳市秘方验方》中以本品单味煎浓汤顿服，也可与海金沙、金钱草等同用。

2. 黄疸 本品能利湿而退黄，药性平和，故阳黄或阴黄均可用。可单味大剂量煎汤服，亦可与金钱草、郁金、茵陈等配用。

【用法用量】煎服，30～60g。鲜者加倍。

【古籍摘要】

《滇南本草》："宽肠下气。治妇人乳结红肿，乳汁不通，红肿疼痛，怕冷发热，头痛体困。"

《岭南采药录》："又治小便淋沥砂石，苦痛不可忍，煎汤频服。"

【化学成分】本品含有脂肪油、挥发油、树胶样物质、树脂、苦味糖苷、皂苷、生物碱及谷甾醇、苹果酸、柠檬酸等。

【肝病药理】

1. 保肝作用 研究证实，玉米须提取物对肝脏有保护作用，玉米须提取物对胆汁淤积性肝病有一定的改善作用，对肝内胆汁淤积性肝病改善作用明显，对胆管阻塞性肝外胆汁淤积性肝病改善作用较弱。玉米须能有效地抑制肝纤维化的发展，其机制可能是通过下调肝组织内 Smad3 mRNA 的表达，降低 ECM 的分泌，发挥作用。玉米须有效成分玉米须多糖对 CCl_4 诱导的小鼠肝损伤具有保护作用，使用玉米须多糖溶液灌胃，能显著地抑制 CCl_4 引起的小鼠血清中 AST、ALT、LDH 活性，肝中 MDA 的含量，肝指数的升高，以及肝脏中 GSH 的含量，并能显著地减轻 CCl_4 引起的肝小叶内的灶性坏死。玉米须总黄酮对肝脏有保护作用，对 CCl_4 诱导的大鼠慢性肝损伤有保护作用，能明显降低慢性肝损伤大鼠血清中的 AST、ALT 和 HA 水平，并能明显降低血清和肝脏中 MDA 的含量，升高 SOD 活性，其机制可能与抗脂质过氧化有关。

2. 利胆作用 玉米须多糖能明显增强胆汁分泌量，促进胆囊收缩，降低胆囊质量[13]。

【现代临床应用】

（1）急性乙型黄疸性肝炎：在运用门冬氨酸钾镁、甘草酸二铵等对急性乙型黄疸性肝炎退黄、保肝治疗的基础上加用玉米须煎剂（取干燥玉米须 60g，加 2000ml 水煎至 300ml，每次 100ml，分早、中、晚 3 次服）。

（2）非酒精性脂肪性肝：在西药治疗的基础上加服玉米须煎剂（玉米须 60g，加水 2000ml，文火煎至 300ml，每日 1 剂，分 3 次口服），3 个月为 1 个疗程，结果疗效显著[13]。

车 前 子

【出处】《神农本草经》。

【来源与采制】本品为车前科植物车前 *Plantago asiatica* L. 或平车前 *P. depressa* Willd. 的干燥成熟种子。前者分布于全国各地，后者分布于北方各省。夏、秋二季种子成熟时采收果穗。

【炮制】晒干，搓出种子，除去杂质。生用或盐水炙用。

【性味归经】甘，微寒。归肝、肾、肺、小肠经。

【功效】利尿通淋，渗湿止泻，明目，祛痰。

【肝病应用】

1. 淋证，水肿 本品甘寒而利，善通利水道，清膀胱热结。治疗湿热下注膀胱而致的小便淋沥涩痛者，常与木通、滑石、瞿麦等清热利湿药同用，如八正散（《太平惠民和剂局方》）；对水湿停滞水肿，小便不利，可与猪苓、茯苓、泽泻同用；若病久肾虚，腰重脚肿，可与牛膝、熟地黄、山茱萸、肉桂等同用，如济生肾气丸（《济生方》）。

2. 泄泻 本品能利水湿，分清浊而止泻，即利小便以实大便。本品尤宜于小便不利之水泻，可单用本品研末，米饮送服；若脾虚湿盛泄泻，可配白术同用；若暑湿泄泻，可与香薷、茯苓、猪苓等同用，如车前子散（《杨氏家藏方》）。

3. 目赤肿痛，目暗昏花，翳障 车前子善清肝热而明目，故治目赤涩痛，多与菊花、决明子等同用；若肝肾阴亏，两目昏花，则配熟地黄、菟丝子等养肝明目药，如驻景丸（《太平圣惠方》）。

【用法用量】煎服，9～15g。宜包煎。

【使用注意】肾虚遗滑者慎用。

【古籍摘要】

《神农本草经》："主气癃，止痛，利水道小便，除湿痹。"

《名医别录》："男子伤中，女子淋沥，不欲食。养肺强阴益精，令人有子，明目治赤痛。"

《本草纲目》："导小肠热，止暑湿泻痢。"

【化学成分】本品含黏液质、琥珀酸、二氢黄酮苷、车前烯醇、腺嘌呤、胆碱、车前子碱、脂肪油、维生素 A、维生素 B 等。车前子的有效成分是车前草苷 D、车前草苷 E、高车前素和高车前苷。

【肝病药理】**保肝作用** 研究证实，车前子水提物可上调核受体家族成员 FXR，改善胆汁酸微循环，对环磷酰胺引起的大鼠肝损伤具有保护作用。另有研究显示，车前子提取物对对乙酰氨基酚诱导的肝损伤具有保护作用，其潜在作用机制可能与抑制肝脏 CYP2E1 的表达和活性有关。车前子能增加还原型谷胱甘肽浓度和提高机体抗氧化系统的能力，防止氧化产物堆积；能够抑制 CYP2E1 的活性和表达，减少 ROS 的生成[14, 15]。

垂 盆 草

【出处】《本草纲目拾遗》。

【来源与采制】本品为景天科植物垂盆草 *Sedum sarmentosum* Bunge 的新鲜或干燥全草。我国大部分地区均产。均为野生。夏、秋二季采收。

【炮制】切段，晒干，生用，或用鲜品。

【性味归经】甘、淡、微酸，微寒。归心、肝、胆经。

【功效】利湿退黄，清热解毒。

【肝病应用】**黄疸** 垂盆草能利湿退黄。用于湿热黄疸，常与虎杖、茵陈等同用。

【用法用量】煎服，15～30g。鲜品 250g。

【古籍摘要】

《本草纲目拾遗》："性寒，消痈肿，治湿郁水肿。""治诸毒及汤烙伤，疗痈，虫蛇螫咬。"

《天宝本草》："利小便，敷火疮肿痛；汤火症，退湿热，兼治淋症。"

【化学成分】垂盆草含甲基异石榴皮碱等生物碱及景天庚糖、α-香树脂醇、果糖、蔗糖、苜蓿素、甘草苷、柠檬素、槲皮素、金丝桃苷及芹菜素、胡萝卜苷、β-谷甾醇、3β,6β-豆甾-4-烯-3,6-二醇和 3β,4α,14α,20R,24R-4,14 二甲基麦角甾-9（11）-烯-3-醇等。

【肝病药理】

1. 降酶保肝作用 垂盆草中的垂盆草苷和垂盆草总黄酮是其发挥保肝作用的主要成分。垂盆草苷通过降低 ALT、AST、ALP、髓过氧化物酶（myeloperoxidase，MPO）的活性和 TBIL 的含量来保护肝功能，且高剂量垂盆草苷的作用与阳性药物熊去氧胆酸相近。CCl_4 或 D-GalN 与 LPS 合用是强肝毒性物质，目前常用在动物模型中引起急性肝损伤，垂盆草提取物可明显降低因 CCl_4 或 D-GalN 与 LPS 合用所致的急性肝损伤小鼠血清中 ALT、AST 和 TNF-α的活力，增强 Nrf2 的表达，抑制 IκBα和 NF-κB-p65 磷酸化，提高肝损伤小鼠的生存率。垂盆草总黄酮在一定浓度范围内对 H_2O_2 所致 L⁻02 肝细胞损伤有显著的保护作用，其与显著降低小鼠血清 ALT 和 AST 有关。垂盆草提取物可通过抑制 PPAR、p53 信号通路来缓解罗非鱼脂肪肝症状，其作用机制是抑制 p53 信号通路的表达，减少丙二酰辅酶 A、促进脂肪酸的β-氧化来减少非酒精性脂肪肝小鼠模型中肝甘油三酸酯的积累和脂毒性。

2. 抗肝癌作用 体外细胞实验表明，垂盆草的生物碱类、黄酮类等成分能抑制肿瘤细胞增殖活性，通过抑制肿瘤细胞过度生长提高肝癌患者的生存率。垂盆草提取物通过诱导细胞凋亡，下调 Bcl-2、VEGF、pSTAT3 的表达，抑制 HepG2 细胞增殖活性，对肝癌具有潜在的预防和抑制作用。

3. 抗肝纤维化作用 垂盆草总黄酮可通过激活 TGF-β1/Smad2/3 信号通路，抑制 HSC 的增殖及上皮间质转化而改善肝纤维化。垂盆草提取物可激活 Sirtl-AMPK-LXR 信号通路，显著改善 DMN 所致的肝纤维化及清除活化的 HSC[16]。

【现代临床应用】现代临床上已制备有垂盆草颗粒剂、垂盆草缓释微丸、复方垂盆草胶囊等剂型来治疗各种急慢性肝炎。

虎 杖

【出处】《名医别录》。

【来源与采制】本品为蓼科植物虎杖 *Polygonum cuspidatum* Sieb. et Zucc. 的干燥根茎和根。我国大部分地区均产，主产于江苏、江西、山东、四川等地。春、秋二季采挖。

【炮制】除去须根，洗净，趁新鲜切短段或厚片，晒干。生用或鲜用。

【性味归经】微苦，微寒。归肝、胆、肺经。

【功效】利湿退黄，清热解毒，散瘀止痛，化痰止咳。

【肝病应用】

1. 湿热黄疸，淋浊，带下 本品苦寒，有清热利湿之功，治湿热黄疸，可单用本品煎服即效，亦可与茵陈、黄柏、栀子配伍，效力更佳；治湿热蕴结膀胱之小便涩痛，淋浊带下等，单用即效，如姚僧垣的《集验方》以此为末，米饮送下，治五淋，亦可配利尿通淋药同用。

2. 癥瘕 虎杖有活血散瘀止痛之功。治癥瘕，如《备急千金要方》以本品与土瓜根、牛膝合用。

【用法用量】煎服，9～15g。外用适量。

【使用注意】孕妇忌服。

【古籍摘要】

《名医别录》："主通利月水，破留血癥结。"

《日华子本草》："治产后恶血不下，心腹胀满，排脓，主疮疖痈者，妇人血晕，扑损瘀血，破风毒结气。"

《本草纲目》："治男妇诸般淋疾。"

【化学成分】本品主要含虎杖苷、黄酮类、大黄素、大黄素甲醚、白藜芦醇、多糖等。

【肝病药理】**保肝作用**　虎杖及其主要成分白藜芦醇对口饲过氧化玉米油所致的大鼠肝损害有治疗作用，可部分制止大鼠肝中过氧化类脂化合物的堆集（TC、TG、PC、LPO 的蓄积），降低小鼠血清中的 AST 和 ALT 水平，降低 LPO 和减少血清中 FFA、TC、TG、HDL-C 的水平，抑制由 ADP、NADPH 引起的大鼠肝微粒体脂质过氧化。对饮用玉米油-胆固醇-胆酸酸性混合物小鼠的实验结果表明，虎杖及其主要成分白藜芦醇影响类脂新陈代谢，对 TC、TG 在肝中积聚有一定的抑制作用，对血清 TG 和 LDL-C 的提高有一定抑制作用，减少了在小鼠肝中的 14C-软脂酸的脂肪生成，且能明显降低血清中胆红素的含量和降低血清 ALT 活力，但无利胆作用[17]。

地　耳　草

【出处】《生草药性备要》。

【来源与采制】本品又名田基黄，民间别名有小元宝草、雀舌草、七层塔等，为藤黄科植物地耳草 *Hypericum japonicum* Thunb.ex Murray 的干燥全草。主产于江西、福建、广东、广西、四川、湖南等地。夏、秋二季采收。

【炮制】晒干。生或鲜用。

【性味归经】苦、甘，凉。归肝、胆经。

【功效】利湿退黄，清热解毒，活血消肿。

【肝病应用】**黄疸**　本品苦凉，入肝、胆经，清热解毒利湿而退黄疸。用于治疗湿热黄疸，可单用大剂量煎汤服，或与金钱草、茵陈蒿、郁金、虎杖等同用。

【用法用量】煎服，15～30g。外用适量。

【古籍摘要】

《生草药性备要》："治酒病，消肿胀，解蛊毒，敷大恶疮，理疳疮肿。"

《岭南采药录》："去硝、黄火毒，敷虾箝疮，理跌打、蛇伤。"

【化学成分】本品含槲皮苷、田基黄灵素、地耳草素等。

【肝病药理】

1. 保肝作用　研究表明，地耳草注射液对 CCl₄ 所致肝损伤有明显的保护作用，地耳草乙醇总提物和乙酸乙酯部位均可减低血清中的 ALT、AST，能明显恢复 CCl₄ 所致的肝 CYPP450 含量的降低，并对肝细胞超微结构粗面内质网（RER）和滑面内质网（SER）具有保护作用。另外，在 D-GalN 所致的大鼠急性肝损伤模型中，地耳草中提取的黄酮类化合物也可明显降低血清中的 ALT、AST 含量，具有保肝作用。地耳草注射能提高肝细胞 GSH 的含量和保护微粒体 GSH 的活性，使生成的对乙酰氨基酚亲电子活性代谢产物与 GSH 结合而排出，从而抑制对乙酰氨基酚肝脂质过氧化，致使肝脏免受损害，从而对抗对乙酰氨基酚（AP）诱导的肝脏毒性。

2. 抗肝炎病毒作用　应用血清药理学方法，用地耳草的四种提取物（乙醇提取物、乙酸乙酯提取物、正丁醇提取物和水提取物）做体外抗乙肝病毒活性测试。地耳草的水提物表现出比其他三种溶剂的提取物的活性强，具体表现为地耳草的水提物对 HBeAg 和 HBsAg 的抑制率分别为 70%和 30%。体外试验结果表明，地耳草的提取物对 DHBV 有较好的活性[18]。

鸡 骨 草

【出处】《岭南采药录》。

【来源与采制】本品为豆科植物广州相思子 *Abrus cantoniensis* Hance 的干燥全株。全年均可采挖。

【炮制】除去泥沙，干燥。除去杂质及夹果（种子有毒），切段，生用。

【性味归经】甘、微苦，凉。归肝、胃经。

【功效】利湿退黄，清热解毒，疏肝止痛。

【肝病应用】

1. 黄疸 本品甘苦而凉，具有清热利湿而退黄之功。治疗肝胆湿热郁蒸引起的黄疸，可单味使用，或与茵陈、地耳草等药配伍，以加强清热解毒、利湿退黄的作用。

2. 胁肋不舒，胃脘胀痛 本品入肝、胃二经，具有疏肝止痛的功效，治肝气郁结之胁肋不舒、胃脘疼痛，常与两面针同用。

【用法用量】煎服，15～30g。

【化学成分】本品含相思子碱、相思子皂苷、黄酮类、氨基酸、糖类、相思子皂醇、甘草次酸。

【肝病药理】**保肝作用** 由于鸡骨草有降血脂和清除自由基的能力，对脂肪肝、病毒性肝病、肝损伤有着一定的治疗作用。在肝癌细胞 HepG2 2.2.15 模型中，可同时抑制细胞上清液中 HBsAg 和 HBeAg 的表达。鸡骨草总黄酮能明显改善 CCl_4 所致小鼠的肝损伤程度，坏死范围和程度明显减轻，有少量的炎症细胞浸润，且能显著降低 CCl_4 损伤的小鼠血清中 ALT、AST 活力和肝脏系数，并能提高肝组织中 SOD 和 GSH-Px 的活性，减少肝组织中 MDA 的生成。经研究证明，鸡骨草总黄酮碳苷可以显著减少小鼠肝脏脂肪空泡的数量和脂变的面积，降低 TG 和 TC 的含量及血清氨基转移酶水平，在脂质相关代谢基因的调控上，可以下调 DL-E 导致的固醇调节元件结合蛋白-1、脂肪酸合成酶和乙酰辅酶 A 羧化酶的高表达，并且鸡骨草总黄酮碳苷可以逆转 DL-E 对过氧化物酶体增殖物活化受体α和肉碱棕榈酰转移酶 1α的抑制作用。鸡骨草凝集素具有抑制 HepG2 细胞生长和繁殖的能力，可能会起到人类肝癌细胞向正常细胞转化的作用[19]。

参 考 文 献

[1] 刘玉萍，邱小玉，刘烨，等.茵陈的药理作用研究进展 [J].中草药，2019，50（9）：2235-2241.

[2] 郑玉娇，王青，邸莎，等.茵陈的临床应用及其用量探究 [J].吉林中医药，2019，39（2）：169-173.

[3] 梁学清，李丹丹，黄忠威.茯苓药理作用研究进展 [J].河南科技大学学报（医学版），2012，30（2）：154-156.

[4] 李玉平，李林.茯苓的临床新用途 [J].职业与健康，2000（8）：122-123.

[5] 肖志勇.薏苡仁多糖防治化学性肝损伤实验研究 [J].湖南中医杂志，2014，30（7）：168-170.

[6] 陈丽春，王宏宇，方仲杨，等.薏苡仁蛋白水解物对小鼠酒精性肝损伤的保护作用 [A].中国食品科学技术学会.中国食品科学技术学会第十六届年会暨第十届中美食品业高层论坛论文摘要集 [C].武汉，2019：2.

[7] 冯懿正，赵文和，马志敏，等.经导管肝动脉灌注薏苡仁提取物注射液治疗中晚期肝癌 [J].肿瘤防治杂志，2001（3）：310-311.

[8] 张武强，张武标.薏苡仁善治肝脓肿 [J].中医杂志，2008（1）：58.

[9] 姜海英，张燕妮，许娟，等.薏苡仁提取物联合经导管肝动脉化疗栓塞术治疗转移性肝癌的临床研究 [J].肿瘤研究与临床，2012（4）：239-242.

[10] 李佳欣，陈思琦，吴鑫宇，等.泽泻现代药理学研究 [J].辽宁中医药大学学报，2020，22（2）：143-146.

[11] 宋丽，潘瑞，田兴勇，等.盐制对泽泻抗脂肪肝作用的影响 [J].时珍国医国药，2018，29（1）：92-94.

[12] 王洋.金钱草活性成分及药理作用研究 [D].西宁：青海师范大学，2018.

[13] 陈耀章，马琴国.玉米须降糖、降压、降脂、保肝作用研究 [J].中医研究，2014，27（3）：78-80.

[14] 陈浩，赵威，俞浩，等.基于 FXR-MRP2/BSEP 通路探究车前子水提物对环磷酰胺致大鼠肝损伤的保护作用及机制研究 [J].中药药理与临床，2018，34（5）：85-90.

[15] 代国年，王桂荣，王萌，等.车前子提取物抑制扑热息痛诱导小鼠肝损伤的作用研究 [J].西北农林科技大学学报（自然科学版），2020，48（7）：27-36.

[16] 杨迎迎，万新焕，刘英男，等.垂盆草化学成分及药理作用研究进展 [J].中国中药杂志，2020，45（18）：4341-4348.

[17] 康连香，王瑛，贾彦超.虎杖的药理研究和临床应用 [J].中国中医药现代远程教育，2010，8（10）：86-86.

[18] 宋敏，吴海坤，陈善真.田基黄的药理作用及其作用机理 [J].兽医导刊，2009（8）：41-42.

[19] 林梦瑶，黄锁义，李琳，等.鸡骨草研究的新进展 [J].中国野生植物资源，2017，36（1）：45-48.

第四章 理 气 药

乌 药

【出处】《本草拾遗》。

【来源与采制】本品为樟科植物乌药 *Lindera aggregata*（Sims）Kosterm.的块根。主产于浙江、安徽、江苏、陕西等地。全年均可采挖，除去细根，洗净，趁鲜切片，晒干。

【炮制】生用或麸炒用。

【性味归经】辛，温。归肺、脾、肾、膀胱经。

【功效】行气止痛，温肾散寒。

【肝病应用】**寒凝气滞之胸腹诸痛证** 本品味辛行散，性温祛寒，入肺而宣通，入脾而宽中，故能行气散寒止痛。治胸腹胁肋闷痛，常与香附、甘草等同用，如小乌沉汤（《太平惠民和剂局方》），也可与薤白、瓜蒌皮、延胡索等同用；若治脘腹胀痛，可配伍木香、青皮、莪术等，如乌药散（《太平圣惠方》），也可与香附、木香、陈皮等同用；治寒疝腹痛，多与小茴香、青皮、高良姜等同用，如天台乌药散（《医学发明》）；若寒凝气滞痛经，可与当归、香附、木香等同用，如乌药汤（《济阴纲目》）。

【用法用量】煎服，3～9g。

【古籍摘要】

《本草衍义》："乌药和来气少，走泄多，但不甚刚猛，与沉香同磨作汤，治胸腹冷气，其稳当。"

《药品化义》："乌药，气雄性温，故快气宣通，疏散凝滞，甚于香附。外解表而理肌，内宽中而顺气。以此散寒气，则客寒冷痛自除；驱邪气则天行疫瘴即却；开郁气，中恶腹痛，胸膈胀痛，顿然可减；疏经气，中风四肢不遂，初产血气凝滞，渐次能通，皆藉其气雄之功也。"

《本草求真》："凡一切病之属于气逆，而见胸腹不快者，皆宜用此。功与木香、香附同为一类。但木香苦温，入脾爽滞，每于食积则宜；香附辛苦入肝胆二经，开郁散结，每于忧郁则妙。此则逆邪横胸，无处不达，故用以为胸腹逆邪要药耳。"

【化学成分】本品含生物碱及挥发油。油中的主要成分为乌药烷、乌药烃、乌药醇、乌药酸、乌药醇酯等。

【肝病药理】

1. 保肝作用 研究证实，乌药不同提取部位能改善组织病理学的不同状态，不同程度地降低模型大鼠血清中 ALT、AST 的含量，降低血清及肝组织中 MDA 的含量，升高血清及肝组织中 SOD 的活性，并能不同程度地抑制肝组织中 CYP2E1 mRNA 的表达。降低血清中 ALT、AST、TG、TC 和 MDA 水平。此外，肝组织通过表达乙醇处理诱导 CYP2E1 mRNA 来减少 MDA 和炎症介质（NF-κB、TNF-α和 IL-1β）水平，乌药提取物对酒精性肝损伤具有保护作用，其机制可能与抗癫痫发作、抗氧化作用有关。乌药叶总黄酮有较明显的降血脂作用，可改善肝细胞脂肪变性，对脂肪肝有较好的治疗作用。乌药能提高小鼠的免疫功能，对大鼠因喂饲高脂饲料致实验性脂肪肝有一定的降脂和护肝作用[1]。

2. 抗肝癌作用 从乌药叶中分离出的 secoaggregatalactone A，经细胞毒性测定结果表明，对人肝癌细胞系（HepG2 细胞系）表现出显著的细胞毒性。通过形态学观察，流式细胞术分析和 DNA 片段化分析，证实了 secoaggregatalactone A 对人细胞的细胞毒性作用是由细胞凋亡引起的。另有研究发现，乌药根挥发油能够有效抑制肝癌 HepG2 细胞的增殖，且具有一定的癌细胞选择性；同时能诱导 HepG2 细胞发生凋亡。乌药中分离出的倍半萜类成分 Linderolide G 和 lindestrene 显示对 HSC-T6 具有细胞毒性[1]。

青 皮

【出处】《本草图经》。

【来源与采制】本品为芸香科植物橘 *Citrus reticulata* Blanco 及其栽培变种的幼果或未成熟果实的干燥果皮。主产于广东、福建、四川、浙江、江西等地。5～6 月收集自落的幼果，晒干，称为"个青皮"，7～8 月采收未成熟的果实，在果皮上纵剖成四瓣至基部，除去瓤肉，晒干，习称"四花青皮"。

【炮制】生用或醋炙用。

【性味归经】苦、辛，温。归肝、胆、胃经。

【功效】疏肝破气，消积化滞。

【肝病应用】

1. 肝郁气滞证 本品辛散温通，苦泄下行而奏疏肝理气、散结止痛之功，尤宜于治肝郁气滞之胸胁胀痛、疝气疼痛、乳房肿痛。治肝郁胸胁胀痛，常配柴胡、郁金、香附等；治乳房胀痛或结块，常配柴胡、浙贝母、橘叶等；治乳痈肿痛，常配瓜蒌皮、金银花、蒲公英等；若治寒疝疼痛，多与乌药、小茴香、木香等同用，如天台乌药散（《医学发明》）。

2. 气滞脘腹疼痛 本品辛行温通，入胃而行气止痛。治疗脘腹胀痛，可与大腹皮同用，如青皮散（《症因脉治》）；若脘腹冷痛，可与桂枝、陈皮同用，如三皮汤（《医方类聚》）。

3. 食积腹痛 本品辛行苦降温通，有消积化滞、和降胃气、行气止痛之功。治食积气滞，脘腹胀痛，常与山楂、神曲、麦芽等同用，如青皮丸（《沈氏尊生书》）；若气滞甚者，可与木香、槟榔或枳实、大黄等同用。

4. 癥瘕积聚、久疟痞块 本品气味峻烈，苦泄力大，辛散温通力强，能破气散结。用于治疗气滞血瘀之癥瘕积聚、久疟痞块等，多与三棱、莪术、丹参等同用。

【用法用量】煎服，3～9g。醋炙疏肝止痛力强。

【古籍摘要】

《本草图经》："主气滞，下食，破积结及膈气。"

《本草纲目》："治胸膈气逆，胁痛，小腹疝痛，消乳肿，疏肝胆，泻肺气。""青橘皮，古无用者，至宋时医家始用之，其色青气烈，味苦而辛，治之以醋，所谓肝欲散，急食辛以散之，以酸泄之，以苦降之也。"

《本草汇言》："青橘皮，破滞气，削坚积之药也……此剂苦能泄，辛能散，芳香能辟邪消癥，运行水谷，诚专功也。"

【化学成分】本品中含有川陈皮素、橙皮苷、新橙皮苷、橙皮素、昔奈福林、黄酮化合物等，与陈皮相似，但所含成分的量不同，如所含昔奈福林比陈皮为高。另外，本品含多种氨基酸，如天冬氨酸、谷氨酸、脯氨酸等。

【肝病药理】**保肝利胆作用**　研究表明，青皮水煎剂对正常大鼠和 CCl_4 所致的大鼠肝损伤均具有较强的利胆作用，可使胆汁分泌增加，提高胆汁量，并具有保护肝细胞功能的作用。青皮注射液能舒张豚鼠离体胆囊平滑肌，能对抗卡巴胆碱引起的胆囊收缩[2, 3]。

陈　皮

【出处】《神农本草经》。

【来源与采制】本品为芸香科植物橘 *Citrus reticulata* Blanco 及其栽培变种的成熟干燥果皮。主产于广东、福建、四川、浙江、江西等地。秋末冬初果实成熟时采收果皮，晒干或低温干燥。以陈久者为佳，故称陈皮。产广东新会者称"新会皮""广陈皮"。

【炮制】切丝，生用。

【性味归经】辛、苦，温。归脾、肺经。

【功效】理气健脾，燥湿化痰。

【肝病应用】**脾胃气滞证**　本品辛行温通，有行气止痛、健脾和中之功，因其苦温而燥，故寒湿中阻之气滞者最宜。治疗中焦寒湿脾胃气滞，脘腹胀痛、恶心呕吐、泄泻等，常与苍术、厚朴等同用，如平胃散（《太平惠民和剂局方》）；若食积气滞，脘腹胀痛，可与山楂、神曲等同用，如保和丸（《丹溪心法》）；若外感风寒，内伤湿滞之腹痛、呕吐、泄泻，可与藿香、紫苏叶等同用，如藿香正气散（《太平惠民和剂局方》）；若脾虚气滞，腹痛喜按、不思饮食、食后腹胀、便溏舌淡者，可与党参、白术、茯苓等同用，如异功散（《小儿药证直诀》）。若脾胃气滞较甚，脘腹胀痛较剧者，每与木香、枳实等同用，以增强行气止痛之功。

【用法用量】煎服，3～9g。

【古籍摘要】

《神农本草经》："主胸中瘕热，逆气，利水谷，久服去臭，下气。"

《名医别录》："下气，止呕咳。""治脾不能消谷，气冲胸中，吐逆霍乱，止泄。"

《本草纲目》："疗呕哕反胃嘈杂，时吐清水，痰痞痃疟，大肠闷塞，妇人乳痈。入食料，解鱼腥毒。""其治百病，总是取其理气燥湿之功。同补药则补，同泻药则泻，同升药则升，同降药则降。"

【化学成分】陈皮中含有川陈皮素、橙皮苷、新橙皮苷、橙皮素、昔奈福林、黄酮化合物等。陈皮挥发油含量为 1.5%～2.0%，广陈皮挥发油含量为 1.2%～3.2%，其成分有 α-侧柏烯、柠檬烯等。

【肝病药理】**保肝利胆作用**　研究显示，陈皮提取物预先灌胃小鼠，可明显延长醉酒发生的时间，缩短醒酒时间，降低小鼠的死亡率，并能降低小鼠血清乙醇浓度，提高脱氢酶含量，恢复肝组织中 GST 活性，提高还原型谷胱甘肽（GSH）的含量，对酒精性肝病具有保护作用。十二指肠陈皮水煎液给药，能提高大鼠分泌胆汁的能力，使胆汁流量明显增加，并能显著松弛奥迪括约肌和降低胆囊压力，这为陈皮有舒肝胆功效，治胸胁气逆、胁痛等提供了实验依据[4, 5]。

木 香

【出处】《神农本草经》。

【来源与采制】本品为菊科植物木香 *Aucklandia lappa* Decne.、川木香 *Vladimiria souliei* (Franch.) Ling 的根。木香产于印度、巴基斯坦、缅甸者，称为广木香，现我国已栽培成功。主产于云南、广西者，称为云木香；主产于四川、西藏等地者称川木香。秋、冬二季采挖，除去泥沙及须根，切段，大的再纵剖成瓣，干燥后撞去粗皮。

【炮制】生用或煨用。

【性味归经】辛、苦，温。归脾、胃、大肠、胆、三焦经。

【功效】行气止痛，调中导滞。

【肝病应用】**腹痛胁痛，黄疸，疝气疼痛** 本品气香醒脾，味辛能行，味苦主泄，走三焦和胆经，故既能行气健脾又能疏肝利胆。用于治疗脾失运化、肝失疏泄而致湿热郁蒸、气机阻滞之脘腹胀痛、胁痛、黄疸，可与郁金、大黄、茵陈等配伍；若治寒疝腹痛及睾丸偏坠疼痛，可与川楝子、小茴香等同用，如导气汤（《医方简义》）。

【用法用量】煎服，1.5～6g。生用行气力强，煨用行气力缓而实肠止泻，用于泄泻腹痛。

【古籍摘要】

《日华子本草》："治心腹一切气，膀胱冷痛，呕逆反胃，霍乱泄泻痢疾，健脾消食，安胎。"

《本草纲目》："木香乃三焦气分之药，能升降诸气。"

《本草求真》："木香，下气宽中，为三焦气分要药。然三焦则又以中为要……中宽则上下皆通，是以号为三焦宣滞要剂。"

【化学成分】木香含挥发油。油中成分为紫杉烯、α-紫罗兰酮、木香烯内酯、α木香烃及β木香烃、木香内酯、二氢脱氢木香内酯、木香醇、水芹烯等。有机酸成分有棕榈酸、天台乌药酸，其他还有甘氨酸、瓜氨酸等20种氨基酸及胆胺、木香碱等成分。

【肝病药理】**保肝利胆作用** 研究证实，川木香水提物、乙醇提取物及木香烃内酯、去氢木香内酯可显著增加胆汁分泌，具有较强的利胆作用。去氢木香内酯可显著降低大鼠血清中 ALT、AST 的活性及 MDA 的量，减轻大鼠肝脏坏死性病理改变，对大鼠肝损伤有较好的保护作用[6]。

参 考 文 献

[1] 邢梦雨，田崇梅，夏道宗.乌药化学成分及药理作用研究进展[J].天然产物研究与开发，2017，29（12）：2147-2151.

[2] 金晶，郑操，林丽，等.青皮对大鼠急性四氯化碳肝损伤保护作用的量效关系[J].时珍国医国药，2007（12）：2977-2978.

[3] 高顺平，邬国栋，刘全礼.青皮的研究进展[J].包头医学院学报，2014，30（1）：139-141.

[4] 张雄飞，竹剑平.陈皮提取物对酒精肝的保护作用[J].当代医学（学术版），2008（8）：157-158.

[5] 宋保兰.陈皮药理作用[J].实用中医内科杂志，2014，28（8）：132-133，160.

[6] 毛景欣，王国伟，易墨，等.川木香化学成分及药理作用研究进展[J].中草药，2017，48（22）：4797-4803.

第五章 理 血 药

川 芎

【出处】《神农本草经》。

【来源与采制】本品为伞形科植物川芎 *Ligusticum chuanxiong* Hort.的根茎。主产于四川、贵州、云南，以四川产者质优。

【炮制】切片生用或酒炙。

【性味归经】辛，温。归肝、胆、心包经。

【功效】活血行气，祛风止痛。

【肝病应用】**血瘀气滞痛证** 本品辛散温通，既能活血化瘀，又能行气止痛，为"血中之气药"，具通达气血功效，故治气滞血瘀之胸胁、腹部诸痛。若治心脉瘀阻之胸痹心痛，常与丹参、桂枝、檀香等同用；若治肝郁气滞之胁痛，常配柴胡、白芍、香附，如柴胡疏肝散（《景岳全书》）；如肝血瘀阻，积聚痞块、胸胁刺痛，多与桃仁、红花等同用，如血府逐瘀汤（《医林改错》）。若治跌仆损伤，瘀肿疼痛，可配乳香、没药、三七等药用。川芎善"下调经水，中开郁结"，为妇科要药，能活血调经，可用于治疗多种妇产科的疾病。如治血瘀经闭、痛经，常与赤芍、桃仁等同用，如血府逐瘀汤（《医林改错》）；若属寒凝血瘀者，可配桂心、当归等，如温经汤（《妇人大全良方》）；若治产后恶露不下，瘀阻腹痛，可配当归、桃仁、炮姜等，如生化汤（《傅青主女科》）；若治月经不调，经期超前或错后，可配益母草、当归等，如益母胜金丹（《医学心悟》）。

【用法用量】煎服，3～9g。

【使用注意】阴虚火旺、多汗、热盛及无瘀之出血证者和孕妇慎用。

【古籍摘要】

《神农本草经》："主中风入脑头痛、寒痹，筋挛缓急，金疮，妇人血闭无子。"

《本草汇言》："芎䓖，上行头目，下调经水，中开郁结，血中气药也。尝为当归所使，非第治血有功，而治气亦神验也……味辛性阳，气善走窜而无阴凝粘滞之态，虽入血分，又能去一切风，调一切气。"

《本草新编》："川芎……血闭者能通，外感者能散，疗头风甚神，止金疮疼痛。此药可君可臣，又可为佐使，但不可单用……倘单用一味以补血，则血动，反有散失之忧。单用一味以止痛，则痛止，转有暴亡之虑。"

【化学成分】本品含生物碱（如川芎嗪）、挥发油（主要为藁本内酯、香桧烯等）、酚类物质（如阿魏酸）、内脂素及维生素 A、叶酸、蔗糖、甾醇、脂肪油等。

【肝病药理】

1. 抗肿瘤作用 川芎具有非常好的抗肿瘤作用，可以从抑制肿瘤细胞增殖，诱导肿瘤细胞凋亡，抑制癌基因表达，改善血液高凝状态，抗肿瘤血管生成，改善乏氧微环境，影响肿瘤细胞侵袭、迁移及黏附能力，增强免疫监视和免疫调控、化疗药物增效减毒等方面防治恶性肿瘤的侵袭和转移[1]。

2. 其他作用　川芎可能通过升高血清、脑、肝、肾中的 SOD 活力和 GSH-Px 活性，降低 MDA 含量，来改善衰老小鼠学习记忆能力，起到抗衰老的作用[2]。川芎中的有效成分川芎嗪可降低动脉粥样硬化（AS）小鼠血清中 TG 水平及主动脉 CD31 的表达，减小斑块面积，降低 VEGFR2 的表达，从而发挥抗 AS 的作用[3]。

延 胡 索

【出处】《神农本草经》。

【来源与采制】本品为罂粟科植物延胡索 *Corydalis yanhusuo* W. T. Wang 的块根。主产于浙江、江苏、湖北、湖南等地。野生或栽培，夏初茎叶枯萎时采挖。

【炮制】生用或醋炙用。

【性味归经】辛、苦，温。归心、肝、脾经。

【功效】活血，行气，止痛。

【肝病应用】**气血瘀滞之痛证**　本品辛散温通，为活血行气止痛之良药，前人谓其能"行血中之气滞，气中血滞，故能专治一身上下诸痛"。延胡索为常用的止痛药，无论何种痛证，均可配伍应用。若治心血瘀阻之胸痹心痛，常与丹参、桂枝、薤白、瓜蒌等药同用；若配川楝子，可治热证胃痛，如金铃子散（《素问病机气宜保命集》）；治寒证胃痛，可配桂枝（或肉桂）、高良姜，如安中散（《太平惠民和剂局方》）；治气滞胃痛，可配香附、木香、砂仁；若治瘀血胃痛，可配丹参、五灵脂等药用；若配党参、白术、白芍等，可治中虚胃痛；若治肝郁气滞之胸胁痛，可伍柴胡、郁金；治肝郁化火之胸胁痛，配伍川楝子、栀子；治寒疝腹痛，可配小茴香、吴茱萸等药用；治气滞血瘀之痛经、月经不调、产后瘀滞腹痛，常配当归、红花、香附等药用；治跌打损伤、瘀肿疼痛，常与乳香、没药同用；治风湿痹痛，可配秦艽、桂枝等药用。

【用法用量】煎服，3～10g。研粉吞服，每次 1～3g。

【古籍摘要】

《雷公炮炙论》："心痛欲死，速觅延胡。"

《本草纲目》："延胡索，能行血中气滞，气中血滞，故专治一身上下诸痛，用之中的，妙不可言。盖玄胡索活血化气第一品药也。"

【化学成分】本品主要含有生物碱 20 余种，包括延胡索甲素、延胡索乙素、延胡索丙素、延胡索丁素、延胡索庚素、延胡索辛素、延胡索壬素、延胡索寅素、延胡索丑素、延胡索子素等。

【肝病药理】

1. 抗肿瘤作用　延胡索的多种成分（如延胡索碱、四氢帕马丁、黄连碱）可抑制癌细胞及其因子的表达，起到抗肿瘤的作用。牟唯省[4]通过实验表明延胡索粉末可抑制荷瘤小鼠肝癌 H_{22} 细胞，提高胸腺及脾脏系数，同时产生大量的 T 淋巴细胞，并增强其活性使得肿瘤细胞变性坏死。同时延胡索总碱及延胡索酸亦均可对肝癌细胞起抑制作用。Sang 等[5]研究表明延胡索脂溶非酚性生物碱组分对肝肿瘤细胞杀伤活性最强，对 SMMC-7721 的生长抑制活性最高。延胡索总碱可抑制人肝癌细胞系 HepG2 细胞增殖[6]。

2. 降血脂作用　四氢帕马丁可抑制金仓鼠肝脏脂质积累，降低血清中 TC、TG、LDL-C、HDL-C 的水平，这一作用可能与增加血清和肝脏中胆固醇 7a-羟化酶（CYP7A1）的表达有关[7]。有研究表明，四氢帕马丁可能通过下调 SREBP-1c 及其靶基因 FAS、SCD-1、磷酸酰基转移酶（gelatin particle agglutination test，GPAT）的表达，抑制 PPAR-γ、内质网应激相关因子（CCAAT）/增强子结合蛋白α（C/EBPα）调控作用，刺激 AMPK 信号通路产生抑制 3T3-L1（小鼠胚胎成纤维细胞）分化和脂质积累的作用[8]。

3. 保肝作用　四氢帕马丁对 CCl_4 致小鼠肝损伤具有保护作用，可明显降低肝损伤小鼠血清中 ALT、AST 活性和肝匀浆 MDA 的含量，提高肝匀浆 SOD 活性，明显减轻肝组织变性，使肝组织结构完好[9]。四氢帕马丁对人肝微粒体 CYP450 酶抑制作用中，右旋四氢帕马丁对 CYP450 的各种亚型无明显抑制，左旋四氢帕马丁（罗通定）对 CYP2D6 抑制作用强[10]。

郁　金

【出处】《药性论》。

【来源与采制】本品为姜科植物温郁金 *Curcuma wenyujin* Y. H. Chen et C. Ling、姜黄 *C.longa* L.、广西莪术 *C. kwangsiensis* S.G.Lee et C. F. Liang 或蓬莪术 *C. phaeocaulis* Val.的块根。温郁金主产于浙江，以温州地区最有名，为道地药材；黄郁金（植物郁金）及绿丝郁金（蓬莪术）主产于四川；广西莪术主产于广西。野生或栽培。冬季茎叶枯萎后采挖，摘取块根，除去细根，蒸或煮至透心，干燥。

【炮制】切片或打碎，生用。

【性味归经】辛、苦，寒。归肝、胆、心经。

【功效】活血止痛，行气解郁，清心凉血，利胆退黄。

【肝病应用】

1. 气滞血瘀之胸、胁、腹痛　本品味辛能行能散，既能活血，又能行气，故治气血瘀滞之痛证。常与木香配伍，气郁倍木香，血瘀倍郁金，如颠倒木金散（《医宗金鉴》）；若治肝郁气滞之胸胁刺痛，可配柴胡、白芍、香附等药用。若治心血瘀阻之胸痹心痛，可配瓜蒌、薤白、丹参等药用；若治肝郁有热、气滞血瘀之痛经、乳房作胀，常配柴胡、栀子、当归、川芎等药，如宣郁通经汤（《傅青主女科》）；若治癥瘕痞块，可配鳖甲、莪术、丹参、青皮等。

2. 吐血、衄血、倒经、尿血、血淋　郁金性寒清热，味苦能降泄，入肝经血分而能凉血降气止血，用于气火上逆之吐血、衄血、倒经，可配生地黄、牡丹皮、栀子等以清热凉血，解郁降火，如生地黄汤（《医学心悟》）；用于热结下焦，伤及血络之尿血、血淋，可与生地黄、小蓟等药同用，如郁金散（《普济方》）。

3. 肝胆湿热黄疸、胆石症　郁金性寒入肝、胆经，能清利肝胆湿热。治湿热黄疸，配茵陈蒿、栀子；配伍金钱草可治胆石症。

【用法用量】煎服，5～12g；研末服，2～5g。

【使用注意】畏丁香。

【古籍摘要】

《本草纲目》："治血气心腹痛，产后败血冲心欲死，失心癫狂。"

《本草汇言》："郁金清气化痰散瘀血之药也，其性轻扬，能散郁滞，顺逆气，上达高巅，善行下焦，为心肺肝胃，气血火痰郁遏不行者最验。故治胸胃膈痛，两胁胀满，肚腹攻疼，饮食不思等证；又治经脉逆行，吐血衄血，唾血血腥。此药能降气，气降则火降，而痰与血亦各循其所安之处而归原矣。"

《本草备要》："行气，解郁，泄血，破瘀。凉心热，散肝郁，治妇人经脉逆行。"

【化学成分】本品含有挥发油（莰烯、樟脑、倍半萜烯等）、姜黄素、姜黄酮等，另含淀粉、多糖、脂肪油、橡胶、水芹烯等。

【肝病药理】

1. 保肝作用 在药物肝损伤方面，有文献报道[11]，广西桂郁金水提物对 CCl_4 和氨基半乳糖盐酸盐所致的小鼠急性肝损伤研究结果表明，桂郁金水提物高、中、低剂量组及联苯双酯组均可明显降低急性肝损伤小鼠血清中 ALT、AST 的活性。此外，秦华珍等[12]认为，桂郁金水提物对卡介苗和脂多糖引起的小鼠免疫性肝损伤具有明显的保护作用，并指出其与抗脂质过氧化有关。

2. 抗肝纤维化作用 在肝纤维化方面，秦华珍等[13]发现桂郁金水提物能降低肝纤维化模型大鼠肝组织 Hyp 和 MDA 的含量并升高 SOD 和 GSH-Px 的含量，提示桂郁金水提物的抗肝纤维化作用机制与清除自由基、抗脂质过氧化和抗损伤有关。黄小欧等[14]指出，桂郁金水提物能够显著降低 ALT、AST、球蛋白、HA、LN、III型前蛋白水平的含量，并显著提高白蛋白的水平，表明桂郁金水提物具有保肝降酶、改善蛋白质合成、抗肝纤维化作用。有研究表明[15~17]，桂郁金水提物具有减低人肝星状细胞株（HSC-LX2）的纤维化蛋白分泌功能、增加纤维化蛋白降解的能力，从而干预肝纤维化病程。张技等[18]用血小板衍生生长因子（PDGF）诱导 HSC-T6 活化，用桂郁金醇提物干预，与模型组相比发现桂郁金能显著降低 I-C、III-C 的含量，其中 TGF-β_1 mRNA 和 Smad3 mRNA 的水平存在显著差异，提示桂郁金可能通过 TGF-β_1/Smad 信号通路，起到抗肝纤维化的作用。

3. 抗氧化作用 石卫州课题组[19]指出桂郁金对大鼠肝脏和肾脏没有毒性，对肾脏可能还具有保护作用，桂郁金可诱导胞质液和微粒体内脱毒酶的功能，具有抗氧化作用，并能加速体内毒性代谢物的排除，增加肝脏的解毒能力。

4. 抗肿瘤作用 温郁金提取物表现出对多种肿瘤细胞的抑制及促进凋亡作用。试验发现温郁金二萜类化合物 C 能够上调 caspase-3 和 PARP（89k）的表达来诱导人肝癌 HepG-2 细胞发生凋亡[20]。

姜　黄

【出处】《新修本草》。

【来源与采制】本品为姜科植物姜黄 *Curcuma longa* L.的根茎。主产于四川、福建等地。野生或栽培。冬季茎叶枯萎时采挖，除去须根。

【炮制】煮或蒸至透心，晒干，切厚片，生用。

【性味归经】辛、苦，温。归肝、脾经。

【功效】活血行气，通经止痛。

【肝病应用】**气滞血瘀所致的心、胸、胁、腹诸痛**　姜黄辛散温通，苦泄，既入血分又入气分，能活血行气而止痛。治胸阳不振、心脉闭阻之心胸痛，可配当归、木香、乌药等药用，如姜黄散（《圣济总录》）；治肝胃气滞寒凝之胸胁痛，可配枳壳、桂心、炙甘草，如推气散（《丹溪心法》）；治气滞血瘀之痛经、经闭、产后腹痛，常与当归、川芎、红花同用，如姜黄散（《圣济总录》）；治跌打损伤，瘀肿疼痛，可配苏木、乳香、没药，如姜黄汤（《伤科方书》）。

【用法用量】煎服，3～10g。外用适量。

【古籍摘要】

《新修本草》："主心腹结积，疰忤，下气，破血，除风热，消痈肿，功力烈于郁金。"

《日华子本草》："治癥瘕血块，痈肿，通月经，治跌扑瘀血，消肿毒，止暴风痛，冷气，下食。"

《本草纲目》："治风痹臂痛。""姜黄、郁金、莁药（莪术）三物，形状功用皆相近。但郁金入心治血，而姜黄兼入脾，兼治气；莁药则入肝，兼治气中之血，为不同尔。"

【化学成分】本品含有挥发油，主要成分为姜黄酮、芳姜黄酮、姜烯、水芹烯、香桧烯、桉油素、莪术酮、莪术醇、丁香烯龙脑、樟脑等；色素物，主要为姜黄素、去甲氧基姜黄素；胭脂树橙、降胭脂树素和微量元素等。

【肝病药理】

1. 抗肝纤维化作用　姜黄素能够降低肝组织Ⅰ-C、Ⅲ-C、Ⅳ-C含量，降解肝组织Ⅰ-C、Ⅲ-C、Ⅳ-C，具有治疗肝纤维化的作用[21]，有多种炎症途径，例如，产生TGF-β_1激活HSC，释放TNF-α直接诱导肝细胞死亡[22]。Adhyatmika等[23]研究发现，姜黄素可以通过抑制库普弗细胞活化，减少趋化因子的分泌，减少Ly6Chi单核细胞的浸润，治疗肝纤维化。肝纤维化伴随着单核细胞浸润，其已被确认为慢性肝病的新治疗靶点。研究表明，姜黄素可以通过抑制MCP-1来减少Gr1hi单核细胞的募集，从而保护肝脏免受诱导导致纤维化[24]。研究表明，姜黄素通过ERK途径部分降低缺氧诱导因子-1α（hypoxia-inducedfactor-1α，HIF-1α）的表达来减轻纤维化，从而预防CCl_4诱导的大鼠肝纤维化[25]。

2. 抗氧化作用　姜黄素具有显著的氧化保护作用，改善细胞对氧化应激的反应，增强Nrf2、SOD、CAT、GSH、GSH-Px和海马糖皮质激素受体（glucocorticoid receptors，GR）的表达水平。既往研究发现[26, 27]，姜黄素能抑制脂质过氧化，中和ROS和活性氮（reactive nitrogen species，RNS）。姜黄素能够通过显著抑制CCl_4诱导的血清中ALT、AST的升高，增强肝细胞抵抗磷脂氧化的作用，保护生物膜的完整性[28]。

3. 抗肿瘤作用　朱文婷等[29]通过姜黄素联合声动力疗法对人肝癌HepG2细胞作用机制的研究发现，联合处理后细胞线粒体膜电位下降明显，凋亡相关蛋白cleaved caspase-3、Bax的表达增加，抑凋亡蛋白Bcl-2、Bcl-xl的表达降低。报道发现，姜黄素可活化肝癌细胞SMMC-7721中JNK信号通路，抑制ERK和p38MAPK信号通路，下调Bcl-2和Survivin表达，同时上调Bax和caspase-3的表达，而抑制HCC细胞增殖，增加其凋亡[30, 31]。研究显示，姜黄素能显著下调HCC细胞HepG2和H_{22}中VEGF的表达，抑制血管生成进而抑制HCC进展[32, 33]。Tang等[34]联合应用姜黄素和黄芪多糖干预HepG2来源于裸鼠的HCC原位移植瘤，发现肿瘤血管稀疏，生长均匀，形态规则且有完整血管壁，血管分支较少，血管内皮细胞排列紧密，CD31 表达降低，硫酸软骨素蛋白多糖 2（neuron-glial antigen 2，NG2）表达增加，提示干预后的肿瘤组织血管趋于正常化。故姜黄素除对血管生成有抑制作用外，还可诱导肿瘤血管正常化，改善肿瘤血管形态结构，促进肿瘤血管成熟。

4. 抗乙肝病毒作用 研究发现，姜黄素能降低 HBsAg 和 HBeAg 的表达，以及细胞内 HBV-DNA 复制中间体和 HBV 共价闭合环状 DNA（cccDNA），且该作用呈时间、剂量依赖性。此外，姜黄素处理后，组蛋白 H3 乙酰化水平降低，并伴随 H3-和 H4-结合的 cccDNA 减少，提示姜黄素通过下调 cccDNA 结合的组蛋白乙酰化抑制 HBV 基因复制[35]。过氧化物酶体增殖物激活受体γ共激活因子 1α（peroxisome proliferator-activated receptor γ coactivator-1α，PGC-1α）是一种饥饿诱导蛋白质，可启动糖原异生级联，有效地共激活 HBV 转录，有研究认为，姜黄素通过下调 PGC-1α来抑制 HBV 基因的表达和复制[36]。

丹 参

【出处】《神农本草经》。

【来源与采制】本品为唇形科植物丹参 *Salvia miltiorrhiza* Bge.的根。多为栽培，全国大部分地区均有。主产于四川、安徽、江苏、河南、山西等地。春、秋两季采挖，除去茎叶，洗净，润透，切成厚片，晒干。

【炮制】生用或酒炙用。

【性味归经】苦，微寒。归心、心包、肝经。

【功效】活血调经，祛瘀止痛，凉血消痈，除烦安神。

【肝病应用】

1. 月经不调，闭经痛经，产后瘀滞腹痛 丹参功善活血祛瘀，性微寒而缓，能祛瘀生新而不伤正，善调经水，为妇科调经常用药。《本草纲目》谓其"能破宿血，补新血"。《妇科明理论》有"一味丹参散，功同四物汤"之说。临床常用于月经不调、经闭痛经及产后瘀滞腹痛。因其性偏寒凉，对血热瘀滞之证尤为相宜。可单用研末酒调服，如丹参散（《妇人大全良方》）；亦常配川芎、当归、益母草等药用，如宁坤至宝丹（《卫生鸿宝》）。若配吴茱萸、肉桂等用，可治寒凝血滞者。

2. 血瘀心痛、脘腹疼痛、癥瘕积聚、跌打损伤及风湿痹证 本品善能通行血脉，祛瘀止痛，广泛应用于各种瘀血病证。如治血脉瘀阻之胸痹心痛，脘腹疼痛，可配伍砂仁、檀香用，如丹参饮（《医学金针》）；治癥瘕积聚，可配伍三棱、莪术、鳖甲等药用；治跌打损伤，肢体瘀血作痛，常与当归、乳香、没药等同用，如活络效灵丹（《医学衷中参西录》）；治风湿痹证，可配伍防风、秦艽等祛风除湿药用。

【用法用量】煎服，5～15g。活血化瘀宜酒炙用。

【古籍摘要】

《日华子本草》："养血定志，通理关节，治冷热劳，骨节烦痛，四肢不遂；排脓止痛，生肌长肉；破宿血，补新生血；安生胎，落死胎；止血崩带下，调妇人经脉不匀，血邪心烦；恶疮疥癣，瘿赘肿毒，丹毒；头痛、赤眼；热病犯闷。"

《滇南本草》："补心定志，安神宁心。治健忘怔忡，惊悸不寐。"

《本草便读》："丹参，功同四物，能祛瘀以生新，善疗风而散结，性平和而走血……

味甘苦以调经，不过专通营分。丹参虽有参名，但补血之力不足，活血之力有余，为调理血分之首药。其所以疗风痹去结积者，亦血行风自灭，血行则积自行耳。"

【化学成分】本品主含脂溶性成分和水溶性成分。脂溶性成分包括丹参酮Ⅰ、丹参酮ⅡA、丹参酮ⅡB、丹参酮Ⅲ、隐丹参酮、羟基丹参酮、丹参酸甲酯、紫丹参甲素、紫丹参乙素、丹参新酮、丹参醇Ⅰ、丹参醇Ⅱ、丹参醇Ⅲ、丹参酚、丹参醛等。水溶性成分主要含有丹参素、丹参酸甲、丹参酸乙、丹参酸丙、原儿茶酸、原儿茶醛等。

【肝病药理】

1. 抗肿瘤作用　研究表明，丹参对于多种肿瘤都具有抑制作用。Park 等[37] 发现隐丹参酮可激活 AMPK 信号通路，包括 LKB1 基因、p53、TSC2 基因，并以 AMPK 依赖的方式诱导人肝癌 HepG2 细胞的凋亡，从而对肝癌的治疗提供了新的方向。Ke 等[38] 在研究隐丹参酮治疗胆管癌时，采用膜联蛋白 V（annexin V）/碘化丙啶双染法和 Hoechst 33342 染色法检测细胞凋亡，采用 Western 免疫印迹法分析细胞凋亡及信号通路相关关键蛋白的表达，结果隐丹参酮通过抑制 JAK2/STAT3 和 PI3K/Akt/NF-κB 信号通路，改变 Bcl-2/Bax 家族的表达而诱导胆管癌细胞凋亡，表明隐丹参酮可作为胆管癌的一种潜在的治疗药物。

2. 抗肝纤维化作用　丹参是较为常用的防治慢性乙肝肝纤维化的单味中药。现有研究表明，在 CCl_4 致大鼠肝纤维化模型中，分别给予丹参酮ⅡA、丹参素进行干预治疗后，相比模型组，肝功能指标（AST、ALT）、肝组织病理改变、血浆肝纤维化指标（包括 HA、Ⅳ型胶原蛋白、LN 和 PC-Ⅲ）均有明显改善，表明丹参酮ⅡA、丹参素具有抗肝纤维化活性。进一步研究发现，其机制与抑制 NF-κB 信号通路，减少炎症因子生成有关[39, 40]。此外，丹参酮ⅡA、丹参素还可以通过增强 SOD、GSH-Px 等自由基清除酶的活性[41~43]，减轻肝脏病理损伤，发挥间接防治纤维化的作用。还有研究表明，丹参酮ⅡA 能够降低 CCl_4 致肝纤维化大鼠肝组织中 VEGF 和 HIF-1α 的表达水平，改善肝脏微循环，有效缓解缺血、缺氧状态，治疗肝纤维化[44]。

目前普遍认为，HSC 在肝纤维化过程中起重要作用。致病因素激活 HSC 增殖活化为肌成纤维细胞，表现出明显的细胞增殖、收缩性增加、大量表达α-SMA[45]，从而加速肝脏的进一步损伤。研究发现，经丹酚酸 A、丹酚酸 B 处理后，肝纤维化小鼠肝组织中α-SMA 和Ⅰ-C 水平明显降低，说明丹酚酸 A、丹酚酸 B 可延缓肝纤维化进程。体外研究证实，PI3K/Akt 信号通路参与调节 HSC 活化的很多过程，包括胶原的合成和细胞增殖[46]。有丹酚酸 A 可抑制该信号通路，进而达到抗肝纤维化的作用[47]。

隐丹参酮对 D-GalN/LPS 联合诱导的暴发性肝衰竭小鼠模型中肝细胞损伤、凋亡均有一定的保护作用，具有抗肝纤维化的作用，其作用机制可能与抑制凋亡蛋白 caspase-3、caspase-8 和 caspase-9 活化，降低细胞色素 c 的释放有关[48]。

红　花

【出处】《新修本草》。

【来源与采制】本品为菊科植物红花 *Carthamus tinctorius* L.的筒状花冠。全国各地多有栽培，主产于河南、湖北、四川、云南、浙江等地。夏收开花，花色由黄转为鲜红时采摘。阴干或微火烘干。

【炮制】生用。

【性味归经】辛，温。归心、肝经。

【功效】活血通经，祛瘀止痛。

【肝病应用】

1. 血滞经闭、痛经、产后瘀滞腹痛　红花辛散温通，为活血祛瘀、通经止痛之要药，是妇产科血瘀病证的常用药，常与当归、川芎、桃仁等相须为用。治痛经，单用奏效，如《金匮要略》红蓝花酒，以本品一味与酒煎服；亦可配伍赤芍、延胡索、香附等以理气活血止痛；治经闭，可配伍当归、赤芍、桃仁等，如桃红四物汤（《医宗金鉴》）；治产后瘀滞腹痛，可与荷叶、蒲黄、牡丹皮等配伍，如红花散（《活法机要》）。

2. 癥瘕积聚　本品能活血通经，祛瘀消癥，可治疗癥瘕积聚，常配伍三棱、莪术、香附等药。

【用法用量】煎服，3～10g。外用适量。

【古籍摘要】

《新修本草》："治口噤不语，血结，产后诸疾。"

《本草衍义补遗》："红兰花，破留血，养血。多用则破血，少用则养血。"

《本草汇言》："红花，破血、行血、和血、调血之药也。"

【化学成分】本品含有红花醌苷、新红花苷、红花苷、红花黄色素和黄色素。另含红花油，油中包括棕榈酸、肉豆蔻酸、月桂酸、硬脂酸、花生酸、油酸等。

【肝病药理】**保肝作用**　研究发现[49]，红花对 CCl_4 导致的大鼠急性肝损伤有保护作用。红花组能抑制 p-JNK、p-c-Jun 和 cleaved caspase-3 的表达，还能抑制死亡受体凋亡途径中 FasL、Fas 及线粒体凋亡途径中 Bax 的 mRNA 和蛋白的表达，上调 Bcl-2 的 mRNA 和蛋白的表达。红花保肝的主要机制可能是通过抑制 JNK 信号通路的激活，进而抑制死亡受体凋亡和线粒体凋亡途径的活化而实现的。

藏红花水提液对于高脂血症金黄地鼠的肝脏保护作用体现了藏红花水提液不仅能调节血清内血脂水平，且能降低金黄地鼠血清内 AST、ALT 的水平，改善肝脏组织脂肪变性和脂滴沉积。同时，藏红花水提液干预后，金黄地鼠脂肪组织 PPAR-γmRNA 和蛋白水平均有所提高，可能是藏红花改善高脂血症金黄地鼠血脂水平，发挥肝脏保护作用的机制之一[50]。

参 考 文 献

[1] 迟笑怡，周天，胡凯文.川芎对恶性肿瘤侵袭与转移影响研究进展[J].中医学报，2019,34（3）：495-500.

[2] 李婷，梁舒婷，廖美爱，等.川芎对衰老小鼠组织 SOD、GSH-Px、MDA 及学习记忆的影响[J].医学理论与实践，2017,30（18）：2661-2663,2666.

[3] 袁蓉，陈敏，信琪琪，等.川芎嗪对动脉粥样硬化小鼠血管新生的影响[J].中华中医药杂志，2019,34（5）：2250-2254.

[4] 牟唯省.延胡索粉末对小鼠肝癌 H22 的抑制作用[J].医学信息，2010,23（5）：1241-1242.

[5] Sang X Y，Zhang L，Liu L，et al. A study on extraction and anti-hepatocarcinoma effect of the alkaloids in Corydalis yanhusuo[J].Zhejiang Sci-Tech Univ，2009,26：754-756.

[6] 张国铎，谢丽，胡文静，等.延胡索总碱对人肝癌细胞系 HepG2 抑制作用及其对 microRNA 表达谱的影响[J].南京中医药大学学报，2009,25（3）：181-183,241.

［7］Sun C，Chen Z，Wang H，et al.Tetrahydropalmatine prevents highfat diet-induced hyperlipidemia in golden hamsters（Mesocricetus Auratus）［J］.Med Sci Monit，2018，24：6564-6572.

［8］Piao G，Liu G，Jin X，et al.Tetrahydropalmatine inhibits lipid accumulation through AMPK signaling pathway in 3T3-L1 adipocytes［J］.Molecular Medicine Reports，2017，15（6）：3912.

［9］闵清，白育庭，舒思洁，等.延胡索乙素对四氯化碳致小鼠肝损伤的保护作用［J］.中国中药杂志，2006，31（6）：483-484，521.

［10］颜晶晶，俸珊，何丽娜，等.延胡索乙素对映体对人肝微粒体细胞色素 P450 酶抑制作用机制研究［J］.中草药，2015，46（4）：534-540.

［11］陈少东，张利敏，陈福北，等.广西桂郁金对小鼠急性肝损伤的保护作用［J］.广西中医学院学报，2008，11（1）：1-2.

［12］秦华珍，李彬，时博，等.广西桂郁金对小鼠免疫性肝损伤的保护作用［J］.时珍国医国药，2009，20（11）：2671-2672.

［13］秦华珍，李彬，时博，等.广西桂郁金对肝纤维化大鼠肝脏组织病理的影响［J］.中国实验方剂学，2010，16（7）：130-133.

［14］黄小欧，秦华珍，李彬，等.广西桂郁金对肝纤维化大鼠血清学指标的影响［J］.广西中医药，2009，32（3）：59-61.

［15］刘雪梅，黎桂玉，邓燕，等.桂郁金提取物对人肝星状细胞的胶原与金属蛋白酶分泌的影响［J］.时珍国医国药，2013，24（5）：1037-1040.

［16］彭岳，吴光，韦燕飞，等.桂郁金提取物对人肝星状细胞增殖凋亡影响的研究［J］.辽宁中医杂志，2011，38（11）：2133-2135.

［17］彭岳，吴光，韦燕飞，等.桂郁金提取物对人肝星状细胞增殖细胞周期及凋亡影响的研究［J］.时珍国医国药，2012，23（5）：1076-1078.

［18］张技，蒋淼，李白雪，等.桂郁金对肝星状细胞 TGF-β_1/Smad 信号通路的影响［J］.中药与临床，2017，8（4）：27-29.

［19］石卫州，程允相，樊星花，等.桂郁金水提物对大鼠肝胞浆和微粒体内 II 相脱毒酶的影响［J］.中国实验方剂学，2013，19（8）：163-166.

［20］党宁.温郁金二萜类化合物 C 诱导人肝癌 HepG-2 细胞凋亡及其机制研究［J］.中国医药指南，2012（4）：80-82.

［21］宋健，刘莉君，孙守才.姜黄素对肝纤维化大鼠肝组织 I，III，IV 型胶原的影响［J］.时珍国医国药，2009，20（4）：933-935.

［22］Zhao X G，Chen G M，Liu Y，et al. Curcumin reduces Ly6Chi monocyte infiltration to protect against liver fibrosis by inhibiting Kupffer cells activation to reduce chemokines secretion［J］. Biomed Pharmacother，2018，106：868-878.

［23］Adhyatmika A，Putri K S S，Beljaars L，et al. The elusive antifibrotic macrophage［J］. Front Med，2015，13（2）：81.

［24］Huang R，Liu Y，Xiong Y L，et al. Curcumin protects against liver fibrosis by attenuating infiltration of Gr1hi monocytes through inhibition of monocyte chemoattractant protein-1［J］.Discov Med，2016，21（118）：447 - 457.

［25］Zhang X L，Liang D，Guo L，et al.Curcumin protects renal tubular epithelial cells from high glucose-induced epithelial-to-mesenchymal transition through Nrf2-mediated upregulation of heme oxy- genase-1 [J]. Mol Med Rep，2015，12（1）：1347 - 1355.

[26] Zheng J J，Wu C Z，Lin Z，et al. Curcumin up-regulates phosphatase and tensin homologue deleted on chromosome 10 through microRNA-mediated control of DNA methylation：a novel mechanism suppressing liver fibrosis [J]. FEBS J，2014，281（1）：88 - 103.

[27] 邓燕红，沈能，凌宁，等.姜黄素衍生物对四氯化碳诱导肝纤维化的治疗作用 [J]. 中国临床药理学与治疗学，2012，17（2）：147-153.

[28] 喻运珍，余少梅，熊文静，等.姜黄素对草鱼急性肝损伤的保护作用研究 [J]. 湖北农业科学，2016，55（6）：1514-1517.

[29] 朱文婷，许桐瑛，谢蕊，等.姜黄素在光动力与声动力治疗恶性肿瘤中的研究进展 [J]. 现代肿瘤医学，2015，23（22）：3367-3370.

[30] Zhang Y J，Xiang H，Liu J S，et al. Study on the mechanism of AMPK signaling pathway and its effect on apoptosis of human hepatocellular carcinoma SMMC-7721 cells by curcumin [J]. Eur Rev Med Pharmacol Sci，2017，21：1144-1150.

[31] Yu J，Zhou X，He X，et al. Curcumin induces apoptosis involving bax / bcl - 2 in human hepatoma SMMC-7721 cells [J]. Asian Pac J Cancer Prev，2011，12：1925-1929.

[32] Pan Z，Zhuang J，Ji C，et al. Curcumin inhibits hepatocellular carcinoma growth by targeting VEGF expression [J]. Oncol Lett 2018，15：4821-4826.

[33] Wang F，He Z，Dai W，et al. The role of the vascular endothelial growth factor/vascular endothelial growth factor receptors axis mediated angiogenesis in curcumin-loaded nanostructured lipid carriers induced human HepG2 cells apoptosis [J]. J Cancer Res Ther，2015，11：597-605.

[34] Tang D，Zhang S，Shi X，et al. Combination of Astragali Polysaccharide and Curcumin Improves the Morphological Structure of Tumor Vessels and Induces Tumor Vascular Normalization to Inhibit the Growth of Hepatocellular Carcinoma [J]. Integr Cancer Ther，2019，18：2987-2990.

[35] Wei Z Q，Zhang Y H，Ke C Z，et al. Curcumin inhibits hepatitis B virus infection by down-regulating cccDNA-bound histone acetylation [J]. World J Gastroenterol ，2017，23：6252-6260.

[36] Rechtman M M，Har-Noy O，Bar-Yishay I ，et al. Curcumin inhibits hepatitis B virus via down-regulation of the metabolic coactivator PGC-1alpha [J]. FEBS Lett，2010，584：2485-2490.

[37] Park I J，Yang W K，Nam S H，et al.Cryptotanshinone induces G1 cell cycle arrest and autophagic cell death by activating the AMP-activated protein kinase signal pathway in HepG2 hepatoma [J].Apoptosis，2014，19（4）：615-628.

[38] Ke F，Wang Z，Song X，et al. Cryptotanshinone induces cell cycle arrest and apoptosis through the JAK2/STAT3 and PI3K/Akt /NF-κB pathways in cholangiocarcinoma cells [J].Drug Des Devel Ther，2017，11：1753-1766.

[39] Shu M，Hu X R，Hung Z A，et al. Effects of tanshinone Ⅱ A on fibrosis in a rat model of cirrhosis through heme oxygenase-1，inflammation，oxidative stress and apoptosis [J]. Mol Med Rep，2016，13（4）：3036-3042.

[40] Wang R，Wang J，Song F，et al. Tanshinol ameliorates ccl4-induced liver fibrosis in rats through the regulation of Nrf2/HO-1 and NF-κB/IκBα signaling pathway[J]. Drug Des Devel Ther，2018，12：1281-1292.

［41］Zhang X，Ma Z，Liang Q，et al. Tanshinone ⅡA exerts protective effects in a LCA-induced cholestatic liver model associated with participation of pregnane X receptor ［J］. J Ethnopharmacol，2015，164：357-367.

［42］Peng R，Wang S，Wang R，et al. Antifibrotic effects of tanshinol in experimental hepatic fibrosis by targeting PI3K/Akt/mTOR/p70S6K1 signaling pathways ［J］. Discov Med，2017，23（125）：81-94.

［43］刘永刚，陈厚昌，蒋毅萍.丹参酮ⅡA 对四氯化碳致大鼠肝纤维化的实验研究 ［J］.中药材，2002（1）：31-33.

［44］张翼宙，卢冬冬，董颖，等.丹参酮ⅡA 对大鼠肝纤维化的干预作用及其调控 AngⅡ的分子机制 ［J］.浙江中医药大学学报，2017，41（1）：1-10.

［45］Higashi T，Friedman S L，Hoshida Y. Hepatic stellate cells as key target in liver fibrosis［J］. Adv Drug Deliv Rev，2017，121：27-42.

［46］Son G，Hines L N，Lindquist J，et al. Inhibition of phosphatidylinositol 3-kinase signaling in hepatic stellate cells blocks the progression of hepatic fibrosis ［J］. Hepatology，2009，50（5）：1512-1523.

［47］Wang R，Song F，Li S，et al. Salvianolic acid A attenuates CCl₄-induced liver fibrosis by regulating the PI3K/AKT/mTOR，Bcl-2/Bax and caspase-3/cleaved caspase-3 signaling pathways ［J］. Drug Des Devel Ther，2019，13：1889-1900.

［48］Jin Q，Jiang S，Wu Y L，et al. Hepatoprotective effect of cryptotanshinone from Salvia miltiorrhiza in D-galactosamine/lipopolysaccharide-induced fulminant hepatic failure ［J］. Phytomedicine，2014，21（2）：141-147.

［49］吕晓梅，卢任玲，马月宏，等.红花对四氯化碳致大鼠急性肝损伤的保护作用及其机制 ［J］.北京中医药大学学报，2018，41（11）：943-949.

［50］魏琳玲，丁科.藏红花水提液对高脂血症模型金黄地鼠肝脏保护作用研究 ［J］.浙江中西医结合杂志，2019，29（1）：16-20.

第六章　软坚散结药

鳖　甲

【出处】《神农本草经》。

【来源与采制】本品为鳖科动物鳖 *Trionyx sinensis* Wiegmann 的背甲。主产于湖北、湖南、安徽等地。全年均可捕捉。

【炮制】杀死后置沸水中烫至背甲上硬皮能剥落时取出，除去残肉，晒干，以砂炒后醋淬用。

【性味归经】甘、咸，寒。归肝、肾经。

【功效】滋阴潜阳，退热除蒸，软坚散结。

【肝病应用】**肝肾阴虚证**　本品亦能滋养肝肾之阴，适用于肝肾阴虚所致的阴虚内热、阴虚风动、阴虚阳亢诸证。对阴虚内热证，本品滋养之力不及龟甲，但长于退虚热、除骨蒸，故尤为临床多用。治疗温病后期，阴液耗伤，邪伏阴分，夜热早凉，热退无汗者，常与牡丹皮、生地黄、青蒿等品同用，如青蒿鳖甲汤（《温病条辨》）。治疗阴血亏虚，骨蒸潮热者，常与秦艽、地骨皮等品同用。主治阴虚风动，手足瘈疭者，常与阿胶、生地黄、麦冬等品同用。

【用法用量】煎服，9～24g。宜先煎。本品经砂炒醋淬后，有效成分更容易煎出；其可去其腥气，易于粉碎，方便制剂。

【古籍摘要】

《神农本草经》："主心腹癥瘕坚积，寒热，去痞息肉。"

《本草汇言》："除阴虚热症，解劳热骨蒸之药也。厥阴血闭邪结，渐至寒热，为癥瘕，为痞胀，为疟疾，为淋沥，为骨蒸者，咸得主之。"

【化学成分】本品含动物胶、骨胶原、角蛋白、17 种氨基酸、碳酸钙、磷酸钙、碘、维生素 D 及锌、铜、锰等微量元素。

【肝病药理】

1. 抗肝纤维化作用　杨莹[1]研究发现，鳖甲寡肽 I-C-f-6 能够上调炎症抑制因子 IL-4、IL-10 的表达，抑制 TNF-α 的合成，下调 NF-κB 的表达，从而提高机体的抗炎能力。文彬等[2]研究鳖甲煎丸可能通过降低模型大鼠血清中 ALT、AST 水平，下调肝脏 Leptin 及其受体的表达，从而减轻炎症及纤维化程度。孙海涛等[3]研究鳖甲煎丸能够抑制 HSC 中 NF-κB 信号通路的激活，降低 TNF-α 基因的表达，从而提高机体的抗炎能力，使机体纤维化程度得以改善。

高建蓉等[4]研究发现，鳖甲水煎液可以抑制 HSC 的增殖，通过调节 TGF-β₁ 下游信号通路，使 Smad3、p-Smad3 等因子的表达受到抑制，从而减少 ECM 的合成，达到治疗肝纤维化的效果。樊尔艳等[5]研究结果表明，鳖甲能够诱导 HSC 的凋亡，首先使 HSC-T6 发生 G₁

期停滞，然后通过上调促凋亡蛋白 Bax 的表达，达到治疗作用。因此，鳖甲合成肽有可能作为 HSC 凋亡的促进剂，有助于临床上治疗、延缓肝功能损伤，但是有关鳖甲能够使 HSC 凋亡的分子机制，有待于进一步研究。

杨莹[1]发现，鳖甲寡肽能通过增加 SOD 的含量及降低大鼠血清和肝组织中 MDA 的含量，进而改善肝脏脂肪变性，减少肝纤维组织增生，从而对由 CCl_4 制备的大鼠肝损伤模型起到修复作用，分析其治病机制可能是调节 MDA 和 SOD 之间的平衡。

2. 抗肝癌作用 王慧铭等[6]研究发现，鳖甲多糖抑制肿瘤生长的作用机制为增强小鼠的非特异性免疫及细胞免疫功能。程旸等[7]采用 MTT 比色法、细胞黏附实验和 transwell 侵袭实验等发现，鳖甲煎丸能明显抑制肝癌细胞的生长增殖、黏附及转移侵袭。另有研究通过建立 HepG2 裸鼠模型证实了鳖甲煎丸能够有效抑制肝癌细胞的增殖并促进其凋亡，其研究发现鳖甲煎丸的作用机制主要是通过影响 Wnt/β-catenin 通路，进而激活抑癌基因 p53，从而起到抗肝癌的作用[8]。

牡　蛎

【出处】《神农本草经》。

【来源与采制】本品为牡蛎科动物长牡蛎 *Ostrea gigas* Thunberg、大连湾牡蛎 *Ostrea talienwhanensis* Crosse 或近江牡蛎 *Ostrea rivularis* Gould 的贝壳。我国沿海一带均有分布。全年均可采收，采得后，去肉，取壳，洗净，晒干。

【炮制】生用或煅用。用时打碎。

【性味归经】咸，微寒。归肝、胆、肾经。

【功效】重镇安神，潜阳补阴，软坚散结。

【肝病应用】**肝阳上亢，头晕目眩** 本品咸寒质重，入肝经，有平肝潜阳、益阴之功。用于治疗水不涵木，阴虚阳亢，头目眩晕，烦躁不安，耳鸣者，常与龙骨、龟甲、白芍等同用，如镇肝熄风汤（《医学衷中参西录》）；亦治热病日久，灼烁真阴，虚风内动，四肢抽搐之症，常与生地黄、龟甲、鳖甲等养阴、息风止痉药配伍，如大定风珠（《温病条辨》）。

【用法用量】煎服，9～30g；宜打碎先煎。外用适量。收敛固涩宜煅用，其他宜生用。

【古籍摘要】

《神农本草经》："惊恚怒气，除拘缓，鼠瘘，女子带下赤白。"

《本草备要》："咸以软坚化痰，消瘰疬结核，老血瘕疝。涩以收脱，治遗精崩带，止嗽敛汗，固大小肠。"

【化学成分】本品含碳酸钙、磷酸钙及硫酸钙，并含铜、铁、锌、锰、锶、铬等微量元素及多种氨基酸。

【肝病药理】**保肝作用** 徐强等[9]用牡蛎汤对实验性肝损伤的保护作用进行研究，发现牡蛎汤 3 个剂量组均能显著降低由 CCl_4 引起的急性肝损伤小鼠血清中 ALT、AST 的含量，减轻肝细胞损伤程度，对由 CCl_4 引起的小鼠急性肝损伤有保护作用。李旭等[10]以牡蛎提取物对乙醇所致小鼠肝损伤的保护作用进行研究，发现服用牡蛎粉提取物的小鼠，肝内乙醇脱氢酶的含量较未用药物的小鼠明显增加。在经过胃管给酒后，未用牡蛎粉提取物的小鼠肝细胞切片显示肝细胞出现脂肪变性，而用药的小鼠肝细胞切片显示未见异常改变。

莪　术

【出处】《药性论》。

【来源与采制】本品为姜科植物蓬莪术 *Curcuma phaeocaulis* Val.或温郁金 *C.wenyujin* Y. H. Chen et C. Ling、广西莪术 *C. kwangsiensis* S. G. Lee et C. F. Liang 的根茎。野生。蓬莪术主产于四川、广东、广西；温莪术又称温郁金，主产于浙江温州；广西莪术又称桂莪术，主产于广西。秋、冬两季茎叶枯萎后采挖。

【炮制】除去地上部分、须根、鳞叶，洗净蒸或煮至透心，晒干，切片生用或醋制用。

【性味归经】辛、苦，温。归肝、脾经。

【功效】破血行气，消积止痛。

【肝病应用】**癥瘕积聚、经闭及心腹瘀痛**　莪术苦泄辛散温通，既入血分，又入气分，能破血散瘀，消癥化积，行气止痛，适用于气滞血瘀、食积日久而成的癥瘕积聚，以及气滞、血瘀、食停、寒凝所致的诸般痛证，常与三棱相须为用。治癥瘕痞块，常与三棱、当归、香附等同用，如莪术散（《寿世保元》），并可治经闭腹痛；治胁下痞块，可配丹参、三棱、鳖甲、柴胡等药用；治血瘀经闭、痛经，常配当归、红花、牡丹皮等；治胸痹心痛，可配伍丹参、川芎用；治体虚而瘀血久留不去，配伍黄芪、党参等以消补兼施。

【用法用量】煎服，3～15g。醋制后可加强祛瘀止痛作用。外用适量。

【使用注意】孕妇及月经过多者忌用。

【古籍摘要】《日华子本草》："治一切血气，开胃消食，通月经，消瘀血，止扑损痛，下血及内损恶血等。"

《神农本草经疏》："蓬莪茂行气破血散结，是其功能之所长，若夫妇人小儿，气血两虚，脾胃素弱而无积滞者，用之反能损真气，使食愈不消而脾胃益弱，即有血气凝结、饮食积滞，亦当与健脾开胃，补益元气药同用，乃无损耳。"

《药品化义》："蓬术味辛性烈，专攻气中之血，主破积削坚，去积聚癖块，经闭血瘀，扑损疼痛。与三棱功用颇同，亦忽过服。"

【化学成分】莪术中主要为挥发油类成分。其中温郁金含有α-蒎烯、β-蒎烯、樟脑、1,8-桉叶醇、龙脑、莪术醇、异莪术烯醇等。广西莪术含有α-蒎烯、β-蒎烯、柠檬烯、龙脑、樟脑、丁香酚、姜烯、莪术醇、莪术酮、芳姜酮、姜黄酮、去水莪术酮等。

【肝病药理】

1. 抗肝癌作用　莪术醇及莪术油可能通过抑制 COX-2 和 VEGF 的表达，诱导人肝癌细胞 HepG2 凋亡，从而达到抗肝癌的目的[11, 12]。Chen 等[13]阐述莪术醇诱导的肝星形细胞凋亡与 PI3K 和 NF-κB 通路相关，抑制 NF-κB 的活性诱使细胞凋亡，Akt 上调 IκB 复合物的磷酸化来调控 NF-κB 的活性。莪术醇在体内外实验中均能减轻肝窦状内皮细胞（liver sinusoidal endothelial cells，LSEC）"失窗孔化"等超微结构改变，能明显改善血瘀型肝纤维化病变，其机制可能与下调 ET-1 蛋白的表达及逆转肝窦毛细血管化有关[14]。

2. 抗胆管癌作用　莪术醇能显著抑制胆管癌 RBE 细胞的增殖并诱导其凋亡，在 50～100mg/ml 呈浓度和时间依赖性，100mg/ml 莪术醇作用于 RBE 细胞 48 小时后，其抑制率可达 56%，caspase-3、caspase-7 荧光强度增加，酶活性增强，并能诱导 RBE 细胞发生 G_1 期阻滞，伴随细胞周期蛋白（D1）、NF-κB、Bcl-2 蛋白表达水平降低，抑制其增殖并通过激活线粒体凋亡途径诱导其凋亡[15]。

Zhang 等[16]亦发现莪术醇对细胞周期蛋白依赖性激酶样 3 蛋白（cyclin dependent kinase like 3，CDKL3）的抑制作用，使其明显抑制胆管癌细胞的生长和迁移，阻断细胞周期进程。通过慢病毒介导的 shRNA 转染敲除 RBE 细胞的 CDKL3 基因，发现 CDKL3 有致癌作用，导致细胞增殖、迁移、侵袭和显著抑制细胞周期进展。CDKL3 在胆管癌组织和细胞系中高表达，推测 CDKL3 可能是莪术醇抗胆管癌的潜在生物学靶点。

3. 抗肝纤维化作用 郑洋等[17]以小鼠和肝窦内皮细胞为研究对象，在动物层面证实莪术醇可以改善肝纤维化的病理改变；在细胞层面发现莪术醇可以明显抑制 TLR4 和 NF-κB 的表达，对 NF-κB 的入核也有明显的抑制。推测莪术醇可能是通过抑制 TLR4/NF-κB 信号通路来发挥抗肝纤维化的作用。

水 蛭

【出处】《神农本草经》。

【来源与采制】本品为水蛭科动物蚂蟥 *Whitmania pigra* Whitman、水蛭 *Hirudo nipponica* Whitman 及柳叶蚂蟥 *W. acranulata* Whitman 的干燥体。全国大部分地区均有出产，多属野生，夏秋季捕捉。

【炮制】捕捉后洗净，用沸水烫死，切段晒干或低温干燥，生用，或用滑石粉烫后用。

【性味归经】咸、苦，平。有小毒。归肝经。

【功效】破血通经，逐瘀消癥。

【肝病应用】**血瘀经闭，癥瘕积聚** 本品咸苦入血，破血逐瘀力强，主要用于血滞经闭、癥瘕积聚等证。常与蛀虫相须为用，也常配三棱、莪术、桃仁、红花等药用，如抵当汤（《伤寒论》）；若兼体虚者，可配人参、当归等补益气血药，如化癥回生丹（《温病条辨》）。

【用法用量】煎服，1.5～3g；研末服，0.3～0.5g。以入丸、散或研末服为宜。或以鲜活者放置于瘀肿局部吸血消瘀。

【使用注意】孕妇及月经过多者忌用。

【古籍摘要】

《神农本草经》："主逐恶血，瘀血，月闭，破血瘕积聚，无子，利水道。"

【化学成分】本品主要含蛋白质。唾液中含有水蛭素，还含有肝素、抗血栓素及组胺样物质。

【肝病药理】

1. 抗肝纤维化作用 TGF-β 被认为是肝纤维化中最关键的因素，其可激活 HSC，调节肝内 ECM 的合成和沉积。Smad 传导通路是介导 TGF-β$_1$ 信号进入细胞核内的最主要途径。Smad 是 TGF-β$_1$ 的下游细胞内信号转导蛋白，由 Smad1～8 组成。其中 Smad2 和 Smad3 传导 TGF-β$_1$ 信号，需要先与 Smad4 结合形成异源复合物，才能进到核中，调节转录活动[18]。贾彦等[19]实验研究发现水蛭素可能通过下调 Smad4 mRNA 的表达，进而抑制肝脏 ECM 异常增生，发挥抗肝纤维化作用。贾彦等[20]发现水蛭素可下调肝纤维化模型大鼠肝组织中 CTGF mRNA 表达水平，提示水蛭素可能通过下调 CTGF mRNA 转录而起到抗肝纤维化的作用。大量文献证实活化的 HSC 是肝纤维化中 ECM 的主要来源[21]，其活化与增殖则是肝纤维化发生的中心环节。因此，抑制 HSC 活化与增殖则成为阻止并逆转肝纤维化的主要途径之一。李校天等[22]研究发现，水蛭药物血清能够抑制 HSC 胞质游离钙增多，此可能是水蛭抗肝纤维化的重要途径之一。

2. 保肝作用　中药水蛭可能通过抑制肝组织中与脂肪酸、胆固醇合成及转化相关的酶乙酰辅酶 A 乙酰转移酶 2（recombinant acetyl coenzyme A acetyltransferase 2，ACAT-2）、Fas、羟甲基戊二酰辅酶 A 还原酶（HMGCR）表达水平及活性，来减少胆固醇、脂肪酸的合成，从而调节脂质代谢以降低大鼠血脂水平，减轻肝组织中的脂质沉积及大鼠肝损伤，进而干预高脂血症大鼠 NAFLD 的进程[23]。

斑　蝥

【出处】《神农本草经》。

【来源与采制】本品为芫青科昆虫南方大斑蝥 *Mylabris phalerata* Pallas 或黄黑小斑蝥 *M. cichorii* Linnaeus 的全体。全国大部分地区均有，主产于辽宁、河南、广西、江苏等地。夏、秋二季于清晨露水未干时捕捉。

【炮制】闷死或烫死，去头、足、翅，晒干生用或与糯米同炒至黄黑色，去米，研末用。

【性味归经】辛，热。有大毒。归肝、肾、胃经。

【功效】破血逐瘀，散结消癥，攻毒蚀疮。

【肝病应用】**癥瘕、经闭**　本品辛行温通而入血分，能破血通经，消癥散结。常用于治疗血瘀经闭，可配伍桃仁、大黄用，如斑蝥通经丸（《济阴纲目》）；今用于治疗多种癌肿，尤以肝癌为优，可用斑蝥 1～3 只置鸡蛋内煮食。

【用法用量】内服多入丸、散，0.03～0.06g。外用适量，研末敷贴，或酒、醋浸涂，或作发疱用。内服需以糯米同炒，或配青黛、丹参以缓其毒。

【使用注意】本品有大毒，内服宜慎，应严格掌握剂量，体弱忌用，孕妇禁用。外用对皮肤、黏膜有很强的刺激作用，能引起皮肤发红、灼热、起疱，甚至腐烂，故不宜久敷和大面积使用。

【古籍摘要】

《神农本草经》："主寒热、鬼疰蛊毒、鼠瘘、恶疮疽，蚀死肌，破石癃。"

《药性论》："治瘰病，通利水道。"

《本草纲目》："故其入药亦专主走下窍，直至精溺之处，蚀下败物，痛不可当。"

【化学成分】本品主要含有斑蝥素，此外还含有油脂、蚁酸、色素等。

【肝病药理】抗肝癌作用　Le 等 [24] 研究发现，斑蝥素通过调控细胞周期的方式抑制 HepG2 肝癌干细胞增殖，诱导细胞凋亡。刘流等[25]指出，结合斑蝥素可呈剂量依赖性显著抑制肝癌 HepG2 细胞的增殖，而且细胞呈典型的凋亡形态特征。Zhao 等[26] 研究表明，斑蝥酸钠与化疗药物合用，可以通过抑制 ERK 信号通路和线粒体途径诱导细胞凋亡，抑制肝癌细胞生长。Meng 等[27] 研究证实了去甲斑蝥素钠可通过内质网（ER）应激诱导细胞凋亡，对肝癌细胞株 SMMC-7721 和 Bel-7402 的增殖有明显的抑制作用，且呈剂量和时间依赖性。其中蛋白印迹实验显示，内质网应激相关蛋白和 caspase-12 的表达均上调。所以斑蝥素及其衍生物可能通过多种机制抑制肝癌细胞增殖，促进肝癌细胞凋亡，但具体的机制有待进一步研究。

Zhou 等[28]发现，斑蝥素以剂量依赖性的方式显著抑制胆管癌细胞（QBC939 和 Hucc-t1）的迁移和侵袭；此时蛋白磷酸酶 2A（PP2A）活性降低可引起 NF-κB 抑制蛋白激酶α（IKKα）/IκBα/NF-κB 途径的激活；其中 IKKα 和 IκBα 抑制剂的磷酸化水平和 NF-κB-p65 亚基水平升高，MMP-2 和 MMP-9 表达水平降低。李晓鹏[29]研究发现，去甲斑蝥素能够剂量依赖性地抑制人肝癌细胞 SMMC-7721 的迁移和侵袭能力，其机制可能与 MMP-2 和 TIMP-2 的表达有关。Wan 等[30]研究去甲斑蝥素作用于肝癌细胞 SMMC-7721 和 MHCC97H 后，运用 RNA 测序和基因富集分析发现细胞迁移和侵袭的抑制与核蛋白转移酶的激活剂（FAM46C）上调有关，过表达 FAM46C 抑制 TGF-β/Smad 信号和 EMT 过程。由此可知，斑蝥素及其衍生物可能通过多种信号通路，最终影响到侵袭迁移相关蛋白质的生成，抑制肝癌细胞侵袭迁移。

Wang 等[31]研究中诱导人胆管癌细胞系 QBC939 自噬并分加和不加去甲斑蝥素组，发现自噬抑制能够上调去甲斑蝥素的促凋亡作用。Xiong 等[32]在自噬特异性抑制剂 3-甲基腺嘌呤（3-MA）和基因 Atg5 siRNA 存在下，自噬下调，LC3-Ⅱ 表达降低，细胞凋亡增加。Tao 等[33]用 3-MA 诱导 HepG2 肝癌细胞自噬，得出斑酸钠通过 LC3 途径启动 HepG2 细胞自噬程序，能呈剂量和时间依赖性地抑制 HepG2 肝癌细胞的增殖。Verma[34]研究 Ehrlich 腹水癌（EAC）发现斑蝥素能诱导 EAC 细胞凋亡、坏死和自噬细胞死亡；这时线粒体膜电位下降，有助于细胞色素 c 从线粒体向细胞质释放，caspase-9、caspase-3 和 caspase-7 上调，LDH 活性降低；其中 LDH 活性抑制可能导致烟酰胺腺嘌呤二核苷酸［NAD（+）］供应不足，切断癌细胞的能量和合成代谢供应。自噬对肿瘤的影响是复杂的，其在肝癌恶性发展过程中具有致癌和抑癌双向作用[35]，进一步了解自噬在肝癌发生、发展中的机制，发现细胞自噬在肝癌靶向治疗和耐药中的关键作用，从自噬的角度为新的治疗方案提供了理论基础。

参 考 文 献

[1] 杨莹.鳖甲中寡肽类化合物治疗慢性肝损伤的实验研究 [D].北京：北京中医药大学，2011.

[2] 文彬，贺松其，庞杰，等.鳖甲煎丸对肝纤维化大鼠作用机制研究 [J].中国中西医结合消化杂志，2013，21（11）：572-575.

[3] 孙海涛，贺松其，文彬，等.鳖甲煎丸对肝星状细胞中β-catenin 及 NF-κB 信号通路活化的影响 [J].中药药理与临床，2017（2）：2-6.

[4] 高建蓉，姚航平，刘焱文，等.鳖甲水煎液药物血清对肝星状细胞的作用 [J].中华中医药学刊，2013，31（11）：2524-2528.

[5] 樊尔艳，贺松其，文彬，等.鳖甲煎丸对大鼠肝星状细胞增殖与凋亡的影响 [J].中国中西医结合杂志，2016，36（8）：960-966.

[6] 王慧铭，孙炜，黄素霞，等.鳖甲多糖抗肿瘤免疫调节作用及其机理的研究 [J].浙江中医药大学学报，2006，30（4）：347-349.

[7] 程旸，贺松其，朱云，等.鳖甲煎丸抑制肝癌细胞增殖、黏附及侵袭作用的实验研究 [J].中国中西医结合杂志，2013，33（5）：664-667.

[8] 文彬，孙海涛，贺松其.鳖甲煎丸对 HepG2 裸鼠移植瘤的抑制作用及瘤体组织中β-catenin、Tbx3 表达水平的影响 [J].南方医科大学学报，2016，36（2）：215-219.

［9］徐强，桑希生，梁伟.牡蛎汤对四氯化碳所致实验性肝损伤的影响［J］.中医药信息，2007，24（2）：57.

［10］李旭，苑隆国，王晓辉.牡蛎提取物对小鼠肝脏保护作用研究［J］.医学研究通讯，2005，34（1）：51.

［11］谭敏，宾晓农，吴万垠，等.莪术油对小鼠肝癌细胞原位凋亡的影响［J］.中西医结合肝病杂志，2002，12（5）：290-291.

［12］唐渊，李晓辉.莪术提取物对肝癌细胞系 HepG2 的抗癌作用及机制研究［J］.中国药理学通报，2007，23（6）：790-794.

［13］Chen G，Wang Y，Li M Q，et al. Curcumol induces HSC-T6 cell death through suppression of Bcl-2：involvement of PI3K and NF-κB pathways［J］. EurJ Pharm Sci，2014，65（12）：21-28.

［14］黎桂玉.莪术醇干预大鼠血瘀型肝纤维化及 LSEC 超微结构的实验研究［D］.南宁：广西中医药大学，2017.

［15］张金铎，苏刚，逯娅雯，等.莪术醇诱导胆管癌细胞凋亡和调控细胞周期的体外研究［J］.兰州大学学报（医学版），2018，44（1）：65-70.

［16］Zhang J D，Su G，Tang Z W，et al. Curcumol exerts anticancer effect in cholangiocarcinoma cells via down-regulating CDKL3［J］. Front Physiol，2018，9（3）：234-245.

［17］郑洋，王嘉孺，刘露露，等.基于 Toll 样受体 4/核因子-κB 信号通路研究莪术醇抗肝纤维化的分子机制［J］.临床肝胆病杂志，2020，36（7）：1508-1512.

［18］Kaimori A，Potter J，Kaimori J Y，et al.Transforming growth factor -beta1 induces an epithelial-to-mesenchymal transition state in mouse hepatocytes in vitro［J］. Journal of Biological Chemistry，2007，282（30）：22089-22101.

［19］贾彦，牛英才，张英博，等.水蛭素对大鼠纤维化肝组织 Smad4 mRNA 表达的影响［J］.陕西中医，2009，30（1）：119-121.

［20］贾彦，牛英才，张英博，等.天然水蛭素对实验性肝纤维化大鼠肝脏结缔组织生长因子 mRNA 表达的影响［J］.时珍国医国药，2009，20（1）：95-97.

［21］Friedman S L. Fibrogenic cell reversion underlies fibrosis regression in liver［J］. Proc Natl Acad Sci U S A，2012，109（24）：9230-9231.

［22］李校天，杨书良，王军民，等.水蛭对 Ang-Ⅱ刺激鼠肝星状细胞活化 Ca^{2+}效应的抑制作用［J］.中国全科医学，2006，9（6）：43-45.

［23］吴晶魁，杨乔.中药水蛭对高脂血症大鼠脂质代谢及肝脏的影响［J］.中国中药杂志，2018，43（4）：794-799.

［24］Le Ap，Zhang L，Liu W，et al. Cantharidin inhibits cell proliferation and induces apoptosis through G2/M phase cell cycle arrest in hepatocellular carcinoma stem cells［J］. Oncology Reports，2016，35（5）：2970-2976.

［25］刘流，郭侃，刘云.结合斑蝥素对人肝癌 HepG2 细胞增殖和凋亡的作用［J］.中成药杂志，2016，38（8）：1683-1688.

［26］Zhao R L，Chen M J，Zhao F M. Study on synergistic effect of sodium cantharidinate combined with chemotherapeutic drugs on hepatic carcinoma and its effective mechanism［J］. Zhong Yao Cai，2014，37（11）：1938-1946.

［27］Meng Y，Zhu X，Yan R，et al. Sodium demethylcantharidate induces apoptosis in hepatocellular carcinoma cells via ER stress [J]. American Journal of Translational Research, 2019, 11 (5): 3150-3158.

[28] Zhou H, Xu J, Wang S, et al. Role of cantharidin in the activation of IKKα/IκBα/NF-κB pathway by inhibiting PP2A activity in cholangiocarcinoma cell lines [J]. Molecular Medicine Reports, 2018, 17 (6): 7672-7682.

[29] 李晓鹏.去甲斑蝥素对人肝癌 SMMC-7721 细胞迁移、侵袭的影响 [D].石家庄: 河北医科大学, 2014.

[30] Wan X, Zhai X, Jiang Y, et al. Antimetastatic effects of norcantharidin on hepatocellular carcinoma cells by up-regulating FAM46C expression [J]. American Journal of Translational Research, 2017, 9 (1): 155-166.

[31] Wang Y, Jiang W, Li C, et al.Autophagy suppression accelerates apoptosis induced by norcantharidin in cholangiocarcinoma [J]. Pathology & Oncology Research, 2020, 26: 1697-1707.

[32] Xiong X, Wu M, Zhang H, et al.Atg5 siRNA inhibits autophagy and enhances norcantharidin-induced apoptosis in hepatocellular carcinoma [J]. International Journal of Oncology, 2015, 47 (4): 1321-1328.

[33] Tao R, Sun W Y, Yu D H, et al. Sodium cantharidinate induces HepG2 cell apoptosis through LC3 autophagy pathway [J].Oncology Reports, 2017, 38 (2): 1233-1239.

[34] Verma A K, Prasad S B. Antitumor effect of blister beetles: an ethno-medicinal practice in Karbi community and its experimental evaluation against a murine malignant tumor model[J]. Journal of Ethnopharmacology, 2013, 148 (3): 869-879.

[35] 王阳阳, 周铖, 晁旭.细胞自噬与原发性肝癌相关研究进展 [J].临床与实验病理学杂志, 2020, 36 (8): 943-946.

第七章　平肝息风药

牛　黄

【出处】《神农本草经》。

【来源与采制】本品为牛科动物牛 *Bos taurus domesticus* Gmelin 干燥的胆结石。主产于北京、天津、内蒙古、陕西、新疆、青海、河北、黑龙江等地。牛黄分为胆黄和管黄两种，以胆黄质量为佳。

【炮制】宰牛时，如发现胆囊、胆管或肝管中有牛黄，即滤去胆汁，将牛黄取出，除去外部薄膜，阴干，研极细粉末。

【性味归经】甘，凉。归心、肝经。

【功效】化痰开窍，凉肝息风，清热解毒。

【肝病应用】

1. 热病神昏　本品性凉，其气芳香，入心经，能清心，祛痰，开窍醒神。故用于治疗温热病热入心包及中风、惊风、癫痫等痰热阻闭心窍所致的神昏谵语、高热烦躁、口噤、舌謇、痰涎壅塞等症，常与麝香、冰片、朱砂、黄连、栀子等开窍醒神、清热解毒之品配伍，如安宫牛黄丸（《温病条辨》）。

2. 小儿惊风，癫痫　本品入心、肝二经，有清心、凉肝、息风止痉之功。常用于治疗小儿急惊风之壮热、神昏、惊厥抽搐等症，每与朱砂、全蝎、钩藤等清热息风止痉药配伍，如牛黄散（《证治准绳》）；若治痰蒙清窍之癫痫发作，症见突然仆倒，昏不知人，口吐涎沫，四肢抽搐者，可与珍珠、远志、胆南星等豁痰、开窍醒神、止痉药配伍，如痫证镇心丹（《中医内科学讲义》上海科学技术出版社，1964，160）。

3. 口舌生疮，咽喉肿痛，牙痛，痈疽疔毒　本品性凉，为清热解毒之良药，用于治疗火毒郁结之口舌生疮，咽喉肿痛，牙痛，常与黄芩、雄黄、大黄等同用，如牛黄解毒丸（《全国中药成药处方集》）；若咽喉肿痛，溃烂，可予珍珠为末吹喉，如珠黄散（《绛囊撮要》）；治疗痈疽、疔毒、疖肿等，以牛黄与金银花、草河车、甘草同用，如牛黄解毒丸（《保婴撮要》）。

【用法用量】入丸、散剂，每次 0.15～0.35g。外用适量，研末敷患处。

【使用注意】非实热证不宜用，孕妇慎用。

【古籍摘要】

《神农本草经》："主惊痫寒热，热盛狂痉。"

《名医别录》："疗小儿百病，诸痫热，口不开；大人狂癫。又堕胎。"

《日用本草》："治惊痫搐搦烦热之疾，清心化热，利痰凉惊。"

【化学成分】本品含胆酸、脱氧胆酸、胆甾醇，以及胆色素、麦角甾醇、维生素 D、钠、钙、镁、锌、铁、铜、磷等；尚含类胡萝卜素及丙氨酸、甘氨酸等多种氨基酸；还含黏蛋白、脂肪酸及肽类（SMC）成分。

【肝病药理】

1. 利胆作用 牛黄可促进大鼠胆汁分泌。牛黄水提液灌胃可使大鼠胆汁分泌明显增加。牛黄还具有松弛大鼠总胆管和胆道括约肌作用[1]。

2. 保肝作用 牛黄的主要化学成分牛磺酸可以显著减轻 CCl_4 所致的大鼠肝纤维化程度，显著降低大鼠血清中 ALT 的活性、TBIL 的含量、HA 及肝组织 MDA 的水平，明显提高肝组织中 SOD 的活性，抑制细胞因子 $TGF-\beta_1$ 和 $TNF-\alpha$ 的表达，其作用机制可能与抗脂质过氧化有关[2]。体外培育牛黄减少胶原纤维在血吸虫病家兔肝组织的沉积，对实验性血吸虫病家兔肝纤维化具有明显治疗作用[3]。

3. 抗氧化作用 马文军等[4]研究发现，牛黄可以显著减轻间二硝基苯（m-DNB）诱导的原代大鼠肝细胞氧化损伤，降低肝细胞孵育系统的 MDA 含量，降低自由基水平，升高 GSH-Px 活性。体外培育牛黄可明显延长缺氧小鼠的存活时间，提高缺氧小鼠心、肝、脑组织及血清中的 SOD、GSH-Px 活性，降低 MDA 含量[5]。牛黄及胆红素灌胃，可以显著升高三氯乙烯染毒小鼠肝肾组织中的 CAT、GSH-Px、SOD 活性，明显减少 MDA 含量，从而拮抗三氯乙烯引起的小鼠脂质过氧化[6]。

4. 抗肿瘤作用 魏雪涛等[7]研究发现，牛黄及其主要成分之一的胆红素可以完全拮抗苯乙烯诱导的人肝癌 HepG2 细胞株 DNA 链断裂损伤。汪世元等[8]研究报道，将体外培育牛黄与人肝癌 HepG2 细胞共孵育，使用荧光显微镜和透射电镜观察到 HepG2 细胞凋亡形态学改变，从而证实体外培育牛黄可以诱导人肝癌 HepG2 细胞凋亡。

石 决 明

【出处】《名医别录》。

【来源与采制】本品为鲍科动物杂色鲍（光底石决明）*Haliotis diversicolor* Reeve、皱纹盘鲍（毛底石决明）*Haliotis discus hannai* Ino、羊鲍 *Haliotis ovina* Gmelin、澳洲鲍 *Haliotis ruber*（Leach）、耳鲍 *Haliotis asinina* Linnaeus 或白鲍 *Haliotis laevigata*（Donovan）的贝壳。主产于广东、海南、山东、福建、辽宁等沿海地区。夏、秋二季捕捉，去肉，洗净，干燥。

【炮制】生用或煅用。用时打碎。

【性味归经】咸，寒。归肝经。

【功效】平肝潜阳，清肝明目。

【肝病应用】肝阳上亢，头晕目眩 本品咸寒清热，质重潜阳，专入肝经，而有清泻肝热、镇潜肝阳、利头目之效，为凉肝、镇肝之要药，本品又兼有滋养肝阴之功，故对肝肾阴虚、肝阳眩晕，尤为适宜。用于治疗邪热灼阴、筋脉拘急、手足蠕动、头目眩晕之症，常与白芍、生地黄、牡蛎等养阴、平肝药配伍应用，如阿胶鸡子黄汤（《通俗伤寒论》）；若肝阳独亢而有热象，头晕头痛、烦躁易怒者，可与夏枯草、黄芩、菊花等清热、平肝药同用，如平肝潜阳汤（《常见病的中医治疗研究》，陕西人民出版社，1975 年）。

【用法用量】煎服，3～15g；应打碎先煎。平肝、清肝宜生用，外用点眼宜煅用、水飞。

【古籍摘要】

《名医别录》："主目障翳痛,青盲。"

《医学衷中参西录》："石决明味微咸,性微凉,为凉肝镇肝之要药。肝开窍于目,是以其性善明目。研细水飞作敷药,能除目外障;作丸、散内服,能消目内障。为其能凉肝,兼能镇肝,故善治脑中充血作疼作眩晕,因此证多系肝气、肝火挟血上冲也。"

【化学成分】本品含碳酸钙、有机质,尚含少量镁、铁、硅酸盐、磷酸盐、氯化物和极微量的碘;煅烧后碳酸钙分解,产生氧化钙,有机质则破坏。石决明还含锌、锰、铬、锶、铜等微量元素;贝壳内层具有珍珠样光泽的角质蛋白,经盐酸水解可得 16 种氨基酸。

【肝病药理】李小芹等[9]研究来自澳洲鲍、皱纹盘鲍、白鲍的 3 种石决明对 CCl_4 所致的急性肝损伤的影响,结果发现 3 种石决明均能对抗 CCl_4 引起的小鼠急性肝损伤,对急性肝损伤均具有保护作用。

钩　藤

【出处】《名医别录》。

【来源与采制】本品为茜草科植物钩藤 Uncaria rhynchophylla Miq. ex Havil.、大叶钩藤 Uncaria macrophylla Wall.、毛钩藤 Uncaria hirsuta Havil.、华钩藤 Uncaria sinensis(Oliv.) Havil. 或无柄果钩藤 Uncaria sessilifructus Roxb. 的干燥带钩茎枝。产于长江以南至福建、广东、广西等地。秋、冬二季采收带钩的嫩枝。

【炮制】切段,晒干。

【性味归经】甘,凉。归肝、心包经。

【功效】清热平肝,息风定惊。

【肝病应用】

1. 头痛,眩晕　本品性凉,主入肝经,既能清肝热,又能平肝阳,故可用于治疗肝火上攻或肝阳上亢之头胀头痛、眩晕等症;属肝火者,常与夏枯草、龙胆草、栀子、黄芩等配伍,属肝阳者,常与天麻、石决明、怀牛膝、杜仲、茯神等同用,如天麻钩藤饮(《中医内科杂病证治新义》)。

2. 肝风内动,惊痫抽搐　本品入肝、心包二经,既有和缓的息风止痉作用,又能清泻肝热,故用于热极生风,四肢抽搐及小儿高热惊风症,尤为相宜。如治小儿急惊风,壮热神昏、牙关紧闭、手足抽搐者,可与天麻、全蝎、僵蚕、蝉衣等同用,如钩藤饮子(《小儿药证直诀》);用于治疗温热病热极生风,痉挛抽搐,多与羚羊角、白芍、菊花、生地黄等同用,如羚角钩藤汤(《通俗伤寒论》);用于治疗诸痫啼叫,痉挛抽搐,可与天竺黄、蝉蜕、黄连、大黄等同用,如钩藤饮子(《普济方》)。此外,本品具有轻清疏泄之性,能清热透邪,故又可用于风热外感,头痛、目赤及斑疹透发不畅之证。与蝉蜕、薄荷同用,可治小儿惊啼、夜啼,有凉肝止惊之效。

【用法用量】煎服,3~12g;入煎剂宜后下。

【古籍摘要】

《名医别录》："主小儿寒热,惊痫。"

《药性论》："主小儿惊啼,瘛疭热壅。"

《本草纲目》："大人头旋目眩，平肝风，除心热，小儿内钓腹痛，发斑疹。"

【化学成分】钩藤含多种吲哚类生物碱，主要有钩藤碱、异钩藤碱、柯诺辛因碱、异柯诺辛因碱、柯楠因碱、二氢柯楠因碱，尚含黄酮类化合物、儿茶素类化合物等。

【肝病药理】

1. 抗肿瘤作用 钩藤酸 E 能够抑制人肝癌细胞增殖，异钩藤碱能够逆转 A549/DDP（人肺腺癌耐顺铂株）细胞的多药耐药性，绒毛钩藤中的帽柱木碱和钩藤碱能抑制 NF-κB 途径的细胞凋亡，修复 DNA，延长免疫细胞的存活周期[10, 11]，这些都提示钩藤具有良好的抗肿瘤作用。

2. 镇静、抗癫痫作用 钩藤生物碱对中枢多巴胺（DA）系统具有调节作用，能够增高大鼠脑内高香草酸（HVA）及 3,4-二羟基苯乙酸（DOPAC）的含量，且能明显抑制小鼠运动反应；能显著抑制中枢神经系统的突触传递，降低致痫大鼠的离体海马脑片 CA1 区顺向诱发群锋电位（population spike, PS）的幅度，从而表现出明显的镇静和抗癫痫的作用[12]。

天　麻

【出处】《神农本草经》。

【来源与采制】本品为兰科植物天麻 Gastrodia elata Bl. 的干燥块茎。主产于四川、云南、贵州等地。立冬后至次年清明前采挖，冬季茎枯时采挖者名"冬麻"，质量优良；春季发芽时采挖者名"春麻"，质量较差。

【炮制】采挖后，立即洗净，蒸透，敞开低温干燥。用时润透或蒸软，切片。

【性味归经】甘，平。归肝经。

【功效】息风止痉，平抑肝阳，祛风通络。

【肝病应用】

1. 肝风内动，惊痫抽搐 本品主入肝经，功能息风止痉，且味甘质润，药性平和。故可用于治疗各种病因之肝风内动，惊痫抽搐，不论寒热虚实，皆可配伍应用。如治小儿急惊风，常与羚羊角、钩藤、全蝎等息风止痉药同用，如钩藤饮（《医宗金鉴》）；用于治疗小儿脾虚慢惊，则与人参、白术、白僵蚕等药配伍，如醒脾丸（《普济本事方》）；用于治疗小儿诸惊，可与全蝎、制南星、白僵蚕同用，如天麻丸（《魏氏家藏方》），若用于治疗破伤风之痉挛抽搐、角弓反张，又与天南星、白附子、防风等药配伍，如玉真散（《外科正宗》）。

2. 眩晕，头痛 本品既息肝风，又平肝阳，为治眩晕、头痛之要药。不论虚证、实证，随不同配伍皆可应用。用于治疗肝阳上亢之眩晕、头痛，常与钩藤、石决明、牛膝等同用，如天麻钩藤饮（《中医内科杂病证治新义》）；用于治疗风痰上扰之眩晕、头痛，痰多胸闷者，常与半夏、陈皮、茯苓、白术等同用，如半夏白术天麻汤（《医学心悟》）；若头风攻注，偏正头痛，头晕欲倒者，可配等量川芎为丸，如天麻丸（《普济方》）。

3. 肢体麻木，手足不遂，风湿痹痛 本品既能祛外风，又能通经络，止痛。用于治疗中风手足不遂、筋骨疼痛等，可与没药、制乌头、麝香等药配伍，如天麻丸（《圣济总录》）；用于治疗妇人风痹，手足不遂，可与牛膝、杜仲、附子浸酒服，如天麻酒（《十便良方》）；若治风湿痹痛，关节屈伸不利者，多与秦艽、羌活、桑枝等祛风湿药同用，如秦艽天麻汤（《医学心悟》）。

【用法用量】煎服，3～9g。研末冲服，每次1～1.5g。

【古籍摘要】

《开宝本草》："主诸风湿痹，四肢拘挛，小儿风痫、惊气，利腰膝，强筋力。"

《用药法象》："疗大人风热头痛；小儿风痫惊悸；诸风麻痹不仁；风热语言不遂。"

《本草汇言》："主头风，头痛，头晕虚旋，癫痫强痉，四肢挛急，语言不顺，一切中风，风痰。"

【化学成分】本品含天麻苷、天麻苷元、β-甾谷醇和胡萝卜苷、柠檬酸及其单甲酯、棕榈酸、琥珀酸和蔗糖等，尚含天麻多糖、维生素A、多种氨基酸、微量生物碱、多种微量元素。

【肝病药理】

1. 降压作用　谭海彦等[13]通过研究天麻钩藤饮对肝阳上亢型高血压患者血压及其抗氧化应激的作用，显示天麻钩藤饮具有良好的降压效果，并且能增加患者的GSH-Px活力，清除过多的氧自由基，防止血管内皮细胞的脂质过氧化，从而改善患者的血管内皮功能。

天麻素对高血压的发生、发展过程有很好的改善效果，主要通过改善内皮素与血管紧张素，缓解患者的高血压症状，达到降低血压的目的。天麻中含有的天麻苷元和天麻素，都能在患者神经中枢发挥效果，帮助患者降低血管阻力，扩张微血管和小动脉，尽可能缩短降压时间，预防激活交感神经，达到降低和持续性平稳血压的目的[14]。

2. 催眠镇静作用　有学者对小鼠灌注天麻素入胃进行研究，通过观察自主活动和入睡时间，得到天麻素具有较为显著的镇静催眠作用的结论，而小鼠自主活动明显受到了抑制，小鼠入睡的时间延长。天麻素可直接透过血-脑屏障，通过较高速度在脑组织中进行降解，形成天麻苷元，成为脑细胞膜苯二氮草（benzodiazepine，BZ）受体配基，达到镇静和抗惊厥的抑制中枢神经效果[15]。

3. 抗惊厥作用　有学者为小鼠的腹腔注射利多卡因，结果发现利多卡因中含有的天麻素能够将小鼠惊厥潜伏期大幅度延长[16]。天麻素属于脂溶性物质，穿透血-脑屏障后对抑制兴奋性氨基酸产生与释放有明显的作用，还能降低髓性细胞核分化抗原（myeloid cell nuclear differentiation antigen，MNDA）受体活性，避免钙离子的升高，进一步阻断NMDA钙离子通路，从而达到抗惊厥的作用[17]。

参 考 文 献

[1] 白山岭，赵映前.牛黄的药理作用及其用于抗肝损伤作用的研究进展[J].湖北中医杂志，2011，33（5）：65-67.

[2] 韦新，梁健，毛德文，等.牛磺酸对大鼠肝纤维化形成的影响[J].中国中西医结合消化杂志，2004，12（1）：6-7.

[3] 梁志鹏，杨镇，蔡红娇，等.体外培育牛黄制剂对实验性血吸虫病家兔肝纤维化组织细胞外基质的影响[J].广东医学，2005，26（8）：1044-1045.

[4] 马文军，沈惠麒，王天成，等.牛黄抗间二硝苯所致氧化作用的研究[J].环境与职业医学，2006，23（3）：231-233.

[5] Cai H, Guang Y, Liu L. The protective effects of in vitro cultivated calculus bovis on the cerebral and myocardial cells in hypoxic mice [J]. J Huazhong Univ Sci Technolog Med Sci, 2007, 27（6）：635-638.

[6] 邰昌松，赵萍，黎燕，等.牛黄及胆红素对三氯乙烯染毒小鼠脂质过氧化的拮抗作用[J].中国职业医学，

2005，32（2）：43-44.

[7] 魏雪涛，蒋建军，尚兰琴，等.胆红素及牛黄拮抗苯乙烯所致肝癌细胞株损伤 [J].中国公共卫生，2004，20（4）：442-443.

[8] 汪世元，陈孝平，蔡红娇，等.体外培育牛黄诱导人肝癌 HepG2 细胞凋亡的实验研究 [J].华中科技大学学报，2005，34（6）：754-756.

[9] 李小芹，吴子伦，高英杰，等.三种石决明对小鼠急性肝损伤的影响比较 [J].中药材，1997，20（10）：521-522.

[10] 赵明宏，郭涛，王敏伟，等.钩藤酸 E 对人肝癌 HepG2 细胞的抑制作用及其机制研究 [J].现代肿瘤医学，2010，18（11）：2091.

[11] Sheng Y，Bryngelsson C，Pero R W. Enhanced DNA repair，immune function and reduced toxicity of C-MED-100, a novel aqueous extract from Uncariatomentosa [J]. J Ethnopharmacol，2000，69（2）：115.

[12] Hsieh C L，Chen M F，Li T C，et al. Anticonvulsant effect of Uncariarhynchophylla （Miq） Jack. in rats with kainic acid-induced epileptic seizure [J]. Am J Chin Med，1999，27（2）：257.

[13] 谭海彦，邢之华，刘卫平，等.天麻钩藤饮对高血压病患者血压及血清 GSH-PX 的影响 [J].湖南中医学院学报，2004，24（5）：38-39.

[14] 许廷生，陆龙存，黄子冬.天麻有效成分的药理作用分析与临床应用研究进展 [J].中医临床研究，2020，12（21）：133-135.

[15] 孙芳芳.中医治疗方案对急性缺血性脑卒中患者神经功能缺损和致残结局的影响 [J].中医临床研究，2019，11（14）：67-69.

[16] 游金辉，钟裕国.3H-天麻苷元和 3H 天麻素在小鼠体内的分布和代谢 [J].华西医科大学学报，2014，25（3）：325-328.

[17] 张素玲，胡秋梅，周新巧.天麻素对利多卡因致惊厥作用的影响 [J].徐州医学院学报，2012，32（2）：81-83.

第八章 补 虚 药

女 贞 子

【出处】《神农本草经》。

【来源与采制】本品为木犀科植物女贞 *Ligustrum lucidum* Ait.的成熟果实。主产于浙江、江苏、湖南等地。冬季果实成熟时采收。

【炮制】生用或酒制用。

【性味归经】甘、苦，凉。归肝、肾经。

【功效】滋补肝肾，乌须明目。

【肝病应用】**肝肾阴虚证**　本品性偏寒凉，能补益肝肾之阴，适用于肝肾阴虚所致的目暗不明、视力减退、须发早白、眩晕耳鸣、失眠多梦、腰膝酸软、遗精、消渴及阴虚内热之潮热、心烦等证。常与墨旱莲配伍，即二至丸（《医方集解》）。阴虚有热，目微红羞明，眼珠作痛者，宜与生地黄、石决明、谷精草等滋阴清肝明目之品同用。肾阴亏虚消渴者，宜与生地黄、天冬、山药等滋阴补肾之品同用。阴虚内热之潮热心烦者，宜与生地黄、知母、地骨皮等养阴、清虚热之品同用。

【用法用量】煎服，6～12g。

【古籍摘要】

《本草纲目》："强阴，健腰膝，变白发，明目。"

《本草备要》："益肝肾，安五脏，强腰膝，明耳目，乌须发，补风虚，除百病。"

【化学成分】本品提取物主要包括三萜类，如齐墩果酸；环烯醚萜类，如特女贞苷；黄酮类，如芹菜素；苯乙醇类，如红景天苷等。此外，本品还有乙酰齐墩果酸、熊果酸、甘露醇、葡萄糖、棕榈酸、硬脂酸、油酸、亚油酸等成分。

【肝病药理】酒精、药物、毒性物质等多种化学物质可对肝脏造成损害。研究发现[1]，红景天苷可明显改善 CCl_4 诱导的小鼠肝损伤，下调 MAPK 信号通路中氧化应激相关基因[如生长阻滞和 DNA 损伤基因（growth arrest and DNA damage gene，Gadd）]45a、MAPK7、重组人相关 RAS 病毒癌基因同源物 2（recombinant human related RAS viral oncogene homolog 2，Rras2）的蛋白表达水平，抑制氧化应激反应，减轻线粒体损伤。

在包括肝移植和肝切除术在内的大型肝脏手术中，缺血再灌注损伤（ischemical reperfusion injury，IRI）是手术过程及术后常见的并发症，改善 IRI 状态是提高肝移植及肝切除手术成功率的重要环节，而红景天苷可通过抗氧化应激、抑制炎症及抗细胞凋亡等方式改善肝国际标准化比值（international normalized ratio，INR）状态。Feng 等[2]在分段型肝热 IRI 模型中发现，红景天苷通过抑制 MAPK 信号通路的激活，改善肝脏炎症反应、细胞凋亡和自噬，减轻肝 IRI 损伤。亦有研究提出红景天苷对分段型肝热 IRI 小鼠的保护作用可能是通过激活 GSK-3β/Nrf-2 信号通路抑制线粒体膜通透性转换孔（mitochondrial permeability transition pore，MPTP），减轻肝细胞坏死和凋亡，从而发挥保肝作用[3]。

NAFLD 被认为是代谢综合征的"肝表现"，其与代谢综合征密切相关，如不干预，单纯性 NAFLD 会进一步进展为非酒精性脂肪性肝炎，伴随着脂质过氧化和氧自由基的产生，可进一步加重炎症反应和激活 HSC，导致肝纤维化形成，甚至进展为肝硬化、肝癌[4~6]。Yang 等[7] 发现，红景天苷可抑制高脂高胆固醇饮食诱导的非酒精性脂肪性肝炎大鼠肝 CYP2E1 和人 NADPH 氧化酶 2（Nox2）蛋白的表达，降低 MDA 水平和提高 SOD 等抗氧化酶的活性，提出其通过抑制 CYP2E1/Nox 途径，减轻氧化应激反应，改善肝脂肪变性及炎症浸润，减少脂质积累，减轻非酒精性脂肪性肝炎大鼠的肝损伤。Zheng 等[8] 指出红景天苷对 NAFLD 的保护作用机制与其通过抑制硫氧还原蛋白互作蛋白（thioredoxin interacting protein，TXNIP）/NLRP3 信号通路的激活，改善肝脏脂质代谢，减轻炎症损伤相关。

肝纤维化是各种慢性肝病后期的病理变化。多项研究表明，TGF-β 与肝纤维化进展密切相关。HSC 是 ECM 的主要来源，TGF-β$_1$ 是 HSC 活化的重要因子，在肝纤维化进展中起重要作用。红景天苷能显著改善 CC1$_4$ 和胆管结扎诱导的肝纤维化，抑制 ECM 的生成，降低 Beclin-1 和 LC3 水平及下调 NF-κB、TGF-β$_1$、p-Smad3/Smad3 蛋白的表达水平，并提高 p62 和 IκBα 的表达水平，红景天苷通过下调 NF-κB 和 TGF-β$_1$/Smad3 信号通路减少细胞自噬，抑制小鼠 HSC 活化，来发挥其抗肝纤维化作用[9]。

肝癌是最严重的慢性肝病，也是导致肝病患者死亡的主要原因之一。吕红梅等研究发现[10]，红景天苷能显著降低 HepG2 细胞与基膜的黏附力及抑制肝癌细胞的 MMP-1 mRNA 的表达，抑制肝癌细胞的浸润和转移。最新研究发现[11]，红景天苷显著减少伤口闭合区域以抑制细胞转移，抑制肝癌细胞对基质膜的侵袭，明显下调跨膜受体 Notch1、COX-2、MMP-2、MMP-9 基因的表达，抑制 Notch 信号转导靶基因 Hey1、Hes1 和 Hes5 的表达，并呈剂量依赖性地上调 E-cadherin 的表达，提示红景天苷通过调节 Notch1 信号通路来抑制肝癌细胞的转移。总之，红景天苷可促进肝癌细胞的凋亡与自噬，抑制肝癌细胞转移，具有潜在的抗癌活性。

Wan 等[12] 在 D-GalN/LPS 介导的急性肝损伤中发现，齐墩果酸干预后可明显降低小鼠血清氨基转移酶、肝组织中 MDA 水平，升高 GSH 水平，可抑制 caspase、COX-2、TNF-α 和生长停滞 DNA 损伤可诱导蛋白（Gadd45）的 mRNA 的表达，降低 p-JNK 和 NF-κB-p65 的蛋白表达水平，齐墩果酸可能通过抑制 TNF-α 激活的 NF-κB/JNK 信号通路减轻肝损伤。

Wang 等[13] 在分段性肝热 IRI 模型中发现，齐墩果酸通过抑制 HMGB1 的表达、抑制 TNF-α 介导的 JNK 磷酸化、上调 Bcl-2 基因的表达及下调 Bax 和 Beclin-1 活化后诱导的 caspase-9 的表达，改善炎症，抑制细胞凋亡及自噬反应，减轻肝损伤。亦有学者发现，齐墩果酸可显著上调分段性肝热 IRI 小鼠 Sestrin 2 蛋白（Sesn2）、PI3K、Akt、HO-1 等抗氧化酶的表达[14]，表明齐墩果酸可通过调节 HO-1/Sesn2 信号通路改善氧化应激，降低肝 IRI 的发生。

SREBP-1c 是肝脏脂质合成重要的转录因子，它通过胰岛素介导调节多种肝脏脂质合成相关基因的表达，如 ACC、FAS、SCD-1[15, 16]。有研究表明[17]，齐墩果酸可显著抑制 SREBP-1c mRNA 和核蛋白及其下游靶基因（如 ACC-1、FAS、SCD-1）的表达，提示下调 SREBP-1c 的表达，减少其下游脂质合成相关基因的表达是齐墩果酸减轻高果糖饮食诱导的 NAFLD 大鼠肝脂肪病变的重要作用机制。

胡冬梅等研究发现[18]，特女贞苷可降低 CCl_4 诱导的肝损伤模型小鼠血清炎症因子（如 TNF-α、IL-6）等的水平，减轻肝脏的炎症反应；并可抑制小鼠肝组织 MDA 的产生，增加抗氧化酶活性，上调肝组织 Nrf-2、HO-1、谷氨酸-半胱氨酸连接酶催化亚基（glutamate-cysteine ligase catalytic sub-unit，GCLC）和 NADPH 醌氧化还原酶 1［NAD(P)H Dehydrogenase Quinone 1，NQO1］蛋白的表达水平，特女贞苷可通过激活 Nrf-2/HO-1 信号通路，抑制 CCl_4 诱导的氧化应激反应，改善肝损伤。

墨 旱 莲

【出处】《新修本草》。

【来源与采制】本品为菊科植物鳢肠 *Eclipta prostrata* L.的地上部分。主产于江苏、江西、浙江等地。花开时采割，晒干。

【炮制】切段生用。

【性味归经】甘、酸，寒。归肝、肾经。

【功效】滋补肝肾，凉血止血。

【肝病应用】

1. 肝肾阴虚证 本品甘寒，能补益肝肾之阴，适用于肝肾阴虚或阴虚内热所致的须发早白、头晕目眩、失眠多梦、腰膝酸软、遗精耳鸣等症。单用或与滋养肝肾之品配伍。例如，旱莲膏（《医灯续焰》）单用本品熬膏服；二至丸（《医方集解》）以之与女贞子同用；亦常与熟地黄、枸杞子等配伍。

2. 阴虚血热的失血证 本品长于补益肝肾之阴，又能凉血止血，故尤宜于阴虚血热的出血证。可单用或与生地黄、阿胶等滋阴凉血止血之品同用。

【用法用量】煎服，6～12g。

【古籍摘要】

《新修本草》："洪血不可止者，傅之立已。汁涂须眉，生速而繁。"

《本草正义》："入肾补阴而生长毛发，又能入血，为凉血止血之品。"

【化学成分】本品含皂苷、鞣质、维生素 A 样物质、鳢肠素、三噻嗯甲醇、三噻嗯甲醛、蟛蜞菊内酯、去甲蟛蜞菊内酯、去甲蟛蜞菊内酯苷及烟碱等成分。

【肝病药理】刘幸等[19]研究发现，墨旱莲能改善高脂喂养小鼠的肝脏脂代谢，具有显著的降脂作用。墨旱莲的保肝作用可能与其黄酮类成分有关，墨旱莲中的黄酮类成分含有丰富的酚羟基，具有较强的抗氧化作用，推测其具有保肝作用[20]，可对抗 FFA 对肝细胞的损伤。高脂血症可导致肝脏中活性氧自由基和脂质过氧化水平增加。墨旱莲中的蟛蜞菊内酯成分可以通过清除氧自由基，减少脂质的过氧化反应，从而降低氧自由基对肝细胞的损害[21]。倪鸿昌等[22]的研究显示，继续给予高脂血症模型大鼠高脂喂养后，肝脏可出现明显的炎症病变，肝功能有不同程度的损害，肝组织匀浆中 MDA 显著升高，目前认为 MDA 在肝组织脂肪变和肝损伤方面起重要作用。石变华等[23]的研究也指出，墨旱莲水煎剂可以提高肝脏组织中 SOD 的活性，降低 MDA 的含量，并呈剂量依赖性，从而延缓肝脏的衰老。在 Zhao 等[24]的研究中，利用仓鼠建立高脂模型，仓鼠的肝细胞受损后，喂养 70%乙醇提取的墨旱莲，结果显示，墨旱莲可显著降低 LDL 水平，减少脂质的合成和释放，促进血浆中脂质的清除。

甘 草

【出处】《神农本草经》。

【来源与采制】本品为豆科植物甘草 *Glycyrrhiza uralensis* Fisch.、胀果甘草 *G. inflata* Bat.或光果甘草 *G. glabra* L.的根及根茎。主产于内蒙古、新疆、甘肃等地。春、秋采挖，以秋采者为佳。

【炮制】除去须根，晒干，切厚片，生用或蜜炙用。

【性味归经】甘，平。归心、肺、脾、胃经。

【功效】补脾益气，祛痰止咳，缓急止痛，清热解毒，调和诸药。

【肝病应用】

1. 脘腹、四肢挛急疼痛　本品味甘能缓急，善于缓急止痛。对脾虚肝旺的脘腹挛急作痛或阴血不足之四肢挛急作痛，均常与白芍同用，即芍药甘草汤（《伤寒论》）。临床常以芍药甘草汤为基础，随证配伍用于血虚、血瘀、寒凝等多种原因所致的脘腹、四肢挛急作痛。

2. 调和药性　本品在许多方剂中都可发挥调和药性的作用：通过解毒，可降低方中某些药（如附子、大黄）的毒烈之性；通过缓急止痛，可缓解方中某些药（如大黄）刺激胃肠引起的腹痛；其甜味浓郁，可矫正方中药物的滋味。

【用法用量】煎服，1.5～9g。生用性微寒，可清热解毒；蜜炙药性微温，并可增强补益心脾之气和润肺止咳作用。

【使用注意】不宜与京大戟、芫花、甘遂同用。本品有助湿壅气之弊，湿盛胀满、水肿者不宜用。大剂量久服可导致水钠潴留，引起浮肿。

【古籍摘要】

《本草汇言》："和中益气，补虚解毒之药也。"

《本草正》："味至甘，得中和之性，有调补之功，故毒药得之解其毒，刚药得之和其性……助参、芪成气虚之功。"

【化学成分】

本品含三萜类（三萜皂苷甘草酸的钾、钙盐为甘草甜素，是甘草的甜味成分）、黄酮类、生物碱、多糖等成分。

【肝病药理】

1. 保肝作用　大量研究表明，甘草次酸（glycyrrhetinic acid，GA），对多种类型的肝损伤模型（如 FFA、胆汁酸、CCl_4、对乙酰氨基酚和脂多糖诱导的肝损伤）均具有保护作用。在高脂饲料诱发的大鼠 NAFLD 中，GA 能够通过稳定溶酶体和线粒体膜电位，保持其完整性，并抑制组织蛋白酶 B 的表达和酶活性，阻滞细胞色素 c 的释放，显著降低 FFA 引起的氧化应激反应[25]。在肝毒性药物导致的胆汁淤积型肝损伤中，预防性应用 GA 能够抑制胆汁酸诱导的细胞凋亡和坏死，并逆转胆汁酸代谢产物及编码胆汁酸转运和代谢蛋白 CYP7A1、Npc1L1、微粒体甘油三酸酯转运蛋白（MTTP）和乙酰辅酶 A 乙酰转移酶 2（ACAT2）的表达，通过抗氧化作用减缓药物引起的肝损伤[26]。在 CCl_4 诱导引起的急性肝损伤模型中，GA 能够促进 SOD 和 GSH 表达，抑制 MDA 的合成和 CYP2E1 的表达，阻滞 CCl_4 的生物活化及自由基的清除，通过抗氧化作用发挥保肝效应[27]。在乙酰氨基酚引起的肝损伤中，Yang 等[28]

发现 GA 能够抑制 CYP2E1 的表达和 HMGB1-TLR4 信号通路的激活，降低 IL-1 受体相关激酶 1（interleukin-1 receptor-associated kinase1，IRAK1）、MAPK 和 IκB 的磷酸化及 TNF-α 和 IL-1β 的分泌，从而减轻肝损伤。TNF-α 是一种重要的细胞因子，它是 LPS/D-GalN 诱导的肝衰竭中肝细胞凋亡和坏死的关键介质[29]。乙肝病毒引起的慢性肝炎和急性酒精性肝炎患者的血浆 TNF-α 水平也有所升高[30]。因此，TNF-α 不仅在内毒素引起的实验性肝损伤的发病机制中起着关键作用，而且在许多人类肝脏疾病中也起着重要作用。caspase-3 在细胞凋亡中有不可替代的作用。给大鼠腹腔注射 D-GalN 前 48 小时、24 小时和 1 小时，连续 3 次灌服 100mg/kg、300mg/kg GA，结果发现两种剂量都能明显抑制损伤大鼠 ALT、AST 的升高，后证明 GA 可通过抑制 TNF-α 和 caspase-3 发挥抗炎和抗细胞凋亡作用而保护肝脏[31]。综上所述，GA 不仅具有抗炎抗氧化作用，而且能够促进肝细胞再生，使其能够有效治疗多种类型的肝损伤疾病。

2. 抗肝炎病毒作用 GA 具有直接的抗肝炎病毒活性，对肝炎病毒细胞表面抗原分泌有良好的抑制作用，对宿主细胞无毒性[32]，从而有效保护肝细胞免受破坏。此外，GA 还能促进其他抗病毒药物的作用，研究证实，GA 可以促进恩替卡韦在肝细胞中的积累，通过增加其在细胞质和细胞核中的分布从而增强其抗 HBV 效率[33]。与阿德福韦酯联合用药治疗慢性乙肝时，具有抑制 HBV 和减轻肝细胞炎症坏死的作用[34]。在治疗 HCV 感染时，GA 可以剂量依赖性地抑制 HCV 全长病毒颗粒和 HCV 核心基因的表达或功能，并与干扰素具有协同作用[35]，GA 还可使线粒体免受 HCV 蛋白诱导的氧化应激损伤，从而有效降低丙肝患者患肝硬化的概率[36]。

3. 抗肝癌作用 研究表明，GA 能够显著抑制 HepG2 细胞增殖，而不影响正常肝细胞系，具有抗炎、抗增殖和诱导凋亡的化学预防作用[37]。在体外细胞培养实验中，GA 的抗肝癌活性远高于甘草酸，GA 在浓度为 80μmol/L 时即可抑制 HepG2 的增殖，而甘草酸在 1200μmol/L 时仍未有明显的抑制作用。GA 能够激活凋亡因子 caspase-3、caspase-8、caspase-9 及 Bax 等促凋亡蛋白的表达，诱导肝癌细胞的凋亡和分化[38]。通过提高肝癌细胞线粒体膜的通透性，提高细胞内活性氧和 NO 的水平，降低 GSH 含量，抑制肝癌细胞的增殖[39]，使肝癌细胞周期阻滞在 G_0/G_1 期，发生自噬，进而抑制肝癌的发生和发展。

人 参

【出处】《神农本草经》。

【来源与采制】本品为五加科植物人参 *Panax ginseng* C. A. Mey. 的根。主产于吉林、辽宁、黑龙江。以吉林抚松县产量最大，质量最好，称吉林参。野生者名"山参"；栽培者称"园参"。园参一般应栽培 6~7 年后收获。鲜参洗净后干燥者称"生晒参"；蒸制后干燥者称"红参"；加工断下的细根称"参须"。山参经晒干称"生晒山参"。

【炮制】切片或打粉用。

【性味归经】甘、微苦，平。归肺、脾、心经。

【功效】大补元气，补脾益肺，生津，安神益智。

【用法用量】煎服，3~19g；挽救虚脱可用 15~30g。宜文火另煎分次兑服。野山参研末吞服，每次 2g，日服 2 次。

【古籍摘要】

《神农本草经》："补五脏，安精神，定魂魄，止惊悸，除邪气，明目，开心益智。"

《医学启源·药类法象》引《主治秘要》："补元气，止渴，生津液。"

《本草汇言》："补气生血，助精养神之药也。"

【化学成分】本品含多种人参皂苷、挥发油、氨基酸、微量元素及有机酸、糖类、维生素等成分。

【肝病药理】

1. 保护肝脏　NAFLD 临床上主要表现为非酒精性脂肪肝（non-alcoholic fatty liver，NAFL）和非酒精性脂肪性肝炎，这些疾病若在早期未得到及时的干预，可进一步发展为肝纤维化、肝硬化和肝细胞癌。同时 NAFLD 还会增加心血管疾病、癌症和肝相关死亡的风险。实验发现[40]，人参皂苷 Rg1 可以通过其抗炎、抗凋亡的作用，减轻急性肝衰竭（acute liver failure，ALF）和酒精性肝病（alcoholic liver disease，ALD）的肝损伤。在 NAFLD 小鼠模型中，Rg1 可通过提高氧化酶活性，抑制炎症小体活化来改善非酒精性脂肪肝，同时实验中观察到 CHOP、caspase-12 表达都明显增高，表明 NAFLD 时能诱发内质网应激，而人参皂苷 Rg1 治疗后表达明显降低，证明 Rg1 能改善和干预内质网应激[41]。

人参皂苷 Rg1 在多种急性肝损伤模型中发挥有效治疗作用。不当使用 APAP 可提高继发性肝坏死的发病率和死亡率。高剂量的 APAP 通过毒性代谢中间体 n-乙酰-对苯醌亚胺（NAPQI）引起肝坏死，近年来也有不少关于过量使用对乙酰氨基酚导致死亡的报道。人参皂苷 Rg1 可通过激活 Nrf2 信号通路在体内和体外对对乙酰氨基酚诱导的肝损伤都具有保护作用[42]。在肿瘤治疗中顺铂的应用会对肝脏造成损伤，人参皂苷 Rg1 处理可以有效减轻这种损伤，其机制主要是通过抑制 Kelch 样 ECH 关联蛋白 1（Kelch-like ECH-associated protein 1，KEAP1）和 Nrf2 的结合，促进 Nrf2 活性，降低降解，并促进 Nrf2 相关抗氧化蛋白的表达，从而保护肝脏免受顺铂诱导的毒副作用[43]。在 CCl_4 所致的小鼠急性肝损伤模型中，人参皂苷 Rg1 也通过激活 Nrf2 信号通路，调节相关基因的表达水平，增强抗氧化应激和肝脏解毒能力，并可调节肝脏转运蛋白和细胞色素 P450 酶的表达，提高肝脏的解毒能力[44]。

2. 抗氧化作用　人参皂苷 Rg1 在多种器官缺血和再灌注损伤中发挥抗氧化作用，减轻组织的 IRI。肝脏血供丰富，在手术过程中常需要阻断血管，使肝脏经历缺血和再灌注两个过程，从而造成缺血再灌注损伤。实验发现，人参皂苷 Rg1 预处理可有效减少肝细胞凋亡，抑制炎症的反应，这部分是通过 NF-κB 信号通路实现的[45]。人参皂苷 Rg1 还能通过不同的作用机制，在多种器官中都能发挥减轻 IRI 的作用。人参皂苷 Rg1 可以改善小鼠缺血肢体的血流，明显地促进血管新生，抑制缺血组织细胞的凋亡，其作用机制与人参皂苷 Rg1 增加组织 VEGF、VEGFR、p-Akt 及 NO 的表达有关[46]。

黄　芪

【出处】《神农本草经》。

【来源与采制】本品为豆科植物蒙古黄芪 *Astragalus membranaceus*（Fisch.）Bge. var. *mongholicus*（Bge.）Hsiao 或膜荚黄芪 *A. membranaceus*（Fisch.）Bge.的根。主产于内蒙古、山西、黑龙江等地。春、秋二季采挖。

【炮制】切片,生用或蜜炙用。

【性味归经】甘,微温。归脾、肺经。

【功效】健脾补中,升阳举陷,益卫固表,利尿,托毒生肌。

【用法用量】煎服,9~30g。蜜炙可增强其补中益气作用。

【古籍摘要】

《神农本草经》:"主治痈疽,久败疮,排脓止痛……补虚。"

《本草汇言》:"补肺健脾,实卫敛汗,驱风运毒之药也。"

《医学衷中参西录》:"能补气,兼能升气,善治胸中大气(即宗气……)下陷。"

【化学成分】本品主要含苷类、多糖、黄酮、氨基酸、微量元素等。

【肝病药理】

1. 保肝作用 有研究[47]表明,黄芪水提物和醇提物均可显著降低 CCl_4 诱导的急性肝损伤小鼠 ALT、AST 含量,且黄芪水提物作用优于醇提物。王莹等[48]通过复制急性酒精性肝损伤模型小鼠,给予黄芪粗提物干预后,发现黄芪粗提物不仅可抑制模型小鼠肝指数,降低血清 ALT、AST 含量,减少肝组织中 TC 水平,还可显著减轻肝脏脂肪变性,改善肝脏病理损伤的程度。宋少刚等[49]通过复制化学性肝纤维化模型大鼠,给予黄芪总苷连续灌胃 9 周后,发现黄芪总苷不仅可明显降低 ALT、AST、肝组织 Hyp 水平和肝脾指数,还可以显著改善肝纤维化病变。成扬等[50]以肝硬化大鼠(由 DMN 诱导)为模型,通过连续给予黄芪总黄酮干预 4 周,发现黄芪总黄酮可显著降低模型大鼠血清 ALT、AST、TBIL 水平,升高其白蛋白含量,减轻肝细胞出血、变性、坏死等症状,且对汇管区扩张、肝窦狭窄、假小叶形成也具有一定的改善作用。

2. 抗癌作用 武建毅等[51]研究表明,黄芪甲苷可显著降低肝癌 H_{22} 腹水瘤小鼠瘤细胞存活率、腹水量和最大结节直径等指标,其机制可能与抑制血管生成,降低转移相关基因、水通道蛋白表达有关。

白 芍

【出处】《神农本草经》。

【来源与采制】本品为毛茛科植物芍药 *Paeonia lactiflora* Pall.的干燥根。主产于浙江、安徽、四川等地。夏、秋二季采挖。

【炮制】生用或炒用、酒炙用。

【性味归经】苦、酸,微寒。归肝、脾经。

【功效】养血敛阴,柔肝止痛,平抑肝阳。

【肝病应用】

1. 肝血亏虚及血虚月经不调 本品味酸,收敛肝阴以养血,与熟地黄、当归等同用,治肝血亏虚之面色苍白,眩晕心悸,或月经不调,崩中漏下,如四物汤(《太平惠民和剂局方》)。若血虚有热,月经不调,可配伍黄芩、黄柏、续断等药,如保阴煎(《景岳全书》);若崩漏,可与阿胶、艾叶等同用。

2. 肝脾不和之胸胁脘腹疼痛或四肢挛急疼痛 本品酸敛肝阴,养血柔肝而止痛,常配柴胡、当归、白芍等,治疗血虚肝郁,胁肋疼痛,如逍遥散(《太平惠民和剂局方》);可以本品调肝理脾,柔肝止痛,与白术、防风、陈皮同用,治疗脾虚肝旺,腹痛泄泻,如痛泻要方(《景岳全书》);若与木香、黄连等同用,可治疗痢疾腹痛,如芍药汤(《素问病机气宜保命集》);若阴血虚筋脉失养而致手足挛急作痛,常配甘草缓急止痛,即芍药甘草汤(《伤寒论》)。

3. 肝阳上亢之头痛眩晕 以本品养血敛阴、平抑肝阳,常配牛膝、赭石、龙骨、牡蛎等,如镇肝熄风汤、建瓴汤(《医学衷中参西录》)。此外,本品敛阴,有止汗之功。若外感风寒,营卫不和之汗出恶风,可敛阴和营,与温经通阳的桂枝等同用,以调和营卫,如桂枝汤(《伤寒论》);至于阴虚盗汗,则须与龙骨、牡蛎、浮小麦等同用,可收敛阴止汗的功效。

【用法用量】煎服,5~15g;大剂量15~30g。

【使用注意】阳衰虚寒之证不宜用。反藜芦。

【古籍摘要】

《神农本草经》:"主邪气腹痛……止痛,利小便,益气。"

《本草求真》:"赤芍与白芍主治略同,但白则有敛阴益营之力,赤则有散邪行血之意;白则能于土中泻木,赤则能于血中活滞。"

【化学成分】白芍含有芍药苷、牡丹酚芍药花苷,还含芍药内酯、苯甲酸等。此外,还含挥发油、脂肪油、树脂糖、淀粉、黏液质、蛋白质和三萜类成分。

【肝病药理】白芍属于临床肝炎、肝硬化治疗过程中常用的药物之一。

白芍总苷具有抗急性肝损伤、胆汁淤积性肝纤维化、放射等致肝纤维化、非酒精性脂肪肝等多种保肝作用[52]。临床实践表明,白芍总苷具有明确的保肝作用,但也存在起效缓慢的问题,这说明药物吸收与药效发挥并不同步,药效发挥存在明显的滞后性。

芍药苷已被证明能减少氨基转移酶和其他与肝硬化及肝衰竭进展相关的胆汁淤积性肝纤维化,在肝毒素α-萘异甲状旁腺酸建立的胆汁淤积证大鼠模型中,芍药苷可降低大鼠血清中 ALT、TBIL、TBA 等水平[53]。

肝脏疾病与 IL-8 的升高密切相关,抑制 IL-8 的产生能够增强对肝脏疾病的治疗效果。芍药苷可阻断 ConA 诱导的 IL-8 mRNA 表达和 IL-8 分泌,降低 ERK1/2 和 Akt 磷酸化水平,对 HHSEC 产生抗炎作用,从而促进肝脏疾病的恢复[54, 55]。

李宜川等[56]研究发现,白芍总苷能明显改善 NAFLD 大鼠的肝功能及病理性变化,其机制可能是通过下调 NF-κB-p65 的表达,降低血清中 IL-1β、TNF-α、IL-6 的水平,抑制肝组织 Hyp 的产生实现的。金国贤等[57]研究发现,白芍总苷对高脂引起的 NAFLD 模型大鼠有保肝作用,其作用机制可能与其提高抗氧化能力、降低异常细胞因子水平有关。韩超等[58]、郑琳颖等[59]发现,白芍总苷能改善果糖-高脂诱导的 NAFLD 大鼠糖脂代谢异常及拮抗胰岛素抵抗(IR),增强胰岛素敏感性,改善肝功能。秦亚东等[60]和刘芬[61]研究发现,白芍总苷具有一定的降酶保肝作用,其作用可能是通过增强体内自由基清除能力、保护细胞膜及抑制脂质过氧化反应等方面实现的。李尧等[62]发现,白芍提取物能显著提高罗非鱼血清、肝和鳃的抗氧化能力,从而抑制氧化应激引起的肝损伤和炎症反应。罗琳等[63]研究发现,芍药苷具有一定的利胆退黄和保肝降酶作用,且该作用是通过抗氧化减轻肝细胞损伤和增强肝细胞对血液中胆盐的摄取的机制实现的。刘玲等[64]研究发现,芍药苷可通过调节 NF-κB 与 IκB 之间的通路而发挥抗炎保肝作用。

黄 精

【出处】《名医别录》。

【来源与采制】本品为百合科植物黄精 *Polygonatum sibiricum* Red.、滇黄精 *P. kingianum* Coll.et Hemsl.或多花黄精 *P.cyrtonema* Hua 的根茎。黄精主产于河北、内蒙古、陕西；滇黄精主产于云南、贵州、广西；多花黄精主产于贵州、湖南、云南等地。

【炮制】春、秋二季采挖，洗净，置沸水中略烫或蒸至透心，干燥，切厚片用。

【性味归经】甘，平。归脾、肺、肾经。

【功效】补气养阴，健脾，润肺，益肾。

【肝病应用】**肾虚** 本品能补益肾精，对延缓衰老，改善头晕、腰膝酸软、须发早白等早衰症状有一定疗效。如黄精膏方（《备急千金要方》）单用本品熬膏服。亦可与枸杞子、何首乌等补益肾精之品同用。

【用法用量】煎服，9～15g。

【古籍摘要】

《日华子本草》："补五劳七伤，助筋骨，生肌，耐寒暑，益脾胃，润心肺。"

《本草纲目》："补诸虚……填精髓。"

【化学成分】本品含黄精多糖、低聚糖、黏液质、淀粉及多种氨基酸（囊丝黄精还含多种蒽醌类化合物）等成分。

【肝病药理】

1. 降低血糖及调节血脂作用 黄精具有显著的降血糖、调血脂功效，因其作用缓和、不良反应较少，临床应用广泛，可有效防止高血糖、高血脂带来的一系列并发症。李友元等[65]给予糖尿病模型小鼠黄精多糖，研究发现黄精多糖对实验性糖尿病模型小鼠血糖和血清糖化血红蛋白浓度有一定影响，可能与其抑制糖基化损伤有关，促进胰岛素及 C 肽分泌，从而达到降低血糖的作用。研究发现，黄精多糖对正常小鼠的血糖值无影响，但可显著降低肾上腺素诱发的高血糖小鼠的血糖值。同时观察到黄精可使小鼠肝脏中 cAMP 含量下降，其控制着肝糖原的合成与分解，是维持机体血糖恒定的要素[66]。一项动物实验[67]显示，给予成年金黄仓鼠高脂饮食，诱导动脉粥样硬化，然后分别灌胃给药辛伐他汀和黄精多糖，结果表明黄精多糖对血脂、载脂蛋白及内皮功能紊乱均有显著改善作用（$P < 0.01$）。以上说明黄精多糖对仓鼠动脉粥样硬化形成有一定的保护作用。同时，王俊杰等[68]在复方黄精茶对糖脂代谢的影响及血管的保护作用的研究中发现，黄精茶可改善 TC、TG、高密度脂蛋白、低密度脂蛋白等脂代谢指标。另一项研究[69]证实了中药配方 PLCP（由葛根、枸杞子、山楂、黄精组成）水提取物（AE）和乙醇提取物（EE）对以高脂和高果糖饮食喂养小鼠的胰岛素抵抗（IR）和 NAFLD 有保护作用。结果表明，与 AE 相比，EE 有效地改善了高脂血症、抗氧化状态和 NAFLD。此外，黄精对 IR 的缓解效果与二甲双胍相当，而二甲双胍并不能减轻模型小鼠的高脂血症或 NAFLD。

2. 保护肝脏作用 黄精对肝脏具有很好的保护作用，可降低肝酶，提高肝蛋白活性，消除生物体在新陈代谢过程中产生的有害物质，并且具有降低肌酐的作用。动物实验[70]显示，中、高剂量（150mg/kg、300mg/kg）的黄精多糖能显著降低大鼠血清中 ALT、AST、ALP 活性及 DBIL、TBIL 含量，减轻大鼠肝脏病理学和组织学病变，而高剂量黄精多糖优势显著。由此可见，黄精多糖对 CCl₄ 诱导的大鼠肝损伤有良好的保护作用。而黄精提取物可以降低肝损伤模型小鼠 ALT、AST 及 MDA 的活性，提高肝脏 SOD 活性[71]，从而证实黄精对肝损伤小鼠有一定的保护作用。

非酒精性脂肪肝可逐渐进展为不可逆性肝损害，导致肝硬化、肝癌的发生。非酒精性脂肪肝发病主要与胰岛素抵抗促进外周脂肪脂解增加引起肝细胞脂肪蓄积等有关，同时脂肪变性的肝中活性氧生成增多，导致脂质过氧化/氧应激从而引起肝细胞线粒体功能障碍及凋亡、坏死等。CYP2E1 是细胞色素 P450 主要的蛋白成分，具有很强的促氧化活性，有研究指出，NAFLD 的发病与氧自由基、脂质过氧化，进而导致肝实质损伤有关[72]。王建忠等[73]发现，黄精水提物可调控非酒精性脂肪肝模型大鼠血清氧化应激 MDA、SOD、GSH、MPO 等因子水平及肝组织 CYP2E1 蛋白表达水平进而起到改善肝组织形态及肝功能的效果。

枸　杞　子

【出处】《神农本草经》。

【来源与采制】本品为茄科植物宁夏枸杞 *Lycium barbarum* L.的成熟果实。主产于宁夏、甘肃、新疆等地。夏、秋二季果实呈橙红色时采收。

【炮制】生用。

【性味归经】甘，平。归肝、肾经。

【功效】滋补肝肾，益精明目。

【肝病应用】**肝肾阴虚及早衰证**　本品能滋肝肾之阴，为平补肾精肝血之品。治疗精血不足所致的视力减退、内障目昏、头晕目眩、腰膝酸软、遗精滑泄、耳聋、牙齿松动、须发早白、失眠多梦，以及肝肾阴虚所致的潮热盗汗、消渴等症的方中，都颇为常用。可单用，或与补肝肾、益精补血之品配伍。例如，《寿世保元》的枸杞膏单用本品熬膏服；七宝美髯丹（《积善堂方》）以之与怀牛膝、菟丝子、何首乌等品同用。因其还能明目，故尤多用于肝肾阴虚或精亏血虚之两目干涩，内障目昏，常与熟地黄、山茱萸、山药、菊花等品同用，如杞菊地黄丸（《医级》）。

【用法用量】煎服，6～12g。

【古籍摘要】

《本草经集注》："补益精气，强盛阴道。"

《药性论》："补益精，诸不足，易颜色，变白，明目……令人长寿。"

《本草经疏》："为肝肾真阴不足，劳乏内热补益之要药……故服食家为益精明目之上品。"

【化学成分】本品含甜菜碱、多糖、粗脂肪、粗蛋白、硫胺素、维生素 B₂、烟酸、胡萝卜素、维生素 C、β-谷甾醇、亚油酸、微量元素及氨基酸等成分。

【肝病药理】崔桂玉等[74]通过研究枸杞子对 NAFLD 的辅助性 T 细胞 17（Th17）及相关细胞因子的影响，结果发现枸杞子能够通过抑制 RORγt 基因的表达，在降低外周血 Th17 细胞含量的同时，升高 Treg 细胞的含量，调整 Th17/Treg 平衡，进而抑制 NAFLD 的发生、发展。

枸杞子水提取物可抑制肝癌细胞株 Bel-7402 的增殖，阻滞细胞周期，诱导细胞凋亡，增加 ROS 含量，促进 Bax 基因的表达，抑制 Bcl-2 基因的表达[75]。

刘婷等[76]将人类的肝癌细胞 HepG2 接种到 BALB/C 小鼠体内，建立肝癌恶病质小鼠模型，当小鼠的体质量明显下降时，分组灌胃鲜枸杞子提取物（5mg/kg、25mg/kg）。连续灌胃 28 天后，实验组恶病质小鼠的体质量降低明显减缓，肌肉降解被显著抑制，血浆肌酸激酶水平显著下降。进一步实验发现能够导致癌症恶病质的血浆炎症因子（包括 CK、促炎因子 IL-6、TNF-α、IL-1β）的表达被抑制，而肿瘤发生、发展中的重要通路 p38MAPK 与 NF-κB 也被证实得到了抑制。以上证实鲜枸杞子提取物抑制恶病质的作用机制可能与其抑制促炎因子的分泌，从而调控 p38MAPK、NF-κB 信号通路有关，但是两个信号通路直接的上下游关系还需要进一步实验研究。

杜 仲

【出处】《神农本草经》。

【来源与采制】本品为杜仲科植物杜仲 Eucommia ulmoides Oliv. 的树皮。主产于四川、云南、贵州、湖北等地。4～6 月采收，去粗皮堆置"发汗"至内皮呈紫褐色，晒干。

【炮制】生用或盐水炒用。

【性味归经】甘，温。归肝、肾经。

【功效】补肝肾，强筋骨，安胎。

【肝病应用】

1. 肾虚腰痛及各种腰痛　因其能补肝肾、强筋骨，故肾虚腰痛尤宜。其他腰痛用之，均有扶正固本之效。常与胡桃肉、补骨脂同用治肾虚腰痛或足膝痿弱，如青娥丸（《太平惠民和剂局方》）；与独活、寄生、细辛等同用，治风湿腰痛冷重，如独活寄生汤（《备急千金要方》）；与川芎、桂心、丹参等同用，治疗外伤腰痛，如杜仲散（《太平圣惠方》）；与当归、川芎、芍药等同用治疗妇女经期腰痛；与鹿茸、山萸肉、菟丝子等同用，治疗肾虚阳痿，精冷不固，小便频数，如十补丸（《鲍氏验方》）。

2. 胎动不安或习惯堕胎　本品补肝肾、固冲任、安胎，单用有效，亦可与桑寄生、续断、阿胶、菟丝子等同用。如《圣济总录》杜仲丸，单用本品为末，枣肉为丸，治胎动不安；《简便单方》以之与川续断、山药同用，治习惯性堕胎。

【用法用量】煎服，10～15g。

【使用注意】炒用破坏其胶质有利于有效成分煎出，故比生用效果好。本品为温补之品，阴虚火旺者慎用。

【古籍摘要】

《神农本草经》："主腰脊痛，补中，益精气，坚筋骨，强志，除阴下痒湿，小便余沥。久服轻身耐老。"

《本草正》："暖子宫，安胎气。"

【化学成分】本品含杜仲胶、杜仲苷、松脂醇二葡萄糖苷、桃叶珊瑚苷、鞣质、黄酮类化合物等。

【肝病药理】

1. 保肝作用　杜仲皮的醇提物可对抗 SOD、GSH 的降低和 MDA 的升高，具有明显的抗

CCl₄ 致肝损伤作用[77]。杜仲总多糖能显著降低环磷酰胺致肝损伤小鼠血清 ALT、AST 值和肝组织 MDA、SOD 值[78]。杜仲水提物还可以降低 CCl₄ 处理大鼠肝脏病变的发生率，包括减轻肝细胞浑浊肿胀、淋巴细胞浸润、细胞质空泡化、肝坏死和纤维结缔组织增生[79]。

2. 降压作用 杜仲皮提取物的降压作用已经过多年的临床实践证明，其中木脂素是有效成分，可能与调节 NO 水平、肾素-血管紧张素系统和直接舒张动脉有关[80]；进一步研究木脂素的舒血管作用，发现有一定的内皮依赖性，ATP 敏感性 K⁺ 通道活性改变是其参与动脉血管舒缩调节的重要机制[81]。

3. 降血糖作用 杜仲叶水提物可以增加血浆胰岛素和 C 肽水平，降低糖尿病大鼠的葡萄糖-6-磷酸酶、磷酸烯醇丙酮酸羧激酶、肝脂肪酸合成酶、HMG 辅酶 A 还原酶和酰基辅酶 A-胆固醇活性，改善与 2 型糖尿病相关的高血糖和高脂血症[82]。

4. 调节血脂作用 杜仲叶中的总黄酮能显著降低高血脂大鼠血清中 TC、TG、脂蛋白、载脂蛋白 B 及低密度脂蛋白的含量，显著升高高密度脂蛋白及载脂蛋白 A 的含量[83]。杜仲叶中的多糖能够明显降低小鼠血清中 TC、TG、低密度脂蛋白和载脂蛋白 B 水平，降低动脉硬化指数和冠心病指数，肝组织中 TC、TG 含量亦有明显降低。同时，血清中高密度脂蛋白和载脂蛋白 A 水平明显升高[84]。杜仲叶提取物可以抑制肝脏脂肪酸合成，促进脂肪氧化，降低血和肝脏中的脂肪含量，减少脂肪沉积[85]；可以抑制内质网应激反应，增强溶酶体功能，增加自噬通量，干预脂肪变性[86]；可以调节血脂代谢紊乱，抗氧化损伤，保护血管内皮细胞，抑制 ICAM-1 的表达，从而阻遏动脉粥样硬化的发生和发展[87]。

5. 抗疲劳及抗氧化作用 杜仲叶中的黄酮苷能显著延长小鼠负重游泳时间，降低血中乳酸和尿素氮的含量，提高肝糖原的含量，降低 MDA 的含量，提高 T-SOD 的活性，说明杜仲叶中黄酮苷的抗疲劳作用与增加能量储备、减少过度运动后不良代谢物的生成、提高组织的耐受力及清除运动中产生的大量自由基等作用有关[88]。实验表明，其提取物还可以增加红细胞、SOD、CAT 和 GSH-Px 的作用，降低红细胞、肝和肾中过氧化氢和脂质过氧化物的浓度[89]。

灵　芝

【出处】《神农本草经》。

【来源与采制】本品为多孔菌科真菌赤芝 *Ganoderma lucidum*（Leyss. ex Fr.）Karst. 或紫芝 *Ganoderma sinense* Zhao, Xu et Zhang 的干燥子实体。主产于四川、浙江、江西、湖南等地。除野生外，现多为人工培育品种。全年可采收。

【炮制】除去杂质，剪除附有朽木、泥沙或培养基的下端菌柄，阴干或在 40～50℃烘干。

【性味归经】甘，平。归心、肺、肝、肾经。

【功效】补气安神，止咳平喘。

【肝病应用】**虚劳证** 本品有补养气血的作用，故常用于治疗虚劳短气、不思饮食、手足逆冷或烦躁口干等症，常与山茱萸、人参、地黄等补虚药配伍，如紫芝丸（《圣济总录》）。

【用法用量】煎服，6～12g；研末吞服 1.5～3g。

【古籍摘要】

《神农本草经》："紫芝味甘温，主耳聋，利关节，保神益精，坚筋骨，好颜色，久服轻身不老延年。"

《药性论》："保神益寿。"

《本草纲目》："疗虚劳。"

【化学成分】本品含多糖、核苷类、呋喃类、甾醇类、生物碱、三萜类、油脂类、多种氨基酸及蛋白质类、酶类、有机锗及多种微量元素等。

【肝病药理】

1. 保肝作用 肝损伤疾病被认为是无法完全治愈的流行性疾病之一，恶化发展成为肝癌的概率较高，而临床上现用的许多护肝药物存在潜在的副作用，因此寻找保肝护肝而对肝不会造成损害的天然药物成为趋势，研究灵芝护肝作用颇具意义。Chung 等[90]研究发现，灵芝多糖在乙醇诱导的肝损伤小鼠中表现出强效的抗氧化活性，具有减少酒精性肝病脂质堆积的潜力，表明灵芝可抑制乙醇诱导的脂肪性肝损伤。Jung 等[91]通过实验发现，灵芝对饮食诱发肥胖的小鼠模型可直接调节其肝脏和脂肪细胞中的能量代谢过程及脂质蓄积，对于预防及治疗非酒精性脂肪性肝病存在巨大潜力。Zhu 等[92]在研究中指出，灵芝多糖可增加肝糖原水平，并通过短链脂肪酸排泄及抗氧化活性对 2 型糖尿病大鼠的肝功能起到有益作用。卫昊等[93]研究发现，灵芝酸 A 也可调控 NLRP3/NF-κB 信号通路从而对 D-GalN/LPS 诱导的小鼠肝损伤起到保护作用。此外，吴荣艳[94]探究不同剂量灵芝孢子粉对于镉致大鼠急性肝损伤也有一定的有保护作用。

2. 抗肿瘤作用 OuYang 等[95]发现，赤芝多糖能上调细胞周期依赖性激酶抑制剂和下调细胞周期蛋白诱导肝癌细胞株 HepG2 和 Bel-7404 的细胞周期停滞，并通过 Akt 相关的线粒体凋亡途径诱导两种人肝癌细胞的凋亡。Liu 等[96]研究发现，从西藏灵芝（Ganoderma leucocontextum） 中分离出的三萜 GL22 能通过降低脂肪酸结合蛋白（FABPs）的表达诱导肝癌细胞 Huh7.5 的线粒体脂质心磷脂丢失、线粒体功能障碍和细胞死亡。

冬 虫 夏 草

【出处】《本草从新》。

【来源与采制】本品为麦角菌科植物冬虫夏草菌 Cordyceps sinensis（Berk.）Sacc.的子座及其寄生蝙蝠蛾科昆虫绿蝙蝠蛾 Hepialus varians Staudinger 幼虫尸体的复合体。主产于四川、青海、云南、贵州，西藏、甘肃亦产。夏至前后，在积雪尚未融化时入山采集，挖出后，在虫体潮湿未干时，除去外层泥土及膜皮，晒干；或黄酒喷使之变软，整理平直，微火烘干。

【炮制】生用。

【性味归经】甘，温。归肾、肺经。

【功效】补肾益肺，止血化痰。

【肝病应用】**阳痿遗精、腰膝酸痛** 本品补肾益精，有兴阳起痿之功。用于治疗肾阳不足、精血亏虚之阳痿遗精、腰膝酸痛，可单用浸酒服，或与淫羊藿、杜仲、巴戟天等补阳药配成复方用。

【用法用量】煎服，5～15g。也可入丸、散。

【古籍摘要】

《本草从新》："甘平保肺益肾，止血化痰，已劳嗽。"

《药性考》："味甘性温，秘精益气，专补命门。"

【化学成分】本品含游离氨基酸，其中多为人体必需氨基酸，还含有糖、维生素及多种微量元素。

【肝病药理】抗肝纤维化作用　白金霞等[97]从血清药理学角度，结合体外溶出度试验来研究冬虫夏草抗肝纤维化的最佳粉碎度，结果显示粉碎度以 200～300 目最优。冬虫夏草粉含药血清具有较好的抑制 HSC-T6 细胞增殖的作用。钱福永等[98]以 40%CCl₄橄榄油溶液背部皮下注射进行 SD 大鼠造模，造模的同时进行人工冬虫夏草菌液干预，结果显示，大鼠肝组织中 p38MAPK、TGF-β_1、Smad 和Ⅳ-C mRNA 表达均低于模型组，其机制可能与冬虫夏草作用于 p38MAPK 信号通路抗肝纤维化过程有关。

参 考 文 献

［1］Lin S Y，Dan X，Du X X，et al.Protective effects of salidroside against Carbon Tetrachloride（CCl₄）-induced liver injury by initiating mitochondria to resist oxidative stress in mice［J］. Int J Mol Sci，2019，20（13）：3187.

［2］Feng J，Zhang Q，Mo W，et al.Salidroside pretreatment attenuates apoptosis and autophagy during hepatic ischemia-reperfusion injury by inhibiting the mitogen-activated protein kinase pathway in mice［J］.Drug Des Devel Ther，2017（11）：1989-2006.

［3］Cai L，Li Y，Zhang Q，et al.Salidroside protects rat liver against ischemiareperfusion injury by regulating the GSK-3β/Nrf-2-dependent antioxidant response and mitochondrial permeabilitytransition［J］.Eur J Pharmacol，2017（806）：32-42.

［4］Lonardo A，Ballestri S，Marchesini G，et al.Nonalcoholic fatty liver disease：A precursor of the metabolic syndrome［J］.Dig Liver Dis，2015，47（3）：181-190.

［5］Asrih M，Jornayvaz F R.Metabolic syndrome and nonalcoholic fatty liver disease：Is insulin resistance the link［J］.Mol Cell Endocrinol，2015（418）：55-65.

［6］Castro G S，Cardoso J F，Vannucchi H，et al.Fructose and NAFLD：metabolic implications and models of induction in rats［J］.Acta Cir Bras，2011（26 Suppl 2）：45-50.

［7］Yang Z R，Wang H F，Zuo T C，et al.Salidroside alleviates oxidative stress in the liver with non-alcoholic steatohepatitis in rats［J］.BMC Pharmacol Toxicol，2016，17（1）：16.

［8］Zheng T，Yang X，Li W，et al.Salidroside attenuates high -Fat Diet-Induced Nonalcoholic Fatty Liver Disease via AMPK Dependent TXNIP/NLRP3 Pathway［J］.Oxid Med Cell Longev，2018（2018）：1-17.

［9］Feng J，Chen K，Xia Y，et al.Salidroside ameliorates autophagy and activation of hepatic stellate cells in mice via NF-kB and TGF-β_1/Smad3 pathways［J］.Drug Des Devel Ther，2018（12）：1837-1853.

［10］吕红梅，张庆江.红景天苷对人肝癌 HepG-2 细胞 MMP-1 的表达及粘附能力的影响［J］.中医药学报，2015，43（4）：65-66.

［11］Lu L，Liu S，Dong Q，et al.Salidroside suppresses the metastasis of hepatocellular carcinoma cells by inhibiting the activation of the Notch1 signaling pathway［J］.Mol Med Rep，2019，19（6）：4964-4972.

［12］Wan X L，Lu Y F，Xu S F，et al.Oeanolic acid protects against the hepatotoxity of D-galactosame plus endotoxin in mice［J］. Biomed Pharmacother，2017（93）：1040-1046.

［13］Wang W，Wu L，Li J，et al.Alleviation of hepatic Ischemia Reperfusion Injury by Oleanolic Acid Pretreating via Reducing HMGB1 Release and Inhibiting Apoptosis and Autophagy [J].Mediators Inflamm，2019（2019）：1-10.

[14] Hao B B，Pan X X，Fan Y，et al.Oleanolic acid attenuates liver ischemia reperfusion injury by HO-1/Sesn2 signaling pathway [J].Hepatobiliary Pancreat Dis Int，2016，15（5）：519-524.

[15] Valic Z，Tappy L，Lê KA，et al.Metabolic Effects of Fructose and the Worldwide Increase in Obesity [J].Journal of Applied Physiology，2001，90（1）：23-28，46.

[16] Postic C，Girard J.Contribution of de novo fatty acid synthesis to hepatic steatosis and insulin resistance：lessons from genetically engineered mice [J].J Clin Invest，2008，118（3）：829-838.

[17] Liu C，Li Y，Zuo G，et al.Oleanolic acid Diminishes Liquid Fructose-Induced Fatty Liver in Rats：Role of Modulation of Hepatic Sterol Regulatory Element-Binding Protein-1c-Mediated Expression of Genes Responsible for De Novo Fatty Acid Synthesis [J].Evid Based Complement Alternat Med，2013（2013）：1-11.

[18] 胡冬梅.特女贞苷对四氯化碳致小鼠急性肝损伤的保护作用及其机制研究 [D].西安：西北大学，2017.

[19] 刘幸，吴爱辉，刘云霞，等.墨旱莲对高脂喂养小鼠肝脏脂代谢的影响 [J].药学服务与研究，2020，20（4）：261-265.

[20] 闫冰，李黎，陈星，等.二至丸的保肝活性部位群对四氯化碳致小鼠急性肝损伤的保护作用 [J].中国实验方剂学杂志，2013，19（1）：216-219.

[21] 许静，陈杰，孙萍萍，等.蜂蜞菊内酯抗大鼠肝缺血再灌注损伤作用的研究 [J].时珍国医国药，2014，25（9）：2058-2059.

[22] 倪鸿昌，李俊，金涌，等.大鼠实验性高脂血症和高脂血症性脂肪肝模型研究 [J].中国药理学通报，2004，20（6）：703-706.

[23] 石变华，庄晓燕，白秀珍.墨旱莲水煎剂延缓肝脏衰老作用的研究 [J].数理医药学杂志，2010，23（3）：336-339.

[24] Zhao Yun，Peng Lu，Lu Wei，et al.Effect of Eclipta prostrata on lipid metabolism in hyperlipidemic animals [J].Exp Gerontol，2015，62：37-44.

[25] Park M，Lee J H，Choi J K，et al. 18beta-glycyrrhetinic acid attenuates anandamide-induced adiposity and highfat diet induced obesity [J]. Mol Nutr Food Res，2014，58（7）：1436-1446.

[26] Wang H，Fang Z Z，Meng R，et al. Glycyrrhizin and glycyrrhetinic acid inhibits alpha-naphthyl isothiocyanate-induced liver injury and bile acid cycle disruption [J]. Toxicology，2017，386：133-142.

[27] Jeong H G，You H J，Park S J，et al. Hepatoprotective effects of 18beta-glycyrrhetinic acid on carbon tetrachloride-induced liver injury：inhibition of cytochrome P450 2E1 expression [J]. Pharmacol Res，2002，46（3）：221-227.

[28] Yang G，Zhang L，Ma L，et al. Glycyrrhetinic acid prevents acetaminophen-induced acute liver injury via the inhibition of CYP2E1 expression and HMGB1-TLR4 signal activation in mice [J]. Int Immunopharmacol，2017，50：186-193.

[29] 刘鑫，白梅荣.蒙药红花对急性肝损伤大鼠 TNF-α表达及肝细胞凋亡的影响 [J].中国医科大学学报，2017，46（2）：116-119.

[30] Osawa Y，Kojika E，Hayashi Y，et al. Tumor necrosis factor-α-mediated hepatocyte apoptosis stimulates fibrosis in the steatotic liver in mice [J]. Hepatol Commun，2018，2（4）：407-420.

［31］Yan T，Wang H，Zhao M，et al. Glycyrrhizin protects against acetaminophen-induced acute liver injury via alleviating tumor necrosis factor α-mediated apoptosis ［J］. Drug Metab Dispos，2016，44（5）：720-731.

［32］Romero M R，Efferth T，Serrano M A，et al. Effect of artemisinin/artesunate as inhibitors of hepatitis B virus production in an "in vitro" replicative system ［J］. Antiviral Res，2005，68（2）：75-83.

［33］Chen Q，Chen H，Wang W，et al.Glycyrrhetic acid，but not glycyrrhizic acid，strengthened entecavir activity by promoting its subcellular distribution in the liver via efflux inhibition ［J］. Eur J Pharm Sci，2017，106：313-327.

［34］王林伦，吴斌，何文涛，等.阿德福韦酯联合复方甘草酸单铵 S 治疗慢性乙型肝炎疗效分析 ［J］.肝脏，2015，20（11）：905-907.

［35］Ashfaq U A，Masoud M S，Nawaz Z，et al. Glycyrrhizin as antiviral agent against hepatitis C virus ［J］. J Transl Med，2011，9：112.

［36］Korenaga M，Hidaka I，Nishina S，et al. A glycyrrhizin-containing preparation reduces hepatic steatosis induced by hepatitis C virus protein and iron in mice ［J］. Liver Int，2011，31（4）：552-560.

［37］Hasan S K，Siddiqi A，Nafees S，et al. Chemopreventive effect of 18β-glycyrrhetinic acid via modulation of inflammatory markers and induction of apoptosis in human hepatoma cell line （hepg2）［J］. Mol Cell Biochem，2016，416（1/2）：169-177.

［38］周长升，苟欣，王效民，等.18β-甘草次酸抑制肝癌细胞生长的实验研究［J］.中国普通外科杂志，2016，25（8）：1168-1174.

［39］梁劲康，吴志玲，吴广辉，等.甘草次酸的抗肝癌作用机制及其作为肝靶向配体的研究进展 ［J］.中国药房，2017，2（22）：3150-3154.

［40］肖阳，侯云鹤，尹鑫，等.人参皂苷 Rg1 干预非酒精性脂肪肝模型大鼠肝细胞的凋亡［J］.中国组织工程研究，2019，23（3）：384-390.

［41］徐雅姝，黄文祥，阳成，等.人参皂苷 Rg1 对小鼠非酒精性脂肪肝的改善作用和机制研究 ［J］.重庆医科大学学报，2019（11）：1434-1438.

［42］Chen Q N，Xiao G G，Chang Y W，et al. Ginsenoside Rg1 protects against acetaminophen-induced liver injury via activating Nrf2 signaling pathway in vivo and in vitro ［J］. Regulatory Toxicology and Pharmacology，2018，98：58-68.

［43］Gao Y，Chu S，Shao Q，et al.Antioxidant activities of ginsenoside Rg1 against cisplatin-induced hepatic injury through Nrf2 signaling pathway in mice ［J］.Free radical research，2017，51（1）：1-13.

［44］齐本权.人参皂苷 Rg1 对致小鼠急性肝损伤的保护作用［J］.南通大学学报（医学版），2016，36（4）：260-264.

［45］Tao T，Chen F，Bo L，et al.Ginsenoside Rg1 protects mouse liver against ischemia-reperfusion injury through anti-inflammatory and anti-apoptosis properties ［J］. J Surg Res，2014，191：231-238.

［46］王晓丽，金跃，刘鹭，等.人参皂苷 Rg1 改善小鼠肢体缺血后血管新生［J］.江苏大学学报，2018，28（2）：126-128.

［47］尼玛才让.黄芪对小鼠急性肝损伤的保护作用研究［J］.青海师范大学学报（自然科学版），2018（2）：45-47.

［48］王莹，刘馨宇，王沙沙，等.黄芪粗提物对小鼠急性酒精性肝损伤的保护作用［J］.延边大学农学学报，2016，38（2）：105-108.

［49］宋少刚，田洁，饶晓玲，等.黄芪总苷对四氯化碳所致大鼠肝纤维化的防治作用［J］.今日药学，2015，25（3）：176-178.

［50］成扬，汪美凤，平键，等.黄芪总黄酮对二甲基亚硝胺诱导的大鼠肝硬化的干预作用［J］.中国中西医结合消化杂志，2013，21（11）：561-564.

［51］武建毅，沈清，金赟洁，等.黄芪甲苷对 BALB／C 小鼠肝癌 H22 腹水瘤抑制作用及机制［J］.中国药物警戒，2016，13（3）：138-142.

［52］胡宗涛，高世乐，秦峰，等.芍药苷对大鼠放射性肝纤维化的保护作用和机制研究［J］.解放军药学学报，2012，28（4）：283-288.

［53］Xiang N，Li X M，Zhang M J，et al.Total glucosides of paeony can reduce the hepatotoxicity caused by methotrexate and leflunomide combination treatment of active rheumatoid arthritis［J］.Inter Immunopharmacol，2015，28（1）：802-807.

［54］Chen Z，Ma X，Zhu Y，et al. Paeoniflorin ameliorates ANIT-induced cholestasis by activating Nrf2 through an PI3K/Akt-dependent pathway in rats［J］. Phytother Res，2015，29（11）：1768-1775.

［55］Gong W G，Lin J L，Niu Q X，et al. Paeoniflorin diminishes ConA-induced IL-8 production in primary human hepatic sinusoidal endothelial cells in the involvement of ERK1/2 and Akt phosphorylation［J］.IntJ Biochem Cell Biol，2015，62：93-100.

［56］李宜川，刘国玲，张玉霞，等.白芍总苷对 NAFLD 大鼠肝脏 NF-κB/p65 蛋白表达及羟脯氨酸含量的影响［J］.聊城大学学报（自然科学版），2013，26（4）：62-66.

［57］金国贤，张文，孙伟娟，等.白芍总苷对 NAFLD 大鼠肝脏的保护作用及其机制研究［J］.实用药物与临床，2014，17（12）：1556-1559.

［58］韩超，郑琳颖，吕俊华，等.白芍总苷对非酒精性脂肪性肝病大鼠脂质浸润及纤维化的抑制作用［J］.医学导报，2014，33（10）：1249-1299.

［59］郑琳颖，潘竞锵，杨以琳，等.白芍总苷下调果糖-高脂诱导大鼠非酒精性脂肪性肝病 ERK1/2，TLR4 和 TRL9 蛋白表达的作用［J］.中国药学杂志，2014，49（24）：2168-2172.

［60］秦亚东，钟正灵，汪荣斌，等.白芍多糖对 D-半乳糖胺/脂多糖诱导小鼠急性肝损伤的保护作用［J］.中国临床药理学与治疗学，2015，20（8）：854-858.

［61］刘芬.白芍总苷对急性化学性肝损伤小鼠的保护作用研究［J］.中药药理与临床杂志，2015，31（4）：100-102.

［62］李尧，贾睿，杜金梁，等.白芍提取物对罗非鱼氧化损伤的保护作用［J］.淡水渔业，2019，49（4）：62-68.

［63］罗琳，吴锋，窦志华，等.芍药苷对胆汁淤积肝损伤保护作用机制研究［J］.南通大学学报（医学报），2011，31（6）：450-452.

［64］刘玲，赵建龙.芍药苷对脂多糖诱导的小鼠急性肝损伤的保护作用［J］.中国临床药理学杂志，2016，32（5）：433-436.

［65］李友元，邓洪波，张萍，等.黄精多糖对糖尿病模型小鼠糖代谢的影响［J］.中国临床康复，2005，9（27）：90-91.

［66］王红玲，张渝侯，洪艳，等.黄精多糖对小鼠血糖水平的影响及机理初探［J］.儿科药学杂志，2002，8（1）：14-15.

［67］Zhu X，Li Q，Lu F，et al. Antiatherosclerotic potential of Rhizoma Polygonati polysaccharide in hyperlipidemiainduced atherosclerotic hamsters［J］. Drug Res （Stuttg），2015，65（9）：479-483.

［68］王俊杰，刘思好，李洁，等.复方黄精茶对糖尿病大鼠糖脂代谢的影响及血管保护作用［J］.湘南学院学报：医学版，2017，19（2）：9-12.

［69］Liu J，Zhang H，Ji B，et al.A diet formula of Puerariae Radix，Lycium barbarum，Crataegus pinnatifida，and Polygonatirhizoma alleviates insulin resistance and hepatic steatosis in CD-1 mice and HepG2 cells［J］. Food Funct，2014，5（5）：1038-1049.

［70］韩春杨，杨明川，杨孜生，等.黄精多糖的提取及其对 CCl4 致大鼠肝损伤的保护作用［J］.浙江农业学报，2018，30（4）：537-547.

［71］张光海，王盟，刘亚楠.黄精提取物对急性肝损伤小鼠的保护作用［J］.医药导报，2013，32（5）：593-595.

［72］余庆.探测大鼠非酒精性脂肪肝发病进程中 CYP1A 家族酶的变化［D］.合肥：安徽医科大学，2015.

［73］王建忠，兰少波，黄敏敏.黄精调控氧化应激对非酒精性脂肪肝大鼠的保肝作用［J］.中国临床药理学杂志，2020，36（17）：2650-2653.

［74］崔桂玉，白剑，苗兰英，等.枸杞子对非酒精性脂肪肝辅助性 T 细胞 17 和相关细胞因子的影响［J］.中国临床药理学杂志，2020，36（3）：309-312.

［75］林昌岫，金成华，马天泽，等.枸杞子水提取物对 Bel-7402 人肝癌细胞增殖的影响［J］.现代生物医学进展，2019，19（9）：3639-3643.

［76］刘婷，丁艳，杨婷婷，等.鲜枸杞子提取物通过 p38MAPK 信号通路抑制人肝癌细胞 HepG2 诱导小鼠恶病质的作用及机制［J］.中国实验方剂学杂志，2019，25（9）：89.

［77］周程艳，余海平，王树华，等.杜仲醇提物对小鼠急性肝损伤的保护作用［J］.中国中药杂志，2009，34（9）：1173.

［78］辛晓明，张庆柱，王浩，等.杜仲总多糖的提取及其对环磷酰胺致肝损伤小鼠的保护作用［J］.中华中医药学刊，2007，25（9）：1896.

［79］Hung M，Fu T Y，Shih P，et al. Du-Zhong （Eucommia ulmoides Oliv.） leaves inhibits CCl4-induced hepatic damage in rats［J］. Food Chem Toxicol，2006，44（8）：1424.

［80］Luo L，Wu W，Zhou Y，et al. Antihypertensive effect of Eucommia ulmoides Oliv. extracts in spontaneously hypertensive rats［J］. J Ethnopharmacol，2010，129（2）：238.

［81］许激扬，宋妍，季晖.杜仲木脂素化合物舒张血管作用机制［J］.中国中药杂志，2006，31（23）：1976.

［82］Park S A，Choi M，Kim M，et al. Hypoglycemic and hypolipidemic action of Du-zhong （Eucommia ulmoides Oliver） leaves water extract in C57BL /KsJ-db /db mice［J］. J Ethnopharmacol，2006，107（3）：412.

［83］雷燕妮，张小斌.杜仲叶总黄酮降血脂作用研究［J］.西北大学学报：自然科学版，2015，45（5）：777.

［84］雷燕妮，张小斌.商洛杜仲叶多糖对高血脂模型小鼠的降血脂作用［J］.陕西师范大学学报：自然科学版，2018，46（4）：120.

［85］郑国栋，潘永芳，黎冬明，等.杜仲叶对小鼠肝脏脂肪代谢酶活性的影响［J］.中国食品学报，2014，14（11）：22.

［86］Lee G，Lee H，Park S，et al. Eucommia ulmoides leaf extract ameliorates steatosis induced by high-fat diet in rats by increasing lysosomal function［J］. Nutrients，2019，11（2）：426.

［87］王梦华.杜仲叶醇提取物对大鼠血管内皮细胞的保护作用［J］.中国老年学，2007，27（18）：1766.

［88］杨津，董文宾，许先猛，等.杜仲叶黄酮苷抗疲劳和抗氧化活性的研究［J］.陕西科技大学学报，2010，

28（3）：60.

［89］Park S A，Choi M，Jung U J，et al. Eucommia ulmoides Oliver leaf extract increases endogenous antioxidant activity in type 2 diabetic mice ［J］. J Med Food，2006，9（4）：474.

［90］Chung D J，Yang M Y，Li Y R，et al.Ganoderma lucidum repress injury of ethanol-induced steatohepatitis via anti-inflammation，antioxidation and reducing hepatic lipid in C57BL/6J mice ［J］.J Funct Foods，2017，33：314-322.

［91］Jung S，Son H，Hwang C E，et al.Ganoderma lucidum ameliorates non -alcoholic steatosis by upregulating energy metabolizing enzymes in the liver ［J］.J Clin Med，2018，7（6）：152.

［92］Zhu K X，Nie S P，Tan L H，et al.A polysaccharide from Ganoderma atrum improves liver function in type 2 diabetic rats via antioxidantaction and short-chain fatty acids excretion ［J］.J Agric Food Chem，2016，64（9）：1938-1944.

［93］卫昊，张新玥.灵芝酸 A 对 D-氨基半乳糖/脂多糖诱导小鼠肝损伤的保护作用 ［J］.南京中医药大学学报，2019，35（4）：432-435.

［94］吴荣艳.灵芝孢子粉对镉致大鼠急性肝损伤保护作用机制的探讨 ［D］.贵州：遵义医科大学，2019.

［95］OuYang F J，Wang G B，Guo W，et al. Akt signalling and mitochondrial pathways are involved in mushroom polysaccharide-induced apoptosis and G1 or S phase arrest in human hepatoma cells［J］. Food Chem，2013，138：2130-2139.

［96］Liu G，Wang K，Kuang S，et al. The natural compound GL22，isolated from Ganoderma mushrooms，suppresses tumor growth by altering lipid metabolism and triggering cell death ［J］. Cell Death Dis，2018，9：689.

［97］白金霞，韩晋，戴领，等.基于体外溶出度与抗肝纤维化作用效应动力学的冬虫夏草粉碎度研究 ［J］.中草药，2013，44（20）：2823-2827.

［98］钱福永，王家传，王玉梅.人工冬虫夏草菌液预防实验性肝纤维化的作用机制 ［J］.广东医学，2016，37（3）：346-348.

第九章 收 涩 药

五 味 子

【出处】《神农本草经》。

【来源与采制】本品为木兰科植物五味子 *Schisandra chinensis* （Turcz.） Baill.或华中五味子 *Schisandra sphenanthera* Rehd. et Wils.的成熟果实。前者习称"北五味子"，主产于东北；后者习称"南五味子"，主产于西南及长江流域以南各省。秋季果实成熟时采取。晒干。

【炮制】生用或经醋、蜜拌蒸晒干用。

【性味归经】酸、甘，温。归肺、心、肾经。

【功效】收敛固涩，益气生津，补肾宁心。

【肝病应用】**津伤口渴，消渴** 本品甘以益气，酸能生津，具有益气生津止渴之功。治热伤气阴，汗多口渴者，常与人参、麦冬同用，如生脉散（《内外伤辨惑论》）；治阴虚内热，口渴多饮之消渴证，多与山药、知母、天花粉、黄芪等同用，如玉液汤（《医学衷中参西录》）。

【用法用量】煎服，3～6g；研末服，1～3g。

【使用注意】凡表邪未解，内有实热，咳嗽初起，麻疹初期，均不宜用。

【古籍摘要】

《神农本草经》："主益气，咳逆上气，劳伤羸瘦，补不足，强阴，益男子精。"

《本草备要》："性温，五味俱全，酸咸为多，故专收敛肺气而滋肾水，益气生津，补虚明目，强阴涩精，退热敛汗，止呕住泻，宁嗽定喘，除烦渴。"

《医林纂要》："宁神，除烦渴，止吐衄，安梦寐。"

【化学成分】北五味子主含挥发油、有机酸、鞣质、维生素、糖及树脂等。种子挥发油中的主要成分为五味子素。五味子木脂素类包括五味子甲素、五味子乙素、五味子丙素、五味子酯丁、五味子酯丙、五味子醇甲、甲 5-羟甲基糠醛、邻苯二甲酸二丁酯、柠檬酸双甲酯、柠檬酸单甲酯等。

【肝病药理】

1. 保肝作用 南、北五味子均具有保护肝脏的作用，主要保肝活性成分有五味子木脂素、多糖等。现代药理学研究表明，五味子水提物可以保护免疫性肝损伤，其机制是改善 Th17 细胞和 Treg 细胞的失衡[1]。五味子多糖通过下调 LXRα/SREBP-1c/FAS/ACC 和 SREBP-2/HMGCR 通路来减轻小鼠肝脏脂肪变性，发挥保护肝脏的作用[2]。

2. 抗 CCl_4 所致的肝损伤作用 姚莹通过 CCl_4 诱导的急性肝损伤模型，发现南、北五味子木脂素均可以降低模型组血清中 AST、ALT 的水平，减少肝组织中 MDA 的含量，改善肝脏病理损伤，并且两者的作用并无明显差别，说明南、北五味子对 CCl_4 造成的小鼠急性肝损伤有一定的保护作用[3]。另外，五味子木脂素[4]和多糖[5]可通过调节 NF-κB、JNK 和 Bcl-2/Bax 信号通路来发挥抗氧化应激、抗炎和抗肝细胞凋亡的作用，从而多方面预防 CCl_4 诱导的肝损伤。

3. 抗肝纤维化作用 肝纤维化可进展为肝硬化、肝细胞癌，甚至死亡。研究表明，五味子能有效延缓肝硬化的发生和发展。五味子甲素[6]和五味子乙素[7]可以诱导 Bac-2 介导的细胞凋亡，减少α-SMA 的表达，抑制细胞增殖，从而对肝纤维化起到一定治疗作用。

4. 抗药物性肝损伤作用 五味子乙素对 APAP 诱导的肝损伤具有显著的保护作用，主要是通过激活 Nrf2/ARE 途径和调节 Nrf2 靶基因[8]或诱导小鼠 HSP27 和 HSP70 的表达而发挥作用[9]。五味子的多糖对 APAP 诱导的急性肝损伤的保护作用可能与抗氧化、抗炎与抗细胞凋亡特性有关[10]。有研究人员通过实验发现，五味子酯甲调节肝脏药物代谢酶，可能参与调节肝脏中葡萄糖醛酸转移酶（UDP-glucuronosyl transferase，UGT）酶类化学药物的毒性代谢过程从而发挥对肝脏的保护作用[11]。

5. 抗癌作用 五味子木脂素和多糖通过上调 Bax 蛋白和下调 Bal-2 蛋白的表达，诱导细胞凋亡来发挥抗肝癌作用[12]。黎鹏等[13]研究发现，五味子乙素能显著抑制肝癌细胞系 HepG2 和 MHCC97H 细胞的增殖能力，五味子乙素加药处理后，在 50μmol/L 浓度下就对 HepG2 细胞表现出抑制效果。石军飞等[14]用五味子乙素处理肝癌大鼠后，给药组大鼠的瘤重明显低于对照组。于赫等[15]采用肝癌移植瘤小鼠探讨五味子多糖的抑癌作用，五味子多糖给药 1 周后将其称重处死，剥离瘤体，摘取脾脏和胸腺，计算抑瘤率、脾脏指数和胸腺指数，结果表明五味子多糖对小鼠肝癌移植瘤具有明显的抑制作用。

乌 梅

【出处】《神农本草经》。

【来源与采制】本品为蔷薇科植物梅 *Prunus mume*（Sieb.）Sieb. et Zucc.的近成熟果实。主产于浙江、福建、云南等地。

【炮制】夏季果实近成熟时采收，低温烘干后闷至皱皮，色变黑时即成。去核生用或炒炭用。

【性味归经】酸、涩，平。归肝、脾、肺、大肠经。

【功效】敛肺止咳，涩肠止泻，安蛔止痛，生津止渴。

【肝病应用】**蛔厥腹痛，呕吐** 蛔得酸则静，本品极酸，具有安蛔止痛、和胃止呕的功效，为安蛔之良药。治疗蛔虫所致腹痛、呕吐、四肢厥冷的蛔厥病证，常配伍细辛、川椒、黄连、附子等，如乌梅丸（《伤寒论》）。

【用法用量】煎服，3～10g，大剂量可用至 30g。外用适量，捣烂或炒炭研末外敷。止泻止血宜炒炭用。

【古籍摘要】

《神农本草经》："下气，除热烦满，安心，止肢体痛，偏枯不仁，死肌，去青黑痣，蚀恶肉。"

《本草纲目》："敛肺涩肠，止久嗽泻痢，反胃噎膈，蛔厥吐利。"

【化学成分】本品主含柠檬酸、苹果酸、琥珀酸、酒石酸、糖类、谷甾醇、蜡样物质及齐墩果酸样物质。

【肝病药理】

1. 抗病毒作用 郭朋等[16]研究发现，苦参乌梅汤按苦参、乌梅 1∶1 的比例组方，能够明显降低 HBV 转基因小鼠血清中 HBsAg 的表达，其中影响 HBV 转基因小鼠 HBsAg 表达的最主要因素是苦参和乌梅的配比。朱振红[17]研究发现，苦参乌梅汤在最佳组方苦参-乌梅比例为 1∶1 时，体内抗 HBV 作用显著；通过细胞模型毒性对照研究发现，苦参乌梅汤属于低毒型抑制 HBV 的中药，且苦参乌梅汤对细胞的毒性与其浓度相关性不明显，当其质量浓度为 2.5mg/ml 时与恩替卡韦（0.20mg/ml）的药效具有等效性；在对 HepG2 2.2.15 细胞模型进行的体外试验中，苦参乌梅汤具有明显抑制 HBV 活性的效果（$P<0.05$），这一抑制作用与恩替卡韦等核苷类药物相比在胞外有显著差异（$P<0.05$），而在胞内的差异则不显著（$P>0.05$）。

2. 抗肿瘤作用 邹玺等[18]研究发现，复方乌梅散可抑制小鼠移植性肝癌 H_{22} 实体瘤的生长，其超微粉碎品可有效延长小鼠生存期。徐伟英等[19]曾就乌梅主要活性成分之一的熊果酸抗肿瘤作用的研究成果进行整理发现，熊果酸的抗肿瘤作用主要有预防肿瘤形成、诱导肿瘤细胞凋亡、阻滞肿瘤细胞增殖周期、诱导肿瘤细胞分化、防止肿瘤细胞侵袭转移等。

3. 抗肝纤维化作用 纤维组织在肝脏的过度沉积，ECM 的合成大于降解会导致肝纤维化，它是多种慢性肝病病情发展的共同病理基础。张保伟等[20, 21]的实验证实，乌梅丸能有效地减少α1（Ⅰ）型前胶原 mRNA 的表达，从而减少Ⅰ-C 的形成，且可以抑制 TGF-β_1 mRNA 转录，减少细胞因子 TGF-β_1 的形成，促进 ECM 的降解，最终实现抗肝纤维化。因此，推测乌梅丸抗肝纤维化、主治肝硬化可能与其调节 TGF-β_1 水平、抑制胶原纤维增生和促进胶原纤维降解密切相关[21]。乌梅也为临床治疗肝纤维化开辟了新的思路。

4. 降血脂作用 研究发现，熊果酸能降低正常小鼠 TG 的含量，并能增加正常小鼠高密度脂蛋白的含量，有一定的降血脂作用[22]。陈仲新等[23]研究发现，与给予蒸馏水的高脂血症大鼠模型组比较，山楂乌梅降脂茶各剂量组［7.2g/（kg·d）、3.6g/（kg·d）、1.8g/（kg·d）］能明显抑制高脂血症大鼠血浆 TC、TG、LDL-C 的升高（均 $P<0.01$），并明显升高 HDL-C 的含量（$P<0.01$），同时还能有效改善全血黏度（高切、低切）、血浆黏度、血细胞比容这几项血液流变学指标（均 $P<0.01$）；与脂降宁片组［1.8g/（kg·d）］比较，山楂乌梅降脂茶高、中剂量组能明显降低 LDL-C 水平，对全血黏度有明显的改善作用（均 $P<0.05$）；对于 TC、TG、HDL-C 的改善情况，两组效果接近，而对血细胞比容和血浆黏度两组差异无统计学意义（$P>0.05$）。实验表明，山楂乌梅降脂茶可显著降低实验性高脂血症大鼠血清 TC、TG、LDL-C 含量及升高 HDL-C 含量，且呈一定量效关系，能降低血液的黏稠度，且效果优于脂降宁片[23]，提示山楂乌梅降脂茶有降脂作用。李冰等[24]研究发现，黄芪乌梅提取颗粒能降低胰岛素抵抗模型大鼠的 TC、TG、LDL-C 水平，升高 HDL-C 水平，能明显纠正该模型大鼠的血脂水平（$P<0.05$）。

山 茱 萸

【出处】《神农本草经》。

【来源与采制】本品为山茱萸科植物山茱萸 *Cornus officinalis* Sieb.et Zucc.的成熟果肉。主产于浙江、安徽、河南、陕西、山西等地。秋末冬初采收。

【炮制】用文火烘焙或置沸水中略烫，及时挤出果核。晒干或烘干用。

【性味归经】酸、涩，微温。归肝、肾经。

【功效】补益肝肾，收敛固涩。

【肝病应用】

1. 腰膝酸软，头晕耳鸣，阳痿 本品酸微温质润，其性温而不燥，补而不峻，补益肝肾，既能益精，又可助阳，为平补阴阳之要药。治肝肾阴虚之头晕目眩、腰酸耳鸣者，常与熟地黄、山药等配伍，如六味地黄丸（《小儿药证直诀》）；治命门火衰之腰膝冷痛、小便不利者，常与肉桂、附子等同用，如肾气丸（《金匮要略》）；治肾阳虚阳痿者，多与鹿茸、补骨脂、巴戟天、淫羊藿等配伍，以补肾助阳。

2. 崩漏，月经过多 本品入于下焦，能补肝肾、固冲任以止血。治妇女肝肾亏损、冲任不固之崩漏及月经过多者，常与熟地黄、白芍、当归等同用，如加味四物汤（《傅青主女科》）；若脾气虚弱，冲任不固而漏下不止者，常与龙骨、黄芪、白术、五味子等同用，如固冲汤（《医学衷中参西录》）。

【用法用量】煎服，5～10g，急救固脱用 20～30g。

【使用注意】素有湿热而致小便淋涩者，不宜应用。

【古籍摘要】

《神农本草经》："主心下邪气，寒热，温中，逐寒湿痹，去三虫。"

《药性论》："止月水不定，补肾气，兴阳道，添精髓，疗耳鸣，止老人尿不节。"

《汤液本草》："滑则气脱，涩剂所以收之，山茱萸止小便利，秘精气，取其味酸涩以收滑之也。"

【化学成分】果实含山茱萸苷、乌索酸、莫罗忍冬苷、7-O-甲基莫罗忍冬苷、獐牙菜苦素、番木鳖苷。此外，还有没食子酸、苹果酸、酒石酸、原维生素 A 及皂苷、鞣质等。

【肝病药理】

1. 抗肿瘤作用 李媛等[25]研究发现，山茱萸多糖可降低 HepG2 细胞的克隆形成数，增加细胞凋亡率，增加 Bax、cleaved caspase-3、Klotho 蛋白的表达，降低 Ki-67、Bcl-2、p-PI3K/PI3K、p-Akt/Akt 蛋白的表达，且表现为剂量依赖性。表明山茱萸多糖可能通过上调 Klotho 表达，抑制 PI3K/Akt 信号通路活化，抑制人肝癌细胞株 HepG2 细胞增殖，促进 HepG2 凋亡，发挥抗肿瘤作用。

2. 保肝作用 南美娟等[26]研究山茱萸不同部位（果核、果肉和全果）提取物对大剂量腹腔注射对乙酰氨基酚制备的急性肝损伤模型的作用，发现山茱萸药材不同部位提取物均可以不同程度地保护肝脏，并且以山茱萸果核提取物的效果较好，尤其山茱萸果核提取物的中、高剂量护肝作用最强，其保肝机制可能与抗氧化应激反应有关。

覆 盆 子

【出处】《名医别录》。

【来源与采制】本品为蔷薇科植物华东覆盆子 *Rubus chingii* Hu 的未成熟果实。主产浙江、福建等地。夏初果实含青时采收。

【炮制】沸水略烫。晒干生用。

【性味归经】甘、酸，微温。入肝、肾经。

【功效】固精缩尿，益肝肾明目。

【肝病应用】

1. 遗精滑精、遗尿尿频 本品甘酸微温，主入肝肾，既能收涩固精缩尿，又能补益肝肾。治肾虚遗精、滑精、阳痿、不孕者，常与枸杞子、菟丝子、五味子等同用，如五子衍宗丸（《丹溪心法》）；治肾虚遗尿、尿频者，常与桑螵蛸、益智仁、补骨脂等药同用。

2. 肝肾不足，目暗不明 本品能益肝肾明目。治疗肝肾不足，目暗不明者，可单用久服，或与枸杞子、桑椹、菟丝子等药同用。

【用法用量】煎服，5～10g。

【古籍摘要】

《名医别录》："益气轻身，令发不白。"

《本草备要》："益肾脏而固精，补肝虚而明目，起阳痿，缩小便。"

《本草正义》："覆盆，为滋养真阴之药，味带微酸，能收摄耗散之阴气而生津液，故寇宗奭谓：益肾缩小便，服之当覆其溺器，语虽附会，尚为有理。"

【化学成分】覆盆子含有机酸、糖类及少量维生素 C，果实中还含有三萜成分、覆盆子酸、鞣花酸和β-谷甾醇。

【肝病药理】肝脏作为人体重要的代谢器官，研究药物对肝脏代谢的影响具有重要意义，CYP450 和细胞色素 Pb5（CYPb5）为肝脏代谢的两个重要的信号传递系统，通过这两种肝微粒体酶的含量变化可以判断所使用的药物对肝药酶是发生诱导作用还是抑制作用[27, 28]，在药物代谢转运过程中有着十分重要的意义。刘刚等通过对大鼠连续灌胃 1 周覆盆子鞣质提取物，测定不同给药组对大鼠的 CYP450 和 CYPb5 的含量，结果发现，与空白对照组比较，覆盆子鞣质对大鼠肝微粒体代谢酶 CYP450 和 CYPb5 的活性有显著的抑制作用，且呈现剂量依赖性[29]。

参 考 文 献

[1] 刘立业，赵德芳，高飞，等.五味子提取物对肝移植模型犬 Th17 细胞和调节性 T 细胞失衡的调控 [J]. 中国组织工程研究，2018，22（20）：3213-3214.

[2] Wang C M, Yuan R, Zhuang W, et al. Schisandrae polysaccharide inhibits hepatic lipid accumulation by downregulating expression of SREBPs in NAFLD mice [J]. Lipids Health Dis, 2016, 15（1）：195-196.

[3] 姚莹，寿迪文，崔勤敏.南、北五味子中木脂素对急性肝损伤小鼠保护作用的比较 [J].中华中医药学刊，2014，32（6）：1465-1466.

[4] Chen Q, Zhan Q, Li Y, et al.Schisandrae lignan extract protects against carbon tetrachloride-induced liver injury in mice by inhibiting oxidative stress and regulating the NF-κB and JNK signaling pathways [J]. Evid Based Complement Alternat Med, 2017, 2017: 5140297.

[5] 许珂玉，柳春.五味子多糖对 CCl_4 诱导的肝损伤大鼠亚细胞水平的保护作用 [J].中国老年学杂志，2011，31（8）：1352-1353.

[6] 曹媛，夏延哲，陈杰，等.五味子甲素在人肝星状细胞中的抗纤维化作用 [J].中国临床药理学与治疗学，2016，21（8）：878-890.

[7] Wang C, Xu C, Fu X, et al. Schisandrin B suppresses liver fibrosis in rats by targeting miR-101-5p through the

TGF-β signaling pathway [J]. Artif Cells Nanomed Biotechnol，2020，48（1）：473-475.

[8] Jiang Y M，Wang Y，Tan H S，et al.Schisandrol B protects against acetaminophen-induced acute hepatotoxicity in mice via activation of the NRF2/ARE signaling pathway [J].Acta Pharmacol Sin，2016，37（3）：382-383.

[9] Li L B，Zhang Y R，Zhou L，et al.Schisandrin B attenuates acetaminophen-induced hepatic injury through heat-shock protein 27 and 70 in mice [J]. J Gastroenterol Hepatol，2014，29（3）：640-641.

[10] Che J，Yang S，Qiao Z，et al. Schisandrae chinensis acidic polysaccharide partialy reverses acetaminophen-induced liver injury in mice [J]. J Pharmacol Sci，2019，140（3）：248-249.

[11] 付亚东，陈佳美，刘伟，等.五味子酯甲对肝脏药物代谢酶的调节及药理作用的研究进展 [J].中药新药与临床药理，2020，31（6）：741-748.

[12] 孙雨薇，闫冬梅.五味子多糖对体外培养肝癌 SMMC-7721 细胞 Bcl-2 和 Bax 蛋白表达的影响 [J].中国处方药，2016，14（7）：21-22.

[13] 黎鹏，李淑贤，邓子亮，等.五味子乙素对肝癌细胞抑制作用的初步研究 [J].医药前沿，2019，9（6）：21-22.

[14] 石军飞，闫超.五味子乙素抗大鼠肝癌作用机制研究 [J].中国现代药物应用，2012，6（23）：1-2.

[15] 于赫，李冀，齐彦.五味子多糖对肝癌小鼠肿瘤生长的抑制作用及其免疫学机理初探 [J].中医药信息，2010，27（2）：26-27.

[16] 郭朋，刘燕玲，孔伟，等.苦参乌梅汤影响乙型肝炎病毒转基因小鼠乙型肝炎表面抗原表达的研究 [J].中国医药，2011，6（2）：129-130.

[17] 朱振红.苦参乌梅汤体内抑制转基因小鼠 S 抗原和体外抑制 HepG2.2.15 细胞 HBVDNA 的实验研究[D].北京：中国中医科学院，2014：16-17.

[18] 邹玺，王瑞平，吴坚，等.复方乌梅散对 H22 荷瘤小鼠的抑瘤作用和生存期影响的研究 [J].辽宁中医杂志，2012，39（8）：1483-1484.

[19] 徐伟英，张敏丽，梁山武.熊果酸及其衍生物抗肿瘤作用的研究进展 [J].中国药师，2012，15（12）：1794-1795.

[20] 张保伟，赵志敏，李爱峰.乌梅丸对免疫损伤性大鼠肝纤维化α1（Ⅰ）型前胶原 mRNA 表达的影响 [J].世界中西医结合杂志，2006，1（1）：19-20.

[21] 张保伟，李爱峰，赵志敏.乌梅丸对免疫损伤性肝纤维化大鼠肝组织细胞因子 TGF-β₁ 及其 mRNA 的影响 [J].中国中医急症，2007，16（5）：585-586.

[22] 王秀英，李淑华，胡东芳，等.乌梅对照品：熊果酸降脂作用试验研究 [J].辽宁中医药大学学报，2011，13（12）：12-14.

[23] 陈仲新，资晓红，刘爱文，等.山楂乌梅降脂茶对高脂血症大鼠血脂和血液流变学的影响 [J].中医药导报，2007，13（9）：71-72.

[24] 李冰，李应东.黄芪乌梅提取颗粒对胰岛素抵抗大鼠糖、脂代谢的影响及机制研究 [J].中国处方药，2015，13（4）：22-23.

[25] 李媛，孙锁锋.山茱萸多糖通过上调 Klotho 表达和抑制 PI3K/AKT 通路对肝癌 HepG2 细胞增殖、凋亡的影响 [J].现代药物与临床，2019，34（10）：2887-2893.

[26] 南美娟，唐凯，张化为，等.山茱萸不同部位提取物对急性肝损伤模型小鼠的保肝作用研究 [J].中国药房，2018，29（17）：2385-2389.

[27] 王辉，郑进，代蓉，等.傣医解药雅解沙把对大鼠肝药酶活性的影响 [J].中国民族医药杂志，2012，

18（11）：52-55.

[28] 宋川霞，韩雪花，郭大乐.肝微粒体体外代谢在中药生物转化中的应用研究进展［J］.成都中医药大学学报，2017，40（2）：115-118.

[29] 刘刚，李巧玲，陶妍钰，等.覆盆子鞣质对大鼠肝微粒体代谢酶活性的影响［J］.中华中医药学刊，2021，39（1）：8-10.